范楷 主编

神经内科
常见疾病临床诊疗实践

吉林科学技术出版社

图书在版编目（CIP）数据

神经内科常见疾病临床诊疗实践 / 范楷主编. -- 长春：吉林科学技术出版社, 2018.10
ISBN 978-7-5578-5170-5

Ⅰ.①神… Ⅱ.①范… Ⅲ.①神经系统疾病－常见病－诊疗 Ⅳ.①R741

中国版本图书馆CIP数据核字(2018)第239371号

神经内科常见疾病临床诊疗实践

出 版 人　李　梁
责任编辑　孟　波　孙　默
装帧设计　陈　磊
开　　本　850mm×1168mm　1/16
字　　数　1392千字
印　　张　43.25
印　　数　1-3000册
版　　次　2019年5月第1版
印　　次　2019年5月第1次印刷

出　　版　吉林出版集团
　　　　　吉林科学技术出版社
发　　行　吉林科学技术出版社
地　　址　长春市人民大街4646号
邮　　编　130021
发行部电话/传真　0431-85635177　85651759　85651628
　　　　　　　　　85677817　85600611　85670016
储运部电话　0431-84612872
编辑部电话　0431-85635186
网　　址　www.jlstp.net
印　　刷　三河市天润建兴印务有限公司

书　　号　ISBN 978-7-5578-5170-5
定　　价　228.00元
如有印装质量问题　可寄出版社调换

前 言

　　神经系统疾病是严重威胁人类健康和生命安全的疾病，近年来其发病率逐年上升。同时，随着医学的发展，大量用于神经内科疾病的先进诊疗手段和治疗方法不断涌现，因此广大的神经内科临床工作者，迫切需要一本能够反映近阶段先进水平且实用性强的参考书籍。为满足广大神经内科临床医师的需要，我们特组织一批有经验的专家与临床一线医师共同编写了这本《神经内科常见疾病临床诊疗实践》。

　　本书参考了众多神经内科疾病专著及相关医学研究成果。从基础入手，对每种疾病的发病机制、临床表现、诊断与鉴别诊断、治疗原则等方面进行了较为详细的阐述，本书在语言上深入浅出，易于理解；在内容上理论联系实际，简明扼要、重点突出。

　　虽然在整个编写过程中各位编者精益求精，力求对全书的结构、内容和术语进行统一，但限于学识及经验有限，加之工作之余编写时间仓促，书中难免出现不足之处，还望广大读者不吝赐教，以期再版时修订完善。

目　　录

第一章　神经内科常见症状

第一节　头痛

头痛是指颅内、外疾病刺激疼痛敏感区造成的头颅疼痛。头痛轻者为一般疲劳、紧张表现,也可以是严重疾病的危险信号,如脑肿瘤、高血压脑病、蛛网膜下腔出血等。

敏感组织有:①静脉窦以及脑皮质静脉;②颅底的动脉;③硬脑膜;④脑神经(三叉、舌咽及迷走神经);⑤$C_{1\sim3}$脊神经的分支等。

【病因及病理生理】

常见病因:①大脑基底动脉环及其主要分支的牵引;②颅内与颅外血管的扩张或痉挛;③血管和颅内外结构的炎症;④头皮和颈部肌肉持久的收缩;⑤颅内压的改变、副鼻窦、眼眶、耳朵和牙髓腔压力的改变;⑥对含有痛觉纤维的神经之间压迫或牵引。

在发生上述头痛过程中有致痛的神经介质参与,如P物质、神经激肽A、5羟色胺(5-HT)、降钙素基因相关肽(CGRP)、血管活性肠肽(VIP)和前列腺素(PGE)等。此外,精神因素也可引起头痛,可能与疼痛耐受阈值的降低有关。与任何疼痛一样,疼痛的严重程度也因人而异,同一病人的头痛也可因当时的身体和精神状况不同而有所不同。此外,一些疾病中的头痛,其产生机制也常非单一因素引起。如:高血压性头痛既有与血压直接有关的血管性头痛,也有与情绪紧张有关的肌收缩性头痛,而血压恢复正常后,后者能得到缓解。

【临床表现】

1.血管性头痛

(1)偏头痛:为反复发作的血管性头痛,具有复发倾向和刻板式特征。常有家族史,男女比例约1:3.2。诱发因素包括月经来潮、理化因素毒物及毒物戒断性头痛。

(2)颅内动脉瘤和动静脉畸形:于破裂前表现为症状性偏头痛发作。位于后交通动脉或颈内动脉的动脉瘤可引起同侧眶、额部头痛,可伴有眼肌瘫痪、对侧视野缺损等体征,头部听诊可闻及血管杂音。破裂时出现突发性爆裂样头痛,伴恶心、呕吐、意识障碍、脑膜刺激征、血性脑脊液等蛛网膜下腔出血的表现。

(3)蛛网膜下腔出血:脑膜受血刺激而产生头痛。起病急骤,轻者仅感枕部头痛,并引起背部和下肢疼痛。一般为整个头部剧烈、爆裂样疼痛,随后陷入昏迷。体征可有脑膜刺激征和血性脑脊液。

(4)脑出血和缺血性脑卒中:脑出血患者头痛常为首发症状,很快便出现意识障碍、偏瘫等症状,故少以头痛为主诉。缺血性脑卒中头痛较少见,在大面积脑梗死和伴有颅内高压者可有头痛。

(5)颞动脉炎:中年以上发病,头痛位于头皮浅表部位以及颞部和眼眶周围,呈剧烈的搏动性持续性疼痛,伴烧灼感。颞浅动脉肿大、纡曲、压痛,常伴有视觉障碍、发热、全身酸痛、疲惫、食欲不振等症状。检查可有白细胞增多和血沉增快。

2.非血管性头痛

(1)颅内压增高性头痛:颅内占位性病变如颅内肿瘤、血肿、脓肿、寄生虫病等引起颅内压增高,可引起头痛,早期头痛较局限,间歇性发作,于清晨及用力、咳嗽时加重,后期呈持续性,并伴有喷射状呕吐、视盘水肿、脉缓、血压增高等颅高压的表现。头部影像学检查可确诊。

(2)低颅压性头痛:有两种情况,一是在腰穿后发生,约有30%发生率。二是自发性脑脊液低压性头痛,可能是颅脑外伤、手术、感染导致暂时性脉络丛功能障碍引起。头痛与体位有关,站立时加重,平卧时减轻,可持续数天至数月。

(3)颅内炎症性头痛:可由脑炎、脑膜炎、脑脓肿、脑蛛网膜炎等引起。表现为剧烈的全头痛,伴发热、呕吐、脑膜刺激征及其他神经体征,脑脊液呈炎性变化。

(4)颅外感染性头痛:几乎所有伴有发热的全身感染性疾病都能引起头痛。多在双颞部,为深部钻痛,为细菌毒素或代谢产物引起的颅外动脉扩张所致。热退头痛也自然缓解。

3.中毒、代谢障碍和血液病伴发的头痛

(1)缺氧和动脉血氧张力降低的头痛:如一氧化碳中毒、高原性脑病、缺氧性头痛、睡眠窒息综合征患者的头痛。

(2)高碳酸血症引起脑血流量增加可致头痛:常在慢性肺部疾患中如慢性支气管炎、肺气肿、支气管扩张、哮喘持续状态等发生。改善肺功能可使头痛减轻。

(3)血液透析和低血糖后头痛。

(4)应用或暴露于某种物质如硝酸盐、亚硝酸盐、乙醇、谷氨酸钠等引起的头痛。

(5)宿醉头痛:于大量饮酒次日清晨出现的弥漫性搏动性头痛。

(6)妇科疾病性头痛:经前期紧张症可有周期性头痛,于经前1~2周出现。绝经期头痛系发生于卵巢功能减退的更年期妇女的一种头痛,常伴焦虑、忧郁等神经症,也可能是一种紧张性头痛。

(7)严重贫血、红细胞增多症患者可出现头痛:为脑血流量或血容量增加所致。

4.颅骨的溶骨性疾病或硬化性病灶均可引起头痛   如颅骨的转移癌、多发性骨髓瘤、结核、梅毒性骨炎、佩吉特病、黄色瘤病等均可引起头痛。

5.颈部的疾病   如颈椎病、颈椎骨折可引起头痛。头痛多位于枕部或枕下部,向同侧眼部和前额部扩散,表现为牵拉痛、刺痛或钝痛,可伴同侧肢体的麻木感和疼痛,转变头位可影响头痛和肢痛。体查椎旁有按痛。影像检查大多可明确诊断。

6.眼科疾病造成头痛   屈光不正可使儿童在进行视力活动后出现前额部头痛;急性或慢性青光眼可呈持续性额部头痛或"偏头痛";眼眶、眼球感染、肿瘤均可引起剧烈头痛,伴视力障碍、眼球活动受限等。

7.鼻和副鼻窦疾病也可引起头痛   副鼻窦炎引起的头痛具有一定的规律性,并伴有发热、流涕、副鼻窦区压痛。额窦炎、筛窦炎引起的疼痛位于一侧或两侧眉间、内眦部,晨起1~2h后开始头痛,中午最重,午后减轻。急性上颌窦炎晨起可无头痛,午后开始出现头痛,于晚上逐渐加剧。鼻咽癌可引起一侧颞额部头痛,初为间歇性,逐渐加重为持续性头痛,可能伴有鼻出血、脑神经麻痹、颈部肿块等典型表现。颞颌关节炎可引起剧烈头痛,伴一侧耳部钝痛或下颌痛及下颌活动受限。

8.头面部神经痛、神经炎性头痛   眶上神经炎可引起同侧前额部疼痛,伴上切迹处压痛、额区感觉障碍,封闭眶上切迹处可使症状减轻或消失。枕大神经炎可出现枕部疼痛,伴风池穴处压痛、枕部感觉障碍,封闭风池穴可使症状减轻或消失。视神经炎可出现额部头痛和眼球疼痛,伴突然失明和眼球活动时疼痛。

【辅助检查】

包括血常规、梅毒血清试验、血生化分析、血沉与脑脊液检查。如有特殊症状则须做相应的有关检查,如视觉检查(视力,视野,屈光障碍,眼内压)或副鼻窦 X 线摄片。如果对新近发生的、持续的、反复发生的、或程度进行性加重的头痛不能明确其病因应行 CT 和(或)MRI 检查,特别是有异常神经体征时。

【诊断原则】

解决头痛诊断的关键在于:①对头痛的发病机制有所了解;②对常见的头痛原因及其症状特点有一个系统概括的认识;③重视并掌握一套问诊技巧;④有目的、有重点的进行检查。因此,了解头痛的发生频率、持续时间、定位、严重程度、使头痛改善或加剧的因素、伴发的症状与体征(例如,发热,颈项强直,恶心与呕吐)、配合一些特殊的辅助检查(如脑电图、TCD、CT、MRI、脑脊液、内分泌功能、脑血管造影等)有助于明确头痛的病因。

【治疗原则】

1.病因治疗

2.对症治疗　可使用除吗啡类以外的止痛药物,如各种解热止痛药,可根据病情顿服或短期 2～3 次/d 服用,严重者可少量服用可待因、颅痛定或二氢埃托啡等。可酌情加用各种镇静药或安定药,对焦虑烦躁者尤宜。有抑郁表现者,加用抗抑郁药。

3.针对头痛发生的机制进行　①纠正颅内压:如颅内压高者给以脱水、利尿药;低颅压者,静脉给以低渗液等。②收缩扩张的血管:如偏头痛发作时,及早使用麦角制剂。对非偏头痛类血管性头痛,则常用含有咖啡因的复方解热止痛药,如 APC、索米通、米格来宁等以改善血管张力。③松弛收缩的肌肉:适用于肌收缩性头痛,如按摩、热疗、痛点奴佛卡因封闭等,或服用弱效安定剂如地西泮等,既有助松弛肌肉,也有助于解除精神紧张。④封闭罹患的颅表神经:用于颅表神经痛。⑤"更新"病变的脑脊液:如蛛网膜下腔出血后的剧烈头痛,可在病情平稳后颅压不高的情况下,酌情放出血性脑脊液 5～10ml,或再注入等量氧气,以促使脑脊液的吸收"更新",常可使头痛迅速缓解。此法也适用于浆液性脑膜炎的头痛。

(王鹏飞)

第二节　神经痛

国际疼痛研究协会将由于神经系统原发性损害所引起的疼痛定义为神经病理性疼痛,其中多数为周围神经病所致,依原发损害发生在神经内的位置不同,神经病理性疼痛主要可来源于周围和中枢两类。神经痛系指以沿某周围神经通路及其分布区疼痛为主要特征的一种临床综合征,乃由于周围神经根、神经节、神经丛、神经干或其分支的原发性或继发性损害而起。至于各种局部病变刺激末梢感受器所产生的局部痛、内脏病变时所出现的牵涉痛,以及中枢神经系统病变侵及感觉传导通路或皮层中枢所引起的中枢性痛等,则均不属于神经痛的范畴。

一、经痛的解剖、生化基础

(一)周围神经系统的解剖

周围神经系统是中枢神经(脑和脊髓)以外的神经成分,该系统包括脊神经根组成的脊神经、脑干腹外侧发出的脑神经(嗅神经和视神经除外)及自主神经,广泛分布于头面部、躯干、四肢及内脏,并可形成神经网络彼此联系。

1.痛感受器和初级传入纤维　一般认为,痛觉感受器就是薄髓 Aδ 纤维和无髓的 C 纤维的游离神经末梢,前者主要感受快痛,后者感受慢痛。各种高强度的机械、化学、温度刺激均可兴奋 C 纤维的游离神经末梢,因此,又称其为"多型伤害性感受器"。感受器的功能活动受邻近其他感受器状态以及脑的下行性调控的影响,痛感受器的敏感度还受局部血液供应和组织内环境的理化变化的影响。

近年来发现一类特殊的 c 纤维伤害感受器,在生理状态下对常规的伤害性刺激不反应,但在组织炎症时,可产生强烈的持续性反应。有人将这种感受器称为"寂静性感受器",这类感受器分布普遍,占 c 类传入纤维的 20%~50%。在炎症状态下,这类感受器对各类机械刺激变得敏感,甚至连关节的运动都能导致其持续性强烈发放。

躯体性组织器官的痛觉初级传入纤维主要存在三叉神经和脊神经内。内脏组织器官的痛觉初级传入纤维经由下列途径传入中枢:①经舌咽神经、迷走神经传入脑干孤束核和三叉神经脊束核;②经交感神经、脊神经传入脊髓;③经盆神经传入腰骶髓。

内脏传入神经全部由细纤维组成,其末端除形成游离末梢之外,还未发现其他类型的特定感受器,解剖学还不能将伤害性、非伤害性的内脏传入纤维完全区分开。

2.疼痛在中枢神经系统中的传导途径

(1)躯体痛的中枢传导途径:躯干和四肢的躯体痛二级神经元位于脊髓后角,向高位中枢传递伤害性信息的神经元分两类:①只传递伤害性信息的特异性伤害感受神经元;②对伤害性、非伤害性刺激均起反应的非特异性伤害感受神经元。头面部躯体痛的二级神经元位于脑干三叉神经核。

1)新脊髓丘脑束:后根内痛觉纤维进入脊髓,在后角换元后,二级纤维经中央管前交叉到对侧,在前外侧索集中上行,抵达丘脑腹后外侧部腹侧基底复合体[包括腹后外侧核(VPL)和腹后内侧核(VPM)],细胞腹尾侧核,后核组。

2)旧脊髓丘脑束:在新脊髓丘脑束深层上升,在脑干网状结构、中脑被盖、导水管周围灰质等处中继或终止,换元后传至丘脑板内核群、下丘脑、边缘系统等。该束纤维分布弥散,长短不一。其功能与痛反应及痛觉调制有关。

3)脊髓颈束:该束起自脊髓后角,沿外侧索的背内侧部上行,在脊髓第1~2颈节外侧颈核中继后,投射到丘脑腹侧基底复合体,进而继续上行至大脑皮质感觉区,其功能与痛觉调控有关。

4)三叉神经脊束核:头面躯体痛觉信息经三叉神经传到此核,此核自三叉神经主核向下延续到脊髓胶状质,包括吻侧核、极间核和尾侧核。三叉神经的痛觉、温度觉、触压觉传入纤维在脊束核外侧集中下行,形成三叉神经脊束,传导痛觉的纤维终止于尾侧核。发出的二级纤维交叉至对侧,上升至丘脑核团。

(2)内脏痛的传导途径:尚不十分明确,提出的可能途径包括以下几条。

1)经脑神经传递的内脏信息传导通路:由舌咽神经、迷走神经传递的内脏伤害性信息传至孤束核。解剖学与生理学研究均证明孤束核向臂旁核有纤维投射,经臂旁核(PBN)中继后投射到丘脑的腹侧基底复合体、下丘脑、杏仁核。电生理学也证明,腹侧基底复合体有半数以上的神经元对内脏刺激起反应。

2)经脊髓传递的内脏信息传导路:Willis 对大鼠进行在体电生理研究发现,VPL、薄束核、突触后后索神经元均可因结肠、直肠的伤害刺激而呈现强烈的动作电位发放;毁损后索则大大降低前两类神经元对伤害的反应强度,而突触后背束(PSDC)神经元可以因电刺激薄束而被逆行激活,说明(PSDC)—薄束核(NG)—腹后外侧核(VPL)有可能是盆内脏伤害性信息的重要传导通路。其后的形态学研究印证了生理学的发现。因此,通过后索传递的伤害性信息有两条纤维通路:DRG—PSDC—NG—VPL 和 DRG—NG—VPL。临床实践证明,切断后索能有效缓解盆腔脏器的癌痛。经交感神经传入的胸腹腔脏器的伤害性信息,在脊髓中继后可经脊丘束上传到臂旁核或直达丘脑腹外侧核(VPL)等处。

3)内脏痛的皮质中枢:大脑岛叶很早以前即被证明与内脏信息的感知有关,胃肠道机械性感受器的激活可以引起此区神经元的强烈发放。辣根过氧化物酶(HRP)顺行和逆行追踪研究证实岛叶与丘脑腹侧基底复合体存在着纤维联系,但这种联系是否与内脏伤害性信息的感知有关,有待进一步深入研究。

大脑皮质在疼痛中的作用:痛信息传至大脑皮质广泛区域,在皮质形成意识,皮质对疼痛有定位、定性、调节、记忆等功能,但直接刺激大脑皮质并不引起痛觉。由此看来,大脑皮质对痛觉的主要作用表现为"分辨作用"。

(二)疼痛的调节

1.神经痛的生化基础　仅有神经纤维分布尚不足以引起疼痛,要引起疼痛感觉,必须有神经介质即疼痛物质的参与。目前,已较明确证实的疼痛物质有 2 种:①炎症介质:各种炎症介质如组胺、缓激肽、前列腺素以及它们的中间产物,在低浓度时可引起瘙痒,在高浓度时则可引起疼痛。②氢离子(H^+):体内氢离子的浓度决定了局部酸碱度的高低。H^+浓度越高,pH 越低,酸度越大,越容易引起疼痛。

疼痛的调节有两个基本生理机制:一是由传入性冲动产生的外周调节机制,另一个则是中枢下行调节系统,其主要的中枢位于脑干,由延髓、脑桥、中脑三者组成。即是说,疼痛的产生,主要决定于刺激神经纤维的不同种类和中枢的功能结构特征。即目前较为流行的闸门控制学说,该学说认为细纤维的兴奋,可以打开"闸门",让疼痛性神经冲动通过;粗纤维兴奋则使"闸门"关闭,将疼痛性神经冲动的传递阻断。此外,中枢控制系统下行性冲动也能以突触前抑制的方式来控制这个闸门的开关。当中枢传递细胞的冲动发放达到并超过阈值时,即能引起作用系统活动。所谓作用系统,是指接受中枢传递细胞发出冲动的较高级中枢结构,包括感觉分辨和反应发动两个系统。感觉系统产生痛的感觉,反应发动系统产生痛的反应。一般情况下,两种控制形式是联合进行活动的。

2.疼痛的内在抑制　已有研究证明,人脑内存在着阿片受体及其内源性配体,此类配体的释放,可减轻疼痛的程度。至于为什么同样程度的疼痛刺激,会引起不同个体的不同痛反应。除其他因素外,还与内源性阿片类物质的产生量相关。

二、神经痛的分类和各种神经痛

(一)分类

1.根据疼痛部位分类

(1)脑神经痛:以三叉神经痛最常见,诸如舌咽、喉上神经痛和一些非典型性神经痛(植物神经痛)均少见。

(2)脊神经痛:以腰骶神经痛(坐骨神经痛)、颈胸神经痛(臂神经痛)与颈枕神经痛最为多见,而其余的脊神经痛以及因交感神经干、神经节和富有交感纤维神经损害所致的植物神经痛等,则比较少见。按其病变的解剖部位又可进一步分为根性、丛性和干性三种,其中绝大多数是根性脊神经痛,而且多与脊椎病有关。

2.根据病因分类

(1)原发性神经痛:系指原发于周围神经的病变,主要是间质性神经炎及病因暂时尚未明确者,除三叉神经痛外,临床较少见。

(2)继发性神经痛:由于周围神经通路受邻近组织病变损害而起病,临床多见。

3.根据疼痛的性质分类

(1)刺痛或锐痛:其特点为定位明确,疼痛感觉的形成及消失均十分迅速,常不会引起明显的情绪反应,又称为快痛或第一痛。多被认为与外周神经中的 δ 纤维传导有关。

（2）灼痛：又称慢痛或第二痛。它的特点是定位不太明确，而且疼痛往往难以忍受。痛觉的形成比较缓慢，常常在受到刺激后 $0.5\sim1s$ 才出现。去除刺激后，还要持续数秒钟后才逐渐消失，常伴有心血管和呼吸等自主神经功能变化，并一过性地影响思想情绪。多被认为是由于外周神经中的 C 类纤维活动所致。

（3）钝痛：此种性质的疼痛是躯体深部组织和（或）内脏器官受到伤害性刺激时所产生。通常呈持续性，并且部位固定，有时伴有烧灼感。但是疼痛的性质很难描述，感觉定位差，痛源（痛觉产生部位）很难确定。常伴有明显的内脏和躯体反应，并可引起较强的情绪变化。对这种性质的疼痛，目前普遍认为两种神经纤维均参与其中，即外周神经中的 δ 纤维和 α 纤维。

（二）各种神经痛

1.枕神经痛　枕神经痛是指发生于头部和颈后的一种发作性疼痛，系由枕大、枕小或耳大神经本身的炎症、损伤，或者由于其他疾病刺激、压迫该神经引起。

【解剖基础】

（1）枕大神经：由 C_2 神经的后支纤维所构成，通过颈 $1\sim2$ 椎体之间出椎管，分布于枕后和顶部的皮肤。

（2）枕小神经（颈 C_2，C_3）：由胸锁乳突肌后缘穿出至皮下，继而上行并分布于枕外侧部、乳突及耳前后侧面的上部分皮肤。枕小神经司这些区域的感觉。

（3）耳大神经（C_2，C_3）：在枕小神经的下方出胸锁乳突肌后缘，分布于下部分耳郭的前后侧、乳突及腮腺区皮肤，其末梢与枕大、枕小神经相吻合。

【常见原因】

（1）颈椎病变：如炎症、肿瘤等。

（2）椎管内病变：如上颈髓肿瘤、枕骨大孔内肿瘤、蛛网膜炎等。

（3）枕部病变：如环枕部脱位、颅底凹陷症、环枕融合、枕部韧带或关节损伤、骨折等。

（4）其他：呼吸道感染、风湿病、糖尿病及酒精、铅中毒等。

【临床表现】

多呈针刺或刀割样放射性痛，主要位于一侧的枕下及乳突后，并向枕上、耳及顶部放射，甚至可波及前额与眼眶区。疼痛常呈发作性出现，或自发或因旋转头部，尤其是向对侧旋转而被诱发，其他的头颈部活动或咳嗽、打喷嚏等亦可诱发或加剧疼痛。多数患者在疼痛间歇期仍感到患区钝痛。体检时常见颈肌紧张乃至强迫头位，患侧的枕大神经出口处枕小神经（胸锁乳突肌上端后缘）有压痛。

【诊断及鉴别诊断】

根据疼痛的部位、特定区域压痛等，枕神经痛可诊断，但需注意对其病因进行鉴别，临床以继发性枕神经痛较多见：

（1）感染：发病较急，常与受凉关系密切，且疼痛范围较广泛。

（2）骨关节病：多于紧张劳动、外伤后出现，部分为在慢性基础上突然加重，并且疼痛比较局限，头颈部活动和位置对疼痛的程度具有较大影响。其中颈椎病的发病年龄多较大，并常合并有慢性颈痛和僵硬、眩晕、颈枕部跳痛、臂痛或麻木等其他颈椎病的表现。

（3）畸形：多有较特殊的外貌特征，且常在青少年时期发病。

（4）其他：如结核、肿瘤等，常出现双侧性枕神经痛，且颈椎的局部压痛较显著。

2.面神经痛　临床所见的面神经痛表现为两组异质性症状。其一为短暂的、发作性的剧痛，疼痛多局限于受累神经的分布区内，又称典型面神经痛；其二表现为疼痛部位较为广泛，并非局限于受累神经的分布区，且疼痛持续时间长，呈灼烧样痛或不适感，并常伴有自主神经症状，如膝状神经节痛、鼻睫神经痛、疱疹后神经痛、颈交感神经节损害所致面痛及血管神经节面痛等,其产生原因主要为自主神经受损,又称非典型面神经痛,现将膝状神经节痛介绍如下。

【解剖基础】

膝状神经节是面神经的一个组成部分,即中间神经的神经节,位于颞骨岩部的面神经管内。面神经是混合性神经,其本身相当于运动根,中间神经近似感觉根(内含副交感纤维),膝状神经节则相当于脊神经的后根神经节或三叉神经的半月节。中间神经感觉纤维的细胞体即位于膝状神经节内,其中枢突经中间神经如脑干,传导外耳部痛温觉者终止于三叉神经脊束核,传导面部深感觉者进入三叉神经中脑核;周围突则主要加入岩大浅神经和岩小浅神经,另有少量纤维随面神经主干出颅到达外耳,并与迷走神经耳支共同传导一部分外耳道、鼓膜和耳郭的一般感觉。

【病因】

多由于病毒尤其是疱疹病毒感染神经节所致,也可因颅底骨折、动脉瘤、周围组织感染致该神经节及其感觉纤维受损所引起。

【临床表现】

膝状神经节痛是一种发作性撕裂样疼痛。疼痛位于耳的深部,向耳郭放射。偶尔疼痛呈慢性逐渐起病,持续性钝痛,其中伴短暂锐痛。膝状神经节痛可伴随同侧眶部、鼻腔及面部弥散疼痛。触摸外耳道前壁或鼓膜可以激发疼痛。如伴随带状疱疹感染,可以在外耳道、耳郭及口腔发现疱疹。疱疹在 4 日内消退。另外还可合并面瘫、听力下降、耳鸣或者眩晕。

【诊断与鉴别诊断】

耳部疼痛原因众多,鉴别诊断须做详细病史采集和检查。必要时请耳科医生协作诊断。中耳炎、急性外耳道炎、颞下颌关节活动障碍等易鉴别,其他疾病如鼻咽癌、外耳道囊腺癌、茎突过长都可能导致耳部痛。鉴别时对耳部痛觉传入神经的解剖须有足够的了解。Ⅴ、Ⅶ、Ⅷ、Ⅸ、Ⅹ对脑神经和第2、第3脊神经后根都有神经末梢在耳部分布。三叉神经、舌咽神经病在有关章节详细介绍。枕神经痛则不宜与膝状神经节痛相混淆。迷走神经痛少见,疼痛部位主要在咽部及颈部,有时疼痛部位不典型,可以在甲状软骨膜处用利多卡因阻滞喉上神经,如疼痛缓解说明是迷走神经痛。

3.三叉神经痛　三叉神经痛是脑神经疾病或神经痛疾病中较常见的一种神经痛。以面部三叉神经分布区内出现反复发作性触电样短暂而剧烈疼痛为其临床特征。本病多发生于 45 岁以上的中老年人,女性发病多于男性。

4.肩臂神经痛　肩臂神经痛指构成肩臂部神经的颈胸神经根、臂丛或其各周围神经干,由于不同原因而受损(原发性或继发性损害)所产生的上肢疼痛的总称,是一个以臂痛为主要表现的临床综合征。本征群比较常见,在各脊神经痛当中,其发生率仅次于坐骨神经痛之后居第二位。

【解剖基础】

(1)颈神经:颈髓共有 8 对颈神经,颈神经根较短,几呈水平方向离开脊髓向椎间孔伸延,但在下颈部则稍向尾侧偏斜,神经根亦相应变长。C_1、C_2 神经位于关节突的后外侧,其余均介于后关节前面和钩椎关节之间。每一颈神经在出根间孔后亦皆分出前支、后支和脊膜支,并有来自椎旁交感神经干的灰交通支加入。由于大部分颈髓的侧角并无交感神经细胞,因而可能除 C_8 神经根外,其余各颈神经根内均无交感神经的节前纤维及其所组成的白交通支。$C_1 \sim C_4$ 神经的前支组成颈丛,而 $C_5 \sim T_1$ 神经前支则组成臂丛。

(2)颈椎旁交感神经干:颈交感神经干位于颈脊柱前外侧,交感神经节的数目变异较大,每侧 2~4 个,颈上和颈下神经节一般恒定,而颈中及颈中间神经节常缺如。

(3)臂神经丛:位于锁骨上下,由经椎旁直至腋窝下界之间的区域内,主要由 $C_5 \sim T_1$ 神经的前支组成。

组成臂丛的各脊神经由相应的椎间孔穿出后,经中、前斜角肌间隙向下逐渐集合,横越第1肋骨上到达腋区。在锁骨上窝先合并为三个干,至锁骨下上、中、下三干又各分为前、后股,进而夹腋动脉形成三束,最后在腋下区重新组合形成上肢的各周围神经。其中,由上、中干前股形成的外侧束分出肌皮神经和正中神经外侧部,下干前股组成的内侧束分出正中神经内侧部、尺神经及上肢内侧皮神经,而由三干后股合成的后束则延续为桡神经及腋神经。这些神经支配上肢的运动及感觉。此外,臂丛尚发出肩胛背神经、肩胛上神经、肩胛下神经、锁骨下神经、胸前神经及胸长神经等而分布于肩胛带的肌肉。

【病因】

(1)根性肩臂神经痛:指组成臂丛的 $C_5 \sim T_1$ 神经根由于原发性或继发性损害所产生的疼痛综合征。其中绝大多数系由这些神经根的继发性病变而致,并且常为 $C_5 \sim T_8$,尤其是 C_6、C_7 神经根受累,而 T_1 神经根损害则少见。常见病因包括:①颈椎病变:最常见于颈椎病,如颈椎间盘突出、颈椎骨关节韧带退行性变、钩椎关节骨刺形成,是引起根性肩臂神经痛的最常见原因。其他如各种感染性脊椎炎、颈椎损伤、颈椎肿瘤及颈椎畸形等,亦可导致神经根的继发性损害。②颈脊髓脊膜病变:如颈髓肿瘤、脊髓空洞症、脊髓蛛网膜炎、硬脊膜周围炎等,在病程发展阶段可产生根性肩臂神经痛。③颈胸神经根炎症:如感染性多发性神经根神经炎、血清性多发性神经根神经炎、中毒或变态反应性炎症,可累及胸神经根而致痛。

(2)丛性肩臂神经痛:由于不同原因致使臂神经丛损害而产生的疼痛综合征。在临床上,易与颈胸神经根病相混淆。其实,两者的症状虽相似,但其发病原因却有很大的区别:如颈胸神经根病常因颈椎及椎管内病变所引起;而臂神经丛病则主要由锁骨上、下窝的各种病变所致。因此,有必要将两种疼痛综合征分开,以利于病因诊断及治疗。

引起丛性肩臂神经痛的常见病因:①臂丛损伤:为较为常见的病因。如刺伤、肋骨颈部骨折、肩关节脱位、锁骨骨折以及新生儿产伤、剧烈牵拉手臂、头固定时臂部过度运动或臂固定时头部过度运动等,均可引起臂丛损伤。②胸廓出口异常:如颈肋、第1肋骨畸形、前斜角肌异常、锁骨下动脉病变等,可致臂丛受压而致痛。③肿瘤与淋巴结病变:如肺上沟肿瘤可侵犯臂丛,颈根部及锁骨上、下窝的淋巴结肿大可刺激或压迫臂丛。④肩关节炎与肩关节周围炎:偶尔可侵犯部分的臂丛而产生肩臂神经痛。⑤感染、中毒与变态反应性臂丛神经炎症,单独侵犯臂丛的原发性臂神经丛炎极为少见,多因臂丛周围组织的炎症扩散受累。

(3)干性肩臂神经痛:指上肢某周围神经干的原发性或继发性病变所产生的疼痛综合征。但须注意,上肢的桡神经、正中神经和尺神经较易受损,但引起神经痛者少见。大多以运动功能受损为主,明显的神经痛症状主要见于正中神经损害。常见病因包括:①周围神经损伤:如刺伤及神经干附近的骨折或脱位等。正中神经损伤可发生于肱骨髁上骨折、前臂骨折、腕关节骨折或脱位。②局部受压:如正中神经在腕横韧带下的腕管内受压,即可产生腕管综合征。③周围神经肿瘤:如神经鞘瘤、神经纤维瘤等。④周围神经炎症:感染、中毒或变态反应性单神经炎。

【临床表现】

(1)根性肩臂神经痛:多表现为单侧的单根或少数神经根受损症状,常于颈部扭伤、紧张劳动或受凉后急性或亚急性发作,病程较长,可反复发作。疼痛为最主要的自觉症状,起初为间歇性短期发作,之后可逐渐加重并转为持续性。多为某一侧颈根部疼痛,严重时向肩部、臂部以及手指放射,可表现为钝痛、刺痛或灼痛,夜间明显,头颈部活动、咳嗽或用力时加重,常伴有颈部僵硬及局部麻木、寒冷等感觉异常。下颈椎棘突、横突、锁骨上窝可有压痛,且可向臂部乃至手指放射。臂丛神经牵拉试验多为阳性,压头试验、屈颈试验及增加腹压试验等亦可为阳性。感觉、运动及反射障碍一般不明显,少数患者可有根性分布的痛温觉过敏或减退区,肩臂部肌肉松弛、萎缩及相应的腱反射减弱等。另外,部分患者可出现 Horner 综合征,椎动脉供血不足及脊髓受压症状。

（2）丛性肩臂神经痛：疼痛是患者主要症状，发病初期疼痛多呈间歇性。继而可转为持续性并阵发性加重。疼痛部位开始主要位于锁骨上下窝的臂丛解剖区域，不久即可扩展至肩后部，并向上臂、前臂及手部放射。性质可呈钝痛、刺痛或灼痛，并可伴有较弥散的酸、沉、麻、冷等异常感觉。上肢外展、上举等牵拉臂丛的动作往往可诱发或加剧疼痛。锁骨上下窝、肩胛冈上方、上肢各周围神经干等处常有明显压痛。臂丛神经牵拉试验常呈阳性。神经功能障碍程度不一，多数较轻，严重者可出现臂丛麻痹。

上臂丛麻痹表现为臂丛上干损害症状：如上肢外侧痛，感觉过敏、减退或缺失，三角肌、肱二头肌、肱桡肌、胸大小肌等麻痹甚至萎缩，肩臂下垂，上臂外展、外旋及前臂屈曲旋后等运动障碍。

下臂丛麻痹表现为臂丛下干受累症状，如前臂内侧及手部尺侧疼痛及感觉障碍，手部无力及手内肌萎缩，可见"爪形手"，常伴有上肢供血不足症状，如手部皮肤发凉、苍白或青紫，桡动脉搏动减弱等。

（3）干性肩臂神经痛：大多数周围神经是混合性神经，内含感觉、运动和自主神经三种纤维，因此它们受损后，即可出现相应部位的周围性运动麻痹、感觉障碍及自主神经功能紊乱等症状。在上肢的神经当中，以正中神经内所含自主神经纤维最丰富，故在其受损后往往发生剧烈的疼痛及显著的神经血管和营养障碍。

正中神经损害的临床表现，依其病因及损害程度不同而异。如该神经部分损伤时，常出现剧烈的上肢灼性神经痛，如于腕管内受压，则主要症状为第2、第3、第4手指麻木、刺痛等异常感及鱼际肌群萎缩。正中神经完全麻痹的典型症状为前臂不能旋前，手屈腕和握举运动无力，拇指、示指不能屈曲亦不能过伸，拇指不能对掌、外展，鱼际肌群萎缩，拇指呈内收及伸展状，呈"猿手"。常伴有桡侧手掌及三个半手指的感觉障碍。

【诊断】

肩臂神经痛的诊断步骤包括三步，即是否是肩臂神经痛（定向），根性、丛性或干性肩臂神经痛（定位），由什么原因引起（定性）。诊断需根据病史、临床表现及辅助检查结果作出。

（1）病史：需详细询问疼痛的部位、范围、程度、性质、持续时间、诱发及缓解因素、伴随症状等。

（2）体格检查：需注意观察患者是否有 Horner 征，颈部肌肉有无紧张或萎缩，双臂及双手肌肉有无萎缩或其他营养障碍，辅以臂丛神经牵拉试验、压颈试验等。椎动脉点、枕神经、颈椎间盘等处压痛点检查阳性较具诊断意义。感觉、运动、反射及自主神经检查对于病因鉴别较具价值。

（3）辅助检查：颈椎 X 线摄片、脊髓造影等对于病因诊断具有价值。

【鉴别诊断】

（1）定向诊断：①肩关节周围炎：多见于老年人。疼痛常局限于肩关节周围，肩关节外展、外旋运动受限较显著。压痛点位于肩关节周围。②肱骨外上髁炎：疼痛为局限性，以肱骨外上髁处为重，旋转前臂、屈腕等动作可诱发或加剧疼痛。肱骨外上髁，尤其内下方压痛较显著。无神经功能障碍体征。③心绞痛：疼痛多始于胸骨后或心前区，继而向肩部及上肢尺侧放射。同时无神经干压痛，发作持续时间较短，常伴其他心脏体征，心电图检查多有异常，服用硝酸酯类药物或休息后疼痛明显减轻。④自主神经-血管疾病：包括雷诺病、红斑肢痛症等。多呈发作性，以血管功能性障碍为主，长期反复发作者可能引起血管器质性改变。主要表现为发作性疼痛与麻木，多局限于肢端部位，常伴有局部皮肤颜色及温度改变。病程长者还可出现神经营养障碍。

（2）定位诊断：①神经根病变：疼痛主要位于颈部，压痛点为颈椎棘突、横突，感觉障碍区呈根性分布，伴颈肌紧张，肌萎缩、运动障碍、反射改变及血管营养障碍少见或程度较轻，CSF 可有椎管梗阻及蛋白、细胞数增加。②上臂丛病变：疼痛主要位于肩部，锁骨上窝及神经干有压痛，感觉障碍区分布于肩部和上肢外侧，伴上臂肌紧张，可有肩胛带肌肉萎缩，上臂及前臂无力，肱二头肌反射减弱或消失，血管营养障碍多不明显,CSF正常。③下臂丛病变:疼痛部位主要位于手部,压痛点位于锁骨上窝及神经干,一般不伴肌紧张,前臂及手部尺侧可有感觉障碍区,前臂屈肌和手内肌可有萎缩,可伴手和手指无力,肱三头肌及桡骨膜反射减弱或消失,血管营养障碍等,CSF正常。

(3)定性诊断:①根性肩臂神经痛需与颈椎病、颈膨大部脊髓肿瘤、粘连性脊髓蛛网膜炎及脊髓空洞症、颈胸神经根炎等疾病鉴别。②丛性肩臂神经痛需与颈肋、前斜角肌综合征、锁骨上窝脓肿及变态反应性臂丛神经炎相鉴别。③干性肩臂神经痛需排除腕管综合征、灼性神经痛及周围神经干神经鞘瘤等疾病。

5.腰腿痛　腰腿痛是临床常见的综合征,往往呈慢性病程,并严重影响患者的工作能力及生活质量。导致腰腿痛的病因多样,与神经系统相关者以坐骨神经痛最为常见。此外,股神经痛、隐神经痛、股外侧皮神经痛、髂腹股沟神经痛、臀上皮神经痛等也是导致腰腿痛的原因。

(1)坐骨神经痛:坐骨神经通过梨状肌下孔出骨盆后,在股骨大转子与坐骨结节中间偏内下行。至股后部,先由股二头肌覆盖,以后介于股二头肌和内收大肌之间,行至腘窝上角处分为胫神经与腓总神经。有时此两神经亦可于股中部、股上部或直接由骶丛分出等变异情况。其中胫神经在分出膝关节支和腓肠内侧皮神经后,沿小腿后侧与胫后动脉向下伴行,至内踝后方分为足底内侧神经与足底外侧神经,分布于足底的内、外侧皮肤;腓总神经在腘窝处分出腓肠外侧皮神经后,绕腓骨头转向小腿前外侧,再分为腓深神经与腓浅神经。腓深神经分布于第1趾间背侧皮肤,腓浅神经分布于足背皮肤;腓肠神经由来自胫神经的腓肠内侧皮神经和来自腓总神经的腓肠外侧皮神经吻合而成,分布于足外缘及小趾背侧皮肤。

坐骨神经痛分为以下三种临床类型:根性坐骨神经痛或上段坐骨神经痛——腰骶神经根损害;丛性坐骨神经痛或中段坐骨神经痛——骶丛病变;干性坐骨神经痛或下段坐骨神经痛——坐骨神经干及其分支损害。

此外,J.A.Sicard及L.Ramond将坐骨神经痛分为脊膜神经根炎、神经节神经根炎、神经根炎、神经丛炎及神经炎。

【病因】

1)根性坐骨神经痛:过去曾认为腰骶神经根病多由感染所致。而近些年研究认为,绝大多数反复发作性坐骨神经痛均由脊椎病所致。换言之,除一些脊椎破坏性病变、椎管内肿瘤以及炎症等以外,一般急性或亚急性发生的腰骶部单神经病或多数单神经病,多为脊椎退行性病变所致,而感染、受凉或过度疲劳等因素,仅对发病具有一定的诱因作用,其病因可分为:①先天性畸形、隐性脊椎裂、椎弓峡部裂与脊椎滑脱、关节突与横突异常(如小关节面异常、横突粗大或钩状畸形)、椎管狭窄等。②压迫与损伤:脊椎病、椎间盘突出症、增生性脊椎炎、黄韧带肥厚等;脊椎损伤:脊椎骨折与脊椎滑脱;脊椎肿瘤:骨肿瘤、转移瘤。③畸形及破坏性脊椎病变:类风湿脊椎炎、感染性脊柱炎(脊柱结核、化脓性脊柱炎)、骨质疏松症等。④炎症:感染、中毒及变态反应性炎症,如脑脊膜炎、脊髓炎、脊髓蛛网膜炎、神经节神经根炎(带状疱疹)、硬脊膜外周围炎、感染性多发性神经根神经炎、血清性多发性神经根神经炎等。⑤脊髓肿瘤:神经鞘瘤、脊膜瘤、转移癌、皮样囊肿等。⑥其他脊髓疾病:脊髓血管疾病、局限性蛛网膜下腔出血、脊髓空洞症、多发性硬化以及某些医源性疾病,如鞘内注射某种药物等。

2)丛性坐骨神经痛:多为继发性,而原发性感染或中毒罕见。原因包括骶髂关节炎、骨盆肿瘤、骨盆外伤、梨状肌损伤或炎症、盆腔器官疾病(如子宫附件炎等妇科病)等。

3)干性坐骨神经痛:临床少见,多为坐骨神经干继发的反应性炎症所致,其中梨状肌损伤最为多见。另外,坐骨神经本身的局限性损伤也可引起干性坐骨神经痛。

【临床表现】

本病男性青壮年多见,单侧为多。疼痛程度及时间常与病因及起病缓急有关。

1)根性坐骨神经痛:起病随病因不同而异。最常见于腰椎间盘突出,常在用力、弯腰或剧烈活动等诱因下,急性或亚急性起病,少数为慢性起病。疼痛常自腰部向一侧臀部、大腿后、腘窝、小腿外侧及足部放射,呈烧灼样或刀割样疼痛,咳嗽及用力时疼痛可加剧,夜间更甚。患者为避免神经牵拉、受压,常取特殊的减痛姿势,如睡时卧向健侧,髋、膝关节屈曲,站立时着力于健侧,日久造成脊柱侧弯,多弯向健侧;坐位时臀部向健侧倾斜,以减轻神经根的受压。牵拉坐骨神经皆可诱发疼痛,或疼痛加剧,如 Kernig 征阳性(患者仰卧,先屈髋及膝成直角,再将小腿上抬。由于屈肌痉挛,因而伸膝受限而小于 130 度并有疼痛及阻力);直腿抬高试验阳性(患者仰卧,下肢伸直,患肢上抬不到 70°而引起腿部疼痛)。坐骨神经通路可有压痛,如腰旁点、臀点、腘点、踝点及跖点等。患肢小腿外侧和足背常有麻木及感觉减退。臀肌张力松弛,伸踇及屈踇肌力减弱。跟腱反射减弱或消失。

2)丛性坐骨神经痛:大多数患者在下腰椎(常为 L_4、L_5)的患侧棘突区有明显的压痛点,且在压迫时疼痛常由局部向该侧下肢放射。有时患侧的臀部坐骨大孔区亦有压痛,臀以下的坐骨神经压痛则一般表现较轻或不明显。常出现直腿抬高试验阳性。在急性期常有痛区感觉异常、过敏,病程较长者,可有感觉减退乃至缺失的现象,大多位于 L_5 或 S_1 的神经根分布区,即小腿和足的外侧部。个别较严重者,可有部分腓骨肌(如伸踇长肌)无力,以及臀部、小腿肌肉松弛和萎缩现象。急性期患侧的跟腱反射正常或亢进,而长期反复发作者,其跟随反射可减弱或消失。

3)干性坐骨神经痛:起病缓急亦随病因不同而异。如受寒或外伤诱发者多急性起病。疼痛常从臀部向股后、小腿后外侧及足外侧放射。行走、活动及牵引坐骨神经时疼痛加重。压痛点在臀点以下,Lasegue 征阳性而 Kernig 征多阴性,脊椎向患侧侧弯以减轻对坐骨神经干的牵拉。

【诊断及鉴别诊断】

1)诊断:坐骨神经痛的诊断包括以下三个步骤:是否为坐骨神经痛(定向诊断);根性、丛性还是干性坐骨神经痛(定位);引起坐骨神经痛的病因是什么(定性)。需要根据详细的病史采集,体格检查及必要的辅助检查作出诊断,病因鉴别十分重要。

①病史:需了解患者的一般情况(年龄、性别、职业等),疼痛的部位、性质、范围、程度、持续时间、诱发与缓解因素、伴随症状等。

②体格检查:需注意患者的姿势、步态、脊柱活动及肌肉萎缩等情况,并常规进行运动、感觉、反射等检查。压痛点检查对于诊断病变的部位及性质具有重要意义。坐骨神经牵拉试验及其加强试验阳性具有诊断价值。骨盆挤压试验、4 字试验等有助于鉴别诊断。

③辅助检查:对可疑脊髓肿瘤、粘连性蛛网膜炎等椎管内病变患者,可进行腰椎穿刺检查。腰骶椎 X 线检查有助于排除骨折、关节脱位及某些腰骶部先天性畸形,必要时可行脊髓碘油造影及 MRI 检查。

2)鉴别诊断

①定向诊断:即判断疼痛是否为坐骨神经痛,因多数的腰腿痛并非由坐骨神经受累所引起,而仅仅在疼痛的部位方面和坐骨神经痛有某种相似之处,应首先加以排除。a.肌痛:由肌纤维组织炎所引起,可急性或慢性起病,间歇性病程,其症状常与天气变化有密切关系,疼痛与压痛的范围多较广泛,有时亦可为游走性痛。患区的活动因疼痛往往受限,肌肉紧张、僵硬,偶可触及肌肉硬结节或条索,压迫时较敏感。检查无感觉、运动及反射等神经功能障碍,疼痛并不沿坐骨神经干放射而位于肌肉内。b.蜂窝织炎所致疼痛:由于皮下浸润物以及逐渐发生纤维化,则可压迫神经末梢而产生局部疼痛。此种疼痛多位于臀部和大腿,小腿一般不受累,而且通常在活动时出现,范围较广,无自发痛。患区皮下有时可触及圆形扁平的浸润结节,质硬,与皮肤粘连,压迫时较敏感,可产生较持续的疼痛。无神经损害的体征。c.腰肌劳损:腰部的肌肉、筋膜、韧带及关节囊等软组织可因长期的紧张体力劳动,以致发生慢性损伤,或因急性腰扭伤未愈而转为慢

性过程者。实为腰椎退行性改变的一种早期表现,紧张劳动或外伤仅起一定的外界诱因作用。本病的临床特点为长期的腰部酸胀和钝痛,但疼痛并不向下肢放射,清晨起床时较重,稍事活动后减轻,劳累与天气变化对疼痛的影响亦较大。检查时往往腰部活动受限,单侧或双侧的腰背肌紧张、压痛。无神经系统损害体征。d.关节痛:髋关节、骶髂关节等病变,如不累及神经丛或神经干时,则可产生单纯的关节痛。但关节痛疼痛及压痛以关节部位最明显,关节向各方运动均引起疼痛,直腿抬高试验时疼痛位于关节区,相应的各种关节试验阳性,无神经损害的体征等。e.内脏病变所致的腰腿牵涉性痛:某些内脏疾患的疼痛可牵涉至腰腿部,易与坐骨神经痛相混淆。但具有胃肠、胆、胰、肾或盆腔器官疾病史,疼痛及压痛以病灶附近为剧,有原发病的典型症状和体征,无神经体征。

②定位诊断:即明确为坐骨神经痛后,判断为根性、丛性或干性坐骨神经痛。a.根性坐骨神经痛:疼痛位于腰骶部,沿坐骨神经放射;棘突旁压痛较明显,而坐骨神经干压痛较轻,脐旁及股神经无压痛;直腿抬高试验、交叉直腿抬高试验、屈颈试验等均为阳性;感觉障碍呈根型分布;踝反射可减弱或消失;常伴有脑脊液改变。b.丛性坐骨神经痛:疼痛位于骶部,沿坐骨神经放射并可至股前、会阴部;棘突旁无压痛,坐骨神经干压痛明显且常有脐旁及股神经压痛;直腿抬高试验多呈弱阳性,交叉直腿抬高试验、屈颈试验阴性;感觉障碍呈一支以上周围神经干型分布;膝反射及踝反射常有减弱或消失;脑脊液检查正常。c.干性坐骨神经痛:疼痛部位位于臀部以下,并沿坐骨神经放射;坐骨神经干压痛明显,棘突旁、脐旁及股神经无压痛;直腿抬高试验阳性,交叉直腿抬高试验、屈颈试验阴性;感觉障碍呈周围神经干型分布;膝反射多正常,踝反射可减弱;脑脊液正常。

③定性诊断:即坐骨神经痛的病因鉴别。

根性坐骨神经痛的病因:a.腰椎间盘突出:患者常有较长期的反复腰痛史,或重体力劳动史,常在一次腰部损伤或弯腰劳动后急性发病。除典型的根性坐骨神经痛的症状和体征外,并有腰肌痉挛、腰椎活动受限和生理屈度消失,椎间盘突出部位的椎间隙可有明显压痛和放射痛。X线摄片可有受累椎间隙变窄,CT检查可确诊。b.马尾肿瘤:起病缓慢,逐渐加重。病初常为单侧根性坐骨神经痛,逐渐发展为双侧。夜间疼痛明显加剧,病程进行性加重。并出现括约肌功能障碍及鞍区感觉减退。腰椎穿刺有蛛网膜下腔梗阻及脑脊液蛋白定量明显增高,甚至出现 Fromn 征(脑脊液黄色,放置后自行凝固),脊髓碘水造影或 MRI 可确诊。c.腰椎管狭窄症:多见于中年男性,早期常有"间歇性跛行",行走后下肢痛加重,但弯腰行走或休息后症状减轻或消失。神经根或马尾受压严重时也可出现一侧或双侧侧坐骨神经痛症状及体征,病程呈进行性加重,卧床休息或牵引等治疗无效。腰骶椎 X线摄片或 CT 可确诊。d.腰骶神经根炎:因感染、中毒、营养代谢障碍或劳损、受寒等因素发病。一般起病较急,且受损范围常常超出坐骨神经支配区域,表现为整个下肢无力、疼痛、轻度肌肉萎缩,除跟腱反射外,膝反射也常减弱或消失。e.腰椎结核、椎体转移癌等。干性坐骨神经痛时,应注意有无受寒或感染史,以及骶髂关节、髋关节、盆腔和臀部的病变,必要时除行腰骶椎 X线摄片外,还可行骶髂关节 X线摄片、妇科检查以及盆腔脏器 B超等检查以明确病因。

丛性坐骨神经痛的病因:a.骶髂关节炎:痛与压痛主要位于关节区;如继发神经丛损害,可产生坐骨神经痛,但多伴有股神经和闭孔神经等受累表现,4 字试验阳性,X线检查可见病变。b.盆腔疾病:如盆腔慢性炎症所致盆腔粘连可累及腰骶神经丛,表现为腰骶部疼痛,并向下肢放射,但常伴有其他原发病表现。

干性坐骨神经痛的病因:a.梨状肌综合征:疼痛位于臀部,下肢旋转时疼痛加剧,并可沿坐骨神经向下放射。可有梨状肌压痛及异常改变。b.下肢静脉曲张:表现为久站后疼痛加重,走路或患肢抬高时症状减轻,可见下肢静脉曲张或痔疮。c.血栓闭塞性脉管炎:常伴有小腿乏力、足冷等感觉,可测量足背动脉搏动以鉴别诊断。

(2)腰神经痛:系指组成腰丛的脊神经根、神经丛及其各分支损害所产生的疼痛综合征。腰丛由 $L_1 \sim$

L$_3$ 和部分腰 4 神经的前支所组成,大约半数人 T$_{12}$ 神经的部分前支亦加入该丛。腰丛为腰骶丛的上部分,位于腰椎的横突前、腰四方肌和腰大肌之间。其主要分支为髂腹下神经、髂腹股沟神经、生殖股神经、股神经、臀外侧皮神经及闭孔神经。此外,由 L$_1$～L$_3$ 神经的后支尚组成臀上皮神经。

腰神经痛发病率远较坐骨神经痛为低,其中比较常见的有股神经-隐神经痛、股外侧皮神经痛以及臀上皮神经痛。

【解剖基础】

股神经:为腰丛最大的分支,由 L$_2$～L$_4$ 神经组成。起始于腰大肌后方,沿髂腰肌沟下行,于腹股沟韧带下进入股三角。发出终支包括运动支(支配髂腰肌、缝匠肌、耻骨肌和股四头肌)和感觉支(股前皮神经、隐神经)。

隐神经:为股神经最长的分支,分出后经腘窝管,最终与大隐静脉伴行至内踝及足内缘。支配膝内侧、小腿前内侧及部分足内缘的皮肤感觉。

股外侧皮神经:为感觉神经,始于 L$_2$、L$_3$ 脊神经后根,终于股前外侧皮肤,司该区皮肤感觉。

臀上皮神经:为感觉神经,有 L1～L3 脊神经后支的外侧支发出,分布于臀上外侧以至股骨大转子区,司该区皮肤感觉。

【病因】

引起各种腰神经痛的病因复杂,包括脊椎病、脊髓病变、腰骶部周围神经病变、腰骶部先天性畸形、脊椎与脊髓损伤、脊椎炎症、脊椎肿瘤、腰骶神经周围软组织病变及骨盆与盆腔脏器病变等。

【临床表现】

主要表现为相应神经支配区的疼痛及压痛,神经牵拉征阳性,病情较重病程较长者常可伴有感觉、运动及反射障碍。

股神经痛:疼痛位于腹股沟区,并向股前、小腿内侧放射,腰部运动及咳嗽等可使疼痛加重;压痛点多位于腹股沟韧带中外 1/3 处、膝关节内侧、内踝及足内缘,股神经牵拉试验可为阳性;常伴有股神经分布区内感觉过敏、异常或感觉减退。

隐神经痛:如损害位于内收肌管内,则表现为股下部和小腿前内侧痛,股下 1/3 内侧隐神经出口处有压痛,常伴有膝内侧及小腿前内侧的皮肤痛觉过敏或减退。

股外侧皮神经痛:表现为股前外侧皮肤疼痛,可伴有各种异常感觉,如麻木、僵硬、刺痒、烧灼感等;压痛点位于髂前上棘内侧或其下方,股前外侧皮肤常有感觉减退。

臀上皮神经痛:主要表现为腰臀部疼痛,范围较为弥散,以髂骨嵴中部附近较明显,并可向大腿后侧扩散,髂骨嵴中部及其上下方常有压痛。

【诊断与鉴别诊断】

根据病史、临床表现及必要的辅助检查进行诊断,主要需鉴别的疾病因疼痛部位的不同而异。如股神经痛需与髋关节炎及腰大肌炎进行鉴别,股外侧皮神经痛则需注意盆腔脏器病变等。

6.偏侧肢体痛(丘脑性痛)　偏侧肢体痛表现为偏侧躯体弥散性、自发性灼痛,常伴有痛觉异化、痛觉过敏或减退、感觉异常,以及受累区的神经系统阳性体征。严格地说,其属于中枢性疼痛而非典型的神经痛,但因其症状与神经痛相似,故在此进行介绍。

【解剖生理基础】

丘脑为巨大的"中央灰质核",呈卵圆形,左右各一,分别位于两侧大脑半球的下内份。左右丘脑间于中线处被第三脑室所隔。

躯体的多种感觉与感官上行冲动(除嗅觉外)在到达大脑皮层前,均先到达丘脑,丘脑各核借其联系与相应皮质区形成各个功能单位，每一核与相应的皮质区发生关系。

丘脑含多个核团，其中腹后外侧核和背外侧核与躯体感觉密切相关，其内存在着意识性外感受与内感受性通路，接受内侧丘系、脊髓丘脑束及三叉神经丘脑束的传入纤维，并有相应的躯体代表部位，发出纤维投射到顶叶感觉皮质。

丘脑痛产生的确切机制尚不明确，Head 学说认为疼痛系丘脑的释放症状。Lhermitte 学说认为丘脑是一"选择性过滤器"，可留下一些冲动，并让另一些冲动通过而到皮质。当丘脑损害时，则可让强的刺激通过而产生疼痛。

【病因】

任何导致丘脑腹后外侧核损害的原因均可导致丘脑痛，80％为脑出血或脑梗死，也可继发于外科手术、肿瘤、外伤或多发性硬化的并发症。大脑脚、脑桥、延髓和丘脑附近的损伤，也可产生类似症状，但疼痛发生在同侧面部和对侧肢体。这些区域最常见的原因为小脑后下动脉闭塞、大脑后动脉或其供应脑干的分支闭塞、延髓出血或延髓空洞症、肿瘤、多发性硬化、外伤和立体定向外科手术。延髓损伤可产生面部疼痛，偶有半球局限性损伤产生中枢性疼痛者。

【临床表现】

本病多见于 40 岁以上的心脑血管疾病患者，部分患者有卒中史，疼痛多于病后几周至两年内发生。疼痛多累及大脑病变对侧的一侧身体。单独面和头部或头部受累少见（但单下肢较常见），有时为上肢，可包括或不包括头部，最常见的是整个对侧身体或上下肢一起受累，偶见一侧面部和对侧肢体受累（脑干损伤）。疼痛呈自发性持续性灼痛或戳痛，程度不一。大多数患者疼痛发生在皮肤、肌肉或骨骼。整日持续，加剧无明显诱因，亦可由非伤害性刺激诱发，如轻触、冷、热、运动、经皮神经电刺激等，也可因视听刺激（如声、光）、内脏活动（如排尿）而诱发或加剧，或因焦虑和激动加重。常伴各种神经系统的症状和体征，以轻瘫较多见。受损区多有运动障碍和感觉缺失，轻触觉减退。几乎均有感觉异常或感觉过敏，可存在血管运动和泌汗障碍。焦虑和抑郁常见。

【诊断及鉴别诊断】

诊断主要依据病史、疼痛的部位、特点和伴随症状及辅助检查进行，其中头颅 CT 及 MRI 等影像学检查见丘脑或大脑脚等部位病变较具诊断价值。

如患者表现为半侧躯体疼痛，需要与躯体化障碍鉴别；如疼痛仅限于头部或单个肢体，则应与其他神经系统疾病鉴别。脊髓损伤产生的疼痛不属于本范围。

7.全身痛 引起全身痛的病因多样，包括感染（病毒、细菌）、中毒、外伤等均可导致持续性或发作性全身痛，其中与神经系统疾病相关的全身痛常见于带状疱疹后神经痛、糖尿病性神经病变及脑卒中、外伤、严重中枢神经系统感染后所致中枢性疼痛。

全身神经痛的临床表现为非特异性，起病可呈急性、亚急性或慢性，疼痛性质可呈刺痛、胀痛、灼烧痛等，程度亦可轻可重，部分患者症状可自行缓解亦可能需要依赖于药物控制疼痛发作。

其诊断主要依据详细的病史采集，包括感染史、卒中史、外伤史等，结合全身神经痛的临床表现，诊断不难，但病因鉴别及针对病因的治疗尤为重要。

三、神经痛的治疗

正确地对神经痛及其相关症状进行评估是指导最优治疗的前提，神经痛的病因诊断及治疗十分必要，必须强调，神经痛"继发于神经病变或损伤"，因此对于所有神经痛患者，只要病因可纠正者，均应首先针对病因进行治疗,再通过药物、物理、手术等治疗疼痛,并同时进行社会、心理治疗等综合治疗使患者得以获得全面的疗效。目前治疗神经痛的方法众多,包括药物治疗、物理疗法、封闭疗法、按摩疗法、手术疗法和心理疗法等。

（一）药物治疗

1.治疗原则

(1)低剂量开始,每3～7d增量1次,直至疼痛缓解50％以上或出现不可耐受的不良反应。

(2)尽可能单一药物治疗,如疗效不佳或不良反应太大,则可联合另一种药物(如抗抑郁药联合阿片类药物)。

(3)如疼痛缓解50％以上且不良反应可耐受,则推荐长期治疗。对于长期治疗,每6个月尝试逐步减药1次,并评价其疼痛状态和是否需继续用药,约1/3患者不需继续用药,1/3需低剂量用药,另1/3需按原剂量维持用药。

2.药物种类 近年来基于临床随机试验(RCT)结果:①一线推荐的药物包括某些种类的抗抑郁药,如三环类抗抑郁药(TCAs)、5-羟色胺(5-HT)及去甲肾上腺素双重再摄取抑制剂,钙通道 α_2-δ 配体(如加巴喷丁、普瑞巴林)及利多卡因贴剂;②二线推荐应用而某些特殊情况可考虑一线应用的药物包括阿片类药物及曲马多;③推荐三线使用,而某些特殊临床情况可考虑二线应用的药物包括某些抗癫痫药及抗抑郁药、美西律、N-甲基天门冬氨酸受体拮抗剂及辣椒碱贴剂。需要注意的是,任何一种药物均需权衡其可能的效果、不良反应及患者的病情、经济状况等采取个体化的治疗方案。

(1)一线药物

1)抗抑郁药

①三环类抗抑郁药:通过抑制再摄取而增加突触间隙去甲肾上腺素和5-羟色胺水平。有证据证明,5-羟色胺和去甲肾上腺素双重再摄取抑制剂阿米替林与选择性去甲肾上腺素再摄取抑制剂去甲丙咪嗪同样可缓解神经痛,而选择性5-羟色胺再摄取抑制剂(SSRIs)则与安慰剂疗效相似。提示TCAs对神经痛的疗效主要取决于去甲肾上腺素能。此外,TCAs也可通过阻断钠离子通道、组胺受体、胆碱能受体、N-甲基-D-天冬氨酸受体和激动阿片受体发挥镇痛作用。

适应证:为中枢性神经病理性疼痛及AIDS的首选药物,对于慢性感觉迟钝性疼痛、带状疱疹后神经痛、糖尿病性神经病理性疼痛、三叉神经痛、偏头痛、紧张型头痛和幻肢痛亦有疗效。

用法:起始量10mg/d睡前服用,以后每5～7d增量10mg/d或25mg/d,直至见效或出现不可耐受的不良反应或75～150mg/d。约1～2周起效,4～6周疗效显著。如用75mg/d以上2周无效,可换用另一种TCAs治疗。

不良反应:常见镇静、轻度认知障碍、视力模糊、口干、心动过速、直立性低血压、排尿延迟、便秘及体重增加。

禁忌证:包括窄角性青光眼、良性前列腺肥大和急性心肌梗死。

②度洛西汀文拉法辛:为5-羟色胺和去甲肾上腺素双重再摄取抑制剂,对毒蕈碱、组胺和肾上腺素作用很弱。临床试验对各种神经痛有效,但疗效略逊于TCAs。20％～30％的患者可出现较重的胃肠道不适,从而限制其用量。

2)钙通道 α_2-δ 配体

①加巴喷丁:与电压依赖性钙通道的 α_2-δ 配体亚基相连,降低谷氨酸、去甲肾上腺素及P物质的释放。

适应证:RCT证明加巴喷丁可明显减轻疱疹后神经痛、糖尿病性周围神经病神经痛、幻肢痛、GBS神经痛、神经病理性癌痛及急性或慢性脊髓损伤所致疼痛。在某些RCT中,加巴喷丁尚被证明具有改善睡眠、情绪及提高生活质量的作用。

不良反应:加巴喷丁不良反应较少且较轻,常见者包括眩晕及嗜睡,使用时无需监测血药浓度,亦与其他药物无相互作用。

用法:起始量为300mg/d,每3～7d增量1次,直至疼痛缓解或出现不可耐受的不良反应或用量大于6000mg/d。有效量通常为2100～3600mg/d,维持量为900～1800mg/d。

②普瑞巴林:作用机制及临床适应证与加巴喷丁相似。

不良反应:与加巴喷丁相似,但肾功能减退者需减量使用,且作为新药,其长期的安全性及不良反应发生情况尚有待进一步研究。

用法:起始量150mg/d,1～2周后剂量可增至300mg/d,一般于2周后达目标剂量300～600mg/d,并可取得最佳临床疗效。

③利多卡因贴剂

适应证:RCT试验已证实利多卡因贴剂可明显缓解包括糖尿病性周围神经病在内的多种周围神经病的疼痛及感觉异常症状。因此被推荐于周围神经病的治疗,但中枢性神经病理性疼痛则不推荐使用该药物治疗。

不良反应:不良反应轻微,唯一的不良反应即为轻度的局灶性皮肤症状(如红斑、皮疹)。使用最大剂量(3剂/12h或4剂/18h)时,血液中利多卡因浓度仍然极低。但对于同时服用1类抗心律失常药物(如美西律)及严重肝病患者,其血药浓度可能很高,需减量使用。

(2)二线药物:阿片类药物及曲马多在多项RCT中已证实对神经痛有效,当一线药物单独或联合使用无明显疗效时,阿片类药物可单独或与一线药物联合使用。在某些特殊情况下,阿片类止痛药及曲马多尚可考虑一线使用,包括一线药物加用到可耐受的最大剂量疼痛仍无明显缓解甚至加重者、反复发作的剧烈神经痛、急性神经痛以及癌性神经痛。

1)阿片类药物

适应证:GBS,75%的患者需使用阿片来缓解疼痛,在有通气设备的监护室中,严重疼痛者最好静脉滴注吗啡或氢化吗啡,而无通气设备时则须小心增加口服剂量,以防止呼吸抑制;在恢复期,被动和主动锻炼常引起突然肌痛及关节痛,为增加锻炼合作性,在锻炼前1～2h可服用即释可待因或吗啡,一般至8周后不再需要此类药物。阿片类药物还可治疗中枢性疼痛、带状疱疹后神经痛、神经损伤性疼痛、腰痛、脊柱压缩性骨折痛、围手术期疼痛、炎症及癌性疼痛。阿片类对非神经痛疗效优于对神经痛疗效。

用法:在多数情况下低剂量即有效,如美沙酮1.0～1.5mg/d和长效氧可酮30～60mg/d,但神经损伤性疼痛所需剂量可能较高。多数疼痛呈慢性,故最好使用长效制剂,如缓释氧可酮、缓释吗啡、美沙酮等。

依赖:与一般人群不同,疼痛患者用阿片类药物不易发生依赖,据Parter等报道,对12000例内科患者用阿片治疗,仅4例无物质滥用史的患者发生依赖。

2)曲马多:为μ阿片受体激动剂及去甲肾上腺素和5-羟色胺双重再摄取抑制剂,但它既不属于阿片类又非抗抑郁药。已有RCT证实可减轻糖尿病性多发性神经病和其他原因所致神经痛的疼痛症状,并能改善患者的生活质量。最常见的不良反应包括嗜睡、便秘、眩晕、恶心和体位性低血压,多发生于加量过快时。在老年患者,可导致进行性的认知障碍及步态异常。对于有癫痫史或正在使用增加神经兴奋性药物的患者,曲马多有导致癫痫的风险。与其他5-羟色胺能的药物联合应用(如SSRIs及SNRIs),可能增加5-羟色胺综合征的发生概率,需要注意。

(3)三线药物:此类药物常规推荐三线使用,但在某些特殊情况(如有使用阿片类药物的禁忌证)可二线应用,此类药物包括某些抗癫痫药(如卡马西平、拉莫三嗪、奥卡西平、托吡酯、丙戊酸)和抗抑郁药(如丁螺环酮、帕罗西汀、西酞普兰）、美西律、N-甲基-D-天冬氨酸受体拮抗剂及辣椒碱贴剂。

1）抗癫痫药

①卡马西平：为钠通道阻滞剂，是治疗三叉神经痛最有效的药物之一，还可用于治疗多发性硬化、幻肢痛、糖尿病性神经病和卒中后疼痛。因其可抑制血象，故不用于癌性疼痛的治疗。有效量为 $200\sim400mg$，每日 3 次。

②拉莫三嗪：为钠通道阻滞剂，已报道可用于治疗三叉神经痛和糖尿病性多发性神经病性疼痛及神经损伤性疼痛。

③丙戊酸：为 γ 氨基丁酸能激动剂，能预防部分偏头痛发作，有恶心、头晕和震颤等不良反应，但易于耐受，使用时需监测肝功能及血常规。

2）抗抑郁药：SSRIs 中，西酞普兰及帕罗西汀在 RCT 中证实对糖尿病性多发性神经病的神经痛疗效有限，而氟西汀未见效果。丁螺环酮通过抑制去甲肾上腺素及多巴胺的再摄取发挥作用，被证明对多种中枢性及周围性神经病理性疼痛具有一定疗效。一般当使用 TCA 或 SNRI 无明显疗效时，考虑作为阿片类及曲马多的添加应用药物。

3）美西律、NMDA 受体拮抗剂和辣椒碱贴剂：美西律为口服第 1 类抗心律失常药，多项 RCT 证实其效果从无效至中度，效果不一，但仅当其使用大剂量时才可产生中度疗效，故使用时需充分考虑到可能产生的严重不良反应。

右美沙芬及美金刚可阻断 NMDA 受体，早期 RCT 证明其对于神经痛有效，而最近的 RCT 证实其无效或效果不佳。

对于辣椒碱贴剂，各项 RCT 结果不一。

（二）物理疗法

物理疗法通常是指应用自然界和人工的各种物理因素作用于机体，以达到治疗和预防疾病的方法。常用的自然理疗法有日光疗法、海水浴疗法、矿泉疗法等。常用的人工理疗法有电疗法、磁疗法、水疗法、超声疗法以及光疗法等。

1.作用机制　理疗是利用各种物理能量，包括光能、电能、热能及机械能等作用于机体，首先并且最容易接受刺激的是兴奋阈值最低的组织，同时也可作用于某些致痛物质。所以，理疗的作用机制至少包括两个方面：第一是针对机体组织器官和（或）致病因子的直接作用。第二是神经体液的反射作用。即当外界刺激（理疗）作用于机体时，可引起各种感受器兴奋，这些兴奋又立即传入到神经系统。首先兴奋沿着传入神经纤维传到相应的脊髓节段，再由脊髓向上传到脑干和大脑皮质下中枢，最后到达大脑半球的皮质。在这里进行综合分析，然后再发出冲动，沿传出神经传达到颜面部、躯干、四肢、内脏和各种腺体等组织，产生各种反应。同时，在理疗的直接作用下，也引起血液、淋巴和激素等的改变。如温热疗法可引起血管扩张和增加局部血液循环，从而可以使致痛的化学介质迅速排出，起到减轻和（或）消除疼痛的作用。

2.疗法的选择　理疗已经成为目前医疗手段中较重要的方法之一。目前市场上有各种理疗仪，但值得注意的是，虽然理疗法可取之处很多，但也不是万能的。各种理疗方法既有共性也有特殊性，不同的疗法虽然可以治疗相同的疾病，但有的疗法只具有独特的效能，其他疗法不能将它取代。所以，在选择理疗方法时要充分了解该种物理疗法中的物理因素究竟有什么作用。只有如此，才能充分利用该物理因素的特殊性和共同性。目前，较常用于神经痛的理疗方法有：电疗法、光疗法、超声波疗法、针灸疗法、拔罐疗法、运动疗法和温热疗法等。

3.理疗的注意事项　在进行理疗时，操作人员要具备触电后的急救知识，应该备有橡皮手套、绝缘钳等用品。另外，某些物理因素可以加重病情，应注意适应证和禁忌证。对高热、恶性肿瘤和有出血倾向的疾病,一般不宜使用;妊娠、月经期以及空腹、过度疲劳和饭后 30min 内,一般也不宜使用。此外,理疗一般有疗程,一个疗程结束后需要一定的休息时间,以利于物理因素作用的充分发挥。

4.几种常用物理疗法　在了解了理疗的作用机制、理疗方法的选择和理疗的有关注意事项后,应了解常用的理疗方法。

(1)红外线疗法:就是用红外线照射局部痛处,将红外线释放出来的热能在短时间内传到痛处,从而使照射处温度提高、血管扩张、血液循环加快。同时缓和交感神经的兴奋性,使疼痛得到缓解。一般每日照射 1 次,每次 10~20min。

(2)短波疗法:它是通过超短波治疗机和电波治疗机输送高频电流通过人体组织时,所产生的热量及特殊的生物学作用治疗神经痛的。一般也是每日 1 次,每次 15~20min,一般 15~20 次为 1 个疗程。

(3)电疗法:将正、负两个电极放在患处周围,然后接通电流。电压从 20V 起逐渐升高,直到患者可忍耐的最高限度。这种疗法以电流刺激机体组织,产生兴奋而起镇痛效果。

(4)X 线疗法:大剂量地照射 X 线可引起白细胞下降、骨髓抑制和机体抵抗力下降等。但小剂量的 X 线照射,却可以使白细胞增加,从而增强机体抵御外来侵害的能力。而且,小剂量 X 线还能扩张局部血管,促进局部血液循环,因而可起到缓解疼痛、增加组织活力的作用。

(三)针灸疗法

针灸是中医学重要的组成部分。自古以来,针灸治疗疼痛具有较好疗效,几乎可以治疗各种性质的疼痛。从中医传统的观点看,针灸治痛不外乎通过三个方面来实现:第一,病因治疗,纠正和消除使气血淤滞、运行障碍的因素;第二,病机治疗;第三,症状治疗。三者往往相辅相成,同时发挥作用。但通经络、调气血是解除疼痛的关键,也是针灸治疗的共同机制,在针灸治疗学中起着决定性的作用。其取穴的部位因不同部位的疼痛而异。

(四)封闭疗法

神经痛在常用药物治疗和(或)针灸治疗等方法治疗后,仍疼痛难忍时,常采取封闭方法进行治疗。一般将封闭治疗分成三大类,即:压痛点封闭、神经阻滞封闭和蛛网膜下腔和硬膜外阻滞封闭。

1.压痛点封闭　颈部、肩部、背部、腰部以及腿部有疼痛的患者,常常在病变部位有压痛。这是由于局部病变组织刺激感觉神经末梢所致。病程较长者,一般药物疗效不佳,故常需要配合压痛点的封闭治疗。通常所用的药物有普鲁卡因、利多卡因、醋酸强的松龙等。

在进行激素封闭以后,一般在 24h 之内症状即可有明显改善,但每个人的治疗效果以及疼痛缓解时间的长短不同。此外,部分患者在进行封闭治疗以后,常可感觉局部疼痛症状反而加重。这种情况一般只持续几个小时,极少数可达几天,可发生在封闭中的任何一次,但在某一封闭部位,通常只发生一次。治疗只要注意休息,必要时也可采取局部冷敷等措施。

2.神经阻滞封闭　也是治疗神经痛的一种常用封闭法。其疗效显著,但由于药物的作用时间有限,止痛效果常不能持久。有些患者需要经过 2~3 个疗程才能达到满意的治疗效果。目前临床常用的有:三叉神经阻滞、肋间神经阻滞、椎旁神经节阻滞以及坐骨神经和闭孔神经阻滞等。

3.蛛网膜下腔和硬膜外阻滞封闭　对于恶性肿瘤引起的神经痛或非恶性肿瘤但伴有持续性节段性疼痛的患者,可采用该法进行阻滞封闭治疗。于蛛网膜下腔或硬膜外腔注入神经破坏性化学物质,致使神经脱髓鞘,从而使神经在后根神经节等部位发生退行性改变。经过相当长时间再逐渐自行恢复,以希望镇痛时间能够延续到 3~6 个月。但这种方法必须严格控制适应证,对于操作者的要求也比较高。否则,可造成严重的不良反应。

（五）手术治疗

对于有顽固性疼痛或使用其他治疗方法均告失败的患者,疼痛成为患者主要的问题或急需解决的唯一问题。为了阻断异常痛觉冲动的产生、传导或感知,可以考虑进行手术治疗。目前较常用的手术方法有:感觉神经根切断术、经皮脊髓束切断术及丘脑破坏术等。较理想的解除疼痛的手术应达到以下几个要求:①止痛效果明显,而且不易复发。②手术创伤较小,能够被年老体弱的患者所耐受。③手术破坏正常组织及功能(尤其是功能)的程度最小。④手术后无异常感觉及中枢性疼痛发生。遗憾的是,到目前为止,还没有一种止痛手术能够达到以上所有的要求。所以,对于神经痛的患者,只有其他治疗均不能达到满意效果的情况下,才考虑选择手术治疗。

（六）心理疗法

心理及精神状态对于患者来说非常重要,因此精神心理治疗在神经痛的治疗中占有重要地位。心理疗法的目的是降低交感神经兴奋性,增加躯体活动,改善姿势和躯体力学,恢复睡眠,稳定情感和预防医源性损害。方法包括教育、松弛技术、催眠、应激处理和家庭及职业的应急咨询等。

（张海峰）

第三节　眩晕

【定义】

眩晕是患者感觉到周围的物体或自身在旋转、升降和倾斜的运动幻觉。通常分为主观和客观眩晕两种情况。主观眩晕为自身的转动感觉,而客观眩晕为周围的物体或环境的运动幻觉。但这种划分的重要性也受到质疑。仔细询问病史和体格检查是眩晕区分于非特异性头晕(比如焦虑患者)及其他类型的假性眩晕的主要基础。行走时患者感觉不稳或倾向一侧,或感觉被拉到地上或一边,像被一块强磁铁吸了过去一样,这种被推动的感觉是眩晕的特征。另一方面,振动幻觉,一种周围环境在动的幻觉,特别头部转动时诱发的幻觉是前庭疾患的另一种表现,观察患者会发现这种节律性的周围环境运动是由于眼球震颤所致。

除了极少数最轻微的眩晕,几乎所有眩晕均伴有不同程度的恶心、呕吐、面色苍白、出汗和行走困难。从步态不稳到几乎不能行走,患者会意识到某种位置,经常是一侧和闭目可以减轻眩晕和恶心,而头部轻轻转动又会使之加重。必须注意的是眩晕时肢体的协调动作不受影响,但小脑病变时肢体的协调动作却受到影响。如果眩晕伴有意识丧失则可能是癫性发作等其他疾病。

【分类】

1.专家共识　根据中华医学会 2010 年的眩晕诊治专家共识,以疾病发生的部位和病因,将眩晕分为周围性眩晕、中枢性眩晕、精神疾患及其他全身疾患相关性头晕和原因不明性眩晕四类。

(1)中枢性眩晕

1)血管源性:发病急骤,多是椎-基底动脉血管系统病变,如椎-基底动脉系统的短暂性脑缺血发作(TIA)、锁骨下动脉盗血综合征、脑干或小脑梗死或出血。

2)肿瘤:如小脑或脑干肿瘤、桥小脑角肿瘤。

3)脑干或小脑感染:急性起病,伴发热等全身炎症反应,除小脑和脑干损害的临床表现外,有时出现眩晕。

4)多发性硬化:病灶累及脑干或小脑时可出现眩晕,眩晕表现无特异性,持续数天至数周。

5)颅颈交界区畸形:常见 Chari 畸形,可出现锥体束损害,小脑症状,后组脑神经和高颈髓损害的表现,有时合并眩晕。

6)药物源性:卡马西平能造成可逆性小脑损害,长期用苯妥英钠可导致小脑变性。氨基糖苷类、万古霉素、磺胺类、庆大霉素和链霉素等抗生素,顺铂、氮芥和长春新碱等抗肿瘤药可损害前庭。

7)其他少见的中枢性眩晕:如偏头痛性眩晕、癫痫性眩晕、颈性眩晕和外伤后眩晕。

(2)周围性眩晕

1)无听力障碍的周围性眩晕:常见的如良性发作性位置性眩晕、前庭神经炎等。

2)伴听力障碍的周围性眩晕:常见疾病如梅尼埃病、迷路炎等。

(3)精神疾患及其他全身疾患相关性头晕。

(4)原因不明性眩晕:有 15%～25% 的眩晕患者虽经详细的临床和实验室检查仍不能明确病因。

2.起病方式和病程　根据患者眩晕的起病方式和病程,常将眩晕分为下列几种。

(1)急性眩晕:患者出现新发的严重眩晕可能是前庭神经炎,但是也要想到脑卒中的可能。突然发病并伴有局灶神经系统症状,特别是与后循环相关的症状考虑为缺血性脑卒中。如果神经系统检查无特殊的阳性发现,应该注意神经耳科方面的检查。如果自发眼震没有发现,可用视觉固定阻止技术进行诱发并记录眼震的方向和凝视的出现。如果出现周围前庭型眼震,并且甩头试验阳性,便可将病变定位于前庭神经,对于年轻的患者诊断为前庭神经元炎,对于老年患者可能前庭神经发炎也是最常见的诊断,但是急性前庭神经或前庭迷路缺血不能除外。当甩头试验结果阴性,与前庭神经元炎表现相似的脑干或小脑的小卒中应该考虑到。如果伴有听力减退,迷路炎是最可能的诊断,但是听力症状并不能排除血管性原因,因为小脑前下动脉同时供应内耳和大脑,当急性眩晕伴有听力下降和面肌瘫痪应检查外耳有无疱疹。偏头痛可能与前庭神经炎相混淆,虽然偏头痛相关性眩晕的诊断经常需要有反复发作并缺乏进行性听力改变的症状。

(2)反复发作性眩晕:诊断反复发作性眩晕的关键在于发作的细节。梅尼埃病患者可能有反复眩晕发作,每次持续 20min 以上,并伴有单侧听力障碍症状。TIA 的诊断对于短暂发作(持续几分钟)的眩晕,特别是存在血管危险因素并有其他神经影像症状的患者应该考虑。偏头痛等位症、良性复发性眩晕的特征是出现相似的症状,体检无阳性发现,有偏头痛的过去史或家族史和典型的促发因子。眩晕发作的其他方面变异很大,持续数秒至数日。如果发作仅持续数秒,前庭发作症也应考虑。

(3)反复发作性位置性眩晕:位置性眩晕的症状为某些体位改变所触发,而非仅仅是加重。患者主诉为反复出现的由特定头部转动而触发的眩晕,最可能的诊断为 BPPV,但并非仅有这种可能。由于 BPPV 是床边可治性疾病,所以对每一个具有这种主诉的患者都应进行位置性试验。如果位置性眩晕短暂(持续少于 1min),有典型的触发因素,不伴有其他神经系统症状,应高度怀疑到 BPPV 的可能。出现垂直性旋转性眼震是后半规管 BPPV 的特征。如果 Dix-Hallpike 试验阴性,检查者应该注意排除 BPPV 的水平半规管变异型。中枢性的位置性眼震见于影响后颅窝的病变如肿瘤、小脑变性、Chiari 畸形和多发性硬化(MS)。这些疾病的眼震是方向向下和持续性的,虽然也有纯粹的旋转性眼震。一侧椎动脉闭塞时,头转向该侧将出现眩晕或显著的头晕,中枢型眼震也会出现。偏头痛也可类似 BPPV,有偏头痛的患者位置性眼震被触发后持续的时间更长,眼震可以是中枢或外周型。

【检查】

1.内科检查　简短的内科体检是必要的,如果患者从卧位转为坐位时出现头晕,要测不同体位的血压,以明确或排除直立性低血压的存在,直立性低血压是头晕而求诊的常见病因,床边即可明确诊断。可有不规则的心律。其他的评估,如视力也应进行,因为适当的视力对平衡也有重要作用。肌肉骨骼的检查也不要遗漏(严重的关节炎,可使步态受影响)。

2.神经科检查　　神经系统检查对于头晕为主诉的患者非常重要。因为头晕可能是早期神经变性疾病、脑卒中、脑肿瘤、脱髓鞘疾病或其他神经系统疾病的重要症状。从患者提供病史的能力也可推测他的智能状态。对于头晕主诉的患者而言，应该详尽地检查脑神经。其中最重要的是眼球运动功能的检测。后颅窝占位病变可以检查面神经和一侧的角膜反射，也要注意检查后组脑神经。肌张力的增强或齿轮样强直可能为神经变性疾病的早期表现。周围神经感觉检查也很重要，因为周围神经病通常会有非特异性的头晕或平衡障碍。反射的存在是否对称也要检查，但老年人会有震动觉的减退及跖反射的缺失。特征为共济失调的疾病可能以头晕为主要症状，所以这些患者也必须检测共济运动。

3.神经耳科学特殊检查　　神经耳科检查是神经系统检查的补充和扩展，同时也包括听觉前庭功能的评估。对于眩晕为主诉的患者这方面的详细检查至关重要。

(1)眼球运动功能检查：检查眼球运动功能的第一步是寻找眼球有否自发的不自主运动。检查者请患者正视以观察有无眼震或扫视。眼震有快慢两相并可分为自发、凝视诱发或位置性三种。一般将快相的方向定位眼震的方向，垂直、水平或旋转的眼震提供了重要的定位信息。自发的眼震可以为周围型或中枢型。一个有很少例外的规则是中枢性病变可以模拟眼震的周围型，但是周围性的病变不可能引起眼震的中枢型。周围型的自发性眼震是单向性的，而且永远不会改变方向，周围型眼震水平型多见。水平型眼震的成分来自相反方向的水平半规管，其他的周围自发性眼震的特征是可被视觉固定所抑制，在快相方向凝视时可增加眼震的幅度，快相方向相反凝视时则减少。

有些患者在床边检查时会使眼震产生抑制作用或者从开始的眼震中部分地恢复。所以通过去除视觉固定而使自发性眼震出现。一些眼科的常用床边技术如Frenzel眼镜和眼底镜被用于去除视觉固定。

扫视侵扰是一种自发的眼球扫视移动，它不具有眼震的节律性的快慢相特征。自主控制的扫视是眼快速改变凝视方向的眼球运动。方波急跳和扫视震荡是两种最为常见的扫视侵扰。方波急跳是一种低幅不自主的眼球扫视，使眼球离开目标物体，随着有一段扫视间隔(200s)来纠正扫视使眼球回归目标物体。方波急跳见于诸如小脑性共济失调、亨丁顿病、进行性核上性眼肌麻痹，也可见于正常人。扫视振荡没有扫视间隔，特征是振荡性，见于几种中枢神经系统疾病，涉及脑干小脑近路，有时见于副肿瘤综合征。

(2)凝视试验：检查者请患者在左、右、上、下各个方向注视时检查凝视诱发各方位的眼震。正常人凝视超过30s可出现几次非持续性的眼震。如凝视诱发向下的眼震，侧视时增加的垂直眼震均定位于颅颈交界处和小脑中线部位。凝视亦可触发扫视震荡。

(3)平稳跟踪试验：平稳跟踪是眼球以低速移动跟踪移动的物体，它的作用是使移动的物体处于中央凹而能最大限度地看清物体。这种平稳跟踪在低速度移动物体时测试，在高速度时这种扫视跟踪就不能正常进行了。平稳跟踪障碍时患者需要更频繁的扫视以跟踪目标物体，这种情况常见于广泛性皮质疾病、基底节病变或广泛小脑病变，为双侧病变，也可见于使用镇静剂或酒精，轻度的小脑病变也可能显著损害平稳跟踪能力，但临床上仅有轻微的躯干性共济失调。

(4)扫视：扫视是一种为获取感兴趣目标影像而快速改变眼轴方向的眼动。扫视缘于脑桥(水平运动)和中脑(垂直运动)神经元的发放，这些部位的病变可导致扫视的减慢，也可见于眼球运动神经元或眼外肌肉的病变。严重的扫视减慢可在床边让患者在观察不同的物体时见来回注视而发现。

(5)视动性眼震(OKN)：视动性眼震可在床边进行。OKN是一种联合的眼球快速(扫视)及慢速(平稳跟踪)运动，并可在正常人中观察到。如在观察移动的列车时，即可看到这种生理性OKN。OKN是对中央凹和旁中央凹刺激的最大化。实验室中让患者静坐着，围绕着患者有大型的旋转的仪器进行全方位的刺激。虽然这种技术仅刺激中央凹，具有引起严重减慢扫视的疾病不能形成OKN，他们的眼睛只"盯"在一处。

4.前庭神经检查

(1)床边检查:一般的神经系统检查中的脑神经检查中都省略了前庭神经的检查,但床边的前庭神经功能检查即可获得重要的定位信息。单侧的或双侧的前庭神经病可由甩头试验而发现。做这个检查时医生站在坐在检查床的患者前面,双手抱住患者的头部,让患者注视着检查者的鼻尖,尽快将患者的头向一侧转动 5°～10°。正常前庭功能者通过前庭眼反射(VOR)会使眼球迅速向头部转动的相反方向移动,这样在迅速转头后,患者的眼睛仍旧注视着检查者的鼻尖,重复进行另一方向的检查。如果检查者发现一侧转头后患者出现纠正性的扫视,将眼球带回鼻尖,头部转动方向的前庭眼反射破坏就能被确定。将患者的头缓慢地来回转动("娃娃眼"手法),也能诱发眼球转动的代偿性变化。但是慢速试验视觉和前庭系统都被激活,使前庭功能丧失但视觉跟踪正常的患者仍能出现正常的代偿性眼球转动。但是这种偏慢转头的方法对昏过患者的检查却有帮助,因为患者不能产生随意的视觉跟踪眼球转动。缓慢转动头部也对平稳跟踪系统有损害的患者有益,因为眼球随头部转动存在平稳移动表示前庭眼反射完整。

(2)位置性试验:位置性试验能够帮助鉴别中枢或周围性眩晕。最常见的位置性眩晕 BPPV 是由于碳酸钙碎片的自由漂浮而引起,通常发生在后半规管,偶尔见于水平半规管,罕见于前半规管。这种患者出现的向上旋转的眼震可由一种 DixHallpike 的床边试验诱发。该检查是让患者直坐于检查床,将患者头部抱住,迅速将其置于转向左或右侧倾斜而低于床面的仰卧位。当患者确有 BPPV 时,眼震通常由一侧的位置诱发。当患者恢复到坐着位置时,有时会出现一阵相反方向向下眼震。一种叫做 Epley 的复位手法能有效治疗 BPPV。如果碎片位于水平半规管,位置变化触发方向改变性水平眼震。检查这种水平规管变异型的 BPPV 是将仰卧位患者的头部连续向各方向转动,眼震可以是向地上或离开地面的方向,有强烈眼震的一侧即是有水平半规管碎片的那一侧。碎片可通过一种 Barbecue 手法将患者朝正常侧滚动而得到去除。位置性试验也能触发向下的持续的中枢型眼震,诸如 Chiari 畸形或小脑性共济失调也可阳性。偏头痛相关性头晕患者也可出现显著的位置性眼震。

(3)瘘管试验:是对有声波或压力诱发头晕主诉的患者检测迷路骨性覆盖结构有否缺陷的方法。将耳屏压住并放开,观察眼球有否短暂的偏转,通过耳镜将空气引入外耳道或压住鼻孔闭合声门的 Valsalva 动作也能触发眼球的移动,眼震的方向有助于瘘管的定侧。

(4)步态的评估:步态检查主要观察步态,然后检查闭目难立征(Romberg 试验)和直线行走。一般而言,脚跟抬起减弱,小步姿势屈曲,上肢协同摆动减少见于帕金森病。阔基并有直线行走不能见于躯干型共济失调。急性前庭功能缺失的患者发病后几天行走时倒向内耳受累的一侧。周围神经病或双侧前庭神经病的患者闭目难立。前庭系统在姿势调整和保持中起着重要作用,只要其他感觉系统功能正常、结构良好,可产生代偿性的恢复。姿势稳定性的检查除了上述静态的 Romberg 试验外,尚有不少动态的检测方法,如踏步试验、倾斜板试验、动态平衡仪等,由专科医生进行检测,此处不再详述。

(5)眼震图测试:前庭功能测试主要有眼震图(ENG 或视频 ENG)和旋转椅试验组成。标准的眼震图包括视觉眼动检查(扫视、平稳跟踪和视动性眼震),用黑暗处睁眼、固定视觉的方法寻找病理性眼震的原因及冷热温度试验。标准的旋转椅试验是在短时间内运用多级的各种前庭刺激,也被用来测试视-前庭的相互作用(VOR 的固定抑制)。前庭试验被用来证实和定量单侧或双侧前庭功能缺失和眼球运动的异常。前庭功能测试是检查前庭神经系统的功能。前庭功能检查名目繁多,让非五官科医生无从下手,现从临床实践出发,可将其大体上分为以下几个部分:①自发眼球运动及眼震的检查;②视眼动系统功能检查:如扫视、跟踪、视动眼震;③位置及变位试验;④前庭眼动系统检查,包括前庭刺激诱发试验;⑤前庭脊髓功能检查,包括静态与动态平衡试验;⑥前庭皮层功能检查:如前庭诱发电位(BAEP)。

前庭功能检查要按顺序进行,要先做自发眼震、扫视跟踪、视动眼震以及位觉变位试验,然后做前庭刺激诱发检查。先做床边检查,再做仪器测试。先做自发检查再做诱发性检查。属于视眼动系统功能的检查当日可复查,而属于前庭诱发试验检查,特别是强刺激量的前庭刺激检查不能在当天同时进行。最好在1个月后复查,至少也要间隔2d时间。总体上讲凡患者有头晕、听觉障碍和平衡功能障碍的都应接受前庭功能检查。眼震图是目前观察眼震方法中应用最广泛、量化水平最高、效果最佳的一种手段,近年来有视频眼震图(VNG)的问世并得到应用。ENG已经广泛应用在临床上观察各种自发性与诱发性的前庭性眼震及视眼动系统的眼动和眼震反应。上述各自发性眼震、凝视、扫视、跟踪视动性眼震、位置及变位试验、旋转试验、温度试验等前庭系统和视眼动系统功能均可以眼震图作为观察指标。

前庭功能检查首先应当用来确定前庭神经系统功能有否异常(概率在90%以上)。但确定在前庭哪个水平上的异常只能达到70%左右。对前庭异常的定侧,只要方法恰当几乎都可以定侧。但是应该知道前庭功能检查对病因病理异常的确定是基本做不到的,除了少数特殊的疾病如BPPV。但总体而言,前庭系统结构和功能非常复杂,而且前庭功能检查易受各种因素的影响,这些检查有时并不能完全真实反映前庭系统的真实状态。所以前庭检查结果的判断要综合评定各项结果,并结合临床进行,这样才可能得出有用的临床结论。

(6)听觉诱发电位:脑干听觉诱发电位是评估从内耳到上脑干听觉通路的电生理学测定,可用于婴幼儿和不合作的患者。听音刺激10ms内记录到的五个系列的微伏级的电位。五个电位和解剖部位只有大致的相关性。脑干听觉诱发电位的第1波是由第八对脑神经的末端到邻近耳蜗部分的动作电位,第1波由第八对脑神经或耳蜗核产生,第Ⅲ波可能在上橄榄体水平产生,第Ⅳ和第Ⅴ波由腹侧脑桥或靠中脑附近的下丘处产生。中枢听觉通路非常复杂,由于耳蜗核水平到下丘有许多交叉纤维,所以解释诱发电位中的中枢性异常非常困难。

耳蜗后病变出现的异常波间潜伏期(Ⅰ~Ⅲ或Ⅰ~Ⅴ),可能比其他的听力图异常出现要早,但是与MR增强扫描检查相比,敏感度要低,特别是对于小的肿瘤,最不特异的是所有波均缺失,可见于一些听神经瘤和桥小脑角的脑膜瘤,除非严重听觉缺失,否则不会出现所有波的缺失。

5.影像学检查　常见的周围前庭疾病一般均无影像学异常,影像学的分辨率远不足以检测到BPPV中的半规管中的耳石。Bell面瘫会出现典型的增强MR的面神经强化而前庭神经元炎则无第八对脑神经的强化。头颅MRI对桥小脑角肿瘤,如听神经瘤有高度的特异性和敏感性。颞骨的CT扫描用于发现内耳及扩大的前庭通道的异常,头颅MRI能可靠地发现脑干和小脑处的肿瘤,但MRI对后颅窝缺血检出的敏感性要低于其他大脑区域。

【常见眩晕疾病诊断】

1.前庭神经元炎　是一种急性起病、常见于急诊和门诊的一种伴有恶心、呕吐、平衡障碍的严重眩晕,症状在几天内逐渐缓解,但有时持续数月。病因可能是病毒性的,因为总体病程是良性和自限性的,多发于健康青年,有时会流行。组织病理研究证实了周围前庭性的定位并支持病毒性的病因。Bell面瘫和突发性感觉神经性耳聋,也是以病毒为其病因。诊断前庭神经元炎的关键是识别周围前庭型眼震类型和甩头试验阳性发现。这种急性起病的眩晕没有其他神经系统阳性症状,头颅MRI经常是正常的。前庭神经元炎的病程是自限性的,主流的治疗方法是对症治疗。最近的研究显示,与安慰剂相比前庭神经元炎发病3d内使用甲基强的松龙治疗,1年后的卡罗里试验显示前庭周围功能有改善。正规的前庭康复锻炼有助于一些患者代偿已有的前庭病变。

2.良性发作性位置性眩晕　可能是人群中最常见的眩晕。患者常在起床和上床时、在床上翻身时、弯下身体或伸直头颅时及抬头时发生短暂的眩晕。当碳酸钙盐的碎片从耳后膜上脱离出来时会进入半规管,碎片可浮游于受累的半规管(管石病)或撞击顶部(嵴帽沉石病)。手法复位可有效地使碎石离开半规管而使发作停止,虽然有时会复发,一旦碎片离开半规管,告诉患者避免一些极端的头部体位以防止碎片再进入半规管。如果患者再次出现位置性眩晕,应该告诉患者来院再次进行复位。

3.梅尼埃病   梅尼埃病的特征是伴随听力症状(听力下降、耳鸣、耳郭闷胀感)的反复发作性眩晕。随着时间的推移,听力呈逐渐下降的趋势,发作时程不等,大多数要超过 20min,并伴有严重的恶心和呕吐。疾病的病程变异很大,有些患者发作很少并随时间推移越来越少,另外一些患者则发作频率越来越频繁。有时患者在疾病之初没有听力症状或者在发作间期听力阈检查为正常,但听力减退症状对所有梅尼埃病患者都会不可避免地出现,特别是在第一年内。过去用来描述患者反复出现眩晕而无听力症状的情况被称为"前庭梅尼埃症"的诊断不再使用。虽然通常情况下梅尼埃病只涉及单耳,但是有三分之一的患者发展成两耳累及。

膜迷路积水或与外淋巴相关的内淋巴扩大被认为是梅尼埃病的病因,虽然具体机理还没有搞清楚。特征性的膜迷路积水的组织病理学改变也见于临床上并没有梅尼埃病患者的颞骨标本。一些具有明确梅尼埃病的患者出现了突然跌倒在地并无意识丧失和相关的神经系统症状,他们报告有被推倒或摔倒地上的感觉,他们跌得很重,经常导致骨折或其他损伤。

发作间期的梅尼埃病患者的床边检查可发现听力不对称,但是甩头试验结果是正常的。开始的治疗为严格的低热饮食和利尿剂,但这方面的有效证据还不多。鼓室庆大霉素注射可能有效并减轻疾病的侵害。切除前庭神经和破坏迷路是用来治疗难治性疾病的办法。自身免疫内耳疾病表现为一种梅尼埃病的暴发变异型。另一种变异型即所谓的迟发性膜迷路积水,特征为反复发作的严重眩晕,而无听力障碍症状,发生于病毒或细菌感染的严重单侧听力下降的多年以后。

4.前庭发作症   前庭发作症的特征是短暂(数秒)的眩晕,突然发作而没有明显的触发因素。这种疾病类似于单侧面肌痉挛和三叉神经痛,这些疾病都被认为是部分受损神经的自发性放电,前庭发作症患者的单侧功能缺损可经前庭或听力试验发现。有些病例则是由正常的血管压迫第Ⅷ对脑神经而引起,外科手术方法去除神经的血管压迫可以治愈这种罕见的情况;另外一方面,许多无症状患者也有正常血管置于第Ⅷ对脑神经之上(经常是小脑前下动脉),所以,在没有认真评估潜在的益处可能远大于并发症的弊处时不应对这个区域进行手术,在外科手术前,尝试一种抗癫痫药物如卡马西平治疗是必需的,并经常会获得良好的效果。

5.前庭瘘   上半规管裂开在 1998 年第一次被描述,正如病名所指示的,覆盖于上规管的管性结构裂开导致上半规管和中颅凹之间瘘管的形成。在正常情况下,半规管覆盖着坚硬的骨性胶囊,不会受到声波压力的改变,圆孔和卵圆孔将声波产生的压力传入耳蜗和螺旋基底膜。半规管的骨性胶囊的破坏使得声音和压力直接传入半规管引导前庭受到刺激,被称为 Tulio 现象。对上半规管裂开的认识之前已经知道感染使圆窗或卵圆窗破裂或侵蚀而出现瘘管的现象。颅内压的升高(紧闭声门而产生 Valsalva 动作)及中耳压力的升高(捏鼻和压耳屏的 Valsalva 动作)产生的压力改变使受影响的骨膜平面产生短暂的震动。外科修复瘘管对有些患者有效。该病的患者听力图检查时对骨传导声音敏感,出现骨传导低阈值,而气传导阈值仍然正常。其他的前庭瘘可见于外伤或胎脂瘤侵蚀水平半规管。

诊断头晕相关的中枢神经系统疾病的关键在于存在其他神经系统局灶症状或证实中枢型的眼球运动异常或共济失调。由于中枢的疾病有时与周围前庭疾病临床表现相似,所以对单独头晕为主诉的患者也应该先排除常见的周围原因。

6.脑干或小脑缺血   缺血影响脑干或小脑中的前庭通路而导致眩晕。脑干缺血通常伴有其他神经系统症状和体征,因为运动和感觉通路非常靠近前庭通路。眩晕是 Wallenberg 综合征的最为常见的症状,特征为小脑后下动脉(PICA)支配的延髓背外侧梗死,其他的神经系统症状和体征(如复视、交叉性面部和肢体麻木、Horner 征)也总是存在。小脑的缺血可以以眩晕为最显著的症状甚至唯一症状,所以对急性眩晕发作的患者,医生总是困惑是否要做 MRI 检查以除外小脑梗死,后颅窝的 CT 扫描不足以敏感地除外缺血。脑干或小脑卒中患者的急性眼球运动异常包括:①自发性眼震为纯粹的垂直、水平或旋转;②凝视诱发眼震的方向改变(患者左凝视时有向左的眼震,然后向右侧视时又有向右的眼震);③平稳跟踪的损害;④扫视过度。很少情况下,中枢病变的眼震也能够模拟自发性眼震的周围前庭型。

7.多发性硬化　头晕是多发性硬化患者的常见症状,而眩晕为首发症状的占 5%。典型的多发性硬化发作是逐渐发展的,几天内达到顶峰。轻微的自发性眩晕发作,不是新的发作的特征,持续数秒的位置性眩晕常见于多发性硬化患者。诊断的关键是发现神经系统病变的时间和空间的多发。几乎所有的中枢性的自发或位置性眼震均见于多发性硬化,偶尔当病变影响前庭部神经根入口区域部位时发生典型的周围前庭性眼震。头颅 MRI 可以发现约 95% 的患者存在大脑白质性病变,虽然有时相似的病变也见于不符合多发性硬化诊断标准的患者。

8.后颅窝结构性病变　任何后颅窝的结构病变可能导致头晕。在 Chiari 畸形病例中,脑干和小脑组织向下突出至颈髓管腔,对小脑中线尾侧和颈延髓交界处产生压力,最常见的神经系统症状是缓慢进展的步态不稳,患者常将此称为头晕,眩晕和听觉缺失不常见,大约见于 10% 的患者。自发的向下位置性眼震特别常见于 Chiari 畸形的患者,但其他类型的中枢性眼震也会出现,吞咽困难、声音嘶哑、构音不清是由于后组脑神经受累,基底池的阻塞可产生阻塞性脑积水。MRI 可用于诊断 Chiari 畸形,矢状位中线切片可显示小脑扁桃体的水平。

最常见的中枢神经系统后颅窝肿瘤在成人为胶质瘤,而在儿童则为髓母细胞瘤,眼球运动障碍(平稳跟踪损害、过度扫视)、共济运动障碍,或其他中枢神经系统异常见于这些患者。中枢性位置性眼震可能见于小脑肿瘤的初期。血管畸形(动静脉畸形、海绵状血管瘤)同样也可引起头晕,但多数在出现危及生命的出血之前无症状。

9.神经变性疾病　临床上经常可以见到以头晕为主诉的患者具有或以后发展成帕金森病、帕金森综合征(进行性核上性麻痹,多系统萎缩)或是进行性共济失调,但是在这些患者中,头晕最好还是归为平衡障碍,向下的位置性眼震出现于脊髓小脑共济失调 6 型(SCA6)和其他进行性共济失调疾病。

10.与眩晕相关的遗传疾病　通常临床评估头晕患者主要关注患者的现病史和体格检查,随着近年来快速发展的分子生物学,已经发现许多眩晕的原因是有很强的遗传成分在内,所以获得完整的家族史非常重要,特别是对那些没有头晕的特殊原因发现的患者。由于这些家族性疾病的症状变异很大,且不严重,故仅在就诊时间及家族史是不够的,应该特殊安排家中其他成员全面澄清这些症状。以下介绍一些代表性的与眩晕发作相关的遗传病。

(1)家族性双侧前庭神经病(FBV):患者通常发生短暂(几秒)的眩晕发作,随着出现进行性周围前庭功能障碍的平衡障碍和振动幻觉,通常在 50 岁左右起病,随着前庭神经病越来越严重,眩晕越来越少,至少无发作。前庭功能很差但另一方面听觉则为正常。有四种家系的连锁分析定位于 6q 的染色体,这个区域没有与任何已知的常染色体显性耳聋或偏头痛综合征重叠。

(2)家族性听觉缺失和眩晕:家族性进行性前庭-耳蜗功能障碍于 1988 年首先被发现,后来的连锁分析定位于染色体 14q[12-13],疾病被命名为 DFNA9[DFNA＝耳聋,家族性,非综合征,A 型(常染色体显性)]。使用器官特异性技术途径,COCH 基因突变被发现是 DFNA9 的病因。本病呈进行性听觉缺失,眩晕见于 50% 的患者,眩晕可以是自发的或位置触发的,起病于 20~30 岁,临床上与 Meniere 病相似,所以对特发性 Meniere 患者的 COCH 基因进行筛查,没有发现这些突变位点。对眩晕治疗没有有效的药物。与 FBV 相似,这些眩晕发作仅持续数年,结果由于前庭功能缺失使发作越来越少。前庭管扩大综合征(EVA)被称为

DFNB4[DFNB＝耳聋、家族性、非综合征，B型（常染色体隐性遗传）]，特征为早发性听力缺失伴有前庭管扩大，CT扫描可见于颞骨处病变。

（3）家族性共济失调综合征：前庭症状和体征常见于各种遗传性共济失调综合征，包括脊髓小脑共济失调1、2、3、6和7型，Friedreich共济失调，Refsum病，和发作性共济失调（EA）2、3、4和5型，大部分这些疾病的症状缓慢进展。小脑性共济失调和协调障碍使前庭症状更显严重，头部转动诱发振动幻觉常常出现，因为患者不能以视觉固定抑制眼前庭反射。SCA_6有近50％的患者有眩晕发作。许多眩晕为位置触发的眩晕发作，位置性眩晕和眼震甚至是这些疾病的首发症状。大多数的发作性共济失调综合征患者起病早于20岁，发作的特征为极度的协调障碍，导致发作期间行走非常困难，眩晕可作为发作的一部分。偏头痛常见，事实上，EA_2、SCA_6和家族性偏瘫性偏头痛均为一个相同CACNA1A的突变，EA_2和EA_4的另外特点是最终发展成发作间期的眼震和进行性共济失调，EA_2的患者对乙酰唑胺有显著的反应。

11.偏头痛　是一种异质性遗传疾病并有许多其他的神经系统症状，几种罕见的单基因突变已被发现。常见的各型偏头痛中用连锁分析的方法找到的一些连锁的染色体，但没有发现特殊的基因。

【眩晕症状的鉴别诊断】

1.中枢性和周围性眩晕的鉴别　头晕和眩晕的鉴别诊断首先在于区分头晕和眩晕两种症状的主诉，在此基础上还应该对眩晕的患者进一步区分中枢性或周围性眩晕。

头晕和眩晕是一种发作性症状，还应与下面的晕厥、偏头痛、癫痫发作等进行鉴别。

2.与其他神经系统发作性疾病的鉴别

（1）晕厥：晕厥是伴有姿势张力缺失的发作性意识丧失，涉及大脑和脑干的全面性低灌注，它的本质是全面性的脑部供血不足，而眩晕是对自己和环境活动的幻觉，有前庭受累的实质。

（2）癫痫发作：前庭的症状可见于局灶性癫痫发作，特别是那些起源于颞叶和顶叶的癫痫发作。区别伴有眩晕的癫痫发作和其他原因的眩晕在于这些部位的癫痫发作伴有意识障碍。发作性眩晕作为局灶性癫痫发作的单独表现是很少见的情况。

（3）偏头痛：是一种以头痛和其他神经系统症状组成的异质性遗传疾病。已发现几种单基因遗传亚型，用连锁分析的方法找到了常见的偏头痛类型的染色体位点，但没有发现特定的基因。良性反复性眩晕通常也可以是偏头痛的变异型，因为以后没有出现其他的神经系统症状和体征，神经系统检查正常。偏头痛患者常有个人和家族史及特殊的触发因子。一些良性反复眩晕的患者存在与梅尼埃病相似的听觉症状，听力图上反映出轻度的听力缺失。偏头痛与梅尼埃病鉴别的关键在于前者缺乏进行性单侧听力缺失。偏头痛患者也有位置性眩晕，偏头痛患者发生眩晕的原因未明，长期的运动敏感包括晕车、对其他刺激的敏感及明确的家族偏头痛史都有助于支持诊断。虽然偏头痛相关性头晕仍然是个排除诊断，很少情况下会发生长时间的反复出现头晕症状而无其他症状。对良性反复发作眩晕病的全基因组连锁扫描发现，此病基因定位于$22q^{12}$，但异质性非常明显。良性反复眩晕或偏头痛病程越长，基因型的信号越弱。因此，偏头痛在反复发作性眩晕患者中患病率很高，但尚没有证据证明偏头痛与反复眩晕发作者的基因定位于同一染色体上。

【治疗】

1.特殊疾病的眩晕治疗　眩晕的治疗取决于不同疾病的特殊诊断。前庭神经元炎的治疗主要是对症治疗，发作数天后，应该鼓励患者进行适当的活动，并开始前庭康复锻炼，而使大脑对眩晕产生代偿。有人对前庭神经炎患者起病三天内使用甲基强的松龙治疗，发现用热量反应试验测量得出前庭神经功能改善的结果，虽然还不清楚这种治疗会使功能改变还是仅仅对症状的改善而已。现在不予推荐过长时间地使用镇静剂及对症治疗的药物，因为这种长时间的药物治疗推迟了前庭功能的代偿过程。对梅尼埃病的早期治疗仍然是低盐饮食和利尿剂,虽然这方面证据并不是很充足。微创鼓室内注射庆大霉素对顽固性症状的患者有益,外科切除迷路和部分前庭神经为另外的选择。前庭发作症的患者使用卡马西平或其他抗癫痫药物有效。

BPPV 是能够在床边诊断和有效治疗的疾病,一般不需要其他进一步的治疗。在后半规管有碎片沉积的患者,可使用一种称为 Epley 的手法进行复位,大约对 80% 的后半规管 BPPV 的患者有效,而假手法对照的仅 10% 有效。手法的关键是在后半规管平面翻动使碎片在后半规管内转动并流入椭圆囊,一旦碎片进入椭圆囊,可能再附于膜上溶解或在椭圆囊中浮游,但碎片不再干扰半规管的功能,不过常会有复发。

如果碎片位于水平半规管,位置改变触发的方向改变性水平眼震可被观察到。检查患者是否存在 BPPV 的水平半规管变异型的方法是在患者置于仰卧位将头左右转动,可出现向下或离开地面方向的眼震,具有较强眼震的一侧为水平半规管有碎片的一侧。一种将患者向正常侧滚动的 Barbecue 手法,可将碎石从半规管去除。

有些反复眩晕的患者是由于严重的基底动脉狭窄而引起,可以使用血管内支架技术治疗,虽然这种方法仍在实验阶段。脱髓鞘疾病的患者应该使用免疫调节(β干扰素)等治疗。发作性共济失调的患者对乙酰唑胺有特别的疗效,也有证据表明乙酰唑胺对偏头痛的变异型良性反复眩晕有效。偏头痛相关性头晕首先应该找到和去除触发症状和体征的诱因,可以使用偏头痛预防药物,曲坦类药物对症治疗偏头痛性眩晕没有显著效果。

2.眩晕的对症治疗 目前缺乏大量的临床试验,由于这些药物都不是特别针对前庭系统,故不良反应很常见。抗胆碱能或抗组胺药经常被用于有效治疗轻至中度眩晕,镇静作用较少见。如果患者有显著恶心症状,可以考虑试用吩噻嗪和苯甲酰胺类(甲氧氯普胺)等抗呕吐药,近年来试用抗化疗呕吐药昂丹司琼等也有不错的疗效,这些药物可以和其他的抗眩晕药物联合使用。对严重的眩晕症状者,可使用镇静药物,如异丙嗪和地西泮特别有效,但是长期使用不予推荐。

(孔　铭)

第四节　晕厥

晕厥是大脑半球或脑干血液供应减少,导致发作性短暂意识丧失伴姿势性张力丧失综合征。可因血管迷走反射、直立性低血压、心输出量减少引起全脑低灌注,或由于椎基底动脉缺血引起脑干选择性低灌注所致。

意识丧失前出现头重脚轻的前驱症状,提示脑灌注不足引起晕厥,通常由血管迷走反射、直立性低血压或心功能不全所致;卧位时出现发作性意识丧失可排除血管迷走反射和直立性低血压等,可能由于心功能不全或为癫痫发作;运动诱发晕厥提示为心源性。

【病因】

1.脑性晕厥 是由于脑部血管或主要供应脑部血液的血管发生循环障碍,导致一时的广泛性脑供血不足所致。常见原因有严重脑血管闭塞疾病、主动脉弓综合征、高血压病、基底动脉型偏头痛,多发性大动脉炎以及脑干病变如肿瘤、炎症和延髓血管运动中枢病变等所致。

2.心源性晕厥 是由于心脏功能异常,心排血量突然减少引起。发病突然,持续时间较长,病情凶险。发作前一般无前驱症状,与体位无关。多有气短,胸闷,发绀,心律不齐,可有心电图的异常。①心律失常:如心动过缓、心动过速或 Q-T 间期延长综合征等;②急性心腔排出受阻:如心瓣膜病、冠心病和心肌梗死、先天性心脏病如 Fallot 四联症、原发性心肌病、左房黏液瘤及巨大血栓形成、心包填塞等;③肺血流受阻:如原发性肺动脉高压症、肺动脉栓塞等。

3.反射性晕厥 是由于压力感受器反射弧传入通路功能上的障碍,通过血管迷走反射引起心率减慢,全身血管扩张和心输出量减少,脑灌流量急骤下降而发生晕厥。①直立性低血压性:多见于老年人或久病卧床者。原因是体位的突然改变出现暂时性脑缺血,表现为眼前发黑,眼冒金星。②颈动脉窦性晕厥:颈动脉窦过敏或颈动脉窦硬化。突然转颈,吞咽动作,颈部手术可导致发作。③排尿性晕厥:突然起床和用力排尿后腹压急骤下降,以致上身血液回流腹腔,导致脑缺血引起。④剧咳性晕厥:剧咳时,胸腔和腹腔内压增高,妨碍静脉血回流,使心脏输出血量减少,导致脑部缺血、缺氧。咳嗽时,颅内压增高,也会引起脑部一过性缺血,从而导致晕厥。

4.血液代谢成分改变性晕厥 低血糖和过度换气综合征。多见于严重饥饿、糖尿病酮症酸中毒低血糖患者。①低血糖:血糖<2.8mmol/L,便出现头晕,乏力,出汗,神志恍惚甚至晕厥。②过度换气综合征:因任何原因吸气过度或呼吸急促时,体内二氧化碳排出过多,发生呼吸性碱中毒,引起脑毛细血管收缩,脑细胞缺血缺氧,患者头部不适,甚至晕厥。

5.血管抑制性晕厥 最常见,常以情绪紧张、焦虑、恐惧、站立过久而诱发。常见的有:①紧张恐惧性晕厥;②药物过敏性晕厥;③体质虚弱性晕厥;④天气闷热,空气污染性晕厥;⑤注射药物疼痛性晕厥。预防措施为避免紧张,增强体质,用药谨慎。

6.心因性晕厥 是指在一定精神刺激和紧张的情况下突然晕倒。发作时不伴有血压、脉搏、出汗的改变。

【临床表现】

晕厥发作起病突然,持续时间短。典型可分为三期。

1.发作前期 晕厥前驱症状通常持续 10s 至 1min,表现倦怠、头晕目眩、恶心、苍白、出汗、流涎、视物模糊、恍惚和心动过速等。有预感时立即躺下可减少损伤。

2.发作期 患者感觉眼前发黑,意识丧失而跌倒,伴面色苍白、大汗、血压下降、脉缓细弱和瞳孔散大,心动过速变为心动过缓,可发生尿失禁。偶见强直或角弓反张,强直-阵挛样发作,可误诊为癫痫。数秒至数十秒恢复,神经系统检查无阳性体征。

3.恢复期 患者平卧后意识迅速(数秒至数分钟)恢复,可遗留紧张、头晕、头痛、恶心、苍白、出汗、无力和便意感等。休息数分或数十分钟缓解,不留任何后遗症,偶有极短暂的(<30s)发作后模糊状态伴定向力障碍和易激惹。

【辅助检查】

1.心电图 12 导联心电图可表明心律失常、传导异常、心室肥厚、预激综合征、QT 延长、起搏器失灵或心肌缺血及心肌梗死。如果无临床证据,至少应行 24h 动态心电图测定。任何能捕捉到的心律失常都可能是神志改变的原因,但多数病人在监测中未出现反复晕厥。如果晕厥前有先兆症状,则记录仪的回放很有价值。平均信号心电图有助于发现室性心律失常。如果无伤性方法无法诊断怀疑反复发作的心律失常性晕厥,则可考虑采用有创性电生理检查。除非是用于无法解释的反复发作的晕厥,否则电生理试验的作用存在着争议,其反对意见认为大多数晕厥是能够恢复的,而且属于低危险性亚组疾病。

2.运动试验 价值较小,除非患者是在生理活动下突然发生的晕厥。

3.倾斜试验 有助于诊断血管抑制性晕厥或其他反射诱发的晕厥。

4.超声心动图 可明确可疑的心脏病或人工心脏瓣膜功能异常。如果经胸壁超声无法明确人工心脏瓣膜功能异常,则经食管超声心动图有助于诊断,超声心动图也能诊断心包渗出并可提示心包填塞。

5.常规实验室检查　空腹血糖测定可证实低血糖。血细胞比容可判定贫血、低钾血症、低镁血症,可以识别为心律失常的致病因素。少数晕厥病人伴有血清肌钙蛋白或磷酸肌酸激酶升高,要考虑为急性心肌梗死,如果有氧分压降低,心电图有急性肺源性心脏病伴肺栓塞的证据,则肺灌注及通气扫描的监测是一种极好的筛选技术。

6.其他　如果怀疑是癫痫发作,则应做脑电图检查。在诊断尚未明确时,如怀疑颅内病变或局灶性神经病变,作为鉴别诊断时则需行头颅和脑CT及磁共振检查。

【治疗】

在无心血管疾病的年轻病人,原因不明的晕厥预后较好,不必过多考虑其预后。相反,在老年人,晕厥病人可能合并有心血管代偿机制的减退。如果水平位可以终止晕厥发作,则不需要做进一步的紧急处理,除非患者原有基础疾病需要治疗。给患者抬高下肢可加快重建脑灌注。如果让患者快速改为坐位,则晕厥又可能再发生,而如果病人被支撑直立或处于直立位置,有时可加重病情。

缓慢性心律失常需要安装起搏器,快速性心律失常需要特殊药物治疗。如果是室性心律失常,则需要置入除颤器。颈动脉窦过敏病人需安装起搏器以改善缓慢性心律失常,也可进行颈动脉窦照射以改善血管减压成分。对血容量不足、低血糖、贫血、电解质紊乱或药物中毒可按常规处理。老年人不是做主动脉瓣手术的禁忌证,这是老年人中最常见的瓣膜手术,有肥厚型梗阻性心肌病的病人需要用β受体阻滞药、维拉帕米等药物治疗,或行中膈肌切除术,伴有心律失常者可用胺碘酮治疗。

(范　楷)

第五节　共济失调

正常活动是指肌力正常下由前庭、脊髓、小脑和锥体外系控制完成运动的协调和平衡。共济失调指小脑、本体感觉以及前庭功能障碍导致的运动笨拙和不协调,累及躯干、四肢和咽喉肌时可引起身体平衡失调、姿势不稳、步态不稳及构音障碍。

深感觉、前庭系统、小脑和大脑的损害都可发生共济失调,分别称为感觉性、前庭性、小脑性和大脑性共济失调。但根据共济失调的临床表现和发生机制,大脑性共济失调可属于感觉性或小脑性,因此实际上可分为感觉性、前庭性、小脑性及混合性四种共济失调。共济失调的临床表现为:

1.躯干性共济失调　患者双足尖或双足跟并列站立能否保持直立姿势,共济失调时出现摇晃,甚至倾倒。

(1)双足并列站立时的推倾试验:检查者用手轻推患者,从右侧肩部推向左侧,再推向另一侧,或用两手扶持骨盆,先从一侧推向另一侧,然后推向相反一侧,观察能否保持直立姿势,共济失调是无法站稳,而出现倾斜或倾倒。

(2)直线行走试验:两足前后站立成一直线,并沿着一直线行走。共济失调时不能完成此动作。

(3)睁眼时直立能保持直立姿势,闭后有摇晃甚至倾倒者为闭目难立征阳性,提示深感觉障碍。

(4)观察患者能否坐稳或坐位时有无摇晃。躯干共济失调严重者不能坐稳,并可有躯体或头部的前后、左右晃动。

2.肢体性共济失调　观察患者的穿衣、系扣、进食、取物等日常活动不正确协调。

(1)四肢的共济运动试验:上肢常用指鼻试验,嘱患者先将一侧上肢外展,然后用伸直的示指端触到自己的鼻尖,以不同的方向、速度、睁眼、闭眼重复进行,并比较两侧上肢的共济运动。下肢可作跟-膝-胫试验,患者仰卧,一侧下肢膝关节伸直抬起,然后将足跟放在对侧膝盖上,随后沿着胫骨前缘直线下移。在这些试验中,可见运动幅度过大(辨距过度)或过小(辨距不足)、辨时不良(运动的起始及终止延迟)以及运动的连续性障碍(动作性震颤)。

(2)轮替运动试验:嘱患者快速地交替重复做各种方向相反的动作,如:①前臂旋前和旋后(翻手试验);②用一侧手指掌面轻拍另一侧手背,或用一侧手指的掌面和背面交替轻拍另一侧手背,或以同样方法用两手轻拍坐着的大腿前面;③足趾轻击地板等。共济失调动作柔拙、缓慢。

(3)误指试验:患者两上肢向前平举,食指伸直,其他各指屈曲,检查者面对患者以同样姿势的两手食指与患者食指相对接触,嘱患者闭眼,在观察一定时间内,患者食指有偏离。

一、小脑性共济失调

小脑性共济失调是由于小脑及其传入和传出纤维联络和投入结构损害造成。出现单纯小脑损害症状和(或)其联系结构的症状。

小脑病变的临床表现有:①主动运动时的共济失调,如站立不稳、摇晃欲倒(称 Romberg 征阳性);行走时两脚分开、步态蹒跚、左右摇摆(醉汉步态),睁眼并不能改善此共济失调症状。因构音肌共济失调,患者出现暴发性言语,语音不清,且言语缓慢,断断续续不连贯,犹如吟诗状,故亦称"吟诗状言语"。②辨距不良,由于对运动的距离、速度及力量估计能力的丧失而发生,导致"动作过度"。体检可发现指鼻试验、跟-膝-胫试验、轮替动作、指误试验及反跳试验等呈不正确、不灵活或笨拙反应,且书写时字体常过大。动作性震颤或意向性震颤以及眼球震颤亦为小脑病变的特征。③动作性震颤只在做随意运动时出现,静止时消失。

小脑蚓部是躯干的代表区,而小脑半球是四肢(特别是远端部)的代表区,故小脑蚓部病变与半球局部病变的临床表现有差异。小脑蚓部(中线)的病变可引起躯干性共济失调,小脑半球病变则出现同侧肢体的共济失调,也即病变小脑同侧的上、下肢出现共济失调,上肢比下肢重,远端比近端重,精细动作比粗糙动作影响明显。小脑病变常出现肌张力降低和腱反射减弱或消失。

由于脊髓损害,四肢肌力常表现增高、腱反射亢进、Babinski 征阳性、痉挛步调。脊髓损害导致的痉挛性步态甚至很严重,以至于掩盖小脑步态的表现。MRI 常有小脑、脑干和(或)脊髓根萎缩、体积变小。

遗传性共济失调是一组多个系统损害的疾病,除有上述小脑损害的表现外,尚可能出现脑神经损害,如有神经性耳聋、耳蜗损害、视神经的萎缩、视网膜色素变性;眼球的联合运动损害以各种凝视障碍或失用为多见。大脑皮质损害造成痴呆、人格障碍或癫痫为主要表现。偶尔有周围神经损害。

此外,遗传性共济失调尚可合并血液系统疾病(低 β 脂蛋白血症、棘红细胞增多症等)、代谢异常(维生素 E、辅酶 Q10 异常及甲羟戊酸尿等)和生殖系统损害。

(一)获得性小脑性共济失调

很多小脑性共济失调患者,由于环境因素、毒物和药物、感染、免疫、肿瘤、先天性畸形等而造成进行性加重的症状。大部分获得性小脑性共济失调呈急性或亚急性病程,少部分呈慢性病程。

大部分获得性小脑性共济失调患者病程中可能在 MR 检查中发现小脑萎缩。

1.血管性小脑性共济失调　突发的小脑半球出血、小脑供血动脉梗死(如小脑后下动脉、小脑上动脉等急性梗死)、视网膜血管母细胞瘤在小脑处出血均可引起小脑性共济失调。

2.甲状腺功能减退性小脑性共济失调　少数甲状腺功能减退患者有轻度步态不稳,行走摇晃,症状进行性加重,并伴心率缓慢、代谢率低等甲状腺功能减退的临床表现。

此时测定甲状腺功能可发现有甲状腺功能减退,予以甲状腺素治疗后共济失调步态可改善。

3.毒物和药物性小脑性共济失调

(1)酒精中毒:在长期酗酒患者的尸解中发现小脑中线结织有萎缩。长期酗酒患者,可十分缓慢出现进行性加重的步态不稳、阔基步态、身体摇晃,严重者易跌倒。上肢指鼻和快复试验不佳、构音含糊。极少部分患者有轻微眼震或双眼向上凝视较困难。在慢性酒精中毒者的脑 MRI 发现小脑中线结构萎缩较小脑半球明显。大部分长期大量饮酒者可无临床表现,但 MRI 示小脑轻度萎缩。

(2)左旋咪唑:是驱肠虫药物。少部分人服药约 1 个月后出现步态性共济失调,指鼻试验和快复动作受损,构语含糊,有水平眼震等小脑损害的临床表现。后颅窝 MR 示小脑白质 T2W 的异常高信号。

(3)5-氟尿嘧啶:是干扰细胞 RNA 功能的抗癌药物。大剂量 5-氟尿嘧啶用于治疗乳房癌和胃肠道癌肿。5-氟尿嘧啶可以造成双氢嘧啶脱氢酶缺乏而出现亚急的小脑性共济失调。

(4)阿糖腺苷:大剂量阿糖腺苷治疗癌肿,每次剂量大于 $3g/m^2$,用 $5\sim7d$ 后,较多患者出现小脑性共济失调。在尸解的小脑病理镜下发现浦肯野细胞脱失,齿状核神经元脱失、胶质增生,呈海绵样变。

(5)有机汞:人长期摄入污染食物、水质、水果和蔬菜后,产生慢性有机汞中毒,出现肢体感觉异常、步态性共济失调、视野缺失。病理检查发现小脑颗粒细胞脱失,皮质细胞尤其是视觉皮质损害。

(6)长期过的铋剂应用:可出现共济失调步态、肌阵挛和精神错乱。

(7)长期大量吸入甲苯的职业:可造成甲苯中毒。甲苯中毒时有些患者出现骨髓抑制现象,有些出现认知障碍、小脑性共济失调步态和锥体束征。

(8)苯妥英钠:治疗难治性癫痫时有时剂量过大,在短时期服用后可以出现小脑性共济失调步态、步态不稳、眼震、手部震颤。迅速停药后可逐渐恢复。有些患者苯妥英钠血浓度超过正常时即可出现步态不稳,必须改药或停药。

一旦没有按指导正规应用苯妥英钠,长期过量服用($5\sim6$ 个月以上),可出现持久性小脑性共济失调,MRI 示小脑半球萎缩,此时也可伴维生素 B_{12} 缺乏性贫血,白细胞相对减少。

4.感染性小脑性共济失调

(1)感染后脑脊髓炎:如疫苗接种或出疹性传染病后的脱髓鞘性脑脊髓炎时,小脑性共济失调为其中之一的表现。$5\%\sim6\%$ 的儿童,在感染水痘、Epstein-Barr 病毒等或疫苗接种后,可出现急性小脑性共济失调,并不伴其他神经损害表现。脑脊液单核细胞略增多,蛋白水平增高。MRI 示小脑某一部位 T2W 高信号。一般诊断为儿童急性小脑性共济失调。预后良好。然而 Van Lierde 等(2004)也发现有脑积水、脑疝情况,必须紧急减压手术,否则可以造成死亡。

(2)脑干脑炎:可出现脑神经损害、锥体束和其他长束损害,此时伴发小脑性共济失调。

(3)Guillain-Barre 综合征(急性炎性脱髓鞘性多发性神经根神经炎):其中的一个类型——Miller Fisher 型,可以出现眼震、眼肌麻痹、共济失调的表现。

(4)HIV:其感染后的许多临床表现中如进行性多灶性白质脑病可出现小脑性共济失调临床表现。

约 30% HIV 痴呆可先有小脑性共济失调表现,然后出现进行性加重的认知障碍。早期 MRI 发现有小脑萎缩。

(5)皮层纹状体脊髓变性(CJD)通常以迅速进展性痴呆为首发和主要临床表现。但是有 17% 的 CJD 患者病初以小脑性共济失调为表现,以后逐渐进展加重,出现锥体束征、肌阵挛、认知障碍、延髓麻痹等临床表现。以小脑性共济失调为主要表现的 CJD 存活时间平均 16 个月(7 周～8 年),略长于以痴呆首发的典型的 CJD。

Gerstmann-Straussler-Scheinker 综合征的遗传型中可发现共济失调,脑活检组织免疫组化测定 PrP

和 PrPsc 可呈阳性染色。但此类患者的脑电图无三相波,脑脊液无 14-3-3 蛋白发现。Mathews 等(2005)报道中枢神经系统 Whipple 病的临床表现之一为进行性小脑性共济失调。患者常伴有长期慢性腹泻。

5.免疫性或肿瘤性小脑性共济失调表现　副瘤综合征的副瘤性小脑变性的临床表现为数周或数月内迅速发展,出现明显的小脑症状,所以进展迅速。明显的共济失调步态,指鼻和快复动作受损,跟-膝-胫试验阳性,构音困难,视物晃动感。偶尔出现复视、眩晕。病后数月出现听力减退,动作徐缓和肌张力增高等锥体外系表现,甚至出现痴呆。脑脊液化验中单核细胞增多,蛋白增高,甚至个别有寡克隆带。MRI 示整个小脑萎缩。少数患者片状小脑白质的 T2W 高信号。

在患者血清中可测出下列抗体:抗 Yo 抗体、抗-Hu 抗体(ANNA-1 抗体)、抗-Ri 抗体(ANNA-2 抗体)、抗 Ta 或抗 Ma、抗 CV2 抗体等。其临床意义各不相同。

抗 Yo 抗体出现提示卵巢癌。抗 Hu 抗体提示小肺泡肺癌或其他肿瘤,而且在 25% 原发性浦肯野细胞变性患者中也可出现此抗体。抗 Ri 抗体提示乳房癌。

抗神经元锌指蛋白的 Zic4 抗体常出现在小细胞肺癌中。

在诊断副瘤性小脑变性中,要注意迅速进展的小脑性共济失调症和 MRI 小脑的萎缩。最主要的是要找到肿瘤,才能确定诊断。血中许多癌肿抗体(如上述的抗 Hu 抗体等)能提示相似肿瘤,但不能根据抗体阳性作出副瘤性小脑变性。

^{18}F-FDG 全身 PET/CT 扫描有助于发现肿瘤。骨髓穿刺的骨髓组织学检查有助于血液系统肿瘤的发现。

(二)遗传性脊髓小脑性共济失调

二、感觉性共济失调

深感觉障碍时,因不能辨别躯体的位置和运动方向,无法正确执行随意运动及维持正确姿势。深感觉障碍的共济失调可发生于周围神经、后根、脊髓后束、脑干、丘脑顶叶通路及顶叶等各个部位的病变。各个部位病变产生的共济失调除有以上共同特点外,尚有该部位损害的特征,可以帮助定位如周围神经或后根病变时,下肢重于上肢,腱反射明显减低或消失。

1.脊髓痨　一般在感染梅毒后 5～15 年出现症状,发病年龄多在 30～50 岁,男女之比约为 4∶1。临床主要表现为双下肢闪电痛、进行性感觉性共济失调、深感觉障碍及腱反射消失。多有 Argyll-Robertson 瞳孔。脑脊液可有淋巴细胞及蛋白质轻度增多。血及脑脊液各种梅毒螺旋体血清试验如 RPR、TPPA 阳性。

2.感觉神经元病　系脊髓后根神经节和三叉神经节中第一级感觉神经元的原发性损害。其原因可有癌肿、顺铂反应、维生素 B_6 中毒或遗传性病变,也可为特发性损害。可呈急性、亚急性或慢性起病。主要临床特点是纯感觉障碍,可为全身性包括面部及头顶。当损害主要涉及神经节中的大感觉神经元时,突出表现是深感觉障碍,有感觉性共济失调与腱反射消失。

3.亚急性联合变性　常合并有脊髓后束及锥体束变性,两下肢深感觉减退、感觉性共济失调,并有肌力减退、腱反射亢进及病理征阳性。当周围神经受累时,出现多发性神经病体征,手套袜子型感觉障碍,肌张力及腱反射减低。维生素 B_{12} 缺乏时有胃酸缺乏,周围血象可有巨幼细胞性贫血,每日注射维生素 B_{12} 100μg 连续 10d,即见网织红细胞明显增多,有助诊断。血清中维生素 B_{12} 含量低于 74pmol/L。

三、前庭性共济失调

本病系前庭系统损害表现的共济失调。前庭系统包括内耳迷路、前庭神经、脑干前庭神经核及其中枢联系,这些部位的损害都可发生前庭功能失调。迷路及前庭神经病变均有前庭功能试验异常。迷路损害(如迷路炎)常继发于中耳或乳突的炎症。前庭神经损害可合并蜗神经症状。前庭神经核及其中枢联系的病变,一般都有脑干或小脑损害的症状。如脑干脑炎、多发性硬化、脑干肿瘤、脑卒中等。

(刘　钊)

第六节　感觉障碍

虽然感觉障碍的检查在神经科临床定位诊断中有重要的价值,但在实际操作中比运动障碍的检查更难把握。因为感觉带有很大的主观性,患者对不同性质感觉障碍的感知和描述会出现偏差而不一致。临床上通常把感觉分为特殊感觉(视、听、嗅、味觉等)和一般感觉。一般感觉包括:①浅感觉(来自皮肤和黏膜):痛觉、温度觉和触觉。②深感觉(来自肌腱、肌肉、骨膜和关节):运动觉、位置觉和振动觉。③复合感觉(皮质感觉):定位觉、两点辨别觉、图形觉、重量觉等,系由大脑顶叶皮质对深、浅等各种感觉进行分析比较和综合而形成的。

一、感觉的神经解剖基础

一般感觉(如浅感觉、深感觉)的神经末梢均有其特有的感受器,它们接受刺激后分别传向中枢。

痛觉、温度觉和一般轻触觉虽由不同的神经纤维传导,但其途径基本相同。支配躯干和肢体的Ⅰ级神经元位于脊髓背根神经节内,其周围突经周围神经至皮肤及黏膜的感受器,中枢突经后根进入脊髓,于脊髓后角细胞(Ⅱ级神经元)换元,自后角细胞发出的纤维经脊髓前联合交叉至对侧脊髓的前索和侧索,组成脊髓丘脑束上行达丘脑腹后外侧核(Ⅲ级神经元)。面部的一般感觉由三叉神经传导,Ⅰ级神经元位于三叉神经半月神经节内,Ⅱ级神经元位于中脑至第2颈髓之间的三叉神经感觉核内,Ⅲ级神经元位于丘脑内。交叉亦发生于Ⅱ级神经元,即由该神经感觉核发出三叉丘脑束交叉至对侧后加入内侧丘系,上行并终止于丘脑。从丘脑发出的纤维(丘脑皮质束或丘脑辐射)通过内囊后肢后1/3部分,抵中央后回和顶叶皮质的感觉代表区。

深感觉和识别性触觉的传导通路有所不同,Ⅰ级神经元的胞体亦在后根神经节,其周围突分布于肌腱、关节、骨膜及皮肤的感受器,中枢突经后根进入脊髓后,在同侧后索(薄束及楔束)上行,于延髓下部的薄束核和楔束核(Ⅱ级神经元)换元。由此两核所发出的纤维(内弓纤维)交叉至对侧中线旁,组成内侧丘系(来自舌咽、迷走及三叉神经的感觉纤维在脑干交叉后亦加入内侧丘系),经脑桥及中脑的腹内侧部上行,止于丘脑腹后外侧核(Ⅲ级神经元),由此再发出纤维(丘脑皮质束或丘脑辐射)通过内囊后肢到达中央后回及顶上小叶。

在脊髓内各种感觉纤维按功能分类,各有自己的传导束,在病变时按受损部位及损害传导束的不同而出现不同类型的感觉障碍。

二、感觉障碍的分类

感觉障碍可因不同性质或不同解剖部位的病损而表现主观的疼痛和其他不适感,或是客观的麻木和分析能力的失常。

(一)根据感觉障碍性质分类

感觉系统被损害或功能受抑制时出现感觉减退或缺失症状。感觉系统受到刺激或兴奋性增高时,引起感觉过敏、感觉过度、感觉异常、感觉倒错及疼痛等症状。

1.感觉减退或缺失　表现为痛、温、触或深感觉阈值增高,需要比正常增强的刺激才能感受,感知不如正常部位清晰时为感觉减退,完全不能感知者为感觉缺失。痛觉减退或缺失的患者多描述为"麻木",深感觉减退或缺失者多出现感觉性共济失调。

2.感觉过敏　一种或数种浅感觉及(或)深感觉的感觉阈值降低,患者对轻微刺激也有强烈感受。

3.感觉过度　一般对浅感觉而言,感觉过度的部位感觉阈值增高与反应时间延长,刺激必须达到很强的程度方有感觉,在刺激后需经一潜伏期才能感到强烈的、定位不明确的不适感觉,患者不能正确指出刺激部位,也不能判明刺激的性质与强度。有时患者尚感到刺激点会向四周扩散并有"后作用",即持续一段时间后才消失。

4.感觉倒错　对感觉的认识完全倒错,例如触觉刺激被错误认为是痛觉刺激,冷觉刺激被误认为是热觉刺激等。

5.感觉异常　没有外界刺激即可发生感觉,例如麻木感、蚁走感、触电感、针刺感、灼热感、冷水滴在皮肤上的感觉等。

6.疼痛　感受器、感觉传导通路或感觉中枢受损或对痛觉起到抑制作用的正常结构受损都会发生疼痛。不受外界刺激而感受到的疼痛称为自发性疼痛,系由机体内的病灶刺激痛觉结果所致。最明显的疼痛现象发生于周围神经、脊髓后根、脑脊膜和丘脑等部分损害时。

(二)根据解剖部位分类

1.神经末梢型　当多数周围神经末梢受损时,出现对称性四肢远端的各种感觉障碍,呈手套-袜套样分布,且常伴有运动及植物神经功能障碍,见于吉兰-巴雷综合征。

2.神经干型　某一周围神经受损时,其支配区皮肤的各种感觉呈条、块状障碍,常伴有疼痛、肌肉瘫痪、萎缩及植物神经功能障碍。正中神经受损时出现手掌桡侧三指和无名指桡侧一半的感觉障碍,尺神经受损时出现手掌和手背尺侧整个小指和无名指尺侧一半的感觉障碍。

3.神经丛型　感觉障碍的分布范围较神经干型大,包括受损神经丛在各神经干内感觉纤维所支配皮肤区域,例如臂丛神经损害时,肩部以下整个上肢的各种感觉都可发生障碍,并与神经干型一样,伴有疼痛和运动障碍等表现。

4.神经根型　脊神经后根或后根神经节受损时,其支配区内皮肤出现节段性带状分布的各种感觉缺失或减退,并常伴发神经根痛,如脊髓髓外肿瘤。疱疹病毒感染累及神经节时则可在相应节段的皮肤上发生带状疱疹。

5.脊髓后角型　脊髓后角损害产生节段性的痛、温觉障碍,受损区域的触觉和深感觉仍保存(分离性感觉障碍),因为痛觉、温度觉纤维进入后角,而触觉和深感觉的纤维绕过后角直接进入后索。后角受损时,疼痛不如后根受损那样明显,但有时也可达到强烈的程度。后角型最多见于脊髓空洞症或髓内肿瘤早期。

6.脊髓前连合型　脊髓中央部的前连合主要是两侧脊髓丘脑束的交叉纤维,损害时即发生两侧对称的节段性痛、温度觉缺失或减退,而触觉仍保存的分离性感觉障碍。前连合型最多见于脊髓空洞症或髓内肿瘤早期。

7.脊髓传导束型　脊髓感觉传导束损害后产生的感觉障碍时受损节段平面以下的感觉缺失或减退,与后根、后角或前连合的节段性分布不同。脊髓后索(薄束、楔束)受损时,患侧病变平面以下的深感觉缺失,并出现感觉性共济失调症状。触觉的脊髓传导纤维经后索和脊髓丘脑束两条径路上行,故该两束的任何单独一束受损时,都不出现触觉缺失,但可有轻度触觉减退。脊髓侧索病变时,损害脊髓丘脑束,产生对侧损害平面以下的皮肤痛,温度觉缺失,触觉和深感觉仍保存(分离性感觉障碍)。半侧脊髓损害如髓外肿瘤早期、外伤时,产生损害平面以下同侧中枢性瘫痪和深感觉缺失;对侧痛、温觉缺失,称为布朗-塞夸综合征。脊髓全部横贯性损害如横贯性脊髓炎、脊髓压迫症时,产生损害平面以下的各种感觉缺失,同时出现截瘫或四肢瘫和大小便功能障碍。

8.脑干型 延髓中部病变损害内侧丘系,产生对侧肢体的深感觉缺失,因位于延髓外侧部的脊髓丘脑束未受损害,故痛、温觉并无障碍,触觉障碍亦不明显,此称为深浅感觉的分离性感觉障碍。延髓外侧部的病变损害三叉神经脊束核和脊髓丘脑束,产生病灶侧面部的感觉障碍和对侧躯体的痛、温觉障碍,称为交叉性感觉障碍。脑桥和中脑的内侧丘系、脊髓丘脑束和脑神经的感觉纤维已经合并在一起,故损害时产生对侧面部和偏身深浅感觉障碍。

9.丘脑型 丘脑为深浅感觉的第三级神经元起始部,受损后产生对侧偏身(包括面部)深、浅感觉缺失或减退,深感觉和触觉的障碍常较痛、温觉障碍更明显。此外,丘脑损害尚可有自发性疼痛和感觉过度或感觉倒错的特点。

10.内囊型 丘脑皮质束经内囊后肢的后 1/3 投射到中央后回及顶上小叶,内囊损害时,产生对侧偏身深、浅感觉缺失或减退,如同时损害内囊后肢的锥体束和视觉纤维时则伴有偏瘫和偏盲,称为三偏综合征(偏身感觉缺失、偏瘫和偏盲)。

11.皮质型 身体各部在顶叶皮质的感觉代表区的排列和中央前回运动区一样,头足倒置,且由于顶叶皮质感觉区范围甚广,因此感觉障碍常可局限于对侧躯体的某一部分,因而常表现为对侧的面部或一个上肢或一个下肢分布的感觉减退,称单肢感觉缺失。此外,皮质型感觉障碍可表现为精细性感觉障碍,如形体觉、亮点辨别觉、定位觉、图形觉以及对各种感觉强度的比较等。皮质感觉中枢的刺激性病灶可引起对侧躯体相应区域发生感觉异常,并可向邻近各区扩散形成感觉性局限性癫痫发作。

三、感觉障碍的诊断

感觉障碍与运动系统的症状和反射的改变不同,不能用客观的方法进行观察和测定,主要是根据患者的主观叙述,并且受患者的精神状态、辨别能力、语言表达等许多因素的影响。对于患者主诉或检查所发现的感觉障碍,首先应鉴别是功能性还是器质性。两者的鉴别必须综合相关病史、其他症状与体征一起进行分析。

与其他症候的诊断一样,感觉障碍的诊断同样遵循定位、定性的步骤。首先根据感觉障碍的区域和分布特点确定解剖位置,其次根据病史和相关检查确定感觉障碍的病因。

四、感觉障碍的治疗

感觉障碍系由各种病因累及感觉系统所致,在积极针对病因治疗的基础上辅以对症治疗是最合理的策略。在对症治疗方面,感觉减退或缺失无有效治疗,目前临床上采取的措施还是以改善各种神经病理性疼痛为主。根据国际疼痛学会(IASP)最近的建议,治疗神经病理性疼痛的一线药物包括三环类抗抑郁药(阿米替林、地昔帕明)和去甲肾上腺素/5-HT 双通道再摄取抑制剂(文拉法辛、度洛西汀等)、钙离子通道 $\alpha_2\delta$ 亚基配体(普瑞巴林、加巴喷丁)和外用利多卡因,二线药物包括曲马多和阿片类止痛药,而其他一些抗抑郁药物(如安非他酮、西酞普兰和帕罗西汀)和抗癫痫药物(卡马西平、拉莫三嗪、奥卡西平、托吡酯和丙戊酸)作为三线药物推荐。

由于感觉症状具有一定主观性并容易受情绪影响,因而做好心理疏导和家庭社会支持也非常重要。

(范　楷)

第七节　意识障碍

意识是指人们对自身和周围环境的感知状态,可通过言语及行动来表达。意识障碍系指人们对自身和环境的感知发生障碍,或人们赖以感知环境的精神活动发生障碍的一种状态。

【病因】

1.颅内疾病

(1)局限性病变:脑血管病如脑出血、脑梗死、暂时性脑缺血发作等;颅内占位性病变如原发性或转移性颅内肿瘤、脑脓肿、脑肉芽肿、脑寄生虫囊肿等;颅脑外伤如脑挫裂伤、颅内血肿等。

(2)脑弥漫性病变:颅内感染性疾病如各种脑炎、脑膜炎、蛛网膜炎、室管膜炎、颅内静脉窦感染等;弥漫性颅脑损伤;蛛网膜下腔出血;脑水肿;脑变性及脱髓鞘性病变。

(3)癫痫发作。

2.全身性疾病

(1)急性感染性疾病:各种败血症、感染中毒性脑病等。

(2)内分泌与代谢性疾病(内源性中毒):如肝性脑病、肾性脑病、肺性脑病、糖尿病性昏迷、黏液性水肿性昏迷、垂体危象、甲状腺危象、肾上腺皮质功能减退性昏迷、乳酸酸中毒等。

(3)外源性中毒:工业毒物、药物、农药、植物或动物类中毒等。

(4)缺乏正常代谢物质:①缺氧。血氧分压正常而含氧量降低者有一氧化碳中毒、严重贫血及变性血红蛋白血症等;血氧分压及含氧量降低者有肺部疾病、窒息及高山病等。②缺血。见于心输出量减少的各种心律失常、心力衰竭、心脏停搏、心肌梗死;脑血管阻力增加的高血压脑病、高黏血症;血压降低等。③低血糖。如胰岛素瘤、严重肝脏疾病、胃切除术后、胰岛素注射过量及饥饿等。

(5)水、电解质平衡紊乱:如高渗性昏迷、低渗性昏迷、酸中毒、碱中毒、高钠血症、低钠血症、低钾血症等。

(6)物理性损害:如日射病、热射病、电击伤、溺水等。

【病理生理】

意识的内容包括"觉醒状态"及"意识内容与行为"。觉醒状态有赖于所谓"开关"系统-脑干网状结构上行激活系统的完整,而意识内容与行为则有赖于大脑皮质的高级神经活动的完整。当脑干网状结构上行激活系统抑制或两侧大脑皮质广泛性损害时,使觉醒状态减弱,意识内容减少或改变,即可造成意识障碍。

颅内病变可直接或间接损害大脑皮质及网状结构上行激活系统,如大脑广泛急性炎症、幕上占位性病变造成钩回疝压迫脑干和脑干出血等,均可造成严重意识障碍。全身性疾病主要通过影响神经递质和脑的能量代谢而影响意识。例如:肝脏疾病时的肝功能不全,代谢过程中的苯乙胺和酪安不能完全被解毒,形成假介质(去甲新福林、苯乙醇胺),取代了去甲肾上腺素(竞争性抑制),从而发生肝昏迷;各种酸中毒情况下,突触后膜敏感性极度降低,亦可致不同程度的意识障碍;低血糖时由于脑部能量供应降低及干扰了能量代谢,可致低血糖性昏迷等。

【临床表现】

1.意识障碍　意识状态根据严重程度分为嗜睡、昏睡、浅昏迷、深昏迷、极度昏迷(又称脑死亡)。特殊意识障碍包括去大脑皮质状态、谵妄。

2.意识障碍伴其他症状、体征

(1)呼吸功能紊乱:幕上占位病变呈现潮氏呼吸,渐增、渐减的过度换气功能,与短暂无呼吸规律交替。中脑下部引起中枢性过度换气,深快均匀的过度换气。脑桥引起长吸性呼吸,充分吸气后暂停2~3s再呼气。延髓背侧引起呼吸深浅规律完全不规则。

(2)眼球激动:大脑广泛受损,两眼球来回急速活动。

(3)眼球浮动:脑桥局部病变。双眼迅速向下移动,超过俯视范畴,缓慢回升到正常眼位。

(4)瞳孔变化:①丘脑、丘脑下部受损,可见瞳孔中度缩小,光反射存在。②中脑不完全损害(天幕疝),可见瞳孔明显扩大,光反射消失。③脑桥受损,可见瞳孔小如针尖。④延髓外侧损害,可见同侧瞳孔缩小,光反射存在。

(5)反射变化:①强直性颈反射:提示中脑深部或间脑水平病变。②强握反射:提示大脑额叶后部损害。③吸吮反射:提示大脑弥漫性病变。

3.颅内压增高与脑水肿　颅内压增高与脑水肿在意识障碍发展过程中占有和重要地位。

(1)颅内压增高症候群:头痛、呕吐、视神经盘水肿,意识与精神障碍,惊厥-抽搐,或去大脑强直发作。

(2)生命体征变化:急性颅内压增高脑水肿期,生命体征血压、脉搏、呼吸明显变化。而慢性颅内压增高生命体征则无变化。

(3)体温变化:体温调节中枢位于下丘脑。下丘脑前区散热,后区产热。一旦体温调节中枢受损,呈现中枢性高热或低温状态。其次脑干参与体温调节。

(4)胃肠功能紊乱:急性意识障碍易并发消化道出血。

4.脑死亡　系意识障碍发展的最终表现。脑死亡含义指全脑功能不可逆性丧失,或为严重不可逆性缺氧性损害。通常以美国脑死协会哈佛标准(1968)为主。包括对外界无任何反应;自发或被动动作缺失;自主呼吸停止靠呼吸机维持被动呼吸。同期心跳存在;脑干各种反射消失(角膜、瞳孔反射等);脑电图呈静息电位脑电图(脑波波幅低于2mV以下)。

【辅助检查】

全面的检查有助于发现病因。如血液(血生化、血常规、血糖、肝功能、肾功能等)、放射线、B超、心电图、脑电图、CT等。

【诊断与鉴别诊断】

1.确定是否有意识障碍　通过详询病史及临床检查,意识障碍的判断多无困难。但在诊断中应注意与一些特殊的精神、意识状态相鉴别。

(1)木僵:见于精神分裂症的紧张性木僵、严重抑郁症的抑郁性木僵、反应性精神障碍的反应性木僵等。表现为不言不动,甚至不吃不喝,面部表情固定,大小便潴留,对外界刺激缺乏反应,可伴有蜡样屈曲、违拗症,或言语刺激触及其痛处时可有流泪、心率增快等情感反应。缓解后多能清楚回忆发病过程。

(2)癔症发作:起病多有精神因素,病人发病时仍有情感反应(如眼角噙泪)及主动抗拒动作(如扒开其上眼睑时眼球有回避动作或双睑闭得更紧)。四肢肌张力多变或挣扎、乱动。神经系统无阳性体征。心理治疗可获迅速恢复。

(3)闭锁综合征:由于脑桥腹侧病变,损及皮质延髓束和皮质脊髓束所致。表现为除眼睑及眼球垂直运动外,头面及四肢运动功能丧失,不能说话,貌似意识障碍。但实际意识清楚,可以通过残存的眼睑及眼球运动回答"是"与"否"。见于脑桥肿瘤、血管病及脱髓鞘疾病等。

(4)发作性睡病:是一种不可抗拒的病理性睡眠。常在正常人不易入睡的场合下,如行走、骑车、工作、进食等情况下入睡,持续数分钟至数小时,可被唤醒,多伴有睡眠瘫痪、入睡幻觉及猝倒发作。

2.确定意识障碍的程度或类型　临床分为嗜睡、昏睡、浅昏迷、深昏迷、极度昏迷(又称脑死亡)、去大脑皮质状态和谵妄。也可按 Glasgow 昏迷量表得分多少评定其意识障碍程度:总分 15 分,最低 3 分。13～14 分为轻度障碍,9～12 分为中度障碍,3～8 分为重度障碍(多呈昏迷状态)。

3.确定意识障碍的病因　意识障碍的病因繁多,诊断有时比较困难,但只要注意详询病史及仔细检查多可获得正确诊断。通常具有神经系统定位体征和(或)脑膜刺激征者多为颅内疾病引起,反之,多为颅外全身性疾病引起。

【治疗】

1.病因治疗　迅速查明病因,如脑肿瘤行手术切除、糖尿病用胰岛素、低血糖者补糖、中毒者行排毒解毒等。

2.对症治疗

(1)保持呼吸道通畅,给氧,注射呼吸中枢兴奋药,必要时行气管切开或插管辅以人工呼吸。适当过度通气,降低 $PaCO_2$ 后可使脑血管收缩,中心静脉压降低。脑静脉血回流,促使脑容积减少,颅内压降低。

(2)降温治疗:头部重点降温和持续全身降温,要求体温达 32～33℃为宜,及时注意寒战反应,避免增加脑耗氧量。

(3)控制癫痫发作:急性脑缺血、缺氧后常出现癫痫。据报道局灶性脑缺血病人的癫痫发生率为10%～30%,而全脑缺血病人可增至 30%以上。癫痫发作时影响呼吸功能,增加组织耗氧量,并使颅内压增高,无疑加重脑衰竭病人脑水肿。因而需积极控制癫痫。抗癫痫药物可选用氯硝西泮肌注或静注,日量不超过 4mg。10%苯妥英钠 10ml 稀释静脉滴注,控制滴注速度,防止心律失常。苯妥英钠是常用抗癫痫药物,它降低脑耗氧量,减少脑乳酸积聚,还能扩张脑血管,增加脑血流量。其他各种抗癫痫药物可酌情选用或联合应用。

(4)脱水治疗,必要时行脑室穿刺引流等。用 20%甘露醇 1～1.5g/kg 体重,通常静脉快速注入。50%盐水甘油 1～2g/kg 体重,可口服或鼻饲注入。间歇输血浆以提高胶体渗透压胶水,减轻脑水肿获效显著。呋塞米尤其适用于老年病人抢救,20～40mg 静推。

(5)促进微循环改善脑低灌注状态:采用低分子右旋糖酐或输入全氧化合物血液代用器稀释血液,降低血黏度,改善微循环。近年来主张使用钙通道阻滞药。

(6)高压氧治疗:无论脑外伤、脑水肿或颅内压增高,在 2～3 个大气压下吸氧,远较一般氧疗效果好。

(7)其他:维持有效的循环功能,给予强心,升压药物,纠正休克。控制过高血压;抗菌药物防治感染、纠正水电解质平衡紊乱,补充营养。给予脑代谢促进剂、苏醒剂等。前者如 ATP、辅酶 A、胞二磷胆碱等,后者如氯酯醒、醒脑静(即安宫牛黄注射液)等。

【预后】

预后不佳,死亡率极高。

（孙战风）

第八节　瘫痪

骨骼肌的运动可分为随意运动和不随意运动两大类。随意运动受意志控制,接受锥体系支配;不随意运动为不受意志控制的"自发"动作,受锥体外系支配。

瘫痪是指随意运动功能减低或丧失,临床上表现为受累肢体无力或完全不能活动,是神经系统常见的证候之一。大脑到肌纤维的运动通路任何一点联系发生中断均可引起瘫痪。一般按其解剖部位可分为上运动神经元、下运动神经元、神经-肌接头及肌肉本身病变所致的瘫痪。

一、运动的神经解剖基础

（一）上运动神经元

上运动神经元是指对下运动神经元发生影响的上级运动神经元，广义上包括锥体系与锥体外系。锥体系主要作用于脊髓前角的 α 运动神经元，再由 α 运动神经元支配相应的随意肌，调节随意运动。锥体外系主要作用于 γ 运动神经元，通过 γ 反射回路发挥作用，影响牵张反射、调节肌张力、协调肌肉运动、调整姿势，以利进行随意运动。锥体系与锥体外系协同影响前角细胞，两者的活动紧密结合，共同参与运动的调节。狭义上，上运动神经元主要指支配随意运动的锥体系。

锥体系的神经纤维起源于额叶中央前回运动区（Brodmann 4 区）、运动前区皮质（Brodmann 6 区）、辅助运动区皮质和部分顶叶皮质（3-1-2 区、5 区、7 区）的锥体细胞。其轴突形成锥体束，内含约 3％ 较为粗大的神经纤维，出自运动区的大锥体细胞（Betz 细胞），其余神经纤维直径中细，起自上述各区的中小型锥体细胞。Brodmann 4 区占据中央前回的大部分，身体各部分肌肉在该区均有相应的控制区域（代表区），其排列顺序呈倒立的矮人形，但面部为正立。各代表区的大小与其运动精细程度有关，执行精细复杂运动部分如手指、头面部，其相应的皮质代表区较躯干、下肢代表区大。

锥体束含皮质脊髓束和皮质脑干束，经放射冠分别通过内囊后肢和膝部下行，皮质脊髓束经中脑大脑脚中 3/5，脑桥基底部，在延髓锥体交叉处大部分纤维交叉，进入对侧脊髓侧索，形成皮质脊髓侧束下行，终止于脊髓前角；小部分纤维不交叉，在同侧脊髓前索内下行，形成皮质脊髓前束，在下行过程中经过前联合陆续交叉，止于对侧脊髓前角，两者共同支配对侧的躯干与肢体；仅有少数神经纤维始终不交叉直接下行，陆续止于同侧前角，支配同侧的躯干肌。所以说，躯干肌是受双侧大脑半球支配，而肢体肌主要受对侧大脑半球控制。皮质脑干束在脑干各个脑神经核的平面上交叉至对侧，分别终止于各脑神经运动核。其中，支配下半面部表情肌的面神经核及支配颏舌肌的舌下神经核受对侧皮质脑干束支配外，其余的脑干运动神经核均受双侧皮质脑干束支配。

上运动神经元的功能是发放和传递随意运动冲动至下运动神经元，并控制和支配其活动。上运动神经元损伤导致的瘫痪称上运动神经元性瘫痪。

（二）下运动神经元

下运动神经元包括位于脊髓前角、脑干脑神经运动核的运动神经元及其发出的神经轴突。由皮质及皮质下结构发出的下行冲动最终都要通过下运动神经元才能发挥运动调节作用，同时，脊髓节段性运动反射也要下运动神经元参与才能完成，故下运动神经元被称作运动调节的最后通路。

每一个脊神经和脑神经运动神经细胞，通过其轴突支配 50～200 条肌纤维，每个运动神经元及其所支配的一组肌纤维称为一个运动单位。它是执行运动功能的基本单位。在脊髓前角中，除 α（分大、小两种）、γ（分 γ1、γ2）运动神经元外，尚有中间神经元。α 运动神经元发出的轴突经前根，脊神经前支、后支分布于梭外肌纤维。大 α 细胞主要与白肌纤维联系，组成运动性运动单位，又称快速运动单位，与随意运动有关，并参与腱反射活动。小 α 细胞与红肌纤维联系，组成张力性运动单位，又称缓慢运动单位，与肌张力维持、姿势调整、紧张性牵张反射有关。γ 运动神经元轴突分布于梭内肌纤维。γ 运动神经元兴奋时激发 α 运动神经元，使肌肉收缩，同时激发其他节段中间神经元，使支配拮抗肌的 α 运动神经元受到抑制，从而形成随意肌的反馈控制系统。

一个脊髓节段的前角运动神经元细胞发出轴突先组成前根,前根和后根在椎间孔处合成一条脊神经干,脊神经干又分为前支和后支。除胸段外,相邻节段的前支在脊髓各个不同的水平彼此互相吻合形成五个神经丛(颈丛 $C_1 \sim C_4$、臂丛 $C_5 \sim T_1$、腰丛 $L_1 \sim L_4$、骶丛 $L_5 \sim S_4$),这些神经丛再形成若干周围神经到达所支配的肌肉。每个前根都支配相应节段的肌肉。因此,前根的损害使瘫痪分布呈节段性,而神经丛损害常引起一个肢体多数周围神经的麻痹。

下运动神经元接受上运动神经元的支配,将来自上运动神经元的冲动进行整合,通过前根、神经丛、周围神经传递至运动终板,引起肌肉收缩。下运动神经元损伤导致的瘫痪称下运动神经元性瘫痪。

(三)神经-肌接头

运动神经末梢和肌肉之间并不直接相连,而是通过一个 50nm 左右的突触间隙作为接头,合在一起称为神经-肌接头(NMJ)。神经末梢在运动电位的作用下释放出神经递质乙酰胆碱(Ach),通过突触间隙作用于肌膜上运动终板处 Ach 受体,后者产生终板电位引起肌肉纤维的动作电位,导致肌肉收缩。神经肌肉接头的传递是电化学传递的复杂过程。突触前神经末梢、突触间隙与突触后肌膜受体各有多种调控机制存在(特别是各种离子通道与神经递质的酶解与重回收),使神经-肌肉活动具有高度的可塑性。神经-肌接头的这种特性也决定了其病变所产生的临床症状具有明显的波动性,不同于周围神经或中枢神经系统传导束被阻断后出现的固定的功能障碍。神经肌肉传递障碍导致的瘫痪称神经-肌接头性瘫痪。

(四)肌肉

骨骼肌是机体执行运动和能量代谢的主要器官。人体有 600 多块肌肉,重量约占成人体重的 40%。骨骼肌由数以千计的纵向排列的肌纤维(肌细胞)聚集而成,肌纤维为多核细胞,外由肌膜包绕。肌纤维内含肌浆,肌浆内有肌原纤维和纵向排列纵管,以及线粒体、核糖体、溶酶体等细胞器。肌原纤维由许多纵向排列含收缩蛋白和调节蛋白的粗、细肌丝组成。当神经冲动抵达神经末梢,通过神经-肌接头电化学传递,导致肌细胞兴奋,在 Ca^{2+} 作用下,收缩蛋白与调节蛋白完成肌肉收缩和舒张,所需能量由线粒体氧化代谢提供。

肌纤维本身病变、肌膜功能失调或肌细胞内缺乏某些酶或载体而影响肌肉能量供应均可导致肌无力,称为肌源性瘫痪。

二、瘫痪的分类

瘫痪有很多分类方法,其中临床上常用的有以下几种:按瘫痪的程度、瘫痪的分布、瘫痪的性质、造成瘫痪的神经系统病变的解剖部位来进行分类。

(一)按瘫痪的程度分类

可分完全性瘫痪和不完全性瘫痪两种。完全性瘫痪为瘫痪肌肌力完全丧失,无法进行任何随意运动。不完全性瘫痪为瘫痪肌肌力呈不同程度的减低,存在部分随意运动。

临床上常使用 $0 \sim 5$ 度 6 级肌力评定标准对瘫痪的程度进行分级:

0 级:肌肉无任何收缩现象;

1 级:肌肉可轻微收缩,但不能活动关节;

2 级:肌肉收缩引起关节活动,但不能对抗地心引力,肢体不能抬离床面;

3 级:肢体能对抗地心引力抬离床面,但不能对抗阻力;

4 级:能做对抗阻力的活动,但较正常差;

5 级:正常肌力。

（二）按瘫痪的分布分类

可分为偏瘫（包括交叉性偏瘫）、截瘫、四肢瘫、单瘫。

1.偏瘫　指同侧上下肢的瘫痪，有时累及面部，是最常见的瘫痪形式。除极少数特殊病例外，该类型瘫痪是由皮质脊髓通路受损引起。交叉瘫：指一侧脑神经麻痹和对侧肢体瘫痪，是脑干病变的特征性表现。

2.截瘫　一般指双下肢的瘫痪。最常见于脊髓疾病，常伴有传导束型感觉障碍和二便障碍。如病变在胸段呈痉挛性截瘫，如病变在腰段呈弛缓性截瘫。少数是由额叶内侧运动皮质损伤引起，可伴或不伴排尿障碍。两上肢瘫称上肢性截瘫，可因颈膨大的两侧前角细胞或前根病变所致。

3.四肢瘫　双侧上下肢瘫痪。双侧颈髓以上的皮质脊髓通路受损、广泛的脊髓前角或周围神经病变、神经-肌接头或肌肉病变均可导致四肢瘫。四肢瘫的早期也可表现为两个或三个肢体的瘫痪。

4.单瘫　指单个肢体的瘫痪。一个肢体或肢体的某一部分瘫痪均属于单瘫的范围。单瘫有两种可能性：一为大脑运动区局限性病变，引起该区所支配的肢体瘫痪，属于上运动神经元性瘫痪。另一种可能性是相应的脊髓前角、脊髓神经根、脊髓神经丛的病变，也可以出现单瘫，属于下运动神经元病变。但是，单瘫也可以是偏瘫或截瘫的病程中某一阶段的表现。

（三）瘫痪障碍性质分类

根据瘫痪障碍性质，可分为痉挛性瘫痪（硬瘫）和弛缓性瘫痪（软瘫）。痉挛性瘫痪是指瘫痪的肢体肌张力增高，肢体被动运动时抵抗力大并有僵硬感，腱反射亢进。弛缓性瘫痪是指瘫痪的肢体肌张力低下，肢体被动运动时阻抗小，腱反射减低或丧失。痉挛性瘫痪为上运动神经元损害所致。弛缓性瘫痪可由下运动神经元（脊髓前角、周围神经）或神经-肌接头、肌肉等部位的病变所致。

应特别提及的是，在上运动神经元损害的急性期，可出现断联休克现象（又称"锥体束休克"或"脊休克"），也可表现出弛缓性瘫痪，需待急性休克期度过，才逐渐表现出痉挛性瘫痪的特点。休克期长短依损害程度、全身状况而异，一般数天至数周不等。休克现象的产生原理是正常生理状态下，脑干锥体外系下行通路对下运动神经元具有易化作用，锥体束急性严重病变常同时累及此通路，使下运动神经元失去易化作用，兴奋性降低，呈现弛缓性瘫痪。待下运动神经元兴奋性恢复后，才表现为固有的痉挛性瘫痪。

（四）按解剖部位分类

根据运动传导通路上的不同部位的病变可将瘫痪分为上运动神经元性、下运动神经性、神经-肌接头性、肌源性瘫痪。

上运动神经元胞体及其轴突（即锥体系）损害引起的瘫痪，称上运动神经元性瘫痪，下运动神经元胞体及其轴突损害引起的瘫痪，称下运动神经元性瘫痪。上下运动神经元病变均可引起其支配区的瘫痪，但临床特点却截然不同。神经-肌接头性及肌肉本身病变引起的瘫痪虽各有其特点，但也有一些共性，有时笼统称为肌源性瘫痪。

除了休克期等特殊情况（如上所述），本质上来说，上运动神经元性瘫痪常表现为痉挛性瘫痪，故一般上运动神经元瘫痪亦称痉挛性瘫痪。下运动神经性瘫痪有时又称弛缓性瘫痪，但并不完全等同，因神经-肌接头和肌源性瘫痪也可表现为肌张力低下，腱反射减低，呈现弛缓性瘫痪的特征。

三、瘫痪的诊断与鉴别诊断

瘫痪的诊断分以下几个步骤：首先明确是否存在真性瘫痪。瘫痪特指随意运动功能减低或丧失，轻者临床表现不明显或仅表现精细活动受影响、步态异常；重者活动明显受限，甚至完全不能活动。应与其他原因导致的肢体运动障碍、肌无力、步态异常等鉴别。其次，根据患者的神经系统的症状和体征对引起瘫痪的病变部位进行判断,即定位分析。最后根据患者的病情特点(如起病方式、演变过程、主要表现、伴随情况等)结合既往病史、辅助检查结果,确定疾病的性质、病因,即定性分析。

(一)明确是否真性瘫痪

多种原因可导致肢体运动障碍,如肢体失用、共济失调、锥体外系疾病、骨关节病变、心理疾病等,应注意鉴别。此外患者一般情况差、检查不配合等也会导致肌无力的错误判断。

1.失用症　指患者肌力正常,但运用不能。患者不能做某些有目的的动作,而在不经意的情况下能自发做这些动作。通常是大脑优势半球特定功能部位的病损,影响了获得性技能回忆能力所致。

2.共济失调　小脑性或前庭性共济失调,患者出现随意运动不协调,表现为精细动作困难、站立不稳、步态异常,有时会误认为是肌无力。体检主要发现共济运动异常而肌力正常。

3.锥体外系疾病　帕金森病或帕金森综合征患者常因运动障碍而主诉肌无力,可根据震颤、表情呆滞、肌张力增高(齿轮样或铅管样)、典型步态而肌力正常进行鉴别。严重的舞蹈病可能引起轻瘫,是为麻痹性舞蹈病。应注意结合舞蹈病史及瘫痪肌肌张力降低进行鉴别。

4.骨关节病变　骨关节病变时可因疼痛、关节畸形等致肢体的随意运动受限,应注意通过病史、体检(局部红肿、压痛、保护性体位、关节被动活动受限、神经系统无阳性体征)进行鉴别。

5.心理疾病　抑郁焦虑等心理疾病患者也可有全身乏力甚至某肢体无力等躯体主诉,根据相应病史、体检肌力往往正常及辅助检查结果排除器质性疾病进行鉴别。癔病性瘫痪好发于青年女性,发病较快,病前常有精神刺激史,瘫痪类型多样,以单瘫、截瘫多见,瘫痪程度不等,可能时轻时重,可反复发作,可伴有情感色彩丰富的精神症状,暗示治疗可有一定疗效,结合癔病性格既往类似发作史帮助诊断。对于这类疾病,诊断须相当谨慎,必须注意排除器质性病因。

(二)定位诊断

在确认真性瘫痪后,根据瘫痪的类型,结合神经系统其他阳性体征,推断病变的部位。由于痉挛性瘫痪(硬瘫)和弛缓性瘫痪(软瘫)分类最为直接,首先把瘫痪分为两大类。一般来说,痉挛性瘫痪(硬瘫)系上运动神经元瘫痪,而弛缓性瘫痪(软瘫)可为下运动神经元瘫痪(脊髓前角、周围神经)或神经-肌接头、肌源性瘫痪。少数为上运动神经元瘫痪的休克期,应根据病史特点注意甄别。因此,根据瘫痪的性质初步把病变部位定为上运动神经元、下运动神经元或神经-肌接头、肌肉。

1.上运动神经元瘫痪　系皮质脊髓束径路任一部位损害所致,表现为上运动神经元瘫痪的特征,但不同部位有其相应特点,有助于进一步定位。

(1)额叶皮质:额叶皮质运动区局限性损害可引起对侧肢体瘫痪,可伴癫痫运动性发作。中央前回上部损害引起对侧下肢单瘫,累及旁中央小叶可同时伴括约肌功能障碍。中部损害引起对侧上肢单瘫,若累及相邻的面部运动中枢可伴有对侧中枢性面瘫。病变累及额叶皮质范围较大,也可出现对侧肢体偏瘫,并根据所累及的部位还可有失语、失用、认知、精神情感障碍等皮质受损的表现。大脑半球内侧面病变可同时损害双侧旁中央小叶,累及双侧支配下肢的皮质运动区,表现为双下肢上运动神经元性瘫痪,可伴括约肌功能障碍及双下肢不同程度的感觉障碍,易误诊为脊髓病变,前者常无明确的感觉平面。双侧的额叶皮质病变可依部位不同表现为相应的肢体瘫痪甚至四肢瘫痪,可伴有假性球麻痹。广泛的双侧半球病变除四肢瘫外还可出现昏迷。

(2)放射冠区:皮质向内囊发出的投射纤维组成的区域称放射冠区,又称皮质下白质。此处的神经纤维越接近皮质越分散,因此接近皮质的局灶性病灶可表现为类似于皮质损害的单肢瘫,而接近深部的病灶或较大范围的病灶可导致肢体偏瘫,常为对侧上下肢不均等性瘫痪。换言之,放射冠区病变的临床表现介于额叶皮质、内囊受损之间,视部位范围不同而异。

（3）内囊：内囊是运动、感觉、视觉传导束高度集中的部位，内囊处锥体束损害可导致对侧肢体完全性偏瘫，常伴对侧中枢性面瘫和舌瘫，累及丘脑辐射和视辐射时还可出现对侧偏身感觉障碍和对侧同向性偏盲，称为"三偏"征，临床上较常见。此外，较小的内囊病灶临床症状较轻，并因受累部位不同而表现各异。

（4）脑干：脑干病变较小时可仅累及锥体束，表现为偏瘫，病变位于脑桥的面神经核以上时还可伴对侧中枢性面瘫和舌瘫，与大脑半球病变所致的锥体束受损的表现相似。由于脑神经运动核均分布于脑干，一侧脑干病变常可累及同侧脑神经运动核和未交叉的皮质脊髓束和皮质延髓束，临床上表现为交叉性瘫痪，即病灶水平同侧脑神经下运动神经元瘫痪，对侧肢体及病变水平以下脑神经上运动神经元性瘫痪。交叉性瘫痪是脑干病变特征性表现。根据脑神经核损害的情况，可确定脑干受损的平面。

1）中脑腹侧综合征：病灶侧动眼神经麻痹，对侧肢体偏瘫及中枢性面、舌瘫，病变位于中脑大脑脚底内侧，影响锥体束和动眼神经核。

2）脑桥腹外侧综合征：病灶侧外展神经及周围性面瘫，对侧偏瘫及中枢性舌瘫。病变位于脑桥的腹外侧部，影响锥体束和外展神经核和面神经核。若损害内侧丘系和脊髓丘脑束，可伴对侧偏身感觉障碍。

3）脑桥内侧综合征：病灶侧外展神经麻痹和对侧偏瘫，伴向病灶侧凝视麻痹（凝视瘫痪侧）。病灶位于脑桥基底部内侧，损伤锥体束、外展神经及脑桥侧视中枢。

4）延髓前部综合征：表现为病灶侧周围性舌下神经麻痹，对侧偏瘫。病变位于延髓前部橄榄体内侧。常见于脊髓前动脉缺血。此外，脑干较大的病灶因累及双侧锥体束表现为四肢瘫，多伴有脑神经受累的症状，严重者可有意识障碍、生命体征改变。

（5）脊髓：脊髓的横贯性损伤，表现为受损节段平面以下完全性运动障碍伴传导束型感觉障碍、自主神经功能障碍（包括括约肌功能障碍）。高位颈髓（$C_{1\sim4}$）损伤，四肢呈上运动神经元性瘫痪；颈膨大（$C_4\sim T_2$）损伤，双上肢呈下运动神经元性瘫痪，双下肢呈上运动神经元性瘫痪；胸髓（$T_{3\sim12}$）损伤，双下肢呈上运动神经元性瘫痪而双上肢正常。脊髓半侧损害临床上可表现脊髓半切综合征，主要特点为病变节段以下同侧上运动神经元瘫痪、深感觉障碍，对侧痛温觉障碍。此外，脊髓的不完全性损害如累及锥体束，也可出现上运动神经元性瘫痪，可伴有附近结构受累的症状和体征。

2.下运动神经元瘫痪 系脊髓前角、脑干脑神经运动核的运动神经元及其发出的神经轴突上任一部位损害所致，表现为下运动神经元瘫痪的特征，损伤部位不同，症状和体征也不同，因而根据不同的临床表现可进行进一步定位。

（1）脊髓前角细胞：脊髓前角细胞选择性损害，可导致相应节段支配肌的下运动神经瘫痪，伴肌萎缩和肌束震颤，无感觉障碍。如C_5前角细胞损害引起三角肌的瘫痪和萎缩，$C_8\sim T_1$损害累及手部小肌肉，L_3损害股四头肌萎缩无力，L_5损害则使踝关节及足趾背屈不能。腰膨大（$L_1\sim S_2$）双侧脊髓前角同时损害可出现双下肢下运动神经元瘫。颈膨大（$C_5\sim T_2$）、腰膨大（$L_1\sim S_2$）双侧脊髓前角同时损害可导致四肢下运动神经元性瘫痪。急性起病者，如脊髓灰质炎，慢性起病，如脊髓空洞症、运动神经元病等。慢性起病者因损伤的脊髓前角细胞受到病变刺激可出现肉眼可分辨的肌纤维束颤动，称肌束颤动，或肉眼不能识别而仅在肌电图上显示的肌纤维性颤动。舌下神经核进行性病变可见舌肌萎缩，并同时出现肌束颤动，常见于Kennedy（肯尼迪综合征）及延脊髓空洞症等。此外，脊髓前角细胞损害可为脊髓部分性或横贯性损害的一部分，临床上除节段性肌无力、肌萎缩外，根据累及的结构不同，还有相应的临床表现。

（2）前根：单纯前根受损可表现为节段性分布的下运动神经元性瘫痪，无感觉障碍。若同时累及后根，则可伴根性疼痛和节段性感觉障碍。多见于髓外肿瘤压迫、脊髓蛛网膜炎症或椎骨病变。

（3）神经丛：常引起一个肢体的多数周围神经瘫痪、感觉及自主神经功能障碍。如臂丛的上干损伤，可有三角肌、肱二头肌、肱肌和肱桡肌等瘫痪，手部小肌肉则不受累，感觉受损范围包括三角肌区、手及前臂桡侧。

(4)周围神经:瘫痪分布与周围神经支配区一致,可伴相应区域感觉障碍。如尺神经麻痹出现拇指内收肌萎缩、骨间肌、小鱼际肌萎缩,第三、四蚓状肌萎缩呈爪形手,表现为第4指、小指基节伸直或过伸,中指节或末节屈曲,伴手尺侧感觉障碍;桡神经受损导致伸腕、伸指及拇伸肌瘫痪,手背拇指和第一、二掌骨间隙感觉减退或消失;多发性周围神经病变时出现对称性四肢远端弛缓性瘫痪,伴肌萎缩、手套-袜套样感觉障碍及皮肤营养障碍等。

3.神经-肌接头或肌源性瘫痪 系神经-肌接头或肌肉本身病变所致。瘫痪呈局部或广泛分布,多双侧累及,且不符合神经解剖规律。通常没有感觉障碍。

(1)神经-肌接头:神经-肌接头病变表现为部分或全身骨骼肌无力,且症状波动,活动后有病态疲劳现象,以重症肌无力最常见。其他的肌接头疾病有 Lambert-Eaton 综合征、肉毒素中毒等。

(2)肌肉:肌肉疼痛或触痛、肌肉肥大、肌强直往往提示肌肉本身病变。肌酶增高、肌电图特征性改变支持肌肉病变的定位。

(三)定性诊断

定性诊断是确定瘫痪的病理性质与病因。在已确定病变部位的基础上,依据该部位容易发生的病理损害,结合病史特点、辅助检查结果,推断最有可能的导致瘫痪的疾病。各类不同病理性质的疾病,各有其不同的发生与发展规律。起病方式与病情经过在定性诊断中最具有诊断价值。

1.血管性疾病 脑和脊髓的血管性疾病导致的瘫痪,起病急骤,可在数分钟或数小时内症状达高峰。根据发病部位,可以伴其他相应的神经系统局灶症状体征,颅内血管性病变严重者可出现意识障碍。患者往往年龄较大,常有高血压、糖尿病、心脏病、吸烟酗酒、高脂血症等卒中危险因素。年轻患者要考虑动脉瘤、血管畸形、血管炎、血液病等其他病因。CT/MRI有助于明确是否血管性疾病以及是缺血还是出血等的诊断,而 DSA、血液免疫学等其他辅助检查可以帮助血管性疾病的病因诊断。

2.感染性疾病 感染性疾病多呈急性或亚急性起病,常于发病后数天至数周达高峰,常有发热等全身感染的表现。发病前可有或无前驱感染史。神经系统损害较为弥散,可出现脑实质、脑膜或脊髓、脊膜累及甚至脑、脊髓及脑脊膜同时损害的表现。神经影像学可能显示损害部位,但不能取代脑脊液检查,后者可以提供感染甚至病原学证据。对于特殊感染,针对性血液学检查也非常重要。

3.肿瘤 多慢性起病,症状逐渐加重,病程呈进行性发展。脑部肿瘤导致的瘫痪往往表现单瘫或偏瘫,可伴肢体麻木、癫痫发作等局灶定位症状,还常有颅高压表现。脊髓肿瘤则表现为根痛、脊髓半切综合征,可逐渐发展为截瘫。脑脊液检查蛋白含量增高,细胞学检查可见肿瘤细胞。CT/MRI等影像学检查非常重要。

4.脱髓鞘疾病 通常急性亚急性起病。瘫痪因中枢神经系统脱髓鞘病变所致往往表现为上运动神经元瘫痪。病灶分布弥散,因而可伴多样局灶症状。病程可有复发和缓解(如多发性硬化),或单相病程(急性播散性脑脊髓炎)。周围神经系统脱髓鞘病变往往表现为下运动神经元瘫痪,多发性周围神经的脱髓鞘病变可致四肢瘫痪,严重者累及呼吸肌。如累及单神经或多数性单神经,表现为相应神经支配肌的无力。

5.外伤 大多急性起病,神经系统症状于外伤后即刻出现,并在短时间内达高峰,结合影像学表现,定性不难。少数患者在外伤后较长时间出现(如慢性硬膜下血肿),易漏诊、误诊。也有些患者外伤系神经系统疾病(卒中、癫痫)所致,或外伤促进原发疾病恶化(如脊髓空洞症),均应注意区别。

6.变性性和遗传性疾病 常隐匿起病,病情发展缓慢,病程长达数年甚至数十年,但呈进行性。变性疾病常主要侵犯某一系统,如肌萎缩侧束硬化主要累及上下运动神经元,患者表现为上或(和)下运动神经元瘫痪,无感觉、自主神经障碍。Alzheimer病、Pick病主要侵犯大脑皮层。遗传性疾病多于儿童期和青春期起病,部分病例可在成年期起病,可有家族遗传史。常染色体显性遗传病较易诊断,隐性遗传病或散发病例不易诊断。基因分析有助于发现携带者或症状轻微的患者。

7.代谢及营养障碍性疾病　慢性起病,病程较长,除神经系统损害外,常有其他脏器受损的表现。患者往往有糖、脂肪、蛋白质、氨基酸及重金属代谢障碍性疾病病史,或有引起营养及代谢障碍的病因,如偏食、饥饿、酗酒、呕吐腹泻、胃肠切除术、长期静脉营养等。

8.中毒及与环境有关的疾病　因中毒及与环境有关的疾病导致的瘫痪,患者常有酒精、药物滥用或长期服药史,有杀虫剂、灭鼠药、重金属(砷、汞、铅等)接触史。神经症状可表现为急慢性脑病、周围神经病、肌病等。除急性中毒外,起病均进展缓慢。常有其他脏器受损的证据。

四、瘫痪的治疗

瘫痪的治疗主要围绕三方面,即病因治疗、对症治疗及康复治疗。

(一)病因治疗

积极的病因治疗非常重要。目前,除一些变性、遗传性疾病缺乏有效的治疗方法外,大多数导致瘫痪的疾病通过病因治疗,可使瘫痪的肌肉部分或完全恢复。

中枢或周围神经的脱髓鞘疾病及免疫性疾病可通过肾上腺皮质激素、免疫球蛋白、免疫抑制剂等免疫调节治疗取得比较好的疗效。感染性疾病应积极抗病原菌治疗。缺血性脑血管病予以抗血栓治疗,对有溶栓指征且无禁忌证的脑梗死患者应考虑溶栓治疗,有时可使瘫痪肢体肌力短时间内明显改善。维生素 B_{12} 缺乏引起的亚急性联合变性通过补充维生素 B_{12} 改善损伤的锥体束及周围神经。糖尿病性周围神经病应积极控制血糖并给以营养神经等措施。积极纠正低血钾可使低钾性麻痹导致的四肢肌无力很快好转,如同时存在甲状腺功能亢进症等病因须积极干预。肿瘤、血肿、脓肿、肉芽肿等占位性病变可考虑进行手术治疗以解除对邻近神经结构的压迫。对中枢神经系统疾病导致的颅内高压除了积极病因治疗外,应给予脱水治疗。

(二)对症治疗

在病因治疗的同时,注意积极对症治疗。上运动神经元瘫痪常有肌张力(上肢屈肌、下肢伸肌)增高,严重者可导致痉挛,应给予肌松药,如力奥来素、妙纳,降低肌张力;部分患者因急性或慢性瘫痪可伴发抑郁、焦虑等心理障碍,及时予抗抑郁焦虑治疗有助于肢体的康复;瘫痪的患者常因卧床、活动减少而并发肺部感染、褥疮、下肢深静脉血栓、便秘等,应积极给予相应治疗。

(三)康复治疗

康复治疗是瘫痪治疗非常重要的一个环节。现代医学研究认为,中枢神经系统也具有一定的可塑性,即指神经系统损伤后具有一定的结构和功能重建能力。其结构基础是突触可塑性以及神经环路可塑性。这种可塑性可通过学习和训练得到强化和巩固。积极系统地进行康复治疗,能有效减轻因疾病或残疾带来的各种功能缺失,提高患者的生活质量。

对瘫痪患者的康复治疗强调早期康复、采用综合的康复措施,不仅促进运动功能的恢复,缩短恢复期,而且可以避免并发症的发生,最终改善患者的生活和工作能力和社会活动能力。

针对瘫痪患者的具体康复方法有:

1.急性期康复

(1)注意体位:静息状态应将患肢维持于功能位,可用矫形器具防止腕下垂、足下垂及内外旋转,并需定时翻身及改变体位。可适当抬高患肢减轻患肢浮肿。

(2)被动活动:早期即可进行患肢的被动活动及轻按摩,以保持受累各关节的正常关节活动度,可预防发生关节僵硬或挛缩。幅度宜大,但要循序渐进,动作要轻柔。

(3)主动运动:病情稳定后,应开始做助力及主动运动练习。

2.恢复期康复

(1)物理治疗:要进行系统、细致的患肢功能锻炼。受累神经支配肌肉肌力为1级时,使用辅助运动。受累神经支配肌肉肌力为2~3级时,使用范围较大的辅助运动、主动运动及器械性运动,但应注意运动量不宜过大,以免肌肉疲劳。随着肌力的增强,应减少辅助力量。受累神经支配肌肉肌力为3~4级时,可进行抗阻训练,以争取肌力的最大康复。同时进行速度、耐力、灵敏度、协调性与平衡性的专门训练。在治疗中不断增加训练的难度和时间,以增强身体的灵活性和耐力。

(2)作业疗法:包括功能性活动和日常生活活动性(衣、食、住、行、个人卫生等)训练以及适当的手工操作(娱乐、职业等)训练。

(3)生物反馈治疗:肌电生物反馈是目前最常用、最稳定的生物反馈训练方法。

(4)其他:主要指各种理疗、针灸、按摩等方法。

(孙战风)

第九节　颅内压增高

一、颅内压增高综合征

颅内压增高症是临床常见的许多疾病共有的一组症候群。侧卧位测量成年人平均脑脊液压力超过$200mmH_2O$时,称为颅内压增高。颅内压增高有两种类型,即弥漫性颅内压增高和局部性颅内压增高。

【病因】

1.颅腔狭窄　先天性、增生性、外伤等。

2.颅内占位　性变肿瘤、出血、血肿、脓肿、肉芽肿、寄生虫等。

3.脑血流量增加　脑外伤,颅内血管性疾病,颅内占位性病变,高血压脑病,呼吸道梗阻、呼吸中枢衰竭时CO_2积聚(高碳酸血症)等可引起的脑血管扩张、脑血容量增加。

4.脑脊液过多　脉络膜丛乳头状瘤、侧脑室内炎症等使脑脊液循环通路阻塞或脑脊液生成过多;颅内静脉窦血栓形成、蛛网膜下腔出血、蛛网膜粘连等使脑脊液吸收减少。

5.脑水肿

(1)血管源性脑水肿:以脑白质部分水肿为著。常见于脑外伤、脑肿瘤、脑血管意外、脑炎和脑膜炎等病变的脑水肿早期。

(2)细胞毒性脑水肿:以灰质水肿明显。常见于脑缺血缺氧、一氧化碳及有机磷中毒、败血症、毒血症及水电解质失衡等。

(3)间质性脑水肿。

(4)渗透压性脑水肿:血浆渗透压急剧下降,水分子由细胞外液进入细胞内,引起脑水肿。常见于各种低蛋白血症。

【病理生理】

根据Monroe-kellie原理,除了血管与颅外相通外,基本上可把颅腔(包括与之相连的脊髓腔)当作不能伸缩的容器,其总容积是不变的。颅内有三种内容物组成,即脑组织、血液及脑脊液,它们的体积虽都不能被压缩,但在一定范围内可互相代偿。由于颅腔的总容积不变而在不同的生理和病理情况下颅内容物的体积可变,于是就形成了两者之间的矛盾。需要有精确的生理调节来保证两者之间的平衡。如果颅内容物中某一部分体积增加时,就必然会导致其他部分的代偿性缩减来适应。这是维持正常颅内压的基本原理,若超过了一定的限度破坏了这一机制就可导致颅内压增高。三种内容物中,脑组织体积最大,但对容积代偿所起的作用最小,主要靠压缩脑脊液和脑血流量来维持正常颅内压。一般颅腔内容物容积增加5%尚可获得代偿,超过8%～10%时则出现明显的颅内压增高。

【临床表现】

1.头痛　急性颅内压增高者突然出现头痛,慢性者头痛缓慢发展。多为跳痛、胀痛或爆裂样痛,用力、咳嗽、喷嚏、排便可使头痛加重。平卧或侧卧头低位亦可使头痛加重,坐姿时减轻。早期头痛在后半夜或清晨时明显,随后头痛为持续性伴阵发性加剧。如果头痛突然缓解,有两种可能:一种是出现了颅缝分离,暂时地缓解了颅内压增高,这种情况在小儿多见;另一种情况多见于蝶鞍内肿瘤,当其突破鞍隔后头痛也可立即缓解。

2.呕吐　多在头痛剧烈时发生,常呈喷射状,与进食无关,伴有或不伴有恶心。乳幼儿出现频繁呕吐时,提示第四脑室或颅后窝有占位性病变,有时也见于脑积水或硬膜下血肿。

3.视神经盘水肿　患者多无明显自觉症状,一般只有一过性视力模糊,色觉异常,或有短暂的视力丧失(称为弱视发作)。弱视发作常见于慢性颅内压增高晚期,常与头痛程度平行。如果弱视发作频繁时提示颅内压增高持续存在,最终导致视力永久性丧失。视神经盘水肿早期表现为眼底视网膜静脉扩张、视盘充血、边缘模糊,继之生理凹陷消失,视盘隆起(可达8～10屈光度),静脉中断,网膜有渗出物,视盘内及附近可见片状或火焰出血。

4.脑疝形成　急性和慢性颅内压增高者均可以引起脑疝。生较快,有时数小时就可出现;后者发生缓慢,甚至不发生。常见为小脑幕切迹疝及枕骨大孔疝。

5.意识障碍　颅内压急剧增高时可致昏迷,或呈不同程度的意识障碍,如意识模糊、嗜睡等,慢性颅内压增高时,轻者记忆力减退、注意力不集中,重者可呈进行性痴呆、情感淡漠、大小便失禁。老年及中年患者精神症状多见。

6.其他　癫痫发作、眩晕、一侧或两侧外展神经麻痹、双侧病理反射或抓握反射阳性等。急性或亚急性颅内压增高时,脉搏缓慢(50～60/min),若压力继续增高,脉搏可以增快。颅内压迅速增高时血压亦常增高。呼吸多为频率改变,先深而慢,随后出现潮式呼吸,也可浅而快,过度换气亦不少见。

【辅助检查】

1.脑脊液检查　压力增高达1.96kPa($200mmH_2O$以上,一般不超过$500mmH_2O$)。颜色及其常规检查结果常能获得病因学诊断。

2.实验室检查　X线头颅平片可显示颅内压增高的非特异性改变[颅骨内板压迹增多和(或)鞍背吸收等某些原发病的征象];脑电图可出现弥漫性异常;脑超声检查、脑血管造影、脑核素扫描以及CT对病因诊断很有帮助。

【诊断】

1.本病"三大主征"　头痛、呕吐、视神经盘水肿。

2.脑脊液检查　压力在1.96kPa以上者。对疑有严重颅内压增高,特别是急性、亚急性起病,有局限性脑损害症状的患者,切忌盲目腰穿检查。只有在诊断为脑炎或脑膜炎和无局限性脑损害的蛛网膜下腔出血症,方可在充分准备后行腰穿检查。

3.眼底检查　在典型的视盘水肿出现之前,常有眼底静脉充盈扩张、搏动消失,眼底微血管出血,视盘上下缘可见灰白色放射状线条等改变。

4.体征　婴幼儿颅内压增高早期可发现前囟的张力增高,颅缝分离,叩诊如破水壶声音。

5.脱水试验治疗　20%甘露醇250ml快速静脉滴注或呋塞米40mg静脉推注后,若头痛、呕吐等症状减轻,则颅内压增高的可能性较大。

6.影像学检查　头颅平片可发现颅骨内板压迹增多和(或)鞍背吸收等某些原发病的征象。脑血管造影对脑血管病、多数颅内占位性病变有相当大的诊断价值。有条件可行头颅CT扫描和MRI(磁共振)检查,它对急性、亚急性颅内压增高而无明显视盘水肿者是安全可靠的显示颅内病变的检测手段。

【鉴别诊断】

各型颅内压增高的病因和病理过程不一样,除基本症候为前述"三大主征"外,其具体表现仍不同。仔细鉴别各型颅内压增高的症候特点,对于病因及预后判断是非常必要的。慢性颅内压增高早期出现的头痛,须与神经血管性头痛相鉴别,后者虽然也可出现呕吐,但不随病情进展而逐渐出现头痛、呕吐、视神经盘水肿"三大主征",亦无意识障碍等可资鉴别。

【治疗】

1.一般治疗

(1)限制液体入量:起病及手术后的急性期,摄入量限制在2000ml左右,对减轻脑水肿和对抗颅内压增高有帮助。输液速度亦不可过快。

(2)脱水疗法:成人常用20%甘露醇250ml,快速静滴,每4~6h1次。10%甘油葡萄糖液或10%甘油生理盐水溶液500ml静滴,于2~3h静脉滴完,1~2/d,或按每日1g/kg计量,与等量盐水或橘汁混匀,分3次口服或鼻饲。甘油静脉滴注或口服多用于慢性颅内压增高患者。高渗性脱水药的剂量应适当掌握,并非越大越好,严重休克、心肾功能不全患者慎用。

(3)利尿:呋塞米40~60mg静脉注射或50%葡萄糖40mg+呋塞米40~60mg静推1~3/d,也可加入甘露醇内快速静滴;口服剂量一次20~40mg,3/d。利尿酸钠,成人一次用量25~50mg加入10%葡萄糖20ml中缓慢静注。还可应用醋唑磺胺,成人0.25~0.5g,2~3/d,口服,用于慢性颅内压增高患者。利尿药和脱水药的应用,因排钾过多,应注意补钾。

(4)肾上腺皮质激素:常用药物有地塞米松20~40mg加入5%~10%葡萄糖液250~500ml静脉滴注,1/d;或氢化可的松200~300mg加入5%~10%葡萄糖250~500ml静脉滴注,1/d;短期应用后,改为口服,并逐渐减量停药。

(5)氧疗或含二氧化碳混合气体吸入。

(6)低温疗法:常用脑局部降温,用冰帽或冰袋、冰槽头部降温。也可用冬眠低温疗法。

(7)其他:纠正水电解质、酸碱平衡失调等。

2.病因治疗　主要是剔除致病原因而使颅内压增高恢复正常。

3.手术治疗　减压手术在应用脱水药和利尿药无效后或颅内压增高发生脑危象早期时应用,可选用颞肌下减压、枕下减压。也可行刺引流或脑室分流术。

【预后】

弥漫性颅内压增高通常预后较好,能耐受的压力限度较高可以通过生理调节而得到缓冲,压力解除后神经功能恢复较快;而局部性颅内压增高调节功能较差,可耐受的压力限度较低,压力解除后神经功能恢复较慢。临床上各种颅内占位性病变引起的颅内压增高都属于这一类。

二、良性颅内压增高综合征

良性颅内压增高症或假脑瘤是指一组有颅内压增高的临床表现,但无颅内占位性病变,脑室或蛛网膜下腔脑脊液通路的阻塞、感染,或高血压脑病的任何证据的高颅压综合征,除了视力可有不同程度影响外,预后通常良好,故冠以"良性"之称。以成年人为多见,女性占优势,肥胖者居多,常有月经的不规则而内分泌检查正常。

【病因】

1.内分泌和代谢障碍 如肥胖(可能为肾上腺皮质或雌激素的失调),月经初潮及月经失调;妊娠及产后,甲状腺功能不足,艾迪生病,撤停肾上腺皮质激素时以及慢性肾上腺皮质功能减退等。

2.颅内静脉窦的引流障碍 如中耳炎并发横窦血栓形成、乳突炎、外伤、妊娠、产后及原发性静脉窦血栓形成。

3.药物作用 如维生素 A 过多,以及婴儿服用四环素偶有颅内压增高。

4.其他 如缺铁性贫血、结缔组织疾病等。

【临床表现】

常有头痛及视觉障碍。头痛为弥漫性,咳嗽及用力时加重。视力减退多为双侧性,病情严重者甚至失明,视力减退系由颅内压增高视盘水肿所引起,视盘水肿为双侧性,严重者可伴有视网膜出血,可出现继发性视神经萎缩,可有视野缺损,常见者为生理盲点扩大,视野呈向心性缩小。

【辅助检查】

1.脑脊液压力增高,但脑脊液成分正常。

2.CT 与 MRI 一般都正常,或者显示脑室系统略小。脑电图正常。

【诊断】

对于良性颅内压增高的诊断必须慎重,要通过详细、全面的检查,并密切地连续观察与随访,排除了可引起颅内高压的其他原因之后,再根据下列条件做出诊断。

1.具备颅内压增高的症状及体征,并经脑脊液压力测定,压力至少在 1.96kPa 以上而且至少重复数次都证明压力确属增高,必要时须做连续颅内压描记。

2.X 线检查,除头颅平片少数有鞍背或鞍底脱钙现象外,成年患者无异常,儿童可有骨缝分离等颅内压增高征象。全脑或脑室造影除少数侧脑室轻度扩大或缩小外,脑室系统不存在梗阻、移位变形、不对称等现象,脑血管造影正常。

3.脑脊液成分正常。

4.脑超声波检查无移动,脑核素扫描正常。

【治疗】

治疗根据病因而定。

1.对症处理 适当的解释与安慰,配合轻镇痛药以治疗头痛。

2.药物治疗 当症状持续不见减轻,可应用乙酰唑胺,每天总量 750mg,分次口服,进行系列性的腰穿释放脑脊液可能有效。肾上腺皮质激素无效,而且能助长体重增加,这些病人中有许多本来就都已属于肥胖;目标应该是使体重减轻,应定期复查视力与视野。

3.手术治疗　若出现生理盲点扩大以外的视野缺损,或虽经内科药物治疗视力仍进展性下降,应考虑采用外科措施来降低颅压。常采用腰段椎管-腹膜腔分流手术与视神经开窗术。

【预后】

预后通常良好,10%～20%的病例有一次或多次复发,有时候病情稳步进展加重直至引起失明。一旦发生失明,可能成为永久性,各种治疗都无效。

(张海峰)

第二章　神经内科常用检查

第一节　影像学检查

一、头颅平片和脊柱平片

【适应证】

1.颅骨、颅底或脊柱畸形。

2.占位性病变累及骨质。

3.颅骨外伤及炎症。

【禁忌证】

无。

【操作方法】

1.头颅平片　常规采用正侧位片。还可根据临床特殊需要拍摄特殊位置以观察颅底、内听道、视神经孔、舌下神经孔、蝶鞍等。①颏顶位:即颅底位,可观察颅底尤其颅中窝如卵圆孔、棘孔、破裂孔等结构。②额枕位:即汤氏位,观察颅后窝、内听道、岩骨锥部、枕大孔和枕骨等处。③眼眶位:即柯氏位,观察眼眶、蝶骨大小翼和眶上裂。④53°后前斜位:即视神经孔位,观察视神经孔、前床突、眶顶和后组筛窦。⑤45°后前斜位:即斯氏位,观察内听道、岩骨锥部、乳突和内耳。⑥蝶骨局部位:观察蝶鞍情况。

2.脊柱平片　正侧位片;左、右斜位片。

【临床意义】

1.头颅平片　可观察颅骨的大小、形状、厚度、密度以及各种结构变化,如骨缝分离、脑回压迹、颅骨骨折、缺损和破坏,骨质疏松和骨质增生等,这些都有助于颅脑疾病的诊断。

(1)颅底凹陷症:颅颈侧位、张口位片测量枢椎齿状突超过腭枕线(Chamberlain线:颅骨侧位腭后缘到枕骨大孔后上缘连线,正常时齿状突低于此线)。

(2)扁平颅底:颅骨侧位片测量颅底角(蝶鞍与斜坡形成的角度:鼻根至蝶鞍中心连线与蝶鞍中心向枕骨大孔前缘连线形成的夹角)>145°。

2.脊柱平片　正侧位片可了解脊椎生理曲度,椎体有无畸形破坏、骨折脱位、压缩变形和骨质增生,椎间隙有无变窄,椎弓根有无变化等;左、右斜位片可了解椎间孔是否扩大或破坏、狭窄。

二、脊髓造影和脊髓血管造影

【适应证】

1.脊髓造影　脊髓压迫症,如脊髓肿瘤、椎间盘脱出、椎管狭窄和慢性粘连性蛛网膜炎等。

2.脊髓血管造影　脊髓血管畸形和脊髓动静脉瘘。

【操作方法】

1.脊髓造影　将水溶性或油性含碘造影剂经腰穿或小脑延髓池穿刺注入蛛网膜下腔后,改变体位,在X线下观察流动有无受阻及受阻的部位和形态。对颈段和腰段病变,也可将氧气或堵塞滤空气注入蛛网膜下腔摄片,称为脊髓气造影,但显影效果较差。

2.脊髓血管造影　将水溶性造影剂注入脊髓动脉系统显示血管分布,称为脊髓动脉造影,注入硬膜外椎静脉系统,称为硬膜外椎静脉造影。

【临床意义】

1.脊髓造影　有助于判断椎管内占位病变,蛛网膜粘连以及脊髓血管畸形等;对占位性病变尚可根据阻塞端的部位及其形态,了解病变在走行方向以及在髓内或硬膜内外的确切位置。

2.脊髓血管造影　有助于判断脊髓血管畸形和脊髓动静脉瘘。

三、脑血管造影和数字减影血管造影

【适应证】

头颈部血管病变,如动脉狭窄、动脉瘤和血管畸形。

【操作方法】

采用股动脉或肱动脉插管将泛影葡胺、泛影钠等含碘造影剂注入颈动脉或椎动脉,立即摄影。将显影图像经电脑技术处理使骨质部不再显影,可使血管影像更清晰,并能发现被骨质结构所掩盖的微小病变,称为数字减影血管造影。

【优点】

简便快捷、血管影像清晰、可选择性拍片,其他检查方法不能替代。图像还可随时储存,必要时重新加以显现。

【注意事项】

术前须做碘过敏试验,术后须注意穿刺局部有出血、血肿。

【临床意义】

可发现脑血管有无狭窄闭塞、充盈缺损、移位或其他结构改变。以判断颅内外血管有无血栓、动脉瘤、动静脉畸形等病变,或间接了解附近有无占位性病变。根据临床需要,如选择不同的摄像时间,也可显示微血管和静脉图像。

四、电子计算机体层扫描和CT血管成像

【适应证】

1.电子计算机体层扫描(CT)　颅内血肿、脑外伤、脑出血、蛛网膜下腔出血、脑梗死、脑肿瘤、脑积水、

脑萎缩、脑炎症性疾病、脑寄生虫病等病变。

2.CT 血管成像(CTA)　脑脊髓血管病变。

【操作方法】

1.CT　是将高敏的探测器在 X 线对人体组织不同层面扫描过程中获得的对 X 线不同吸收值的信号，经计算机处理后，重建人体断面图像的 X 线诊断方法。

2.CTA　静脉注射含碘造影剂后，利用螺旋 CT 或电子束 CT，在造影剂充盈受检血管高峰期连续薄层扫描，然后经计算机处理重建血管立体影像。

【注意事项】

CT 的缺点是，当脑和脊髓与病变为等密度时(如 24h 内的脑梗死或 3~4 周时的脑血肿)，则无从显影；对颅后窝病突，由于骨质重叠分辨率较差；此外，也不易显示动脉瘤或动静脉畸形等。

【临床意义】

1.CT 分辨率高，图像清晰，解决了小量脑出血、腔隙梗死、多发性脑部小脓肿以及脑囊虫等过去无法直接确诊病例的诊断问题，并基本取代了气脑和脑室造影。此外，对 CT 值与正常脑组织相近的病变，还可增强扫描。也可脑池造影，以显示小脑脑桥角等处较小的肿瘤。

2.CT 检测脑积水、皮质萎缩、脑穿通囊肿以及占位效应所造成的中线结构的移位变形。组织密度的降低见于水肿、梗死、脱髓鞘病变、囊肿形成以及脓肿。密度增高则是新近的出血与钙化病变(如颅咽管瘤)的特征。CT 也可检出头颅与脊柱的先天性畸形、骨折、骨关节增生的压迫以及肿瘤引起的骨质侵蚀。

3.CT 也可用于指导治疗(如在急性脑卒中病例中，应用抗凝或溶栓治疗前排除脑出血)，监测治疗措施的有效性(如脑积水的脑室内分流、癌肿脑转移的放射治疗或脑脓肿的抗生素治疗)。

4.CTA:应用于评价脑脊髓血管，尤其是对 Wilis 环及其分支的解剖显示高度敏感性。可用于检查颅内动脉瘤、血管畸形和颅内肿瘤，对显示动脉瘤颈部的形态、方向及邻近血管和骨结构的关系很有帮助。对动脉瘤的外科手术有重要意义。对蛛网膜下腔出血的患者可检测小的动脉瘤和术后复查，避免不必要的创伤性脑血管造影。

五、磁共振成像和磁共振血管成像

【适应证】

1.磁共振成像(MRI)　脑梗死、脑肿瘤、脑萎缩、颅脑先天发育畸形、颅脑外伤、脑炎、脱髓鞘疾病、脑变性疾病、脑白质病变、脊髓肿瘤、脊髓空洞症、椎间盘脱出、脊椎转移瘤和脓肿。

2.磁共振血管成像(MRA)　颅内动脉瘤、脑血管畸形、大血管闭塞性疾病、静脉窦闭塞。

【禁忌证】

安装有心脏起搏器者，脑内有磁铁性动脉瘤夹或体内有任何可移动的金属修补物的患者。

【注意事项】

1.MRI 检查急性颅脑损伤、颅骨骨折、急性出血病变及钙化灶等不如 CT。

2.MRA 不适宜用于大范围血管检查，易产生伪影。

【临床意义】

1.MRI　①无放射性、对人体无害，适用于年老体弱或过敏性体质不能做 CT 增强扫描者，并能在不改变体位的情况下，获得不同位置的断层图像。②分辨度高，解剖显示清晰，不仅能清楚地区别脑和脊髓的白质和灰质组织，并能发现直径 1mm 的病灶，且能诊断 CT 难于分辨的血管组织、颅后窝肿瘤、脑干病变、脊髓空洞症、蛛网膜肿瘤、脑梗死和多发性硬化等疾病，以及显示由于等密度而在 CT 上无法显示的组织，大大提高了诊断率。③能清楚显示肌肉病理结构，为神经源性疾病与肌源性疾病的鉴别提供了依据。④MR 弥散加权成像（DWI）：无需注射造影剂，早期诊断缺血性脑血管病，发病 2h 内即可显示。⑤MR 灌注加权成像（PWI）：可评价提供周围组织氧和营养物质的功能状态，提示可逆性缺血损伤，有助于早期诊断脑血管病。⑥弥散成像-灌注成像（DWI-PWI）：DWI-PWI 之差是治疗时间窗或半暗带存活时间的客观影像学依据。⑦MR 波谱：提供病变组织代谢和生化功能信息，有助于病变定性。⑧MR 脑功能成像：对皮质功能进行定位成像。

2.MRA　①无需插管、方便省时、无创、无放射损伤。②可以显示头部与颈部的一些主要动脉与它们的分支。③MRA 不能取代脑血管造影术，但是在某些没有必要去承受脑血管造影风险与费用的病例中，它是很有用的。④可发现颅内闭塞性大血管，可了解梗阻病因，特别是发现动脉闭塞部位。

（孙战风）

第二节　超声检查

一、颈部动脉超声

颈部动脉超声和经颅多普勒超声（TCD）是密不可分的一对检查手段，具有血管影像和血流动力学分析的功能，可以分别获得颅内、外血管病变的诊断信息。由于其具有操作简便、经济适用、可重复性强等优点，目前已经和 TCD 一起成为临床医生首选的检查手段。

（一）简单原理和操作方法

1.简单原理　分别应用线阵和凸阵探头，探测颈部的动脉及其主要分支，常规检测分三步：首先看二维结构，然后看彩色血流充盈情况，最后对比频谱提供的血流速度及频谱形态等指标，可以明确颈部动脉斑块情况、狭窄或闭塞的位置及严重程度、导致病变的原因（如动脉硬化性或大动脉炎等）。

2.常规检查的动脉和部位　颈总动脉（近、中、远段）、颈动脉分叉处、颈内动脉（近、中、远段）、颈外动脉及其分支、椎动脉（颈段、椎间段、枕段）、锁骨下动脉和无名动脉。

3.可以检测的动脉名称和英文简写　颈总动脉（CCA），颈内动脉（ICA），颈外动脉（ECA），椎动脉（VA），锁骨下动脉（SubA），无名动脉（INA）。

4.常规检测内容　管径、血流速度和频谱形态、内中膜厚度、斑块（位置、大小、形态、内部回声特征）、狭窄（位置、狭窄程度、长度）或闭塞。

5.颈内动脉和颈外动脉的鉴别　如表 2-1 所示。

表 2-1　颈内动脉和颈外动脉的鉴别

鉴别点	颈内动脉	颈外动脉
内径	较粗	较细
解剖特征	无分支	多个分支
检测部位	后外侧	前内侧
频谱形态	低阻力型	高阻力型
颞浅动脉叩击试验	无变化或轻微变化	震颤传导波形

（二）颈部动脉超声的临床应用

1.颈部动脉粥样硬化

（1）内中膜厚度（IMT）：IMT 是评价动脉粥样硬化内中膜损害的重要标志，通常 IMT＜1.0mm。1.0mm≤IMT＜1.5mm 称为内中膜增厚，IMT≥1.5mm 则称为斑块形成。

（2）斑块形态学和声学特征的评价：颈动脉内膜面粗糙，管壁增厚，斑块形成。斑块多发生在颈动脉分叉部，其次为颈内动脉起始段及颈总动脉，分为以下类型。

根据斑块声学评价。①均质回声斑块：分低回声、等回声及强回声斑块。②不均质斑块：斑块内部包含强、中、低回声。

根据斑块形态学特征评价。①规则型：如扁平斑，基底较宽，表面纤维帽光滑，回声均匀，形态规则。②不规则型：如溃疡斑块，表面不光滑，局部组织缺损，形成火山口样缺损。

（3）颈部动脉狭窄和程度判断：颈部动脉狭窄的测量方法在国际上并不统一，包括北美症状性颈动脉内膜剥脱术实验法（NASCET）、欧洲颈动脉外科实验法（ECST）、颈总动脉法（CC）和颈动脉指数测量法（CSI）。单纯血管内径测量法，不仅不同方法之间有差距，而且不同操作者之间也有差距，所以不能单纯靠血管内径测量法评估狭窄率。目前我们根据直径测量所得的狭窄率、面积测量所得的狭窄率、狭窄部位的血流速度、狭窄远段血流的频谱形态等综合判断颈部动脉的狭窄率。

超声检查对颅外段颈动脉有无形态学改变（斑块形成、狭窄、阻塞）和血流状态异常、判断狭窄程度、确定治疗方案、预防卒中及估计预后均有重要意义。近年，应用颈动脉超声检查评价抗动脉粥样硬化药物的疗效，也取得一定效果，并对预测心脑血管意外的发生也有实用价值。

（4）颈动脉闭塞：颈部的大动脉都可能出现闭塞性改变，包括颈总动脉、颈内动脉、颈外动脉、椎动脉、锁骨下动脉。其中最常见的是颈内动脉闭塞，我们以一侧颈内动脉闭塞为例：①颈内动脉管腔内斑块填充；②彩色多普勒影像显示无血流信号；③多普勒频谱异常：颈总动脉远段或球部血流阻力明显增加，呈高阻力型改变；④颈外动脉扩张，血流速度升高，颈外动脉血流颅内化，血管阻力下降；⑤双侧椎动脉流速代偿性升高；⑥患侧颈总动脉管径小于健侧。

2.大动脉炎 大动脉炎是一种病因不明的主要累及主动脉弓及其分支的动脉炎，本病常累及动脉全层，主要为弥漫性纤维组织增生，广泛而不规则的增厚或变硬，致使动脉管腔因不同程度的狭窄或血栓形成而闭塞。

（1）大动脉炎临床分类①Ⅰ型：头臂动脉型（上肢无脉型）——累及主动脉及分支，出现脑和上肢缺血症状；②Ⅱ型：胸腹主动脉型——上下肢血压明显异常，出现高血压、头痛；③Ⅲ型：肾动脉型——病变位于肾动脉主干开口处或波及肾内小动脉，出现高血压；④Ⅳ型：混合型。

（2）大动脉炎超声表现：①动脉内膜均匀增厚，呈被褥样改变，血管壁明显增厚，动脉内中膜融合，外膜回声明显增强，管壁僵硬，动脉内径缩小。②改变主要出现于颈总动脉，而颈内动脉通常不受累。③可见到新生的供血小血管，说明动脉炎处于活动期。

（3）多发性大动脉炎与累及颈总动脉所致狭窄者鉴别的要点①发病情况：多发性大动脉炎以青年女性多见，动脉粥样硬化则多见于 40 岁以上中老年人；②发病部位：大动脉炎多见于颈总动脉近段、中段，而动脉粥样硬化则多在分叉部和（或）颈内动脉起始段；③超声表现：大动脉炎为普遍性或局限性管壁全层增厚，而且不累及颈内动脉，而动脉粥样硬化为管腔内斑块形成，管腔局限性狭窄。

3.动脉瘤 颈动脉瘤是动脉管壁局部薄弱和结构破坏后所形成的永久性异常扩张或膨出，分为①真性动脉瘤：主要由于动脉壁本身病变，如动脉硬化的内膜增厚和中膜弹性纤维退行性变，管壁肌组织变薄，同时，由于血流的不断冲击，动脉壁薄弱部分逐渐扩大而局限性梭形或囊状扩张，瘤壁结构完整。②假性动脉瘤:多由外伤或手术引起,动脉壁受伤破裂在软组织内形成局限性血肿,该血肿借动脉壁上破裂口与动脉腔相通,瘤壁由纤维组织或周围软组织包绕构成。瘤壁由动脉血管外膜或周围结缔组织构成。③夹层动脉瘤(又称动脉夹层):各种原因引起动脉壁内膜或中膜撕裂后,血液冲击,使中膜层分离,出现假腔,血肿形成,以致血管真腔狭窄、闭塞。

真性动脉瘤血管壁局限性扩张,彩色多普勒血流显示瘤体内红、蓝相间涡流,多普勒流速显示低速涡流。假性动脉瘤显示在颈动脉旁的低回声肿块,有破口与颈动脉相通,彩色多普勒显示动脉壁与瘤体之间有相通狭小通道,多普勒显示破口处收缩期高流速,舒张期转为反向的中等流速异常"往返血流"曲线。夹层动脉瘤可见动脉壁内膜分离,分离的内膜呈曲线状回声,将血管分隔成真、假两个腔。分离的内膜回声随心动周期来回摆动,导致真假腔内血流方向随心动周期中撕裂内膜的运动改变。

4.锁骨下动脉盗血综合征　锁骨下动脉盗血综合征临床诊断较困难,以往常要依靠升主动脉造影才能明确诊断。超声检查可提供锁骨下动脉及无名动脉的狭窄部位、程度和病因,是一项新的无创检查手段,现已成为首选检查方法。①锁骨下动脉或无名动脉狭窄或闭塞:局部管腔狭窄或闭塞,远段血管扩张,多普勒频谱呈高流速改变,或者起始处无血流信号;②椎间隙段椎动脉可呈现切迹、振荡型频谱或逆转改变;③患侧上肢动脉低流速低阻力血流改变。

5.肌纤维发育不良　是一种特发性的全身血管病,以中小动脉非动脉粥样硬化性平滑肌弹性组织异常为特征。可引起多发的血管狭窄、血管壁扩张,超声上可见颈内动脉局限性狭窄和扩张交替,形成典型的"串珠样"改变。

6.放疗导致血管狭窄　放射治疗是治疗头颈部恶性肿瘤主要手段之一,如淋巴瘤、鼻咽癌、喉癌等。然而,放疗会造成颈部动脉血管的损伤,出现颈部动脉狭窄,增加卒中的风险。其原理是放射治疗可导致血管内膜纤维性增厚和内皮增生,内膜出现泡沫细胞及广泛的肌内膜细胞增殖。超声上通常可见放疗附近累及的动脉出现狭窄和闭塞,以颈内动脉和颈总动脉最为常见,其次为颈外动脉和椎动脉。

二、经颅多普勒超声

1.简单原理和操作方法　应用2MHz脉冲多普勒超声探头,通过不同的检测窗口[常用的检测窗口包括颞窗、枕窗或枕旁窗、眼窗(眶窗)],经颅多普勒超声(TCD)可以探测到颅底Willis环的各条动脉及某些分支。应用4MHz探头可探测到颈部的主要动脉。

TCD能探测到的颅内外主要动脉,包括4MHz探测的颈总动脉(1)、颈内动脉起始(2)、颈外动脉起始(3)、锁骨下动脉起始(4)、椎动脉枕段(6)、枕动脉(8)、滑车上动脉(7)和2MHz探头探测的大脑中动脉-M1全长及M2起始(11)、大脑前动脉-A1(12)、大脑后动脉P1和P2起始(14)、颈内动脉末端(13)、颈内动脉虹吸段(16)、眼动脉(15)、椎动脉颅内段(17)和基底动脉全长(18)。

TCD在每一个探测点所探测到的是一幅幅独立的频谱图。TCD频谱图中有以下重要参数:血流速度(收缩期血流速度、舒张期血流速度、平均血流速度)、搏动指数、血流方向(血流是背离还是朝向探头)和频谱的形态[是否有涡流和(或)湍流]。

2.TCD临床应用

(1)脑动脉狭窄或闭塞的诊断:通过血流速度增快以及频谱形态改变,TCD可以诊断被检动脉是否有狭窄或闭塞。为典型的狭窄频谱(血流速度增快,有涡流)。TCD诊断前循环颅内动脉狭窄的敏感性和特异性高于后循环。对于熟练的操作者,TCD还可以较准确地诊断颈内动脉起始部及锁骨下动脉超过70%的狭窄或闭塞。

（2）脑动脉侧支代偿的判断：TCD 可以准确判断颈内动脉重度狭窄或闭塞后 Willis 环侧支代偿的情况。颈内动脉重度狭窄或闭塞后前交通动脉、后交通动脉和眼动脉侧支开放，这三条侧支 TCD 都可以根据相应动脉的血流方向、血流速度和压迫颈动脉试验得以判断。TCD 还可以准确判断锁骨下动脉盗血是否存在、盗血程度以及盗血通路。左侧锁骨下动脉重度狭窄或闭塞后，左侧椎动脉盗血 Ⅱ 期和 Ⅲ 期的 TCD 频谱，盗血通路为右侧椎动脉（RVA）到左侧椎动脉（LVA），盗血通路为基底动脉（BA）到 LVA。TCD 能检测锁骨下动脉狭窄同侧椎动脉从部分到完全的盗血以及侧支代偿通路（VA→VA、BA→VA 和枕动脉→VA）。

（3）脑血流微栓子监测：当血流中的颗粒流经 TCD 所检测的动脉时可被检测到，表现为在低强度血流背景信号中出现的一个短暂的高强度信号，称之为微栓子信号（MES）。对于 TCD 在大脑中动脉检测到的微栓子信号，该颗粒可以来源于心脏、主动脉弓、同侧颈内动脉以及被检测的大脑中动脉。

（4）卵圆孔未闭的筛查（TCD 发泡试验）：从肘静脉注射微小气栓，利用 TCD 进行颅内栓子检测，如果不存在肺循环到体循环的直接通路，那么 TCD 在规定时间内（10～40s）探测不到栓子；如果存在卵圆孔未闭（PFO）或其他右向左分流，TCD 可以检测到栓子信号。PFO 被 TCD 探测到需要以下充分条件：①PFO 存在；②右心房压力比左心房高，从而开放 PFO。

（5）脑动脉自动调节功能检测：TCD 仪器可以进行长时间的脑血流频谱及血流速度趋势的监测，此外，TCD 仪器有接口允许连接外置设备，譬如连续血压监测仪器接口以及 CO_2 浓度检测仪器接口。TCD 仪器可以在一个平台上处理 TCD 参数及所检测到的连续血压数据或 CO_2 浓度数据。该装置和设备使得 TCD 可以被用来检测各种不同病理生理状态下脑动脉自动调节功能和脑血管反应性。

3.TCD 检查的适应证

（1）无卒中事件的血管病高危人群脑动脉狭窄的筛查。适应证为有以下数个血管病危险因素：高血压、高脂血症、糖尿病、吸烟、代谢综合征、高龄等，但尚未发生过卒中的患者。

（2）缺血性卒中/短暂性脑缺血发作（TIA）患者，可作为脑动脉狭窄和闭塞的一线筛查方法。不仅能判断是否存在脑动脉狭窄及侧支开放情况，还能进行微栓子监测，以及动脉观察脑血流变化。譬如一个缺血性卒中患者左侧内分水岭区及顶叶皮质新发梗死灶，TCD 检查到左侧大脑中动脉狭窄，同时在该部位还监测到了微栓子信号，往往能说明这个病人的病因是大动脉粥样硬化性的，责任动脉是左侧大脑中动脉，而且该斑块不稳定，有动脉栓塞的危险。

（3）蛛网膜下腔出血（SAH）患者脑动脉痉挛的诊断。在 SAH 患者，TCD 血流速度增高的数值与 SPECT 所显示脑灌注降低的严重程度成正比。TCD 对 SAH 患者的临床价值：TCD 可在临床症状发生前协助判断血管痉挛的发生，协助临床作出以下决定：是否有必要采取进一步的评估措施以及介入治疗；但独立的一项 TCD 检查，是否能改善临床预后还未知。

（4）颈动脉内膜剥脱术（CEA）或介入治疗中的应用。TCD 可对颈动脉狭窄者进行术前 Willis 环侧支代偿评估，也可以在术前通过微栓子监测判断斑块的稳定性。术中可实时监测颅内血流动力学变化，及时发现由于夹闭所致的低灌注，指导分流管的放置，也能及时发现重新开放后的过度灌注。同时，与其他监测技术相比，TCD 还能发现微栓子信号的出现，有效地预测由微栓子脱落所致的卒中。从 TCD 监测中获得的信息可以使外科医生改进手术技术或加强术后防治，以减少围术期卒中事件的发生。一例患者 CEA 过程中夹闭颈总动脉（CCA）、放置转流管和术中牵拉时 TCD 观察到的同步改变。介入治疗中的 TCD 监测也有助于发现血流变化及记录微栓子信号。

（5）颅内压增高和脑死亡的判断。颅内压增高的 TCD 改变是血流速度降低搏动指数增高，目前主要是定性，动态观察更有意义，难以做到定量。脑死亡的特征性频谱是：振荡波、小尖波或无血流信号。1998

年世界神经科联盟脑死亡神经超声组就已经制定了国际脑死亡 TCD 诊断标准专家共识,其标准是:①必须颅内和颅外都进行,需两个人操作,超过 30min 间隔;②小尖波(200ms,50cm/s)或振荡波;③还必须得到颅外动脉(CCA、ICA 和 VA 的证实);④完全无血流不可靠,但如果同时有典型的颅外频谱改变则可;⑤排除脑室引流或去骨瓣减压手术。一例脑死亡患者 TCD 检测到的大脑中动脉(MCA)和颈内动脉颅外段(ICAex)振荡波。

(6)其他方面的研究或应用:用 TCD 可进行偏头痛发病机制研究,也可进行高血压、帕金森病、晕厥、焦虑等患者自动调节功能的研究。另外,在执行某种任务时,譬如感觉、运动和认知任务时,应用功能经颅多普勒超声(fTCD),通过颅内大动脉血流速度的变化还可以反应脑的活动。

TCD 的缺点:依赖操作者技术,颞窗不好的患者受限制。优点:无创,可床旁操作,可动态观察血流变化。

(张海峰)

第三节 脑诱发电位

脑诱发电位(Eps)是中枢神经系统在感受体内外各种特异性刺激所产生的生物电活动,其检测技术可以了解脑的功能状态。包括躯体感觉诱发电位(SEP)、脑干听觉诱发电位(BAEP)、视觉诱发电位(VEP)和运动诱发电位(MEP)等。

一、躯体感觉诱发电位

躯体感觉诱发电位(SEPs)指刺激肢体末端粗大感觉纤维,在躯体感觉上行通路不同部位记录的电位,主要反映周围神经、脊髓后束和有关神经核、脑干、丘脑、丘脑放射及皮质感觉区的功能。SEP 可测定感觉输入神经的全长,除可测定中枢段传导时间外,对周围神经尤其是近段的传导也是有价值的。

1.检测方法 表面电极置于周围神经于体表部位,用方波脉冲刺激,频率为 $1\sim5$Hz,刺激量以刺激远端(手指或足趾)微动为宜。常用的刺激部位为上肢的正中神经和尺神经,下肢的胫后神经和腓总神经等。上肢记录部位通常是 Erb's 点、颈椎棘突(C_7 或 C_3)及头部相应的感觉区;下肢记录部位通常是腘窝、臀点、T_{12} 及头部相应的感觉区。

2.波形的命名 SEP 各波的命名原则是极性(波峰向下为 P,向上为 N)+潜伏期,如潜伏期为 14ms,波峰向下的波称为 P_{14}。

(1)正中神经刺激:对侧顶点记录(头参考)的主要电位是 P_{14}、N_{20}、P_{25} 和 N_{35};周围电位是 Erb's 点(N_9)和 C_7(N_{11},N_{13})。

(2)胫后神经刺激:顶点(Cz')记录(头参考)的主要电位是 P_{40}、N_{45} 和 P_{60} 和 N_{75};周围电位是腘窝、L_3 和 T_{12} 或 T_{11}。

3.SEP 异常的判断标准和影响因素

(1)SEP 异常的判断标准:潜伏期(平均值+3SD)为异常;波幅明显降低伴波形分化不良或波形消失均为异常。

(2)SEP 的影响因素:主要是年龄、性别和温度,正常值的判断应注意不同年龄和性别;检测中应注意肢体温度,肢体皮肤温度应保持在 34℃。各成分的绝对潜伏期与身高明显相关,而中枢段传导时间与身高无明显的相关性。

4.SEP 各波的起源

(1)正中神经刺激:N_9 为感觉神经动作电位;N_{11} 可能来源于颈髓入口处或后索,N_{13} 可能为颈髓后角突触后电位,N_{14} 和 P_{14} 可能来自高颈髓或延髓,N_{20} 可能起源于一级感觉皮质(S_1 区),P_{25} 多数学者认为是一级体感皮质(S_1 区)的另一个反应波,N_{35} 可能与细纤维经丘脑腹后外侧核投射到一级体感皮质(S_1 区)有关。

(2)胫后神经刺激:腘窝和 L_3 和 T_{12} 或 T_{11} 记录的电位反映周围神经远端和近端的动作电位。P_{40} 可能来自同侧头皮中央后回,N_{45} 可能来自顶叶 S_1 后方,P_{60} 可能与顶叶偏后凸面有关,N_{75} 分布较广,起源尚不清楚。

5.SEP 的临床应用　用于检测周围神经、神经根、脊髓、脑干、丘脑及大脑的功能状态。主要临床应用于吉兰-巴雷综合征(GBS)、颈椎病、后侧索硬化综合征、多发性硬化(MS)及脑血管病等感觉通路受累的诊断和客观评价。还可用于脑死亡的判断和脊髓手术的监护等。

二、脑干听觉诱发电位

脑干听觉诱发电位(BAEP)指经耳机传出的声音刺激听神经传导通路在头顶记录的电位。检测时一般不需要患者的合作,婴幼儿和昏迷患者均可进行测定。

1.检测方法　多采用短声刺激,刺激强度 50~80dB 或主观听阈+75dB;刺激频率 10~15Hz,持续时间 10~20ms,叠加 1000~2000 次。检测时单耳刺激,对侧白噪声掩盖。记录电极通常置于 Cz,参考电极置于耳垂或乳突,接地电极置于 FPz。

2.波形命名和起源　正常 BAEP 通常由 5 个波组成,依次以罗马数字命名为Ⅰ波、Ⅱ波、Ⅲ波、Ⅳ波和Ⅴ波。特别是Ⅰ波、Ⅲ波和Ⅴ波的潜伏期和波幅更有临床价值。Ⅰ波起源于听神经;Ⅱ波起源于耳蜗核,部分为听神经颅内段;Ⅲ波起源于上橄榄核;Ⅳ波外侧丘系及其核团(脑桥中、上部分);Ⅴ波起源于下丘脑的中央核团区。

3.BAEP 异常判断标准

(1)各波潜伏期延长>平均值+3SD,和(或)波间期延长>平均值+3SD;

(2)波形消失或波幅Ⅰ/Ⅴ值>200%。

4.影响 BAEP 的生理因素　Ⅰ~Ⅳ波潜伏期在出生 6 个月后基本达到成年人水平;Ⅴ波潜伏期通常在出生后 18 个月达到成年人水平;65 岁以后各波潜伏期明显延长和波幅降低。女性Ⅴ波潜伏期较男性短,而且波幅高。BAEP 不受麻醉镇静药、睡眠觉醒和注意力集中程度的影响。

5.BAEP 的临床应用

(1)客观评价听力:特别是对听力检查不合作者、癔症和婴儿、重症患者、意识障碍及使用氨基糖苷类的患者可以帮助判断听力障碍的程度。还可用于监测耳毒性药物对听力的影响。

(2)脑桥小脑肿瘤:Ⅰ~Ⅲ波间期延长。肿瘤为内侧型仅有Ⅰ波或Ⅰ波和Ⅱ波。脑干内肿瘤Ⅲ波和Ⅴ波消失,严重者可无任何反应。目前主要依靠影像学的检查,特别是 MRI。

(3)多发性硬化(MS):重要的意义在于发现临床上病灶。单侧损害多见,主要表现为Ⅴ波波幅降低或消失,也可表现为Ⅲ-Ⅴ波间期延长、Ⅲ波潜伏期或Ⅰ~Ⅴ波间期延长。

(4)脑死亡的判断:判断脑死亡的主要依据是 EEG 和 SEP,BAEP 的改变有参考价值,早期可有Ⅴ波消失,继之累及Ⅲ波,最后Ⅰ波也消失。目前认为诊断价值远不如 SEP。

（5）手术监护：桥小脑角肿瘤手术监护可避免听神经不必要的损害。

三、视觉诱发电位

视觉诱发电位（VEP）是经头皮记录的枕叶皮质对视觉刺激产生的电活动。

1.检测方法　通常在光线较暗的条件下进行，检测前应粗测视力并行矫正。临床上最常用的方法为黑白棋盘格翻转刺激 VEP（PRVEP）和闪光刺激 VEP。前者的优点是波形简单易于分析、阳性率高和重复性好，后者受视敏度影响小，适用于 PRVEP 检测不能合作者。记录电极置于 O_1、O_z 和 O_2，参考电极通常置于 C_z。

2.波形命名和起源　PRVEP 是一个由 NPN 组成的三相复合波，分别按各自的平均潜伏期命名为 N_{75}、P_{100} 和 N_{145}。正常情况下 P_{100} 潜伏期最稳定而且波幅高，是唯一可靠的成分。VEP 各波的起源目前尚不清楚。

3.VEP 异常的判断标准和影响因素

（1）VEP 异常的判断标准：潜伏期＞平均值＋3SD；波幅＜$3\mu V$ 以及波形分化不良或消失。

（2）VEP 的影响因素：主要受视力、性别和年龄的影响。女性潜伏期通常较男性短而且波幅高；年龄＞60 岁以上者 P_{100} 潜伏期明显延长。检测前应了解视力情况，近视患者可以戴眼镜进行检测。

4.VEP 的临床应用　视通路病变，特别对 MS 患者可提供早期视神经损害的客观依据。

四、磁刺激运动诱发电位

磁刺激运动诱发电位（MEP）指经颅磁刺激大脑皮质运动细胞、脊髓及周围神经运动通路在相应的肌肉上记录的复合肌肉动作电位。该技术在 1985 年 Barker 等建立，近年来被广泛应用于临床，为运动通路中枢传导时间的测定提供了客观依据。MEP 的主要检测指标为各段潜伏期和中枢运动传导时间（CMCT）。近年来磁刺激技术有了很大的发展，重复磁刺激技术可以用于语言中枢的定位和一些疾病的治疗等。

1.检测方法　上肢 MEP 检测是将磁刺激器置于上肢对应的大脑皮质运动区、C_7 棘突和 Erb 点，在拇短展肌或小指展肌等肌肉上记录诱发电位；下肢 MEP 测定是将磁刺激器置于下肢对应的大脑皮质运动区、T_{12} 或 L_1 及腘窝，在伸趾短肌和胫前肌上记录诱发电位。

2.刺激参数　磁刺激器最大输出磁场强度通常为 2.3T。确定刺激量的原则通常是阈值＋最大输出强度的 20％，上肢刺激量一般为最大输出量的 65％～75％，下肢为 65％～80％，头部为 80％～90％。

3.CMCT 的计算和异常的判断标准　皮质刺激潜伏期与 C_7 或 T_{12}（L_1）刺激的潜伏期差为 CMCT。异常的判断标准为各波潜伏期或 CMCT 延长＞平均值＋2.58SD；上肢易化或非易化状态下波形消失；下肢易化状态下波形消失。

4.易化现象　皮质刺激时相应肌肉轻度收缩，可较容易诱发出动作电位，而且伴有潜伏期缩短和波幅增高。

5.MEP 的影响因素　各波潜伏期与身高有明显的相关性（$P<0.01$）；随着年龄增长而潜伏期延长，而与性别无明显的相关性。

6.MEP 的临床应用　主要用于运动通路病变的诊断，如多发性硬化、脑血管病、脊髓型颈椎病和肌萎缩侧索硬化等，后者可发现临床上损害。

（谭贤佩）

第四节 肌电图检查

一、针极肌电图检查

针极肌电图是通过将针电极插入被检肌来记录肌肉在放松和收缩状态下的电活动从而分析其生理或病理生理状态的一种检查方法。针电极有两种：单极针电极和同心圆针电极，目前国内常用的是同心圆针电极。由于针电极的检查会造成患者较多不舒适的感觉，因此在检查前应充分解释并得到患者的理解，根据病情和诊断需要选择肌肉，在明确诊断的前提下尽可能减少被检肌的数量。

针电极检查通常观察以下三个部分：①针电极插入肌肉时和完全放松状态下的肌电活动；②肌肉轻度收缩时的运动单位电位(MUP)分析；③大力收缩时 MUP 的募集情况。异常肌电活动包括：①插入活动增加或减少；②异常的自发活动；③单个 MUP 波幅、时限和形态的异常；④大力收缩时 MUP 募集的异常。

（一）放松状态下的肌电活动

1.插入电位

(1)正常的插入电位：当插入或移动针电极时肌膜会因受到激惹而产生一串暴发的电反应，称为插入电位。正常肌肉的插入活动通常小于 300ms，随后即为电静息（在示波器或屏幕上显示为一条平的扫描线）。

(2)异常的插入电位：异常的插入电位包括插入电位延长和插入电位减少。插入电位延长往往是肌肉出现异常自发活动的先兆，提示肌膜的兴奋性增高。但如果仅有插入电位延长而没有纤颤电位、正相锐波(PSW)、肌强直电位或复合重复放电出现，通常没有临床意义，但也有人认为这是"肌电图病"，提示亚临床的肌强直，可能与编码氯通道基因的异常有关。如果插入或移动针电极时未引出插入电位，则称为插入电位减少或消失，提示肌膜兴奋性降低，可见于肌肉纤维化、肌肉组织被脂肪组织所取代、周期性麻痹发作期、McArdle's 病肌肉出现痉挛时等。

2.自发电活动

(1)正常的自发电活动：在放松时可见到两种与终板相关的正常自发电位，即终板噪声和终板棘波。前者是一种低波幅短时限的负相电位，代表乙酰胆碱呈量子释放时在突触后膜形成的单个或同步的微终板电位；后者是一种不规则发放的高频双向棘波，代表神经末梢自发活动引起的单个肌纤维放电。

(2)异常的自发电活动

1)肌纤维颤动电位和正相锐波：肌纤维颤动电位(Fib)简称纤颤电位，是二相或三相短时限(<2ms)、低波幅($<100\mu$V)电位，正相起始，一般在失神经改变 2~4 周出现，代表了单个肌纤维在失去了神经支配后的自主活动。正相锐波简称正锐波，是失神经支配时肌肉出现的另一种自发电位，以正向起始锐波后更随一个时间稍长的负向缓波为特征，其病理意义与纤颤电位相似。纤颤电位和正锐波的出现往往提示失神经支配的病理过程（尤其是神经轴索变性），但在一些活动性肌病或肌强直时也可出现这两种自发电活动。神经损害时其支配的肌肉也可没有纤颤、正锐波出现。可能的原因为是：①失神经支配的早期还没有出现纤颤、正锐波；②原发性的周围神经髓鞘损害而没有继发的轴索变性；③温度降低会使纤颤电位和正锐波减少甚至消失；④肌肉严重萎缩以至于几乎没有具有活性的肌纤维；⑤慢性病程，失神经后再支配完全。

2)束颤电位:束颤电位是一个运动单位或它的一部分自发收缩产生的电位,在肌电图上可见单个正常或异常形态的 MUP 呈不规则无节律发放。临床上病人常主诉有"肉跳",并且肉眼可见,往往不足以使关节活动,但手内肌或足部的肌肉束颤可见手指或足趾的抖动。虽然束颤电位在肌萎缩侧索硬化患者中较为多见,但在另一些病理状态下也可见到,如进行性脊肌萎缩症和脊髓灰质炎后综合征、脊髓型颈椎病、神经根病、卡压性单神经病和多发性或多数性单神经脱髓鞘性周围神经病等。正常人也可有束颤电位,称为"良性肌束颤动",此时,在肌电图上除有正常 MUP 形态的束颤电位外没有任何肌源性或神经源性损害的肌电改变。

3)肌颤搐电位和神经性肌强直电位:肌颤搐电位以一个或数个 MUP 节律性或非节律性发放为特征,发放频率为 2～60Hz,肌电图表现为二联、三联或多联发放的 MUP。神经性肌强直是起源于运动轴突的阵发性 MUP 以高频(150～300Hz)发放,通常持续数秒钟,突然开始突然终止,在严重病例也可持续存在。这两种电位可由运动、缺血或叩击神经诱发或加重,休息或睡眠时并不消失。肌颤搐电位常见于放射性臂丛神经病、脱髓鞘性周围神经病(如 GBS 和 MMN)和肌萎缩侧索硬化。此时,除了肌颤搐电位,肌电图上还有其他神经源性损害的表现。局部面肌颤搐在多发性硬化和脑桥胶质瘤中较常见。神经性肌强直多见于神经轴突兴奋性增高的离子通道病如获得性神经性肌强直、Morvan 综合征和发作性共济失调 I 型。

4)复合重复放电(CRD):复合重复放电过去被称为假性肌强直或类肌强直,指复合电位的重复发放,具有突然开始突然终止的特点。其复合电位是多相、复杂的,而且每次发放的电位形态相同,不存在波幅和频率上的变化趋势。CRD 并不总是病理性的,如在正常人的椎旁肌、髂腰肌以及括约肌上也可发现短暂发放的 CRD。病理性的 CRD 可见于脊肌萎缩症、Charcot-Marie-Tooth 病、肌萎缩侧索硬化(ALS)、甲状腺机能减退、包涵体肌炎、酸性麦芽糖酶缺乏症和多肌炎中。

5)肌强直电位:在肌电图检查中,肌强直电位是最具特征性的一种电位,其波幅由高到低、发放频率由快到慢,声音类似"俯冲的轰炸机"。将针电极插入肌肉、移动针电极、叩击肌肉或轻收缩被检肌可引出该电位。温度降低时强直电位会更明显。肌强直电位由肌纤维持续、自发的去极化引起,多见于各种非萎缩性肌强直和萎缩性肌强直,也可见于高钾性周期性麻痹、多肌炎、包涵体肌炎和酸性麦芽糖酶缺乏症等。

(二)运动单位电位形态的分析

1.MUP 的参数 一个运动单位所支配的肌纤维共同产生的电活动称为运动单位电位。MUP 波幅的测量使用峰-峰值,即负波顶点到正波顶点的振幅,通常用 μV 或 mV 表示,代表了离针尖最近的若干肌纤维活动的总和。时限指 MUP 从最早离开基线到最后回到基线所需要的时间。相位指穿过基线的峰电位的数目,常用穿过基线的次数+1得到。相位与一个运动单位中不同肌纤维去极化的同步性有关。当相位 ≥5 时,则称为多相电位。在 MUP 的一个相位中可有弦的变化,称为"转折",可以理解为没有回到基线的多相电位。超过 5 个转折的 MUP 被称为复杂 MUP。复杂 MUP 电生理意义与多相电位相同,在正常肌肉中可占 10%。此外,面积和面积波幅比也被用来作为评估 MUP 的参数。有人认为面积波幅比在诊断肌源性损害时较为敏感。

2.MUP 的影响因素 年龄是最重要的影响因素。随着年龄的增加 MUP 的时限和波幅均会增大,多相电位的比例也会增多。温度降低时 MUP 的时限和波幅也会增加并伴有多相电位增多。在正常人的不同肌肉之间 MUP 时限变化很大。一般来说,肌肉越小 MUP 时限越短,肌肉越大时限越长。通常下肢肌的 MUP 时限长于上肢肌。

3.神经源性损害时 MUP 的改变 在肌肉失去神经支配的早期可仅有募集的减少而不伴 MUP 形态的改变。此后,功能正常的运动单位对失去神经支配的肌纤维进行再支配,从而该运动单位所支配的肌纤维数量增多范围扩大,在电生理上表现为高波幅长时限 MUP(HALDMUP)常伴有相位和转折的增多,与这种改变相对应的是肌肉病理上的群组化现象。时限增宽同时伴有波幅和面积增大对诊断神经源性损害比较有特异性。而复杂性增加和单纯波幅增大对于早期轻度的损害比较敏感。MUP 不稳定指连续发放的同一个 MUP 形态具有明显的变异,提示正在进行再支配。

4.肌源性损害时 MUP 的改变 在肌源性损害时,肌纤维自身的破坏使一个运动单位范围内的肌纤维数量减少。因此肌肉病变时的 MUP 与正常 MUP 相比往往时限缩短波幅降低并伴有面积减少,多相电位和复杂电位增多。这种肌源性改变可也由动作电位在肌膜上的传导速度改变引起。这种短时限低波幅多相 MUP 有时也可见于周围神经的损害如轴索损伤后再生的早期,吉兰-巴雷综合征神经末梢出现传导阻滞时以及神经肌肉传递障碍性疾病如重症肌无力,但其发生机制不同,临床和其他电生理表现也不相同,很容易与肌病鉴别。总之,肌源性损害较为特异性的改变包括 MUP 时限缩短,面积减小(尤其是面积波幅比降低)。MUP 的复杂性增加并没有特异性,但是对于早期的较轻度的肌源性损害比较敏感。波幅在肌源性损害时多有降低,但也可以正常或增高。

(三)运动单位电位的募集

当肌肉自主收缩时,运动单位的募集发放遵循大小原则。轻轻地收缩肌肉时最早出现的 MUP 代表针电极附近较小的运动单位,通常以 $4\sim5\,Hz$ 的频率发放。当收缩力量有所加大时,最早募集到的 MUP 发放频率可增加到 $10\sim11\,Hz$,随着力量的进一步加大,仅有的一个运动单位已不能满足要求时,则出现第二个 MUP,同时第一个 MUP 的发放频率进一步增加。以此类推,当肌肉最大力收缩时,所有运动单位以最大的频率(可达到 $40\sim50\,Hz$)发放,在电生理上表现为干扰相。这种 MUP 发放数量和发放频率上的变化过程称为 MUP 的募集。

根据大力收缩时 MUP 的数量可将募集相分为三种:单纯相、混合相和干扰相。正常肌肉大力收缩时可达到干扰相;当某些病理因素使能被募集到的 MUP 数量减少时,称为混合相或减少的干扰相;如果MUP 进一步减少甚至只能募集到 $1\sim2$ 个 MUP 时则为单纯相或分离相。例如,在运动神经元病时,由于运动单位数量减少以及残存运动单位的再支配,大力收缩时可见到单个高波幅的 MUP 以高频率发放的单纯相。而在肌病时,因为减少的是运动单位支配的肌纤维而不是运动单位本身(换而言之,是运动单位的质量下降而不是数量减少),所以即使是轻微的肌肉收缩也需要很多运动单位共同完成,这种现象在肌电图上称为早募集,表现为正常波幅或低波幅的干扰相。

二、单纤维肌电图

(一)单纤维肌电图

单纤维肌电图(SFEMG)是一种选择性的肌电记录技术,可以采集到个别肌纤维的动作电位。SFEMG 可用于运动单位纤维密度(FD)的测定和神经肌肉接头"颤抖"的分析。纤维密度是测量同一个运动单位肌纤维数目和分布的指数;"颤抖"指同一个运动单位支配的 2 个肌纤维连续发放时其电位间间隔(IPI)的变异性。"颤抖"这一现象主要源于神经冲动在轴突分支末端和神经肌肉突触的轻微的延迟,因此,SFEMG 主要用于检查神经肌肉是否有传递障碍,如用于重症肌无力的诊断。在有失神经和再支配过程的神经病变中,纤维密度和颤抖都会增加。而在肌病中,它们通常正常或仅有轻度的增加。SFEMG 电极记录的肌纤维动作电位应该大于 $200\,\mu V$ 且上升时间小于 $300\,\mu s$,这样才能保证记录到的动作电位是电极附近(与电极的距离 $<300\,\mu m$)的肌纤维发放的。

1.纤维密度 FD 是一个发现和定量肌纤维在运动单位中重新排列的敏感指标。具体方法是:在一块肌肉中的 20 个点进行采样,记录每一个点的动作电位数量(即肌纤维数量),平均以后就是该肌肉的 FD。正常人中不同肌肉的 FD 不同,大于 60 岁的正常人 FD 也会增加,尤其是远端肌。神经源性损害时 FD 增加,提示肌纤维的群组化,与肌活检时的发现相仿。在一些肌病中 FD 也会增加。

2.神经肌肉的"颤抖"   当用电刺激轴突的方法引出一个单纤维动作电位时,不同刺激间电位潜伏期长短会发生变化。这种变化来源于神经肌肉"颤抖",是由于终板电位达到动作电位阈值所需的时间有波动而造成。当 SFEMG 记录到属于同一个运动单位的 2 个肌纤维的活动时,"颤抖"就表现为两个动作电位之间的时间差(即潜伏期)的波动。通常将第一个动作电位用触发技术固定于示波器或屏幕的某一个位置,另一个动作电位发放的时间波动即为"颤抖"。

在测量"颤抖"时,可让患者主动轻度收缩被检肌,也可以对肌肉内的神经分支行电刺激,前者所得到的结果更为可靠,不过对患者的配合程度要求较高。虽然与自主收缩相比,电刺激测得的结果更易受到技术因素的干扰,但是当检查难以保持持续自主收缩的患者、有肌肉震颤的患者或年龄太小而不能配合的患者时电刺激法优于自主收缩法。此外,电刺激也用于观察发放频率对"颤抖"的影响。"颤抖"的程度可通过测量两个肌纤维连续发放的电位间间隔的均值来定量,即连续差均值(MCD)。通常需要采样 20 对肌纤维来计算。不同肌肉的 MCD 正常值也不同,多在 $10\sim50\mu s$ 之间,如指总伸肌的 MCD 应小于 $34\mu s$。在神经肌肉接头疾病中,不仅 MCD 会增大,而且由于传导在突触的阻滞,成对肌纤维中的一个间或不能产生动作电位。突触传递的阻滞是临床上肌无力和重复电刺激衰减的基础。因此,除了 MCD 以外,阻滞出现的百分比(正常应小于 10%)和异常"颤抖"的百分比(正常应小于 10%)也是重要的参数。三个指标中的任何一个出现异常都可以作为判断被检神经肌肉接头传递异常的依据。

(二)SFEMG 在 MG 诊断中的应用

绝大多数 MG 患者有 SFEMG 的异常,因此对于临床怀疑而其他检查包括重复电刺激和 AChR 抗体都是阴性的患者具有非常重要的诊断价值。如果重复电刺激提示神经肌肉传递异常,SFEMG 不能对诊断有进一步的帮助,但基线"颤抖"值可以为随访和评价治疗效果提供有用的信息。

指总伸肌(EDC)是 SFEMG 检查中最常用的一块肌肉,因此在多数情况下首先检查 EDC。如果 EDC 正常,可选择眼轮匝肌或额肌。虽然单纯眼肌型 MG 患者 SFEMG 的阳性率不如全身型高,但仍有超过一半的患者可见肢体肌 SFEMG 异常,提示病理生理的改变远较其临床表现广泛。然而在 Musk 抗体阳性的患者中,肌电的异常改变较为局限,因此应该对临床无力的肌肉进行 SFEMG 检查以提高阳性率。一般来说即使患者应用抗胆碱酯酶药物,"颤抖"仍会异常,不过对于单纯眼肌型或者极轻症的 MG 患者还是应在检查前 24h 停药。

应该注意到的是,"颤抖"虽然敏感但特异性不强,在许多神经和肌肉疾病中都可有异常。因此一定要根据疾病背景和临床检查结果审慎地下结论。

(三)同心圆针电极 SFEMG

由于单纤维针电极十分昂贵,不可能做到一次性使用,因此目前有学者正研究用同心圆针电极(CNE)替代单纤维针电极来对神经肌肉传递功能进行定量分析。由于是一次性使用,在安全上有保障,此外其记录表面大,较易获得波形。但缺点也是显而易见的:记录半径过大导致多个肌纤维的动作电位易发生重叠从而低估了真正的"颤抖"值(CNE 的"颤抖"正常值要小于传统 SFEMG 的正常值),此外,CNE 不能测量纤维密度。就目前的研究来看,CNE 诊断 MG 的特异性(可达 96%)与 SFEMG 不相上下,但其敏感性(67%)则有较大差距。

三、肌电图和神经传导检查的临床应用

(一)运动神经元病和脊髓病变

1.肌萎缩侧索硬化   在 ALS 的诊断中针电极检查应该包括人体的头、颈、胸和腰骶 4 个区域。如果一

块肌肉既有活动性改变又有慢性再支配表现,则可认为该肌肉有神经源性损害。在颈和腰骶这两个区域,如果发现不同神经和不同节段支配的两块肌肉有神经源性损害,则可认为该区域受累。而对于头部和胸部只需一块肌肉见神经源性损害就可判断该区受累。因此,诊断一例典型的 ALS 最少只需 6 块肌肉。在 ALS 的诊断中,活动性损害指出现纤颤电位和正锐波或见束颤电位;慢性损害指宽大的 MUP 伴或不伴相位增多,MUP 发放不稳定,募集时 MUP 发放频率增加和募集减少等。在四个下运动神经元区域中,最广泛的细胞损害发生在颈和腰髓水平。在脑干,组织学变化主要发生在第十、十一和十二对脑神经运动核,而第五和第七对脑神经运动核较少受累。头部区域常检查的肌肉是舌下神经支配的舌肌、颏舌肌以及副神经支配的斜方肌和胸锁乳突肌。由于部分副神经运动核位于颈 1～4 的脊髓前角,因此关于副神经支配肌是否可作为头部代表肌也有不同看法。目前较为认可胸锁乳突肌代表头部而对斜方肌持保留态度。胸部的支配肌可以选择 T6 或 T6 以下的脊旁肌或胸髓支配的腹部肌肉如腹直肌。修订后的诊断标准去除了"临床很可能,实验室支持的 ALS"这一条,使 ALS 的诊断只包括三个级别:①确诊的 ALS,指在球部和两个脊髓区域有上运动神经元和下运动神经元损害的证据或在三个脊髓区域有上运动神经元和下运动神经元损害的证据;②很可能的 ALS,指两个区域有上运动神经元和下运动神经元损害的证据而且上运动神经元损害改变在下运动神经元损害之上;③可能的 ALS,指只有一个区域有上运动神经元和下运动神经元损害的证据或两个区域有上运动神经元损害证据或下运动神经元损害区域在上运动神经元损害区域之上。这一修订使电生理在 ALS 诊断中的重要性得到了加强。

ALS 的电诊断要点包括:①感觉神经传导速度和波幅在正常范围。②运动传导的 CMAP 波幅可以降低,但潜伏期和速度应该正常。如果轴索损害严重,则传导速度可以减慢,远端潜伏期和 F 波潜伏期可以延长,但仍应与其轴索损害的程度相匹配而不应该有脱髓鞘损害的证据,不应出现 CB 和 TD 等提示节段性脱髓鞘的电生理改变。③针电极见受累肌肉有神经源性损害证据。④重复电刺激时如发现低频衰减,则提示活动性损害并伴有新的神经再支配、终板不成熟以及较快的病程。

进行性肌萎缩(PMA)的电生理诊断和鉴别诊断原则与 ALS 相同。对于临床表现为原发性侧索硬化的病人,如果肌电图发现有下运动神经元损害,则提示患者可能还是以痉挛为首发症状的 ALS 病人。对于以延髓麻痹为主要症状的患者,电生理的诊断要点首先是明确脑干支配肌有无下运动神经元损害,其次是明确其他三个区域支配肌有无下运动神经元损害。这样既可以鉴别真性和假性球麻痹,还可以鉴别到底是进行性延髓麻痹还是 ALS。由于该组疾病多为进展性的,比如初诊为"可能的 ALS"患者,复诊可能已经发展成为"确诊的 ALS",或者部分原发性侧索硬化和延髓麻痹也可能发展成 ALS,因此电生理随访也是需要的。

2.脊肌萎缩症(SMA) SMA 是一组以脊髓前角细胞变性为特点的婴儿或儿童期起病的遗传病。根据起病年龄和 SMN1 基因的缺失情况和 SMN2 的拷贝数将儿童 SMA 分为 Ⅰ、Ⅱ、Ⅲ 型。各种类型的 SMA 有相似或相同的肌电图表现,包括纤颤正锐波和束颤电位;轻收缩时的高波幅长时限 MUP;重收缩时 MUP 发放频率增加,募集减少等。纤颤正锐波的出现率取决于疾病的阶段、发展速度和严重程度。束颤电位较少见。大部分 Ⅰ 型患儿见 CMAP 波幅降低,Ⅱ 型或 Ⅲ 型可正常或降低,运动传导速度正常或轻度减慢。在 Ⅰ 型患儿可有 SNAP 波幅的降低。

3.脊髓延髓肌萎缩症(SBMA) X-连锁脊髓延髓肌萎缩症患者均为男性,以进行性近端肢体肌和延髓肌无力、萎缩为特点。其电生理检查无论是针极肌电图还是运动和感觉神经传导都有广泛的异常,提示运动神经元和位于后根神经节的感觉神经元或其轴索的损害。针电极检查发现,SBMA 患者四个区域的支配肌均可见神经源性改变且以慢性再支配为主。其中,脑神经支配肌不仅累及延髓舌下神经运动核支配的舌肌,还包括脑桥三叉神经运动核支配的咬肌和面神经支配的肌肉,这一点与 ALS 不同。在神经传导检查中,大约90%的患者可见SNAP波幅降低,仅为正常均值的20%~30%。CMAP波幅可正常或降低。感觉和运动传导速度正常或轻度减慢。感觉传导正常并不能除外SBMA诊断,尤其是60岁以下的患者。

4.脊髓灰质炎　在急性期,肌电图最初显示的仅为运动单位募集减少,随着轴突变性出现纤颤正锐波。当神经再支配发生后,自发电位明显减少而出现高波幅长时限的巨大MUP。在没有症状的肢体有时也可以发现神经源性损害的改变。有些患者在灰质炎病毒感染后30~40年出现原先受累的肢体症状加重或原来未受累的肢体出现无力和萎缩,这一现象被称为灰质炎后综合征。电生理上可见广泛的慢性再支配改变。

5.脊髓空洞症　脊髓空洞症的临床症状和电生理改变取决于病变的部位和程度。颈髓空洞症主要引起手内肌或上肢肌萎缩和无力以及下颈部和上胸部皮节区的分离性感觉障碍。高颈髓病变还可导致斜方肌和胸锁乳突肌萎缩。延髓空洞症可见舌肌萎缩和面部痛温觉缺失。受累肌在肌电图上见纤颤正锐波和宽大的MUP。下肢往往不受累。虽然患者在临床上有感觉缺失,但是SNAP正常,提示损害发生在节前感觉通路上。SEP有助于发现中枢感觉传导通路的异常。

6.颈椎病　某些类型的颈椎病可由于脊髓受压或缺血性改变引起颈膨大脊髓前角细胞的损害,如脊髓型颈椎病和青年单上肢肌萎缩症(也被称为平山病)。患者在临床上主要表现为上肢肌肉的萎缩和无力,可以有麻木的主诉。电生理在受损节段支配的肌肉见失神经和再支配的改变。如果C_5和C_6脊髓受压则上肢近端肌受累为主,有时斜方肌也可有轻度损害,但往往不累及胸锁乳突肌。如果是平山病,则主要以C_7和C_8支配肌损害为主。虽然临床上以单侧损害为主,但电生理发现多数患者对侧也有累及。运动神经传导检查可见CMAP波幅降低但传导速度正常,感觉传导正常范围。F波可见潜伏期略延长或响应率降低。

(二)神经根病和神经丛病

在神经根或神经丛损害的评估中,电生理检查有助于发现受累肌肉的分布并对损伤水平精确定位。不过,这需要电生理检查者对神经和肌肉的解剖结构非常了解,同时也应认识到肌电图在诊断神经根和神经丛病中的局限性。

1.神经根病　颈部椎间盘突出引起的根病最多累及C_6神经根,其次为C_7神经根,而腰椎间盘突出常累及L_5或S_1神经根。在神经根病中运动传导检查基本正常,但如果轴索发生较为明显的损害时该神经根支配肌的CMAP波幅会降低,但通常不会消失,因为肢体肌多由数个神经根同时支配。F波对于根病的诊断价值不大。S_1神经根损害时胫神经H反射往往消失,但H反射消失并不能推断S_1神经根病。感觉神经传导正常与否是鉴别神经根病和神经丛病的重要依据。在神经根损害时,虽然患者有感觉障碍,但由于神经根压迫发生在背根神经节的近端,因此周围感觉神经SNAP多正常。对于神经根病的诊断是依靠针电极对肌肉的检查来实现的。在根性损害的急性期,肌肉并不出现纤颤正锐波而仅仅表现为募集减少和MUP发放频率增高。约10~14d以后该神经根支配的肌肉可见失神经改变。椎旁肌发现纤颤正锐波有助于神经根病和神经丛病的鉴别,但是椎旁肌的异常无助于判断哪一个神经根受损。此外,如果患者曾有颈椎或腰椎的手术史,则椎旁肌的价值就不大了。

2.臂丛神经病　由于解剖学的复杂性和位置较难接近,评价臂丛神经病对于肌电图医师来说具有一定的挑战性。大部分臂丛神经病是由外伤引起,现介绍几种神经内科医师会遇到的非外伤性的臂丛神经病。

(1)神经痛性肌萎缩(NA):又称为特发性臂丛神经病、急性臂丛神经病(ABN),在非外伤性臂丛神经病中排在第一位。临床上主要表现为急性起病,剧烈的疼痛,疼痛7~10d后出现肌萎缩和无力。在臂丛神经范围内的多灶性损害是该病的特点。肌电图通常表现为患侧受累肌的失神经改变,由于轴索损害常较为严重,因此募集多为单纯相。感觉传导异常有助于诊断该病,但感觉正常并不能除外NA,因为运动纤维损害往往重于感觉纤维。

（2）放射性臂丛神经病：多发生于乳腺癌、肺癌或纵隔肿瘤放射治疗后数月到数年。患者疼痛不明显，主要以缓慢进展的感觉异常为主诉。电生理检查发现臂丛神经以上干损害为主，神经传导检查见相应的感觉或运动电位波幅降低可伴传导速度轻度减慢，提示轴索损害的病理机制。肌电图可见纤颤正锐波和宽大的 MUP 伴多相电位增多。在肌肉中见到肌颤搐电位能够支持放射性神经丛病的诊断。

放射性臂丛神经病需与肿瘤局部浸润引起的臂丛神经病相鉴别。后者多侵犯臂丛神经下干且患者有明显的疼痛。

（3）胸廓出口综合征（TOS）：电生理只能诊断臂丛神经受压引起的神经源性胸廓出口综合征而对血管源性的 TOS 无能为力。TOS 多由颈肋压迫臂丛神经下干引起。在电生理上的表现为：①正中神经 CMAP 波幅明显降低而尺神经相对保留；②尺神经和前臂内侧皮神经 SNAP 波幅明显降低而正中神经相对保留；③尺神经 F 波潜伏期延长；④C_8 和 T_1 支配肌见神经源性损害改变。

3.腰骶丛神经病　与臂丛神经一样，腰骶丛病的电诊断也有相当的难度。腰丛损害需与单纯股神经损害相鉴别。此时需要检查平常较少用到的神经如股外侧皮神经、隐神经并且要检查闭孔神经支配的肌肉。骶丛损害易与坐骨神经损害相混淆，此时加做臀上神经支配的阔筋膜张肌和臀中肌以及臀下神经支配的臀大肌有助于鉴别。总之，腰骶丛神经病的电诊断结果包括：①SNAP 波幅降低；②CMAP 波幅降低；③椎旁肌肌电检查正常；④受损部位以下支配肌出现神经源性损害的证据。

（三）周围神经病

1.单神经病　在非外伤性的单神经病中，局部解剖结构的卡压或局部外力的压迫是最常见的病因。感觉和运动纤维往往同时受累，但有时也会只卡压某根运动支或感觉支。在电诊断单神经病时，为了达到精确定位的目的，常要用到寸移技术。虽然单神经病尤其是卡压性单神经病 F 波潜伏期可以延长，但其诊断价值不大。

有时，临床表现为单根神经损害的患者在电生理检查中会发现多数单神经或多发性周围神经的损害，或者有些患者在起病时是单根神经损害，但在以后的随访中发现多根神经受累。因此，单神经病的电诊断即应包括诊断和定位神经损害的内容，也应包括鉴别其他更为广泛的周围神经损害的内容。

（1）腕管综合征（CTS）：是最常见的神经局部受压性疾病。CTS 典型的电生理改变包括：①正中神经感觉传导速度（指-腕）减慢伴或不伴 SNAP 波幅降低；②正中神经远端运动潜伏期延长伴或不伴 CMAP 波幅降低；③拇短展肌见失神经和再支配。

为了提高 CTS 诊断的敏感性可采用以下方法：①环指刺激并于正中神经和尺神经腕部记录，比较两根神经 SNAP 的潜伏期；②正中和尺神经掌部刺激腕部记录（距离为 8cm），比较 CNAP 的潜伏期；③正中和尺神经腕部刺激，于掌部同一位置分别记录蚓状肌和骨间肌，比较 CMAP 潜伏期。以上各潜伏期差值的上限为 0.4ms。

（2）尺神经病：尺神经的解剖学特点决定了它在两个主要部位易受压迫，即肘部和腕部。肘管综合征是尺神经在尺侧腕屈肌和弓状韧带近端或其下方受到压迫，腕部损害是尺神经在 Guyon 管中受压。

肘管综合征的电生理改变包括：①跨肘部传导速度减慢伴或不伴传导阻滞；②尺神经和尺神经手背支 SNAP 波幅降低；③尺神经支配肌（尺侧腕屈肌有时可正常）有神经源性损害的改变。

尺神经腕部在 Guyon 管的损害依据其卡压部位可有多种电生理表现。Ⅰ型的损害部位在 Guyon 管近端，感觉和运动纤维均受累。电生理发现：①尺神经远端潜伏期延长伴或不伴 CMAP 波幅降低；②尺神经感觉传导速度减慢伴或不伴 SNAP 波幅降低；③尺神经支配的远端肌见神经源性损害。Ⅱ型的损害部位在 Guyon 管远端，因此只有运动纤维受累。电生理改变主要以 CMAP 远端潜伏期延长和波幅降低为主并见神经源性损害改变。尺神经感觉传导正常。Ⅲ型仅尺神经的浅支即感觉支受累,表现为尺神经SNAP的异常而运动传导正常。无论哪一种类型的尺神经腕部损害,尺神经手背支SNAP都应该正常,这也是判断尺神经损害部位在肘部还是在腕部的重要线索。

(3)桡神经病:桡神经最容易受损伤的部位在桡神经沟和前臂穿过旋后肌的部位(后骨间神经)。此外,其感觉分支桡浅神经也会由于不同原因受到损害。

所谓的"周六晚麻痹"是由于某些人在疲劳或醉酒的状态下熟睡,上臂受到固定物体的压迫使桡神经受压。早期的表现为远端CMAP波幅几乎正常,但桡神经沟上下传导减慢并见到传导阻滞,桡浅SNAP一般也正常。此时针电极虽未出现纤颤正锐波,但桡神经支配肌(肱三头肌除外)见募集明显减少。

后骨间神经损害仅累及运动纤维。电生理上发现该运动支支配的前臂后群肌肉出现神经源性损害的改变。桡神经CMAP波幅降低而桡浅SNAP正常。肱桡肌和桡侧腕伸肌不受累,可以此鉴别后骨间神经和更为近端的桡神经损害。

单纯的桡浅神经损害多由于腕部外力压迫引起,如戴手铐或表带太紧。电生理上主要表现为桡浅神经SNAP波幅降低伴或不伴传导速度减慢,运动传导和肌电检查正常。

(4)腓总神经损害:是下肢最常见的单神经病。腓骨颈或头是最常见的压迫部位,临床表现为足下垂和腓总神经支配区的感觉障碍,常需与L5神经根损害相鉴别。有时可以追问到患者的一些相关病史,如习惯性双腿交叉盘坐,石膏固定太紧或从事需久蹲的职业。

腓总神经在腓骨头处的损害常同时累及腓深神经和腓浅神经,电生理上表现为CMAP波幅降低伴或不伴腓浅神经SNAP波幅降低;腓骨头上、下部见传导速度减慢或传导阻滞;腓深神经和腓浅神经支配肌见失神经改变。股二头肌短头有无受累有助于鉴别腓骨头处的腓总神经损害和主要累及腓总神经的坐骨神经损害。

(5)跗管综合征(TTS):是胫神经在内踝后方受到卡压引起的。患者以内踝疼痛和足底麻木为主要症状。由于胫神经在足底的两个主要分支(即足底内外侧神经)的SNAP(趾-踝)即使在正常人也很难引出,因此通常检查CNAP(足底-踝)。跗管综合征的电生理改变包括足底内外侧神经CNAP速度减慢或波幅降低;足底内侧(踇展肌或踇短屈肌记录)和外侧(小趾展肌记录)神经CMAP远端潜伏期延长或波幅降低;足部胫神经支配肌见自发电活动。有一点需要注意,即便在正常人也常有足部肌肉的自发电活动和宽大的MUP。因此在诊断TTS时不仅神经传导要双侧对照,有时也要检查对侧的肌肉以免得出假阳性的结果。

2.多数性单神经病　指周围神经范围之内两个或多个部位以相同模式受累的一组疾病。不对称性和局灶性改变是其特点。这里讲的"部位"可以指单根神经,也可以指神经根或丛的某一个部位。例如,患者可以表现为右侧正中神经损害而左侧累及臂丛神经。因为多数性单神经病的诊断有助于指向某一类特定的病因,因此将其与多发性周围神经病鉴别开来具有重要的临床意义。

(1)血管炎性多数性单神经病:其神经的损害模式是感觉运动轴索型的,起病时常伴有疼痛和肢体的水肿。在对结节性多动脉炎引起的多数单神经病的观察中发现,神经损害并不是随机发生的,而是表现为某些神经更易受累。例如,腓总神经损害的发生率最高,其次为尺神经,再次为正中神经。

(2)脱髓鞘性多数性单神经病:两种以传导阻滞为特征的多灶性周围神经病可以归在这一类型中。其一是多灶性获得性脱髓鞘性感觉运动神经病(MADSAM)或称为Lewis-Sumner综合征(LSS),另一个是多灶性运动神经病(MMN)。

LSS被认为是CIDP的一种变异型。上肢的正中和或尺神经常最先受累,感觉和运动纤维都有损害。感觉神经受累和非卡压部位的运动传导阻滞或时间离散是其电生理改变特点,受累神经可有F波潜伏期延长。有时在临床没有症状的神经也可发现异常的电生理改变。如果继发的轴索损害明显,针电极可在受累神经的支配肌发现神经源性损害改变。

MMN 的主要临床特点为非对称性的、缓慢进展的以上肢为主的肢体无力伴或不伴肌肉萎缩。与 LSS 不同,MMN 没有感觉神经的损害。其电生理特点为持续且不可逆的非卡压部位节段性运动神经传导阻滞。传导阻滞在正中和尺神经的前臂段较为多见,Erb's 点也是好发部位。有时同一根神经可在两个部位存在传导阻滞。在 MMN 诊断中,节段性的时间离散与传导阻滞同等重要。在针电极检查时,如果正常容积的肌肉出现 MUP 募集明显减少并见高频放电则提示在神经近端的某一部位存在传导阻滞。束颤电位在 MMN 也并不少见。

(3)遗传性压迫敏感性周围神经病(HNPP):临床表现为反复发作的无痛性单神经病或多神经病,多有轻微外伤或受压或牵拉的病史。最常受累的神经是腓总神经和尺神经,其次为臂丛神经和桡神经。电生理检查除了在有临床症状的神经发现异常以外,在其他神经的易卡压部位如正中神经腕部、尺神经肘部也能发现传导的异常,感觉和运动神经常同时累及。由于是显性遗传,没有临床症状的家人也可发现相同模式的电生理改变。

3.多发性周围神经病 多发性周围神经损害常见的电生理改变模式常见于以下几种神经病。

(1)均匀脱髓鞘型感觉运动多发性神经病:均匀脱髓鞘指全身各条周围神经以及神经的全长都以相近的程度发生脱髓鞘改变。电生理上表现为运动传导速度广泛均匀减慢,远端潜伏期延长,远端潜伏期指数正常范围;CMAP 波幅正常或降低;感觉传导速度减慢伴 SNAP 波幅降低或不能引出;F 波潜伏期明显延长或不能引出;由于髓鞘均匀脱失,多没有 CB 或 TD。针电极的改变取决于继发轴索损害的程度,从正常到严重的神经源性损害都可以出现。这一类疾病多为有遗传性背景的周围神经病,包括 HMSN Ⅰ 型、Ⅲ型和Ⅳ型,异染性脑白质营养不良,Krabbe 脑白质营养不良,Tangier 病,先天性髓鞘形成障碍性神经病,肾上腺髓质神经病和脑腱黄瘤病等。

(2)不均匀脱髓鞘型感觉运动多发性神经病:该型周围神经病以节段性髓鞘脱失为特点,多为获得性的脱髓鞘疾病。电生理表现为不同神经之间或同一根神经的不同部位之间传导改变的程度不同,常见 CB 和 TD。

约 15%～20% 的急性炎性脱髓鞘性多发性神经病患者在起病初期远端神经传导可以完全正常,而此时 F 波的缺失或潜伏期的延长提示近端神经受损。运动传导的异常多发生在神经的远端、易卡压部位或神经的近端(如上肢的 Erb's 点处),包括传导速度减慢、远端潜伏期延长、CB 和 TD。有时 CB 可快速恢复,伴随临床症状的明显好转,提示轻度的髓鞘损害或暂时的神经失用。远端 CMAP 波幅降低可由神经末梢的脱髓鞘引起,并不一定提示轴索变性。感觉传导的异常没有运动显著。在其他多发性周围神经病中常常最先受累的腓肠神经在急性类性脱髓鞘性多发性神经病(AIDP)中损害不明显,该现象被认为是AIDP 的一个特点。

慢性炎性脱髓鞘性多发性神经病(CIDP)的传导异常与 AIDP 相仿,也表现为不均匀脱髓鞘损害,不过针电极会发现更多的失神经和慢性再支配的改变。在抗-MAG 周围神经病中,髓鞘损害为长度依赖性,远端的髓鞘脱失重于近端,远端潜伏期指数可以提示这种异常分布;CB 并不常见。POEMS 综合征的神经损害表现为中段髓鞘损害较远端重,同时下肢远端有严重的轴索损害,CB 也不常见。

CMTX 虽然是遗传性神经病,但患者的神经传导检查也会提示不均匀脱髓鞘。

(3)轴索损害型多发性运动神经病:电生理改变包括:①CMAP 波幅降低而远端潜伏期正常或仅有与波幅降低程度相匹配的潜伏期略延长或传导速度轻度减慢;②没有 CB 或 TD;③SNAP 多正常或仅有轻度波幅降低;④针电极有纤颤正锐波。GBS 的变异型急性运动轴索型神经病(AMAN)和 CIDP 的变异型慢性运动轴索型神经病(CMAN)、卟啉病等就属于这一类。

(4)轴索损害型多发性感觉神经病:电生理发现被检感觉神经 SNAP 波幅降低伴或不伴传导速度轻度减慢;胫神经 H 反射可正常或消失;运动神经传导速度和波幅以及 F 波均正常,针电极检查也没有神经受损的证据。遗传性感觉神经病、脊髓小脑变性、Sjogren 综合征、Miller-Fisher 综合征、淀粉样变性和化疗药物顺铂引起的周围神经病均属于这一类。虽然其中有些是由于感觉神经元损害引起的,但在电生理上将两者区分开并不容易。如果电生理改变对称且为长度依赖的,轴索损害可能大,反之则需要考虑感觉神经元的损害,不过这种区分并不绝对。

(5)轴索损害型感觉运动多发性神经病:多发性运动感觉轴索性周围神经病在临床上很多见。电生理改变包括 CMAP 和 SNAP 波幅降低伴或不伴传导速度轻度改变;无 CB 或 TD;针电极有神经源性损害的改变,远端肌为重。许多遗传、代谢或中毒性周围神经病属于此类,例如 HMSN Ⅱ型、酒精性多发性神经病、维生素缺乏、某些金属如铊引起的神经病、化学物如丙烯酰胺中毒等。此外还有 GBS 的变异型急性感觉运动轴索性周围神经病(AMSAN)、甲状腺功能减低、Lyme 病等。

(6)轴索和髓鞘混合型感觉运动多发性神经病:例如糖尿病性多发性周围神经病和尿毒症性周围神经病,其病理基础是原发性轴索损害伴继发性节段性脱髓鞘改变。电生理结果显示:CMAP 和 SNAP 波幅降低;运动传导远端潜伏期的延长和传导速度的减慢不能用单纯的轴索损害来解释;可有轻度的时间离散;针电极可有纤颤正锐波。

(四)肌肉病

在肌病的诊断中,肌电图的作用首先是将肌源性损害和神经源性损害鉴别开来,其次是阐明异常肌电的分布,并判断有无活动性改变。本节将简单介绍肌电图实验室常见的一些肌病。

1.肌营养不良　Duchenne 型和 Becker 型肌营养不良纤颤电位和正锐波出现较早,但数量远不如在肌炎和运动神经元病中多。病程晚期由于肌肉的纤维化插入电位可消失。肌纤维的随机破坏在肌电图上表现为低幅、短时限 MUP。重收缩时这些 MUP 会发出特征性的、类似大量纤颤电位发放的声音。

面肩肱型肌营养不良早期肌电图仅有轻度异常,后期肌电改变为典型的肌源性损害。在该型中,肌源性改变的分布不均匀,一些肌肉损害明显而另一些几乎正常。

肢带型肌营养不良(LGMD)由一组不同的遗传性疾病组成,症状和体征各异。肌电图上可见纤颤正锐波和短时限低波幅多相电位以及早募集。除此以外肌电可帮助明确受累肌肉或肌群的分布,例如 LGMD2B 的患者以小腿和大腿后群肌受累为重。

强直性肌营养不良患者见大量肌强直电位和肌源性损害的改变,有别于先天性肌强直。

眼咽型肌营养不良表现为进行性睑下垂和吞咽困难,伴或不伴眼外肌麻痹,在临床上需与重症肌无力相鉴别。肌电图上该病重复电刺激无衰减现象,而针电极可见典型肌源性损害改变。

2.先天性肌病　先天性肌病的诊断取决于肌活检样本中特定的病理结构。在肌电图上,自发电活动少见(除了中央核肌病以外),轻收缩见低幅短时限多相 MUP,神经传导正常。

3.代谢性肌病

(1)糖原累积病:在Ⅱ型的婴儿型中,肌电图检查发现插入活动增加,并有纤颤,正锐波和复合重复放电(CRD),这与前角细胞损害的表现类似。轻收缩出现大量的多相位、低波幅、短时限运动单位电位。婴儿型的异常肌电活动分布广泛,而成人型和晚发儿童型的异常改变局限于臀部肌肉、椎旁肌和其他近端肌,且多数患者无自发电活动。除了可以有 CMAP 波幅降低外,感觉、运动神经传导和神经肌肉传递功能检查均为正常。Ⅲ型患者肌电图可见大量的纤颤波、CRD 和低波幅、短时限的运动单位电位。Ⅴ型患者在挛缩发作间期,肌电图可正常或见到自发活动和肌源性损害改变。椎旁肌可见肌强直和 CRD。在挛缩时尽管肌肉有缩短但肌电图上呈电静息。与此不同,普通的肌肉痉挛或抽筋时肌电图显示为大量的 MUP 发放。Ⅶ型在发作间歇期肌电图也无异常。

(2)脂质代谢疾病:半数以上的脂质代谢性肌病患者可有纤颤波或其他自发电活动如 CRD,MUP 呈典型的肌源性改变。有些患者可伴发周围神经病,主要以感觉和运动神经轴索损害为主而传导速度及神经肌肉传递功能的测定均正常。

(3)线粒体疾病:线粒体疾病伴发的肌肉损害在肌电图检查中可正常或仅轻度异常。用传统或单纤维肌电检查方法可以在无症状的家庭成员中发现轻微的亚临床肌病改变。患者可伴发周围神经轴索改变,其腓肠神经活检显示有髓纤维密度下降以及有髓和无髓纤维的轴索变性。

4.内分泌性肌病　甲状腺功能障碍可引起各种各样的神经肌肉疾病,但其临床表现常被较为明显的内科症状所掩盖。在这些疾病中甲状腺毒性肌病(甲亢性肌病)发病率最高且多见于男性患者。在典型病例中肩胛带肌的无力较骨盆带肌常见。即使临床上肌无力不明显,定量肌电图也可发现低波幅、短时限MUP。甲状腺功能减退引起近端肌无力、痛性肌痉挛和肌肉肥大,在儿童中尤为如此。用反射锤急速叩击可见肌肉局部收缩形成的肌球,肌球往往呈电静息。肌电图检查可表现为插入电位延长和不伴临床症状的短暂肌强直放电。血清 CK 水平升高常由肌酸代谢异常引起,故不能以此诊断肌病的存在。

肾上腺和垂体疾病可引起非特异性肌肉无力,在系统性应用皮质类固醇或促肾上腺皮质激素后也可发生这种情况,骨盆带肌和大腿肌受累明显。由于该类肌病以Ⅱ型纤维萎缩为主,在肌电图上常无特异性异常发现。炎性肌病患者在长期接受激素治疗后无力症状可能会进行性加重。在这种情况下,若插入电位正常且无纤颤波,往往提示为类固醇肌病而不是肌炎的加重。

5.炎性肌病

(1)多肌炎和皮肌炎:无论是多肌炎还是皮肌炎或重叠综合征其肌电图改变都是相似的。未经治疗的患者常出现以下肌电图异常三联征:①纤颤电位和正锐波;②复合重复放电;③早募集的低幅短时限多相MUP,在无力肌肉尤为明显。肌电图的异常有时主要见于或仅见于椎旁肌。病程晚期 MUP 可见时限增宽,波幅增大,并出现晚成分。大剂量激素治疗几周后,自发电活动明显减少或消失。这一电生理改变过程与临床症状改善之间有很好的相关性。如果重复电刺激见低频衰减,则提示肌炎与重症肌无力两种疾病重叠。

(2)包涵体肌炎:包涵体肌炎是一类独立存在但较少被认识的骨骼肌炎性疾病。该病男性多见,多以远端肌无力起病,表现为屈腕、伸膝和踝背屈无力。肌电图改变与其他炎症性肌病相似,表现为纤颤电位、正锐波、复合重复放电、伴早募集的低幅短时限 MUP。多数患者呈肌源性和神经源性混合损害,可有肌强直发放。在 1/3 的患者中,宽大与窄小的 MUP 同时存在,强烈提示包涵体肌炎的诊断。

(五)神经肌肉接头病

1.重症肌无力　电生理检查在重症肌无力的诊断中具有重要的作用。一般而言,65%~85%的 MG 患者重复神经电刺激(RNS)检查是阳性的。为了提高阳性率,应该选择包括远端肌、近端肌和面肌在内的多块肌肉进行检查。单次刺激引出的 CMAP 波幅正常或略降低。用 2~3Hz 低频刺激可引出最为明显的衰减反应。一般认为,两块肌肉衰减超过 10% 即可提示神经肌肉传递障碍,但也有人认为即使只在一块肌肉发现可重复的异常衰减也应高度怀疑终板功能是否完好。某学者认为面部肌肉衰减超过 8% 即可判断为异常。疲劳试验有助于提高阳性率。具体方法是:患者大力收缩被检肌 30s~1min,在收缩停止即刻(0min)和收缩后 2~4min 分别重复 RNS。阳性结果是:0min RNS 显示衰减改善而 2~4min 的 RNS 发现衰减明显(与试验前相比进一步衰减 5% 以上)。高频刺激 CMAP 波幅可衰减、不变或正常递增。高频改变不作为诊断 MG 的依据。

MG 患者的 MUP 可表现为正常或不同程度肌源性损害的特点,这取决于 MG 的严重程度。通常没有纤颤正锐波,如果出现应考虑是否合并炎性肌病或由于终板功能损害严重导致失神经支配。单纤维肌电图是诊断 MG 最为敏感的检查。对一组 RNS 阴性的 MG 患者的 SFEMG 研究发现,有 79% 的患者"颤抖"异常。临床表现为单纯眼肌型的患者,如果肢体肌 SFEMG 正常,则该患者以后发展为全身型的机会不大。

2.肌无力综合征　Lambert-Eaton 肌无力综合征的电生理改变为:单次刺激时 CMAP 波幅明显降低且与肌肉容积不相称;低频刺激波幅衰减;高频刺激(20～50Hz)后 CMAP 波幅递增超过 50% 甚至超过 500%。如果患者不能耐受长时间高频刺激或需要检查近端肌时,可让患者大力收缩被检肌 10～15s 并观察收缩前后 CMAP 波幅的变化。如果患者能很好地完成大力收缩,其效果等同于甚至优于高频电刺激。检查 MG 患者时为了提高阳性率要选择多块肌肉,并且首选无力最为明显的肌肉。对于 LEMS 患者则不需要如此,因为其电生理改变是广泛存在的,只需选择便于检查的肌肉即可。通常选择上肢远端的拇短展肌和小指展肌。

针电极检查所见与 MG 患者相似,即类似于肌源性损害的改变,其程度取决于突触前膜乙酰胆碱释放减少的程度。肌电图常没有纤颤正锐波。SFEMG 可见增加的"颤抖"和阻滞,但对 LEMS 的诊断价值不大。

LEMS 患者感觉传导速度和波幅正常。但由于 LEMS 好发于 40 岁以上的男性,伴发各种周围神经病的情况并不罕见。因此如果发现 CMAP 和 SNAP 波幅均降低,但肌肉萎缩不明显,而且针电极也没有发现神经源性损害的改变时,应进行重复电刺激检查和大力收缩试验以明确是否存在 LEMS 和多发性周围神经病并存的情况。

3.肉毒毒素中毒　与 LEMS 相似,肉毒毒素中毒也可引起突触前膜乙酰胆碱释放减少。两种疾病的电生理改变类似:单次刺激引出一个低波幅的 CMAP;低频衰减;高频递增。但其高频递增的程度不如 LEMS 明显,在严重的病例波幅甚至不会增高,这是由于神经肌肉接头被完全阻滞了,此时肌肉中可见纤颤正锐波,类似失神经支配的过程。单纤维肌电图也提示异常"颤抖"。局部注射肉毒毒素治疗肌张力障碍时,未被注射的肌肉可有"颤抖"异常,提示毒素的远隔效应。

4.先天性肌无力综合征(CMS)　是一组非常罕见的神经肌肉传递功能障碍性疾病。根据损害部位以及病理生理特点,可分为突触前缺陷,突触缺陷和突触后缺陷三大类型。其中以突触后缺陷最为常见。该类疾病总的特点为:起病较早;肌肉无力易疲劳;应用胆碱酯酶抑制剂有效(除外终板胆碱酯酶缺乏症和慢通道综合征);抗乙酰胆碱受体抗体阴性。

RNS 或 SFEMG 的改变只能提示 CMS 患者神经肌肉接头有损害而并不能鉴别 MG 和 CMS。不过在检查中发现重复 CMAP 却是诊断 CMS 中胆碱酯酶缺乏症和慢通道综合征的重要依据,而且这种重复 CMAP 在低频和高频刺激时均衰减。多数 CMS 电生理上类似 MG 的改变,但也有几种与 LEMS 相仿。有些胆碱乙酰基转移酶缺乏的患者需先用 10Hz 刺激 10min 后才能发现低频衰减。

(六)离子通道病

编码离子通道的基因突变导致的各种疾病被称为离子通道病。广义的通道病还包括获得性的离子通道功能异常。本节主要介绍几种在临床上较为常见的神经肌肉离子通道病的电生理改变。

1.先天性肌强直　肌强直指骨骼肌突然自主收缩后不能放松这一现象。先天性肌强直(MC)是由于编码骨骼肌氯通道的基因 CLCN1 突变导致的。MC 可分为常染色体显性遗传的 Thomsen 型和常染色体隐性遗传的 Becker 型两种。肌电图检查发现患者肌肉广泛存在肌强直电位。此外,67% 的隐性遗传基因携带者虽然没有临床症状但电生理上也可见肌强直。Becker 型患者的重复电刺激可见 CMAP 波幅进行性衰减,高频刺激时更为明显。在短时间运动试验(SET)中,先天性肌强直患者 CMAP 波幅在活动后即刻下降(等同于高频衰减),重复 SET 后发现波幅下降越来越改善(等同于临床上的"热身现象")。

2.先天性副肌强直(PMC)　是一种由于骨骼肌电压门控钠通道基因 SCN4A 异常引起的显性遗传疾病。其肌强直现象在运动后会加重,与先天性肌强直正好相反。面部、舌和手部是临床表现明显的区域。运动后或暴露于寒冷环境后肌强直加重并导致无力是该病的特点。肌电图可见肌强直电位偶尔也可见少量正锐波;重复电刺激或冷冻试验可使 CMAP 波幅降低;SET 后 CMAP 波幅下降,重复 SET 使波幅下降越来越明显。长时间运动后即刻 CMAP 波幅明显下降且在观察期间(60min)波幅也不能恢复到基线水平。

3.周期性麻痹　周期性麻痹以发作性肌肉无力伴血钾水平变化为特点,其病理生理机制是可逆性的肌膜兴奋性降低从而动作电位无法在肌膜传播。通常分为低钾性周期性麻痹(HypoPP)、正钾性周期性麻痹(NormoPP)和高钾性周期性麻痹(HyperPP)三种。

(1)低钾性周期性麻痹:在发作期,肌电图显示 MUP 募集明显减少,CMAP 波幅明显降低甚至不能引出。发作间期通过长时间运动试验可揭示肌膜兴奋性的异常:长时间运动后 $10\sim20$minCMAP 波幅逐渐缓慢下降,下降幅度可超过 50%,在数小时后才能恢复到基线水平。

(2)高钾性周期性麻痹和正钾性周期性麻痹:在发作期,CMAP 波幅明显降低,针电极见肌肉插入电位明显延长或见肌强直电位。在发作间期,肌电图也可见插入电位的改变和肌强直,轻收缩时如果看见低波幅短时限运动单位电位则提示伴发肌病。短时间运动后 HyperPP 患者 CMAP 波幅可以增高,而长时间运动后即刻患者 CMAP 波幅可升高,但在随后的 $10\sim20$min 内波幅逐渐缓慢下降,与 HypoPP 相同。

4.获得性神经性肌强直　获得性神经性肌强直也被称为 Isaac 综合征,是一种隐匿起病的以广泛的肌肉无痛性僵硬、持续肌肉颤搐和蠕动、肌肉肥大伴体重减轻和多汗为特点的疾病。神经轴突电压门控钾通道抗体使轴膜兴奋性增加是该病的致病原因。肌电图的特征性异常改变包括纤颤电位、束颤电位或二联、三联乃至多联的肌颤搐电位高频发放。随着疾病的发展,全身肌肉广泛可见不同形态的 MUP 呈高频发放,有时频率可达 300Hz。重复电刺激检查也可见 CMAP 波幅衰减。

(李佳佳)

第三章 神经内科常见病诊断方法

第一节 病史采集

1.病史采集技巧

(1)尽可能让患者自己陈述疾病的主要症状和发病、发展的完整经过。患者在陈述时一般不要打断，等患者讲完后，对病史进行综合、分析和提炼，再对患者没有谈及但对诊断有意义的问题进行询问。

(2)对不能自己陈述病情的患者，让最了解患者病情的家属进行陈述。

(3)询问过程中注意患者提供病史的可靠性，医师应加以分析并向亲属等进一步核实。

(4)在询问中，尽量不要使用医学术语，在提问时切忌暗示。

(5)如果患者使用医学术语，有可能患者所使用的医学术语与实际病情不符，应仔细询问具体指的是什么，以免造成误解而给诊断带来困难。

(6)尽量围绕主诉提问，要善于引导患者按时间先后讲述每个症状出现的具体时间及演变情况。

2.病史采集中需要重点询问的问题

(1)症状的发生情况：包括初发症状的发生时间、发病形式（急性、亚急性、慢性、隐袭性、发作性、间歇性或周期性等）、发病前的可能诱因和原因。

(2)症状特点：包括症状的部位、范围、性质和严重程度。

(3)症状的发展和演变：包括症状的加重、减轻、持续进展或无变化等，症状变化的可能原因和影响因素。

(4)伴随症状：主要症状之外的伴随症状特点、发生时间及相互影响。

(5)既往药物治疗及其效果：包括病程中各阶段的检查结果、诊疗过程、具体用药以及疗效。

(6)与现病有关的其他疾病情况：包括是否合并存在其他系统疾病及与现病的关系。

(7)一般情况：包括饮食、睡眠、体重、精神状态以及二便情况等。对儿童或幼年起病的患者需要了解营养和发育情况。

(8)病程经过：注意有无恶化、停滞、改善、缓解、复发和周期性发作等。

3.常见症状的问诊内容

(1)头痛

①头痛部位：整个头痛、局部头痛还是部位变化不定的头痛，如为局限性头痛应询问具体部位。

②头痛形式：头痛是突然发生还是缓慢加重；是发作性还是持续性；发作时间是在早晨还是晚上，及在一天中的变化；头痛发作是波动性、持续性还是周期性，如是周期性应注意与季节、气候、饮食、睡眠的关系，女性患者应询问与月经周期的关系。

③头痛性质:头痛是胀痛、钝痛、隐痛、跳痛,还是刀割样、烧灼样、箍紧样、爆裂样或雷击样疼痛。

④头痛加重因素:头痛症状有无在用力、低头、咳嗽和喷嚏等使颅内压增高的情况下加重,与月经周期是否有关,与睡眠、劳累、气候、咀嚼和吞咽动作是否有关。

⑤头痛程度:头痛是否影响睡眠和工作,但应注意头痛程度易受主观因素影响,应具体问题具体分析。

⑥头痛伴随症状:有无伴闪光感、恶心、呕吐、视物不清、耳鸣、失语、瘫痪等。

⑦头痛先兆症状:有无暗点、眼前闪光、亮点、异彩、幻觉等视觉先兆。

(2)视力障碍

①发生的情况:急性、慢性、渐进性,是否有缓解和复发。

②发生视力障碍持续的时间。

③视力障碍的表现:视物不清还是完全失明;双眼视力下降的程度;视野缺损的范围是局部还是全部;是否伴有复视或眼震;有无单眼黑蒙或双眼黑蒙。

(3)眩晕:询问时应注意鉴别是眩晕还是头昏。确定患者发作时是否有自身旋转或移动(主观性眩晕)或外界旋转或移动(客观性眩晕)的感觉,有无伴发症状,如恶心、呕吐、面色苍白、出汗、平衡不稳、晕厥、耳鸣和听力改变、心慌、血压和脉搏改变等,以及发作诱因、持续时间、眩晕与体位的关系。

(4)疼痛

①疼痛部位:疼痛位于表浅还是深部;皮肤、肌肉、关节还是难以描述的部位;固定性疼痛还是游走性疼痛。尤其注意有无沿神经根或周围神经分配区放射的现象。

②疼痛性质:疼痛是酸痛、胀痛、刺痛、烧灼痛,还是闪电样疼痛;放射性疼痛、扩散性疼痛或牵涉性疼痛;发作性疼痛或搏续性疼痛。

③疼痛的发生情况:急性还是慢性,发作性还是持续性。

④影响因素:触摸、挤压是否加重疼痛,活动是否诱发或加重,与气候和冷暖变化有无关系等。

⑤伴随症状:是否伴有肢体瘫痪、感觉减退或异常,是否伴有皮肤变化。

(5)瘫痪

①发病形式:急性起病还是慢性起病,起病的诱因以及症状的波动和进展情况。如为急性起病,应问及有无发热、抽搐和外伤史,有无伴随疼痛症状,既往有无类似发作;如为慢性起病,应问及发展的速度和过程。

②瘫痪部位:四肢瘫、偏瘫、单瘫,还是仅累及部分肌群的瘫痪,如为肢体瘫痪还应注意远端和近端的比较。

③瘫痪的性质和程度:痉挛性瘫痪还是弛缓性瘫痪;应仔细检查瘫痪肢体的无力程度,询问瘫痪是否影响坐、立、行走、进食、言语、呼吸、上下楼等日常活动,是否影响精细动作。

④伴随症状:有无皮肤改变、肢体感觉异常、疼痛、麻木、抽搐、肌肉萎缩等,以及有无语言障碍、括约肌功能障碍等。

(6)抽搐

①抽搐最初发作的年龄。

②诱发因素:抽搐发作与睡眠、情绪、饮食、月经等的关系。

③发作先兆:有无眼前闪光、闻到奇异气味、心慌、胸腹内气流上升的异常感觉以及不自主咀嚼等。

④抽搐部位:全身性抽搐、局限性抽搐还是由局部扩展至全身的抽搐,如为全身性抽搐,询问从身体哪一部位开始。

⑤抽搐形式和伴随症状:肢体有无伸直、屈曲、阵挛,有无眼、颈部、躯干向一侧旋转;有无伴随意识丧

失,如有则应询问持续时间;有无口吐白沫、二便失禁、跌倒、跌伤、舌咬破等情况。

⑥抽搐发病后症状:有无昏睡、头痛和肢体一过性瘫痪等。

⑦抽搐发作频率:每年、每月、每周或每天的发作次数,以及最近一次发作的时间。

⑧以往的诊疗情况:既往诊治情况,发作间歇期有无症状。

⑨相关病史:发病前有无脑部炎性疾病、脑血管病、头部外伤史。

(7)感觉异常:询问时应注意鉴别是浅感觉(痛觉、触觉、温度觉)、深感觉(运动觉、位置觉、振动觉)还是复合感觉(形体觉、定位觉、两点辨别觉)的异常。注意询问感觉异常分布的范围、出现的形式(发作性或持续性)以及加重的因素等。

(8)麻木:询问麻木的部位及性质,是某一部位还是全身。另外还应询问麻木是否伴有无力等症状。

(9)睡眠障碍:询问是嗜睡还是失眠。如有失眠,询问是入睡困难、易醒还是早醒,是否有多梦或醒后再次入睡困难,以及失眠的诱因或影响因素,睡眠中有无肢体不自主运动以及呼吸暂停等。

4.需重点询问的既往史

(1)高血压:从何时发病,治疗情况,血压控制情况,是否有其他并发症。

(2)糖尿病:从何时发病,治疗情况,血糖控制情况,是否有其他并发症。

(3)感染:是否患过流行病、传染病和地方病,有无慢性感染性疾病。

(4)心血管疾病:有无心脏疾患,如心房颤动(房颤)、周围血管栓塞等。

(5)肿瘤:有无恶性肿瘤病史。

(6)中毒:有无铅、汞、苯、砷、锰、有机磷等毒物接触或中毒史。

(7)过敏:有无荨麻疹、药疹、支气管哮喘及其他过敏史。

(8)外伤:有无头部或脊椎外伤史和手术史。

(9)癫痫:有无癫痫发作史。

(10)婴幼儿患者应询问母亲怀孕期情况和出生情况。

5.需重点询问的家族史　神经系统遗传病发生在有血缘关系的家族成员中,如两代以上出现相似疾病,或同胞中有两个相近年龄者出现相似疾病,应考虑到遗传病的可能。发现遗传病后,应绘制家系图谱,供临床参考。

(齐俊佳)

第二节　神经系统检查

神经系统检查所获得的体征是诊断疾病的重要临床依据。

一、一般检查

检查和评估患者的一般状况如意识、精神状态、脑膜刺激征、头部、颈部、躯干和四肢等。

(一)意识状态

通常将意识障碍的清醒程度分为5级。

1.嗜睡

(1)意识障碍:早期表现,较轻。

(2)临床特征:精神萎靡,表情淡漠,动作减少,持续地处于睡眠状态;能被大声唤醒、能正确回答简单问题及配合身体检查,但刺激停止后又进入睡眠。

2.昏睡

(1)意识障碍:较嗜睡严重。

(2)临床特征:需较强烈疼痛刺激或高声喊叫方能唤醒,醒后表情茫然,虽能简单含混地回答问话,但不能配合身体检查,刺激一旦停止,旋即进入熟睡。

3.浅昏迷

(1)意识障碍:抑制水平达到皮层,较昏睡严重。

(2)临床特征:患者意识丧失,对强烈疼痛刺激如压眶可有反应,但高声喊叫不能唤醒;无意识的自发动作较少;腹壁反射消失,但角膜反射、光反射、咳嗽反射、吞咽反射、腱反射存在,生命体征无明显改变。

4.中度昏迷

(1)意识障碍:抑制达到皮层下,较浅昏迷严重。

(2)临床特征:对强烈疼痛刺激无反应,四肢完全瘫痪,病理反射阳性,腱反射减弱;角膜反射、光反射、咳嗽反射和吞咽反射减弱,呼吸和循环功能尚稳定。

5.深昏迷

(1)意识障碍:抑制达到脑干,意识障碍程度最严重。

(2)临床特征:四肢弛缓性瘫痪;腱反射、病理反射均消失;眼球固定,瞳孔散大,角膜反射、光反射、咳嗽反射和吞咽反射均消失;呼吸、循环和体温调节功能障碍。

(二)特殊意识障碍

(1)谵妄状态。

(2)模糊状态。

(三)精神状态

检查认知、意识、情感、行为等方面,如错觉、幻觉、妄想、情感淡漠和情绪不稳等;通过检查理解力、定向力、记忆力、判断力、计算力等,判定是否有智能障碍。

(四)脑膜刺激征

检查颈强、克匿格征、布鲁津斯基征等,脑膜刺激征常见于脑膜炎、脑炎、蛛网膜下隙出血、脑水肿及颅内压增高等情况,深昏迷时脑膜刺激征可消失。

检查方法包括以下几种。

1.屈颈试验　不同程度的颈强表现、被动屈颈受限.应排除颈椎疾病方可确认为脑膜刺激征。

2.克匿格征　仰卧位,检查者先将大腿与膝关节屈曲成直角,然后检查者由膝关节处试行伸直其小腿,若出现疼痛而伸直受限,大、小腿间夹角<135°,称为 Kernig 征阳性。

颈强-Kernig 征分离,即颈强阳性而 Kernig 征阴性,见于后颅窝占位性病变如小脑扁桃体疝。

3.布鲁津斯基试验　仰卧位,屈颈时出现双侧髋、膝部屈曲(颈部征);叩击耻骨联合时双侧下肢屈曲和内收(耻骨联合征);一侧下肢膝关节屈曲,检查者使该侧下肢向腹部屈曲,对侧下肢亦发生屈曲(下肢征),皆为 Brudzinski 征阳性。

(五)头部

1.头颅部

(1)视诊:观察头颅大头、小头畸形;外形是否对称,有无尖头、舟状头畸形,有无凹陷、肿块、手术切口、瘢痕等;透光试验对儿童脑积水常有诊断价值。

(2)触诊:头部有无压痛、触痛、隆起、凹陷,婴儿囟门是否饱满,颅缝有无分离等。

(3)叩诊:有无叩击痛,脑积水患儿弹击颅骨可有空瓮音。

(4)听诊:颅内血管畸形、血管瘤、大动脉部分阻塞时,在病灶上方闻及血管杂音。

2.面部　面部有无畸形、面肌萎缩或抽动、色素脱失或沉着,脑一面血管瘤病的面部可见血管色素斑痣,结节硬化症的面部可见皮脂腺瘤。

3.五官　眼部眼睑有无下垂,眼球外凸或内陷,角膜有无溃疡,角膜缘有无黄绿色或棕黄色的色素沉积环(见于肝豆状核变性)等;口部有无唇裂、疱疹等,鼻部畸形、鼻窦区压痛。

(六)颈部

双侧是否对称,有无颈强、疼痛、活动受限、姿态异常(如强迫头位、痉挛性斜颈)等;后颅窝肿瘤、颈椎病变可见强迫头位及颈部活动受限;颈项粗短,后发际低。颈部活动受限可见颅底凹陷症和颈椎融合症;双侧颈动脉搏动是否对称。

(七)躯干和四肢

检查脊柱、骨骼、四肢有无叩痛、压痛、畸形、强直等;肌肉有无萎缩、疼痛、握痛等;肌营养不良见于肌肉萎缩、翼状肩胛及腰椎前凸等;脊髓型共济失调和脊髓空洞症可见脊柱侧凸。

二、脑神经检查

(一)嗅神经(Ⅰ)

1.有无主观嗅觉障碍　如嗅幻觉等。

2.检查嗅觉障碍　患者闭目,闭塞一侧鼻孔,用牙膏或香烟等置于受检者的鼻孔,令其说出是何气味。醋酸、酒精和福尔马林等刺激三叉神经末梢,不能用于嗅觉检查;鼻腔如有炎症或阻塞时不作此检查。

3.嗅觉减退或消失　嗅神经和鼻本身病变时出现。幻嗅见于嗅中枢病变。

(二)视神经(Ⅱ)

主要检查视力、视野和眼底。

1.视力　分远视力和近视力,分别用国际远视力表或近视力表(读字片)进行检查。视力极其严重减退时,可用电筒检查光感,光感消失则为完全失明。

2.视野　眼睛正视前方并固定不动时看到的空间范围称为视野。

检查时分别测试双眼,正常人均可看到向内约60°,向外90~100°,向上约50~60°,向下60~75°,外下方视野最大。

视野检查法:常用的手动法和较为精确的视野计法。临床上常粗略地用手动法(对向法)加以测试,患者背光于检查者对面而坐,相距60~100cm。测试左眼时,患者以右手遮其右眼,以左眼注视检查者的右眼,检查者以食指或其他试标在两人中间位置分别从上内、下内、上外和下外的周围向中央移动,直至患者看见为止,并与检查者本人的正常视野比较。

3.眼底检查　无须散瞳,否则将影响瞳孔反射的观察。患者背光而坐,眼球正视前方。正常眼底的视神经乳头呈圆形或椭圆形、边缘清楚、颜色淡红。生理凹陷清晰;动脉色鲜红,静脉色暗红,动静脉管径比例正常为2:3。注意视乳头的形态、大小、色泽、边缘等,视网膜血管有无动脉硬化、充血、狭窄、出血等,视网膜有无出血、渗出、色素沉着和剥离等。

(三)动眼、滑车和外展神经(Ⅲ、Ⅳ、Ⅵ)

由于共同支配眼球运动,故可同时检查。

1.外观　上眼睑是否下垂,睑裂是否对称,眼球是否前突或内陷、斜视、同向偏斜,以及有无眼球震颤。

2.眼球运动　手动检查是最简便的复视检查法,患者头面部不动,眼球随检查者的手指向各个方向移动;检查集合动作,注意眼球运动是否受限及受限的方向和程度,观察是否存在复视和眼球震颤。

3.瞳孔　注意瞳孔的大小、形状、位置及是否对称,正常人瞳孔呈圆形、边缘整齐、位置居中,直径3～4mm,直径<2mm为瞳孔缩小,>5mm为瞳孔扩大。

4.瞳孔反射

(1)瞳孔光反射光线刺激瞳孔引起瞳孔收缩。直接光反射是指光线刺激一侧瞳孔引起该侧瞳孔收缩;间接光反射是指光线刺激一侧瞳孔引起该侧瞳孔收缩的同时,对侧瞳孔亦收缩。如受检侧视神经损害,则直接及间接光反射均迟钝或消失。

(2)调节反射:两眼注视远处物体时,突然注视近处物体引起两眼会聚、瞳孔缩小的反射。

(四)三叉神经(Ⅴ)

属于混合神经。

1.感觉功能　分别采用圆头针(痛觉)、棉签(触觉)及盛有冷热水(温觉)的试管检测面部三叉神经分布区域的皮肤,进行内外侧和左右两侧对比。若面部呈葱皮样分离性感觉障碍为中枢性(节段性)病变;若病变区各种感觉均缺失为周围性感觉障碍。

2.运动功能　患者用力做咀嚼动作时,检查者以双手压紧颞肌,咬肌,感知其紧张程度,观察是否肌无力、萎缩及是否对称等。然后嘱患者张口,以上下门齿中缝为标准判定其有无偏斜,如一侧翼肌瘫痪时,下颌则偏向病侧。

3.反射

(1)角膜反射:将棉絮捻成细束,轻触角膜外缘,正常表现为双侧的瞬目动作。直接角膜反射是指受试侧的瞬目动作发生;间接角膜反射为受试对侧发生瞬目动作。

(2)角膜反射径路:角膜→三叉神经眼支→三叉神经感觉主核-双侧面神经核-面神经-眼轮匝肌;如受试侧三叉神经麻痹,则双侧角膜反射消失,健侧受试仍可引起双侧角膜反射。

(3)下颌反射:患者略张口,叩诊锤轻轻叩击放在其下颌中央的检查者的拇指,引起下颌上提现象,脑干的上运动神经元病变时呈增强表现。

(五)面神经(Ⅶ)

属于混合神经,主要支配面部表情肌的运动和舌前2/3的味觉。

1.运动功能　注意额纹、眼裂、鼻唇沟和口角是否对称及有无瘫痪,嘱患者做皱额、皱眉、瞬目、示齿、鼓腮和吹哨等动作。一侧中枢性面神经瘫痪时引起对侧下半面部表情肌瘫痪;一侧周围性面神经麻痹则引起同侧面部的所有表情肌瘫痪。

2.味觉检查　以棉签蘸取少量食盐、食糖等溶液,嘱患者伸舌,涂于舌前部的一侧,识别后用手指出事先写在纸上的甜、咸等字之一,其间不能讲话、不能缩舌、不能吞咽。每次试过一种溶液后,需用温水漱口,并分别检查舌的两侧以对照。

(六)位听神经(Ⅷ)

包括蜗神经和前庭神经。

1.蜗神经　是传导听觉的神经,损害时出现耳鸣和耳聋。使用表声或音叉进行检查,声音由远及近,测量患者单耳时(另侧塞住),辨别能够听到声音的距离。再同另一侧耳相比较,并和检查者比较。如使用电测听计进行检测可获得准确的资料。

传导性耳聋:主要是低频音的气导被损害;感音性耳聋:主要是高频音的气导和骨导均下降;通过音叉测试Rinne试验和Weber试验鉴别传导性耳聋和感音性耳聋。

(1)Rinne试验(骨导气导比较试验):将震动音叉(128Hz)置于患者一侧后乳突上,当骨导(BC)不能听到声音后,将音叉置于该侧耳旁,直至患者的气导(AC)听不到声音为止,再测另一侧;正常时气导约为骨导2倍;Rinne试验阳性即感音性耳聋时,气导长于骨导;Rinne试验阴性即传导性耳聋时,骨导长于气导。

（2）Weber试验（双侧骨导比较试验）：放置震动的音叉于患者的颅顶正中，正常时感觉音位于正中。Weber试验阳性即传导性耳聋时声响偏于病侧；Weber试验阴性即感音性耳聋时声响偏于健侧。

2.前庭神经　损害时眩晕、眼震、平衡障碍、呕吐等出现。

注意观察有无自发性症状，前庭功能还可通过诱发实验观察诱发的眼震加以判定，常用的诱发实验有。

（1）温度刺激试验：用热水或冷水灌注外耳道，引起两侧前庭神经核接受冲动的不平衡即产生眼震。测试时患者仰卧，头部抬起30°，灌注冷水时快相向对侧，热水时眼震的快相向同侧；正常时眼震持续1.5～2s，前庭受损时该反应减弱或消失。

（2）转椅试验（加速刺激试验）：患者坐在旋转椅上，闭目，头前屈80°，快速向一侧旋转后突然停止，然后让患者睁眼注视远处。正常时快相与旋转方向一致的眼震，持续大约30s，＜15s时提示有前庭功能障碍。

（七）舌咽神经、迷走神经（Ⅸ、Ⅹ）

二者的解剖和功能关系密切，常同时受累，故常同时检查。

1.运动功能检查　观察说话有无鼻音、或声音嘶哑，或失声，询问有无吞咽困难、饮水发呛等，观察悬雍垂是否居中，双侧腭咽弓是否对称；嘱患者发"啊"音，观察双侧软腭抬举是否一致，悬雍垂是否偏斜等。一侧麻痹时，病侧腭咽弓低垂，软腭不能上提，悬雍垂偏向健侧；双侧麻痹时，悬雍垂仍居中，但双侧软腭抬举受限甚至完全不能。

2.感觉功能检查　用压舌板或棉签轻触两侧软腭或咽后壁，观察感觉情况。

3.味觉检查　舌后1/3味觉由舌咽神经支配，检查方法同面神经味觉。

4.反射检查

（1）咽反射：张口，用压舌板分别轻触两侧咽后壁，正常时咽部肌肉收缩和舌后缩出现，伴有恶心等反应。

（2）眼心反射：该反射由三叉神经眼支传入，迷走神经心神经支传出，迷走神经功能亢进者此反射加强（脉搏减少12次以上），迷走神经麻痹者此反射减退或缺失，交感神经亢进者脉搏不减慢甚至加快（称倒错反应）。检查方法：检查者使用食指和中指对双侧眼球逐渐施加压力，20～30s，正常人脉搏减少10～12次/min。

（3）颈动脉窦反射：一侧颈总动脉分叉处被检查者以食指和中指按压可使心率减慢，此反射由舌咽神经传入，由迷走神经传出；按压部分患者如颈动脉窦过敏者时引起心率过缓、血压降低、晕厥甚至昏迷，须谨慎行之。

（八）副神经（Ⅺ）

检查方法：检查者加以阻力让患者向两侧分别做转颈动作，比较两侧胸锁乳突肌收缩时的坚实程度和轮廓。斜方肌的功能是将枕部向同侧倾斜，抬肩和旋肩并协助臂部的上抬，双侧收缩时导致头部后仰。检查时在耸肩或头部向一侧后仰时加以阻力。

损害一侧副神经时同侧胸锁乳突肌及斜方肌萎缩、垂肩和斜颈，无力或不能耸肩（病侧）及转颈（向对侧）。

（九）舌下神经（Ⅻ）

观察舌在口腔内的位置及形态，嘱伸舌，有无歪斜、舌肌萎缩和舌肌颤动。

一侧舌下神经麻痹时，伸舌向病侧偏斜；核下性损害时，病侧舌肌萎缩，核性损害见明显的肌束颤动，核上性损害则伸舌向病灶对侧偏斜；双侧舌下神经麻痹时，伸舌受限或不能。

三、运动系统检查

包括肌营养、肌力、肌张力、不自主运动、共济运动、姿势及步态等。

（一）肌营养

观察和比较双侧对称部位的肌肉外形及体积，及时发现肌萎缩及假性肥大。下运动神经元损害及肌肉疾病时发生肌萎缩，进行性肌营养不良症的假肥大型时，腓肠肌和三角肌多见假性肥大即肌肉外观肥大，触之坚硬，力量减弱。

（二）肌张力

1.肌张力　在肌肉松弛状态下，做被动运动时检查者所遇到的阻力。

静止肌张力指患者静止状态下的肌肉力量。用手握其肌肉观察其紧张程度，肌肉柔软弛缓为肌张力低，肌肉较硬为肌张力高。用叩诊锤轻敲受检肌肉听其声音，声调低沉则肌张力低，声调高而脆则肌张力高。手持患者的肢体做被动屈伸运动并感受其阻力，阻力减低或消失、关节活动范围较大为肌张力降低；阻力增加、关节活动范围缩小则为肌张力增高。

轻微的肌张力改变可用辅助方法如头部下坠试验、肢体下坠试验和下肢摆动试验等。

2.肌张力减低　见于下运动神经元病变、小脑病变及肌原性病变。

3.肌张力增高　见于锥体束病变和锥体外系病变。

锥体束病变表现为痉挛性肌张力增高，即上肢屈肌及下肢的伸肌肌张力增高明显，开始做被动运动时阻力较大，然后迅速减小，称折刀样肌张力增高。锥体外系病变表现为强直性肌张力增高，即伸肌和屈肌的肌张力均增高，做被动运动时向各个方向的阻力呈均匀一致，称铅管样肌张力增高（不伴震颤），如伴有震颤则出现规律而断续的停顿，称齿轮样肌张力增高。

（三）肌力

指肢体随意运动时肌肉收缩的力量。

1.上运动神经元病变及多发性周围神经损害　瘫痪呈肌群性分布，可对肌群进行检查，以关节为中心检查肌群的屈、伸、外展、内收、旋前、旋后等。

2.周围神经损害和脊髓前角病变　瘫痪呈节段性分布，分别检查单块肌肉。检查者施予阻力，肌肉作相应的收缩运动，患者用力维持某一姿势，检查者用力使其改变，以判断肌力。

3.肌力分级　神经内科学采用0～5级的6级记录法。

0级：完全瘫痪。

1级：肢体肌肉可收缩，但不能产生动作。

2级：肢体能在床面上移动，但不能抬起，即不能抵抗自身重力。

3级：肢体能离开床面，能抵抗重力。但不能抵抗阻力。

4级：肢体能做抗阻力的动作，但未达到正常。

5级：正常肌力。

4.检查肌群的肌力　指关节、腕关节、肘关节、膝关节的屈、伸功能；肩关节的内收、外展功能；髋关节的屈、伸、内收、外展功能；趾关节、踝关节的背屈、跖屈功能；颈部的后仰、前屈功能；检查躯干的肌肉可嘱患者仰卧位抬头并抵抗检查者的阻力，查其腹肌收缩力；或俯卧位抬头查其脊旁肌收缩力。

5.主要肌肉的肌力检查方法

6.常用的轻瘫检查法

（1）上肢平伸试验：患者手心向下，平伸上肢，数分钟后轻瘫侧上肢逐渐下垂而低于健侧，同时轻瘫侧自然旋前,掌心向外,故亦称手旋前试验。

(2)Barre 分指试验:患者两手相对,伸直五指并分开,数秒钟后轻瘫侧手指逐渐并拢和屈曲。

(3)轻偏瘫侧小指征:手心向下,双上肢平举,轻瘫侧小指轻度外展。

(4)Jackson 征:患者仰卧.两腿伸直,轻瘫侧下肢呈外展外旋位。

(5)下肢轻瘫试验:患者仰卧,将两下肢膝、髋关节均屈曲成直角,数秒钟后轻瘫侧下肢逐渐下落。

(四)不自主运动

是否存在不自主的异常动作,如震颤(静止性、姿势性、动作性)、舞蹈样动作、肌束颤动、肌阵挛、颤搐、手足徐动等,注意出现的部位、范围、规律、程度,其与情绪、动作、饮酒、寒冷等的关系,注意询问家族史和遗传史。

(五)共济运动

观察日常活动,如吃饭、取物、书写、穿衣、系扣、讲话、站立及步态等,因瘫痪、不自主动作和肌张力增高也可导致随意动作障碍,故应先予排除然后检查。

1.指鼻试验　患者上肢伸直,用食指指尖以不同速度和方向反复触及自己的鼻尖,比较睁眼闭眼,比较左右两侧,共济运动障碍时,动作笨拙,越接近目标时,动作越迟缓及/或手指出现动作性震颤(意向性震颤),指鼻不准,常超过目标或未及目标即停止(辨距不良)。感觉性共济失调者睁眼做此试验时正常或仅有轻微障碍,闭眼时则明显异常。

2.对指试验　患者上肢向前伸直,用食指指尖指向检查者伸出的食指,进行睁眼、闭眼对比,左右两侧对比。正常人睁眼、闭眼相差不超过 2～5cm,小脑性共济失调者病侧上肢常向病侧偏斜;感觉性共济失调者睁眼时尚可,闭眼时偏斜较大,但无固定的偏斜方向;前庭性共济失调者两侧上肢均向病侧偏斜。

3.快复轮替试验　嘱患者反复做快速的重复性动作,如前臂的内旋和外旋,或足趾反复叩击地面,或一侧手掌、手背快速交替连续拍打对侧手掌等。共济失调者动作不协调、笨拙、快慢不一,称快复轮替运动不能。

4.跟-膝-胫试验　分 3 个步骤完成该试验:仰卧,伸直抬起一侧下肢;然后将足跟置于对侧下肢的膝盖下方;接着足跟沿胫骨前缘直线下移。小脑性共济失调者抬腿触膝时出现辨距不良(意向性震颤),向下移时常摇晃不稳;感觉性共济失调者闭眼时常难以寻到膝盖。

5.反跳试验　患者用力屈肘,检查者用力握其腕部使其伸直,然后突然松手。小脑性共济失调者因不能正常控制拮抗肌和主动肌的收缩时限和幅度,使拮抗肌的拮抗作用减弱,在交然松手时,屈曲的前臂可反击到自己的身体,称反跳试验阳性。

6.闭目难立征　平衡性共济失调的检查方法,患者双足并拢站立,双手向前平伸,然后闭目。共济失调者摇摆不稳或倾斜。有临床意义。

(1)后索病变:睁眼站立较稳,闭眼时不稳,即通常的 Romberg 征阳性。

(2)小脑病变:睁眼闭眼均不稳,闭眼更明显,蚓部病变时易向后倾倒,小脑半球病变向病侧倾倒。

(3)前庭迷路病变:闭眼后身体不立即摇晃或倾倒,经过一段时间后出现身体摇晃,身体多两侧倾倒,摇晃的程度逐渐加强。

7.无撑坐起试验　仰卧,不用手臂支撑而试行坐起时,正常人躯干屈曲同时下肢下压;小脑性共济失调者髋部和躯干同时屈曲,双下肢抬离床面,坐起困难,称联合屈曲征。

(六)姿势及步态

1.痉挛性偏瘫步态

(1)特征:病侧上肢旋前、内收,肘、腕、指关节屈曲,下肢伸直、外旋,足尖着地,行走时病侧上肢的协同摆动动作消失,病侧骨盆抬高,呈向外的划圈样步态。

(2)常见疾病:急性脑血管病后遗症。

2.痉挛性截瘫步态

(1)特征:肌张力增高,引起双下肢强直内收,行走时呈交叉到对侧的剪刀样步态。

(2)常见疾病:双侧锥体束损害和脑性瘫痪等。

3.慌张步态

(1)特征:行走时起步及止步困难,步伐细小,双足擦地而行,碎步前冲,躯干僵硬前倾,双上肢协同摆动动作消失。

(2)常见疾病:帕金森综合征或帕金森病。

4.醉酒步态

(1)特征:步态蹒跚、前后倾斜、摇晃,似乎随时失去平衡而跌倒。

(2)常见疾病:酒精中毒或巴比妥类中毒。醉酒步态与小脑性步态的区别:醉酒严重者行走时向许多不同方向摇晃,极少或根本不能通过视觉来纠正其蹒跚步态,小脑性或感觉性共济失调者可通过视觉来纠正其步态。醉酒者可在短距离的狭窄基底平面上行走并保持平衡。

5.小脑性步态

(1)特征:行走时双腿分开较宽,走直线困难,左右摇晃,常向病侧方倾斜,状如醉汉,易与醉酒步态混淆,但绝非醉酒步态。

(2)常见疾病:小脑性共济失调如多发性硬化、小脑肿瘤(如成神经管细胞瘤累及蚓部的病变)、脑卒中及遗传性小脑性共济失调、橄榄-桥脑-小脑萎缩、迟发性小脑皮质萎缩症等。

6.感觉性共济失调步态

(1)特征:表现为踵步即下肢动作粗大沉重,高抬足而后突然抛出,足踵坚实地打在地面上,可听到踏地声,长短高低不规则的步伐,闭目时或黑夜里行走更明显,甚至依靠拐杖支撑着体重。

(2)常见疾病:见于累及脊髓后索的疾病,如脊髓亚急性联合变性、脊髓结核、多发性硬化、Friedreich共济失调、脊髓压迫症(如脑脊膜瘤和强直性椎关节炎等)。

7.跨阈步态

(1)特征:足下垂,行走时高抬患肢,如跨越门槛样,患者平衡不失调,但常被脚下的小物体绊倒。

(2)常见疾病:腓总神经麻痹、腓骨肌萎缩症、慢性获得性轴索神经病、进行性脊肌萎缩症和脊髓灰质炎等。

8.肌病步态

(1)特征:行走时臀部左右摇摆,故称摇摆步态或鸭步。

(2)常见疾病:进行性肌营养不良因盆带肌无力而致脊柱前凸。

9.癔病步态

(1)特征:奇形怪状的步态,下肢肌力正常,但步态蹒跚,或摇摆步态,似欲跌倒而罕有跌倒自伤者。

(2)常见疾病:心因性疾病如癔病等。

四、感觉系统检查

(一)浅感觉检查

1.痛觉 使用叩诊锤的针尖或大头针轻刺皮肤,询问有无疼痛感觉。

2.温度觉 使用玻璃试管分别装热水(40～50℃)和冷水(0～10℃),交替接触患者皮肤,让其辨出冷、热感觉。

3.触觉　使用软纸片或棉签轻触皮肤,询问有无感觉。

(二)深感觉检查

1.运动觉　瞩患者闭目,检查者的手指夹住患者手指或足趾两侧,上下活动,让患者辨别出移动的方向。

2.位置觉　瞩患者闭目,检查者将其肢体摆成某一姿势,请患者描述该姿势或用对侧肢体模仿。

3.振动觉　将振动的128Hz音叉柄置于骨隆起处如手指、尺骨茎突、鹰嘴、锁骨、脊椎棘突、髂前上棘、内外踝、胫骨等处,询问并两侧对比有无振动感和持续时间。

(三)复合感觉(皮质感觉)检查

1.定位觉　患者闭目,用手指或棉签轻触患者皮肤后,请患者指出受触的部位,正常误差手部<3.5mm,躯干部<1cm。

2.两点辨别觉　患者闭目,使用分开一定距离的叩诊锤的两尖端或钝角双角规接触其皮肤,如感觉为两点,则缩小其间距,直至感觉为一点为止、两点须用力相等,同时刺激;正常时指尖为2～8mm,手背为2～3cm,躯干为6～7cm。

3.图形觉　患者闭目,用钝针在患者皮肤上画出圆形或三角形、或写出1、2、3等数字,请患者辨出,亦应双侧对照进行。

4.实体觉　患者闭目,令其用单手触摸常用物品如钥匙、钢笔、纽扣、硬币等,说出物品形状和名称,亦需两手比较。

五、反射检查

反射检查包括深反射、浅反射、阵挛和病理反射等。

(一)深反射

1.肱二头肌反射　神经支配:反射中心为$C_{5\sim6}$,经肌皮神经传导。

检查方法:患者肘部屈曲约成直角,检查者右手持叩诊锤叩击置于肘部肱二头肌腱上的左拇指甲或左中指指甲,出现因肱二头肌收缩引起的屈肘动作。

2.肱三头肌反射　神经支配:反射中心为$C_{6\sim7}$,经桡神经传导。

检查方法:患者上臂外展,肘部半屈,检查者用左手托持患者前臂,右手持叩诊锤叩击鹰嘴上方的肱三头肌腱,反射为肱三头肌收缩而致前臂伸直。

3.桡反射　神经支配:反射中心为$C_{5\sim6}$,经桡神经传导。

检查方法:患者肘部半屈,前臂半旋前,检查者持叩诊锤叩击其桡骨下端,反射为肱桡肌收缩引起肘部屈曲、前臂旋前。

4.膝反射　神经支配:反射中心为$L_{2\sim4}$,经股神经传导。

检查方法:患者坐位,小腿自然放松下垂与大腿成90°;卧位检查时,检查者左手托起两膝关节使小腿与大腿成120°,用叩诊锤叩击髌骨上的股四头肌腱,表现为股四头肌收缩引起膝关节伸直、小腿突然前伸。

5.踝反射　神经支配:反射中心为$S_{1\sim2}$,经胫神经传导。

检查方法:患者仰卧位或俯卧位时,膝部屈曲约90°,检查者用左手使其足部背屈约90°,叩击跟健;或让患者跪于床边,使足悬于床外,叩击跟健,反射为腓肠肌和比目鱼肌收缩而致足跖屈。

6.阵挛　腱反射极度亢进时出现。

(1)髌阵挛。检查方法:仰卧,下肢伸直,检查者用手指捏住患者髌骨上缘,突然和持续向下推动,引起髌骨连续交替性上下颤动。

(2)踝阵挛。检查方法:检查者用左手托住患者腘窝,以右手握其足前部,突然使足背屈并维持此状态,引起足跟腱发生节律性收缩,足部呈现交替性屈伸动作。

7.霍夫曼征 神经支配:反射中心为 $C_7 \sim T_1$,经正中神经传导。检查方法:患者手指微屈,检查者左手握患者腕部,右手食指和中指夹住其中指,以拇指快速地向下拨动其中指甲,阳性反应为拇指屈曲内收,其他指屈曲。

该征与 Rossolimo 征过去认为是病理反射,目前亦可认为是牵张反射,是腱反射亢进的表现,腱反射活跃的正常人可出现。

8.罗索利毛征 神经支配:反射中心为 $C_7 \sim T_1$,经正中神经传导。

检查方法:患者手指微屈,检查者左手握患者腕部,用右手指快速向上弹拨其中间 3 个手指的指尖,阳性反应同 Hoffmann 征。

(二)浅反射

为刺激黏膜、皮肤、角膜引起肌肉快速收缩反应。咽反射、软腭反射和角膜反射参见脑神经检查。

1.腹壁反射 神经支配:反射中心为 $T_{7 \sim 12}$,传导神经是肋间神经。

检查方法:患者仰卧,屈曲双下肢使腹肌松弛,使用竹签、钝针或叩诊锤尖端分别由外向内轻划两侧腹壁皮肤,引起一侧腹肌收缩,脐孔向该侧偏移,上腹壁反射($T_{7 \sim 7}$)沿肋弓下缘、中腹壁反射($T_{9 \sim 10}$)系沿脐孔水平、下腹壁反射($T_{11 \sim 12}$)沿腹股沟上的平行方向轻划。肥胖患者或经产妇可引不出。

2.提睾反射 神经支配:反射中心为 $L_{1 \sim 2}$,传导神经是生殖股神经。

检查方法:使用钝针自上向下轻划大腿内侧皮肤,正常时该侧提睾肌收缩,睾丸上提。年老或体衰者可消失。

3.跖反射 神经支配:反射中心为 $S_{1 \sim 2}$,传导神经是胫神经。

检查方法:患者下肢伸直,检查者用钝器轻划足底外侧,由足跟向前至小趾根部足掌时转向内侧,此时各足跖屈。

4.肛门反射 神经支配:反射中心为 $S_{1 \sim 2}$,传导神经是肛尾神经。

检查方法:用钝器轻划肛门附近皮肤,引起肛门外括约肌收缩。

(三)病理反射

1.巴彬斯基征 检查方法:同跖反射,阳性反应为拇趾背屈,有时可见其他足趾呈扇形展开。它是最经典的病理反射。

临床意义:锥体束损害。

2.Babinski 等位征 阳性反应均为拇趾背屈,包括以下。

(1)Haddock 征:由外踝下方向前划至足背外侧。

(2)Oppenheim 征:用拇指和食指自上而下用力沿胫骨前缘下滑。

(3)Gordon 征:用手挤压腓肠肌。

(4)Schaeffer 征:用手挤压跟腱。

(5)Gonda 征:向下紧压第 4、第 5 足趾,数分钟后突然放松。

(6)Pussep 征:轻划足背外侧缘。

3.强握反射 检查方法:检查者用手指触摸患者手掌时,患者立即强直性地握住检查者的手指。

临床意义:新生儿为正常反射,成人为对侧额叶运动前区病变。

4.脊髓自主反射 包括三短反射、总体反射。

(1)三短反射:当脊髓横贯性病变时,针刺病变平面以下的皮肤导致单侧或双侧髋、膝、踝部屈曲称三短反射。

（2）总体反射：脊髓横贯性病变时，针刺病变平面以下的皮肤引起双侧下肢屈曲并伴有腹肌收缩，膀胱和直肠排空，以及病变以下竖毛、出汗、皮肤发红等称为总体反射。

六、自主神经功能检查

（一）一般观察

1.皮肤黏膜　色泽如潮红、苍白、发钳、有无色素沉着、红斑等，质地如脱屑、光滑、变硬、变薄、增厚、潮湿、干燥等，温度如发凉、发热，有无溃疡、水肿和褥疮等。

2.毛发和指甲　少毛、多毛、局部脱毛、指或趾甲变形松脆等。

3.出汗　局部或全身出汗过少、过多和无汗等。

（二）内脏及括约肌功能

注意有无胃下垂，胃肠功能如便秘、腹胀等；排尿、排便障碍及其性质如排尿困难、尿急、尿频、尿失禁、尿潴留等，下腹部膀胱区膨胀程度。

（三）自主神经反射

（1）竖毛试验：搔划或寒冷刺激皮肤，引起交感神经支配的竖毛肌收缩，局部出现毛囊处隆起，状如鸡皮的竖毛反应，并向周围逐渐扩散，至脊髓横贯性损害平面处停止，刺激后 7～10s 反射最明显，以后逐渐消失。

（2）皮肤划纹试验：在胸腹壁两侧皮肤上使用竹签适度加压划一条线，数秒钟后出现白线条，稍后变为红条纹，为正常反应；交感神经兴奋性增高则划线后白线条持续较久；副交感神经兴奋性增高或交感神经麻痹则红条纹持续较久且明显增宽，甚至隆起。

（3）卧立位实验：分别数直立位和平卧位的 1min 脉搏，如平卧至直立位每分钟脉率加快超过 10～12 次，或直立变为卧位每分钟脉率减少超过 10～12 次，提示自主神经兴奋性增高。

（4）发汗试验（碘淀粉法）：少用。

（5）眼心反射及颈动脉窦反射。

（齐俊佳）

第三节　辅助检查

一、脑脊液检查

脑脊液（CSF）是无色透明液体，存在于脑室和蛛网膜下隙内，主要由侧脑室脉络丛分泌，经室间孔进入第三脑室、中脑导水管、第四脑室，最后经第四脑室的中间孔和两个侧孔，流到脑和脊髓表面的蛛网膜下隙和脑池。大部分 CSF 经脑穹隆面的蛛网膜颗粒吸收至上矢状窦，小部分经脊神经根间隙吸收。

成人 CSF 总量为 110～200ml，平均 130ml，生成速度为 0.35ml/min，每天约生成 500ml。即人体的 CSF 每天可更新 3～4 次。在急性或慢性炎症、脑水肿和脉络丛乳头瘤时，CSF 分泌明显增多，可达到 5000～6000ml/d。正常情况下血液中的各种化学成分有选择性地进入 CSF 中，此功能称为血脑屏障（BBB）。在病理情况下，BBB 破坏和其通透性增高可使 CSF 成分发生改变。通常经腰椎穿刺取 CSF 了解病变情况；特殊情况下也可行小脑延髓池穿刺或侧脑室穿刺；诊断性穿刺还可注入显影剂和空气等进行造影,以观察脊髓蛛网膜下隙、脑蛛网膜下隙和脑室系统的结构情况;治疗性穿刺主要是注入药物等。在神经系统疾病诊断、鉴别诊断及治疗中具有重要意义。

(一)腰椎穿刺

1.适应证

(1)中枢神经系统炎症:①脑膜炎、脑炎、脱髓鞘疾病、脑膜癌、中枢神经系统血管炎及颅内转移瘤的诊断和鉴别诊断。②脑血管疾病:如脑出血、脑栓塞、蛛网膜下隙出血,特别是怀疑蛛网膜下隙出血而头颅CT尚不能证实时,以观察CSF鉴别病变为出血性或缺血性。③颅耻损伤:经腰穿做脊髓液动力学检查了解颅压,便于对脊髓病变和多发忆神经根病变做出诊断及鉴别诊断。④了解蛛网膜下隙有无阻塞。

(2)还用于脊髓造影或气脑造影、腰椎麻醉或鞘内注射药物及减压引流治疗等。

2.禁忌证

(1)颅内压升高并有明显的视神经乳头水肿者。

(2)怀疑后颅窝有占位性病变者(如肿瘤),有脑干症状或已有早期脑疝迹象者,腰椎穿刺易促使或加重脑疝形成,引起呼吸骤停甚至死亡。

(3)穿刺部位有化脓性感染或脊椎结核者,穿刺易将感染带入中枢神经系统。

(4)脊髓压迫症的脊髓功能已处于即将丧失的临界状态者,病情危重、衰竭或处于休克、濒于休克期者,开放性颅脑损伤或有CSF漏者。

(5)血液系统疾病出血倾向者、使用肝素等药物导致的出血倾向昔,以及血小板<5×10⁴ 个/mm³ 者。

3.操作方法

(1)腰椎穿刺除作气脑或脊髓空气造影时采取坐位外,一般均采用侧卧位。

(2)患者侧卧在平坦的硬板床上或检查台上,背部与床板垂直,头向前胸屈曲,两手抱膝,使其紧贴腹部或由助手在术者对面一手挽住患者的头部;另一手挽住两下肢腘窝处并抱紧使脊柱尽量后突以增宽脊柱间隙,便于进针。

(3)确定穿刺点,两髂后上棘的连线与后正中线的交会处为最适宜(约为第3~4腰椎棘突间隙,有时还可以在上一或下一腰椎间隙进行)。

(4)用3%碘酊或75%酒精常规消毒局部皮肤,戴手套、铺消毒洞巾,用1%~2%普鲁卡因自皮下到椎间韧带作局部麻醉;待麻醉生效后,用左手固定穿刺点皮肤,右手持穿刺针,于穿刺点刺入皮下,使针体垂直于脊柱或略向头端倾斜,慢慢刺入(进针深度成年人为4~5cm,儿童为2~3cm),当针头穿过韧带与硬脑膜时感到阻力突然降低或消失(落空感),转动针尾缓慢抽出针芯,可见CSF流出。若无CSF流出可缓慢将针退出少许,略加调节深度即可见CSF流出。个别患者因压力过低需用针筒轻轻抽吸一下才有CSF流出。

(5)穿刺成功后,要求患者双下肢半屈曲,头略伸、全身放松、平静呼吸,抽出针芯,接上测压玻璃管即可看到液面慢慢上升,到一定平面后液面不再上升且随呼吸,脉搏有微小波动,此时玻璃刻度读数即为CSF压力数。正常侧卧位CSF压力为0.79~1.77kPa(80~180mm H₂O)或每分钟为40~50滴。测压后如压力不高可移去测压管慢慢放出并收集CSF标本2~5ml分别装入两试管中送检。如需作培养时应用无菌操作法留标本,若要了解蛛网膜下隙有无阻塞,可做动力试验。

(6)术毕将针芯插入,拔出穿刺针。局部用拇指稍加按压防止出血,覆盖消毒纱布并用胶布固定。

(7)术后要求患者去枕平卧4~6h以免引起术后头痛。

4.注意事项

(1)针头刺入皮下组织后进针要缓慢,以免用力过猛时刺伤马尾神经或血管,以致产生下肢疼痛或使CSF混入血液影响结果的判断。如系外伤出血,须待5~7d后才能重复检查(过早CSF中仍可有陈1日性血液成分)。

(2)穿刺时如患者出现呼吸、脉搏、面色异常等症状应立即停止手术,并作相应处理。

(3)鞘内给药时,应先放出同量 CSF,然后再注入药物。做气脑检查时先缓慢放液 10ml,并注入滤过空气 10ml,如此反复进行达所需要量时再行摄片。

5.并发症　最常见为腰穿后低颅压头痛,可持续 2~8d。头痛以额、枕部为著,可伴有颈部、后背及腰部痛,咳嗽、喷嚏或站立时症状加重,严重者还可伴有恶心、呕吐和耳鸣,平卧位可使头痛减轻,应大量饮水,必要时可静脉输入生理盐水。

(二)常规检查

1.压力

(1)常规压力测定:通常用测压管进行检查。侧卧位的正常压力为 0.79~1.77kPa(80~180mm H_2O),坐位为 3.43~4.41kPa(350~450mm H_2O)。每次放出 CSF 0.5~1ml,压力降低约 0.98kPa(10mm H_2O)。侧卧位>1.96kPa(200mm H_2O)提示颅内压增高[极度肥胖者压力>2.16 kPa(220mm H_2O)为增高]。CSF 压力测定应包括初压(取 CSF 之前)和终压(取 CSF 之后)。

(2)压颈试验:试验前应先做压腹试验,用手掌深压腹部,CSF 压力迅速上升,解除压迫后,压力迅速下降,说明穿刺针头确实在椎管内。压颈试验可分指压法和压力计法,指压法是用手指压迫颈静脉然后迅速放松,观察其压力的变化。压力计法是将血压计气带轻缚于患者的颈部,测定初压后,可迅速充气至 2.7kPa(20mmHg)、5.3kPa(40mmHg)和8.0kPa(60mmHg),记录 CSF 压力变化直至压力不再上升为止,然后迅速放气,记录 CSF 压力至不再下降为止。正常情况下,在测定初压后,助手压迫一侧颈静脉约 10 秒钟GSF 压力即可迅速上升 1 倍左右(0.98~1.96kPa)。解除压颈后 10~20s 压力迅速下降至初压水平。如在穿刺部位以上有椎管梗阻,压颈时压力不上升(完全梗阻)或上升、下降缓慢(部分梗阻)称为履颈试验阳性。如压迫一侧颈静脉,CSF 压力不上升,但压迫对侧上升正常,表示压迫试验阴性,常提示该梗阻侧的横窦闭塞。如横窦内血栓形成或脑出血,有颅内压升高或怀疑后颅窝肿瘤者,禁止行压颈试验,也不应再放 CSF,以免发生脑疝。

(3)临床意义:压力高可见于脑水肿、颅内占位性病变、感染、急性脑卒中、静脉窦血栓形成、良性颅内压增高,也可见于心衰、肺功能不全及肝昏迷等。压力低主要见于低颅压、脱水、脊髓蛛网膜下隙梗阻、CSF漏等。

2.性状　正常 CSF 是无色透明的液体,如 CSF 为血性或粉红色,可用三管试验法鉴别,用三管连续接取 CSF,前后各管为均匀一致的血色为新鲜出血,可见于蛛网膜下隙出血、脑室及其附近出血、肿瘤出血、外伤等。前后各管的颜色依次变淡可能为穿刺损伤出血;血性 CSF 离心后颜色变为无色,可能为新鲜出血或副损伤;如液体为黄色提示为陈旧性出血 CSF 如云雾状,通常是由于细菌感染引起细胞数增多所致,见于各种化脓性脑膜炎,严重可如米汤样;CSF 放置后有纤维蛋白膜形成,见于结核性脑膜炎,此现象称为蛛网膜样凝固。CSF 呈黄色,离体后不久自动凝固如胶样称为弗洛因综合征;CSF 同时具有黄变症、胶样凝固及蛋白细胞分离现象 3 种特征时称为 Fromn-Nome 综合征,是因 CSF 蛋白质过多所致,常见于椎管梗阻、脊髓肿瘤等。

3.显微镜检查　正常 CSF 白细胞数为 0~5 个/mm³,多位单核细胞。白细胞增多见于脑脊髓膜和脑实质的炎性病生,结核性、真菌性及病毒性脑膜炎等以单核细胞增加为上,化脓性脑膜炎则以多核细胞增多为主,中枢神经系寄生虫病以嗜酸细胞为主。涂片检查如发现致病的细菌、真菌及脱落的瘤细胞等,有助于病原的诊断。

4.Pandy 试验　CSF 定性试验方法:利用 CSF 中球蛋白能与饱和石炭酸结合形成不溶性蛋白盐的原理,球蛋白含量越高,阳性反应越明显,通常作为蛋白定性的参考试验,正常情况下(Pandy)蛋白定性试验阴性,偶可出现假阳性反应。

(三)生化检查

1.蛋白质 正常人 CSF 蛋白质含量为 0.15~0.45g/L(15~45mg/dl),脑池液为 0.1~0.25g/L(10~25mg/dl),脑室液为 0.05~0.15g/L(5~15mg/dl)。蛋白质包含白蛋白及球蛋白,蛋白质增高见于中枢神经系统感染、脑肿瘤、脑出血、脊髓压迫症、格林-巴利综合征、听神经瘤、糖尿病性神经根神经病、黏液性水肿和全身性感染等。蛋白质降低(<0.15g/L)见于腰穿或硬膜损伤引起 CSF 丢失,身体极度虚弱和营养不良者。

2.糖 CSF 糖含量取决于血糖的水平、血脑屏障的渗透性和 CSF 中糖的酵解程度。正常价为2.5~4.4mmol/L(50~75mg/dl),为血糖的 50%~70%。糖增高可见于糖尿病、糖尿病昏迷、脊髓前角灰质炎,癫痫时也有增高。通常 CSF 中糖<2.25mmol/L(45mg/dl)为异常。糖明显减少见于化脓性脑膜炎,轻至中度减少见于结核性脑膜炎、真菌性脑膜炎(特别是隐球菌性脑膜炎)、脑膜癌病。

3.氯化物 CSF 中氯化物的含量取决于血氯浓度、血液酸碱度和 pH 值;正常 CSF 含氯化物 120~130mmol/L(700~750mg/dl),较血氯水平高。细菌性和真菌性脑膜炎均可使氯化物含量减低,尤以结核性脑膜炎最为明显。还可见于全身性疾病引起的电解质紊乱、低氯血症、肾上腺皮质功能不足等。氯化物增高见于病毒性脑炎、脑脊髓炎、高氯血症和尿毒症。

(四)特殊检查

1.细胞学检查 通常采用玻片离心法。取 1~2ml 的 CSF,经细胞离心沉淀仪使细胞沉淀在带滤纸孔的玻片上,干燥后以 Wright-Giemsa(瑞-姬)染色镜检。该法克服了 CSF 细胞数少和易破坏等困难,可进行细胞分类和发现肿瘤细胞、细菌和真菌等。CNS 化脓性感染可见中性粒细胞增多;病毒性感染可见淋巴细胞增多;结核性脑膜炎呈混合性细胞反应。蛛网膜下隙出血早无菌性炎性反应和红细胞引起的单核吞噬细胞反应,4~5d 后出现含有含铁血黄素的巨噬细胞,后者在出血后数周甚至数月仍可能查到,可推算出血时间和有无内出血。

2.蛋白电泳 CSF 蛋白电泳的正常值(滤纸法):前白蛋白 2%~6%,白蛋白 44%~62%,球蛋白 48%(α_1 球蛋白 4%~8%,α_2 球蛋白 5%~11%,β 球蛋白 8%~13%,γ 球蛋白 7%~18%),电泳带的质和量分析对神经系统疾病的诊断有一定帮助。前白蛋白在神经系统炎症时降低,在脑萎缩及中枢神经变性性疾病时升高。白蛋白减少多见于 γ 球蛋白增高,α 球蛋白升高主要见于中枢神经系统感染早期及急性炎症。α_1 与 α_2 球蛋白的比例倒置对严重的动脉硬化有诊断意义,也可见于脑干及颈髓部的胶质瘤。β 球蛋白增高见于肌萎缩侧索硬化和退行性病变,β 球蛋白降低见于脑与脊髓脑膜瘤等;γ 球蛋白增高见于脱髓鞘疾病和中枢神经系统感染、多发性硬化、麻痹性痴呆、白质脑炎等。

3.免疫球蛋白(Ig) 正常 CSF-Ig 含量极少,来源于血中通过血脑屏障透过和神经本身合成。IgG 为 10~40mg/L,IgA 为 1~6mg/L,IgM 含量极微。CSF-IgG 增高见于中枢神经系统炎性反应(细菌、病毒,螺旋体及真菌等感染),对多发性硬化、其他原因所致的脱髓鞘病变和中枢神经系统血管炎等诊断有所帮助;结核性脑膜炎和化脓性脑膜炎时 IgG 和 IgA 均上升,前者更明显,结核性脑膜炎时 IgM 也升高。乙型脑炎急性期 IgG 基本正常,恢复期 IgG、IgA、IgM 均轻度增高。CSF-IgG 指数及中枢神经细胞 24h 够合成率的测定(正常值 3~9mg/24h)以及 CSF 寡克隆 IgG 带(OB)检测,作为中枢神经系统内自身合成的免疫球蛋白标志,在多发性硬化患者中 IgG 合成率增高,是多发性硬化重要的辅助诊断指标。

4.酶 正常 CSF 中谷草转氨酶(GOT)、谷丙转氨酶(GPT)、乳酸脱氢酶(LDH)和肌酸磷酸激酶(CPK)明显低于血清中含量。谷草转氨酶(GOT)的正常值为 0~9U,乳酸脱氢酶(LDH)含量为 8~32U。在中枢神经系统疾病中,急性颅脑损伤、脑梗死、癫痫大发作、颅内肿瘤等 CSF 酶含量可升高,其活力相应增大。但酶的检查尚缺乏诊断的特异性,有待进一步研究。

二、神经影像学检查

(一)头颅平片和脊柱平片

1.头颅平片　检查简便安全,患者无痛苦和任何不适。头颅平片包括正位和侧位、颅底、内听道、视神经孔、舌下神经孔及蝶鞍像等。头颅平片主要观察颅骨的厚度、密度及各部位结构,颅底的裂和孔,蝶鞍及颅内钙化斑等。目前很多适应头颅平片的检查已被 CT 和 MRI 等检查手段取代。

2.脊柱平片　包括前后位、侧位和斜位。可观察脊柱的生理弯曲度,椎体结构有无发育异常,骨质有无破坏,骨折、脱位、变形和骨质增生等,以及椎弓根的形态、椎间孔和椎间隙的改变,椎板和脊突有无破坏或脊柱裂,椎旁有无软组织阴影和钙化等。

(二)脊髓造影和脊髓血管造影

1.脊髓造影　将造影利碘苯酯或甲泛葡胺经腰穿注入蛛网膜下隙后,改变体位在 X 射线下观察其流动有无受阻,以及受阻的部位和形态,然后在病变部位摄片。脊髓碘水造影后也可行 CT 扫描,有助于诊断。

脊髓造影的适应证为脊髓压迫症,如脊髓肿瘤、椎间盘脱出、椎管狭窄、慢性粘连性蛛网膜炎等。但有炎症、出血者应延迟手术,椎管无阻塞者应慎重。

2.脊髓血管造影　是将含碘的水溶性造影剂注入脊髓的动脉系统,显示脑血管形态,分布、位置的情况,了解颅内病变的位置、性质称为动脉造影,有助于诊断脊髓血管畸形、动脉瘤、血管闭塞和脊髓动静脉瘘等。

(三)数字减影血管造影

脑血管造影是应用含碘显影剂如泛影葡胺注入颈动脉或椎动脉内,然后在动脉期、毛细血管期和静脉期分别摄片。使其血管系统显影,借以了解血管本身及血管位置改变的情况作为颅内占位性病变的定位。目前脑血管造影已被数字减影血管造影(DSA)所取代,该技术是应用电子计算机程序将组织图像转变成数字信号输入并储存,然后经动脉或静脉注入造影剂,将所获得的第 2 次图像也输入计算机,然后进行减影处理,使充盈造影剂的血管图像保留下来,而骨骼、脑组织等影像均被减影除去,保留下的血管图像经过洱处理后转送到监视器上,得到清晰的血管影像。优点为简便快捷,血管影像清晰,并可作选择性拍片。

脑血管造影的方法通常采用股动脉或肱动脉插管法,可作全脑血管造影,观察脑血管的走行、有无移位、闭塞和血管畸形等。主要适应证是头颈部血管病变,如动脉瘤和血管畸形、闭塞,脑供血不足等,而且是其他检查方法所不能取代的。

(四)电子计算机体层扫描

1.CT 扫描及临床应用　电子计算机体层扫描(CT)是由英国设计成功,首先用于颅脑疾病的诊断,使神经影像学诊断进入了一个崭新的时期。CT 诊断的原理是利用各种组织对 X 射线的不同吸收系数,通过电子计算机处理,可显示不同平面的脑实质、脑室和脑池的形态及位置等图像;对 X 射线吸收高于脑实质则表现为增白的高密度阴影,如钙化和脑出血等;对 X 射线吸收低于脑实质则表现为灰黑色的低密度阴影,如坏死、水肿、囊肿及脓肿等。由于 CT 无创伤、无痛苦,简便迅速、分辨率高、图像清晰、解剖关系清楚、定位准确、敏感性较常规 X 射线检查提高 100 倍以上,可较确切地显示病变,已被广泛地用于各种神经疾病的诊断。

目前常规 CT 主要用于颅内血肿、脑外伤、脑出血、蛛网膜下隙出血、脑梗死、脑肿瘤、脑积水、脑萎缩、脑炎症性疾病及脑寄生虫病(如脑囊虫)等的诊断,还可以用于脊髓和脊柱的检查,了解脊髓和脊柱的病变。有些病变可通过静脉注射造影剂(甲泛葡胺或泛影葡胺)增强组织的密度,提高诊断的阳性率。

造影前应注意下列情况：

（1）造影前必须做碘过敏试验。

（2）造影后 30min 密切观察患者的反应，随时做好抢救。

（3）对有过敏史、肝肾损害、甲状腺病、急性胰腺炎、急性血栓性静脉炎、多发性骨质瘤、恶病质等病应注意。

（4）对高血压、动脉硬化、过敏体质者应慎重。

2.CT 血管造影　　CT 血管造影（CTA）指静脉注射含碘造影剂后，利用螺旋 CT 或电子束 CT，在造影剂充盈受检血管的高峰期进行连续薄层体积扫描，然后经计算机对图像进行处理后，重建血管的立体影像。CTA 可清楚显示 Willis 动脉环，以及大脑前、中、后动脉及其主要分支，对闭塞性血管病变可提供重要的诊断依据。

（五）磁共振成像

磁共振成像（MRI）是临床的一项新的影像学检查技术，是诊断颅内和脊髓病变最重要的检查手段。

1.MRI 的基本原理　　MRI 是利用人体内 H 质子在主磁场和射频场中被激发产生的共振信号经计算机放大、图像处理和重建后得到 MRI。MRI 检查时，患者被置于磁场中，接受一系列的脉冲后，打乱组织内的质子运动。脉冲停止后，质子的能级和相位恢复到激发前状态，这个过程称为弛豫、弛豫分为纵向弛豫（简称 T_1）和横向弛豫（简称 T_2）。CT 影像的黑白对比度足以人体组织密度对 X 射线的衰减系数为基础，而 MRI 的黑白对比度则来源于体内各种纠织 MR 信号的差异。以 T_1 参数成像时，T_1 短的组织（如脂肪）产生强信号呈白色，而 T_1 长的组织（如体液）为低信号呈黑色；反之，T_2 参数成像时，T_1 长的组织（如体液）信号强呈白色，而 T_2 短的组织（脑白质）信号较弱呈灰黑色。空气和骨皮质无论在 T_1 或 T_2 加权图像上均为黑色。T_1 图像可清晰显示解剖细节，T_2 图像有利于显示病变。液体、肿瘤、梗死病灶和炎症在 T_1 加权像上呈低信号，在 T_2 加权像上则为极易识别的高信号；而心腔和大血管由于血流极快，使发出脉冲至接收信号时，被激发的血液已从原部位流走，信号不复存在，因此，心腔及大血管在 T_1 和 T_2 加权图像上均呈黑色，此现象称流空效应。

2.MRI 的优势及临床应用

（1）与 CT 比较，MRI 能提供多方位和多层面的解剖学信息，图像清晰度高，对人体无放射性损害；且不出现颅骨的伪影，可清楚地显示脑干及后颅窝病变。MRI 通过显示冠状、矢状和横轴三位像，可清晰地观察病变的形态、位置、大小及其与周围组织结构的关系；尤其在神经系统更为突出。对脑灰质与脑白质可以产生更明显的对比度，因此常用于诊断脱髓鞘疾病、脑变性疾病和脑白质病变等；通过波谱分析还可提供病变组织的代谢功能及生化方面的信息。

（2）在神纤系统疾病的诊断方面，MRI 主要应用于脑血管疾病，脱髓鞘疾病、脑白质病变、脑肿瘤、脑萎缩、颅脑先天发育畸形、颅脑外伤、各种原因所致的颅内感染及脑变性病等；MRI 显示脊髓病变更为优越，对脊髓病变的诊断的诊断具有明显优势，如用于脊髓肿瘤、脊髓空洞症、椎间盘脱出、脊椎转移瘤和脓肿等的诊断。

（3）顺磁性造影剂钆（DTPA）通过改变氢质子的磁性作用，改变其弛豫时间而获得高 MR 信号，产生有效的对比作用，以此增加对肿瘤和炎症诊断的敏感性，为肿瘤的于术和放射治疗范围的确定提供重要信息；DTPA 剂量一般为 0.1mmol/kg，静脉注射后即刻至 1h 内可见明显的增强效果。

（4）必须注意：体内有金属置入物如义齿、脑动脉瘤手术放置银夹以及安装心脏起搏器的患者均不能使用 MRI 检查。对于急性颅脑损伤、颅骨骨折、钙化病灶、出血性病变急忙期等 MRI 检查不如 CT。

3.磁共振成像血管造影　　磁共振成像血管造影（MRA）是利用血液中运动质子为内在流动的标记物，使血管与周围组织形成对比，经计算机处理后显示血管形态及血流特征的一种磁共振成像技术。

MRA优点：不需插管、方便省时、无放射损伤及无创性，可显示成像范围内所有血管，也可显示侧支血管。

MRA缺点：其分辨率不适宜大范围检查，信号变化复杂，易产生伪影。临床主要用于颅内动脉瘤、脑血管畸形、大血管闭塞性疾病和静脉窦闭塞等。

三、神经电生理检查

（一）脑电图

脑电图（EEG）是脑生物电活动的检查技术，所记录的节律性脑电活动是大脑皮质锥体细胞及其顶树突突触后电位同步综合而成，并且由丘脑中线部位的非特异性核（中央内侧核、中央中核等）起调节起前作用。通过测定自发的有节律的生物电活动以了解脑功能状态。

1.检测方法　电极安放采用国际10～20系统，参考电极通常置于双耳垂；电极可采用单极和双极的连接方法。开颅手术时电极可直接置于暴露的大脑皮质表面，也可将电极插入颞叶内侧的海马及杏仁核等较深部位。进行脑电图检查时，还可以通过一些特殊的手段诱发不明显的异常电活动，最常用的方法如睁闭眼、过度换气、闪光刺激、睡眠诱发等，还有戊四氮或美解眠静脉注射等。

2.正常脑电图

（1）正常成人脑电图：正常人大脑发放的基本节律为α波及β波，其波幅、波形及频率两侧均对称，频率恒定不变。在清醒、安静和闭眼放松状态下，脑电的α节律为8～12Hz，波幅20～100μV，主要分布在枕部和顶部；β节律为13～25Hz，波幅为5～20μV，主要分布在额叶和颞叶；部分正常人在两半球前部可见少量4～7Hz的θ波；频率4Hz以下为δ波，清醒状态下几乎没有，但入睡可出现，而且由浅入深逐渐增多、时间延长、两侧对称；8Hz以下的波均为慢波。

正常成人脑电图可分为以下4型：①α型脑电图：除两半球前部外，脑电活动以α节律为主，频率两侧对称。②β型脑电图：以β波为主，两半球后部有β节律，睁眼时变为不明显，闭眼后又恢复出现时为快α节律。③低电压脑电图：脑电活动的波幅偏低似乎呈低平的曲线；在睁闭眼后或深呼吸时可出现短程的α节律。④不规则脑电图：脑电活动的α波频率不规则，调幅不明显，前部可有θ波。

（2）儿童脑电图：与成人不同，儿童的脑电图以慢波为主，随着年龄增加，慢波逐渐减少，而α波逐渐增多，但节律仍然很不稳定。14～18岁时枕部α节律的波幅变得低，而调幅更好，额部的θ波变低，且有β波出现。

（3）睡眠脑电图：根据眼球运动可分为：①非快速眼动相或慢波相：第1期困倦期，α节律消失，被低波幅慢波取代；在顶部可出现短暂的高波幅、双侧对称的负相波称为"V"波。往往不规则地反复出现，但很少超过2Hz。第2期浅睡期，出现睡眠纺锤波（12～14Hz），两半球同步出现，中央区最明显，极相也相同，时程较长。第3、4期深睡期，广泛分布的高波幅75μV以上，慢波2Hz以下。②快速眼动相：出现低电压、去同步、快波型脑电，快速眼球活动、肌电活动减少及混合频率的电活动。

3.常见的异常脑电图

（1）弥漫性慢波：背景活动为弥漫性慢波，是最常见的异常表现，无特异性。可见于各种原因所致的弥漫性脑病、缺氧性脑病、中枢神经系统变性病及脱髓鞘性脑病等。

（2）局灶性慢波：是局灶性脑实质功能障碍所致。见于局灶性癫痫、脑脓肿，局灶性硬膜下或硬膜外血肿等。

（3）三相波：一般为中至高波幅、频率为1.3～2.6Hz的负-正-负波或正-负-正波。主要见于肝性脑病和其他中毒代谢性脑病。

(4)癫痫样放电:包括棘波、尖波、棘-慢波综合、多棘波、尖-慢波综合及多棘-慢波综合等。棘波指从开始到结束的时程或波宽为 20~70ms 的一种放电,可单、双或三相,以双相为多,主要为负相。尖波是指时程为 70~200ms 可达 300ms,电位相以双相负相,上升相较陡、下升相较缓慢。50% 以上患者发作间期也可见到有异常的电活动统称癫痫样放电,特点是基本电活动的背景上突然发生的高波幅的电活动或突然发生的易于与基本电活动相区别的高幅放电。放电的不同类型通常提示不同的癫痫综合征,如多棘波和多棘慢波综合通常伴有肌阵挛,见于全身性癫痫和光敏感性癫痫等。高波幅双侧同步对称,每秒 3 次重复出现的棘慢波综合提示失神小发作。

(5)弥漫性、周期性尖波:通常指在弥漫性慢活动的基础上出现周期性尖波,可见于脑缺氧和 Cretzfeldt-Jakob 病。

4.脑电图的临床应用　脑电图检查对区别脑部器质性或功能性病变、弥漫性或局限性损害,对于癫痫的诊断及病灶定位、脑炎的诊断、中毒性和代谢性等各种原因引起脑病等的诊断均有辅助诊断价值,特别址肘癫痫的诊断意义更大。

5.脑电地形图(BEAM)　是脑电图输入电子计算机进行处理后,将脑电信号转换成一种能够定位和定量分析,并用不同颜色的图像进行显示的一项较新的检查技术。包括自发和诱发,其优点是能将脑的功能变化与形态定位结合起来,图像直观、形象、定位较准确,但不能反映脑电波形及各种波形出现的方式等,因此不能将脑电图取而代之,两者结合更有意义。BEAM 最主要的临床应用价值在于脑血管病的早期诊断、疗效及预后评价,也可用于癫痫、痴呆、偏头痛、脑肿瘤等。

(二)脑诱发电位

诱发电位(EPs)是中枢神经系统在感受体内外各种特异性刺激所产生的生物电活动,该项检查也是脑的电活动测定技术,用以了解脑的功能状态。

1.躯体感觉诱发电位(SEPs)　指刺激肢体末端粗大感觉纤维,在躯体感觉上行通路不同部位记录的电位,主要反映周围神经、脊髓后束和有关神经核、脑干、丘脑、丘脑放射及皮层感觉区的功能。

(1)检测方法:表面电极置于周围神经干,刺激部位是正中神经、尺神经、胫后神经或腓总神经等。上肢记录部位是锁骨上 Erb 点,即 N_9 系臂丛感觉神经动作电位,C_7 棘突及头部相应的感觉区;下肢记录部位通常是臀点、胸$_{12}$、颈部棘突及头部相应的感觉区。

(2)波形的命名:极性+潜伏期(波峰向下为 P,向上为 N)。正中神经刺激对侧顶点记录(头参考)的主要电位是 $P_{14}N_2O$、P_{25} 和 N_{35};周围电位是 Erb 点(N_2)和 C_7(N_{11},N_{13})。胫后神经刺激顶点(Cz)记录的主要电位是 N_{31}、P_{40}、N_{40} 和 P_{60};周围电位是臀点(N_{16})和 T_{12}(N_{24})。异常的判断标准是潜伏期延长和波形消失等。

(3)SEP 各波的起源:N_9 为臂丛电位,N_{11} 可能来源于颈髓后索,N_{13} 可能为颈髓后角突触后电位,N_{14}/P_{14} 可能来自高颈髓或延髓,N_{20} 来自顶叶后中央回(S)等,P40 可能来自同侧头皮中央后回,N_{50} 可能来自顶叶 S_1 后方,P_{60} 可能来自顶叶偏后凸面。

(4)SEP 的临床应用:用于检测周围神经、神经根、脊髓、脑下、丘脑及大脑的功能状态。主要应用于格林-巴利综合征(GBS)、颈椎病、腰骶神经根病变、脊髓空洞症、肿瘤、后侧索硬化综合征、多发性硬化(MS)及脑血管病等。还可用于外伤后脊髓损伤程度、范围及预后,脑死亡的判断和脊髓手术的监护等。

2.视觉诱发电位(VEP)　是视觉冲动经外侧膝状体投射到枕叶距状裂与枕后极头皮记录的枕叶皮层对视觉刺激产生的电活动。

(1)检测方法:通常在光线较暗的条件下进行,检测前应粗测视力并行矫正。临床上最常用黑 C 棋盘格翻转刺激 VEP(PRVEP),其优点是波形简单易于分析、阳性率高和重复性好。记录电极置于枕骨粗隆上(左 01、中 0、右 02),参考电极通常置于前额 Fz。

(2)波形命名及正常值:PRVEP是一个由 NPN 组成的三相复合波,分别按各自的平均潜伏期命名为 N_{75}、P_{100}、N_{145}。正常情况下 P_{100} 潜伏期最稳定而且波幅高,是很可靠的成分。异常的判断标准是潜伏期延长、波幅降低或消失。

(3)VEP 的临床应用:视通路病变,脱髓鞘病变、肿瘤、视神经炎,特别对 MS 患者可提供早期视神经损害的客观依据。

3.脑干听觉诱发电位(BAEP)　指经耳机传出的声音刺激外周听觉器经听神经传到通路,脑干、中央核团区在头顶记录的电位。检测时通常不需要患者的合作,婴幼儿和昏迷患者均可进行测定。

(1)检测方法:多采用短声刺激,刺激强度 50~80dB,刺激频率 10~15Hz,持续时间 10~20ms,叠加 1000~2000 次。记录电极通常置于 Cz,参考电极置于耳垂或乳突,接地电极置于 FPz。

(2)波形命名:正常 BAEP 通常由 5 个波组成,依次以罗马数字命名为 Ⅰ、Ⅱ、Ⅲ、Ⅳ 和 Ⅴ。特别是 Ⅰ、Ⅲ 和 Ⅴ 波更有价值。

(3)BAEP 各波的起源:Ⅰ 波起于听神经;Ⅱ 波耳蜗核,部分为听神经颅内段;Ⅲ 波上橄榄核;Ⅳ 波外侧丘系及其核团(脑桥中、上部分);Ⅴ 波中脑、下丘的中央核团区。

BAEP 异常的主要表现为:①各波潜伏期延长;②波间期延长;③波形消失;④波幅 Ⅰ/Ⅴ 值>200%。

(4)BAEP 的临床应用:可客观评价听觉检查不合作者、婴幼儿和歇斯底里患者有无听觉功能障碍;有助于多发性硬化的诊断,特别是发现临床下病灶或脑干隐匿病灶;动态观察脑干血管病时脑干受累的情况,帮助判断疗效和预后;桥小脑角肿瘤手术的术中监护;监测耳毒性药物对听力的影响;脑死亡诊断和意识障碍患者转归的判断等。

4.运动诱发电位(MEP)　指电流或磁场经颅或椎骨磁刺激人大脑皮层运动细胞、脊髓及周围神经运动通路,在相应的肌肉上记录的复合肌肉动作电位。该技术是 Barker 等建立的,克服了以往电刺激所致剧痛等缺点,近年来被广泛应用于临床。为运动通路中枢传导时间的测定提供了客观依据。上肢磁刺激的部位通常是大脑皮层相应运动区、C_7 棘突和 Erb 点等,记录部位是上肢肌肉;下肢刺激部位为大脑皮层运动区、胸$_{12}$和 L_1 及腘窝等,记录部位多为屈跗短肌和胫前肌等。磁刺激 MEP 的主要检测指标为各段潜伏期和中枢运动传导时间均延长,可见 MEP 波幅降低及波形离散或消失。临床应用于运动通路病变,如多发性硬化、运动神经元病、脑血管病等疾病的诊断。

5.事件相关电位(ERP)　也称内源性事件相关电位,是人对外界或环境刺激的心理反应,潜伏期在 100ms 以上,因此为长潜伏期电位,目前对其起源和确切的解剖定位尚不完全清楚。ERP 主要研究认知过程中大脑的神经电生理改变,亦即探讨大脑思维的轨迹。ERP 包括 P_1、N_1 和 P_2(外源性成分)及 N_2 和 P_3(内源性成分)。ERP 中应用最广泛的是 P_3(P_{300})电位。ERP 可通过听觉、视觉、体感刺激,从头皮上记录到一组神经元所发出的电活动,但与 SEP、BAEP 及 VEP 有着本质的不同。要求受试者对刺激进行主动反应,受心理状态的影响明显,主要反应大脑皮层认知功能状况,用于各种大脑疾病引起的认知功能障碍的评价,目前还有学者将 P_{300} 电位用于测谎等研究。

(三)肌电图

狭义肌电图(EMG)指同心圆针电极插入肌肉后,记录的肌肉安静状态下和不同程度收缩状态下的电活动。广义 EMG 指记录肌肉在安静状态、随意收缩及周围神经受刺激时判定神纤和肌肉功能状态的各种电生理特性的技术,包括神经传导速度,重复神经电刺激、单纤维肌电图及巨肌电图等。

常规 EMG 检查的适应证:①脊髓前角细胞及其以下病变部位的定位诊断和鉴别诊断;②确定病变性质、损伤程度、范围及再生恢复情况;③选择神经再植、端-端吻合和神经松解术;④了解神经传导速度。

1.EMG 检测步骤及正常所见

(1)肌肉静息状态:包括插入电位和自发电位。插入电位指针电极插入时引起的电活动,正常人变异较大,时程为 $1\sim25$ms,持续约 1s 后消失。自发电位指终板噪声和终板电位,后者波幅较高,时程为 $0.5\sim2.0$ms,振幅$\leq100\mu$V 的高频负相电位,通常伴有疼痛,动针后疼痛消失。

(2)肌肉小力自主收缩状态:测定运动单位动作电位的时限、波幅、波形及多相波百分比,不同肌肉有其不同的正常值范围。一般以大于或小于正常值20%为异常,时限增宽为神经源性损害,缩短为肌源性损害。波幅大于或小于40%为异常,神经源性增高,肌源性降低。

(3)肌肉大力收缩状态:观察募集现象,指肌肉在大力收缩时运动单位的多少及其发放频率的快慢。肌肉在轻收缩时只有阈值较低的 Ⅰ 型纤维运动单位发放,其频率为 $5\sim15$Hz;在大力收缩时,原来已经发放的运动单位频率加快,同时阈值高的 Ⅱ 型纤维参与发放,肌电图上呈密集的相互重叠的难以分辨基线的许多运动单位电位,即为干扰相。

2.异常 EMG 所见及其意义

(1)插入电位的改变:插入电位减少或消失见于严重的肌肉萎缩、肌肉纤维化和脂肪组织浸润以及肌纤维兴奋性降低等;插入电位增多或延长见于神经源性和肌源性损害。

(2)异常自发电位:①纤颤电位:是由于失神经支配肌纤维运动终板对血中乙酰胆碱的敏感性升高引起的去极化,或失神经支配的肌纤维静息电位降低所致的自动去极化产生的动作电位;波形多为双相或三相,起始为正相,随之为负相,波幅较低,时限 $1\sim5$ms,波幅一般为$20\sim200\mu$V,但不规则.失神经病变愈重,纤颤电位振幅愈小,频率愈大,见于神经源性损害和肌源性损害。②正锐波:其产生机制及临床意义同纤颤电位;但出现较纤颤电位早。波形特点为双相,起始为正相,时限较宽、波幅较低的负向波,形状似"V"字形,时限为 $10\sim100$ms。③束颤电位:指一个或部分运动单位支配的肌纤维自发放电,在肌松弛状态下出现的束颤电位有 2 种:a.单纯束颤电位,呈单、双或三相,时限 $2\sim10$ms、振幅 $100\sim200\mu$V 见于低钙血症、甲状腺功能亢进等神经肌肉兴奋性增高状态;b.复合束颤电位,呈多相波,时限 $5\sim20$ms、振幅 $100\sim500\mu$V,见于神经源性损害。

(3)肌强直放电:肌肉自主收缩或受机械刺激后出现的节律性放电。有较大的棘波和正相波,波幅通常为 10μV~1mV,频率为 $25\sim100$Hz。特点:波幅忽大忽小、频率忽快忽慢。放电过程中波幅和频率反复发生、逐渐衰减,扩音器可传出类似"飞机俯冲或摩托车减速"的声音。见于萎缩性肌强直、先天性肌强直、副肌强直及高钾型周期性瘫痪等。

(4)异常运动单位动作电位:①神经源性损害:表现为动作电位时限增宽,波幅增高及多相波百分比增高,见于脊髓前角细胞病变、神经根病变和周围神经病等。②肌源性损害:表现为 MUAPs 时限缩短,波幅降低及多相波百分比增高,见于进行性肌营养不良,炎性肌病和其他原因所致的肌病。

(5)大力收缩募集电位的异常改变:①单纯相和混合相:前者指肌肉大力收缩时,参加发放的运动单位数量明显减少,肌电图上表现为单个独立的电位;后者是运动单位数量部分减少,表现为单个独立的电位和部分难以分辨的电位同时存在,见于神经源性损害。②病理干扰相:肌纤维变性坏死使运动单位变小,在大力收缩时参与的募集运动单位数虽明显增加,表现为低波幅干扰相,又被称为病理干扰相。

3.EMG 测定的临床意义　主要是诊断及鉴别诊断神经源性损害、肌源性损害和神经肌肉接头病变;发现临床下病灶或容易被忽略的病灶,如早期运动神经元病、深部肌肉萎缩、肥胖儿童的肌肉萎缩,以及对病变节段进行定位诊断。

(四)神经传导速度和重复神经电刺激

1.神经传导速度(NCV)　神经纤维具有高度的兴奋性和传导性,外刺激产生兴奋,神经冲动从一个部位传播到整个神经发生反应,效应器兴奋收缩。NCV 测定是用于评定周围运动神经和感觉神经传导功能的一项诊断技术。通常包括运动神经传导速度(MCV)、感觉神经传导速度(SCV)和 F 波的测定。

(1)测定方法:①MCV 测定。电极放置:阴极置于神经远端,阳极置于神经近端,两者相隔$2\sim3$cm;记录电极置于肌腹,参考电极置于肌腱,地线置于刺激电极和记录电极之间。测定方法及 MCV 的计算超强刺激神经干远端和近端,在该神经支配的肌肉上记录复合肌肉动作电位(CMAPs),测定其不同的潜伏期,用刺激电极远端和记录电极近端之间的距离除以两点间潜伏期差,即为神经的传导速度。计算公式为:神经传导速度(m/s)=两点间距离(cm)×10/两点间潜伏期差(ms),波幅的测定通常取峰-峰值。②SCV 测定。电极放置:刺激电极置于表面或套在手指或脚趾末端,阴极在阳极的近端;记录电极置于神经干的远端(靠近刺激端),参考电极置于神经干的近端(远离刺激部位),地线固定于刺激电极和记录电极之间。测定方法及计算:顺行测定法是将刺激电极置于感觉神经远端,记录电极置于神经干的近端,然后测定其潜伏期和记录感觉神经动作电位(SNAPs);刺激电极与记录电极之间的距离除以潜伏期为 SCV。③F 波测定。原理:F 波是超强电刺激神经干在 M 波后的一个晚成分,由运动神经回返放电引起,因首先在足部小肌肉上记录而得名,F 波的特点是其波幅不随刺激量变化而改变,重复刺激时 F 波的波形和潜伏期变异较大;电极放置:同 MCV 测定,不同的是阴极放在近端;潜伏期的测定:通常连续测定 10～20 个 F 波,然后计算其平均值,F 波的出现率为 80%～100%。

(2)异常 NCV 及临床意义:MCV 和 SCV 的主要异常所见是传导速度减慢和波幅降低,前者主要反映髓鞘损害,后者为轴索损害,严重的髓鞘脱失也可继发轴索损害。NCV 的测定主要用于周围神经病的诊断,结合 EMC 可鉴别前角细胞、神经根、周围神经及肌源性疾病等。F 波的异常表现为出现率低、潜伏期延长或传导速度减慢及无反复等;通常提示周围神经近端病变,补充 MCV 的不足。

2.重复神经电刺激

(1)原理:重复神经电刺激(RNS)指超强重复刺激神经干在相应肌肉记录复合肌肉动作电位,是检测神经肌肉接头功能的重要手段。正常情况下,神经干连续受刺激,CMAPs 的波幅可有轻微的波动,而降低或升高均提示神经肌肉接头病变。RNS 可根据刺激的频率分为低频 RNS(5Hz)和高频 RNS(10～30Hz)。

(2)方法:①电极放置:刺激电极置于神经干,记录电极置于该神经所支配的肌肉,地线置于两者之间。②测定方法:通常选择面神经支配的眼轮匝肌、腋神经支配的三角肌、尺神经支配的小指展肌及副神经支配的斜方肌等;近端肌肉阳性率高,但不易固定;远端肌肉灵敏压低,但结果稳定,伪差小;高频刺激患者疼痛较明显,通常选用尺神经。③正常值的计算:确定波幅递减是计算第 4 或第 5 波比第 1 波波幅下降的百分比;而波幅递增是计算最高波幅比第 1 波波幅上升的百分比;正常人低频波幅递减在 10%～15%,高频刺激波幅递减在 30% 以下,而波幅递增在 50% 以下。

(3)异常 RNS 及临床意义:低频波幅递减>15% 和高频刺激波幅递减>30% 为异常,见于突触后膜病变如重症肌无力;高频刺激波幅递增>57% 为可疑异常;>100% 为异常波幅递增,见于 Lambert-Eaton 综合征。

四、经颅超声血流图检查

超声诊断是多普勒超声技术对脑血管疾病的诊断,有颅外段血管的血流速度、方向和状态,进而对颅内血管的血流动力学观察检测。

(一)检测方法和检测指标

1.检测方法　超声多普勒(TCD)检查部位是颞、枕和眶 3 个窗口。

(1)颞窗位于颧弓上方的眼眶外缘和耳屏之间,经颞窗可检测大脑中动脉、颈内动脉终末端,大脑前动脉、大脑后动脉及前交通动脉。

(2)枕窗可检测椎动脉颅内段、小脑后下动脉和基底动脉。

(3)眶窗可检测眼动脉和颈内动脉虹吸段。TCD 检查中对各个有关血管的识别主要是通过探头的位置、超声束的角度、血流方向的变化、血流速度、信号的音频特点、波形变化及压颈试验等。也可将探头直接置于两侧颈内动脉处描记波形。

2.TCD检测指标、正常范围和异常所见

(1)血流速度参数:包括收缩期峰流速(Vs),舒张期末峰流速(Vd)和平均流速(Vm);Vm代表搏动性血液的供应强度,很少受心率、心肌收缩力、外周阻力和主动脉顺应性等心血管因素的影响,生理意义最大。

(2)动脉参数:包括收缩/舒张比值(SD)、阻力指数(RI):收缩峰速度-舒张期末速度/收缩峰速度(是衡量脑血管舒缩状况指标)、动脉指数(PI)=收缩峰速度-舒张期末速度/平均速度(是评价动脉顺应性和弹性的指标)和动脉传递指数(PTI)。血流速度和PI是TCD检测中最常用和最有意义的参数。

(3)大脑血管血液速度正常范围:大脑中动脉(MCA)60~115cm/s,大脑前动脉(ACA)80~105cm/s,大脑后动脉(PCA)30~60cm/s,基底动脉(ICA)40~80cm/s,椎动脉(VA)40~70cm/s。

(4)异常TCD所见:①血流信号消失,表现为脑底动脉发育不全、血管变异和脑血管闭塞等;②血流速度增高或降低,增高提示脑血管痉挛、动静脉畸形,降低示脑动脉狭窄或闭塞;③两侧血流不对称,左右两侧相应动脉的血流速度不对称,血流方向、频谱形态异常;④PI增高或降低;⑤杂音;⑥血流方向异常提示病理性改变和侧支循环的存在;⑦频谱异常等。

(二)临床应用

在临床上,TCD主要用于下列疾病的辅助诊断、监护、评价血管机制和预防保健。

1.颅内外段脑动脉狭窄或闭塞　主要表现为血流速度增高和频谱形态增宽、湍流、涡流的改变。颈内动脉颅外段闭塞或50%以上狭窄的确诊率可达95%以上,和血管造影比较,符合率达96%。

2.脑血管畸形　有助于深部脑动静脉畸形(AVM)的定位、供养血管和引流静脉的确定。也可用于术中或术后监测,避免损伤供血动脉,判断有无畸形血管的残留。表现为供血动脉血流速度增高,搏动指数降低。

3.脑动脉瘤　TCD诊断<1cm的动脉瘤比较困难,其检测的意义在于观察和研究动脉瘤破裂出血后脑血管痉挛的发生、发展和转归。表现为低血流速度,周围阻力增加的频波,并出现多峰收缩期频波。

4.脑血管痉挛及蛛网膜下隙出血　是导致脑血管痉挛最常见的原因。TCD可代替脑血管造影通过血流速度的变化,动脉参数的变化及血流杂音等检测是否存在脑血管痉挛。TCD的随访观察对评价蛛网膜下隙出血的预后很有意义。

5.锁骨下动脉盗血综合征　锁骨下动脉起始部有阻塞时,此方法可观察到对侧椎动脉血流速度增高、同侧椎动脉血流逆转、基底动脉血流降低等,甚至血流方向也逆转,以上发现有助于该综合征的明确诊断。

6.脑动脉血流中微栓子的监测　可通过多通道TCD微栓子检测仪对颅内外及以侧脑底动脉进行连续和同步检测,以确定栓子的数量、性质及来源。

五、放射性同位素检查

(一)单光子发射计算机断层脑显像

单光子发射计算机断层(SPECT)脑显像与正电子发射断层扫描(PET)均为放射性同位素断层显像技术。将常用的^{99m}Tc标记的放射性药物如^{99m}Tc-六甲基丙烯胺肟(^{99m}Tc-HM-PAO)注入血液循环,通过正常的血脑屏障,快速进入脑组织,在脑内的分布与局部脑血流量成正比,因此聚集在血流丰富的脑组织中发射单光子,利用断层扫描和影像重建,获得与PET类似的结果。用于SPECT检测的放射性示踪剂有碘、铊和锝,最常用的是^{99m}Tc-HM-PAO,其优点是放射剂量低、价格便宜及物理性能理想等。

SPECT 临床意义如下：

（1）检查脑血流不足、脑梗死灶和脑代谢情况,弥补了脑动脉造影和 CT 所显示不出的病灶,而 SPECT 能显示病灶。

（2）颅内占位性病变诊断的阳性率为 80% 左右,脑膜瘤及血管丰富的或恶性度高的脑瘤阳性率在 90% 以上。原因主要表现为肿瘤区和周围的水肿区放射性聚集低下。

（3）对急性脑血管病、癫痫、帕金森病、痴呆分型及脑生理功能的研究均有重要的价值。

（二）正电子发射断层扫描

正电子发射断层扫描（PET）是应用于临床的一种无创性的探索入脑生化过程的技术,是局部放射性活性浓度的体层图像。可客观地描绘出入脑生理和病理代谢活动:其原理是用回旋或线型加速器产生正电子发射同位素（^{11}C、^{13}N、^{15}O、^{18}F-脱氧葡萄糖和 ^{18}F-多巴）,经吸入和静脉注射能顺利通过血脑屏障进入脑组织,具有生物学活性,参与脑的代谢并发出放射线。用体外探测仪可测定脑不同部位示踪剂的浓度,经与 CT 和 MRI 相似的显像技术处理后获得脑切面组织的图像,并可计算出脑血流、氧摄取、葡萄糖利用和 ^{18}HF 多巴的分布情况,也可在彩色图像上显示不同部位示踪剂量的差别。PET 在神经系统中用于正常人脑部活动的功能检查,也可在疾病中用于脑肿瘤的分级、肿瘤组织与放射性坏死组织的鉴别、癫痫病灶的定位,以及各种痴呆的鉴别及帕金森病与帕金森综合征的鉴别诊断等。在癫痫发作期表现癫痫灶的代谢增加,而在癫痫发作间歇期表现为代谢降低。多巴胺受体及转运蛋白的 PET 研究,对帕金森病的诊断具有较高的敏感性和特异性,即使对于症状较轻的帕金森患者,在黑质-纹状体系统也可有一些异常发现。目前 PET 还用于缺血性脑血管病的病理生理研究及治疗中脑血流,脑代谢的检测以及脑功能的研究,如脑内受体、递质、生化改变及临床药理学研究等。

（三）脊髓腔和脑池显像神

脊髓腔和脑池显像也称 CSF 显像,方法是将某些放射性药物经 CSF 缓稀释后注入蛛网膜下隙,它将沿 CSF 循环路径运,约 1h 进入颈部蛛网膜下隙,3～4h 显示大部分脑池轮廓,最后到达大脑凸面时被蛛网膜颗粒吸收而进入血液循环中。通常在患者注药后 1h、3h、6h、24h 做头部后位、前位和侧位扫描（γ 照相机）,必要时加作 48h,72h 显像观察扫描图像中有无缺损或局部不正常的放射性聚集,以了解 CSF 循环有无梗阻等病理性改变。临床主要用于显示交通性脑积水、梗阻性脑积水、CSF 漏、脑穿通畸形、蛛网膜囊肿及脊髓压迫症所致的椎管阻塞等。

（四）局部脑血流量测定

以往采用的颈内动脉注入,^{133}Xe 测定局部脑血流量（rCBF）的方法,近年已被吸入或静脉注入 ^{133}Xe 的方法所取代。注入药物后可用探头测定皮层 rCBF,该检查可在床旁、手术室或 ICU 进行,操作简单。但图像远不如 PET 和 SPECT 清晰,而且不能反映皮层下的血流灌注情况。该检查主要用于高碳酸血症或低血压时阻力血管自主调节能力的测定。

六、脑、神经和肌肉活组织检查

脑、神经和肌肉活组织检查是对神经系统疾病的活组织进行光镜、电镜、生化、组织化学和病毒检查,主要目的是为了明确病因,得出特异性的诊断。也可以通过病理检查的结果进一步解释临床和神经电生理的改变。随着病理诊断技术的不断发展,如组织化学、免疫组化及 DNA 等技术的应用,病理诊断的阳性率不断提高。但活组织检查也有一定的局限性,如受取材的部位和大小的限制,散在病变的病理结果可以是阴性的,但并不能排除诊断。部分病变较轻以至于与正常组织鉴别有困难时,应慎下结论。

(一)脑活组织检查

脑活组织检查远不如肌肉或神经活检应用得广泛。适应证为疑诊为亚急性硬化性全脑炎,遗传代谢性脑病如脂质沉积病、黏多糖沉积病和脑白质营养不良等,Alzheimer 型老年性痴呆,Creutzfeld-Jakob 病、Canavan 病和 Alexander 病,以及经 CT 或 MRI 检查证实的占位性病变,但性质不能肯定者等。脑活检取材在大脑"静区"(额叶、枕叶)或病变部位。①较浅的、靠近皮层的病变采用颅骨环钻钻孔后切开脑膜,锥形切取脑组织;或小颅钻钻孔,穿刺采取脑标本。②脑深部病变由神经外科开颅手术切取标本或在 CT 下行立体定向穿刺活检。③在 MRI 定向引导下行脑组织穿刺活检。

脑活检标本根据需要进行特殊处理,可制成冰冻切片和石蜡切片等,经过不同的染色技术显不病变;还可从脑活检组织中分离病毒或检测病毒抗原,应用聚合酶链反应(PCR)检测病毒特异性 DNA,是病变早期可靠的诊断方法。但脑活检毕竟是一种创伤性检查,有可能造成严重的后果,因此必须权衡利弊后再做决定,特别是脑功能区更应慎重。

(二)神经活组织检查

神经活组织检查有助于周围神经病的定性诊断和病变程度的判断。主要适应证是各种原因所致的周围神经病,如慢性周围神经炎、糖尿病神经病等,儿童的适应证包括异染性白质营养不良、肾上腺脑白质营养不良和 Krabbe 病等。

神经活检应取走行表浅、易于寻找、后遗症轻微(仅为足背外侧皮肤麻木或感觉良失)的神经,如腓肠神经,腓浅神经的分支等。

神经活检的临床意义如下:

(1)发现一些特异性改变,是目前其他检查所不能取代的。

(2)帮助诊断血管炎,如结节性多动脉炎,原发性淀粉样变性、麻风性神经炎、多葡聚糖体病、蜡样脂褐质沉积病感觉性神经束膜炎、恶性血管内淋巴瘤及一些遗传代谢性周围神经病。

(3)帮助鉴别以髓鞘脱失为主的周围神经病(如格林-巴利综合征)和以轴索损害为主的周围神经病(如糖尿病性周围神经病和酒精中毒性周围神经病)等。

(三)肌肉活组织检查

肌肉活组织检查有助于进一步明确病变的性质,并可鉴别神经源性和肌源性肌萎缩损害。主要适用于多发性肌炎、皮肌炎、包涵体肌炎、进行性肌营养不良、先天性肌病、脊髓性肌萎缩、代谢性肌病、内分泌肌病和癌性肌病等。肌肉活检的最后结论应参考病史,特别是家族遗传史、临床特点、血清肌酶谱的测定和肌电图检查结果。

肌肉活检部位为肱二头肌、三角肌、股四头肌和腓肠肌等。通常选择临床和神经电生理均受累的肌肉,但应避免在肌电图部位附近取材、慢性进行性病变时应选择轻,中度受累的肌肉;而急性病变时应选择受累较重甚至伴有疼痛的肌肉;切忌选择严重萎缩的肌肉。

肌肉活检标本可根据需要进行标本的处理和染色,可制成冰冻切片和石蜡切片等,经过不同的染色技术(组织学、组织化学、生物化学及免疫组化等染色体显示病变。

(四)临床意义

(1)组织学帮助鉴别神经源性损害和肌源性损害,提供肌纤维坏死,再生,肌浆糖原聚集、结缔组织淋巴细胞浸润等。

(2)有助于皮肌炎、多发性肌炎和包涵体肌炎的诊断。

（3）组织化学染色，可测定肌肉中各种酶的含量，有助于糖原沉积病等诊断。

（4）免疫组化染色，可发现 Duchenne 型肌营养不良患者中 Dystrophin 缺乏及线粒体肌脑病中线粒体 DNA 的异常等。

七、基因诊断

基因诊断是用分子生物学和分子遗传学方法检测基因结构及其表达功能，直接或间接判断致病基因的存在，从而对遗传病进行诊断。它标志着遗传病的诊断从表型（蛋白质）水平进入 DNA（基因）水平。

传统的神经系统遗传病的诊断主要依据临床表现、生化和血清学的改变，有些疾病通过生化或酶活性的测定即可确诊。随着分子生物学技术的发展和对基因异质性的认识，发现相同的生化改变或酶的异常可伴有不同的临床表现；而 DNA 分析发现，不同的点突变又可引起相同的生化异常，例如肌肉磷酸化酶基因目前已有 16 个点突变。基因诊断可以弥补临床（表型）诊断的不足，为遗传病的治疗寻求新的出路，并可能对遗传病的分类提供新的方法和依据。目前基因诊断不仅应用于遗传性疾病，而且还广泛应用于感染性疾病（如病毒性脑炎）和肿瘤等。

基因诊断的途径主要包括基因突变的检测、基因连锁分析和 mRNA 检测。基因诊断的基本原理是应用分子生物学和分子遗传学的方法检测基因的结构和表达功能是否异常。较早期应用 DNA 分子杂交的技术原理，建立了 DNA 探针技术，随后发展了 DNA 体外扩增技术（即聚合酶链反应 PCR），使基因诊断的方法学提高到了一个新的阶段。神经系统遗传病常用的基因诊断方法和技术包括核酸分子杂交技术、PCR 扩增和 DNA 测序等。核酸杂交技术包括 Soudlern 印迹杂交、Noahem 印迹杂交、点杂交、原位杂交及等位基因特异性寡核苷酸探针杂交等。基因诊断是直接以病理基因为对象，属病因学诊断，针对性强，对于神经系统的遗传性疾病，不仅能对有表型出现的疾病做出明确的诊断，而且可用于产前的早期诊断，还可检测出携带者和纯合子等。

（齐俊佳）

第四章 周围神经系统疾病

第一节 概述

周围神经系统(PNS)包括神经根组成的脊神经和脑干腹外侧发出的脑神经,但不包括嗅神经和视神经,后者是中枢神经系统的特殊延伸。周围神经系统的功能或结构损害称为周围神经疾病。

【解剖与生理】

周围神经系统包括位于脑干和脊髓的软膜所包被部分以外的全部神经结构,即与脑干和脊髓相连的脑神经、脊神经的根和神经节、神经干、神经末梢分支以及自主神经。周围神经系统与中枢神经系统的分界,从大体上看在脑干和脊髓的表面。从组织结构上看,由神经膜细胞包绕着的神经结构属于周围神经系统。与脊髓腹侧面相连接部分,称为前根(或腹根),主要包括前角运动细胞发出的纤维及自主神经纤维;与背侧面相连的部分称为后根(或背根)。主要包括进入脊髓的感觉神经纤维。后根在椎间孔处有膨大的脊神经节(也称背根神经节),在其稍远端,前根与后根汇合成脊神经。神经根位于椎管的脊髓蛛网膜下腔,浸泡于脑脊液中。脊神经干很短,出椎间孔后随即再分为细小的背支与粗大的前支。背侧支分布于颈部和躯干背部的深层肌肉及皮肤。前支中除胸神经尚保持着明显的节段性,分布在胸部肌肉皮肤外,其他部分分别参与颈丛、臂丛和腰骶丛的形成。从这些神经丛发出主要的周围神经干,分布于颈部、腹部、会阴及四肢的肌肉和皮肤。

脊神经以相对规则的间隔与脊髓相连,共31对,包括8对颈神经、12对胸神经、5对腰神经、5对骶神经和1对尾神经。其中颈1~7对颈神经自相应椎体上缘的椎间孔穿过,第8对颈神经自第7颈椎下缘的椎间孔穿过。其余均自相应椎体下缘的椎间孔穿过。

与脊神经不同,附着于脑干的10对脑神经,间隔不规则,无前根、后根之分。一些脑神经有一个或多个神经节,一些脑神经则没有神经节。运动、感觉和自主神经元都可以分为胞体和突起两部分。神经元的胞体具有胞核及胞质;神经元突起包括树突和轴突。胞体与树突可接受来自于之联系的神经轴突传来的冲动,而轴突则将自身的电活动输出到其效应细胞。突起的生长、再生以及正常功能的维持依赖于胞体合成的蛋白质、神经递质等向突起的运输。神经元胞体向轴突输送其合成的物质,轴突内物质也可向胞体输送,这个现象称为轴浆运输。

神经纤维一般是指轴突,可分为有髓鞘和无髓鞘两种。周围神经纤维的髓鞘是由神经膜细胞产生的鞘状被膜一层层环绕轴突所形成。每个神经膜细胞包绕一小段轴突,因而在一段段髓鞘之间的部分存在细小的间隔,称作郎飞结。无髓鞘纤维则是几个裸露的轴突形成小束,每一小束的轴突外由神经膜细胞包绕。无髓鞘纤维的直径远小于有髓鞘纤维。神经纤维传导冲动,就是电兴奋沿轴突全长传导的过程,依赖于细胞内外液的离子浓度差。在有髓纤维,由于髓鞘来源于多层细胞膜的包绕,含有丰富的脂类物质,具有很好的绝缘性,因而只有郎飞结处的轴突与细胞外液接触,仅在相邻的郎飞结处形成兴奋传导的电位差,所以电兴奋的传导由一个郎飞结跳跃到下一个郎飞结,速度较快;相对而言,无髓纤维兴奋的传导是不断地使相邻部位膜电位变化,顺序地沿着轴索传导而完成的,它比有髓鞘纤维传导速度慢。

【病理改变】

周围神经的病理改变包括①沃勒变性;②轴突变性;③神经元变性;④节段性脱髓鞘。

1.沃勒变性　是指神经轴突因外伤断裂后,其远端的神经纤维发生的顺序性变化。由于轴浆运输被阻断,轴突断端远侧的部分很快自近端向远端发生变性、解体。这些碎片由神经膜细胞和巨噬细胞吞噬。断端近侧的轴突和髓鞘也发生同样的变化,但通常只向近端继续1、2个郎飞结即不再进展。神经膜细胞增殖,在基底层内组成Bdngner带的神经膜管,断端近侧轴突的再生支芽借此向远端延伸,如果轴突的断裂靠近胞体,则导致胞体的坏死。

2.轴突变性　是周围神经疾病,特别是中毒、代谢性神经病中最常见的一种病理变化。主要是在致病因素影响下,胞体内营养物质合成障碍或轴浆运输阻滞,最远端的轴突营养障碍最严重,因而变性通常从轴突的最远端开始,向近端发展,故也称"逆死"。轴突变性的病理改变与沃勒变性基本相同,但沃勒变性一般特指外伤性轴突断裂所致;轴突变性则是中毒、代谢、自身免疫病等因素所致。另一方面,病变发展的方向通常有所区别。因而也将轴突变性称为沃勒样变性。

3.神经元变性　是指发出轴突组成周围神经的神经元胞体变性坏死,并继发其轴突在短期内变性、解体。临床上称为神经元病。运动神经元损害见于运动神经元病、急性脊髓灰质炎等,神经节的感觉神经元损害见于有机汞中毒、癌性感觉神经元病等。

4.节段性脱髓鞘　指髓鞘破坏而轴突相对保持完整的病变。病理上表现为神经纤维全长上不规则分布的长短不等的节段性髓鞘破坏,而轴突相对保留,吞噬细胞与增殖的神经膜细胞吞噬髓鞘碎片。可见于炎性神经病,如Guillain-Barre综合征、中毒、遗传性或代谢性疾病。病变引起的损害在较长的神经纤维更易于达到发生传导阻滞的程度,因此,临床上常见运动与感觉障碍的表现以四肢的远端更明显。

神经元的胞体与轴突、轴突与神经膜细胞依存关系密切,神经元胞体的坏死导致其轴突的变性坏死,沃勒变性如果发生在接近胞体的轴突也可使胞体坏死;轴突变性总是使其膜外包绕的髓鞘崩解破坏,而严重的脱髓鞘病变经常导致轴突的继发变性。

周围神经具有较强的再生修复能力,神经元胞体的完好是再生修复的基础。沃勒变性的神经纤维,其与胞体相连的轴突远端以芽生的方式沿Büngner带向远端生长,最终部分神经纤维可对其效应细胞再支配。急性脱髓鞘病变的髓鞘再生较迅速而完全,未继发轴突变性时一般功能恢复良好。髓鞘脱失与再生反复发生并有轴突继发变性时,功能难于恢复。

【分类】

由于周围神经疾病的病因、受累范围及病程不同,分类很难涵盖所有的病种。临床常用以下分类方法:

(一)按病理分类(见前述)

(二)按病因分类

如感染性、中毒性、营养缺乏和代谢性、遗传性、自身免疫性及副肿瘤性等。

(三)按起病方式和病程演变分类

1.急性　病情在数秒至1周左右进展达到高峰,可见于外伤、缺血、中毒、免疫等因素致病者。

2.亚急性　病情在1个月内进展达到高峰,可见于中毒、营养缺乏、代谢异常以及副肿瘤性周围神经病。

3.慢性　病情进展超过1个月以上,主要见于遗传性和免疫性周围神经病。

4.复发性　同一疾病在主要症状、体征及理化检查指标恢复后再次明显进展加重者称作复发。我们将具有这类复发特点者描述为复发性。主要见于遗传性和免疫性周围神经病。

(四)按受损神经功能分类

1.感觉性周围神经病

2.运动性周围神经病

3.自主神经病

(五)按受累神经分布形式分类

1.单神经病　也称局灶性神经病,表现单根神经分布区的功能障碍。可因局部性原因或全身性原因引起。局部性原因主要有急性创伤、机械性嵌压、高温、电击和射线损伤等;全身性原因可为代谢性或中毒性疾病,如糖尿病、铅中毒等。

2.多发性单神经病　也称多灶性神经病,表现多根神经分布区功能障碍且分布不对称。一部分多灶性神经病呈神经丛病变的表现。其病因与单神经病相同。

3.多发性神经病　以两侧对称分布的功能障碍和末梢神经受损较重为主要特点。常是中毒、某些营养物质缺乏、全身代谢性疾病或自身免疫病所致。

4.多发性神经根病　为广泛的脊神经根损害所致的多发性神经病,此时若合并周围神经干的病变,则称为多发性神经根神经病。其病因与多发性神经病相同。

(六)结合病因、症状和病变分布

可将大多数周围神经病分类如下(根据 VictorM 的分类标准)。这一分类有临床实用性,有利于临床鉴别诊断。

主要的周围神经疾病及综合征分类:

1.急性运动麻痹综合征伴各种感觉及自主神经功能障碍

(1)Guillain-Barré 综合征(急性炎症性脱髓鞘性多发性神经病)。

(2)Guillain-Barré 综合征的急性轴索型。

(3)急性感觉性神经(元)病综合征。

(4)白喉性多发性神经病。

(5)卟啉病性多发性神经病。

(6)中毒性多神经病(铊、三磷羟甲苯基磷酸盐)。

(7)副肿瘤性多发性神经病。

(8)急性全自主神经功能不全性神经病。

(9)蜱咬伤性麻痹。

(10)危重疾病伴发多发性神经病。

2.亚急性感觉运动性麻痹综合征

(1)对称性多发性神经病:

①维生素缺乏所致,如酒精中毒、脚气病、糙皮病、维生素 B_{12} 缺乏、慢性胃肠疾病。

②重金属和有机溶剂中毒所致,如砷、铅、汞、铊、有机磷、丙烯酰胺等。

③药物中毒:如异烟肼、肼屈嗪、呋喃妥因及其他呋喃类、戒酒硫、二硫化碳、长春新碱、顺铂、氯霉素、苯妥英钠、阿米替林、氨苯砜等。

④尿毒症性多发性神经病。

⑤亚急性炎症性多发性神经病

(2)不对称性神经病或多数性单神经病：

①糖尿病性神经病。

②结节性多动脉炎及其他炎症性血管病变性神经病(Churg-Strauss 综合征、嗜酸性细胞增多症、类风湿病、系统性红斑狼疮、Wegener 肉芽肿病、孤立性周围神经系统血管炎)。

③混合性冷球蛋白血症。

④Sjogren-Sicca 干燥综合征。

⑤类肉瘤病。

⑥伴周围血管病的缺血性神经病。

⑦Lyme 病多发性神经病。

(3)不常见的感觉性神经病：

①Wartenberg 游走性感觉性神经病。

②感觉性神经束膜炎。

(4)脊膜神经根病或多发性神经根病：

①新生物浸润。

②肉芽肿及炎性浸润(Lyme 病、类肉瘤)。

③脊髓病，如骨关节性脊柱炎。

④特发性多发性神经根病。

3.慢性感觉运动性多发性神经病综合征

(1)亚慢性获得型：

①副肿瘤性，如癌、淋巴瘤、骨髓瘤和其他恶性肿瘤。

②慢性炎症性脱髓鞘性多发性神经病(CI-DP)。

③副蛋白血症。

④尿毒症(偶尔为亚急性)。

⑤脚气病(通常为亚急性)。

⑥糖尿病。

⑦结缔组织病。

⑧淀粉样变性。

⑨麻风病。

⑩甲状腺功能减退。

⑪老年的良性感觉型。

(2)慢性确定的遗传性多发性神经病综合征(主要为感觉型遗传性多发性神经病)：

①成年人不全显性感觉性神经病。

②儿童不全隐性感觉性神经病。

③先天性痛觉不敏感。

④其他遗传性感觉性神经病，如伴发于脊髓小脑变性、Riley-Day 综合征和全身感觉缺失综合征。

(3)感觉运动混合型遗传性多发性神经病：

①特发性：

a.腓骨肌萎缩症(Charcot-Marie-Tooth 病，遗传性感觉运动性神经病Ⅰ型和Ⅱ型)。

b.Dejerine-Sottas 肥大性多发性神经病,成年人型及儿童型。

c.Roussy-Lévy 多发性神经病。

d.多发性神经病伴有视神经萎缩、痉挛性截瘫、脊髓小脑变性、精神发育迟滞和痴呆。

e.遗传性压迫易感性麻痹。

②遗传性多发性神经病伴已知的代谢障碍:

a.Refusum 病。

b.异染性白质营养不良。

c.球样体白质营养不良或 Krabbc 病。

d.肾上腺白质营养不良。

e.淀粉样多发性神经病。

f.卟啉性多发性神经病Ⅱ。

g.Anderson-Fabty 病。

h.无 β-脂蛋白血症和 Tangier 病。

4.线粒体病伴发神经病

5.再发性或复发性多发性神经病综合征

(1)Guillain-Barré 综合征。

(2)卟啉病。

(3)慢性炎症性脱髓鞘性多发性神经病。

(4)某些类型的多数性单神经病。

(5)脚气病或中毒。

(6)Refusum 病、Tangier 病。

6.单神经病或神经丛病综合征

(1)臂丛神经病。

(2)臂丛单神经病。

(3)灼性神经痛。

(4)腰骶神经丛病。

(5)下肢单神经病。

(6)游走性感觉神经病。

(7)嵌压性神经病。

【临床表现】

　　周围神经损害的临床表现是受损神经支配区的运动、感觉及自主神经功能异常,运动障碍和感觉障碍又可根据病理生理改变分为刺激性症状和麻痹性症状。自主神经功能异常的表现较复杂,依照交感、副交感神经对效应器官的不同作用,出现规律性变化。

　　1.运动障碍

　　(1)刺激性症状:①肌束震颤是骨骼肌放松状态下,肌束出现不自主的抽动,它由一个或多个运动单位和自发性放电所致,可见于各种下运动神经元损伤的疾病,但也可见于正常人。②肌痉挛,也称肌纤维颤搐,表现同一运动单位复杂的重复放电,临床所见为该部位肌纤维颤搐导致上覆皮肤出现蠕动样运动。可见于多发性硬化、Guillain-Barré 综合征、放射性神经丛病变支配面部肌肉的神经受累。③痛性痉挛,发生于一块肌肉或一个肌群的短暂的、不随意地收缩,伴有疼痛。在正常人,常见于小腿后部肌群,肌肉用力收缩时易诱发。在盐分丢失、低血钠、低血钙及许多神经疾病中出现率增加。

（2）麻痹性症状：①肌力减低，即瘫痪，受累程度上可为完全性或不完全性。受累范围上符合神经支配区域，如面神经麻痹时只引起其支配一侧的面部表情肌瘫痪；Guillain-Barré综合征（GBS）是广泛的周围神经与神经根病变，所有运动性脑神经、脊神经支配的骨骼肌均可受累，且远端受累常比近端早而严重。②肌张力减低，周围神经的传导障碍使维持肌张力的牵张反射弧中断，表现为肌张力减低或消失。因而周围神经病变引起的瘫痪具有弛缓性的特点。③肌萎缩，轴突变性或神经断伤后，肌肉由于失去神经的营养作用而萎缩。肌萎缩在神经损伤后数周内出现并进行性加重，而且若12个月内未能建立神经再支配，则难以完全恢复。脱髓鞘性神经病不伴有轴突变性时，肌萎缩不明显。

2.感觉障碍

（1）刺激性症状：①感觉异常。在无外界刺激的情况下出现针刺感、麻木感、蚁行感等，自发感觉一般出现于四肢远端，是多发性神经病的常见表现。②感觉过敏。轻微的刺激引起强烈的感觉体验，易于双下肢远端出现，可见于某些代谢性疾病和中毒引起的周围神经病。③自发痛。没有外界刺激存在而感到疼痛称为自发痛。神经不同部分病变时，疼痛特点不同。神经末梢病变时多为局部性疼痛，多见于肢体远端；神经干、神经根病变时可出现沿神经走行的自发痛，即神经痛。疼痛的特点多为放射性疼痛，表现是疼痛不局限于局部，而是扩展到受累神经的感觉支配区。疼痛性质多为电击样、撕裂样、切割样或刺痛。根据疼痛发生的神经不同，冠以神经名而命名，如三叉神经痛、枕大神经痛、肋间神经痛、坐骨神经痛等。引起神经痛的原因如果是脊神经后根病变，则称为根痛，如腰椎间盘突出压迫组成坐骨神经的腰神经后根时产生根性坐骨神经痛。④刺激性疼痛。当压迫或牵拉病变的神经干时产生的疼痛，如压迫颈部风池穴检查枕大神经压痛。Lasegue征就是用直抬腿动作牵拉坐骨神经检查有无疼痛。

（2）感觉缺失症状：即感觉减退或丧失。神经干及其分支的病变，感觉缺失发生于支配区，但由于相邻神经对交界区的重叠支配，使感觉缺失区比受损神经真正的分布区小；多发性神经病时较长的神经纤维最先受累，因而表现为手套或袜套样感觉缺失，即末梢型感觉缺失。遗传性感觉神经病可表现为分离性感觉缺失。

3.腱反射减低或消失　周围神经病变同时损害感觉纤维和运动纤维，腱反射弧的向心径路与离心径路同时受损，因而表现为腱反射的减低或消失。如坐骨神经痛可出现患侧踝反射的减低或消失；多发性神经病可出现双侧踝反射消失；Guillain-Barré综合征则为四肢腱反射的减低或消失。

4.自主神经障碍　自主神经障碍的程度与神经内自主神经纤维多寡有关，正中神经、尺神经、坐骨神经内有大量交感神经纤维，因而自主神经障碍的症状较突出。自主神经障碍的主要表现是血管舒缩功能受损引起的皮肤发绀、无汗或多汗，皮温低，皮肤、皮下组织萎缩变薄，指甲变脆失去光泽。血管舒缩障碍突出时，可有高血压或直立性低血压。迷走神经损害时常出现心律失常和心动过速。也可出现无泪、无涎、阳痿及排尿、排便障碍。

5.其他　麻风、遗传性和获得性慢性脱髓鞘性神经病、神经纤维瘤病和神经膜细胞瘤可有周围神经增粗、变形。严重的多发性周围神经损害，尤其是发生于生长发育期，可致手、足和脊柱的畸形如爪形手、足下垂、马蹄足和脊柱侧弯等。由于感觉丧失，生理性自我保护机制不健全，加上失神经支配引起的营养障碍，可造成皮肤的营养性溃疡及Charcot关节。

【辅助检查】

1.神经电生理检查　神经传导速度（NCV）和肌电图（EMG）检查对诊断有重要意义。测定末端潜伏期（DL）、神经干的运动神经传导速度（MCV）和复合肌肉动作电位（CMAP）、感觉神经传导速度（SCV）和感觉神经动作电位（SNAP）、F波等数据可以较全面地反映周围神经根、丛、干、末梢等部分运动和感觉神经受损情况。结合 EMG 改变,可推断神经病变的性质是轴突变性还是脱髓鞘。对鉴别运动神经纤维损害与肌病也有重要价值。NCV 属于无创性检查,EMG 为微创性检查,适于对周围神经病进行动态跟踪随访研究。

2.影像学检查　对探寻病因有较大价值,也是选择治疗方法的依据。如坐骨神经痛可疑神经根受累时,可经腰椎及间盘的 CT 扫描或腰部 MRI 检查,诊断或排除间盘突出、肿瘤等神经根的压迫性病变。

(李佳佳)

第二节　三叉神经痛

三叉神经痛是指三叉神经分布区反复发作的短暂性剧痛。

【病因与病理】

三叉神经痛分为原发性和继发性两种类型,继发性是指有明确的病因,如邻近三叉神经部位发生的肿瘤(胆脂瘤)、炎症、血管病等引起三叉神经受累,多发性硬化的脑干病灶亦可引起三叉神经痛;原发性是指病因尚不明确者,但随着诊断技术的发展与提高,研究发现主要由伴行小血管(尤其是小动脉)异行扭曲压迫三叉神经根,使局部产生脱髓鞘变化所引起;三叉神经节的神经细胞因反复缺血发作而受损导致发病;其他还有病毒感染,岩骨嵴异常变异产生机械性压迫等。

【临床表现】

1.年龄、性别　70%～80%发生于 40 岁以上中老年,女性略多于男性,约为 3∶2。

2.疼痛部位　限于三叉神经分布区内,以第二、三支受累最为常见,95%以上为单侧发病。

3.疼痛性质　常是电灼样,刀割样、撕裂样或针刺样,严重者伴同侧面肌反射性抽搐,称为"痛性抽搐"。发作时可伴有面部潮红、皮温增高、球结膜充血、流泪等。由于疼痛剧烈,患者表情痛苦,常用手掌或毛巾紧按、揉搓疼痛部位。

4.疼痛发作　常无先兆,为突然发生的短暂性剧痛,常持续数秒至 2min 后突然终止。间歇期几乎完全正常。发作可数天 1 次至每分钟发作数次不等。大多有随病程延长而发作频度增加的趋势,很少自愈。

5.扳机点　在疼痛发作的范围内常有一些特别敏感的区域,稍受触动即引起发作,称为"扳机点",多分布于口角、鼻翼、颊部或舌面,致使患者不敢进食、说话、洗脸、刷牙,故面部及口腔卫生差,情绪低落,面色憔悴,言谈举止小心翼翼。

6.神经系统检查　原发性三叉神经痛者,神经系统检查正常;继发性三叉神经痛者可有分布区内面部感觉减退、角膜反射消失,也可表现疼痛呈持续性,可合并其他脑神经麻痹。

【诊断与鉴别诊断】

根据疼痛发作的部位、性质、扳机点等即可诊断。但需注意原发性与继发性的鉴别以及与其他面部疼痛的鉴别。

1.继发性三叉神经痛,应做进一步检查,如脑 CT 或 MRI,必要时进行脑脊液检查,以寻找病因。沿三叉神经走行的 MRI 检查,可发现某些微小病变对三叉神经的压迫等。

2.与其他头面部疼痛鉴别:①牙痛,一般为持续性钝痛,可因进食冷、热食物而加剧。②副鼻窦炎,也表现持续钝痛,可有时间规律,伴脓涕及鼻窦区压痛,鼻窦摄 X 线片有助诊断。③偏头痛,以青年女性多见,发作持续时间数小时至数天,疼痛性质为搏动性或胀痛,可伴恶心呕吐。先兆性偏头痛患者发作前有眼前闪光、视觉暗点等先兆。④舌咽神经痛,是痛部位在舌根、软腭、扁桃体、咽部及外耳道,疼痛性质与三叉神经痛相似,也表现短暂发作的剧痛。局麻药喷涂于咽部,可暂时镇痛。⑤蝶腭神经痛,又称 Sluder 综合征,鼻与鼻旁窦疾病易使翼腭窝上方的蝶腭神经节及其分支受累而发病,表现鼻根后方、上颌部、上腭及牙龈部发作性疼痛并向额、颞、枕、耳等部位扩散,疼痛性质呈烧灼样、刀割样,较剧烈,可持续数分钟至数小时,发作时可有患侧鼻黏膜充血、鼻塞、流泪。

【治疗】

原发性三叉神经痛首选药物治疗,无效时可用封闭、神经阻滞或手术治疗。

1.药物治疗　①卡马西平:为抗惊厥药,作用于网状结构-丘脑系统,可抑制三叉神经系统的病理性多神经元反射。初始剂量为 0.1g,bid,以后每天增加 0.1g,分 3 次服用,最大剂量为 1.0g/d,疼痛停止后,维持治疗剂量 2 周左右,逐渐减量至最小有效维持量。不良反应有头晕、嗜睡、走路不稳、口干、恶心、皮疹等。少见但严重的不良反应是造血系统功能损害,可发生白细胞减少,甚至再生障碍性贫血。罕见的有剥脱性皮炎等。②苯妥英钠:初始量为 0.1g,tid,可每天增加 50mg,最大剂量为 0.6g/d,疼痛消失 1 周后逐渐减量。不良反应有头晕、嗜睡、牙龈增生及共济失调等。③治疗神经病理性疼痛的新型药物有加巴喷丁、普瑞巴林、奥卡西平等,具有疗效肯定、较少不良反应等优势,可结合患者病情、经济情况及个人意愿选用。④辅助治疗可应用维生素 B_1、维生素 B_{12},疗程 4~8 周。

2.封闭治疗　将无水乙醇或其他药物如甘油、维生素 B_{12}、泼尼松龙等注射到三叉神经分支或半月神经节内,可获镇痛效果。适应证为药物疗效不佳或不能耐受不良反应;拒绝手术或不适于手术者,疗效可持续 6~12 个月。

3.半月神经节射频热凝治疗　在 X 线或 CT 导向下,将射频电极经皮插入半月节,通电加热 65~80℃,维持 1min,适应证同封闭治疗。不良反应有面部感觉障碍、角膜炎和带状疱疹等。疗效可达 90%,复发率为 21%~28%,重复应用仍有效。

4.手术治疗　用于其他治疗方法无效的原发性三叉神经痛,手术方式有:①三叉神经显微血管减压术;近期疗效可达 80% 以上,并发症有面部感觉减退,听力障碍,滑车、外展或面神经损伤等。②三叉神经感觉根部分切断术。③三叉神经脊髓束切断术。

5.γ 刀或 X 线刀治疗　药物与封闭治疗效果不佳,不愿或不适于接受手术的,也可以采用 γ 刀或 X 线刀治疗,靶点是三叉神经感觉根。起效一般开始于治疗后 1 周。由于靶点周围重要结构多,毗邻关系复杂,定位需要特别精确。

(孔　铭)

第三节　特发性面神经炎

一、概述

特发性面神经炎是指原因未明的、茎乳突孔内面神经非化脓性炎症引起的、急性发病的面神经麻痹。发病率为(20~42.5)/10 万,患病率为 258/10 万。

二、病因与病理生理

病因未明。可能因受到风寒、病毒感染或自主神经功能障碍,局部血管痉挛致骨性面神经管内的面神经缺血、水肿、受压而发病。

三、诊断步骤

（一）病史采集要点

1.起病情况　急性起病，数小时至 3～4d 达到高峰。

2.主要临床表现　多数患者在洗漱时感到一侧面颊活动不灵活，口角漏水、面部歪斜，部分患者病前有同侧耳后或乳突区疼痛。

3.既往病史　病前常有受凉或感冒、疲劳的病史。

（二）体格检查要点

1.一般情况好。

2.查体可见一侧周围性面瘫的表现：病侧额纹变浅或消失，不能皱额或蹙眉，眼裂变大，闭眼不全或不能，试闭目时眼球转向外上方，露出白色巩膜称贝耳现象；鼻唇沟变浅，口角下垂，示齿时口角歪向健侧，鼓腮漏气，吹口哨不能，食物常滞留于齿颊之间。

3.鼓索神经近端病变，可有舌前 2/3 味觉减退或消失，唾液减少。

4.镫骨肌神经病变，出现舌前 2/3 味觉减退或消失与听觉过敏。

5.膝状神经节病变，除上述表现外还有乳突部疼痛，耳廓和外耳道感觉减退，外耳道或鼓膜出现疱疹，见于带状疱疹引起的膝状神经节炎，称 Hunt 综合征。

（三）门诊资料分析

根据急性起病，典型的周围性面瘫症状和体征，可以做出诊断。但是必须排除中枢性面神经麻痹、耳源性面神经麻痹、脑桥病变、格林-巴利综合征等。

（四）进一步检查项目

1.如果疾病演变过程或体征不符合特发性面神经炎时，可行颅脑 CT/MRI、腰穿脑脊液检查，以利于鉴别诊断。

2.病程中的电生理检查可对预后做出估计。

四、诊断对策

（一）诊断要点

急性起病，出现一侧周围性面瘫的症状和体征可以诊断。

（二）鉴别诊断要点

1.中枢性面神经瘫　局限于下面部的表情肌瘫痪，而上面部的表情肌运动如闭目、皱眉等动作正常，且常伴有肢体瘫痪等症状，不难鉴别。

2.格林-巴利综合征　可有周围性面瘫，但多为双侧性，可以很快出现其他颅神经损害，有对称性四肢弛缓性瘫痪、感觉和自主神经功能障碍，脑脊液呈蛋白-细胞分离。

3.耳源性面神经麻痹　多并发中耳炎、乳突炎、迷路炎等，有原发病的症状和体征，头颅或耳部 CT 或 X 线片有助于鉴别。

4.后颅窝病变　如肿瘤、感染、血管性疾病等，起病相对较慢，有其他脑神经损害和原发病的表现，颅脑 MRI 对明确诊断有帮助。

5.莱姆病   是由蜱传播的螺旋体感染性疾病,可有面神经和其他脑神经损害,可单侧或双侧,伴有多系统损害表现,如皮肤红斑、血管炎、心肌炎、脾大等。

6.其他   如结缔组织病、各种血管炎、多发性硬化、局灶性结核性脑膜炎等,可有面神经损害,伴有原发病的表现,要注意鉴别。

五、治疗对策

(一)治疗原则

减轻面神经水肿和压迫,改善局部循环,促进功能恢复。

(二)治疗计划

1.药物治疗

(1)皮质类固醇:起病早期 1~2 周内应用,有助于减轻水肿。泼尼松 30~60mg/d,连用 5~7d 后逐渐减量。地塞米松 10~15mg/d,静脉滴注,1 周后改口服渐减量。

(2)神经营养药:维生素 B_{12}(500μg/次,隔天 1 次,肌肉注射)、维生素 B_1(100mg/次,每天 1 次,肌肉注射)、地巴唑(30mg/d,口服)等可酌情选用。

(3)抗病毒治疗:对疑似病毒感染所致的面神经麻痹,应尽早使用无环鸟苷(1~2g/d),连用 10~14d。

2.辅助疗法

(1)保护眼睛:采用消炎性眼药水或眼药膏点眼,带眼罩等预防暴露性角膜炎。

(2)物理治疗:如红外线照射、超短波透热等治疗。

(3)运动治疗:可采用增强肌力训练、自我按摩等治疗。

(4)针灸和低脉冲电疗:一般在发病 2~3 周后应用,以促进神经功能恢复。

3.手术治疗   病后半年或 1 年以上仍不能恢复者,可酌情施行面-舌下神经或面-副神经吻合术。

(三)治疗方案的选择

对于药物治疗和辅助疗法,可以数种联用,以期促进神经功能恢复,针灸和低脉冲电疗应在水肿消退后再行选用。恢复不佳者可考虑手术治疗。

六、病程观察及处理

治疗期间定期复诊,记录体征的变化,调整激素等药物的使用。鼓励患者自我按摩,配合治疗,早日康复。

七、预后评估

70%的患者在 1~2 个月内可完全恢复,20%的患者基本恢复,10%的患者恢复不佳,再发者约占 0.5%。少数患者可遗留有面肌痉挛、面肌联合运动、耳颞综合征和鳄泪综合征等后遗症状。

(范   楷)

第四节　脊神经疾病

脊神经疾病的主要临床表现是按照受损神经支配区分布的运动、感觉和自主神经功能障碍。肌力减退是运动功能障碍的最常见表现，可由轴索变性或神经传导阻滞引起，运动功能障碍还可表现为痛性痉挛、肌阵挛、肌束震颤等；大多数脊神经疾病可累及所有直径的感觉纤维，某些疾病会选择性破坏粗或细的感觉纤维，出现共济失调和深浅反射消失提示粗纤维受损；痛温觉损害提示细纤维受损；自主神经功能障碍见于无髓鞘纤维受损。

一、单神经病及神经痛

（一）正中神经麻痹

正中神经由来自 $C_5 \sim T_1$ 的纤维组成，沿肱二头肌内侧沟伴肱动脉下降至前臂分支，支配旋前圆肌、桡侧腕屈肌、各指屈肌、掌长肌、拇对掌肌及拇短展肌。

【病因】

正中神经的常见损伤原因是肘前区静脉注射时，药物外渗引起软组织损伤，或腕部割伤，或患腕管综合征。

【临床表现】

正中神经不同部位受损表现如下：

1.正中神经受损部位在上臂时，前臂不能旋前，桡侧三个手指屈曲功能丧失，握拳无力，拇指不能对掌、外展。大鱼际肌出现萎缩后手掌平坦，拇指紧靠示指，若并尺神经受损则呈现典型"猿手"。掌心、大鱼际、桡侧三个半手指掌面和2、3指末节背面的皮肤感觉减退或丧失。由于正中神经富含植物性纤维，损伤后常出现灼性神经痛。

2.当损伤位于前臂中下部时，运动障碍仅有拇指的外展、屈曲与对指功能丧失。

3.正中神经在腕部经由腕骨与腕横韧带围成的管状结构——腕管中到达手部，当腕管先天性狭窄或腕部过度运动而致摩擦损伤时，正中神经可受累，产生桡侧手掌及桡侧三个半指的疼痛、麻木、感觉减退、手指运动无力和大鱼际肌麻痹、萎缩，称为腕管综合征。通常夜间症状加重，疼痛可放射到前臂甚至肩部。多见于女性，常双侧发病，但利手侧可能发生更早且症状较重。

【治疗】

轻症采用局部夹板固定制动，服用非甾体类抗炎药物，如布洛芬 0.2g，tid，配合腕管内注射泼尼松 0.5ml，加 2% 普鲁卡因 0.5ml，每周 1 次，2 次无效者考虑手术切断腕横韧带以解除正中神经受压。

（二）尺神经麻痹

尺神经由 $C_7 \sim T_1$ 的纤维组成，初在肱动脉内侧下行，继而向后下进入尺神经沟，再沿前臂掌面尺侧下行，主要支配尺侧腕屈肌、指深屈肌尺侧半、小鱼际肌、拇收肌与骨间肌，还支配手掌面 1 个半指，背面 2 个半指的皮肤感觉。

【病因】

尺神经损伤的常见病因是腕、肘部外伤，尺骨鹰嘴部骨折、肘部受压等。

【临床表现】

尺神经损伤的主要表现为手部小肌肉的运动丧失,精细动作困难;屈腕能力减弱并向桡侧偏斜;拇指不能内收,其余各指不能内收和外展;多数手肌萎缩,小鱼际平坦,骨间肌萎缩,骨间隙加深。拇指以外和各掌指关节过伸,第4、5指的指间关节弯曲,形成"爪形手"。感觉障碍以小指感觉减退或丧失最明显。

尺神经在肘管内受压的临床表现称为肘管综合征。肘管是由肱骨内上髁、尺骨鹰嘴和肘内侧韧带构成的纤维-骨性管道,其管腔狭窄,屈肘时内容积更小,加之位置表浅,尺神经易于此处受到嵌压。主要表现手部尺侧感觉障碍,骨间肌萎缩,肘关节活动受限,肘部尺神经增粗以及肘内侧压痛等。

【治疗】

治疗主要包括肘关节制动、应用非甾体类抗炎药物及手术减压。

(三)桡神经麻痹

桡神经源自 $C_5 \sim T_1$ 神经根,初行于腋动脉后方,继而与肱深动脉伴行入桡神经沟,转向外下至肱骨外上髁上方,于肱桡肌与肱肌间分为浅、深两终支分布于前臂及手背,支配肱三头肌、肘肌、肱桡肌、旋后肌、伸指肌及拇长展肌等,所支配各肌的主要功能是伸肘、伸腕及伸指。由于其位置表浅,是臂丛神经中最易受损的神经。

【病因】

桡神经损伤的常见病因是骨折、外伤、炎症或睡眠时以手代枕、手术中上肢长时间外展和受压、上肢被缚过紧及铅中毒和酒精中毒等。近年来,醉酒深睡导致的桡神经受压损伤发病率有所增加,在病史询问中应予重视。

【临床表现】

桡神经损伤的典型表现是腕下垂,但受损伤部位不同,症状亦有差异。

1.高位损伤时(如腋部损伤),上肢所有伸肌瘫痪,肘关节、腕关节和掌指关节均不能伸直。前臂不能旋后,手呈旋前位,垂腕致腕关节不能固定,因而握力减弱。

2.上臂中1/3以下损伤时,伸肘功能保留。

3.肱骨下端、前臂上1/3损伤时伸肘、伸腕功能保留。

4.腕关节部损伤时仅出现感觉障碍。

桡神经损伤的感觉障碍一般轻微,多仅限于手的虎口区,其他部位因邻近神经的重叠支配而无明显症状。

【治疗】

桡神经再生能力较好,治疗后可恢复功能,预后良好。

(四)腓总神经麻痹

腓总神经源自 $L_4 \sim S_3$ 神经根,在大腿下1/3从坐骨神经分出,是坐骨神经的两个主要分支之一。其下行至腓骨头处转向前方,分出腓肠外侧皮神经支配小腿外侧面感觉,在腓骨颈前分为腓深和腓浅神经,前者支配胫骨前肌、趾长伸肌、踇长伸肌、踇短伸肌和趾短伸肌,后者支配腓骨长肌和腓骨短肌及足背2～5趾背面皮肤。

【病因】

腓总神经麻痹的最常见原因为各种原因的压迫,如两腿交叉久坐,长时间下蹲位,下肢石膏固定不当及昏迷、沉睡者卧姿不当等;也可因腓骨头或腓骨颈部外伤、骨折等引起;糖尿病、感染、酒精中毒和铅中毒也是致病的原因。在腓骨颈外侧,腓总神经位置表浅,又贴近骨面,因而最易受损。

【临床表现】

腓总神经麻痹的临床表现包括足与足趾不能背屈,足下垂并稍内翻,行走时为使下垂的足尖抬离地面而用力抬高患肢,并以足尖先着地呈跨阈步态。不能用足跟站立和行走,感觉障碍在小腿前外侧和足背。

【治疗】

治疗除针对病因外,可用神经营养药、理疗等。

(五)胫神经麻痹

胫神经由 L_4～S_3 神经根组成。在腘窝上角自坐骨神经分出,在小腿后方下行达内踝后方,分支支配腓肠肌、比目鱼肌、腘肌、跖肌、趾长屈肌和拇长屈肌以及足底的所有短肌。其感觉分支分布于小腿下 1/3 后侧与足底皮肤。

【病因】

胫神经麻痹多为药物、酒精中毒,糖尿病等引起,也见于局部囊肿压迫及小腿损伤。当胫神经及其终末支在踝管处受压时,可引起特征性表现——足与踝部疼痛及足底部感觉减退,称为踝管综合征。其病因包括穿鞋不当、石膏固定过紧、局部损伤后继发的创伤性纤维化以及腱鞘囊肿等。

【临床表现】

胫神经损伤的主要表现是足与足趾不能屈曲,不能用足尖站立和行走,感觉障碍主要在足底。

【治疗】

治疗除针对病因外,可用神经营养药、理疗等。

(六)枕神经痛

枕大神经、枕小神经和耳大神经分别来自 C_2、C_3 神经,分布于枕部、乳突部及外耳。

【病因】

枕神经痛可由感染、受凉等引起,也见于颈椎病、环枕畸形、枕大孔区肿瘤等引起。

【临床表现】

其分布区内的发作性疼痛或持续性钝痛,伴阵发性加剧为枕神经痛。多为一侧发病,可为自发性疼痛,亦可因头颈部的运动、喷嚏、咳嗽诱发或使疼痛加剧,部位多起自枕部,沿神经走行放射,枕大神经痛向头顶部放射,枕小神经痛、耳大神经痛分别向乳突部、外耳部放射,重时伴有眼球后疼痛感。枕大神经的压痛点位于乳突与第1颈椎水平后正中点连线的1/2处(相当风池穴)。枕部及后颈部皮肤常有感觉减退或过敏。

【治疗】

治疗主要是针对病因,对症处理可采用局部热敷、封闭,局部性理疗等。药物可口服镇痛药、B族维生素。疼痛较重时局部封闭效果较好。

(七)臂丛神经痛

臂丛由 C_5～T_1 脊神经的前支组成,包含运动、感觉和自主神经纤维,主要支配上肢的运动和感觉。5个脊神经前支经反复组合与分离在锁骨上方形成上干、中干和下干,在锁骨下方每个干又分成前股、后股,之后由上、中干的前股合成外侧束,下干的前股自成内侧束,三个干的后股汇合为后束。外侧束先分出一支组成正中神经,而后延续为肌皮神经,内侧束也有部分纤维参与正中神经,而后延续为尺神经。后束则分成一较细小的腋神经和一较粗大的桡神经。一些重要的神经分支起源于臂丛的最近端,靠近神经根的水平,如 C_5、C_6 和 C_7 的前根发出胸长神经支配前锯肌;C_5 发出的肩胛背神经支配菱形肌。

【病因】

常见的病因是臂丛神经炎、神经根型颈椎病、颈椎间盘突出、颈椎及椎管内肿瘤、胸出口综合征、肺尖部肿瘤以及臂丛神经外伤。

【临床表现】

臂丛神经痛是由多种病因引起的臂丛支配区的以疼痛、肌无力和肌萎缩为主要表现的综合征。

1.臂丛神经炎　也称为原发性臂丛神经病或神经痛性肌萎缩,多见于成年人,男性多于女性。约 50% 患者有前驱感染史如上感、流感样症状,或接受免疫治疗、外科手术等。因而多数学者认为是一种变态反应性疾病。少数有家族史。

起病呈急性或亚急性,主要是肩胛部和上肢的剧烈疼痛,常持续数小时至 2 周,而后逐渐减轻,但肌肉无力则逐渐加重。大多数患者的无力在 2～3 周时达高峰。颈部活动、咳嗽或喷嚏一般不会使疼痛加重,但肩与上肢的活动可明显加重疼痛。肌无力多限于肩胛带区和上臂近端,臂丛完全损害者少见。数周后肌肉有不同程度的萎缩及皮肤感觉障碍。部分患者双侧臂丛受累。

2.继发性臂丛神经痛　主要由于臂丛邻近组织病变压迫,神经根受压有颈椎病、颈椎间盘突出、颈椎结核、颈髓肿瘤、硬膜外转移瘤及蛛网膜炎等。神经干受压有胸出口综合征、颈肋、颈部肿瘤、结核、腋窝淋巴结肿大及肺尖部肿瘤。主要表现颈肩部疼痛,向上臂、前臂外侧和拇指放射,臂丛神经分布区内有不同程度的麻痹表现,可伴有局限性肌萎缩、上肢腱反射减弱或消失。病程长者可有自主神经障碍。神经根型颈椎病是继发性臂丛神经痛最常见的病因。主要症状是根性疼痛,出现颈肩部疼痛,向上肢放射。感觉异常见于拇指与示指;可有肌力减弱伴局限性肌萎缩、患侧上肢腱反射减弱或消失。

【辅助检查】

为判定臂丛损伤的部位和程度,可根据患者情况选择脑脊液化验、肌电图与神经传导速度测定、颈椎摄 X 线片、颈椎 CT 或 MRI 检查可为诊断与鉴别诊断提供重要依据。

【治疗】

臂丛神经炎急性期治疗可用糖皮质激素,如泼尼松 20～40mg/d,口服,连用 1～2 周或地塞米松 10～15mg/d,静脉滴注,待病情好转后逐渐减量。应合用 B 族维生素如维生素 B_1、维生素 B_{12} 等。可口服非甾体抗炎药,也可应用物理疗法或局部封闭疗法止痛。恢复期注意患肢功能锻炼,给予促进神经细胞代谢药物以及针灸等。约 90% 患者在 3 年内康复。

颈椎病引起的神经根损害大多数采用非手术综合治疗即可缓解,包括卧床休息、口服非甾体类抗炎药如布洛芬、双氯芬酸钠等。疼痛较重者,可用局部麻醉药加醋酸泼尼松龙 25mg 在压痛点局部注射。理疗、颈椎牵引也有较好效果。有以下情况可考虑手术治疗:①临床与放射学证据提示伴有脊髓病变;②经适当的综合治疗疼痛不缓解;③受损神经根支配的肌群呈进行性无力。

(八)肋间神经痛

【病因】

肋间神经痛是肋间神经支配区的疼痛,分原发性和继发性。原发性者罕见,继发性者可见于邻近组织感染(如胸椎结核、胸膜炎、肺炎)、外伤、肿瘤(如肺癌、纵隔肿瘤、脊髓肿瘤)、胸椎退行性病变、肋骨骨折等。带状疱疹病毒感染也是常见原因。

【临床表现】

主要临床特点有:①由后向前沿一个或多个肋间呈半环形的放射性疼痛。②呼吸、咳嗽、喷嚏、呵欠或脊柱活动时疼痛加剧。③相应肋骨边缘压痛。④局部皮肤感觉减退或过敏。带状疱疹病毒引起者发病数天内在患处出现带状疱疹。

【辅助检查】

胸部与胸椎影像学检查、腰穿检查可提示继发性肋间神经痛的部分病因。

【治疗】

1.病因治疗　继发于带状疱疹者给予抗病毒治疗,阿昔洛韦 $5\sim10mg/kg$ 静脉滴注,8h1 次;或更昔洛韦 $5\sim10mg/(kg\cdot d)$,分 $1\sim2$ 次静脉滴注,连用 $7\sim14d$。肿瘤、骨折等病因者按其治疗原则行手术、化学药物治疗及放射治疗。

2.镇静镇痛　可用地西泮、布洛芬、双氯芬酸钠、曲马朵等药物。

3.B 族维生素与血管扩张药物　如维生素 B_1、维生素 B_{12}、烟酸、地巴唑。

4.理疗　可改善局部血液循环,促进病变组织恢复,但结核和肿瘤患者不宜使用。

5.封闭　局部麻醉药行相应神经的封闭治疗。

(九)股外侧皮神经病

股外侧皮神经病也称为感觉异常性股痛、股外侧皮神经炎。股外侧皮神经由 $L_{2\sim3}$ 脊神经后根组成,是纯感觉神经,发出后向外下斜越髂肌深面达髂前上嵴,经过腹股沟韧带下方达股部。在髂前上嵴下 $5\sim10cm$ 处穿出大腿阔筋膜,分布于股前外侧皮肤。

【病因】

股外侧皮神经病的主要病因是受压与外伤,如穿着紧身衣,长期系用硬质腰带或盆腔肿瘤、妊娠子宫等均是可能的因素。其他如感染、糖尿病、酒精及药物中毒以及动脉硬化等也是常见病因。部分患者病因不明。

【临床表现】

起病可急可缓,多为单侧;大腿前外侧面皮肤感觉异常,包括麻木、针刺样疼痛、烧灼感,可有局部感觉过敏,行走、站立时症状加重,某些患者仅偶尔发现局部感觉减退。查体可有髂前上棘内侧或其下方的压痛点,股外侧皮肤可有限局性感觉减退或缺失。

【辅助检查】

对症状持续者应结合其他专业的检查及盆腔 X 线检查,以明确病因。

【治疗】

治疗除针对病因外,可给予口服 B 族维生素,也可给予镇痛药物。局部理疗、封闭也有疗效。疼痛严重者可手术切开压迫神经的阔筋膜或腹股沟韧带。

(十)坐骨神经痛

坐骨神经痛是沿着坐骨神经径路及其分布区域内以疼痛为主的综合征。坐骨神经是人体中最长的神经,由 $L_4\sim S_3$ 的脊神经前支组成,经梨状肌下孔出盆腔,在臀大肌深面沿大腿后侧下行达腘窝,在腘窝上角附近分为胫神经和腓总神经,支配大腿后侧和小腿肌群,并传递小腿与足部的皮肤感觉。

【病因】

坐骨神经痛有原发性和继发性两类,原发性坐骨神经痛也称为坐骨神经炎,为感染或中毒等原因损害坐骨神经引起,多与受凉、感冒等感染有关。病原体或毒素经血液播散而致坐骨神经的间质性炎症;继发性者临床多见,是因坐骨神经通路受病变的压迫或刺激所致。根据发病部位可分为根性、丛性和干性。根性坐骨神经痛病变主要在椎管内以及脊椎,如腰椎间盘突出、椎管内肿瘤、脊椎骨结核与骨肿瘤,腰椎黄韧带肥厚、粘连性脊髓蛛网膜炎等;丛性、干性坐骨神经痛的病变主要在椎管外,常为腰骶神经丛及神经干邻近组织病变,如骶髂关节炎、盆腔疾病(肿瘤、子宫附件炎)、妊娠子宫压迫、臀部药物注射位置不当以及外伤等。

【临床表现】

1.青壮年男性多见,急性或亚急性起病。

2.沿坐骨神经走行区的疼痛,自腰部、臀部向大腿后侧、小腿后外侧和足部放射,呈持续性钝痛并阵发性加剧。也有呈刀割样或烧灼样疼痛者。往往夜间疼痛加剧。

3.患者为减轻疼痛,常采取特殊姿势。卧位时卧向健侧,患侧下肢屈曲;平卧位欲坐起时先使患侧下肢屈曲;坐下时以健侧臀部着力;站立时腰部屈曲,患侧屈髋屈膝,足尖着地;俯身拾物时,先屈曲患侧膝关节。以上动作均是为避免坐骨神经受牵拉而诱发疼痛加重所采取的强迫姿势。

4.如为根性坐骨神经痛,常伴有腰部僵硬不适,在咳嗽、喷嚏及用力排便时疼痛加剧,患侧小腿外侧和足背可有针刺麻木等感觉。如为干性坐骨神经痛,其疼痛部位主要沿坐骨神经走行,并有几个压痛点:①腰椎旁点,在 L_4、L_5 棘突旁开 2cm 处;②臀点,坐骨结节与股骨大粗隆之间;③腘点,腘窝横线中点上 2cm;④腓肠肌点,腓肠肌中点;⑤踝点,外踝后边。

5.神经系统检查可有轻微体征,Lasegue 征阳性,患侧臀肌松弛、小腿轻度肌萎缩,踝反射减弱或消失。小腿外侧与足背外侧可有轻微感觉减退。

【辅助检查】

辅助检查的主要目的是寻找病因,包括腰骶部 X 线平片、腰部脊柱 CT、MRI 等影像学检查;脑脊液常规、生化及动力学检查;肌电图与神经传导速度测定等。

【诊断与鉴别诊断】

根据疼痛的分布区域、加重的诱因、可以减轻疼痛的姿势、压痛部位、Lasegue 征阳性及踝反射减弱或消失等,坐骨神经痛的诊断一般并无困难,但应注意区分是神经根还是神经干受损。诊断中的重点是明确病因,应详细询问病史、全面的体格检查、注意体内是否存在感染病灶、重点检查脊柱、骶髂关节、髋关节及盆腔内组织的情况,有针对性地进行有关辅助检查。

鉴别诊断:主要区别局部软组织病变引起的腰背、臀部及下肢疼痛。腰肌劳损、急性肌纤维组织炎、髋关节病变引起的局部疼痛不向下肢放散,无感觉障碍、肌力减退、踝反射减弱消失等神经体征。

【治疗】

首先应针对病因。如局部占位病变者,应尽早手术治疗。结核感染者需抗结核治疗,腰椎间盘突出引起者大多数经非手术治疗可获缓解。对症处理包括:①卧硬板床休息。②应用消炎镇痛药物如布洛芬0.2g口服,tid。③B族维生素,维生素 B_1 100mg 肌内注射,qd;维生素 B_{12} 针剂 250～500μg 肌内注射,qd。④局部封闭。⑤局部理疗可用于非结核、肿瘤的患者。⑥在无应用禁忌的前提下可短期口服或静脉应用糖皮质激素治疗,如泼尼松 30mg 顿服,qd,地塞米松 10～15mg 加氯化钠注射液 250ml 静脉滴注,连用 7～10d。

二、多发性神经病

多发性神经病曾称作末梢神经炎,是由不同病因引起的、以四肢末端对称性感觉、运动和自主神经功能障碍为主要表现的临床综合征。

【病因与发病机制】

引起本病的病因都是全身性的。

1.代谢障碍与营养缺乏　糖尿病、尿毒症、血卟啉病、淀粉样变性等疾病由于代谢产物在体内的异常蓄积或神经滋养血管受损均可引起周围神经功能障碍;妊娠、慢性胃肠道疾病或胃肠切除术后,长期酗酒、营养不良等均可维持神经功能所需的营养物质缺乏而致病。

2.中毒　①药物:呋喃唑酮、呋喃西林、异烟肼、乙胺丁醇、甲硝唑、氯霉素、链霉素、胺碘酮、甲巯咪唑、丙米嗪、长春新碱、顺铂等。②化学毒物:丙烯酰胺、四氯化碳、三氯乙烯、二硫化碳、正己烷、有机磷和有机氯农药、砷制剂、菊酯类农药等。③重金属：铅、汞、铊、铂、锑等。④生物毒素：白喉、伤寒、钩端螺旋体病、布氏杆菌病等。

3.结缔组织病　系统性红斑狼疮、结节性多动脉炎、类风湿关节炎、硬皮病和结节病等可继发多发性神经病。

4.遗传性疾病　遗传性运动感觉性神经病(HMSN)、遗传性共济失调性多发性神经病、遗传性淀粉样变性神经病、异染性白质营养不良等。

5.其他　恶性肿瘤、麻风病、莱姆病与POEMS综合征等亦可出现多发性神经病，其机制与致病因子引起自身免疫反应有关。

【病理】

主要病理改变是轴索变性与节段性脱髓鞘，以轴索变性更为多见。通常轴索变性从远端开始，向近端发展，即逆死性或称为远端轴索病。

【临床表现】

可发生于任何年龄。由于病因不同，起病可表现为急性和慢性过程。部分患者有缓解-复发，病情可在数周至数月达高峰。主要症状体征包括：

1.感觉障碍　呈手套袜套样分布，为肢体远端对称性感觉异常和深浅感觉缺失，常有感觉过敏。感觉异常可表现为刺痛、灼痛、蚁行感、麻木感等。

2.运动障碍　肢体远端不同程度肌力减弱，呈对称性分布，肌张力减低。病程长者可有肌肉萎缩，常发生于骨间肌、蚓状肌、大小鱼际肌、胫前肌和腓骨肌。可有垂腕、垂足和跨阈步态。

3.腱反射减低或消失　以踝反射明显且较膝腱反射减低出现得早。上肢的桡骨膜、肱二头肌、三头肌反射也可减低或消失。

4.自主神经功能障碍　肢体远端皮肤变薄、干燥、苍白或青紫、皮温低。

由于病因不同，临床表现也略有不同，将常见的几种分述如下。

(1)呋喃类药物中毒：常见的呋喃类药物有呋喃唑酮(痢特灵)、呋喃妥因(呋喃坦丁)等。症状常在用药后5～14d出现。首先表现为肢体远端感觉异常、感觉减退和肢端疼痛。肢端疼痛剧烈者不敢穿鞋穿袜，怕风吹，怕盖被。肢端皮肤多汗，可有色素沉着。肌肉无力与肌萎缩相对较轻。应用此类药物时应密切观察周围神经症状。尤应注意不可超过正常剂量及长时间使用此类药物。

(2)异烟肼中毒：多发生于长期服用异烟肼的患者。临床表现以双下肢远端感觉异常和感觉缺失为主。可有肌力减弱与腱反射消失。其发病机制与异烟肼干扰维生素 B_6 的正常代谢有关。

(3)糖尿病：可继发中枢神经、神经根、神经丛及周围神经干的多种损害，但以周围神经为多；本节只讨论糖尿病性多发性神经病；本病表现为感觉、运动、自主神经功能障碍，通常感觉障碍较突出，如出现四肢末端自发性疼痛呈隐痛、刺痛、灼痛，可伴有麻木、蚁行感，夜间症状更重，影响睡眠。症状以下肢更多见。查体可有手套袜套样痛觉障碍，部分患者振动觉与关节位置觉消失，腱反射减弱或消失。也可出现肌力减低和肌萎缩。

(4)尿毒症：尿毒症引起的周围神经病，男性多于女性。运动与感觉神经纤维均可受累，呈对称性。早期可仅表现双下肢或四肢远端的感觉异常，如刺痛、灼痛、麻木与痛觉过敏。症状发生于足踝部者称烧灼足，发生于双小腿者可表现为不安腿综合征。病情继续进展则出现双下肢麻木、感觉缺失、肌力减弱，严重者可有四肢远端肌肉萎缩。

(5)维生素 B_1 的缺乏：可因消化系统疾病引起的吸收功能障碍、长期酗酒、剧烈的妊娠呕吐、慢性消耗性疾病等导致维生素 B_1 缺乏。表现两腿沉重感、腓肠肌压痛或痛性痉挛。可有双足踝部刺痛、灼痛及蚁行感,呈袜套样改变。病情进展可出现小腿肌肉无力,表现垂足,行走时呈跨阈步态。腱反射早期亢进,后期减弱或消失。

(6)POEMS综合征:为一种累及周围神经的多系统病变。病名由5种常见临床表现的英文字头组成,即多发性神经病、脏器肿大、内分泌病、M蛋白和皮肤损害。也有称本病为 Crow-Fukase 综合征。多中年以后起病,男性较多见。起病隐袭、进展慢。依照症状、体征、出现频率可有下列表现:①慢性进行性感觉运动性多神经病,脑脊液蛋白含量增高。②皮肤改变:因色素沉着变黑,并有皮肤增厚与多毛。③内分泌改变:男性出现阳萎、女性化乳房,女性出现闭经、痛性乳房增大和溢乳,可合并糖尿病。④内脏肿大:肝脾大,周围淋巴结肿大。⑤水肿:视盘水肿,胸腔积液,腹水,下肢指凹性水肿。⑥异常球蛋白血症,血清蛋白电泳出现 M 蛋白,尿检可有本-周蛋白。⑦骨骼改变:可在脊柱、骨盆、肋骨及肢体近端发现骨硬化性改变,为本病影像学特征。也可有溶骨性病变,骨髓检查可见浆细胞增多或骨髓瘤。⑧低热、多汗、杵状指。

【辅助检查】

1.电生理检查　以轴索变性为主的周围神经病表现为运动诱发波幅的降低和失神经支配肌电图表现,以脱髓鞘为主者则主要表现神经传导速度减慢。

2.血生化检测　重点注意检查血糖、尿素氮、肌酐、T_3、T_4、维生素 B_{12} 等代谢物质及激素水平。可疑毒物中毒者需做相应的毒理学测定。

3.免疫学检查　对疑有自身免疫性疾病者可做自身抗体系列检查,疑有生物性致病因子感染者,应做病原体或相应抗体测定。

4.脑脊液常规与生化检查　大多正常,偶有蛋白增高。

5.神经活体组织检查　疑为遗传性疾病者可行周围神经活体组织检查,可提供重要的诊断证据。

【诊断与鉴别诊断】

1.诊断　根据四肢远端对称性运动、感觉和自主神经功能障碍可诊断。

2.查找病因　主要依靠详细的病史、病程特点、伴随症状和辅助检查结果。

3.鉴别诊断　亚急性联合变性发病早期表现与多发性神经病相似,随病情进展逐渐出现双下肢软弱无力,走路不稳,双手动作笨拙等;早期 Babinski 征可为阴性,随病情进展转为阳性;感觉性共济失调是其临床特点之一;肌张力增高、腱反射亢进、锥体束征阳性及深感觉性共济失调是区别于多发性神经病的主要鉴别点。

【治疗】

1.病因治疗　毒物中毒引起者应尽快停止与毒物的接触,应用补液、解毒剂等促进体内毒物的清除;药物引起者需停药,异烟肼引起者如神经病变较轻,而抗结核治疗必须继续应用时,可不停药,加用维生素 B_6治疗;代谢性疾病与营养缺乏所致者应积极控制原发病;与自身免疫病相关者需采用糖皮质激素,重症者用地塞米松 10mg 加氯化钠注射液 250ml 静脉滴注,连用 7～10d,继续用泼尼松 30mg 清晨顿服,qd,依据病情逐渐减量。免疫球蛋白治疗按 0.15～0.4g/(kg·d),连用 5～7d,或应用血浆置换疗法;恶性肿瘤所致者可用手术、化疗、放射治疗等手段治疗。

2.一般治疗　急性期应卧床休息,补充水溶性维生素,维生素 B_1 100mg 肌内注射,qd;甲钴胺或氰钴胺 250～500μg 肌内注射,qd;维生素 B_6 及辅酶 A。选择使用各种神经生长因子。严重疼痛者可用抗癫痫药物,如加巴喷丁、普瑞巴林等。恢复期可增加理疗、康复训练及针灸等综合治疗手段。

(王立法)

第五节　慢性炎症性脱髓鞘性多发性神经病

　　慢性炎症性脱髓鞘性多发性神经病(CIDP)是获得性的周围神经系统疾病,其病因可能和自身免疫有关,表现为慢性进展或缓解复发病程,病情在数周到数月内亚急性或隐匿性进展。尽管病情可以自发缓解,但免疫调节治疗有效。CIDP 包括经典型和变异型,后者少见,如纯运动型、纯感觉型、远端获得性脱髓鞘性对称性神经病、多灶性获得性脱髓鞘性感觉运动神经病。

　　CIDP 是独立的疾病单位。Dyck 等对 53 例的病史、临床和电生理检查、CSF、病理进行研究后,首次提出"慢性炎症性多发性神经根神经病"这个名词,慢性炎症性多发性神经根神经病研究的病例包括运动型、感觉型、混合型患者,其中以后者最多见。病程可以是反复发作,或逐渐进展直至瘫痪。电生理检查发现神经根、神经干、神经丛、周围神经的运动、感觉神经有不同程度的传导减慢伴部分传导阻滞。巨噬细胞诱导的节段性脱髓鞘常伴有神经肿胀和单核细胞浸润。因此,该名词又改为"慢性炎症性脱髓鞘性多发性神经根神经病",两种炎症性脱髓鞘性多发性神经根神经病(AIDP 和 CIDP)都有 CSF 蛋白细胞分离。

　　AIDP 和 CIDP 的不同点:①病程不同,AIDP 神经功能损害在数日至数周内进展(一般<4 周)病情到达高峰后,逐渐恢复,复发十分罕见,在 2 次发病之中,神经功能恢复也十分完全,包括脑脊液蛋白也恢复正常;而 CIDP 病情进展十分缓慢,在数周、数月甚至数年内缓慢进展(一般进展超过 8 周)。部分发展很快类似 AIDP,偶尔见于儿童和年轻人。因此,常常在发病之后或病情复发时才能确诊。另外,少见的病例,病程在 4～8 周进展,称为亚急性脱髓鞘性多发性神经病(SIDP)。②前躯感染不同,约有 80% 的 AIDP 患者能回忆起在病前 3 个月中曾有某种感染。再次,系统的回顾性研究证实,对激素的反应不同,CIDP 患者激素治疗有效,而 AIDP 患者激素治疗无效。

一、流行病学

　　因为 CIDP 发病率较低,系统的人群研究很少。应用 CIDP 确诊标准,在日本某县估计的发病率为 0.81/100000。英国南部 1.24/100000,澳大利亚某地 1.9/100000。年龄在 50～70 岁发病的 CIDP 患者,病程多为单相进展型。还有 40%～60% 的 CIDP 患者为缓解-复发型,此型患者发病年龄较早,免疫调节治疗效果较好。

二、临床表现与分型

(一)经典型 CIDP

　　AIDP 多有明确的前躯感染,而 CIDP 则不然,可能因为患者隐匿起病缓慢发展,等到确诊为 CIDP 时,已不能回忆起病前是否有感染了。国内外报道 19%～32% 的 CIDP 与感染和免疫相关,表明这种疾病的发生并非偶然,但这些研究并非病例对照研究,因此,前躯感染是否确切尚需证实。也有报道 HIV 感染与 CIDP 有关。

　　CIDP 可在任何年龄发病,该病在儿童十分罕见。年轻患者尽管需要长期的免疫治疗,治疗效果和预后较好。CIDP 随年龄增长,发病率增加,50～70 岁易发病,常表现为对称的感觉、运动障碍,复发病例不常见,一般预后较差。

多数病人表现为肢体无力和感觉障碍,脑神经可受影响。通常以运动障碍为主,导致步态异常,容易跌倒,上楼、起坐困难。远端无力程度较严重,握力减弱很明显。很少有肌肉萎缩,腱反射常消失或减弱。感觉异常中刺痛更常见,而其他痛觉如烧灼感、闪击痛、酸痛较少见。有5%～8%患者感觉障碍为主要表现或唯一表现。粗大震颤、共济失调则反映深感觉受损。较粗的神经纤维容易受损。感觉系统检查振动觉、位置觉减弱或消失。深感觉受损可导致不自主运动,称为假性手足徐动症,主要表现为手指震颤或粗大震颤;另外,姿势和步态严重共济失调,闭眼时更明显。其他感觉可轻微受损(如触觉、痛觉、温度觉)。

脑神经受损(动眼神经、面神经、延髓性麻痹)可见于15%的CIDP患者。某些慢性病例,可出现视盘水肿,脑脊液蛋白增高明显,可能由于CSF吸收障碍引起。呼吸肌也可受累,但很少需要气管插管和辅助呼吸,最终患者发展为需要轮椅或卧床。

排尿障碍见于25%CIDP患者,可能由于膀胱感觉神经受累或排尿反射弧受损引起。另外,长期患CIDP病人可有腰椎狭窄和马尾综合征(姿势相关腰背痛、腰部放射痛,肛门括约肌和性功能障碍,与活动相关的短暂运动、感觉障碍),大量肿胀的神经根使得神经根受压,椎管狭窄。颈胸部的神经根水肿导致该区域脊髓受压,可引起伸跖反射。

(二)变异型CIDP

1.纯运动型　约占10%,仅表现为肢体无力而无感觉症状。电生理检查没有感觉神经异常发现。

2.纯感觉型　占8%～17%,仅表现为感觉症状,如感觉性共济失调、麻木、疼痛等。但随着病程的延长可出现运动受累症状。有些病例尽管肌力正常,但是电生理检查发现不仅感觉神经纤维有脱髓鞘表现,运动神经纤维也存在脱髓鞘变化,这也提示该病变在周围神经十分广泛。

纯感觉型CIDP患者对各种免疫调节治疗有效,包括激素、IVIg、PE,这也提示该病病因与免疫有关。此型诊断需排除获得性脱髓鞘神经病,有IgMK或λ单克隆球蛋白,有或无抗-MAG抗体。

3.多灶性运动感觉脱髓鞘神经病　该型多见于男性,40～50岁发病,多呈慢性进展。最初主要为感觉症状如刺痛、麻木,单神经病也较常见(如正中神经、桡神经、尺神经、腓肠神经)。随后出现上肢对称的运动障碍(78%)。可在开始的数年仅有上肢症状,而电生理检查有广泛的亚临床神经受损。发病多年以后,出现广泛的神经受损。临床上仍有多灶性特点,有的出现局灶性神经增粗,多见于锁骨上,表现类似肿瘤。可以用臂丛NMRI发现T_2像高信号可以确诊。神经传导异常是多发性单神经病的特征,部分运动和感觉传导阻滞局限于前臂,并持续多年。CIDP患者出现广泛的SNAP波幅降低需与MMN-CB相区别,60%～80%的CIDP患者CSF蛋白轻度增高,未发现血清抗GM_1神经节苷脂抗体,与MMN-CB显著不同。此亚型CIDP,激素治疗有效,约2/3患者明显好转,并且病情稳定。近年来多首选IVIg治疗,其有效率>70%。某些患者需长期间断IVIg治疗。PE不常用于治疗此亚型,有限的资料表明PE无显著疗效。

三、实验室检查

1.电生理检查:神经传导检查包括1个上肢、1个下肢(最好四肢都包括);至少2条运动神经和2条感觉神经,包括近端神经部分。通常选择一侧的正中神经、尺神经、胫神经和腓总神经进行测定。另外,检查时肢体温度应达36℃。运动神经传导测定提示周围神经存在脱髓鞘性病变,在非嵌压部位出现传导阻滞或异常波形离散对诊断脱髓鞘病变更有价值。神经电生理检测结果必须与临床表现相一致。

(1)中国专家推荐电生理诊断标准为

①运动神经传导:至少要有2根神经均存在下述参数中的至少1项异常:a.远端潜伏期较正常值上限延长50%以上;b.运动神经传导速度较正常值下限下降30%以上;c.F波潜伏期较正常值上限延长20%以

上[当远端复合肌肉动作电位(CMAP)负相波波幅较正常值下限下降20％以上时,则要求F波潜伏期延长50％以上]或无法引出F波;d.运动神经部分传导阻滞:周围神经常规节段近端与远端比较,CMAP负相波波幅下降50％以上;e.异常波形离散:周围神经常规节段近端与远端比较CAMP负相波时限增宽30％以上。当CMAP负相波波幅不足正常值下限20％时,检测传导阻滞的可靠性下降。

②感觉神经传导:可以有感觉神经传导速度减慢和(或)波幅下降。

③针电极肌电图:通常正常,继发轴索损害时可出现异常自发电位、运动单位电位时限增宽和波幅增高,以及运动单位丢失。

2.常规的血液生化检查有较大价值,无论CIDP患者有局灶症状还是对称症状,都需要常规检查以除外某些疾病,如感染性疾病(HIV、丙肝、莱姆病)、糖尿病、脉管炎、肉瘤样病。进行血清IgG、IgA、IgM定量测定,应用高分辨琼脂糖免疫电泳或免疫固定筛选血和尿中的单克隆球蛋白。某些病例需基因组DNA测序,除外常见的遗传性脱髓鞘神经病。

3.腰穿CSF测定可进一步确诊,白细胞数应<10×10^9/L。如果细胞数增高要考虑HIV感染。CSF蛋白增高[依照Barohn等的研究95％的病例CSF蛋白增高至(1.34 ± 1.12)g/L],65％病例可检测出寡克隆蛋白。

4.神经活检只用于需除外的病例,拟诊Lewis-Sumner综合征时,如有神经痛,要除外脉管炎、神经束膜炎、肉芽瘤。

四、诊断标准

1.Dyck提出的临床实用诊断标准　CIDP表现为对称的多发性神经根神经病,肢体近端和远端无力为主要症状。本体感觉常常受累,肢体麻木和感觉异常也不少见。

运动神经和感觉神经纤维均出现多发的炎症性脱髓鞘,导致广泛的周围神经病变,脑神经也常受累。

CIDP表现为进行性、阶梯式进展或复发缓解的病程,病程进展超过8周或复发缓解是诊断CIDP的必要条件。

CIDP的诊断需要下列实验室检查的支持:

(1)CSF中蛋白含量增高,淋巴细胞计数少于10×10^9/L。

(2)电生理检查提示确切的脱髓鞘证据。

(3)病理检查:腓神经或腓肠神经活检发现特征性的炎性脱髓鞘,常伴有轴索变性。有时临床和电生理检查可以提示潜在的病理变化。

在一些难以确诊的拟诊病人,经试验性治疗,如果定量的临床评估和复查的电生理结果都提示治疗后病情有确切的改善则有助于诊断CIDP。

2.中国专家推荐的诊断标准如下　CIDP的诊断目前仍为排除性诊断。符合以下条件的可考虑本病:①症状进展超过8周,慢性进展或缓解复发;②临床表现为不同程度的肢体无力,多数呈对称性,少数为非对称性,近端和远端均可累及,四肢腱反射减低或消失,伴有深、浅感觉异常;③脑脊液蛋白细胞分离;④电生理检查提示周围神经传导速度减慢、传导阻滞或异常波形离散;⑤除外其他原因引起的周围神经病;⑥糖皮质激素治疗有效。

五、鉴别诊断

1.POEMS综合征　是一组以多发性周围神经病和单克隆浆细胞增生为主要表现的临床症候群。病名由 5 种常见临床表现的英文字头组成,即多发性神经病、脏器肿大、内分泌病、M 蛋白和皮肤损害。也有称本病为 Crow-Fukase 综合征。多中年以后起病,男性较多见。起病隐袭、进展慢。依照症状、体征出现频率可有下列表现:①慢性进行性感觉运动性多神经病,脑脊液蛋白含量增高。②皮肤改变:因色素沉着变黑,并有皮肤增厚与多毛。③内分泌改变:男性出现阳痿、女性化乳房,女性出现闭经、痛性乳房增大和溢乳,可合并糖尿病。④内脏肿大:肝脾大,周围淋巴结肿大。⑤水肿:视盘水肿,胸腔积液、腹水,下肢指凹性水肿。⑥异常球蛋白血症,血清蛋白电泳出现 M 蛋白,尿检可有本-周蛋白。⑦骨骼改变:可在脊柱、骨盆、肋骨及肢体近端发现骨硬化性改变,为本病影像学特征。也可有溶骨性病变,骨髓检查可见浆细胞增多或骨髓瘤。⑧低热、多汗、杵状指。

2.多灶性运动神经病(MMN) 是一种仅累及运动神经的不对称性脱髓鞘性神经病,局部脱髓鞘常选择性影响运动纤维,上肢更易受累。成年男性多见,起病初期为不对称的上肢远端无力,逐渐累及上肢近端和下肢,也可下肢起病。受累肌肉分布呈现多数单神经病的特点。神经电生理检查提示为多灶分布的运动传导阻滞。发病机制与自身免疫有关。激素治疗无效,环磷酰胺或 IVIg 治疗有效。

3.癌性周围神经病(副肿瘤综合征) 是由于恶性肿瘤引起的非转移性周围神经损害。周围神经受损可先于恶性肿瘤出现,也可同步或后继出现。感觉损害的症状较明显,表现肢体远端向近端发展的疼痛,深浅感觉减退或消失,可出现感觉性共济失调,少数有脑脊液蛋白细胞分离。中年以上多发性神经病患者需详细检查,除外肿瘤。

4.获得性脱髓鞘性多发性神经病 CIDP 也应与获得性脱髓鞘性多发性神经病区分,即所谓 CIDP-MGUS,多与单克隆球蛋白免疫球蛋白 A(IgA 抗体),免疫球蛋白 G(IgG 抗体),或免疫球蛋白 M(抗体 IgM)特别是抗髓鞘相关糖蛋白[抗 MAG]相关。常见于老年男性,并表现为缓慢进展的感觉障碍和不平衡。任何运动的障碍通常涉及远端肢体肌肉。一般情况下,CIDP-MGUS 病程更加缓慢,但对免疫抑制药或免疫调节药治疗的反应较差。

5.糖尿病性周围神经病(DNP) 是糖尿病的代谢障碍导致的周围神经病。超过 50% 的糖尿病患者有糖尿病神经病变,最常见的是慢性感觉运动性的对称性糖尿病周围神经病变(DPN)表现为感觉、运动、自主神经功能障碍,通常感觉障碍较突出,如出现四肢末端自发性疼痛。症状下肢更多见。也可出现肢体远端对称性感觉消失、营养不良性足跖溃疡、夏科关节。肢体无力通常较轻,但某些患者也可出现肢体近端无力和肌萎缩。特发性 CIDP 需与糖尿病引起的多发性神经病相鉴别。然而,糖尿病患者如果最近出现亚急性进展的无力,同时伴有感觉丧失和共济失调。应考虑并行诊断 CIDP。电生理检查显示典型的运动传导速度减低、部分 CB、和波形弥散,均提示脱髓鞘性多发性神经根神经病。在一个或更多神经出现明确的 CB 支持诊断并发 CIDP。这类病人往往对各种免疫调节治疗有良好反应。

6.艾滋病相关的周围神经病 艾滋病毒血清阳性者在早期阶段,通常在血清转化的时期,可发生脱髓鞘多发性神经病。患者脑脊液中淋巴细胞大量增加。艾滋病毒相关 CIDP 的发病率不明。常用的治疗方法对艾滋病毒相关 CIDP 的治疗有效。

六、治疗

1.糖皮质激素 为 CIDP 首选治疗药物。(一级证据)几项 RCT 研究评估了激素的短期治疗,结果表明,激素治疗明显有效,进展型与复发型患者效果等同。2 个回顾性大型研究也反映波尼松有远期疗效。中国专家提出的治疗指南建议:甲泼尼龙 500～1000mg/d,静脉滴注,连续 3～5d,然后逐渐减量或直接改口服泼尼松 1mg/(kg·d),清晨顿服,维持 1～2 个月后逐渐减量;或地塞米松 10～20mg/d,静脉滴注,连续 7d,然后改为泼尼松 1mg/(kg·d),清晨顿服,维持 1~2 个月后逐渐减量;也可以直接口服泼尼松 1mg/(kg·d),清晨顿服,维持 1~2 个月后逐渐减量。上述疗法口服泼尼松减量直至小剂量(5~10mg/d)均需维持 6 个月以上,再酌情停药。

尽管激素有效、方便、便宜,但长期应用可引起严重的副作用。可能出现的副作用包括:体型改变、体重增加、失眠、情绪变化、高血压恶化、糖类不耐受,精神异常、消化道溃疡、白内障、骨质疏松导致的脊柱压缩性骨折、股骨头坏死。可以对症治疗减少副作用,如抗酸药(H_2 受体拮抗药)、低钠、低糖类、高蛋白质饮食,和钙剂预防疏松,可加用免疫抑制药减少激素的剂量和疗程。

2.IVIg　RCT 研究表明,IVIg 对新诊断和未经治疗 CIDP 患者很有治疗价值。另有一项回顾性研究认为远期有效。有几个特点预示着 2 年以后,患者仍需人免疫球蛋白治疗:①疾病开始治疗时,即有严重的肢体无力;②经过 6 个月治疗后病情恢复不完全,遗留功能障碍(Rankin 评分大于 0~1 分)。如果有这样的情况,6 个月后需加免疫抑制药治疗。IVIg 治疗后感觉运动功能障碍持续时间短者可能预示预后较好。中国专家提出的治疗指南建议:400mg/(kg·d),静脉滴注,连续 3~5d 为 1 个疗程。每月重复 1 次,连续 3 个月,有条件或病情需要者可延长应用数月。

与激素相比,IVIg 费用较高;长期应用激素带来的副作用存在潜在的风险,可导致病死率上升。因此,应进行经济模式和费用效果分析。

3.血浆交换　研究发现,PE 治疗短期有效,尤其对复发病例。PE 治疗开始后,仅数日内好转,停用后又恶化,复发后重复应用 PE 仍有效,只有加用激素或免疫抑制药才可有持续的好转。PE 可作为有用的辅助治疗,尤其对于脱髓鞘病变为主的疾病早期。Dyck 等进行随机双盲、病例对照研究发现,PE 有确切的短期疗效。中国专家提出的治疗指南建议:每个疗程 3~5 次,间隔 2~3d,每次交换量为 30ml/kg,每月进行 1 个疗程。需要注意的是,在应用 IVIg 后 3 周内,不能进行血浆交换治疗。

PE 治疗较安全,很少有合并症,但是对于血管基础差或置有导管患者可能有增加感染风险,而且费用较高而且不是所有的医院能开展。

4.其他免疫抑制药　如上述治疗效果不理想,或产生激素依赖或激素无法耐受者,可选用或加用硫唑嘌呤、环磷酰胺、环孢素、甲氨蝶呤等免疫抑制药。临床较为常用的是硫唑嘌呤,适用于对激素反应差或有严重副作用的 CIDP 患者。使用方法为 1~3mg/(kg·d),分 2~3 次口服,使用过程中需随访肝、肾功能及血常规等。

七、病程和预后

CIDP 呈缓解-复发或逐渐进展的病程,在诊断疾病时很难预料将来病程如何。缓解-复发 CIDP 患者多为青少年(≤20 岁),疾病复发多见于成年人,老年患者少见。起病时病情严重,但他们对免疫调节治疗有效,而且预后好。慢性进展型常见于老年人,预后较差。

总之,CIDP 免疫调节治疗有效,如果能早期治疗、长疗程、包括物理治疗在内的多种治疗,80% CIDP 患者能改善症状,病情得以稳定。

（王立法）

第六节　吉兰-巴雷综合征

一、概述

吉兰-巴雷综合征(GBS),以往多译为格林-巴利综合征,是世界范围内引起急性弛缓性瘫痪最常见的疾病之一。临床呈急性起病,症状多在2周内达到高峰。主要表现为多发的神经根和周围神经损害,常见四肢对称性、弛缓性瘫痪。免疫治疗可以缩短病程,改善症状。主要包括以下几种亚型:急性炎症性脱髓鞘性多发性神经病(AIDP)、急性运动性轴索型神经病(AMAN)、急性运动感觉性轴索型神经病(AMSAN)、MillerFisher综合征(MFS)急性泛自主神经病和急性感觉神经病(ASN)。

GBS的研究史可分为三个阶段:第一阶段是1916年之前的时期,认识到急性弛缓性瘫痪的病因可以由周围神经疾病所致,并经病理学证实;第二阶段从1916—1969年,定义了GBS这种疾病,并且制定了诊断标准;第三阶段1969年至今,提出了疾病的主要病理特点,确认了该病是自身免疫性疾病,对该病的不同症状和治疗有了更多的理解。20世纪90年代初,国内有学者与Asbury、Mckhann、Griffin等合作研究了河北省中南部地区本病的电生理学、病理学与流行病学表现,经19例尸体解剖,发现一组临床表现符合GBS而病理学表现以脊神经运动根原发性轴索损害为特征的病例,在1996年提出急性运动性轴索型神经病(AMAN)的概念,并认为是GBS的一个亚型。同时,对运动、感觉神经根均受累的轴索型GBS也作了概念限定,称为急性运动感觉性轴索型神经病(AMSAN),这些研究丰富了GBS的内涵。

二、流行病学

GBS的年发病率(0.6~2.4)/10万人,男性略多于女性,各年龄组均可发病。欧美的发病年龄在16~25岁和45~60岁出现两个高峰,我国尚缺乏系统的流行病学资料,但本病住院患者年龄资料分析显示,以儿童和青壮年多见。在北美与欧洲发病无明显的季节倾向,但亚洲及墨西哥以夏秋季节发病较多。

三、病因与发病机制

虽然GBS的病因尚未确定,但大多认为是多因素的。可从机体内外两个方面探讨。

(一)外在致病因素

超过2/3的患者发病前4周内有呼吸道或胃肠道感染症状。曾发现的前驱感染病原体包括空肠弯曲菌、巨细胞病毒、EB病毒、肺炎支原体、乙型肝炎病毒和人类免疫缺陷病毒等。1982年,有学者注意到了空肠弯曲菌(Cj)感染与GBS发病有关,此后的研究发现在许多国家和地区Cj感染是最常见的GBS发病前驱因素,特别是以腹泻症状为前驱感染的GBS患者有Cj感染证据者高达85%,从AMAN型GBS病人肠道分离出Cj更多见。

Cj为一种革兰阴性弯曲菌,微需氧,适于在40℃左右生长。按照菌体表面脂多糖"O"抗原的抗原性不同,Penner血清分型方法可将Cj划分为多种血清型。从GBS病人肠道分离的Cj,集中在Penner O:2、O:4,O:5,O:19型,我国以O:19型最常见。国外曾对Penner O:19型Cj的纯化脂多糖进行结构分析,发现其与人类神经组织中富含的神经节苷脂(GM_1、GD_{1a}、GT_{1a}、和 GD_3)有相同的抗原决定簇,这为以分子模拟学说解释 GBS 的发病机制奠定了重要的实验基础。

分子模拟学说认为外来致病因子因具有与机体某组织结构相同或相似的抗原决定簇,在刺激机体免疫系统产生抗体后,这种抗体既与外来抗原物质结合,又可发生错误识别,与体内具有相同抗原决定簇的自身组织发生免疫反应,从而导致自身组织的免疫损伤。

依照分子模拟学说已经成功地建立了不同病理表现的 GBS 动物模型。应用周围神经髓鞘抗原 P_2 蛋白可诱发实验性自身免疫性神经炎(EAN);应用 P_1 可同时诱发 EAN 和实验性自身免疫性脑脊髓炎(EAE);EAN 的病理改变与人类 AIDP 病变相似。应用神经节苷脂 GMi 或混合的神经节苷脂,可诱发病理改变与 AMAN 相似的动物模型。

(二)机体因素

人所共知,对某种疾病是否易患,在不同的个体是有差别的。这在一定程度上与免疫遗传因素有关。与免疫相关的基因群结构和功能复杂,基因多态性的存在,使得不同个体对特定抗原物质的识别提呈及引起免疫反应的强弱存在差别。目前尚无公认的 GBS 易感基因被发现。

虽然 GBS 的确切发病机制仍不明确,但本病是由细胞免疫和体液免疫共同介导的自身免疫病这一观点已得到公认。证据如下:

1.AIDP 的典型病变中存在大量淋巴细胞浸润,巨噬细胞也参与了病变的形成。

2.电子显微镜观察 AMAN 病人周围神经,可见巨噬细胞自郎飞结处攻击裸露的轴突,进而继续移行至相对完整的髓鞘内,直接破坏轴突。

3.早在光学显微镜没有可见的病理改变时,免疫电镜即可发现 AMAN 病人周围神经郎飞结部位出现抗原抗体复合物及补体的沉积。

4.GBS 病人血中存在特异的循环抗体,部分病人的循环抗体与 GMi 等神经节苷脂产生抗原抗体结合反应或与 Cj 的抗原成分有交叉反应;Fisher 综合征常有 GQ_{1b} 抗体存在并与 Cj 感染关系密切。

5.将病人或动物模型的血清被动转移至健康动物的周围神经可引起与前者相似的病变,而将上述血清用 Cj 的抗原吸附后再转移至健康动物则不再产生病变。

四、病理学

AIDP 的主要病理改变是周围神经组织中小血管周围淋巴细胞与巨噬细胞浸润以及神经纤维的节段性脱髓鞘,严重病例出现继发轴突变性。Schwann 细胞于病后 1～2 周开始增殖以修复受损的髓鞘,此时致病因素对髓鞘的破坏可能尚未停止。

AMAN 的主要病变是脊神经前根和周围神经运动纤维的轴突变性及继发的髓鞘崩解,崩解的髓鞘形成圆形、卵圆形小体,病变区内少见淋巴细胞浸润。早期病变组织的电子显微镜观察可见巨噬细胞自郎飞结处移行至相对完整的髓鞘内破坏轴突。

AMSAN 的病理特点与 AMAN 相似,但脊神经前后根及周围神经纤维的轴突均可受累。

五、临床表现

多数患者起病前 4 周内有胃肠道或呼吸道感染症状,少数有疫苗接种史。该病呈急性起病,病情多在 2 周内达高峰。弛缓性瘫痪是最主要的特点,多数患者肌无力从双下肢向双上肢发展;少数严重病例,肌无力症状最早出现在双上肢或四肢同时出现,两侧相对对称,数日内逐渐加重。腱反射减低或消失,无病理反射。约25%病情严重者,出现呼吸肌麻痹,需要辅助呼吸。约1/3患者出现颈后部或四肢肌肉疼痛,有的出现脑膜刺激征。尤其在儿童,肌肉疼痛更为常见,并且常为首发症状。部分患者有不同程度的脑神经损害,可为首发症状而就诊,以双侧周围性面瘫最常见,其次为咽喉部肌肉瘫痪。眼球运动、舌肌及咬肌的瘫痪少见。部分患者有四肢远端感觉障碍,如手套袜套样分布的感觉减退;或感觉异常如刺痛、麻木、烧灼感等。部分患者有自主神经症状,如多汗、皮肤潮红,严重病例出现心动过速、期前收缩等心律失常,高血压或直立性低血压、一过性尿潴留等。AIDP、AMAN和AMSAN的临床表现相似,只是AMAN没有明显的感觉异常。如果没有电生理或充分的病理资料,AMAN和AMSAN与AIDP很难区分。

起病后症状迅速进展,50%病人在2周内达高峰,约90%患者病后4周症状不再进展。多在症状稳定1~4周后开始恢复,肢体无力一般从近端向远端恢复,往往需要数周到数月的时间。本病的主要危险是呼吸肌麻痹。肺部感染、严重心律失常及心力衰竭等并发症也是致死的重要因素。

Fisher综合征以眼外肌麻痹、共济失调和腱反射消失三联征为主要临床表现。其占GBS的5%左右,在亚洲报道较多前驱感染可有呼吸道感染、腹泻和空肠弯曲菌感染。急性起病,病情在数天至数周内达到高峰。多以复视起病,少数以肌痛、四肢麻木、眩晕和共济失调起病。在发病数天内出现进行性加重的眼外肌麻痹,对称或不对称,部分患者可伴有眼睑下垂,瞳孔对光反应多正常,部分患者可有瞳孔散大。躯干性共济失调或上下肢共济失调。腱反射减低或消失,而肌力正常或轻度减退。部分患者伴有其他脑神经麻痹,包括球部肌肉和面部肌肉无力。部分患者伴有感觉异常,表现为四肢远端和面部麻木和感觉减退。少数患者伴有膀胱功能障碍。病程有自限性,多在发病2周到2个月恢复,多数无残留症状。

六、实验室检查

1.脑脊液检查　典型的表现是蛋白细胞分离现象,即蛋白含量增高而白细胞数正常。蛋白增高常在起病后第2~4周出现,但较少超过1.0g/L;白细胞计数一般$<10\times10^6/L$;糖和氯化物正常。部分患者脑脊液出现寡克隆区带。部分患者脑脊液神经节苷脂抗体阳性。

2.神经电生理　通常选择一侧正中神经、尺神经、胫神经和腓总神经进行测定。电生理改变的程度与疾病严重程度相关,在病程的不同阶段电生理改变特点也有所不同。

中国专家推荐的各型GBS神经电生理诊断指南如下。

AIDP诊断标准:①运动神经传导,至少有两条运动神经存在至少一项异常。a.远端潜伏期较正常值延长25%以上;b.运动神经传导速度比正常值减慢20%以上;c.F波潜伏期比正常值延长20%以上和(或)出现率下降;d.运动神经部分传导阻滞:周围神经远端与近端比较,复合肌肉动作电位(CMAP)负相波波幅下降20%以上,时限增宽<15%;e.异常波形离散:周围神经近端与远端比较,周围神经近端与远端比较,CMAP负相波时限增宽15%以上。当CMAP负相波波幅不足正常值下限的20%时,检测传导阻滞的可靠性下降。远端刺激无法引出CMAP波形时,难以鉴别脱髓鞘和轴索损害。②感觉神经传导。一般正常,但异常时不能排除诊断。③针电极肌电图。单纯脱髓鞘病变肌电图通常正常,如果继发轴索损害,在发病10d至2周后肌电图可出现异常自发电位。随着神经再生则出现运动单位电位时限增宽、高波幅、多相波增多及运动单位丢失。

AMAN的电生理诊断标准电生理检查内容与AIDP相同,诊断标准如下:①运动神经传导:a.远端刺激时CMAP波幅较正常值下限下降20%以上,严重时引不出CMAP波形,2~4周后重复测定CMAP波幅无改善。b.除嵌压性周围神经病常见受累部位的异常外,所有测定神经均不符合AIDP标准中脱髓鞘的电生理改变(至少测定 3 条神经)。②感觉神经传导测定:通常正常。③针电极肌电图:早期即可见运动单位募集减少,发病 1~2 周后,肌电图可见大量异常自发电位,此后随神经再生则出现运动单位电位的时限增宽、波幅增高、多相波增多。

AMSAN 的电生理诊断标准除感觉神经传导测定可见感觉神经动作电位波幅下降或无法引出波形外,其他同 AMAN。

MFS 的电生理诊断标准感觉神经传导测定可见动作电位波幅下降,传导速度减慢;脑神经受累者可出现面神经 CMAP 波幅下降;瞬目反射可见 R1、R2 潜伏期延长或波形消失。运动神经传导和肌电图一般无异常。电生理检查非诊断 MFS 的必需条件。

3.神经活组织检查　不需要神经活组织检查确定诊断。腓肠神经活检可见有髓纤维脱髓鞘现象,部分出现吞噬细胞浸润,小血管周围可有淋巴细胞与巨噬细胞浸润,严重病例出现继发轴索变性。

4.严重病例可有心电图改变　以窦性心动过速和 ST-T 改变最常见。

5.血清学检查　AIDP 部分患者血清可检测到特殊抗体,如抗微管蛋白 IgM、IgG 抗体、IgG 型抗神经节苷脂(GM_1、GM_{1b}、$G_{a1}NAc-GD_{1a}$)抗体。部分患者血清检测到抗空肠弯曲菌抗体,抗巨细胞病毒抗体等。

AMAN 部分患者血清中可检测到 IgG 型抗神经节苷脂 GM_1 抗体和(或)GM_{1b} 抗体,IgM 型抗神经节苷脂 GM_1 抗体阳性,少数可检测到 IgG 型抗 GD_{1a} 抗体,IgG 型抗 $G_{a1}NAc-GD_{1a}$ 抗体。部分患者血清空肠弯曲菌抗体阳性。

AMSAN 部分患者血清中可检测到抗神经节苷脂 GM_2 抗体。

MFS 大多数患者血清 GQ_{1b} 抗体阳性。部分患者血清中可检测到空肠弯曲菌抗体。

6.细菌学检查　部分患者可从粪便中分离和培养出空肠弯曲菌。

七、诊断及鉴别诊断

首先临床医师需要进行定位诊断,分析病变是在周围神经、还是脑干、脊髓、传导束,神经肌肉接头、肌肉等部位。一旦定位在周围神经,GBS 最常见,但需要排除低钾性周期麻痹、重症肌无力、中毒性神经病、脊髓灰质炎等。在实际工作中,对于 GBS 的诊断主要依靠临床,以便对病情典型且迅速加重的患者尽快诊断,尽快开始免疫治疗。因此,在没有电生理和脑脊液检查时机和检查条件的时候,临床拟诊十分重要。而临床加实验室检查有助于最终确诊、进行临床研究、对不典型患者进行最终诊断以及区分不同亚型。

1.中国专家推荐的诊断指南(2010 年)　①常有前驱感染史,急性起病,进行性加重,多在 2 周左右达高峰。②对称性肢体和延髓支配肌肉、面部肌肉无力,重症者可有呼吸肌无力,四肢腱反射减低或消失。③可伴轻度感觉异常和自主神经功能障碍。④脑脊液出现蛋白细胞分离现象。⑤电生理检查提示运动神经传导速度减慢、末端潜伏期延长、F 波异常、传导阻滞、异常波形弥散等。⑥病程有自限性。

2.国际上广泛采用的 Asbury 修订诊断标准

(1)GBS 必备诊断标准:①超过 1 个以上肢体出现进行性肌无力,从轻度下肢力弱,伴或不伴共济失调,到四肢及躯干完全性瘫,以及延髓性麻痹、面肌无力和眼外肌麻痹等;②腱反射完全消失,如具备其他特征,远端腱反射丧失,肱二头肌反射及膝腱反射减低,诊断也可成立。

(2)高度支持诊断标准:①按重要性排序的临床特征。a.症状和体征迅速出现,至 4 周时停止进展,约 50％的病例在 2 周、80％在 3 周、90％在 4 周时达到高峰。b.肢体瘫痪较对称,并非绝对,常见双侧肢体受累。c.感觉症状、体征轻微。d.脑神经受累,50％的病例出现面神经麻痹,常为双侧性,可出现球麻痹及眼外肌麻痹;约 5％的病例最早表现眼外肌麻痹或其他脑神经损害。e.通常在病程进展停止后 2~4 周开始恢复,也有经过数月后开始恢复,大部分患者功能可恢复正常。f.可出现自主神经功能紊乱,如心动过速、心律失常、直立性低血压、高血压及血管运动障碍等,症状可为波动性,应除外肺栓塞等可能性。g.发生神经症状时无发热。②变异表现(不按重要性排序)。a.发生神经症状时伴发热;b.伴疼痛的严重感觉障碍;c.进展超过4周,个别患者可有轻微反复;d.进展停止但未恢复或遗留永久性功能缺损;e.括约肌通常不受累,但疾病开始时可有一过性膀胱括约肌障碍;f.偶有CNS受累,包括不能用感觉障碍解释的严重共济失调、构音障碍、病理反射及不确切的感觉平面等,但其他症状符合GBS,不能否定GBS诊断。

(3)高度支持诊断的脑脊液特征:①主要表现CSF蛋白含量发病第1周升高,以后连续测定均升高,CSF单个核细胞(MNC)数 10×10^6/L 以下。②变异表现发病后1~10周蛋白含量不增高,CSFMNC数 $(11 \sim 50) \times 10^6$/L。

(4)高度支持诊断的电生理特征:约80%的患者显示NCV减慢或阻滞,通常低于正常的60%,但因斑片样受累,并非所有神经均受累;远端潜伏期延长可达正常3倍,F波反应是神经干近端和神经根传导减慢的良好指标;约20%的患者传导正常,有时发病后数周才出现传导异常。

(5)怀疑诊断的特征:①明显的持续不对称性力弱;②严重的膀胱或直肠功能障碍;③发病时就有膀胱或直肠功能障碍;④CSF-MNC数在 50×10^6/L 以上;⑤CSF出现多形核白细胞;⑥出现明显感觉平面。

(6)除外诊断的特征:①有机物接触史;②急性发作性卟啉病;③近期白喉感染史或证据,伴或不伴心肌损害;④临床上符合铅中毒或有铅中毒证据;⑤表现单纯感觉症状;⑥有肯定的脊髓灰质炎、肉毒毒素中毒、癔症性瘫痪或中毒性神经病诊断依据。

由上述标准可见,GBS诊断仍以临床为主,支持GBS诊断的实验室证据均需具备必要的临床特征才能诊断。变异表现是在符合临床标准的GBS中偶尔出现特殊症状,这些症状虽不能除外GBS,但应引起怀疑。如出现两个以上变异表现应高度怀疑GBS诊断,首先排查其他疾病。

3.与其他疾病鉴别

(1)低血钾性周期性麻痹:为急性起病的两侧对称性肢体瘫痪,病前常有过饱、饮酒或过度劳累病史,常有既往发作史,无感觉障碍及脑神经损害,发作时血钾低及心电图呈低钾样改变,脑脊液正常。补钾治疗有效,症状可迅速缓解。

(2)重症肌无力全身型:可表现两侧对称性四肢弛缓性瘫痪,但多有症状波动如休息后减轻,劳累后加重即所谓晨轻暮重现象,疲劳试验及新斯的明试验阳性,脑脊液正常。重复电刺激低频时呈递减反应,高频时正常或递减反应,血清抗乙酰胆碱受体抗体阳性。

(3)急性脊髓炎:病变部位在颈髓时可表现四肢瘫痪,早期肌张力减低呈弛缓性,但有水平面型深、浅感觉消失,伴尿便潴留。脊髓休克期过后表现四肢肌张力升高,腱反射亢进,病理反射阳性。

(4)脊髓灰质炎:起病时常有发热,肌力减低常不对称,多仅累及一侧下肢的1至数个肌群,呈节段性分布,无感觉障碍,肌萎缩出现早。脑脊液蛋白与细胞在发病早期均可升高,细胞数较早恢复正常,病后3周左右也可呈蛋白细胞分离现象。确诊常需病毒学证据。

(5)肉毒毒素中毒:可导致急性弛缓性瘫痪。该病的病理生理机制已经阐明:毒素抑制运动神经末梢突触释放乙酰胆碱。典型的临床表现包括眼内肌和眼外肌麻痹,延髓麻痹,口干,便秘,直立性低血压。无感觉系统受损症状。出现眼内肌麻痹,早期出现视物模糊是与GBS的重要鉴别点。神经重复电刺激检查提示突触前膜病变特征,有助于诊断。大多数患者是由于摄入被肉毒杆菌或毒素污染的熟肉类食品发病的,多有流行病学资料支持。肉毒杆菌可从患者的大便培养。

(6)农药、重金属、有机溶剂等中毒可引起中毒性周围神经病:由于误服、劳动防护不利等因素,国内有较多报道这类毒物经消化道或呼吸道过量进入人体,引发急性或迟发性中毒性周围神经病。有明确病史并且两者间有明确时间关系的病例,鉴别诊断不难。神经电生理检查可见呈轴索损害为主,少数可有脱髓鞘损害的特点。临床表现多先累及下肢与电生理提示轴索越长的部位易先受损相一致。

(7)副肿瘤性周围神经病:有多种临床类型,常见的如:感觉性神经病,感觉运动性神经病,周围神经病合并浆细胞病等。单纯运动受累者少见。副肿瘤性周围神经病多见于肺癌、肾癌、异常蛋白血症。临床起病多呈亚急性病程,进展超过1个月。主要表现为四肢套式感觉障碍、四肢远端对称性肌无力且下肢常重于上肢、肌萎缩及腱反射减弱。脑脊液可正常或轻度蛋白升高。神经电生理检查多表现轴索损害的特点。血清学检查可见具有特征性的副肿瘤相关抗体。对周围神经病患者尤其是中年以上患者应注重肿瘤的筛查,尤其是呼吸系统、消化系统、女性生殖系统等,对前列腺癌、膀胱癌等亦应重视。副肿瘤性周围神经病的病程及严重程度与癌肿的大小及生长速度并不一定平行。神经损害表现可出现在已经确诊的肿瘤患者,也可出现在发现肿瘤之前数年。

(8)蜱咬性麻痹:十分少见,但是与GBS很相似。儿童比成年人更易受到感染,因此,这是儿童GBS患者需要进行鉴别的疾病。麻痹是由蜱产生的内毒素引起。这种毒素引起疾病的分子病理生理机制尚未完全阐明,但很可能影响周围神经的轴突和神经肌肉接头处。在美国报告的病例,蜱的清除与数小时内的肌力改善有关。但是,在澳大利亚,去除蜱之后病情在一段时间内仍然进展。很可能是不同的毒素。蜱往往植根于头皮,需要仔细地检查。

(9)GBS需与狂犬病鉴别:一些狂犬病例在有脑炎表现之前出现急性弛缓性瘫痪。国外曾有报告一例数年前被疯狗咬伤的病人,发病后迅速发展至瘫痪和死亡。最初的临床和病理诊断为AMSAN,因为脊髓或周围神经的病理检查没有炎症反应表现,却有运动神经元死亡,似乎支持AMSAN诊断。不过,之后在运动神经元和感觉神经元处发现有大量的狂犬病毒,表明该病毒长时间潜伏于此。国内也曾报道经脑组织病理证实的麻痹型狂犬病病例。

(10)Fisher综合征需要与Bickerstaff脑干脑炎相鉴别:日本报告该病例较多,临床表现的特征和病程与Fisher综合征相似,但常有中枢神经损害的表现,包括意识水平下降,眼球震颤,腱反射活跃,病理反射阳性,偏身型分布的感觉减退,神经影像学上显示明确的脑干、小脑异常病灶。神经电生理检查显示部分患者有周围神经损害。

八、治疗

国际上已经完成了一些关于AIDP免疫治疗的病例对照研究,AIDP成为相对少数的可以在循证医学证据基础上选择治疗的周围神经系统疾病。免疫治疗不仅可以缩短恢复时间,而且可防止疾病进展至更严重的阶段。但各种免疫疗法对轴索型GBS的疗效仍不十分清楚。GBS患者的总体治疗原则可分为:早期阶段防止病情进展,病情高峰及平台时期的精心护理、免疫治疗和之后的康复治疗。其中免疫治疗是以抑制免疫反应,清除致病因子,阻止病情发展为目标。

1.一般治疗

(1)疾病监测和早期教育:由于GBS患者的病情可迅速发展,急剧恶化。除了最轻微的病例外,拟诊GBS患者应立即住院观察。早期阶段,在例行检查进行诊断的同时,行呼吸和心血管功能监测,并告知病人和家属诊断及病程中可能发生的情况,进行疾病及其预后的教育。对病情进展快,伴有呼吸肌受累者,应该严密观察。

疾病进展阶段的关键是要监测血气或肺活量、脉搏、血压和吞咽功能。呼吸肌麻痹是本病最主要的危险之一,应密切观察呼吸困难的程度。当表现呼吸浅快、心动过速、出汗以及口唇甲皱由红润转为苍白或发绀,经鼻导管给氧及清理呼吸道后,短时间内仍无改善者;或有明显的呼吸困难,肺活量少于<12～15ml/kg 或肺活量迅速降低,血气分析氧分压<80mmHg(10.66kPa)时,提示呼吸功能已不能满足机体需要,可尽早进行气管插管或气管切开术,给予机械通气;如需气管插管和呼吸器辅助呼吸,应当提前决定转重症监护病房。有呼吸困难和延髓性麻痹患者应注意保持呼吸道通畅,尤其注意加强吸痰及防止误吸。但还要综合考虑呼吸频率的变化,如果患者合并第Ⅸ、Ⅹ对脑神经麻痹,表现吞咽困难或呛咳,就存在发生窒息或吸入性肺炎的危险,应更早考虑行气管插管或气管切开术。有证据表明,任何病人发生高碳酸血症或低氧血症时应尽早插管。

监测休息时的脉搏和血压,以及体位的变化时脉搏和血压,是诊断早期自主神经功能不全的方法。患者的自主神经功能不全时通气量减少或过度增加也是一个严重的问题。

(2)GBS患者的重症监护与防治并发症:尽管 20 世纪 80 年代之前 GBS 的病死率的统计不够全面,但严重病人病死率可高达 15%～20%。国外报道,开始于 20 世纪 80 年代初的大规模多中心研究数据表明,经过现代重症监护和免疫治疗,病死率为 1.25%～2.5%。重症监护单元死亡的原因通常不是因为呼吸衰竭,而是并发感染、心肌梗死或肺栓塞。如果患者病程较长,长时间停留在重症监护病房,会发生并发症。住院超过 3 周,有 60%的患者发生肺炎、菌血症或其他严重感染。

重症患者应进行连续心电监护直至恢复期开始。窦性心动过速一般不需治疗,如症状明显或心率过快,可用小量速效洋地黄制剂适当控制,心动过缓可由吸痰操作引起,可用消旋山莨菪碱、阿托品治疗。严重心律失常少见,如心房颤动、心房扑动、传导阻滞等,可会同心血管专业医师解决。在自主神经功能障碍表现为高血压或低血压的患者也应注意调整和稳定血压。

坠积性肺炎与吸入性肺炎及由此引发的败血症、脓毒血症应早使用广谱抗生素治疗并可根据痰病原体培养与药敏试验结果调整抗生素。

延髓性麻痹者,因吞咽困难和饮水反呛,需给予鼻饲维持肠道营养供给,以保证足够每日热量、维生素和防止电解质紊乱。但若有合并有消化道出血或胃肠麻痹者,则应停止鼻饲,给予胃肠动力药物促进肠蠕动恢复,同时给予静脉营养支持。

为预防下肢深静脉血栓形成及由此引发的肺栓塞,应经常被动活动双下肢或穿弹力长袜,推荐没有禁忌的病人使用低分子肝素皮下注射,5000U,每天 2 次。应用脚踏板和患侧肢体被动运动也有助于减少静脉血栓形成的危险。如果没有其他应用指征,不推荐使用甘露醇治疗神经根和神经干水肿,因为不仅没有实际效果,还可能因为脱水作用导致血液浓缩诱发下肢深静脉血栓形成。患者面肌无力,暴露的角膜易于发生角膜炎,严重病例甚至可能留有后遗症,故应进行相应的防护性治疗。

许多患者在疾病早期出现四肢或全身肌肉疼痛与皮肤痛觉过敏,可适当应用镇痛药物。如果单纯镇痛药没有作用,可以使用镇静药。阿片类镇痛药的一大副作用是便秘,所以监测肠蠕动和早期干预很重要。可应用润肠药与缓泻药保持大便通畅。

保持床面清洁平整并定期翻身以防止压疮,也可使用电动防压疮气垫。

有尿潴留者可做下腹部按摩促进排尿,无效时应留置尿管导尿。

重视患者焦虑与抑郁状态发生,做好心理疏导工作,保持对患者鼓励的态度,经常安慰患者虽然恢复较慢,但最后多可明显恢复。症状严重者也可配合抗焦虑与抗抑郁药物治疗。

2.免疫治疗

(1)静脉滴注人血丙种球蛋白:是具有循证医学证据的治疗方法。静脉滴注丙种球蛋白(IVIg)能够缩短病程,阻止病情进展,减少需要辅助通气的可能,近期和远期疗效都很好;静脉滴注丙种球蛋白与血浆交换的效果类似,在机械通气时间、死亡率及遗留的功能障碍方面两种疗法无明显区别(Ⅰ级证据)。在儿童患者中使用也有效(Ⅱ级证据)。推荐的方法是 0.4g/(kg·d),连用 5d。及早治疗更有效,一般在 2 周内应用。也有少数患者在疗程结束后神经功能障碍虽有部分改善,但仍存在需辅助通气等严重情况,可考虑间隔数日再用 1 个疗程。个别有轻微副作用,如头痛、肌痛、发热,偶有并发血栓栓塞事件、肾功能异常、一过性肝损害的报道。

(2)血浆交换:是具有循证医学证据的治疗方法。血浆交换(PE)的疗效,在过去的 20 年中被认为是 GBS 治疗的金标准,血浆交换治疗能够缩短 GBS 患者的病程,阻止病情进展,减少需要辅助通气的可能,近期(4 周)和远期(1 年)疗效也很好(Ⅰ级证据)。推荐用于发病 4 周之内的中度或重度患者,发病在 2 周之内的轻度患者也可以从血浆交换中受益。方法是在 2 周内共交换 5 倍的血浆量,隔日 1 次,并且进行得越早越好。每次血浆交换量为 30~40ml/kg,在 1~2 周进行 5 次。少于 4 次的血浆交换疗效差,而更多的血浆交换对于轻中度的患者也没有更多的获益。尽管 PE 疗效明确,但因该方法对设备和条件要求高,价格昂贵,还要注意医源性感染等问题,故一定程度上应用受到限制。PE 的禁忌证主要是严重感染、心律失常、心功能不全、凝血系统疾病等;其不良反应为血流动力学改变可能造成血压变化,心律失常,使用中心导管可引发气胸、出血等,以及可能合并败血症。

血浆交换和静脉滴注丙种球蛋白联合治疗效果不肯定,PE 治疗后给予 IVIg 疗效并不优于单独应用 IVIg 治疗(Ⅱ级证据)。临床中常遇到重症的 GBS 患者,在应用一个疗程 PE 或 IVIg 之后,病情仍没有好转甚至进展,这种情况下可以继续应用一个疗程,但需要除外亚急性或慢性炎症性脱髓鞘性多发性神经病。IVIg 没有严重的副作用,而且使用方便,因此应用更广泛。

(3)激素治疗:曾经是治疗 GBS 的主要药物,近 10 多年来国外对 AIDP 治疗的一些随机对照研究结论认为激素无效。在病情恢复时间、需要辅助呼吸时间、病死率、一年之后恢复程度,应用激素与安慰剂都没有明显差别。不仅口服泼尼松或泼尼松龙等激素制剂治疗没有疗效,而且静脉滴注甲泼尼龙也没有明显的获益。虽然短期应用没有明显的副作用,但是长期应用会带来严重的副作用。单独应用 IVIg 与 IVIg 联合应用激素疗效没有明显差别。

应该看到,由于 GBS 有多个亚型且病情轻重、持续时间差别较大,病因是非单一性的,激素使用的时机、种类、剂量及给药方法也各不相同,因而也有认为就目前证据下结论为时尚早。尤其对不同亚型的 GBS,激素治疗的疗效还有待进一步探讨。

3.辅助治疗　主要注意维持患者水、电解质与酸碱平衡,常规使用水溶性维生素并着重增加维生素 B_1、维生素 B_{12}(如甲钴胺、氰钴胺)的补充。可应用神经生长因子等促进神经修复。瘫痪严重时应注意肢体功能位摆放并经常被动活动肢体,肌力开始恢复时应主动与被动活动相结合,按摩、理疗等神经功能康复治疗。

九、预后

85%患者在 1~3 年完全恢复,少数患者留有长期后遗症,病死率约为 5%,常见死因为严重全身性感染、肺栓塞、心肌梗死、心力衰竭与心律失常、成人呼吸窘迫综合征等。老年患者、有严重神经轴突变性、辅助呼吸时间超过 1 个月或进展快且伴有严重自主神经功能障碍者预后不良。约 3%患者可能出现 1 次以上的复发。复发间隔可数月至数十年。这些患者应注意与 CIDP 的鉴别。

(李佳佳)

第七节　青年缺血性脑卒中

青年缺血性脑卒中是指年龄在15～45岁之间发生的脑卒中,其发病率近年来有明显上升的趋势,世界卫生组织调查显示目前青年卒中的发病率为48～240/10万。脑卒中(stroke)是神经系统的常见病与多发病,其有高致残率、高致死率及高复发率的特点,是引起长期致残的第一位原因,是人类疾病的三大致死病因之一,其在中国城市是第二位死亡原因,在农村是第三位死亡原因,仅在中国大陆每年有超过150万人死于脑卒中。青年是社会的主要劳动者,一旦患病其对患者身体、心理摧残及对家庭、社会经济生活造成极其沉重的负担,因此青年卒中越来越引起社会广泛密切关注。

由于青年卒中患者血管代偿修复功能强,容易形成侧支循环,其预后优于老年卒中。通过积极规范的治疗和针对危险因素预防,可以在很大程度上使青年卒中患者得到康复,甚至不遗留后遗症。与老年最常见的动脉粥样硬化性卒中相比,青年卒中病因多变更为复杂,且青年卒中发病的病因有着自身的特点,常见和可能的病因及危险因素如下:

一、青年缺血性脑卒中的病因

目前针对病因的大多数研究均采用TOAST病因学分型,与老年性缺血性脑卒中相比,青年缺血性脑卒中的亚型更复杂。Bendixen等对1606例青年卒中患者的主要病因进行分析发现,15～35岁青年人群的病因多为其他病因(OC)、心源性栓塞(CE)、大动脉粥样硬化性(LAA)卒中,而大于35岁主要原因为LAA。欧洲一项研究提示青年缺血性脑卒中LAA比例较高。Lee认为青年缺血性脑卒中的主要原因依次为早发性动脉粥样硬化性、心源性栓塞。罗马一项研究显示心源性栓塞占青年卒中的34%,伊朗波斯人以风湿性心脏病所致的心源性脑栓塞占32%,泰国一项研究显示小动脉闭塞型占的比重高,而泰国另一项研究显示小于41岁的青年缺血性卒中患者中,最常见的亚型是不明原因UND(32%)、其他原因OC(30%);41～50岁的患者中,小动脉闭塞(29%)和不明原因(21%)的居前两位。我国刘竞丽研究中,LAA占21.9%,SAO占32.8%,CE占18.8%,OC占15.6%,UND10.9%,15～35岁患者CE和OC占相对高的比例;35岁以上患者LAA及小动脉闭塞性脑卒中占相对高的比例。我国林鑫江报道不明原因型及小动脉闭塞型最多,其次为心源性脑栓塞型。

1.早发性大动脉粥样硬化　国内外多项研究表明,青年缺血性脑卒中最主要的原因是早发性动脉粥样硬化,平均年龄多在35岁以上。高血压、高脂血症、肥胖、吸烟、工作紧张、生活节奏紧张及糖尿病是促发青年人早发性动脉粥样硬化的主要危险因素。

2.心源性栓塞　与老年性脑卒中常见的非瓣膜性房颤和缺血性心脏病不同,青年缺血性卒中心脏方面原因更为复杂,需考虑其他病因,如瓣膜病、卵圆孔未闭、二尖瓣病变、心内膜炎、房间隔瘤,心脏室壁瘤及心律失常。卵圆孔未闭(Patent Foramen Ovale,PFO)发病率大约为27%,成年人卵圆孔未闭的大小及心房右向左分流的多少有关,成年人卵圆孔未闭血液分流量越大,发生血管栓塞的概率越高,成年人卵圆孔未闭可导致心脏右向左的血液分流,静脉血液内的栓子可直接进入体循环导致血管栓塞。据文献报道,特别是在无法解释的青年缺血性脑卒中患者中存在的比例较高,可高达43.9%。因此对于原因不明的青年缺血性脑卒中患者,应该考虑卵圆孔未闭等心源性因素的可能。但最近的研究表明:成年人卵圆孔未闭只有较轻的增加脑卒中风险的效应,而不是青年卒中的显著独立危险因素,甚至有研究提出相反的观点。发泡实验可以作为发现PFO筛选手段之一。连续心电图以及长程动态心电监测可以增加发现阵发性心房颤动和其他心脏疾病的几率；经食道心脏超声检查进一步可检测心源性栓塞栓子来源。

3.脑小血管病　青年人中，单一穿支小血管病变可致大脑半球深部小梗死(直径<15mm)或脑干腔隙性梗死，常见于高血压、糖尿病和年龄>35岁的患者。感染、血管炎、Fabry病和CADASIL均可引起腔隙性梗死。高分辨率的核磁可以用来区分大动脉粥样硬化斑块和深穿支疾病。

4.其他明确病因(OC)

(1)动脉夹层：是青年卒中的重要原因之一，多见于35～50岁，常累及颅外段颈内动脉，是指动脉壁撕裂导致血液侵入血管壁内形成壁内血肿造成的血管狭窄、闭塞或假性动脉瘤等损伤。根据动脉夹层分离部位，可分为颈内动脉夹层分离和椎动脉夹层分离。其中颈内动脉夹层是常见类型，典型的三联征表现：一侧头面部及颈部疼痛、部分Horner综合征及数小时或数天后脑或视网膜缺血表现，以上两项表现提示夹层发生，头颈部疼痛为其最主要表现。发生夹层前几小时到几周，头部或颈部曾受到轻微创伤病史，颈部推拿按摩能导致椎动脉夹层分离及其之后的脑卒中。有研究显示，高血压可能是动脉夹层分离的一个独立危险因素，而高胆固醇血症、肥胖、超重与动脉夹层分离的发生呈负相关。动脉夹层分离可通过超声、磁共振、CT或DSA诊断。

(2)动脉炎：分为感染性和非感染性动脉炎。

中枢神经系统感染性动脉炎是青年缺血性脑卒中的重要病因之一。临床上常见有结核性脑膜炎、梅毒性动脉炎、隐球菌脑膜炎、巨细胞病毒性、乙肝病毒性、HIV病毒等。梅毒可以引起增生性动脉内膜炎，主要影响大中型动脉，特别是大脑前动脉或深穿支动脉。钩端螺旋体病常以脑卒中为首发症状，在我国尤其是长江中下游地区报道较多。有研究显示大约8%的青年缺血性脑卒中患者合并获得性免疫缺陷综合征(Acquired Immune Deficiency Syndrome,AIDS)。近年来研究发现急性呼吸道感染和慢性感染(如慢性支气管炎)是缺血性脑卒中的触发因素。另有研究发现牙周病与青年缺血性脑卒中相关。研究表明牙周袋深度大于4.5mm是青年卒中显著的独立危险因素。

临床上常见引起青年缺血性脑卒中的非感染性动脉炎有多发性大动脉炎、系统性血管炎、抗磷脂抗体综合征等。多发性大动脉炎(Takayasu病)是自身免疫反应所致的主动脉及其主干分支的慢性炎症性动脉炎，主要侵犯主动脉弓、头臂干、颈总动脉、锁骨下动脉、肾动脉、肠系膜动脉，导致管腔狭窄和闭塞、继发性血栓形成。系统性血管炎如结节性多动脉炎、肿瘤、吸毒后血管炎等常累及中枢神经系统血管。抗磷脂抗体相关性脑卒中是免疫炎症介导的脑动脉血管病。Sneddon综合征(Sneddon's syndrome,SS)属于神经皮肤综合征，以网状青斑及多发性脑梗死为主要特征的疾病。原发性中枢神经系统血管炎很少出现卒中。

(3)其他少见的非炎症性动脉病：肌纤维发育不良(fibromuscular dysplasia,FMD)一种少见的非炎症、非动脉粥样硬化性疾病，多发生在肾动脉及颈动脉颅外段，也可以发生在其他大、中动脉。多见于中青年女性患者，主要靠病理确诊。Susac综合征(视网膜-耳蜗-脑血管病或耳蜗-视网膜-脑组织的小梗死)，也有人称之为REDM综合征，即微血管病引起的视网膜病、脑病和耳聋。本病以波动性听觉障碍、视觉功能丧失和多灶性脑血管病三主征为特征。Eales病又称视网膜血管炎、视网膜病合并新血管化，是一种病因不明的视网膜血管炎性疾病，以血管的炎症渗出、玻璃体反复出血为特征，出现眼部症状后可逐渐出现大脑半球、脑干、小脑及脊髓损害表现，主要以健康青壮年男性多见，主要累及20～40岁青年人。还包括急性后部多灶性鳞状色素上皮病(视网膜色素上皮的多发性奶油色损害)和烟雾病。

(4)血液系统疾病：青年缺血性脑卒中的血液系统病因见于真性红细胞增多症、镰状细胞病、阵发性睡眠性血红蛋白尿、原发性血小板增多症、血栓形成性血小板减少性紫癜、白血病和血管内淋巴瘤、蛋白S缺乏症、高凝状态等。

(5)遗传病:对于青年患者,尤其有卒中家族史或亲属同时患病的患者,需注意遗传代谢病因。常见的有 CADASIL 和 Fabry 病。CADASIL 又称为常染色体显性遗传动脉病合并皮层下缺血性和白质脑病,20~40 岁之前出现症状,皮质下血管性痴呆、抑郁和其他精神障碍、先兆性偏头痛和复发性卒中是特征性表现。家族史(常染色体显性)及头部延伸至颞叶的融合性皮质下白质病变,则应怀疑该病。皮肤活检和基因检测(Notch 3 基因突变)可以确诊。Fabry 病也称遗传性异位脂质沉积症,由 α-半乳糖苷酶 A 缺乏引起,主要为 X 染色体点突变(Xq22.1),通常在青少年或 20 岁左右发病。可累及肾脏、皮肤、眼睛等多系统,但主要影响血管,又名弥漫性血管角质瘤病,影响脑血管内皮细胞,平滑肌细胞,导致小动脉狭窄,大动脉扩张,导致脑血流供应减少,脑梗死形成。有症状的男性患者,可通过 α-半乳糖苷酶活性测定协助诊断,但在女性患者中其含量可能正常,对疑似病例需行 α-半乳糖苷酶基因检测,但其阳性率很低。Fabry 病在青年原因不明性卒中患者中比较常见,国内外研究显示 Fabry 与青年卒中关系密切,Fabry 可能是青年缺血性卒中的一个重要病因,因此对于原因不明的青年卒中,尤其不伴有或很少伴有脑血管病危险因素的卒中患者要考虑该病因。此外遗传病还包括遗传性脑视网膜血管病和遗传性内皮细胞病合并视网膜病、肾病、卒中(HCRV),烟雾病,遗传性创出血性毛细血管扩张症,多囊肾疾病、家族性脑淀粉样血管病,马方综合征等。

(6)甲状腺功能亢进症:据报道甲状腺功能亢进症有可能成为青年缺血性脑卒中的重要病因。Rocha 等报道 2 例青年女性缺血性脑卒中,未发现其他引起脑卒中的危险因素,但脑血管造影显示多发血管狭窄。Sheu 等对青年缺血性脑卒中患者研究发现,甲亢组发生脑卒中风险是对照组的 1.44 倍。发病机制可能为甲亢患者可产生一些自身抗体导致血小板活化、聚集,激活某些淋巴因子以及免疫调节蛋白(如热休克蛋白)、细胞间粘附分子等,而这些免疫因子与心脑血管病、血栓形成有关。

二、青年缺血性脑卒中的危险因素

青年缺血性脑卒中危险因素其可分为不可干预和可干预的,前者主要包括年龄、性别、种族和遗传因素等;后者包括吸烟、饮酒、心脏病、高血压、糖尿病、高脂血症、高同型半胱氨酸血症、药物及毒品滥用等。国外研究中排在首位的危险因素多为吸烟,而国内研究以高血压、高脂血症为主要的危险因素。国内大规模研究提示危险因素依次排列为高血压病史、吸烟、饮酒、脑卒中病史、心脏病史、糖尿病史、高脂血症病史。目前研究热点多集中在以下:

1.吸烟 其为青年缺血性卒中的最重要危险的因素之一,卒中风险随暴露的持续时间和吸烟量的增加而增高,Hata 等研究显示,吸烟会增高缺血性卒中和蛛网膜下腔出血风险,而且高胆固醇血症能加强其影响。

2.偏头痛 相关研究表明偏头痛在青年缺血性脑卒中患者中仅次于高血压和口服避孕药,为第 3 位危险因素,女性偏头痛患者更为明显。Marini 等对 333 例青年脑缺血患者进行了多中心病例对照研究,发现先兆偏头痛是缺血性脑卒中的一个独立危险因素。一项汇总分析显示,与无偏头痛的人群相比,先兆偏头痛(MA)患者缺血性卒中风险增高 1 倍,而无先兆型偏头痛(migaine without aura,MO)患者的卒中风险并未显著增高。目前其致病机制目前尚未明确,可能与血管痉挛、内皮细胞损伤及自发性颈动脉夹层等有关。

3.妊娠期和产褥期 既往研究显示尽管妊娠妇女在产前和产后 6 周内发生缺血性卒中的风险增高,但与妊娠相关的卒中却并不多见。但近来研究提示妊娠期或产后 6 周仍是 30 岁以内女性发生缺血性卒中最常见的危险因素。据研究报道,年龄在 15~44 岁的非孕状态女性脑卒中的发病率 10.7/10 万每年,妊娠相关卒中发病率为4.3～210/10万每年。最近在美国进行的一项大样本量的研究结果显示:妊娠相关的卒中发病率为34.2/10万孕产妇,研究者估计妊娠妇女卒中发病率比非妊娠状态女性卒中发病率增加了三倍。Wiebers等研究结果显示妊娠期可使发生卒中的风险升高13倍。

4.服避孕药　一项汇总分析显示,口服避孕药能显著增高女性缺血性卒中风险,而且风险水平随着口服避孕药内雌激素含量的增加而增高,高雌激素含量和低雌激素含量避孕药分别使缺血性卒中风险增高4倍和2倍,而仅由孕激素组成的避孕药似乎不会增高卒中风险。

5.违禁药物滥用　研究表明,吸毒可显著增高卒中风险。在青年卒中患者中,违禁药物的使用率高达12%。因此,对于原因不明性青年卒中患者,应行违禁药物的毒理学筛查,或通过病史和体格检查提示。

6.高同型半胱氨酸血症　Tan等109例首发脑梗死的亚洲青年卒中患者进行研究,结果发现,病例组空腹血清同型半胱氨酸水平均高于对照组。Dharmasaroja等研究显示,26%的青年卒中患者伴有血清同型半胱氨酸水平升高。

7.睡眠障碍　随着社会工作节奏变化加快及生活方式的改变,越来越多的青年人存在不同程度的睡眠障碍。研究发现睡眠质量差是引起青年缺血卒中的一个原因。其机制除可增加脑卒中危险因素如糖尿病、高血压病及肥胖的发病率外,还可能与交感神经兴奋性、肾素-血管紧张素系统兴奋性增高有关。2011年美国心脏卒中协会已将睡眠障碍列为卒中的一级预防危险因素。研究显示阻塞性睡眠呼吸暂停综合征(OSA)在青年缺血性脑卒中患者发生较普通人群高,两者可相互加重恶性循环,互为对方发病的独立危险因素。

8.生活方式　现代生活方式迅速改变,青年人群高热量饮食,使代谢综合症人群增加,心脑血管病增加,工作生活压力大,增加了高血压等发病,进一步增加脑卒中发病率。

三、青年卒中病因、危险因素其他特点

青年缺血性卒中相比老年性卒中不同特点,但在不同性别、地区、人种中差异性更为明显,如:烟雾病是东亚青年卒中患者的重要病因,感染性血管炎和系统性红斑狼疮是女性青年卒中患者的重要病因;卵圆孔未闭、心肌病、心房颤动是欧美青年卒中患者CE的主要原因,而我国大陆及台湾地区相关研究得出中CE的最主要原因是心脏瓣膜病,青年缺血性卒中病因及危险因素特点复杂多变,值得继续深入广泛研究。

(范　楷)

第八节　混合性脑卒中

混合性脑卒中又称复合性脑卒中,系指同一患者脑实质内有2个或以上的独立的出血灶及梗死灶,可发生于同一血管供应区域或不同血管供应区。因为二者在一定条件下可以互相转化,使卒中的临床表现更为复杂多样,诊断更加困难,故治疗更要慎重、稳妥。

一、病因及发病机制

混合性脑卒中的病因及发病机制十分复杂,但不论是出血或缺血,其基本病理过程都是在血管壁病变的基础上,加上血液流变学,即检测人体血液中出现"浓"——血液中有形成分增加;"聚"——血细胞聚集

性增强,"黏"——血黏度增高,"凝"——血液凝固性增高的高黏滞血症,以及血流动力学的改变造成的出血(血管破裂)和缺血(血管痉挛、狭窄和闭塞)。能导致这些因素变化而发生混合性脑卒中的主要原因如下。

1.高血压、高血脂与动脉粥样硬化是混合性脑卒中的主要原因及共同病理基础。据统计,混合性脑卒中患者大多数是老年人,均有较长期的高血压、高血脂与动脉硬化症,且与其严重程度密切相关。脑血管病理研究已证实,高血压性动脉硬化早期,主要是细动脉壁的纤维索性坏死和脂肪透明变性,中膜变薄,微动脉瘤形成,易导致出血;而病变后期,中膜胶原成分增加,内膜粥样硬化,管腔狭窄,易于发生血栓形成。双重病理基础的存在可能是本病发生的主要原因。

高血压所致的脑血管损害主要表现为细小动脉血管壁透明变性、纤维样坏死、微动脉瘤形成或增生性改变。同一个体内及不同部位的血管或同一血管的不同节段,可以同时存在上述程度不同的病变。这些病变均可造成脑血管狭窄或血液缓慢而使脑血管闭塞,其中纤维素样坏死和微动脉瘤又可直接破裂出血。表现为同一高血压个体内同时存在发生出血性与缺血性脑卒中的病理基础。

2.脑出血后迅速发生梗死与脑血管痉挛有关。脑出血后,特别是出血进入蛛网膜下隙者,使痉挛血管远端脑组织发生低灌注,继而引起脑缺血。红细胞和血清中的致痉物质进入魏尔啸-罗宾隙,导致血凝平衡物质失调,即 PGI_2 下降和 TXA 增多,继发血小板聚集和血管收缩,亦可促发血栓形成。另外,脑血管破裂后管腔内压下降、病灶远端缺血。处于痉挛血管远端的脑组织出现缺血性软化。引起脑血管痉挛的主要原因有①机械因素:因血管壁破裂刺激,出血后发生血凝块,以及围绕血管壁的纤维蒂之牵引,而引起血管痉挛;②神经因素:产生若干收缩因子作用于血管中的终板,引起血管痉挛;③化学因素:如血管紧张素、氧合血红蛋白、细胞内的 K^+ 外流可引起血管收缩。梗死性卒中后因动力学改变使灌注压增高、血液凝固功能障碍或严重大梗死继发脑干出血等可造成脑出血。

3.血液流变学变化。在高血压动脉粥样硬化的细小动脉,可同时出现微动脉瘤与血管腔狭窄。这些病理变化常引起血液的正常层流发生变化形成涡流和紊流。在血压变化或血液成分改变的情况下,微动脉瘤破裂及血栓形成而导致混合性脑卒中。

4.降压后所致分水岭区梗死。脑出血时血压急剧升高,如在此时采用强有效的降压措施,易出现分水岭区梗死。

5.脑出血后的缺血、缺氧致使脑梗死,脑血管破裂后,其远端血压下降,血流量减少,局部缺血、缺氧,脑血管痉挛或形成血栓导致脑梗死。

6.诊治不当引起两类性质脑卒中互相逆转。脱水使血黏度增高,抗纤溶、止血、溶栓、抗凝、解聚剂可使凝血机制发生紊乱,扩血管药及血压升降不稳可使灌注压改变等,而使病变发生互相逆转。有学者收集39例混合性脑卒中患者,其中15例因出血治疗而发生梗死者8例,因梗死治疗而发生出血者7例。有2例在治疗中发生梗死-出血-再梗死的转化。另有2例出血性脑卒中在行插管脑血管造影术时发生脑梗死。因此,诊治不当在发病中所起的作用是值得重视的。

脑出血与脑梗死是病因、病理改变及形态学改变完全不同,而结局大致相同的两种脑血管疾病。脑出血是由于高血压长期机械性刺激,使脑静脉内膜通透性增加,血浆中脂质等成分沉积于管壁中,在体内高密度脂蛋白降低的情况下,管壁中脂质清除障碍,造成管壁透明脂肪样变性和纤维素样坏死,形成微动脉瘤。当血压骤然升高时,引起动脉瘤破裂,造成脑出血。脑梗死的发病机制首先是动脉硬化等诱因造成脑动脉内皮细胞的损伤,内皮下层暴露。因为内皮细胞的主要功能是抗血栓形成,而内皮下成分是促血栓形成的。当血管内皮细胞受损时,不但局部的内皮抗血栓活性丧失,而且暴露了促血栓形成的胶原纤维等内皮下成分。这时血小板-内皮下成分反应促使血小板黏附与聚集,形成白色血栓,凸入管腔内。在高黏滞血症、血流缓慢、血小板数量过多或功能亢进,血浆中凝血因子增高、激活或功能异常,纤溶活性功能低下及低血压所致的体循环障碍等诱发因素作用下,可产生新的血小板聚集体,并在聚集体表面形成纤维蛋白层。纤维蛋白层与血小板相互交替成珊瑚状,网络血液中的有形成分形成混合血栓,造成管腔狭窄。当血栓继续增长、管腔闭塞,致脑梗死。该血管从供血区的脑组织因缺血致局限性组织坏死。二者的结局为:注入脑实质血液的占位效应压迫周围脑组织,血管闭塞后致局限性脑组织坏死均可使局部脑组织功能丧失,产生相应的临床症状。二者病灶周围的脑组织水肿,又可加重临床症状。

从理论上讲,在同一患者同种疾病初发后再次复发是可能的,其交替发(患)病的可能性却很小,但在临床上确有交替发(患)病的病例。患者同时患有高血压和动脉硬化,当血压骤然升高时,易致动脉瘤破裂出血;动脉粥样硬化使脑小动脉内膜呈粥样硬化改变,当诱发血栓形成的因素存在时,易发生腔隙性梗死。如果动脉粥样硬化严重,斑块阻塞动脉主干起始部,则表现为大面积脑梗死。因此,高血压脑动脉硬化既可引起脑出血,也可引起脑梗死,二者可先后发生,亦可同时并存。

二、分　型

分型是为了指导临床治疗。

1.依病灶大小分　①出血(大)-梗死(小)型;②梗死(大)-出血(小)型,前者明显多于后者。

2.依起病先后及经过可分　①梗(先)-出血(后)型;②出血(先)-梗死(后)型;③梗死-出血-梗死型。

3.还可依病灶多少分　①出血(多)-梗死(少)型;②梗死(多)-出血(少)型;③出血等于梗死型。

4.尚可依据临床病灶型分　①多灶征型:病灶征在2个以上;②单灶征型:临床只呈现单灶征者,其中病灶在同侧者6例(6/39),在异侧者8例(8/39),占20.5%,多为无症状型腔隙梗死。

急性脑卒中发生后,无论何种性质的病变,都有可能通过压迫、牵拉、血管痉挛、代谢障碍和全身性血压急剧波动等因素,在极短时间内继发另一种相反性质的病变。

三、临床表现

1.出血性卒中和缺血性卒中同时发生　在急性期,主要为脑出血的临床表现,在兴奋状态下发病,血压升高,急起的头痛、呕吐、偏瘫、偏身感觉障碍,优势半球受累还有言语功能障碍,以及脑膜刺激征阳性,大多数患者有意识障碍,严重者呈昏迷状态。

2.在缺血性卒中基础上又发生出血性卒中　患者开始有偏瘫、偏身感觉障碍、偏盲,优势半球受累还有言语功能障碍。在上述症状没有消失或没有完全消失情况下出现剧烈头痛、呕吐和意识障碍。

3.在出血性卒中基础上又有缺血性卒中　患者意识障碍和偏瘫加重或出现另侧肢体偏瘫。

四、辅助检查

1.部分患者血脂、血糖升高。

2.经颅多普勒超声检查和SPECT检查有阳性发现。

3.头颅CT扫描呈混合性卒中特征,表现为在大脑同一侧半球的不同区域或不同侧半球的不同区域或不同侧半球大脑、脑干或小脑,同时有脑梗死的低密度影和脑出血的高密度。脑梗死CT显示脑内低密度区,且多为腔隙灶,以基底节区最多见;脑出血示脑内高密度区。

4.MRI 脑梗死示 T_1WI 脑内低信号区,T_2WI 脑内高信号区,脑出血示 T_1WI 脑内高信号区,T_2WI 脑内高信号区。

五、诊断

根据同时或先后有脑出血和脑梗死临床表现,以及头颅 CT 扫描或 MRI 既有出血灶又有梗死灶,诊断一般没有困难。有些患者只有脑出血或脑梗死的一种表现,这种情况下只有借助影像学才能作出诊断。还有一种是在治疗脑出血或脑梗死的过程中,逆转为混合性卒中,值得临床医生高度警惕。其诊断有如下特点:①以老年人为主,有高血压、高血脂;②呈卒中样发病,符合急性脑血管病的发生和发展规律;③在卒中急性期或恢复期诊治中再次突发新症,且不能以单一出血性或缺血性疾病解释者;④神经系统体征不能用一个症灶解释,表现为双侧或多灶体征;⑤TCD 示血流缓慢型或血流加速型或血流正常型;⑥SPECT 显示脑内放射性稀疏区和周围呈放射性稀疏区,中心部位呈放射性缺损区;⑦脑 CT 证实既有血肿,又有新鲜和(或)陈旧性梗死灶并存;⑧MRI 示脑内 T_1WI 低信号区或高信号区,T_2WI 高信号区。

六、治疗

(一)混合性脑卒中的急性期按脑出血处理

1.脱水降低颅内压、控制脑水肿 可选用下述药物。

(1)甘露醇:20%甘露醇每次 125~250ml,静脉滴注,每日 4 次,连用 7~14 天。甘露醇既可降低颅内压减轻脑水肿,又可降低血黏度,增加红细胞变形性,减少红细胞聚集,减少脑血管阻力,增加脑灌注压,提高灌注量,改善脑的微循环。因此,在混合性脑卒中的急性期应用甘露醇可起到一箭双雕的作用。

(2)复方甘油注射液:每次 500ml 静脉滴注(每分钟不超过 2ml),每日 1~2 次。本药作用缓慢,但对心、肾无损害。本药除可降低颅内压、减轻脑水肿外,在体内参加三羧酸循环代谢后转化成能量,供给脑组织,还能增加脑血流量,改善微循环,也是对混合性脑卒中两病兼顾的药物,如滴速过快可引起血尿。

(3)β-七叶皂苷钠:每次 25mg 稀释在 5%葡萄糖溶液 250ml 中静脉滴注,每日 1 次,连用 14 天。具有抗渗出、消水肿、增加静脉张力、改善脑循环和促进脑功能恢复的作用,有助于脑水肿的消退和脑出血的吸收,是混合性脑卒中患者的急性期对两病皆有利的药物。忌用于严重肾功能障碍患者。偶见过敏反应,若发生,按药物过敏原则处理。

2.脑细胞代谢活化药

(1)脑活素:每次 10~20ml 加入 5%葡萄糖溶液 250~500ml 中静脉滴注,每日 1 次,连用 10~14 天。脑活素是一种新的改善细胞代谢药物,能通过血脑屏障直接进入脑神经细胞中,作用于蛋白质合成,影响呼吸链,能改善脑细胞缺氧症状和记忆障碍,使紊乱的葡萄糖运转正常化。

(2)胞磷胆碱:每次 750mg 加入 5%~10%葡萄糖溶液 500ml 静脉滴注,每日 1 次,连用 10~30 天。它是一种磷脂酰基胆碱的前驱物质,为卵磷脂生化合成的主要辅酶。其主要作用为促进卵磷脂生物合成,改善脑功能状态,还有提高脑干上行网状激活系统的作用,可促进意识恢复;同时,能改善血管运动张力,增加脑血流量,提高脑内氧分压,故可改善脑缺氧。同甘露醇合用可改善脑血管麻痹,降低颅内压。

(3)醋谷胺:每次 250mg,肌内注射,每日 1~2 次;或 750mg 稀释于 5%~10%葡萄糖溶液 500ml 中静脉滴注,每日1次,10~30天为1个疗程。它能通过血脑屏障,改善大脑功能,维护良好的应激能力,帮助恢复智能和增强记忆力。

(4)吡拉西坦:每次800mg,每日3次。它是γ-氨基丁酸的环状衍生物,能增进大脑对磷脂及氨基酸的利用和蛋白质的合成,激活体内腺苷酸激酶的活性,提高大脑ATP与ADP之比值及大脑对葡萄糖的利用率和能量的储存,降低脑血管阻抗,从而增加脑血流量,提高学习和记忆能力。

(5)吡硫醇:每次200mg,每日3次。它是维生素B_6的衍生物,能促进脑内葡萄糖及氨基酸代谢,增加颈动脉的血流量,减少通过血脑屏障的磷酸盐,调整脑血流和改善同化作用。

(二)在脑出血吸收后,以脑梗死病灶症状和体征为主者

1.可选用下述钙离子拮抗药　钙通道阻滞药是一组能够阻滞各种原因导致钙离子(Ca^{2+})从细胞外流入细胞内的药物。此类药物可选择性扩张脑血管,增加缺血区脑血流量,对脑缺血、缺氧等损伤有保护作用。

(1)尼莫地平:尼莫地平注射液每次30~40ml(6~8mg)加入5%葡萄糖溶液500ml中静脉滴注,每日1次,7~14天为1个疗程。口服每次20mg,每日3次。可抑制钙离子进入脑血管平滑肌细胞内,能对抗5-HT、去甲肾上腺素、组胺、PGF_2、TAX_2除极和K^+引起的脑血管痉挛,增加脑组织葡萄糖利用率,增加脑血流量,使梗死半球的血流重新分布,缺血区血流增加,对缺血性脑损伤有保护作用。

(2)氟桂利嗪:每次5mg,睡前服。本药为哌嗪的双氟化衍生物,是细胞钙通道的选择性阻滞药,仅阻断病理状态下(如ICVD)的钙超载,不影响正常细胞钙平衡。可扩张脑血管,增加脑血流量,降低脑耗氧量,改善脑的微循环和神经元代谢。不良反应为嗜睡、乏力、头晕,脑脊液压力可增高,故脑血管病伴有颅内压增高者不宜用。

(3)桂利嗪:每次25mg,每日3次。

2.扩血管药物

(1)曲克芦丁:对急性缺血性脑损伤有显著保护作用。能防止血栓形成,增加血中氧含量与氧饱和度,促进新血管生成以增进侧支循环,对内皮细胞有保护及防止血管通透性升高引起水肿的作用。常用量:每次400~600mg加入5%葡萄糖溶液250~500ml中静脉滴注,每日1次,连用20天。

(2)尼可占替诺(文治通尔):为黄嘌呤类脑血管扩张药,可使脑血液供应改善,脑组织氧和葡萄糖消耗恢复,动、静脉血中丙酮酸水平降低,酸中毒减轻。静脉滴注,第1天300mg,第2~6天600mg]日,第7~14天900mg/日,加入5%葡萄糖溶液或生理盐水500ml中静脉滴注。

(3)倍他司汀:是组胺的类似物,具有扩张脑血管、毛细血管及迷路血管作用,能增加脑血流量,抑制组胺释放,对椎-基底动脉系统供血不足、慢性缺血性脑血管病有效。常用剂量每次8mg口服,每日3次。消化性溃疡及支气管哮喘者慎用。

(4)卡兰:是由小蔓长春花基叶中提出的一种生物碱,主要成分为阿朴长春胺酸乙酯。可使血管平滑肌松弛,选择性地增加脑血流量;增加红细胞变形能力,降低血黏度。适用于缺血性脑血管病恢复期。每次5mg口服,每日3次。应注意肝功能变化及白细胞减少。

3.紫外线照射充氧自血回输疗法　紫外线照射及充氧自血回输疗法,是将患者的自身血液经体外抗凝、紫外线照射和充分充氧后立即回输给患者的一种治疗方法。

(三)在治疗脑出血或脑梗死时应避免发生矛盾互相转化

1.脑出血的治疗　以脑出血为主要者,慎用抗纤溶药,不用或只用小剂量止血药,疗程偏短。6-氨基己酸,每次8~12g静脉滴注,每日1次;或对羧基苄胺(抗血纤溶芳酸,PAMBA),每次400~600mg,加入5%

葡萄糖溶液或生理盐水 500ml 中静脉滴注,每日 1 次。

2.脑梗死的治疗

(1)慎用扩容药。

(2)慎用抗凝药:应用抗凝治疗即被动地使机体增加肝素或类肝素含量,以加强抗凝过程,阻止凝血或血栓形成。藻酸双酯钠(多糖硫酸酯)(Pss)具有抗凝血、降低血黏度、降低血脂以及改善微循环的作用。Pss 2～4mg/kg,加入 5％葡萄糖溶液 500ml 中静脉滴注,每分钟 20～30 滴,每日 1 次,10 次为 1 个疗程;或口服每次 0.1g,每日 3 次。偶有皮疹、恶心、烦躁,减慢滴速,可以缓解。

(3)慎用溶栓药:蝮蛇抗栓酶是蛇毒酶制剂,能激活纤溶酶原系统,降低纤维蛋白原,使纤维蛋白降解产物增高,纤维蛋白原纤维蛋白减少而溶解血栓,可降低血黏度,增加脑血流量,改善微循环。每次 0.5～0.75酶活力单位加入 5％葡萄糖盐水 500ml 中静脉滴注,每日 1 次,10～15 天为 1 个疗程,有出血倾向者慎用。

3.混合性卒中的治疗　我们认为,中性治疗只适宜于病灶性质未定者,定性病灶应视主要病灶进行相应治疗。但为减少病灶逆转,对抗纤溶、抗凝、解聚、溶栓、扩容、扩管等治疗以短程、小剂量为宜。脱水疗法除脑疝抢救外,亦以半剂量为宜。

(李佳佳)

第五章　脑血管疾病

第一节　概述

脑血管病(CVD)是指各种原因导致脑血管损害从而引起的脑组织病变。急性发病并迅速出现脑功能障碍的脑血管疾病称为急性脑血管病,也称脑卒中或脑血管意外,多表现为突然发生的脑部受损征象,如意识障碍、局灶症状和体征。

一、脑部血液供应及其特征

脑的血管系统大体可分为动脉系统和静脉系统。动脉系统又可分为颈动脉系统和椎-基底动脉系统,颅脑的血液供应主要来自颈前的两根颈总动脉和颈后的两根椎动脉。脑血管的最大特点是颅内动脉与静脉不伴行。

（一）颈动脉系统（前循环）

颈动脉系统包括颈总动脉、颈外动脉和颈内动脉及其分支。

颈总动脉,左右各一根,分别提供一侧颅脑的供血。右侧的颈总动脉起自头臂干动脉,左侧的颈总动脉直接起自主动脉弓。双侧颈总动脉在气管两侧向上走行,在甲状软骨略上水平分为颈内动脉和颈外动脉,在颈部可以触摸到颈总动脉及其分叉部。

颈外动脉在其经过途中发出9个分支。向前3支:甲状腺上动脉、舌动脉和面动脉。向后3支:胸锁乳突肌动脉、枕动脉和耳后动脉。向内1支:咽升动脉;向上2支:上颌动脉与颞浅动脉。颈外动脉分支供应头皮、颅骨、硬膜及颌面部器官,颈内动脉则向上走行穿颅骨进入颅内,分支供应垂体、眼球及大脑等。

颈内动脉的主要延续性分支为大脑前动脉和大脑中动脉,此外还有眼动脉、脉络膜前动脉等。颈动脉系统主要供应大脑半球前3/5的血液,故又称为前循环。颈内动脉包括颈内动脉颅外段和颈内动脉颅外段,颈内动脉颅外段没有分支,但通常不是笔直的,而是有一定的弧度。在颅外段的起始处有梭形膨大,为颈动脉窦,是压力感受器,可调节血压。在颈总动脉分叉处后壁上,有一扁椭圆形小体借结缔组织附于壁上,是颈动脉体,可感受血液中的 O_2 和 CO_2,调节呼吸。

大脑前动脉于视交叉外侧、嗅三角后方,以近乎直角的方向自颈内动脉发出,向中线走行,直至大脑纵裂,后在胼胝体上方折向后走行。左右大脑前动脉由前交通动脉相连。大脑前动脉皮质支供应大脑半球内侧面、额叶底面的一部分和额、顶叶上外侧面的上部,中央支供应内囊前肢、部分膝部、尾状核、豆状核前部等。

大脑中动脉是颈内动脉的直接延续,在颈内动脉的分支中最为粗大。大脑中动脉在视交叉外下方向横过前穿质进入大脑外侧沟,再向后外,在岛阈附近分支。大脑中动脉皮质支供应大脑半球上外侧面的大部分和岛叶,中央支供应尾状核、豆状核、内囊膝和后肢的前部。

脉络膜前动脉从颈内动脉或大脑中动脉主干向下发出,沿视束下面向后行,经大脑脚与海马旁回沟之间进入侧脑室下角,终止于脉络丛。供应外侧膝状体、内囊后肢的后下部、大脑脚底的中 1/4 及苍白球等。

(二)椎-基底动脉系统(后循环)

椎基底动脉系统的主要来源血管为椎动脉,左右各一。

右侧椎动脉发自头臂干动脉,左侧椎动脉发自左锁骨下动脉。椎动脉逐节穿过颈椎横突孔向上走行,至颅骨和第一颈椎之间进入颅内。两侧的椎动脉入颅后汇合形成基底动脉。椎动脉主要分支有脊髓前、后动脉和小脑后下动脉。小脑后下动脉供应小脑下面后部。

基底动脉在脑干的前方向上走行,至大脑半球的底部分叉为双侧的大脑后动脉。主要分支有:①小脑下前动脉,供应小脑下部的前部。②内听动脉,供应内耳迷路。③脑桥动脉,供应脑桥基底部。④小脑上动脉,供应小脑上部。

大脑后动脉在脑桥上缘,由基底动脉发出,绕大脑脚向后,沿海马旁回的沟转至颞叶和枕叶内侧面。皮质支供应颞叶的内侧面、底面和枕叶。中央支供应背侧丘脑、内侧膝状体、下丘脑和底丘脑等。

(三)脑动脉的侧支循环

1.脑底动脉环

(1)Willis 环(大脑动脉环):位于脑底面下方、蝶鞍上方,下视丘及第三脑室下方,灰结节、垂体柄和乳头体周围,由前交通动脉、两侧大脑前动脉始段、两侧颈内动脉末段、两侧后交通动脉和两侧大脑后动脉始段吻合而成。将颈内动脉和椎-基底动脉相互联系,继而将前后循环以及左右两侧大脑半球的血液供应相互联系,对调节、平衡这两大系统和大脑两半球的血液供应起着重要作用。当某一动脉血流减少或被阻断时,血液借此得以重新分配和平衡。

(2)延髓动脉环:延髓动脉环为左右椎动脉与脊髓前动脉共同构成。因脊髓前动脉细小,代偿潜能不大。

2.软脑膜内吻合 在大脑半球软膜内,大脑前动脉、大脑中动脉、大脑后动脉皮质支末梢存在着丰富的侧支吻合。吻合网呈带状分布,位于 3 条大脑动脉供血的交错区。

在小脑表现,一侧小脑上动脉、小脑下前动脉和小脑下后动脉分支之间存在着广泛吻合。两侧对应的小脑动脉之间也存在着丰富的吻合。

此外,大脑前动脉胼胝体动脉和大脑后动脉的胼胝体背侧动脉于胼胝体背侧也有侧支血管吻合,称胼周吻合。

3.脑内动脉吻合 大脑各动脉的中央支从脑底进入脑的深部,供应基底节、后脑、内囊等部位,各中央支之间存在侧支血管吻合,但这些吻合血管属于微动脉吻合和前毛细血管吻合,不足以建立有效的侧支循环,临床上某中央支突然闭塞常表现出相应的功能障碍。若闭塞形成缓慢,可发展侧支循环起到一定的代偿功能。

4.颈内动脉和颈外动脉分支间的吻合 头皮、颅骨、硬膜和脑的动脉系统既相对分隔,又存在着广泛的吻合。在正常情况下,这些吻合血管的血流量很小。当某些血管狭窄或闭塞时,这些吻合血管则起到一定的代偿作用,是调节脑部血液分配的另一重要途径。如颈内动脉分出的眼动脉与颈外动脉分出的颞浅动脉相吻合,大脑前、中、后动脉的皮质支与脑膜中动脉相吻合。

5.颈内动脉与基底动脉间的胚胎遗留血管 在人类胚胎早期,颈内动脉系和椎-基底动脉系之间有原始三叉动脉、原始耳动脉和原始舌下动脉等,这些动脉有的可保留到生后。

（四）静脉系统

脑静脉多不与动脉伴行,其管壁较薄,且无瓣膜。大脑的静脉分为浅深两组,浅组收集脑浅层的血液;深组收集脑深部实质内的血液。两组静脉经硬脑膜静脉窦最终回流至颈内静脉。

浅组分为 3 组:大脑上静脉有 6～12 条,引流大脑半球上外侧面和上内侧面的血液,入上矢状窦,其中以中央沟静脉和上吻合静脉较为粗大;大脑中静脉有浅、深之分,大脑中浅静脉引流外侧裂附近的静脉血注入海绵窦,大脑中深静脉引流脑岛的血液注入基底静脉,大脑中浅静脉还借上吻合静脉注入上矢状窦,借一些吻合支与大脑下静脉相连;大脑下静脉有 1～7 条,引流半球上外侧面、内侧面和下面的血液,注入海绵窦、横窦、岩上窦和基底静脉。

深组主要有 3 个大干:大脑大静脉由两侧大脑内静脉合成一条粗短的深静脉干,最后注入直窦;大脑内静脉由透明隔静脉和丘脑纹状体静脉汇合而成,位于第三脑室顶部两侧的脉络丛内,左右各一,收集胼胝体、透明隔、尾状核、豆状核、丘脑、侧脑室和第三脑室脉络丛的血液;基底静脉,由大脑前静脉和大脑中深静脉汇合而成,最后注入大脑大静脉。

人的硬脑膜静脉窦可分为后上群与前下群。后上群包括上矢状窦、下矢状窦、左右横窦、左右乙状窦、直窦、窦汇及枕窦等;前下群包括海绵窦、海绵间窦、左右岩上、岩下窦、左右蝶顶窦及基底窦等。

二、脑血管病的分类

临床常见的急性脑血管病,主要是动脉血管的病变,分为两大类:缺血性脑血管病和出血性脑血管病。前者依据发作形式和病变程度分为脑梗死和短暂性脑缺血发作;后者根据出血部位不同,主要分为脑出血和蛛网膜下腔出血。静脉血管的病变以静脉窦血栓形成较常见。

三、脑血管病的危险因素

与脑血管病发生有密切因果关系的因素称为危险因素,其可以是一种疾病或生理状态。脑血管病的危险因素又可分为可干预与不可干预两种,其中可干预的危险因素根据证据强度的不同,又分为证据充分的可干预危险因素、证据不充分或潜在的可干预危险因素。

不可干预的危险因素系指不能控制和治疗的危险因素,包括①年龄:是最重要的独立危险因素。如 55 岁以后,每增加 10 岁,脑血管疾病发病率增加 1 倍以上。②性别:男性脑血管疾病的危险度较女性高。③低出生体重。④人种/种族:如黑种人脑血管疾病的发生率明显高于白种人。亚洲人群脑血管病发病率也相对较高。⑤遗传:家族中有脑血管疾病的子女发生脑血管疾病的可能性明显升高。

证据充分的可干预危险因素包括①高血压:血压和心血管病的风险呈线性相关,且独立于其他危险因素。②吸烟:吸烟导致脑血管疾病的危险性与吸烟的量成正比,最高可达不吸烟人群的 6 倍。戒烟可以降低脑血管病的危险性。③糖尿病:系脑血管病常见的独立危险因素。糖尿病患者发生缺血性脑血管病的危险性是普通人群的 2～3 倍。④心房颤动:心房颤动可以单独增加卒中的风险 3～4 倍。⑤其他心脏事件:其他类型心脏病也可能增加血栓性卒中的危险,包括扩张型心肌病、瓣膜性心脏病(例如二尖瓣脱垂、心内膜炎、瓣膜修复),以及先天性心脏缺陷(如卵圆孔未闭、房间隔缺损、房间隔动脉瘤)。⑥血脂异常:系脑血管病的重要危险因素。⑦无症状颈动脉狭窄:当狭窄程度加重或发生血流动力学改变时,则可发生缺血性脑血管病。⑧镰状细胞病:20 岁镰状细胞病患者卒中的发生率至少为 11％,其中相当一部分是通过大脑磁共振发现的"静息"卒中。幼童时期卒中的发生率最高。⑨绝经后激素疗法:绝经后如大量使用激素治疗,卒中危险性升高约 40%。⑩饮食和营养:钠的摄入量多伴随卒中危险性增高。同时钾摄入量的增多伴随卒中危险性降低。增加水果和蔬菜的摄入量与降低卒中的危险性之间存在着剂量效应方式。⑪缺乏锻炼:体育锻炼被证实对卒中能够起到有益的作用,体育活动的部分保护效应可能是通过降低血压,控制心血管疾病其他危险因素,控制糖尿病等机制发挥作用。

证据不充分或潜在可干预的危险因素包括:①代谢综合征:代谢综合征能够预测冠心病,心血管疾病(包括冠心病和卒中)以及因此产生的死亡率。然而,并没有关于卒中特异性危险方面的充分证据。②酗酒:长期、轻中度地饮用葡萄酒可以降低卒中的危险度,而重度饮酒增加其危险度。③药物滥用:包括可卡因、苯丙胺、二醋吗啡,与卒中的危险性增加有关。④口服避孕药:与卒中危险性的相关性不高,一些女性特别是既往有血栓病史,可能表现出高危险性。⑤睡眠呼吸紊乱:和一系列其他卒中危险因素相关,对心血管事件不利并且独立作用于卒中危险性。有效地治疗呼吸睡眠暂停综合征可以降低血压,有可能预防卒中。⑥偏头痛:在年轻女性中偏头痛和卒中之间存在关联。⑦高同型半胱氨酸血症:流行病学和前瞻性研究表明血浆同型半胱氨酸水平和卒中之间存在正相关。⑧高脂蛋白 a、脂蛋白 a、类似低密度脂蛋白微粒,可以促进动脉粥样硬化的形成。⑨脂蛋白相关性磷脂酶 A2 升高:脂蛋白相关性磷脂酶 A2 是一种与人血浆中的低密度蛋白相关的钙依赖性血清脂肪酶。脂蛋白相关性磷脂酶 A2 在血浆中水平升高会导致心血管意外的增加,也可能是卒中的危险因素。⑩高凝状态:缺血性卒中的年轻女性患者血中抗磷脂抗体浓度容易较高。大量的病例对照研究并没有发现其他遗传性血液高凝状态和卒中的关系。⑪炎症:在动脉粥样硬化性心血管疾病病理生理学机制中,炎症反应所起的作用正在研究中。⑫感染:尽管在冠状动脉及颈动脉的斑块中发现了多种细菌,但使用抗生素治疗并未被证实可以降低卒中的风险。

四、脑血管病的诊断

脑血管病的诊断依赖于准确的病史采集、临床及辅助检查。但脑血管病的诊断与其他疾病存在一些差异。

(一)病史采集

根据临床是否需要对脑血管病患者紧急处理,可以采取有针对性的病史采集策略。

1.系统化的病史采集　系统的病史采集对于判断脑血管病的病因、发病机制以及采取个体化的诊断和治疗是必不可少的。在脑血管病的病史采集中,应着重下列几点。

(1)要问清首次发作的起病情况:确切的起病时间;起病时病人是在安静的状态还是在活动或紧张状态;是急性起病,还是逐渐起病;有无脑血管病的先兆发作——短暂脑缺血发作;病人有多少次发作,如为多次发作,应问清首次发作的详细情况,以及最近和最严重的发作情况,每次发作后有无意识障碍、智力和记忆力改变、说话及阅读或书写困难、运动及感觉障碍、视觉症状、听力障碍、平衡障碍以及头痛、恶心、呕吐等症状。

(2)询问前驱症状及近期事件:在脑血管病的形成过程中,常有脑血液循环从代偿阶段到失代偿阶段的变化过程,代偿阶段的改变表现在临床上就是本病的前驱症状。如能仔细询问这些前驱症状,找到症状的诱发因素以及病因线索,给予合理治疗,有时可避免或延缓完全性卒中的发生,或可减少病情进展。

(3)伴随疾病:患者有无高血压病、糖尿病、心脏病、高脂血症、吸烟和饮酒情况、贫血等。

(4)用药情况:对有脑血管病病史的患者询问服用药物情况,有些药物可诱发低血压和短暂脑缺血发作,如降压药物、吩噻嗪类衍生物;有的药物可并发脑内出血,如抗凝剂;有时可并发高血压危象和脑血管病。还有一些药物如酒精、降血糖药物、黄体酮类避孕药等也可引起脑血管病,故在询问脑血管病患者时,要仔细询问服用药物情况。

2.快速判断卒中方法　急诊处理时,由于时间紧迫,难以进行详细的病史采集,当患者或家属主诉以下情况时,常提示卒中的可能,应及时采取有效的处理措施,待病情平稳后,再进行详细的病史采集。

提示患者卒中发作的病史:

(1)症状突然发生。

(2)一侧肢体(伴或不伴面部)无力、笨拙、沉重或麻木。

(3)一侧面部麻木或口角歪斜,说话不清或理解语言困难,双眼向一侧凝视。

(4)一侧或双眼视力丧失或视物模糊。

(5)视物旋转或平衡障碍。

(6)既往少见的严重头痛、呕吐。

(7)上述症状伴意识障碍或抽搐。

(二)脑血管病的特殊检查

脑血管病除了进行内科系统及神经科查体外,还有特殊的检查:

1.神经血管检查　神经血管学检查是临床脑血管病检查的最基本内容,是血管检查的开始。标准的临床神经血管检查包括:①供血动脉相关的触诊,主要是颈动脉和桡动脉的触诊,获得动脉搏动强度和对称性的信息。②双上肢血压的同时测量,了解双上肢血压的一致性。③脑血管的听诊,选择钟形听诊器对脑动脉主要体表标志进行听诊,主要听诊区包括颈动脉听诊区、椎动脉听诊区、锁骨下动脉听诊区和眼动脉听诊区,了解血管搏动的声音对称性以及有无杂音。听诊时要注意找到准确的体表标志,杂音的最强部位,通过适当加压可以判断。

2.临床严重程度的评估　准确记录患者的病情严重程度,是有效观察患者病情变化的前提。临床上,常采取一些量表来记录患者的病情。如 NIHSS(美国国立卫生研究院卒中量表)是一个省时方便、可信有效且内容较全面的综合性脑卒中量表,它所评定的神经功能缺损范围大,在脑血管病的病情判断中被广泛采用。

3.影像学检查　脑血管病的影像学检查最近几年来,得到了长足的进步。尤其在急性期,早期、快速的影像学检查对急性脑血管病患者的诊治至关重要。脑血管病的影像学检查需要注意,不仅需要进行结构影像学的评估,还应进行血管影像学与灌注影像学的评估,主要的检查方法有以下 4 种。

(1)头颅 CT:平扫 CT 由于应用广泛、检查时间短、检查费用较低,以及可准确检出蛛网膜下腔出血和脑实质出血等优点,仍是评估急性脑血管病最常用的影像学方法。平扫 CT 还有助于提示由于动脉再灌注损伤而出现的出血转化。在大多数情况下,CT 能为急诊治疗的决策提供重要信息。

多模式 CT 可以提供更多信息,细化脑血管病的诊断。多模式 CT 通常包括 CT 平扫(NCCT)、CT 灌注成像(CTP)和 CT 血管成像(CTA)。CTP 有助于显示梗死区和缺血半暗带。CTA 有助于显示颈内动脉、大脑中动脉、大脑前动脉、基底动脉和大脑后动脉的血管狭窄或闭塞状况,显示颅内动脉瘤和其他血管畸形。

(2)磁共振:在急性脑血管病中,MR 平扫用于排除脑内出血以及其他病变,明确有无新梗死灶。磁共振因为限制因素较多,一般不作为检查脑内出血的首选检查。

在急性脑血管病,尤其是缺血性脑血管病中,多模式 MRI 可以提供更多信息,改善脑血管病的诊断。多模式 MRI 通常包括 T_1 加权成像(T_1WI)、T_2 加权成像(T_2WI)、T_2^*WI、FLAIR、MR 血管成像(MRA)、弥散加权成像(DWI)和灌注加权成像(PWI)。MRA 能显示潜在的脑动脉形态异常。PWI 有助于显示梗死区和缺血半暗带。

CEMRA 用以显示主动脉弓至颅内动脉的形态异常。

MRV 用于显示上矢状窦、直窦、横窦、乙状窦及大脑大静脉的狭窄或闭塞的部位和程度。

（3）超声检查：颈动脉彩色超声检查和经颅多普勒超声检查用于筛查动脉血管内病变。

（4）数字减影血管造影（DSA）：DSA 能动态全面地观察主动脉弓至颅内的血管形态，包括动脉和静脉，是脑血管检查的金标准。

目前，随着影像学技术的快速发展，影像学资料可以为急性脑血管病，尤其是缺血性脑卒中患者的个体化治疗方案提供越来越多的依据。

五、治疗原则

急性脑血管病起病急、变化快、异质性强，其预后与医疗服务是否得当有关，在急性脑血管病的处理时，应注意：①遵循"循证医学（EBM）与个体化分层相结合"的原则；②按照"正确的时间顺序"提供及时的评价与救治措施；③系统性，即应整合多学科的资源，如建立组织化的卒中中心或卒中单元系统模式。

1.临床指南　循证医学是通过正确识别、评价和使用最多的相关信息进行临床决策的科学。循证医学与传统医学相比，最大特点是以科学研究所获得的最新和最有力的证据为基础，开展临床医学实践活动。以循证医学为指导，能够保证临床决策的规范化。但再好的证据也不一定适合所有病人。临床决策的最高原则仍然是个体化。循证医学时代衡量临床医生专业技能的标准是能否将个人的经验与所获取的最新证据有机地结合起来，为病人的诊治做出最佳决策。合格的临床医生应该对研究对象、研究方案、研究结果进行辩证的分析和评价，结合具体病例采用有效、合理、实用和经济可承受的证据。必须真心诚意地服务于病人，临床决策时理应充分考虑病人的要求和价值取向。

2.急诊通道　急性脑血管病是急症，及时的治疗对于病情的发展变化影响明显。

缺血性卒中溶栓治疗的时间窗非常短暂。脑卒中发病后能否及时送到医院进行救治，是能否达到最好救治效果的关键。发现可疑患者应尽快直接平稳送往急诊室或拨打急救电话由救护车运送至有急救条件的医院。在急诊，应尽快采集病史、完成必要的检查、做出正确判断，及时进行抢救或收住院治疗。通过急诊绿色通道可以减少院内延误。

因为紧急医疗服务能提供最及时的治疗，所有发生急性卒中的患者应启用这一服务，如拨打 120 或 999 电话。患者应被快速转运到能提供急诊卒中治疗的最近的机构以便评估和治疗。对于疑似卒中的患者，紧急医疗服务（EMS）应当绕过没有治疗卒中资源的医院，赶往最近的能治疗急性卒中的机构。但据调查，急性卒中患者接受 EMS 的比例较低仅约 29%。

初步评价中最重要的一点，是患者的症状出现时间。

不能为了完成多模式影像检查而延误卒中的急诊治疗。

3.卒中单元　卒中单元是一种多学科合作的组织化病房管理系统，旨在改善住院卒中患者管理，提高疗效和满意度。卒中单元的核心工作人员包括临床医生、专业护士、物理治疗师、职业治疗师、语言训练师和社会工作者。它为卒中病人提供药物治疗、肢体康复、语言训练、心理康复和健康教育。

卒中单元被认为是治疗脑卒中最有效的办法。哥本哈根一项权威性的临床对照研究试验证实：卒中单元和普通病房比较，住院期死亡的危险性降低了 40%，尤其严重卒中病人可降低 86%，丧失生活能力的危险性降低 50%，严重患者达 83%，并且缩短了病人的平均住院时间 2 周。卒中单元对任何卒中患者都有好处，治疗和康复的有效性明显，这与溶栓、抗凝及神经保护剂等受治疗时间窗限制明显不同。Meta 分析发现在目前所有缺血性脑卒中的治疗中，最为有效的方法是卒中单元（OR 值为 0.71），其次是溶栓（OR 值为 0.83)、抗血小板(OR 值为 0.95)和抗凝(OR 值为 0.99)。另外,卒中单元有利于二期预防的宣教。

按照收治的患者对象和工作方式,卒中单元可分为以下 4 种基本类型。

(1)急性卒中单元:收治急性期的患者,通常是发病 1 周内的患者。强调监护和急救,患者住院天数一般不超过 1 周。

(2)康复卒中单元:收治发病 1 周后的患者。由于病情稳定,康复卒中单元更强调康复,患者可在此住院数周,甚至数月。

(3)联合卒中单元:也称综合卒中单元,联合急性和康复的共同功能。收治急性期患者,但住院数周,如果需要,可延长至数月。

(4)移动卒中单元:也称移动卒中小组,此种模式没有固定的病房。患者收到不同病房,由一个多学科医疗小组去查房和制订医疗方案,因此没有固定的护理队伍。也有学者认为,此种形式不属于卒中单元,只是卒中小组。

六、预防

与卒中的治疗相比,脑血管病的预防对人类健康的影响更大。Sacco 在 2006 年的 Feoberg 论坛上,提出了新的脑血管病的预防策略,应进行全面的血管危险评估。完善如下几个方面的评价:

(1)心脑血管疾病传统的危险因素(例如吸烟、缺乏锻炼、高血压病和糖尿病等)。

(2)亚临床事件的评估,包括亚临床脑损害(例如无症状梗死、白质高信号和微出血等)和亚临床血管疾病(例如颈动脉斑块、动脉内-中膜增厚等),这些亚临床的表现可能是从无症状性血管事件至症状性血管事件的中间环节,有利于准确评估疾病的进展情况。

(3)与血管疾病相关的生物标记物和基因指标(例如纤维蛋白原、C-反应蛋白、同型半胱氨酸等),也有利于对血管危险因素的全面评估。

根据全面的血管评估结果,建议一个准确预测卒中发生的测量方法,有益于识别哪些人群是卒中的高危人群,并对所有可干预的危险因素进行适当的干预。

脑血管病的预防包括一级预防和二级预防。

脑血管病的一级预防系指发病前的预防,即通过早期改变不健康的生活方式,积极主动地控制各种危险因素,从而达到使脑血管病不发生或推迟发病年龄的目的。我国是一个人口大国,脑血管病的发病率高。为了降低发病率,必须加强一级预防。

脑卒中的复发相当普遍,卒中复发导致患者已有的神经功能障碍加重,并使死亡率明显增加。首次卒中后 6 个月内是卒中复发危险性最高的阶段,所以在卒中首次发病后有必要尽早开展二级预防工作。

二级预防的主要目的是为了预防或降低再次发生卒中的危险,减轻残疾程度,提高生活质量。针对发生过一次或多次脑血管意外的患者,通过寻找脑卒中发生的原因,治疗可逆性病因,纠正所有可预防的危险因素,这在相对年轻的患者中显得尤为重要。

此外,要通过健康教育和随访,提高患者对二级预防措施的依从性。

(李作伟)

第二节　脑缺血性疾病

缺血性脑血管病占整个卒中发病的 80% 左右,是由于各种原因导致的脑组织供血缺乏而发生的神经功能障碍。主要包括短暂性脑缺血发作、脑梗死和脑栓塞。

一、短暂性缺血发作

短暂性脑缺血发作(TIA)经典的定义是 1964 年第四届普林斯顿会议上确定的,是指由于大脑局灶性缺血产生相应区域的神经功能缺失症状,并在 24h 内症状完全缓解。这个定义近年来随着影像学的发展越来越受到质疑。以弥散加权磁共振(DWI)为基础的多中心 TIA 研究报告(包括 10 个中心共 808 例 TIA 患者)的综合分析显示,60% 的 TIA 发作时间持续不足 1h,发作超过 6h 的患者仅占 14%;33% 的患者 DWI 存在新发梗死灶,如果发作持续超过 6h,近一半的患者在 DWI 上存在高信号。因此,2009 年,美国心脏/卒中协会提出新的 TIA 定义:TIA 是由于局部脑、脊髓、视网膜缺血导致一过性神经功能障碍,且无急性梗死证据。还有提出以急性神经血管综合征或脑发作代替 TIA 来表述这种急性的尚未定性的脑血管事件。

【病因】

任何导致缺血性脑梗死的疾病都可诱发 TIA,两者的病因基本一致。血液供应障碍的原因有以下三个方面。

1.血管病变　最常见的是动脉粥样硬化和在此基础上发生的血栓形成。其次是高血压伴发的脑小动脉硬化。其他还有各种血管炎、血管发育异常、动脉夹层、手术、穿刺等导致的血管壁损伤等。血管壁病变处内膜受损,血小板等黏附聚集形成血栓。或者动脉粥样硬化的斑块破裂形成栓子阻塞血管。

2.血液成分的异常　血液中的成分如红细胞、血小板、胆固醇、纤维蛋白原等含量的增加,导致血液黏稠度增加,血流速度减慢,容易在血管狭窄处形成血栓。血液中出现的异常的栓子如来自心脏的栓子、气体栓子、脂肪栓子等可造成脑栓塞。

3.血流改变　脑血流量的调节受许多因素的影响,最重要的就是血压的变化,当平均动脉压低于 70mmHg 和高于 180mmHg 时,由于血管本身存在的病变如管腔狭窄,脑血管自动调节功能丧失,局部血流供应发生障碍。

【发病机制】

TIA 发病机制主要分为血流动力学型和微栓塞型。

血流动力学型 TIA 是在动脉严重狭窄基础上因血压波动而导致远端一过性脑缺血,血压低于脑灌注代偿的阈值时发生 TIA,血压升高脑灌注恢复时症状缓解。颈内动脉管径≤1.5mm 时(正常 5～10mm,平均 7mm,女性偏小),可出现视网膜或脑循环的血液动力学改变,95% 的分水岭区缺血是这一原因。一小部分人群由于颈动脉或基底动脉狭窄导致其由卧位或坐位改为立位时出现由于血流下降导致的 TIA 发作。睡醒后发作的 TIA 提示潜在卒中的可能。有时运动或姿位性 TIA 提示主动脉弓的狭窄(如 Takayasu 动脉炎)以及主动脉弓夹层,有时也可能是颈动脉的狭窄。过度换气导致的 TIA 提示 moyamoya 病。

微栓塞型 TIA 又分为动脉-动脉源性和心源性。其发病基础主要是动脉或心脏来源的栓子进入脑动脉系统引起血管阻塞,如栓子自溶则形成微栓塞型 TIA。如果栓子移动,阻塞远端血管,由于侧支循环的代偿或者处于亚功能区,则表现为 DWI 高信号但无临床神经功能缺损现象的 TIA。纤维蛋白-血小板栓子可能是部分 TIA 的原因,但很难解释为什么每次都进入同一血管。而且栓塞一般会遗留组织损伤导致的症状或体征,很难完全恢复。单独一次发作且持续时间较长的 TIA 应考虑栓塞的可能。有些报道称栓塞导致的 TIA 症状从异常到正常的波动可持续 36h。

眼底显微镜观察到在一过性黑矇发作时,存在视网膜动脉血流的减少和静脉血流的中断从而形成火车厢式的血流改变,或者有视网膜动脉的白色血栓,但难以区分是原位血栓形成还是血小板或纤维蛋白栓子栓塞。

　　单次发作且持续时间超过 1h 和多次不同形式发作均提示栓塞,而短暂(2～10min)、重复、刻板的 TIA 发作提示为大动脉的动脉粥样硬化和血栓形成。

　　贫血、红细胞增多症、血小板增多症、高脂血症、高球蛋白血症导致的血黏度增加、镰状细胞贫血、高或低血糖血症也可导致 TIA,临床可表现为血管狭窄的症状,但其实血管壁本身是正常的。抗磷脂抗体综合征患者也可发生 TIA。极少数情况下,TIA 与运动、激怒、兴奋及剧烈咳嗽相关。

【临床表现】

　　TIA 总的临床特点是,起病突然,持续时间短,可反复发作,能完全缓解。TIA 一般持续几分钟至 1h,多数持续 2～15min,如果时间更长多提示栓塞。根据不同的发病机制,TIA 的临床表现有不同的特点。血流动力学型 TIA 的表现较为刻板,因为系同一个血管供血区发生缺血,所以每次 TIA 的发病形式基本一致。微栓塞型 TIA 的表现较为多样,与每次发作时栓子的大小、栓塞的部位、侧支循环代偿的状态等因素有关。

　　1.颈内动脉系统 TIA　颈内动脉系统 TIA 的症状包括视觉受损或半球病变。视觉受损是同侧性的,感觉运动障碍是对侧的。仅少数发作是视觉和半球病变同时或相继发生,多数都是单独出现的。半球病变主要是大脑中动脉远端或临近区域的缺血,导致对侧上肢和手的麻木无力。但是临床上会呈现不同的症状组合,如面部和嘴唇、嘴唇和手指、手指、手和足。除了无力以外,有时上肢还会不规律地抖动,类似痫性发作,有时还呈现短暂的运动失调。其他少见的症状还包括意识障碍、失语和失算(优势半球受损)。非优势半球受损可出现体像障碍和其他颞顶叶症状。头痛不是 TIA 的特征。

　　视觉症状中,短暂单眼失明(TMR)或一过性黑矇是最常见的。多数的黑矇很短暂,持续 5～30s,表现为视野内的明暗度逐渐下降(或增加)逐渐演变为单眼完全的无痛性失明。症状的消退也缓慢。有时表现为楔形的视野缺失、突发的全面视物模糊或者灰色或明亮的视物模糊。TMR 的发作更倾向于刻板的重复发作。同向偏盲 TIA 提示后动脉狭窄,有时与 TMR 不易区分。

　　一过性黑矇的卒中风险没有半球 TIA 高,特别是年轻一些的患者。Poole 和 Ross Russell 观察 110 例一过性黑矇的患者(排除胆固醇栓塞),随访 6～19 年,6 年后病死率是 21%,主要死亡原因是心脏病,而卒中发生率是 13%(年龄匹配的人群预计的卒中发生率为 3%～15%)。观察期结束存活患者 43% 没有一过性黑矇的复发。颈动脉正常的患者只有 1/35 有卒中发作,而颈内动脉闭塞或狭窄的患者卒中发生率为 8/21。Benavente 等认为随访 3 年内没有类似糖尿病风险的患者,卒中发生率不足 2%,但有动脉粥样硬化危险因素的老年患者卒中发生率可达 24%。

　　2.椎-基底动脉系统 TIA　与前循环 TIA 相比,椎-基底动脉 TIA 是非刻板发作,且持续时间较长,最终多导致梗死。后循环 TIA 的表现变化多端,原因是这一循环体系具有多个感觉运动传导束。眩晕、复视、构音障碍、双侧面部麻木、共济失调、单侧或双侧的无力和麻木是后循环受累的特征。孤立的、短暂的眩晕、复视或头痛与 TIA 的关系应严格区分。

　　孤立的眩晕与 TIA 的关系需要仔细考虑,反复短暂发作的眩晕,持续 1min 或更短时间,而且眩晕的强度也有波动的眩晕可能是脑干缺血的表现。详细询问病史有助于分析判断。有些主诉眩晕的患者最后证实为前循环 TIA,因此这个症状对于分析是否为后循环受累是不可靠的。椎-基底动脉 TIA 的其他表现包括步态不稳、向一侧偏斜、视物交错或暗视、视物模糊、管状视野、部分或全盲、瞳孔改变、上睑下垂、凝视障碍、构音障碍、失音。不常见的症状包括偏瘫、头鸣或耳鸣、头面部疼痛或其他特殊的头部感觉、呕吐、呃逆、倾斜感、记忆丧失、行为紊乱、困倦、短暂意识丧失(罕见)、听力受损、聋、单侧抽搐、幻觉、双眼球不共轭。跌倒发作多是由于晕厥、痫性发作导致。

椎-基底动脉 TIA 的特点是每次发作形式不同或在同样背景下有所变化,如这次是手指和面部麻木无力,下次可能仅是手指的异常;或者此次有眩晕和共济失调,而其他发作中又出现了复视。在动脉硬化血栓形成性基底动脉病变中,可以出现任何一侧的肢体受累。在 10s 至 1min 或几分钟内,后循环区可同时出现双侧受累,或渐进的从一侧区域到另一个区域的病变,比癫痫的蔓延速度要慢,一次发作可突然中止或者逐渐消失。由于症状的复杂多变导致鉴别诊断也很宽泛,但是一次发作中汇集如此多的症状强烈提示后循环 TIA 的诊断。

3.腔隙性 TIA　由于小的穿支血管阻塞导致的 TIA 的特点是发作呈间歇性(磕磕绊绊的或结结巴巴的),发作间隙可以完全正常。对医生来说,困难的是难以区分是小血管还是大血管的短暂阻塞。Donnan 等在 1993 年提出"内囊警示综合征"的概念,是指逐渐加重的面部、上肢和腿的无力,最终以内囊区梗死为终点的发作。腔隙性 TIA 的症状可以是在数小时或数天内波动或恢复,而且发展成卒中的可能性大。部分发作类似皮层 TIA,但很罕见。

【鉴别诊断】

痫性发作、偏头痛、短暂性全面遗忘、多发性硬化都可出现类似 TIA 发作。脑膜瘤、胶质瘤、位于皮层或接近皮层的转移瘤、硬膜下出血都可出现短暂、可逆的局灶性脑部症状发作。尽管不常出现,但由于某些情况下是不适合抗凝治疗的,所以必须加以区分,如脑膜炎和硬膜下血肿。一些脑膜瘤也会出现 TIA 表现。而类似后循环 TIA 的其他疾病却很少。

【TIA 的评估】

急诊和专科医生应重视 TIA,2010 年 Stroke 发表的关于 TIA 近期和远期缺血性卒中事件发生风险的一个综合性分析结果表明,TIA 患者短期内再发缺血性卒中事件的风险很高,TIA 发生 1 个月内再发风险是无 TIA 病史者的 30.4 倍;1~3 个月内再发风险是 18.9 倍,由此可见,TIA 应该作为一个紧急的缺血性事件及早处置。对 TIA 进行评估预判就显得极为重要。

TIA 评估方法主要有 $ABCD^2$、ABCD 和 California 评分等,2007 年 Lancet 发表的文章认为 $ABCD^2$ 预测 90 日内再发卒中风险的效能最好。

【影像学检查和实验室检查】

原则是:对待 TIA 应该同脑梗死一样进行充分的影像学和实验室方面的评估,TIA 患者如果及时解决潜在的导致卒中的危险因素,可以避免或减轻未来发生严重卒中的可能,必须予以充分的重视和及时的诊治。

影像学评估不仅能够帮助医生明确诊断,而且对预后的判断和治疗方法的选择也有很重要的意义,因此 AHA 和英国皇家医师协会都推荐对 TIA 尤其是 $ABCD^2$ 评分 4 分以上的患者进行充分的影像学评估。

检查内容包括:病灶性质的确定包括头颅 CT 扫描、MRI 尤其是 DWI 的检查,血管及血流状态的检查包括颈动脉超声、TCD、CTA、MRA 和 DSA,心脏超声以及经食管心脏超声等。

2009 年美国 AHA 推荐意见:①TIA 患者应尽早进行影像学评估。②发病 24h 内需进行 MRI 包括 DWI 的检查,如果无条件,必须做 CT 检查。③疑似 TIA 患者必须进行颅内外血管的无创检查,以确定有无血管狭窄,如果发现血管狭窄,应该进行 DSA 检查。

实验室检查包括血常规、尿常规、生化指标尤其血糖和血脂的检查、凝血功能等,如果是特殊原因的卒中还应该检查免疫、炎性指标,如 ANA、ANCA、HIV、梅毒血清学指标等,以及特殊的凝血因子。心脏超声以及必要时的经食管心脏超声、24h 心电图、颈动脉超声、常规的胸片、腹部 B 超等。这些都有助于查找发病的原因和危险因素。

【病后的管理和治疗】

1.评估和入院治疗　对 TIA 的早期管理和治疗与其预后密切相关,英国现行卒中预防策略

(EXPRESS)研究表明,延迟诊治会明显增加缺血事件再发的风险以及增加预后不良事件的发生。2009年美国AHA建议,发病72h内的TIA患者如果ABCD² 评分≥3或者ABCD² 评分在0~2分,但预计2日内无法确立诊断的患者均应该入院诊治。

2.单元的作用 TIA患者的病情虽然较轻,但是仍需要神经科医生、影像学医生和血管介入医生的专业评估和治疗。

3.一般治疗 包括TIA危险因素的控制和合并症的治疗。主要是血压、血糖、血脂的管理,心律失常的治疗等,原则与缺血性卒中相同。这里仅介绍一些特殊之处。

(1)血压的管理:TIA由于持续时间短暂,患者很快恢复正常,那么是否在恢复正常后,就马上恢复原有的降压治疗或者给予充分的降压治疗,让血压很快达到二级预防的目标值呢?目前并没有针对这一问题的准确答案,根据缺血性卒中的诊治经验,首先应该分析TIA的原因,如果是血液动力学性TIA,即存在血管狭窄的可能,就不应该马上降压治疗,而是在充分的血管评估和解决血管狭窄或者使用了针对性的抗栓治疗之后,逐步将血压降到目标值。除非患者的血压在220/120mmHg以上,并存在紧急降压的适应证,而这种情况在TIA患者中是十分罕见的。

(2)血糖和血脂等其他危险因素的处理:均应该尽快达到二级预防的目标值。

(3)抗栓治疗:原则是有明确栓子来源的栓塞性TIA应该首选抗凝治疗,血液动力学性TIA首选抗血小板治疗,频繁发作的TIA可选择静脉抗凝治疗,待病情稳定,明确原因后选择口服抗凝或抗血小板治疗。药物的选择和治疗方案与缺血性卒中相同。

(4)介入和手术治疗:原则和方法与缺血性卒中相同。

二、脑梗死

脑梗死是指局部脑组织由于血液供应缺乏而发生的坏死。由于其高发病率、高残障率,目前已经是引起痴呆的第二大原因,是引起老年癫痫的最常见原因,也是引起抑郁的常见原因。

【病因和病理】

脑梗死的病因主要是血液供应障碍。血管壁、血液成分和血压的改变均可造成脑供血动脉缺血,其中最常见的是脑动脉粥样硬化,其次是各种原因造成的脑栓塞。动脉粥样硬化性脑梗死是脑部供应动脉病变引起脑局部血流量减少与侧支循环及血流量的代偿性增加这两种对立的病理生理过程之间矛盾发展的结果。动脉粥样硬化和血栓形成并不一定使脑血流量减少,脑血流量减少并不一定就发生脑梗死,即使发生了脑梗死也并不一定就引起临床症状。因为脑的病变和功能障碍的程度还要取决于:血供不足的发生快慢与时间长短,受损区域的大小与功能,以及个体血管结构形式和侧支循环的有效性等因素。

脑动脉粥样硬化主要发生在供应脑部的大动脉和中等动脉,管径约$500\mu m$以上,是全身动脉粥样硬化的组成部分。脑动脉粥样硬化好发于颈动脉起始段、颈内动脉近分叉处和虹吸段、大脑中动脉起始段、椎动脉、基底动脉和主动脉弓。一组432例老年人体解剖研究发现,有至少一根以上颅外颈动脉的完全或几乎完全闭塞的个体占9.5%。多组研究报道约10%的个体因动脉硬化或血栓形成而致使一根以上主要颅外动脉闭塞,20%的个体动脉有超过50%的狭窄程度;近24%的脑缺血患者中,超过2/3的病例在一根以上主要颅外动脉有50%以上的狭窄。脑动脉粥样硬化最严重的部位在颈内动脉近分叉处和基底动脉的上段,基底动脉的中、下段和椎动脉、大脑中和后动脉则较轻,Fisher曾研究脑、冠状动脉和周围血管的动脉粥样硬化,动脉粥样硬化的程度随年龄增长而加重,男性在40~50岁年龄段显著,女性则在60岁年龄段,而70岁年龄段男性超过女性。虽然颈部动脉易发生动脉粥样硬化,但通常无症状性颅内动脉的动脉粥样硬化程度低于颅外动脉、冠状动脉和周围血管动脉,颅内动脉的动脉粥样斑块与高血压相关。多普勒超声研究发现 75～84 岁白种男性,近 50％存在动脉粥样硬化斑块并伴有轻度狭窄,仅仅有 6.1％的个体存在50％以上狭窄。在伴有严重周围血管病、冠状动脉或多种危险因素的 2009 例无症状患者的多普勒超声研究中,周围血管动脉粥样硬化患者中 32.8％有颈动脉异常,而冠状动脉异常者和多种危险因素者中仅有6.8％和 5.9％,其中仅仅 4％的有 50％以上的颈动脉狭窄,而 80％以上的狭窄是极罕见(1％)。虽然在年轻人梗死者中,动脉粥样硬化不是常见的病因,但在一组 45 岁以下卒中患者病因研究中,发现 31％的患者有明显的动脉粥样硬化。国外研究认为在白种人中颅内动脉粥样硬化不如颅外动脉粥样硬化常见,众多研究表明黑人、亚洲人和糖尿病患者颅内动脉粥样硬化累及大脑中动脉十分常见,国内某医院连续住院的312 例脑梗死患者中,颈动脉超声检查也发现 48％的患者伴有颈动脉内膜增生等异常,而颅外段颈内动脉内膜增生等异常者仅有 17.4％。

脑动脉的粥样硬化和全身各处的动脉粥样硬化相同,主要改变是动脉内膜深层的脂肪变性和胆固醇沉积,形成粥样硬化斑块及各种继发病变,使管腔狭窄甚至闭塞。管腔狭窄需达 80％～90％方才影响脑血流量。硬化斑块本身并不引起症状。如病变逐步发展,则内膜分裂、内膜下出血(动脉本身的营养血管破裂所致)和形成内膜溃疡。内膜溃疡处易于发生血栓形成,使管腔进一步变狭或闭塞,硬化斑块内容物或血栓的碎屑可脱入血流形成栓子。硬化动脉可因管壁弱化,形成梭形动脉瘤。动脉瘤内可形成血栓而闭塞血管,或因梭形扩大压迫周围神经组织而引起各种临床症状。如动脉瘤破裂,则引起脑内或蛛网膜下腔出血。

大体病理检查时,可见硬化血管呈乳白色或黄色,粗细不匀,管壁变硬,血管伸长或弯曲,有的部分呈梭形扩张,血管内膜下可看到黄色的粥样硬化斑块。有的血管改变明显,但脑部却无甚异常。有的脑部表现为脑回变窄,脑沟深宽,脑膜增厚而不透明。脑回表面可有颗粒状或虫咬样萎缩区。脑重量减轻。切面上可见脑室扩大,灰质变薄,白质内可见血管周围间隙扩大,并有灶性硬化小区。

发生脑梗死处的脑组织软化、坏死,并可发生脑水肿和毛细血管周围点状渗血。后期病变组织萎缩,坏死组织由格子细胞所清除,留下有空腔的瘢痕组织,空腔内可充满浆液。动脉硬化性脑梗死一般为血供不足引起的白色梗死。但有时亦可成为出血性梗死,如:①梗死的病因为栓塞时;②由于低血压而形成的梗死,当血压回升后,梗死区重新获得血液的灌流时;③偶尔见于经过抗凝治疗者,称为红色梗死。

【病理生理】

动脉粥样硬化性脑血栓形成引起急性局灶性脑缺血,基础研究揭示缺血性损害机制的主要病理生理变化集中在以下方面。

1.缺血半暗区和治疗时间窗脑血流量测定的研究 研究发现缺血中心区和缺血周边区血流量不同,一定时间内在周边区血流下降而氧和葡萄糖代谢仍保留,因此称这部分受影响而仍存活的区域为缺血半暗区,半暗区细胞存在的时间为治疗时间窗。而且,缺血后大部分周边区的血流可自发恢复(有时可高于正常水平,为高灌注状态),但如不在治疗时间窗内恢复灌注,则周边区内细胞仍无法存活。不同的血流灌注,半影区细胞存活的时间也不同,如局部脑血流下降到极低水平[0～6ml/100(g·min)]约 10min,半影区组织则不可逆损害;而局部脑血流下降在 15ml/100(g·min)水平,则脑组织的缺血耐受时间明显延长。

实验动物模型揭示,脑缺血时不同的脑血流水平可发生不同的病理生理变化,说明了缺血性脑损害的不同阈值。在沙土鼠和大鼠模型,蛋白质合成是梗死周边向中心发展的敏感指标,血流在 0.55ml/(g·min)时蛋白质合成抑制 50％,在 0.35ml/(g·min)时完全抑制;此血流也是 mRNA 合成的阈值0.25～0.35ml/(g·min)范围;相同的水平糖利用发生改变,在 0.35ml/(g·min)糖利用增加,0.25ml/(g·min)时明显下降,在其上限糖利用的激活提示初期的乳酸集聚和酸中毒;低于 0.26ml/(g·min)水平,组织酸中毒则极为显著,并伴有磷酸肌醇 PCr 和 ATP 的下降;PCr 耗尽的阈值[0.18～0.23ml/(g·min)]高于 ATP 的血流水平[0.13～0.14ml/(g·min)]。细胞外和组织中的离子改变,决定了细胞膜的去极化,其血流的阈值均较低,在 0.10～0.15ml/(g·min)。局灶性脑缺血周围的代谢和离子失调的次序是:最初蛋白质合成抑制[0.55ml/(g·min)],继而 RNA 合成抑制并刺激无氧糖酵解[低于 0.35ml/(g·min)],能量状态崩溃[0.20ml/(g·min)],细胞膜去极化[低于 0.15ml/(g·min)]。从功能失调的角度看,首先是 EEG 变慢,继而 EEG 和诱发电位的波幅降低,完全的 EEG 活动抑制发生在 0.15～0.23ml/(g·min)时,诱发电位的消失和出现自发单位电活动发生在 0.15～0.25ml/(g·min)时。神经病学研究提示猴子可逆性偏瘫的血流值为 0.23ml/(g·min),而 0.17～0.18ml/(g·min)时则为不可逆损害。综观上述血流阈值,功能失调的血流低于蛋白质合成抑制的,甚至低于无氧糖酵解的血流,均在能量代谢危机的阈值内,表明功能的抑制源于能量崩溃。

局灶性脑缺血代谢失调的后果是细胞的渗透压升高,水从细胞外进入细胞内,这种细胞外间隙水体积的改变可利用电阻抗或弥散 MRI 检测,两项检查对细胞体积变化极为敏感。猫脑血管阻塞 2h,血流在 0.30ml/(g·min)时电阻抗信号上升,而弥散 MRI 检测信号增高则在 0.41ml/(g·min),此两项检查的血流阈值改变远高于伴随于缺氧细胞膜去极化的脑水肿的阈值[0.10ml/(g·min)]。而弥散 MRI 检测已在临床开始作为超早期脑梗死的诊断手段。

缺血半暗区确切定义是围绕梗死中心的缺血组织,其电活动中止,但仍保持正常的离子平衡和结构完整的区域。缺血半暗区存在时间的长短和范围取决于局部脑血流下降的程度和速度,实际上对半暗区研究认识的加深,缺血半暗区的定义和涵义有所进展。

多年来的研究已经基本明确缺血再灌注损伤的各个环节,关于缺血半暗区的界定也更为全面。

2.缺血半暗区和治疗时间窗　缺血半暗区的概念最早由 Astrup 于 1977 年提出,其将缺血半暗区定义为:围绕在不可逆性损伤周边的区域,表现为电生理活动消失,但尚能维持自身离子平衡的脑组织。关于半暗区还有其他多种定义方法:①血流半暗区:当脑血流下降但维持在正常水平 40% 以上时,出现脑电功能障碍。当脑血流下降到 30% 时达到细胞的电衰竭阈值,此时神经传导功能消失。当脑血流下降至正常水平的 15%～20% 时,则达到神经细胞的膜衰竭阈值。电衰竭和膜衰竭之间的脑组织称为缺血半暗区,为位于最严重缺血区和正常灌注区之间的中间区;②代谢半暗区:PET 检查发现表观扩散系数正常而脑氧代谢率异常的区域;③分子半暗区:认为梗死中心与正常脑组织之间,不同时间内多种基因表达的不同导致了选择性神经元死亡,出现变性蛋白质、低氧带和扩散性抑制等情况,出现多分子半暗区;④远隔区域损伤:近年来,有学者将远隔部位的缺血和功能联系不全也归入半暗区范畴。虽然有上述不同的界定方法,但最常用的仍是以血流状况定义的半暗区。

半暗区细胞存活的时间为治疗时间窗。缺血后大部分周边区的血流可自发恢复(有时可高于正常水平,为高灌注状态),但如不在治疗时间窗内恢复灌注,则周边区内细胞仍无法存活。

半暗区定义的最重要的意义就是指导临床治疗,特别是溶栓治疗以及治疗时间窗的观察。近年来 CT、MRI 等各种影像学技术对半暗区的研究为临床治疗提供了非常有益的信息。尤其是超时间窗溶栓,基本都是根据影像学的结果进行选择。各种影像学技术由于具有不同的工作原理,所以对半暗区的界定不同,大体可以分为定量研究和半定量研究两种,其中正电子发射体层摄影术(PET)、氙气增强 CT(XeCT)是可以对脑血流量进行完全定量研究的方法,而功能磁共振技术、单光子发射计算机成像(SPECT)和 CT 灌注成像(CTP)均为半定量分析方法。下面主要介绍一下各种影像学方法对半暗区的界定。

(1)PET 对半暗区的界定:PET 可以发现卒中早期的病理生理改变,提供重要生理指标的定量图,如:

局部脑血流量(rCBF)、局部脑摄氧分数(OEF)、局部脑氧代谢率(CMRO$_2$)和局部脑葡萄糖代谢率等多种指标,可以同时显示关于解剖、血流和代谢的信息。在缺血早期,PET 显示为 rCBF 下降,CMRO$_2$ 保持正常而 OEF 升高,提示组织仍有存活可能,这种代谢与血流的不平行就是缺血半暗区的特征。随着缺血时间的延长,OEF 降低,反映组织发生了不可逆损伤。

(2)XeCT 对半暗区的界定:XeCT 原理是在一定时间内脑组织所摄取的气体量为动脉血带入脑的量与随静脉血从组织中流出量之间的差值。患者在行普通 CT 检查时通过面罩吸入氙和氧气的混合气体,通过计算机进行参数图像的计算得到脑血流图像,选择感兴趣的层面和区域,可得到该区域的绝对血流量值。XeCT 仅能提供解剖和血流方面的信息,Kaufmann 等将半暗区界定为:围绕缺血中心的脑组织 rCBF 为 7~20ml/(g·min)。

(3)功能磁共振对半暗区的界定:功能磁共振包括弥散加权磁共振(DWI)和灌注加权磁共振(PWI)以及磁共振波谱分析(MRS)等。DWI 观察的指标是表观弥散系数(ADC),DWI 显示的异常病变多代表不可逆损伤区;PWI 观察的指标是平均通过时间(MTT)、相对 CBF 以及脑血容量。动物实验证实,PWI 可于脑血管闭塞后立即发现相应的脑灌注下降,是最早显示脑梗死的方法之一。PWI 还可以显示脑灌注不足但尚未发生梗死的区域。缺血早期,ADC 下降,MTT 延长,相对 CBF 以及脑血容量均下降。缺血早期 PWI 多大于 DWI,PWI 和 DWI 结合可以判断缺血半暗区的范围,MRI 技术对半暗区的界定是:围绕异常弥散中心的弥散正常而灌注减少的组织,即 PWI 与 DWI 的不匹配区,也有学者将之定义为 MTT 延长 73%、相对脑血容量降低 29% 的区域。

还有通过磁共振血管造影(MRA)与 DWI 的不匹配定义半暗带,方法为:MRA 显示大脑中动脉 M1 段闭塞而 DWI 所示梗死体积<25ml 者,或 MRA 显示大脑中动脉 M1 段狭窄而 DWI 所示梗死体积<15ml 者,发现存在 MRA-DWI 不匹配的患者更能够从溶栓治疗中受益。

MRS 能够发现组织内是否存在着某些化学物质,可用于判断病变的性质和代谢状况。脑组织在长回波时间下主要有四个峰:①N-乙酰天冬氨酸(NAA)峰:是神经元及轴索的标志。②肌酸(Cr)峰:因其含量在各种病理状态下较稳定,故常用作参考值比较其他代谢产物的变化。③胆碱峰(Cho):与细胞膜磷脂的分解和合成有关。④乳酸峰(Lac):来源于葡萄糖无氧代谢产物乳酸,当机体有短暂缺氧时,常可测到此峰。Lac 升高且 NAA 正常或轻度下降(<14%)的区域提示为缺血半暗区;Lac 升高以及 NAA 明显下降的区域(16%~34%)可能为不可逆损伤区。

(4)SPECT 对半暗区的界定:SPECT 运用放射性示踪剂显示血流的变化,是一种可靠的测量 CBF 的方法,能在症状出现最初几个小时内发现 CBF 的改变,此时 CT 甚至 MRI 可能还是阴性的,但是为半定量研究方法。Hatazawa 等将症状出现后的 3~6h 内摄取比为对侧相应区域的 40%~70% 的区域界定为半暗区。

(5)CTP 对半暗区的界定:CTP 通过静脉内团注对比剂,使用快速扫描技术观察对比剂在第一次通过脑组织时的脑组织密度变化的情况,脑组织的密度变化即血液内造影剂浓度的变化,可反映出脑组织的血液动力学改变。Koenig 等计算患侧与健侧 rCBF、rCBV 的比值,发现相对 rCBF 为 0.48、相对 rCBV 为 0.6 是梗死组织与半暗区组织的鉴别指标,其预测有效率分别是 74.7% 和 83.1%。

也有研究认为 CBF 比值<0.20 提示不可逆性损伤,CBF 比值为 0.20~0.35,则提示可逆性损伤,可进行溶栓治疗。此外还有其他的方式,如非增强 CT 上的低密度影提示为缺血核心区,而密度正常或肿胀区域内伴 CBV 增高的区域为半暗带。CBV 的下降是最终梗死区的预测指标,血管闭塞区内 MTT 的延长预示其将发展成梗死区等等。不同的参数组合可以从不同的角度界定半暗带和最终梗死区。

3.脑缺血性损害的瀑布效应　急性脑缺血后神经组织的细胞能量代谢衰竭、细胞膜去极化而膜内、外离子平衡紊乱,继而兴奋性氨基酸和神经递质释放,通过各种渠道导致细胞内钙离子的超载,激活细胞的蛋白酶、磷脂酶和过氧化系统,产生蛋白质水解和各种自由基,损伤神经组织。这些改变几乎是同时或在极短的时间内次序发生,故称之为瀑布效应。钙离子在触发脑缺血后继发性神经元损害中起了十分重要的作用,Martin 等研究表明,脑缺血或缺氧的早期(3～10min),由于钾离子传导的改变引起进行性、显著的神经细胞膜电位的下降(去极化),导致突触间谷氨酸盐释放,激活谷氨酸能受体,从而打开钙通道,致使神经细胞内钙离子超载。胞内钙离子超载可使细胞内线粒体功能丧失,ATP 产生明显减少,而 ATP 依赖的离子泵功能丧失。由于膜磷脂过氧化而细胞内活性氧含量显著增加,激活钙离子依赖的蛋白水解酶。这些变化共同引起神经细胞肿胀、细胞器溶解、细胞外膜的破裂及局部针对溢出的细胞组分的炎性反应。

脑血流的下降和随后的低氧引起 ATP 水平的急剧下降,导致钠钾泵衰竭,从而细胞膜去极化和离子平衡失调。细胞膜去极化引起电压门控钙通道开放,钙离子进入细胞内。神经元内钙离子达到高摩尔浓度时将激活一系列钙依赖性系统,包括钙依赖性激酶、磷脂酶和蛋白酶,这些系统持续的激活能导致即刻或迟发性神经元死亡。同样,突触前钙离子浓度增高引起谷氨酸盐释放,作用于兴奋性氨基酸(EAA)受体,导致进一步的突触后钠离子和钙离子内流;兴奋性氨基酸受体的激活也可通过磷酸肌醇刺激引起钙离子从细胞内贮存逸出,加重钙超载。在猫局灶缺血时,细胞内钙浓度改变与最终的组织学和脑电功能改变相关;脑血流与细胞内钙浓度也有一定关系,局部脑血流量低于正常的 20% 时,细胞内钙浓度开始增高并在再灌注期仍居高不下,最后脑电恢复差并有严重的组织学损害。

许多研究提示,兴奋性氨基酸受体与钙离子通道偶联并与神经细胞变性坏死关系密切,表明具有兴奋性毒性作用,阻断其兴奋性作用可能减轻缺血性脑损害的程度。20 世纪 70 年代初期,有学者发现外源性谷氨酸盐对胎鼠有神经毒性作用,并发现其结构类似于 N-甲基-D-天冬氨酸(NMDA)。80 年代发现在脑缺血时脑细胞外谷氨酸盐水平增高,阻断谷氨酸盐受体的 NMDA 部位可抑制 NMDA 导致的神经毒性作用;而且兴奋性毒性使突触后 EAA 受体的谷氨酸盐激活,切断进入易损神经元的谷氨酸盐能传入纤维有神经保护作用。兴奋性毒性的分子机制尚未完全清楚,但是兴奋性氨基酸受体的激活,是由最初的钠离子及其更重要的钙离子内流,去极化神经元,而进一步激活钙离子通过 EAA 受体进入神经元内,钙离子在胞内积聚触发了兴奋性毒性的瀑布反应。亲代谢谷氨酸盐受体激活。通过激活 G 蛋白系统,导致蛋白激酶C(PKC)增加而蛋白激酶 A(PKA)减少,这些第二信使在兴奋性毒性瀑布反应如 EAA 受体和电压门离子通道的开放中起重要作用,最终将激活即刻早期基因(IEGs),产生一氧化氮(NO)、酸中毒、酯酶及核酸内切酶激活,损害神经组织。

【临床表现】

动脉粥样硬化性脑血栓形成的临床表现为一组突然发生的局灶性神经功能缺失症候群,损害的症状主要根据受累及脑动脉的供血分布而定,不同供血区域损害的特征性症状出现的概率不同。

1.局灶性神经功能缺失征群　临床神经功能缺失的基础是脑缺血导致神经解剖结构的损害,依照血管供应的神经解剖结构的功能,可以将脑血管病分为以下数种血管综合征。

(1)大脑前动脉征群:大脑前动脉供应大脑皮质的内侧面,包括支配对侧小腿的运动和感觉皮质、膀胱抑制或排尿中枢。大脑前动脉供血区缺血将出现对侧小腿的瘫痪和感觉缺失,因反射性排尿抑制的损害引起急迫性排尿。临床此综合征不常见,可能是因为大脑血流主要流向大脑中动脉。

(2)大脑中动脉征群:在缺血性脑血管病中,大脑中动脉病变最多见。大脑中动脉供应绝大部分的大脑皮质(外侧面)和深部皮质下结构。大脑中动脉皮质支分上侧分支,供应支配对侧面部、手和手臂的运动、感觉皮质和优势半球的语言表达区;皮质下侧分支则供应视放射、视皮质(黄斑视力)和部分感觉皮质及优势半球的语言感受区。发自近大脑中动脉主干的豆状核纹状体动脉(豆纹动脉)则供应基底节、内囊膝部和后肢的下降运动传导束(对侧面部、手、手臂和下肢)。

大脑中动脉上侧皮质支损害时,出现对侧面部、手和手臂的偏瘫及相应的偏身感觉缺失,但是不伴有同向偏盲。如损害优势半球,可以出现 Broca's 失语(损害语言的表达)。单独大脑中动脉下侧皮质支病变少见,导致对侧同向偏盲,对侧肢体的图形、实体和空间感觉的障碍,可有疾病否认、肢体失认、穿着失用、结构失用等显著的皮质感觉的损害特征。如损害优势半球,可以出现 Wernicke's 失语(损害语言的感受);如损害非优势半球,临床表现可出现急性精神混乱状态。

大脑中动脉分叉处,即分出皮质上下侧支或(和)大脑中动脉的病变,临床症状重,合并上、下侧皮质支综合征的表现,往往面部、上肢重于下肢,优势半球损害则完全性失语(表达和感受语言障碍)。

大脑中动脉主干(发出豆状核纹状体动脉前)损害,临床表现出整个供血区的障碍,对侧偏身的瘫痪和感觉缺失,因内囊受损,上、下肢损害程度无明显差异。

(3)颈内动脉征群:颈内动脉来源于颈部颈动脉,其分支除前面讨论的大脑前、中动脉外,尚发出眼动脉供应视网膜。颈内动脉病变程度依侧支循环的情况而定,侧支循环多数是缓慢进展的动脉阻塞而代偿的结果。有作者认为缺血性脑血管病中约 1/5 颅内或颅外颈内动脉阻塞。近 15% 病例,颈内动脉的进行性动脉粥样硬化阻塞前,有短暂性脑缺血发作(TIAs)的先兆或同侧眼动脉缺血导致一过性单眼黑矇。颈动脉阻塞可以是无症状性的。有症状的颈动脉综合征类似大脑中动脉综合征。

(4)大脑后动脉征群:一对大脑后动脉发自基底动脉的尖端,供应枕叶皮质、颞叶内侧面、丘脑和中脑头端。通常由于栓塞发生在基底动脉的尖端,可以阻塞一侧或双侧后动脉,栓子可崩解而不出现症状,或部分的大脑后动脉梗阻。

临床大脑后动脉闭塞导致对侧视野的同向偏盲,而黄斑视力保存(黄斑视力的枕叶皮质由中动脉和后动脉双重供血)。大脑后动脉起始段闭塞影响中脑上端,出现眼球运动异常,包括垂直凝视麻痹、动眼神经麻痹、核间性眼肌麻痹和眼球垂直分离性斜视。大脑后动脉闭塞影响优势侧半球(多数是左侧)枕叶,特征性表现为命名性失语、失读症(而无失写)和视觉失认。视觉失认是由于胼胝体损害切断了右侧视皮质和左侧语言皮质的联系。双侧大脑后动脉闭塞引起皮质盲和因颞叶损害的记忆障碍。

(5)基底动脉征群:基底动脉起自双侧椎动脉(某些个体仅仅有一支椎动脉),行进于脑干腹侧,并于中脑水平分叉为大脑后动脉。基底动脉分支供应枕叶、颞叶内侧面、丘脑内侧、内囊后肢和整个脑干及小脑。

基底动脉血栓形成往往因为累及多组分支动脉,临床表现通常不一致。如累及椎动脉(单侧或双侧)其表现类似基底动脉血栓形成,在颈椎关节硬化的病例中,可以因头部转动导致一过性椎动脉暂时性闭塞,出现脑干功能障碍的症状和体征。另外,发出椎动脉前的锁骨下动脉闭塞可以引起锁骨下动脉盗血综合征,往往是全身动脉硬化的一部分,并不提示椎-基底动脉的卒中。

发生在基底动脉近端的血栓形成,影响脑桥背侧部分,出现单侧或双侧滑车神经麻痹,水平性眼球运动异常,并可有垂直性眼震和眼球沉浮,瞳孔缩小而光反射存在(下降的交感神经传导束损害),偏瘫或四肢瘫和昏迷多见。基底动脉综合征易混淆于脑干出血,但临床 CT 或 MRI 可以明确鉴别。

如损害脑桥腹侧部(不影响脑桥背侧),临床出现四肢瘫痪,而意识完好,患者仅仅利用眼睛闭合和垂直眼球运动来示意,通常称为闭锁综合征。此状态多与昏迷混淆,EEG 可有助于鉴别。

发生在基底动脉远端的闭塞,影响中脑上行网状结构、丘脑和大脑脚,通常出现特征性的意识障碍和单侧或双侧动眼神经麻痹、偏瘫或四肢瘫,临床称为基底动脉尖综合征,有时与天幕疝影响中脑的状况相混淆。此类情况多见于栓塞性病变。

(6)椎-基底动脉长旋分支征群:椎-基底动脉长旋分支是小脑后下动脉、小脑前下动脉和小脑上动脉,供应脑干背外侧,包括位于背外侧的脑神经核和进出小脑传导束的小脑脚。常见的是小脑后下动脉闭塞导致的延髓背外侧综合征,表现同侧的小脑性共济失调、Horner征和面部感觉缺失,对侧痛、温度觉损害,眼球震颤,眩晕,恶心呕吐,呃逆,吞咽困难和构音障碍,无运动障碍。

小脑前下动脉闭塞导致脑桥下端外侧部的损害,常见同侧面部肌肉瘫痪、凝视麻痹、耳聋和耳鸣,无Horner征、呃逆、吞咽困难和构音障碍。

脑桥上端外侧部的损害多由于小脑上动脉闭塞,临床表现相似小脑前下动脉闭塞的表现,但是无听神经损害,而出现视动性眼球震颤和眼球反侧偏斜,对侧出现完全性感觉障碍(包括触觉、振动觉和位置觉)。

(7)椎-基底动脉旁中央分支征群:椎-基底动脉旁中央分支行径于脑干腹侧至四脑室底,供应脑干的内侧面,包括大脑脚内侧、感觉传导通路、红核、网状结构和内侧的脑神经核(Ⅲ、Ⅳ、Ⅵ、Ⅻ)。

2.脑梗死的临床分型

(1)OCSP分型:主要分为四种类型。

1)完全前循环梗死(TACI):大脑高级功能障碍、同侧视野损害、同侧面部或上肢、下肢中至少两个部位的运动和/或感觉障碍。

2)部分前循环梗死(PACI):只表现完全前循环中所列三方面中的两项,或只表现大脑高级功能障碍,或较腔隙性梗死中所规定的更局限的(如局限于一个肢体或面部和手但不是整个肢体)运动/感觉障碍。

3)后循环梗死(POCI):同侧脑神经麻痹伴对侧运动/感觉障碍、双侧运动/感觉障碍、眼球会聚异常、小脑症状不伴同侧的长束症状(如共济失调性轻偏瘫)或单侧同向视野缺损。

4)腔隙性脑梗死(LACI):分纯运动性、纯感觉性、感觉运动混合性、共济失调轻偏瘫、构音障碍手笨拙综合征5种。

(2)TOAST分型:主要是根据病因进行分型,分为:

1)心源性:最常见,其栓子来源见表5-1。

表5-1　心源性栓塞的栓子来源

高度危险的栓子来源	中度危险的栓子来源
机械心脏瓣膜	二尖瓣脱垂
二尖瓣狭窄伴心房纤颤	二尖瓣环状钙化
心房纤颤	二尖瓣狭窄不伴心房纤颤
病态窦房结综合征	心房间隔缺损
4周之内的心肌梗死	卵圆孔未闭
左心房或左心耳血栓	心房扑动
左心室血栓	单独出现的心房纤颤
扩张型心肌病	生物心脏瓣膜
左心室区段性运动功能不良	非细菌性血栓性心内膜炎
左心房黏液瘤	充血性心力衰竭
感染性心内膜炎	左心室区段性运动功能减退
	4周之后,6个月之内的心肌梗死

2)大动脉粥样硬化性卒中:这一类别要求颈动脉超声波扫描或多普勒扫描确认颈内动脉闭塞或狭窄达到血管横截面面积的50%,通过血管造影或磁共振血管造影发现的颈动脉,大脑前、中、后动脉,椎-基底动脉狭窄达到血管横截面面积的50%。

3)腔隙性脑梗死:具备以下三项标准之一者即可确诊:①具有典型的腔隙性梗死综合征,且影像学检查发现与临床表现相符的、最大径<1.5cm的病灶的卒中；②具有典型的腔隙性梗死综合征，但影像学未发现相应病灶的卒中；③具有非典型的腔隙性脑梗死综合征，但影像学检查发现与临床表现相符的、最大径<1.5cm的病灶的卒中。

4)其他原因引发的缺血性卒中：这一类别包括由其他明确原因引发的脑梗死（高凝状态、血液系统疾病、吸食毒品等）。

5)原因不明的缺血性卒中：这一类别包括不能归于以上类别的缺血性脑卒中。

3.特殊类型的脑梗死　主要包括脑小血管病和分水岭梗死。

(1)脑小血管病：近年来出现了小血管病(SVD)的概念。脑小血管病是指累及直径$30\sim800\mu m$范围内，没有侧支吻合的解剖终末动脉，病变微小动脉的直径主要分布在$100\sim400\mu m$之间，其供血区域在脑深部白质及脑干，临床表现为静息性脑梗死、各种腔隙综合征、血管性认知功能障碍、步态异常和老年情感障碍，影像学表现为腔隙性脑梗死灶、脑白质疏松、微出血及血管周围间隙扩大的一组脑小血管本身病变性疾病。

血管病变主要是玻璃样变、脂质玻璃样变、纤维素样坏死、淀粉样物质沉积。主要的病因有动脉硬化、脑淀粉样血管病、遗传相关性血管病和炎症或免疫介导性血管炎以及放射性血管病。导致动脉硬化的原因主要有高血压、糖尿病、高龄。脑淀粉样血管病导致淀粉样物质沉积。遗传（单基因突变）相关性血管病包括：伴皮质下梗死和白质脑病的常染色体显性遗传性脑动脉病(CADASIL)，伴皮质下梗死和白质脑病的常染色体隐性遗传性脑动脉病(CARASIL)，常染色体显性遗传性视网膜血管病伴有白质脑病(AD-RV-LC)，遗传性肾病、动脉瘤和肌肉痉挛(HANAC，又称COL4A1卒中综合征)，线粒体脑肌病(MELAS)，Fabry病等。炎症或免疫介导性血管炎包括：坏死性血管炎、过敏性紫癜、冷球蛋白血症血管炎、皮肤白细胞破碎性血管炎、原发性中枢神经系统血管炎、Sneddon综合征、Susac综合征、结缔组织病相关的血管炎、感染相关的血管炎及放射性损伤导致小血管纤维素样坏死。这里主要介绍两种遗传学小血管病CADASIL和CARASIL。

1)CADASIL：突变基因：CADASIL由位于19p的Notch 3基因变异导致，该基因编码一个单通道跨膜受体。Notch3基因于1919年在果蝇体内发现，该基因的部分功能缺失会在果蝇翅膀的边缘造成缺口，Notch基因由此而得名。动物模型实验研究表明Notch3基因可能从以下4个方面影响心血管系统：血管重构、血管稳定性、动静脉发生选择、心脏发育。1955年，法国学者VasBogaert首先描述CADASIL为"在两姐妹中快速发生的Binswanger病"。后来陆续报道了许多家系。CADASIL在65岁以下伴白质脑病的腔隙性脑梗死的病例中占2%，在50岁以下者中占11%。

临床表现：CADASIL的临床表现多种多样，但其基本特征为：伴有先兆的偏头痛、皮质下缺血事件、情绪障碍、淡漠及认知功能缺损。这些表现的发生年龄、持续时间和发生频率均不同。20%～40%的CADASIL患者有伴先兆的偏头痛，是普通人群的5倍。皮质下缺血事件(TIA和缺血性卒中)是CADASIL最常见的表现，见于60%～85%的患者，缺血事件通常是皮质下，67%的患者为腔隙综合征。大多数患者在数年内有2～5次复发卒中，逐渐引起步态困难，伴或不伴尿失禁、假性延髓麻痹。20%的CADASIL患者存在情绪障碍，通常为重度抑郁，有些会表现为躁狂发作。认知功能缺损是CADASIL的常见临床表现。多数病例最早的症状是执行功能和处理速度下降。此外有10%的患者有癫痫发作，也有发生脊髓梗死和颅内出血的报道。5种主要临床表现均可独立发生，但大部分会相继出现。

影像学特征：MRI显示脑白质和基底节区对称性白质病变和腔梗灶，局限性病变主要位于半卵圆中心、丘脑、基底节和脑桥内，尤其是颞叶前部和外囊。颞叶前部受累可达89%～97%，为本病的主要特征，同时可伴有脑萎缩。MRI显示双侧对称性白质病变、颞极病变、合并新发梗死(DWI)。

诊断标准:基因测试是诊断 CADASIL 的金标准。皮肤血管活检特征为小动脉血管壁增厚导致管腔狭窄、肥大的内皮、中膜到外膜非淀粉样颗粒状嗜锇物质及平滑肌细胞形态学改变为特征。颗粒状嗜锇物质是 CADASIL 特殊的超微结构特征,位于血管基底膜。皮肤样本的 Notch 3 单抗免疫染色可以揭示血管壁上聚集 Notch 3 蛋白,有高度的诊断敏感性(85%～95%)和特异性(95%～100%)。

CADASIL 的诊断标准:

A.必需条件:①遗传学:明确三代以上脑血管事件和痴呆遗传病史;②发病年龄:中年以前发病,60%为 28～38 岁,平均 40 岁;③血管事件:反复发生 TIA 或腔隙性脑梗死;④常无高血压、糖尿病等常见的卒中危险因素;⑤痴呆和精神障碍:在卒中基础上,逐渐出现心境障碍、抑郁、认知功能减退和痴呆。

B.伴随条件:①偏头痛:30%～40%患者发病早期伴偏头痛发作;②影像学:常见脑室旁白质疏松、脑萎缩和多发腔隙性梗死。

C.确诊条件:①病理检查:脑、皮肤和神经活检电镜可见嗜锇颗粒(GOM);②基因分析:在 19p13 染色体上发现 Notch3 基因突变。

确诊 CADASIL:4 条以上必需条件+1 条确诊条件;

可能 CADASIL:4 条以上必需条件+1 条以上伴随条件;

可疑 CADASIL:至少 3 条必需条件+1 条以上伴随条件。

2)CARASIL:突变基因:CARASIL 是常染色体隐性遗传性脑动脉病及动脉硬化伴皮质下梗死及白质脑病(CARASIL)的简称,也称青年发病的 Binswanger 样白质脑病伴秃头和腰痛。目前发现该疾病与染色体 10q(10q25.3-q26.2)的基因(HTRA1)的突变有关。该基因与 TGF-β 家族的信号传导有关,由于基因突变导致酶活性下降从而失去对 TGF-β 信号通路的抑制,导致血管病变。1995 年 Fukutake 等在总结 17 例病例报告的基础上,鉴于当时国际上已存在伴有皮层下梗死和白质病变的常染色体显性遗传性脑动脉病(CADASIL)这一病名,且两者在临床、影像、病理改变有很多相似性,而后者符合隐性遗传特征,故将其命名为 CARASIL。

病理改变:主要的病理改变是脑白质广泛脱髓鞘,U 形纤维保存,少突胶质细胞及星形胶质细胞减少。不同病例的脑白质病变可在额叶、额顶、枕叶或颞顶叶,胼胝体亦可见萎缩及多数软化灶,病变可沿锥体束累及大脑脚和脑桥基底部。脑白质直径 100～400μm 的小动脉及细小动脉可见内膜纤维化、玻璃样变、内弹力层断裂、管径狭窄及闭塞等。脑底部大血管无异常或轻度动脉粥样硬化。

诊断标准:①40 岁前出现症状,临床呈进行性(有时可短暂性停顿)智能低下、锥体束征、锥体外系症状和假性延髓麻痹等,影像学病变以弥漫性皮质下白质为主;②早年(10～20 岁)出现秃头或广泛头发稀疏;③急性反复腰痛,伴变形性脊椎病或椎间盘突出;④血压<140mm/90mmHg,未服过降压药;⑤无肾上腺白质营养不良等脑白质的疾病。

具备以上 5 项为确诊病例;第 2 或第 4 项中一项不清,具备其他 4 项为可能病例,确诊病例的同胞,且双亲近亲结婚,有脑病表现或有第 2、3 两项,为可疑病例。

以下几项可作为诊断参考:①双亲或祖父母近亲结婚的遗传背景;②卒中或阶段性恶化进展方式;③CT/MRI 显示弥漫性脑白质病变,基底核及大脑白质腔隙性梗死。

CARASIL 需要与 CADASIL 鉴别,主要依据为基因检测结果。CADASIL 电镜下见到在平滑肌细胞基底膜有嗜锇颗粒沉积是确定诊断的依据。本病仍需与肾上腺脑白质营养不良、异染色性白质脑病、淀粉样血管病变、血管炎鉴别。

治疗:这两种单基因脑小血管病没有明确的治疗方法,主要是对症治疗、改善智能、预防卒中复发。抗凝和抗血小板药物的效果不明确。

（2）分水岭梗死：分水岭梗死或边缘区梗死，是指相邻两个血管供血区交汇处区域由于血流动力学异常或者微栓子栓塞造成的梗死。分水岭梗死约占脑梗死的 10%。分水岭梗死又分为皮质型梗死和皮质下型梗死。大脑半球、小脑、脑干均可发生分水岭梗死。其发病原因是低血压和（或）低血容量、颈动脉狭窄或闭塞、微栓塞等。皮质型梗死多是由于栓塞导致，有时合并有血液动力学异常，而皮质下梗死主要是源于血液动力学异常。而小的皮质下分水岭梗死常常伴有更大范围的灌注下降，可能只是冰山的一角，预示着潜在的卒中风险，必须进行详细的影像学评估。

临床表现：①发病前的状态或诱因有助于对分水岭梗死的判断。如体位改变时（从卧位到立位）、吃饭中、运动中、深呼吸或剧烈咳嗽状态下发病；发病时血压低（用降压药或药物加量、合并使用其他药物加强降压、麻醉、心脏手术、失血或贫血等），如果合并血管狭窄则更容易诱发分水岭梗死。②特殊的临床表现，如有意识丧失而无局灶性体征的梗死；眼脑综合征（单侧一过性黑矇和对侧肢体或单个肢体运动障碍）；肢体摇晃（脑电图正常）；罕见的有视网膜间歇性反应不良（强光照射后短暂的失明）等。由于皮层受累多见，故癫痫的发病率比普通脑梗死更高。也可出现轻度的半球性认知功能障碍。

预后：由于分水岭梗死多与血管狭窄相关，其病死率高于普通的脑梗死，年病死率可达 9.9%（普通脑梗死年病死率为 2.3%）。

【影像学和实验室检查】

检查内容包括：病灶性质的确定，包括头颅 CT 扫描、MRI 尤其是 DWI 的检查，血管及血流状态的检查包括颈动脉超声、TCD、CTA、MRA 和 DSA，病因学检查如心脏超声以及经食管心脏超声等。

影像学检查可以发现脑梗死的大小、部位、血管分布，也可以发现梗死后出血。脑部影像学检查影响着短期及长期治疗决策的制定，如溶栓患者的选择和超时间窗溶栓患者的选择、后续抗栓药物的选择。此外，现代影像学可获得有关缺血性损伤部位、可逆程度、颅内血管状况及脑血流情况的信息。

1.CT 早期梗死征象   包括 MCA 高密度征和灰白质界限不清，这两个指征也是神经功能恶化的独立的危险因素。

2.CTA 显示病变血管   CTA 可显示脑供血动脉颅外段和颅内段大血管的状况，包括有无血管狭窄、斑块形成和侧支循环情况。

3.多模式灌注 CT 显示改变和相关信息   灌注 CT 显示 CBF、CBV、MTT 和 TTP（达峰时间），有助于半影区的判断。

4.DWI 和 ADC 图确认急性期病灶   超急性、急性期脑梗死在 DWI 上表现为高信号，其 ADC 值较对侧相应区域明显下降，表现为低信号；随时间延长 rADC 由低到高，于 8～14d 出现假性正常化，于慢性期高于正常水平。而 DWI 上的高信号持续时间较长，可达 30d 左右。

PWI-DWI 的 mismatch（不匹配）显示缺血半影区。

5.磁敏感磁共振（SWI）和 T2＊W 梯度回波成像   可发现微出血改变在脑小血管病中非常需要判断颅内的微出血情况，近年来主要是通过两种序列磁敏感磁共振（SWI）和 T2＊W 梯度回波成像进行微出血方面的判断。

6.DSA 是血管介入治疗前的必需检查   DSA 能动态实时观察脑血管的结构状况和脑血流供应情况，是评估侧支循环的最佳选择，也是进行血管内介入治疗前的必需选择。DSA 对动脉夹层的诊断和治疗选择具有决定性的指导作用。

7.实验室检查   发病后应立即检查的指标包括全血细胞计数、血糖、电解质、肝肾功能、凝血时间等。低血糖可引起局灶性神经系统症状及体征，这些临床表现与卒中类似，而高血糖与疾病的预后不良有关。对于服用华法林或肝病患者需测定 PT/INR。其他后续检查主要是病因学方面的检查，如蛋白 C、蛋白 S、免疫和炎性指标、基因检测等。

8.其他检查　包括胸片、12导联心电图、24h心电图监测、心脏超声、腹部B超和四肢血管超声有助于伴发病变的判断和分析。

【诊断与鉴别诊断】

1.诊断　动脉硬化性脑梗死的诊断要点是：①可能有前驱的短暂脑缺血发作史；②安静休息时发病者较多,常在晨间睡醒后发现症状；③症状常在几小时或较长时间内逐渐加重,呈恶化型卒中；④意识常保持清晰,而偏瘫、失语等局灶性神经功能缺失则比较明显；⑤发病年龄较高；⑥常有脑动脉粥样硬化和其他器官的动脉硬化；⑦常伴有高血压、糖尿病等；⑧CT排除出血和占位等病变,DWI有高信号,ADC图为低信号。

2.鉴别诊断

(1)出血性卒中：有10%左右的脑出血患者发病时意识清晰,血压可无明显升高,可不出现头痛、呕吐等情况,临床难以区分,但CT扫描能第一时间区分这两种病变,是首选的影像学检查。

(2)颅内占位性病变,少数的脑肿瘤、慢性硬膜下血肿和脑脓肿的患者可以突然起病,表现局灶性神经功能缺失,而易与脑梗死相混淆。

(3)颅脑外伤：脑卒中发病时患者常有突然摔倒,致有头面部损伤。如患者有失语或意识不清,不能自述病史时,尤应注意鉴别。

(4)小血管病变与脱髓鞘病变的鉴别：两者的临床和影像学有相似之处,但是从危险因素、发病情况、影像学特征、脑脊液检测等多方面可进行两者的鉴别。

鉴别诊断的方法主要是根据临床表现和影像学检查,如磁共振增强扫描、PWI扫描、MRS等有助于脑梗死与肿瘤、脓肿等的鉴别。必要时需结合脑脊液检查发现脱落细胞、寡克隆带等特殊检查方法进一步明确诊断。

【脑梗死的一级和二级预防】

卒中的危险因素分为可控性因素和不可控性因素。后者主要包括年龄和性别。可控性因素较多,2010年Lancet发表的22个国家的INTERSTROKE研究分析包括出血在内的卒中的危险因素,按照人群归因风险比的高低将导致卒中的主要十种因素依次排名,分别是：高血压史、缺乏体育锻炼、腰臀比、APOB/APOA1的比值、吸烟、饮食不合理、心脏病变、抑郁、糖尿病、心理压力、酗酒。因此,应逐条控制这些危险因素,才能达到预防复发的目标。

1.控制血压　正常血压在120/80mmHg以下,糖尿病患者血压维持在130/80mmHg以下,轻度血管狭窄血压维持在140/90mmHg以下,一侧颈内动脉严重狭窄超过70%,收缩压维持在130～150mmHg,双侧颈内动脉狭窄超过70%,收缩压维持在150～170mmHg,在解除血管狭窄后,逐渐将血压降到正常。

2.体育锻炼　每天不少于30min的运动。

3.控制体重　男性腰臀比小于0.9,女性小于0.8。

4.调节血脂　LDL控制在2.6mmol/L以下,合并糖尿病、冠心病、代谢综合征、吸烟者LDL<2.07mmol/L。

5.戒烟

6.合理饮食　控制摄盐量,每日不超过6g,减少饱和脂肪酸的摄入。

7.治疗心脏病　控制心脏节律和心率,治疗心脏的原发病。

8.心理干预和药物治疗,减轻抑郁

9.控制血糖　空腹控制在6.0mmol/L以下,餐后血糖控制在10.0mmol/L以下,糖化血红蛋白7.0%

以下。

10.限制饮酒 男性每日饮酒小于1瓶啤酒或4两红酒、1两白酒,女性要减半。

11.女性避免使用口服避孕药和绝经期后的雌激素替代治疗

12.高同型半胱氨酸血症患者口服维生素 B_6、B_{12} 和叶酸

13.抗栓药物 包括抗血小板药物阿司匹林和抗凝药物华法林,具体选择如下:①45岁及以上的女性患者,脑出血的风险小、胃肠道耐受好者,建议服用低剂量阿司匹林,但其作用非常有限;出于心肌梗死一级预防的目的,男性可以考虑服用低剂量阿司匹林,但其不能减少缺血性卒中的风险。②非瓣膜性房颤患者,如年龄小于65岁、没有血管危险因素,可建议服用阿司匹林。③非瓣膜性房颤患者,如年龄在65～75岁、没有血管危险因素,除非禁忌,建议服用阿司匹林或口服抗凝剂(INR2.0～3.0)。④非瓣膜性房颤患者,如年龄大于75岁,或者虽不到75岁,但有高血压、左心室功能不全、糖尿病等危险因素,建议口服抗凝剂(INR2.0～3.0)。⑤房颤患者,如不能接受口服抗凝剂,建议服用阿司匹林。⑥房颤患者,如有机械性人工瓣膜,建议接受长期抗凝。INR目标值因人工瓣膜类型不同而异,但不能低于2～3。⑦无症状性颈内动脉狭窄超过50%的患者,建议服用低剂量阿司匹林,以降低发生血管事件的风险。

【治疗】

缺血性卒中经过多年的实践已经形成了"时间就是大脑"的紧急救治观念,多个大型临床试验的结果也确立了一些有效的治疗方式,包括溶栓治疗和手术及介入治疗,随之的二级预防乃至一级预防的原则和方式也已经明确,这一疾病的治疗已经进入循证治疗的时代。

1.院前急救和处理的原则 对于疑似缺血性卒中的患者,院前急救措施会影响后续处理的效果。应采取的措施:管理气道、呼吸和循环,监测心脏,建立静脉通道,吸氧(当氧饱和度<92%时),评估有无低血糖,禁食,预先告知接收急诊室,快速转运到最近的能治疗急性卒中的恰当场所。应该避免的处理:给予非低血糖患者含糖液体、过度降低血压、过量静脉输液。

2.快速诊断和评估 首先,对疑似卒中的患者需要进行ABC的评估,判断是否有需要紧急处理的状况,随后,使用NIHSS评分量表对患者进行神经科检查,并判断病情的严重程度和可能的血管分布,随后立即进行影像学检查和相关的实验室检查。由于溶栓治疗时间窗窄,所以要尽快完成上述评估和检查,尽快给予治疗。

首选的检查是头部CT或者MRI(应包括DWI),TIA、轻微卒中或早期自发恢复的患者尽快进行血管影像检查,包括颈部超声、CT血管成像(CTA)或MR血管成像(MRA)在内的诊断性筛查。所有急性卒中和TIA患者均需进行血常规、生化检测、凝血功能检测和12-导联心电图(ECG)检查。对年轻TIA和卒中患者,尤其是没有明确卒中危险因素的患者应该进行一些特殊的检查。

3.治疗

(1)药物治疗

1)静脉溶栓治疗:目前国内公认的溶栓治疗时间窗是发病6h内。重组组织型纤溶酶原激活物(rtPA,0.9mg/kg,最大剂量90mg)进行溶栓治疗,可以显著改善急性缺血性卒中患者预后,治疗开始越早,患者的结局越好。

2)纤溶酶:安克洛酶是一种从蛇毒中提取的降解纤维蛋白原的酶,已有几个临床试验对它进行了研究。一项早期试验发现安克洛酶可以改善卒中患者的结局,当患者血中纤维蛋白原水平<1g/L效果最好。随后的研究表明该药物有较好的获益-风险比。由于安克洛酶可能具有良好的抗血栓活性以及缓和的溶栓效果,关于它的研究还在继续。

3)动脉溶栓治疗:对严重的神经功能缺损(NIHSS评分≥10)、症状出现在3h到6h之间、近期有大手

术以及主要的颈部和/或颅内血管的闭塞这些不能进行静脉溶栓的卒中患者进行动脉 rtPA 溶栓的效果是可能有益。但是不能作为常规治疗的首选,不能妨碍静脉溶栓治疗。而且必须在有经验的卒中中心进行。

4)抗凝治疗:目前临床仍在广泛应用,但就药物的选择、用药常规、开始治疗时团注的剂量、抗凝的水平以及治疗持续的时间存在分歧。

特殊情况:患者如果有出血性卒中合并症状性深静脉血栓形成或肺栓塞,为防止血栓的进展,应该使用抗凝治疗或深静脉放置血栓过滤器。

用药方法:①普通肝素:根据 2002 年 Toth 在其"TIA 和卒中急性期肝素治疗试验"提出的方案,肝素先团注 5000U,然后以 10~12U/(kg·h)的剂量加入生理盐水中持续 24h 静滴,使用 6h 后抽血测量 APTT,24h 内使 APTT 达到对照值的 1.5~2.5 倍(或 APTT 达到 60~109s),然后每日监测 APTT,待病情稳定可改为华法林口服。②低分子肝素:低分子量肝素皮下注射 5000IU,每日 2 次,治疗 2~3 周,然后口服抗凝药治疗。③华法林:由于华法林起效需要 3~5d,故应该在停用肝素和低分子肝素前 3d 开始同时给以华法林治疗,起始剂量为 5~10mg/d,连用 2d,然后改为维持量,INR 目标值为 2~3,如果有心脏机械瓣置换术史,INR 需达到 2.5~3.5。未达治疗范围前每日测量一次,当其剂量合适,监测指标稳定后,可改为每周一次,长期应用者至少每月一次;每日应在同一时间服药。发热、气候热、腹泻、营养不良可使凝血时间延长导致出血。高脂饮食和富含维生素 K 的食物(如卷心菜、花菜、菠菜、洋葱、鱼肉、肝)可干扰华法林的疗效。某些抗生素、镇痛剂、降糖药、调脂药、抗癌药、抗癫痫药和口服避孕药均能影响其抗凝效果。华法林可通过胎盘致畸,孕妇不宜使用华法林,可使用肝素和低分子肝素。

5)抗血小板治疗:原则:对于不能溶栓和抗凝治疗的患者,均建议给予抗血小板治疗。至于抗血小板药物的选择,目前主张根据卒中的危险因素进行分层,然后选择合适的药物。可联用阿司匹林和双嘧达莫,或单独应用氯吡格雷,也可选择单独应用阿司匹林。近期发生缺血性卒中的患者,不建议联合使用氯吡格雷和阿司匹林,但有特定指征(例如不稳定型心绞痛,无 Q 波心肌梗死或近期支架植入术)者例外。治疗应持续到事件发生后 9 个月。应用抗血小板治疗仍发生卒中的患者,建议重新评价其病理生理学和危险因素。

阿司匹林用法:初始剂量为 300mg,维持量 50~300mg/d,大剂量(>150mg/d)长期使用不良反应增加。英国医师协会建议卒中后前 2 周使用 300mg/d,然后改为小剂量维持,如果既往有因为阿司匹林导致的胃部疾患,应同时使用质子泵抑制剂。

氯吡格雷用法:初始剂量为 300mg,维持量 75mg/d。与阿司匹林相比,氯吡格雷在预防血管性事件发生方面略优,但对于高危患者(例如,曾发生卒中、外周动脉疾病、症状性冠状动脉疾病或糖尿病的患者),其效果可能更加明显。

双嘧达莫和阿司匹林联用:与单独应用阿司匹林相比,联合应用阿司匹林(38~300mg/d)和双嘧达莫(缓释片 200mg,每日 2 次)能够降低血管疾病死亡、卒中或心肌梗死的危险。双嘧达莫能够引起头痛,通过逐渐增加剂量可以降低该情况发生率。

氯吡格雷和阿司匹林联用:MATCH 研究和 CHARISMA 研究发现,与单独应用氯吡格雷相比,联合应用阿司匹林和氯吡格雷并不能降低发生缺血性卒中、心肌梗死、血管疾病导致死亡或再住院的风险,并且两者联合应用增加了危及生命或严重出血的风险。但对于 12 个月内曾发生急性冠脉事件或行冠脉支架置入术的患者,联合应用氯吡格雷和阿司匹林能够降低新发血管事件的风险。后续的研究发现,联合治疗能够减少颈动脉狭窄程度 50% 以上患者的栓塞信号和卒中的复发,也能减少症状性颅内动脉狭窄患者的栓子信号,以及 CEA 术前的栓子信号。但由于样本量小,仍需进一步验证。

6)扩容治疗:血流动力学性 TIA,除抗血小板聚集、调脂治疗外,应停用降压药物及血管扩张剂,必要时给以扩容治疗,病情稳定后需考虑血管内治疗或 CEA 以解除血管狭窄。

7)神经保护剂的应用:脑缺血后神经保护治疗的环节包括抑制兴奋性氨基酸(如谷氨酸)的毒性作用、跨膜钙离子流、细胞内蛋白酶的激活、凋亡、自由基损伤、炎症反应及膜损伤。虽然很多干预措施在实验性研究中具有发展前景,但在临床试验中结果非常令人失望,联合溶栓治疗和神经保护治疗具有一定的前景。

(2)介入和手术治疗

1)颈动脉内膜剥脱术和支架介入术:TIA 和卒中发作后,应该尽早进行脑供血血管的评估,如果发现颈动脉和颅内动脉狭窄,可以行颈动脉内膜剥离术(CEA)和血管成形术和支架术(CAS)治疗。

2)机械性碎栓或取栓治疗:美国 FDA 已经批准使用 MERCI 装置实现颅内动脉的再通,但该方法的临床效果需进一步验证。机械血栓消融技术可增加血管的再通,但均因研究规模的限制,目前尚未推荐作为常规治疗。

(3)综合治疗

1)体位和运动:大多数患者发病后需卧床休息,病情稳定后要尽早开始活动。早期活动可减少肺炎、深静脉血栓形成、肺栓塞及褥疮等并发症的发生。

2)营养和补液:脱水及营养不良的患者病情恢复较慢,同时脱水也是下肢深静脉血栓形成的潜在原因。所有患者均需进行吞水试验了解吞咽功能。多数患者最初需接受静脉输液治疗,如有必要,应置入鼻胃管或经鼻十二指肠管,以提供营养及药物。经皮内镜下胃造瘘(PEG)置管常用于那些需要长时间通过管道进行喂养的患者。

3)感染的控制和预防:肺炎和泌尿道炎症是常见的并发症,严重的卒中患者可能需要预防性应用抗生素,其他患者仅需要密切观察和采取预防措施。

4)深静脉血栓形成及肺栓塞:卒中后大约 10％的患者死于肺栓塞,可发现 1％的卒中患者存在该并发症。肺栓塞的栓子通常来源于下肢静脉血栓,不能活动的患者及严重卒中的老年人发生深静脉血栓的风险最高。预防措施包括早期活动、使用抗栓药物以及使用外部加压装置。对重患者要使用抗凝药物预防深静脉血栓形成及肺栓塞。首选低分子肝素皮下注射,每日 2 次。长期治疗通常需要口服抗凝药,如华法林,低强度的抗凝就可以起到预防作用,但具体的抗凝水平仍未确定。

5)血压的管理:原则:卒中患者血压升高是常见的现象,IST 研究发现 54％的患者 SBP＞160mmHg,高血压可能与近期和远期预后不良相关,也可能导致水肿扩大和出血,但是由于大多数患者在发病后 4～10d 内血压会自动下降,所以降压治疗存在影响半暗区灌注和脑血流量的可能,而且一些研究也提示升压治疗可能有益。目前的观点是,应根据不同的卒中亚型选择对血压的处理方式和药物。

高血压急症的处理:在存在下述情况时,应该使用降压治疗,并严密监测血压变化。卒中急性期降压治疗的适应证:①高血压脑病;②高血压肾病;③高血压性心力衰竭/心肌梗死;④主动脉夹层;⑤先兆子痫;⑥脑出血收缩压＞200mmHg。

溶栓患者的血压管理:在溶栓之前,患者的血压要≤185/110mmHg,如果不能达到这个指标,就不能进行溶栓治疗,溶栓后 24h 内,血压要保持在 180/105mmHg 以下。

一般患者的血压管理:2007 年 AHA 和 2008 年 EUSI/ESO 发布的缺血性卒中治疗指南均建议,在患者血压＞220/120mmHg 时给予降压治疗,且发病最初 24h 内,血压的下降幅度为 15％～25％。患者病情稳定后,仍存在高血压的患者要持续给予降压药物进行二级预防。meta 分析表明抗高血压药物能够降低卒中或 TIA 后复发。但对于怀疑为血流动力学性卒中或双侧颈动脉狭窄的患者,血压不宜过度降低,在大动脉狭窄已经解除的情况下,可以考虑将血压逐渐控制到目标值以下。

低血压的处理:首先需要寻找低血压的原因,可以使用生理盐水纠正低血容量,并改善心律失常。

6)血糖的管理:急性缺血性卒中患者积极控制血糖是否能够改善预后的证据有限。大约有60%既往无糖尿病史的患者会发生卒中后的高血糖。大面积脑梗死或累及皮层的急性卒中,常并发高血糖,并提示预后不良。目前,不建议血糖中等程度升高时(≥7.6mmol/L)输注胰岛素。但是,当血糖>10mmol/L时,需应用输注胰岛素降低血糖。高血糖可能是卒中后的一个应激反应,一些患者血糖水平会自动下降,而且在卒中后首个24h内静脉应用生理盐水并且避免使用葡萄糖溶液,就可以降低血糖水平。所以,即便是对血糖很高的患者,使用胰岛素治疗时,也应注意血糖的监测,以免发生低血糖。低血糖(<2.8mmol/L)可引起类似急性梗死的症状,应予静脉团注葡萄糖或10%～20%葡萄糖输注。

7)血脂的管理:高血脂管理主要的目的是一级和二级预防,急性期应用降脂治疗,尤其是他汀类药物治疗是否能够改善预后仍未确定,而且如果患者存在吞咽困难等影响营养摄入的情况,血脂水平会自动下降,血脂对肝脏功能的影响也对急性期的应用产生影响。但如果病情稳定,应该尽早开始调脂治疗,尤其是因为动脉粥样硬化斑块脱落或者动脉粥样硬化性血管狭窄导致TIA或卒中发作者,应用他汀类药物对稳定斑块、减轻血管狭窄有益。LDL的目标是低于1.8mmol/L。此外,对于TIA或者卒中前已经使用他汀类药物治疗者,发病后如果用药中断,将导致3个月后死亡和依赖(mRS>2)的比例明显升高。所以,2008年英国皇家医师协会的建议是既往使用他汀类药物的患者,急性卒中发作后应该继续他汀类治疗。

(4)恶性脑梗死的手术治疗对于引起颅内压升高和脑干受压的恶性脑梗死除常规的降低颅内压的治疗以外,可以选择半侧颅骨切除术及切除颞叶的硬脑膜切除术。症状没有改善的年轻患者需要进行额外的手术,即切除部分额叶或颞叶的卒中脑组织的"切除术"。上述减压术的时机和指征仍然不清楚。脑室内导管引流脑脊液快速降低颅内压、枕骨下颅骨切除术可缓解小脑梗死导致的脑积水及脑干受压。

三、脑栓塞

由于异常的物体(固体、液体、气体)沿血液循环进入脑动脉或供应脑的颈部动脉,造成血流阻塞而产生脑梗死,称为脑栓塞,亦属于缺血性卒中。脑栓塞占卒中发病率的10%～15%。从近代有关脑栓塞的概念来看这显然是远远低于实际发生的情况。只要产生栓子的病原不消除,脑栓塞就有反复发病的可能。2/3的复发均发生在第一次发病后的1年之内。

【病因和病理】

脑栓塞的栓子来源可分为心源性、非心源性、来源不明性三大类。

1.心源性脑栓塞　其最常见原因如下。

(1)风湿性心脏病:在发生脑栓塞的患者中约一半以上为慢性风湿性心脏病伴二尖瓣狭窄。风湿性心脏病患者中发生脑栓塞占14%～48%。不管有无临床表现,脑部病理检查发现有脑栓塞者达50%。当二尖瓣狭窄时,左心房扩大以致血流缓慢淤滞而易于促使血液凝固和血栓形成,血流的不规则更易使它散落成栓子,导致脑栓塞。当心房颤动时,发生的机会更多。

(2)心肌梗死:心肌梗死可使心内膜变质,以致血小板可黏附在上面发生血栓形成。心肌梗死范围越大,血栓形成机会越大。如果心肌梗死后发生充血性心力衰竭,血液循环淤滞,更易在增厚肥大的左心室内发生附壁血栓形成。心肌梗死后如果发生周围血管(脑、肾、脾、肢体等)栓塞,则绝大多数发生在心肌梗死后的第4～20d内,多发性栓塞时,诊断易明。

至于后期发生的脑栓塞,在老年患者中与脑动脉硬化性脑梗死不易鉴别。

(3)亚急性细菌性心内膜炎:亚急性细菌性心内膜炎一般均在风湿性心脏瓣膜病或先天性心脏病的基

础上发生。细菌附着在病变内膜上繁殖,并与血小板、纤维蛋白、红细胞等结成细菌性赘生物,脱落后即可循血流发生脑栓塞。亚急性细菌性心内膜炎发生脑栓塞者占 $10\%\sim50\%$,其中约 1/5 的患者在发生脑栓塞之前无临床症状或以往病史。有血栓形成的非细菌性心内膜炎,在脑栓塞的病因中约占 10% 。这些病变包括风湿性心肌炎、红斑狼疮、癌症等慢性消耗性疾病。可能与凝血功能失常有关。

(4)其他:近代心脏手术的发展,也增添了一部分心源性脑栓塞的发病。罕见的原发心脏肿瘤如黏液瘤、肉瘤引起脑栓塞也偶有报道。

2.非心源性脑栓塞　由于心脏以外来源的栓子造成脑栓塞较心源性要少得多。但是在研究短暂脑缺血发作的发病原因的推动下,有关微栓塞的一系列研究可能使传统的非心源性脑栓塞发病率很低的看法逐渐改变。反常脑栓塞发生在体循环静脉内循行的栓子,由于心隔缺损,可不经肺循环直接穿过卵圆孔或室间孔到达体循环的动脉内而造成脑栓塞。在心脏中隔缺损时,平时心内血流的方向自左向右。当左心衰竭、肺动脉压增高或其他原因引起右心压力高于左心时,则心内血流的方向改变为自右向左,如血流中有栓子存在就发生反常栓塞。气栓塞可发生于胸外科手术、潜水员或高空飞行员、气胸、气腹、颈静脉或硬脊膜外静脉损伤、肾周围充气、右心导管、剧烈咳嗽等各种情况。潜水员或高空飞行员所发生的气栓塞又称减压病,在潜水员中又称潜水员病或潜水麻痹。减压病主要由于大气压突然显著的减低以致体内氮气释放而造成气栓塞。脂肪栓塞见于长骨骨折与长骨手术、油剂注射等。

3.来源不明的脑栓塞　有的脑栓塞虽经仔细检查也未能找到栓子来源。脑栓塞的病理改变大体上与动脉粥样硬化性脑梗死相似。脑动脉栓塞后造成该血管供应的脑组织发生梗死,可呈红色充血性梗死或白色缺血性或混合性梗死。红色充血性梗死常提示脑栓塞,此乃由于栓子一时堵塞稍大动脉造成血管壁破坏,而后栓子又分解流向远端较小动脉,在原先栓塞处因血管壁受损而在血流恢复时发生出血。病理范围常较动脉粥样硬化性缺血性脑梗死要大,因此种脑栓塞的发生比动脉粥样硬化所致脑梗死者来得突然,使侧支循环难以建立。

【临床表现】

脑栓塞的起病年龄不一。因多数与心脏病尤其是风湿性心脏病有关,所以发病年龄以中青年居多。起病急骤,大多数并无任何前驱症状。起病后常于数秒钟或很短时间内症状发展到高峰。个别患者可在数天内呈阶梯式进行性恶化,系由反复栓塞所致。脑栓塞可仅发生在单一动脉,也可广泛多发,因而临床表现不一。除颈内动脉栓塞外患者一般并不昏迷。一部分患者可在起病时有短暂的意识模糊、头痛或抽搐。神经系统局灶症状突然发生,并限于一支动脉的分布区。因栓塞约 4/5 发生在脑底动脉环前半部的分布区,因而临床表现是面瘫、上肢单瘫、偏瘫、失语、局灶性抽搐等颈内动脉大脑中动脉系统病变的表现。偏瘫也以面和上肢为重,下肢相对较轻。感觉和视觉可能有轻度影响。但一般不明显。抽搐大多数为局限性,如为全身性大发作,则提示栓塞范围广泛,病情较重。1/5 的脑栓塞发生在脑底动脉环的后半部的分布区,可出现眩晕、复视、共济失调、交叉性瘫痪等椎-基动脉系统病变的表现。

【诊断】

可通过询问有关心脏病、骨折、气胸等栓子发源的病史而考虑脑部症状系由栓塞引起。患有静脉血栓性脉管炎或肺栓塞而突然发生偏瘫者需考虑脑反常栓塞的可能。心肌梗死发生脑栓塞的情况大多数在急性期,但有约 1/4 的患者在心肌梗死痊愈期发生脑栓塞。约 1/5 的亚急性细菌性心内膜炎患者以脑栓塞为该病的首先表现。老年人常患有动脉粥样硬化而使脑栓塞的诊断增加了困难。其他脏器包括肾、脾、肠、肢体、视网膜等栓塞的存在有助于脑栓塞的诊断。心电图的异常有诊断参考意义。脑脊液检查一般无色透明,并无异常,但脑脊液镜检有红细胞者远较动脉硬化性脑梗死来得多见。亚急性细菌性心内膜炎伴发脑栓塞和发生感染性动脉瘤破裂时,可表现为蛛网膜下腔出血或脑内出血。脑成像检查对明确脑栓塞性梗死的部位、范围、数目和是否伴有出血有决定性意义。

【治疗】

防治心脏病是防治脑栓塞的一个重要环节。一旦发生脑栓塞,其治疗原则上与动脉硬化性脑梗死相同。患者应取左侧侧卧位。右旋糖酐 40、扩血管药物、激素均有一定作用。由于风湿性二尖瓣病变等心源性脑栓塞的充血性梗死区极易出血,故抗凝治疗必须慎用。即使使用也应待急性期例如 5～7d 过后较宜。近来,有人主张即刻用抗凝治疗以防止脑栓塞的反复发生。但脑成像检查提示出血或蛛网膜下腔出血者,脑脊液中含红细胞者,伴有高血压者或由亚急性细菌性心内膜炎并发脑栓塞者,均禁忌用抗凝治疗。关于脂肪栓塞,有人主张应用小剂量肝素注射,如 10～50mg,每隔 6～8h 一次,右旋糖酐 40 以及二氧化碳混合气体吸入等扩张血管也有作用。5% 碳酸氢钠注射液 250ml 静脉滴注,每日 2 次,有助于脂肪颗粒的溶解。气栓塞的治疗与心源性引起的脑栓塞治疗基本相仿。

星状神经节封闭可能有助于解除由栓子刺激所致的反射性脑血管痉挛,对脑栓塞有一定的疗效。应在起病后尽早采用,每日 1～2 次,10d 为 1 个疗程。具体操作方法为患者取卧位,颈部过伸位,常规消毒,于胸锁乳突肌内侧缘、胸锁关节上三横指水平进针,先以 1% 的普鲁卡因注射呈皮丘,然后以 20 号针头垂直穿入,待针尖触及第 7 颈椎横突时,再将针头后退约 0.5cm,然后向内向下再进 1cm 左右,以盐水或普鲁卡因滴入针头中,观察有无损伤胸膜,在证明无损伤后即可注入 0.5%～1.0% 普鲁卡因 10ml。注射后即可出现注射侧的眼裂缩小,瞳孔缩小,眼球稍有内陷,同侧上肢及结合膜稍有充血(Horner 征)。

(赵红霞)

第三节　脑出血

近年来我国脑卒中的发病人数不断增加,根据 1991～2000 年世界卫生组织 MONICA 方案对我国 15 组人群(每组包括 10 万人口)脑卒中事件的监测,脑出血年发病率由 20 世纪 90 年代初期的 98.5/10 万逐渐上升至 2000 年的 138.2/10 万,排除年龄增长因素,结果亦十分惊人。

中国人出血性卒中的比例远高于欧美人群,据"九五"研究结果,国人出血性卒中约占全部卒中的 32.9%,而在欧美人群仅占 10%～15%,其中自发性脑出血(SICH)是最为常见的出血性卒中类型,占出血性卒中总数的 70%～80%,而且随着年龄的增长,发病率不断增高,与长期高血压及高龄患者脑血管淀粉样变有关。其中大约 50% 为深部出血,35% 为脑叶出血,10% 为小脑内出血,6% 为脑干出血。

脑出血对社会生产力破坏极大,严重威胁人群的健康。其中自发性脑出血预后甚差,发病 30d 内的死亡率为 35%～52%,且 50% 的死亡发生在发病 48h 内。据美国对 67000 例脑内出血患者的调查结果表明:发病 6 个月后仅 20% 的患者具有独立的生活能力。

【病因及发病机制】

脑内出血的原因较多,最常见的是高血压。其他病因包括:脑动脉粥样硬化,血液病(白血病、再生障碍性贫血、血小板减少性紫癜、血友病、红细胞增多症和镰状细胞病等),以及动脉瘤、动静脉畸形、Moyamoya 病、脑动脉炎、硬膜静脉窦血栓形成、夹层动脉瘤、脑梗死继发脑出血、抗凝或溶栓治疗等。脑淀粉样血管病是脑出血的罕见原因,本病在老年患者(平均年龄 70 岁)最常见,典型病例为多灶性脑叶出血。偶见原发性或转移性脑肿瘤性出血。伴发出血的肿瘤包括多形性胶质母细胞瘤、黑色素瘤、绒毛膜癌、肾细胞癌及支气管源性癌等。

长期慢性高血压,会使脑血管发生一系列的病理变化:

1.脑内小动脉玻璃样变、纤维素样坏死和动脉瘤形成　脑动脉的外膜和中膜在结构上较其他脏器血管的结构要薄弱,在长期血压逐渐升高的患者中,脑内小动脉可发生玻璃样变和纤维素样坏死,这些病变使脑动脉管壁内发育完好的内膜受到损伤,高血压可促使这种被损伤的小动脉内膜破裂,形成夹层动脉瘤,动脉瘤破裂即可引起出血。在慢性高血压时,小动脉上还可间断地发生直径约1mm的微动脉瘤,这种动脉瘤是经薄弱的中层膨出的内膜。当血压骤然升高,微动脉瘤或纤维素样坏死的细小动脉直接破裂,引起出血性卒中。

2.脑内小动脉痉挛　在高血压过程中,若平均动脉压迅速增高,可引起血管自动调节过强或不足,当血压超过自动调节上限而且持续时间较长,可导致弥散性血管痉挛,使进入微循环的血流量减少,引起毛细血管和神经元缺血,可使液体漏至细胞外间隙,发生脑水肿,同时毛细血管由于缺血、缺氧可导致破裂,发生点状出血,若病变广泛或呈多灶性,则可引起大片脑内出血。

【病理】

1.血肿扩大　血肿体积增大超过首次CT血肿体积的33%或20ml为血肿扩大。血肿扩大是脑内出血病情进行性恶化的首要原因。血肿扩大的机制尚不清楚,目前的观点是血肿扩大是由于血管已破裂部位的持续出血或再次出血,但有证据表明血肿扩大可以是出血灶周围坏死和水肿组织内的继发性出血。这一观点与Fujii等观察到外形不规则的血肿更容易扩大的现象吻合,因为血肿形状不规则提示多根血管的活动性出血。

2.血肿周围脑组织损伤　脑出血后血肿周围脑组织内存在复杂的病理生理变化过程,可引起血肿周围脑组织损伤和水肿形成。

(1)血肿周围脑组织缺血:脑出血后血肿周围脑组织局部血流量下降的原因有以下几种:①血肿直接压迫周围脑组织使血管床缩小;②血肿占位效应激活脑血流——容积自我调节系统,局部血流量下降;③血肿或血肿周围组织释放的血管活性物质引起血管痉挛等。该区域内的病理改变在一定时间内是可逆性的,如果能在此时间窗内给予适当的治疗措施,可使受损组织恢复功能,因此该区域称血肿周边半影区或半暗带。

(2)血肿周围脑组织水肿:主要有间质性和细胞性两种。其产生原因分别为缺血性、渗透性、代谢性和神经内分泌性。

缺血性水肿与机械压迫和血管活性物质异常升高有关。

血肿形成后很快开始溶解,血浆中的各种蛋白质、细胞膜性成分降解物即由细胞内逸出的各种大分子物质,可经组织间隙向脑组织渗透,引起细胞外间隙的胶体渗透压升高,造成渗透性水肿。

血肿溶解可以释放细胞毒性物质引起细胞代谢紊乱,最终导致细胞死亡或细胞水肿,主要有血红蛋白、自由基、蛋白酶等。蛋白酶中以凝血酶和基质金属蛋白酶(MMPs)最重要。凝血酶可诱发脑水肿形成,凝血酶抑制剂则可阻止凝血酶诱发脑水肿形成。脑内出血后MMPs活性增高,血管基质破坏增加,血-脑屏障完整性破坏,通透性增加,引起血管源性水肿,使用MMPs抑制剂可减轻水肿。

高血压性脑内出血后血管加压素与心房利钠肽的水平失衡及由此产生的脑细胞体积调节障碍,也可能引起细胞或组织水肿。

(3)颅内压增高:脑内出血后因血肿的占位效应使颅内压增高,而且由于血肿压迫周围组织及血液中血管活性物质的释放引起的继发性脑缺血、脑水肿,可进一步使颅内压升高。

【病理改变】

新鲜的脑出血标本可见出血侧半球肿胀,体积增大,脑回变宽,脑沟变浅。中线结构向病灶对侧移位,颅内压增高,病灶侧脑组织可疝出至大脑镰下或疝入小脑幕切迹。切面可见出血灶和病灶周围脑组织水肿、软化。镜下可分 3 期：①出血期，可见大片新鲜的红细胞。出血灶边缘脑组织坏死、软化，神经细胞消失或呈局部缺血改变，常有多核细胞浸润。②吸收期，出血后 24～36h 即可出现胶质细胞增生，小胶质细胞及来自血管外膜的细胞形成格子细胞，少数格子细胞含有含铁血黄素。星形胶质细胞增生及肥胖变性。③修复期，血液及坏死组织逐渐被清除，组织缺损部分由胶质细胞、胶质纤维及胶原纤维代替。出血量小的可完全修复，出血量大的形成囊腔。血红蛋白代谢产物高铁血红蛋白长久残存于瘢痕组织中，呈现棕黄色。

【临床表现】

脑出血好发于 50～70 岁，男性略多见，多在冬春季发病。患者多有高血压病史。在情绪激动或活动时易发生，发病前多无预兆，少数可有头痛、头晕、肢体麻木等前驱症状。临床症状常在数分钟到数小时内达到高峰，临床特点可因出血部位及出血量不同各异。

1.基底节内囊区出血　基底节内囊区是高血压颅内出血最常见的部位，约占全部脑内出血的 60%，该区域由众多动脉供血。

(1)前部型：占 12% 左右，由 Heubner 返动脉供血(包括尾状核)，主要累及尾状核头和(或)体(均称为尾状核出血)，易破入侧脑室前角，严重者可同时累及第Ⅲ、Ⅳ脑室，血肿可向后外侧延伸，损伤内囊前肢与壳核前部。

临床特征：严重头痛和明显的脑膜刺激症状，类似蛛网膜下腔出血，多无意识障碍，个别患者可出现病初一过性嗜睡。若血肿向后外侧延伸累及内囊前肢和(或)壳核前部可出现程度较轻的语言障碍、对侧偏身运动、感觉功能缺损，通常预后较好。无精神异常、眼球分离、凝视、眼震、癫痫发作等症状。50% 患者完全恢复正常，70% 患者预后良好。

(2)中间型：占 7% 左右，最为罕见，由内侧豆-纹动脉供血，血肿累及苍白球及壳核中部，可向后累及内囊膝部或向前外侧破入侧脑室。

临床特征：患者意识多不受影响，可有一过性嗜睡，但几天后恢复正常。该型出血虽死亡率极低，但常导致较严重的失语和(或)偏身症状，无精神异常、眼球分离、患侧忽视、癫痫发作等症状。预后差，患者多留有较明显后遗症，50% 以上存在严重残障。

(3)后中间型：占 10% 左右，由脉络膜前动脉供血，通常位于内囊后肢前半部分，常向内囊膝部扩展，可导致壳核中部或丘脑外侧受压。若血肿较大可破入第Ⅲ、Ⅳ脑室并导致昏迷。

临床特征：多数患者神志清楚，50% 患者存在语言障碍，几乎所有患者均不同程度出现对侧面部、肢体运动障碍，60% 以上患者存在偏身感觉缺失。无精神异常、眼球分离、癫痫发作等症状。预后较中间型好，多数恢复良好，近 1/3 患者可遗留中、重度残障，几乎没有死亡病例。

(4)后外侧型：是仅次于外侧型的常见基底节内囊区出血，所占比例近 20%，由外侧豆-纹动脉后内侧支供血，血肿位于豆状核后部的内囊区域，平均出血量 30ml，最大可达 90ml，血肿相对较大，主要向前侧延伸，累及颞叶峡部白质、壳核前部和(或)内囊区豆状核后部，少数可经前角破入侧脑室，严重者可同时累及蛛网膜下腔。

临床特征：多数患者神志清楚或仅有一过性意识障碍，出血量大者可有昏迷及瞳孔改变。30% 病例出现共轭凝视，80% 以上患者有语言障碍，几乎所有患者存在不同程度对侧面部、肢体感觉及运动障碍。脑疝时有瞳孔改变，无眼球分离。预后较差，20% 患者死亡，存活病例多遗留重度残障。

(5)外侧型：最为常见，占 40% 左右，虽该型出血多被当作壳核出血，但头 MRI 证实其为介于壳核和岛叶皮质之间的裂隙样出血，不直接累及壳核。由外侧豆-纹动脉的大部分外侧支供血，原发灶位于壳核外部和岛叶皮层，多为凸透镜形和卵圆形，平均出血量 20ml，最大 80ml。常向前外侧扩展，可向内经前角破入侧脑室。

临床特征:多数患者神志清楚或仅有轻度意识水平下降,血肿较大者可出现昏迷。优势半球出血患者多有失语,非优势半球出血患者近50%出现构音障碍。出血量大患者可出现共轭凝视麻痹、瞳孔改变及癫痫发作。所有患者均存在不同程度偏身麻痹,60%以上患者出现对侧偏身感觉障碍。50%以上患者遗留中至重度残障,近10%患者死亡。

(6)大量出血型:发病率亦较高,血肿占据全部或大部分的基底节内囊区域,血肿极大(最大144ml,平均70ml),仅偶尔尾状核及内囊前肢得以保留,以致不能找到原发出血部位。常向前外侧延伸,50%以上破入侧脑室及第Ⅲ、Ⅳ脑室,严重者可同时破入蛛网膜下腔。

临床特征:意识、言语障碍,中至重度偏身感觉、运动缺失几乎出现于所有患者,共轭凝视或眼位改变(眼球分离或固定)。血肿常导致中线移位并继发Monro孔梗阻导致对侧脑室扩张,严重者常在几分钟或几小时内出现枕大孔疝或颞叶沟回疝,从而引起意识水平进一步下降及四肢瘫和脑干损伤所致的眼动障碍等脑疝症状,甚至错过住院治疗时机。几乎所有患者预后差,近50%患者死亡。

2.丘脑出血　由丘脑膝状动脉和丘脑穿通动脉破裂所致,在脑出血中较常见,占全部脑出血的15%~24%,致残率、病死率均高。高龄、高血压是丘脑出血的主要因素,高脂血症、糖尿病、吸烟、饮酒是相关因素。

临床表现为突发对侧偏瘫、偏身感觉障碍、甚至偏盲等内囊性三偏症状,CT扫描呈圆形、椭圆形或不规则形境界比较清楚的高密度血肿影,意识障碍多见且较重,出血波及丘脑下部或破入第三脑室则出现昏迷加深、瞳孔缩小、去皮质强直等中线症状。

由于丘脑复杂的结构功能与毗邻关系,其临床表现复杂多样。如为小量出血或出血局限于丘脑内侧则症状较轻;丘脑中间腹侧核受累可出现运动性震颤、帕金森综合征表现;累及丘脑底核或纹状体可呈偏身舞蹈——投掷样运动。

3.脑桥出血　约占全部脑内出血的10%,主要由基底动脉的脑桥支破裂出血引起,出血灶多位于脑桥基底与被盖部之间。

原发性脑桥出血病人中以大量出血型和基底被盖型死亡率最高,但两者之间无明显差异,单侧被盖型死亡率最低。在实际工作中要注意:①技术上采用薄层、小间隔扫描手段;②充分重视病人症状,特别是那些无法用CT特征来解释的脑桥损害症状,必要时可做MR扫描,以提高小病灶的检出率。

4.中脑出血　罕见。但应用CT及MRI检查并结合临床已可确诊,轻症表现为一侧或双侧动眼神经不全瘫痪或Weber综合征;重症表现为深昏迷,四肢弛缓性瘫痪,可迅速死亡。

5.小脑内血　多由小脑齿状核动脉破裂所致,约占脑出血的10%。自发性小脑出血的常见病因是高血压动脉硬化、脑血管畸形、脑动脉瘤、血液病及应用抗凝药,在成年人高血压动脉硬化是小脑出血的最常见原因,占50%~70%。

发病初期大多意识清楚或有轻度意识障碍,表现眩晕、频繁呕吐、枕部剧烈头痛和平衡障碍等,但无肢体瘫痪是其常见的临床特点;轻症者表现出一侧肢体笨拙、行动不稳、共济失调和眼球震颤,无瘫痪;两眼向病灶对侧凝视,吞咽及发音困难,四肢锥体束征,病侧或对侧瞳孔缩小、对光反应减弱,晚期瞳孔散大,中枢性呼吸障碍,最后枕大孔疝死亡;暴发型则常突然昏迷,在数小时内迅速死亡。如出血量较大,病情迅速进展,发病时或发病后12~24h出现昏迷及脑干受压征象,可有面神经麻痹、两眼凝视病灶对侧、肢体瘫痪及病理反射出现等。

由于小脑的代偿能力较强,小脑出血的临床征象变化多样,缺乏特异性,早期临床诊断较为困难,故临床上遇下列情况应注意小脑出血的可能:①40岁以上并有高血压症病史;②以眩晕、呕吐、头痛起病;③有

第五章 脑血管疾病　171

眼震、共济失调、脑膜刺激征阳性；④发病后迅速或渐进入昏迷，伴瞳孔缩小、凝视、麻痹、双侧病理征、偏瘫或四肢瘫。

6.脑叶出血　约占脑出血的10%，常由脑动静脉畸形、Moyamoya病、血管淀粉样病变、肿瘤等所致。出血以顶叶最常见，其次是颞叶、枕叶、额叶，也可有多发脑叶出血。常表现头痛、呕吐、脑膜刺激征及出血脑叶的局灶定位症状，如额叶出血可有偏瘫、Broca失语、摸索等；颞叶可有Wernicke失语、精神症状；枕叶可有视野缺损；顶叶可有偏身感觉障碍、空间构象障碍。抽搐较其他部位出血常见，昏迷较少见；部分病例缺乏脑叶的定位症状。

7.脑室出血　占脑出血的3%～5%，由脑室内脉络丛动脉或室管膜下动脉破裂出血，血液直流入脑室内所致，又称原发性脑室出血。原发性脑室内出血最常见的部位是侧脑室，其次是第Ⅲ脑室和第Ⅳ脑室，在中间罕见。目前未见有文献报道透明隔腔（第Ⅴ脑室）内原发出血。

多数病例为小量脑室出血，常有头痛、呕吐、脑膜刺激征，一般无意识障碍及局灶性神经缺损症状，血性CSF，酷似蛛网膜下腔出血，可完全恢复，预后良好。大量脑室出血造成脑室铸型或引起急性梗阻性脑积水未及时解除者，其临床过程符合传统描述的脑室出血表现：起病急骤，迅速出现昏迷、频繁呕吐、针尖样瞳孔、眼球分离斜视或浮动、四肢弛缓性瘫痪及去脑强直发作等，病情危笃，预后不良，多在24h内死亡。而大多数原发性脑室出血不具备这些"典型"的表现。

由于原发性脑室出血没有脑实质损害或损害较轻，若无脑积水或及时解除，其预后要比继发性脑室出血好。与继发性脑室出血相比，原发性脑室出血有以下临床特点：高发年龄分布两极化；意识障碍较轻或无；可亚急性或慢性起病；定位体征不明显，即运动障碍轻或缺如，脑神经受累及瞳孔异常少见；多以认识功能障碍或精神症状为常见表现。

【诊断】

1.病史询问　为了及时地发现和诊断脑出血，详细的病史询问是必不可少的。

（1）对症状的询问：了解发病时间，是白天起病还是晨起发病。如果病人是睡醒后发病，那么发病时间要从最后看似正常的时间算起。如果患者出现瘫痪，要了解瘫痪的发病形式，如是否急性起病，起病的诱因：如病史中有无导致全身血压下降的情况、由坐位或卧位变为直立位后发病等，肢体无力的进展和波动情况，有无麻木、疼痛、肌肉萎缩等伴随症状。如果合并头痛，要询问头痛的性质、部位、发作频率。如果出现眩晕，则要询问有无恶心、呕吐、出汗、耳鸣、听力减退、血压和脉搏的改变，以及发作的诱因和持续时间，以帮助鉴别周围性眩晕和中枢性眩晕。

（2）对既往病史的询问：对于来诊的患者要询问患者的既往病史，如有无高血压、心脏病、糖尿病等相关病史；同时了解患者既往有无类似短暂性脑缺血发作的症状，尤其要注意易被患者忽略的单眼黑蒙；如果是中青年女性，还要询问有无避孕药服用史、多次自然流产史。除了个人既往病史以外，还要简要询问患者的家族中有无类似的病史。

2.体格检查　病史采集完成后，要对患者进行神经系统体格检查和全身检查。对于脑出血患者，除了重要的神经系统检查外，还需着重检查以下几个方面。

（1）双侧颈动脉和桡动脉扪诊：检查双侧动脉搏动是否对称，同时可以初步了解心律是否齐整。

（2）测量双上肢血压。

（3）体表血管听诊：选择钟形听诊器，放在各个动脉在体表的标志。

①颈动脉听诊区：胸锁乳突肌外缘与甲状软骨连线的交点。

②椎动脉听诊区：胸锁乳突肌后缘上方，颈2、3横突水平。

③锁骨下动脉听诊区：锁骨上窝内侧。

④眼动脉听诊区：嘱患者轻闭双眼，将听诊器放在眼部上方。

3.结构影像学检查　影像学检查方法包括 CT 和 MRI 成像。随着 CT、MRI 成像技术的不断提高，以及密度分辨力和空间分辨力的进一步完善，CT 和 MRI 已成为脑血管病的主要检查方法之一。

(1)头部 CT 检查：头颅 CT 是诊断脑出血的首选检查。急性脑内出血的 CT 检查以平扫为主，一般不需强化检查。急性脑实质内出血在 CT 平扫图像上表现为高密度影，病灶边缘清楚。当血肿破入脑室后常常可以观察到脑室内的血液平面。

(2)头部磁共振成像：超急性期血肿发病 2～3h，很难产生异常信号，此时 CT 可显示血肿存在。急性期血肿发病数小时至数天，稍长 T_1，短 T_2。亚急性期血肿发病数天至数月，短 T_1 长 T_2。慢性期血肿发病数月至不定期，长 T_1 短 T_2。

梯度回波序列也称为场回波序列，是非常基本的磁共振成像序列。由于具有许多优点，在各个系统都得到了广泛的应用。发病 6h 内急性卒中的多中心研究表明，梯度回波 MRI 在发现急性出血方面与 CT 检查一样精确，但在发现慢性出血方面优于 CT。MRI 在发现相关的血管畸形尤其是海绵状血管瘤方面也优于 CT，但是 MRI 并不像 CT 一样适于全部患者。

4.血管影像学检查

(1)头部 CTA：是一种静脉注射含碘造影剂后，利用计算机三维重建方法合成的无创性血管造影术，可以三维显示颅内血管系统。CTA 对 Willis 环周围＞4mm 的颅内动脉瘤可达到与 DSA 相同的检出率，而且可以明确 DSA 显示不理想的动脉瘤的瘤颈和载瘤动脉的情况。对血栓性动脉瘤的检测 CTA 明显优于 DSA。CTA 对动静脉畸形(AVM)血管团的显示率达 100%，其中供血动脉的显示率为 93.9%，引流静脉的显示率为 87.8%。CTA 对脑动脉狭窄的显示基本达到与 DSA 相同的效果。CTA 是有效的无创伤性血管成像技术，在很大程度上可替代有创性 DSA。

(2)头部 MRA(V)：可以很好地显示颅内大动脉的形态，以及动脉发生病变时的一些侧支循环。

MRA 对正常脑动静脉的显示和对异常血管的显示有很好的效果，除对显示前交通动脉和后交通动脉的敏感性和特异性稍低外，对显示大脑前、中、后动脉、基底动脉和颈内动脉的敏感性和特异性均接近 100%。MRA 可以显示脑 AVM 的供血动脉、血管团和引流静脉，可以显示动静脉瘘的动脉、瘘口的位置和大小、静脉的扩张程度和引流方向。对于＞5mm 的动脉瘤，MRA 的显示率可达 100%，并且结合源图像可以显示那些 DSA 不能显示的有血栓形成的动脉瘤。MRA 对＜5mm 直径的脑动脉瘤漏诊率较高，对发生颅内出血的脑动脉瘤患者 MRA 不能替代常规脑血管造影做介入治疗。MRA 对脑动脉狭窄显示直观，与 DSA 的相关性较好，但当动脉狭窄严重程度达 75% 以上时，有过高评价的倾向。

MRV 对上下静脉窦、直窦、横窦、乙状窦、大脑内和大脑大静脉的显示率达 100%，对岩上窦和岩下窦的显示率也达 85%。MRV 可显示脑静脉血栓的范围、是否完全闭塞和侧支引流的情况等。

(3)颈部 MRA：磁共振对比增强血管三维成像(3DCE-MRA)可从任一角度观察血管的 3D 血管图像。与传统非增强 MRA 相比，该技术与血液的流动增强无关，不需空间饱和，对平行于扫描平面的血管也能很好显示，因此可通过冠状位激发扫描，显示包括颈部大血管根部至颅内 Willis 环的颈部血管全程。3DCE-MRA 可同时显示两侧头、颈部所有血管的受累情况，即受累血管段及其范围以及狭窄程度或闭塞后侧支循环血管情况。3DCEMRA 上动脉闭塞表现为动脉血流中断和远端动脉不显影；动脉狭窄表现为动脉腔节段性狭窄，其远端动脉分支减少，或显影差，有的动脉表现为该段动脉血流中断，但其远端动脉仍显影；明显的动脉硬化表现为动脉管腔粗细不均，呈"串珠状"。因此，3DCE-MRA 可为临床血管性病变的筛选检查、制订治疗方案提供依据。

(4)血管造影：数字减影血管造影(DSA)具有很好的空间分辨率，可以显示 0.5mm 的脑血管，清晰显示脑血管各级分支的大小、位置、形态和变异。主要用于需要造影确诊或是否适合介入治疗的脑血管病。DSA 可以用于了解脑动脉狭窄的部位程度；明确脑血栓形成时血管闭塞的部位和动脉溶栓；可以显示颅内动脉瘤的情况；显示 AVM 供血动脉的来源和引流静脉的方向等，为手术和介入治疗提供详细的资料。

目前认为 DSA 是诊断脑供血动脉狭窄的金标准，同时也是判断狭窄程度的有效方法，为临床治疗提供可靠依据。

血管造影的指征包括出血伴有 SAH、局部异常钙化影、明显的血管畸形、异常的出血部位等，不明原因的出血，如孤立的脑室出血也需行血管造影。患高血压和深部出血的老年患者尽量避免血管造影检查。行血管造影检查的时间需依据患者病情平衡诊断的需要及外科手术干预的潜在时间。脑疝患者在血管造影检查前需紧急手术，病情稳定的动脉瘤或血管畸形的患者在任何干预之前应行血管造影检查。

5.头部 CT 灌注影像　是脑功能成像方法之一，通过研究脑组织的血流灌注状态以及组织血管化程度来揭示脑组织的病理解剖和病理生理改变的一种检查手段。

CT 灌注成像是临床脑出血周围组织损伤研究较为理想的方法，一次检查可同时产生有关血肿体积的解剖学信息，以及有关血肿周围组织脑血流动力学变化的功能信息。CT 灌注成像空间分辨率高，成像速度快，可对血肿周围组织脑血流动力学参数进行定量测量，有助于脑出血病人个体化救治和预后评估。

在 CT 灌注成像所用的参数中，TTP 较为敏感，所有被观察对象均清晰地显示出血肿周围 TTP 延长区，TTP 持续延长提示由血肿占位效应引起的脑微循环障碍在脑内出血慢性期可依然存在。MTT 可以敏感地显示出血管远端局部灌注压的降低，对脑组织灌注异常具有良好的预测性。rCBF 和 rCBV 可以准确地反映出脑出血后血肿周围组织的灌注状态，对于判断血肿周围组织缺血性损伤有重要的价值。

6.实验室检查　脑出血患者常规实验室检查包括血常规、电解质、BUN、肌酐、血糖、心电图、X 线胸片、凝血功能，青中年患者应行药物筛查排除可卡因的应用，育龄女性应行妊娠试验。

血糖升高可能是机体的应激反应或脑出血严重性的反应。华法林的应用，反映在凝血酶原时间或国际标准化比值（INR）的升高，是血肿扩大的一个危险因素（OR＝6.2），且较未应用华法林患者血肿扩大的持续时间长。

近来研究表明，检测血清生物学标志物有助于判断 ICH 患者的预后，且能提供病理生理学线索。金属蛋白酶是降解细胞外基质的酶，脑出血发生后此酶被炎症因子激活。脑出血发生 24h 后基质金属蛋白酶-9（MMP-9）水平与血肿相关，而 MMP-3 在卒中发生后的 24～48h 与死亡相关，两者的水平与残腔体积相关。细胞纤维连接蛋白（c-Fn）是一种糖蛋白，具有黏附血小板至纤维蛋白的作用，是血管损伤的标志。一项研究表明：c-Fn 高于 $6\mu g/ml$ 或 IL-6 高于 24pg/ml 与血肿扩大独立相关。另一项研究表明，肿瘤坏死因子-α（TNF-α）与血肿周围水肿相关，而谷氨酸盐水平则与血肿的残腔体积相关。这些血清标志物的临床应用需要进一步研究。

【鉴别诊断】

1.壳核、丘脑及脑叶的高血压性脑出血与脑梗死难以鉴别。在某种程度上，严重的头痛、恶心、呕吐，以及意识障碍可能是发生脑出血的有用线索，CT 检查可以识别病变。脑干卒中或小脑梗死可似小脑出血，CT 扫描或 MRI 是最有用的诊断方法。

2.外伤性脑出血是闭合性头部外伤的常见后果。这类出血可发生于受冲击处颅骨下或冲击直接相对的部位（对冲伤），最常见的部位是额极和颞极。外伤史可提供诊断线索。外伤性脑出血的 CT 扫描表现可延迟至伤后 24h 显影，MRI 可早期发现异常。

3.突然发病、迅速陷入昏迷的脑出血患者须与全身性中毒（酒精、药物、CO）及代谢性疾病（糖尿病、低血糖、肝性昏迷、尿毒症）鉴别，病史、相关实验室检查和头部 CT 检查可提供诊断线索。

4.急性周围性前庭病可引起恶心、呕吐及步态共济失调等症与小脑出血极为相似。然而,发病时严重头痛、意识障碍、血压升高或高龄等均强烈支持为小脑出血。

【治疗】

脑出血病情凶险,经常有血压和颅内压升高,经常需要气管插管和辅助通气,所以脑出血患者的监测与管理应在重症监护室进行。

需要监测神经功能状态、脉搏、血压、体温和氧饱和度。氧饱和度<95%,需要吸氧;意识水平下降或气道阻塞时,应进行气道支持和辅助通气。

1.血压的管理　脑出血的急性期血压会明显升高,血压的升高会加剧脑出血量,增加死亡风险、神经功能恶化及残疾率,因此血压的控制尤为重要。脑出血急性期后,如无明显禁忌,建议良好控制血压,尤其对于出血位于高血压性血管病变部位者。脑出血急性期后,推荐的血压控制目标是<140/90mmHg,合并糖尿病和慢性肾损害者<130/80mmHg。脑出血急性期高血压的药物治疗,推荐的一线降压药物为口服卡托普利6.25～12.5mg,但是其作用短暂,且降压迅速。静脉用药的一线选择为半衰期短的降压药物。在美国和加拿大推荐使用静脉注射拉贝洛尔,或者盐酸艾司洛尔、尼卡地平、依那普利。静脉注射乌拉地尔的应用也日益广泛。最后,必要时应用硝普钠,但是其主要副作用有反射性心动过速、冠状动脉缺血、抗血小板活性、增高颅内压和降低脑灌注压。静脉注射治疗高血压需要对血压进行连续监测。

2.血糖的管理　在脑出血后最初24h内持续高血糖(>140mg/dl)提示预后不良。血清葡萄糖>185mg/dl时,建议静脉滴注胰岛素治疗,并密切监测血糖浓度并调整胰岛素剂量,以避免发生低血糖。

3.颅内压增高的治疗　颅内压增高、脑水肿和血肿占位效应都会使脑出血后的致残率和死亡率升高。对于怀疑颅内压增高和意识水平持续下降的患者,需要进行连续有创颅内压监测,但是其应用价值是否优于临床和放射学监测仍未被证实。

对于脑出血后颅内压增高的治疗应当是一个平衡和逐步的过程。抬高床头、镇痛和镇静,渗透性利尿药(甘露醇和高张盐水)、经脑室导管引流脑脊液、过度通气,目前仍不推荐使用类固醇激素。同步监测颅内压和血压,以使脑灌注压>70mmHg。

4.脑出血并发症预防和治疗　病情不严重的患者采取措施预防亚急性并发症,如吸入性肺炎、深静脉血栓形成和压力性溃疡等。脑出血患者临床稳定后,应进行早期活动和康复治疗。

发热:查找感染证据。治疗发热源,给发热的患者使用退热药以降低体温。

控制感染:应用适当的抗生素治疗脑出血后感染。不建议预防性应用抗生素。

预防深静脉血栓形成:有轻偏瘫或偏瘫患者使用间歇充气加压装置预防静脉血栓栓塞。如果脑出血停止,发病3～4d后,可以考虑给偏瘫患者皮下注射低剂量低分子肝素或普通肝素治疗。

痫性发作:脑出血患者有临床痫性发作时,给予适当抗癫痫药物治疗;脑叶出血的患者在发病后立即短期预防性应用抗癫痫药,可能降低其早期痫性发作的风险。

5.治疗凝血异常和纤维蛋白溶解引起的脑出血　使用鱼精蛋白逆转肝素引起的脑出血;华法林引起的脑出血,静脉给予维生素K以逆转华法林的效应,并给予凝血因子替代治疗;溶栓引起的脑出血使用凝血因子和血小板替代。合并严重凝血因子缺陷或严重血小板减少的患者,应该适当补充凝血因子或输注血小板。

6.脑出血的外科治疗　外科治疗的意义:对于大多数脑出血患者而言,手术的作用尚不确定;对于有手术指征的脑出血患者。血肿的清除减少了血肿量,降低颅内压,提高了受损半球的灌注压及减少神经细胞毒性水肿。

外科治疗指征:小脑出血伴神经功能继续恶化或脑干受压或脑室梗阻引起脑积水,应尽快手术清除血肿;脑叶出血超过 30ml 且血肿距皮质表面 1cm 以内者,可以考虑血肿清除术。

手术时机:超早期开颅术能改善功能结局或降低死亡率。极早期开颅术可能使再出血的风险加大。严密监测病情,及时进行手术评估。

【预后】

脑出血急性期的死亡率为 35%～52%,脑出血的预后与血肿的大小、GCS 评分、脑水肿、破入脑室、出血部位、中线移位、意识水平、年龄、发热、高血糖及血压等相关。脑出血的 10 年存活率约为 24.1%。

【康复】

多数脑出血患者会发生功能残疾,因此所有的 ICH 患者都应当接受多方面的康复训练。如果可能的话,康复应该尽早开始并于出院后在社区继续进行,并形成良好协作的项目以实现早期出院和以家庭为基础的康复促进恢复。

(韩卓娅)

第四节　蛛网膜下腔出血

一、概述

蛛网膜下腔出血(SAH)是指脑底部或脑表面血管破裂后,血液流入蛛网膜下腔引起相应临床症状的一种卒中,又称为原发性蛛网膜下腔出血。继发性蛛网膜下腔出血指脑实质内出血、脑室出血、硬膜外或硬膜下血管破裂流入蛛网膜下腔者。本文仅论述原发性蛛网膜下腔出血。

该病症状严重程度与出血的速度、持续时间以及出血量有关。动脉瘤的破裂引起动脉内的血液在压力作用下进入蛛网膜下腔。颅内压的突然增高可暂时抑制活动性出血,并引起严重头痛及呕吐。血液的缓慢渗出引起颅内压缓慢增高。蛛网膜下腔中的血液会刺激脑膜,导致头痛、畏光以及颈强。由于颅内压增高和脑膜受刺激,SAH 患者会出现意识混乱、躁动以及一过性或持续的意识水平下降。

蛛网膜下腔出血虽然只占脑卒中的 5%,但该病的发病年龄较轻,在所有卒中造成的减寿中,它占了1/4 以上。动脉瘤性蛛网膜下腔出血的死亡率约为 50%。有 10%～15% 的蛛网膜下腔出血患者死在家中或转运途中。大部分患者死于再出血,所以治疗首要的目的是闭塞动脉瘤。患者入院时一般情况较差,可能由多种原因造成,包括最初的出血、再出血形成血肿、急性脑积水或大面积的脑缺血。

二、病因与发病机制

1. 颅内动脉瘤　大约 85% 的蛛网膜下腔出血是由脑基底部囊状动脉瘤引起的。这类动脉瘤不是先天就有的,而是后天形成的。在某些病例身上,动脉瘤有其特殊的病因,例如创伤、感染或结缔组织病。囊状动脉瘤多发生在动脉分叉处,通常在位于脑底面,所以动脉瘤不是在 Wills 环本身,就是位于 Wills 环附近的分叉部位。大多数颅内动脉瘤不会破裂。随着动脉瘤的增大,破裂的风险也增加,但临床上常见的绝大多数破裂的动脉瘤较小,尤其是 <1cm;对此的解释是 90% 的动脉瘤较小,在这么多动脉瘤中,只要有一小部分发生破裂,其数量就会远远超过体积大的动脉瘤。对于蛛网膜下腔出血来说,可改变的危险因素包括高血压、吸烟、酗酒。目前不能完全解释囊状动脉瘤的起源、增大以及破裂的过程。正常的颅内动脉是由

胶原组成的外膜、中间的肌层以及含有内皮细胞的内膜组成的。颅内动脉没有外弹力层,并且位于蛛网膜下腔中,周围缺乏支撑组织。关于动脉壁破坏的理论主要有以下几种:先天及基因的异常会导致动脉中层的缺陷;高血压及动脉粥样硬化引起的退行性变会改变血管壁的结构;动脉炎性增生;局部内弹力层的退化。一些学者强调动脉中层的先天缺陷导致动脉瘤产生。中层缺失肌性物质是导致缺陷的最常见原因。这种情况在动脉分叉处更容易发生。一些有颅内动脉瘤的患者Ⅲ型胶原产生量降低。同时人们还发现远离动脉瘤的动脉壁出现细胞外基质的结构蛋白异常。上述危险因素可使发病风险增加 1 倍。2/3 患者有这些可改变的危险因素,而基因因素只占 1/10。在有阳性蛛网膜下腔出血家族史的患者,患病的平均年龄要比散发病例早。然而,由于家族性蛛网膜下腔出血只占 10%,所以体积大的、多发的动脉瘤更多地出现在散发病例中。在家族性蛛网膜下腔出血的患者之中,基因是很重要的因素。虽然对候选基因的认识还很不够,但可以确定的是,这其中包括了编码细胞外基质的基因。在常染色体显性多囊肾病的患者中,颅内动脉瘤出现的机会大约为 10%,但是这一部分患者只占所有蛛网膜下腔出血患者总数的 1%。虽然突然增加的动脉跨壁压突然增大是动脉瘤破裂的重要原因,但引起动脉瘤破裂的因素是很复杂的。据报道在膜下出血之前有 20% 的患者存在过度用力(如剧烈体力活动、性交等),但没有证据表明它们是必要条件。

动脉瘤多位于动脉分叉处。动脉分支处形成的发育不全的小分支及动脉主干锐角发出的分支处特别容易形成动脉瘤。大约 90% 的动脉瘤位于前循环。常见的前循环好发部位包括:①两侧前交通动脉(AComA)连接处及与大脑前动脉(ACA)连接处;②大脑中动脉(MCA)分叉处;③颈内动脉(ICA)与眼动脉、后交通动脉(PComA)、脉络膜前动脉(AChA)及 MCA 连接处。基底动脉尖及椎动脉颅内段(特别是小脑后下动脉起始处)为后循环中最常见的部位。

2.非动脉瘤性中脑周围出血　临床常见的蛛网膜下腔出血病因,约占 10%。这种蛛网膜下腔出血的危害性相对于动脉瘤性来说要小,目前出血原因尚不十分清楚,据推测是中脑周围的小静脉破裂所致出血。出血一般集中于中脑周围的脑池中。通常情况下,出血的中心位于中脑或脑桥的前面,但是有些患者的血局限于四叠体池。该类出血不会扩展到外侧裂,也不会扩展到纵裂的前部。某些情况下,血液会沉积在脑室系统,但是仅有脑室内出血或出血扩展到脑实质提示存在其他原因。确定该病因一是根据 CT 显示血液在蛛网膜下腔中的分布情况,二是血管造影(DSA)没有发现动脉瘤。值得我们注意的是:中脑周围出血并非全都是非动脉瘤性中脑周围出血。每 20～40 个此类患者中就有一个是基底动脉或椎动脉的动脉瘤破裂。高质量的 CT 血管造影就可有助于排除这种情况。CT 对诊断有较重要的意义,当血管造影没有发现动脉瘤,而 CT 显示的出血范围超过了上述范围,就要高度警惕动脉瘤的存在,可以加做 CTA,或在患者病情稳定后再次复查 DSA。一般会建议患者 3 个月后再次复查造影,若还没有发现动脉瘤,就可以基本排除存在动脉瘤的可能。有研究表明,第 2 次造影的阳性率比第 3 次的要高,也就是说,第 2 次没有发现动脉瘤,再进行血管造影的意义也不大了。

与动脉瘤性蛛网膜下腔出血相比,这类出血"突然"发生的头痛往往是逐渐加重的(在数分钟之内而非数秒内),并且患者在入院时一般是清醒的;少数患者有轻微的失定向。目前,尚无肯定证据表明该类出血会引起迟发性脑缺血。只有脑积水是早期并发症。引起出血的原因尚不明确。由于患者预后良好,所以很少能获得尸检结果进行病因学研究。临床症状轻微、头 CT 上发现血液沉积较局限,脑血管造影正常都不支持存在动脉瘤,事实上,这种出血不支持所有的动脉源性的出血。相反,脑桥前或脚间池的静脉破裂可能是出血来源。另一个支持该理论的间接证据是这部分患者的中脑周围静脉经常直接注入硬脑膜窦,而不是 Galen 静脉,这也可以起到病因提示作用。

3.动脉夹层　动脉夹层虽然不是蛛网膜下腔出血的主要病因,但在临床工作中还是要考虑到的,后循环动脉瘤夹层动脉瘤再出血的死亡率也非常高。一般来说在颈动脉系统发生夹层的机会大于椎-基底动脉系统,但是由动脉夹层所引起的蛛网膜下腔出血绝大多数发生于椎动脉。目前尚无关于动脉夹层在所有蛛网膜下腔出血病因中所占比例的数据。椎动脉夹层造成的蛛网膜下腔出血伴随的神经功能缺损主要是舌咽神经及迷走神经的麻痹(外膜下夹层)或 Wallenberg 综合征。有 30%～70% 的患者会出现再出血。再出血的时间短则数小时,长则数周。大约 50% 的此类再出血会导致死亡。与椎动脉夹层相比,颈内动脉颅内段或其分支的夹层引起的蛛网膜下腔出血要少见得多。主要累及颈内动脉末端、大脑中动脉及大脑前动脉。

4.脑内动静脉畸形(AVM) 脑凸面的蛛网膜下腔出血可能是由脑表面的 AVM 引起的,但是只有不到 5% AVM 破裂的积血仅局限在蛛网膜下腔之中。由于 AVM 内的血流量大,对动脉壁产生较大的张力,所以 10%～20% 的 AVM 供血动脉会出现囊状动脉瘤。这部分患者一旦发生出血,往往是由于动脉瘤破裂,只有少数情况是由血管畸形本身所引起。所以破裂动脉瘤所在的位置不是典型的囊状动脉的位置(位于 Willis 环),并且出血更多破入脑实质,而不是蛛网膜下腔。

5.脓毒性动脉瘤 感染组织碎片通过血流可以进入脑内动脉壁,引起动脉瘤性扩张。过去所说的"真菌性动脉瘤"仅指真菌感染后引起的动脉瘤,但这一概念应该停止使用;细菌性心内膜炎造成的脓毒性动脉瘤较曲霉菌性动脉瘤更加常见。大多数感染性心内膜炎造成的卒中是出血性脑梗死或脑实质出血,而不是蛛网膜下腔出血。感染性心内膜炎引起的动脉瘤大多位于大脑中动脉分支的远端,但是仍有 10% 位于动脉近端。大多数情况下脓毒性动脉瘤引起脑内血肿,但是还可在 CT 上表现为脑基底部出血,非常类似于囊状动脉瘤破裂。此类动脉瘤也会发生再出血。一般情况下,患者先出现感染性心瓣膜炎的临床症状及体征,再出现蛛网膜下腔出血,但也有以脓毒性动脉瘤破裂为最初表现的感染性心内膜炎。可以使用外科手术夹闭或介入方法处理脓毒性动脉瘤,也有通过足量的抗生素进行治疗的报道。

6.垂体卒中 垂体肿瘤引起组织坏死时累及垂体动脉,会引起动脉性出血。有一些因素参与垂体肿瘤的出血性梗死,如妊娠、颅内压增高、抗凝治疗、血管造影以及应用促性腺激素释放激素。垂体卒中的最初表现是突发的严重头痛,伴或不伴恶心、呕吐、颈强直或意识水平下降。垂体卒中的特征性表现是突发的视力下降。由于出血会压迫海绵窦内的动眼、滑车及展神经,所以大多数患者还会出现眼球运动障碍。头 CT 或 MRI 可以发现出血来自垂体窝,并且还可发现大部分垂体腺瘤。

7.其他 其他少见病因还有:可卡因滥用、使用抗凝药物、链状细胞病、CNS 表面铁沉着症,以及无法确定病因的蛛网膜下腔出血。

三、临床表现

1.头痛 颅内囊状动脉瘤常常有危险性渗漏或称"前哨出血"——动脉瘤出现微小裂痕,血压增高时出血进入蛛网膜下腔,但出血只持续数秒。患者突然出现严重头痛,往往是枕部或颈部持续性疼痛。头痛往往持续 48h 甚至更长时间。与偏头痛最大不同是患者出现突发头痛,且持续时间更长。在头痛强度达到最大之前只有短短几秒钟时间。头痛发生的同时往往伴有呕吐和活动的停止以及意识水平的降低。另一方面,偏头痛常常是搏动性的,疼痛在数分钟到数小时达到高峰。偏头痛伴随的恶心、呕吐通常只持续一段时间。前哨头痛往往持续数天至 1 周,在这期间,患者很少能从事正常活动。前哨出血经常被误诊为偏头痛、流感、高血压脑病、无菌性脑膜炎、颈部劳损,甚至胃肠炎。头痛、疲劳及呕吐很容易被误诊为食物中毒或急性胃肠功能紊乱。

2.神经系统症状及体征 动脉瘤可以表现为邻近脑组织或脑神经受压。巨大动脉瘤尤其容易出现局部占位效应导致的症状及体征。巨大大脑中动脉瘤可引起癫痫、偏瘫或失语。颈内动脉颅内段(ICA)与后交通动脉(PCA)连接处的动脉瘤[通常称为后交通动脉瘤(PComA)]或小脑上动脉(SCA)的动脉瘤可压迫第Ⅲ对脑神经。巨大的 SCA 动脉瘤可压迫中脑的锥体束产生引起对侧偏瘫。动脉瘤的占位效应可引起展神经麻痹。在海绵窦内,动脉瘤可压迫第Ⅵ、Ⅳ或第Ⅲ对脑神经,产生眼肌麻痹。基底动脉分叉处向前生长的动脉瘤可类似垂体肿瘤,引起视野缺损及垂体功能减退。基底动脉分叉处垂直生长的动脉瘤可产生遗忘综合征,合并第Ⅲ对脑神经麻痹、球部症状及四肢轻瘫。前交通动脉瘤患者出现下肢无力、谵妄以及双侧 Babinski 征阳性。大脑中动脉瘤出现失语、轻偏瘫以及病感缺失。大脑后动脉瘤出现同向性偏盲。眼动脉动脉瘤出现单眼视力障碍。

　　动脉瘤内可以形成栓子、脱离并栓塞远端动脉,引起卒中。Fisher 及同事报道了 7 例由局部脑缺血造成的一过性神经功能缺损。这些患者都有囊状动脉瘤,可以解释症状,并且没有发现其他栓子来源。这些动脉瘤内的栓子脱落后堵塞了远端动脉。Sutherland 等发现巨大动脉瘤内存积有血小板,进一步肯定了这种栓塞的假说。

　　短暂性意识丧失是由动脉血突然进入蛛网膜下腔导致颅内压(ICP)迅速增高所致。ICP 增高,出血进入视神经鞘中以及视网膜中心静脉压力增高会引起视网膜出血,通常出血位于玻璃体下。这种出血表现为从视盘向视网膜扩散的大面积出血。视盘水肿出现的比较晚。同侧或双侧的展神经麻痹同样很常见,反映了 ICP 增高。

四、诊　断

　　1.临床症状　突发头痛是蛛网膜下腔出血最有特征的临床症状,常被患者描述为一生中最为严重的头痛。此外,还可有颈强直、颈部疼痛、畏光、恶心、呕吐、意识丧失及痫性发作。虽然动脉瘤破裂多发生在运动或用力时,但实际上蛛网膜下腔出血可在任何情况下发生,包括睡眠。蛛网膜下腔出血的最初误诊率高达 15%,所以那些症状轻微的患者风险最大。迅速识别和诊断蛛网膜下腔出血是非常重要的。蛛网膜下腔出血患者需要着重询问年龄、起病形式、发作的时间、发病时的症状及其他危险因素。

　　2.体格检查

　　(1)脑膜刺激征:可以为诊断提供依据,但不能提示疾病的严重程度,也不提示预后。

　　(2)神经系统检查:患者的意识水平、神经功能缺损的评价是临床评定的重点,直接影响治疗方式的选择。

　　3.辅助检查

　　(1)CT:怀疑蛛网膜下腔时首先做头 CT 检查,基底池中会出现广泛的高密度影。是否能发现出血依赖于蛛网膜下腔中的血量、检查距离发病的时间、仪器的分辨率及影像科医师的技术。发病第 1 天,CT 可以发现 95% 以上蛛网膜下腔出血患者蛛网膜下腔中有血液沉积,但是在接下来的几天中,随着脑脊液循环,血液被清除,阳性率逐渐降低。颅内动脉瘤破裂造成的出血可能不仅仅局限在蛛网膜池中,它们还可能在脑实质中、脑室中破裂,有时还会出现在硬膜下隙。出血的模式通常提示动脉瘤的位置,但有时并不准确。前交通动脉瘤破裂往往出现脑底部额叶下区域的出血,出血可扩散至前纵裂及胼胝体周池,通常会伴有额叶血肿或从终板到透明隔的中线部位血肿。出血还容易进入侧脑室。一侧颞叶血肿或聚集在外侧裂中的血压通常提示 MCA 动脉瘤。同是颅内血肿,其位置也可提示裂破动脉瘤的位置,这比单纯依赖出血位于蛛网膜池中的位置来判断更加准确。有时 CT 也会得出假阳性结果,尤其是弥漫性脑水肿的患者。这是因为脑水肿时蛛网膜下腔中的血管充血可造成蛛网膜下腔高密度影。由于少量的蛛网膜下腔中的血液很易被忽视,所以应该仔细阅读 CT 片。即使仔细阅片后仍然没有发现血液,也不能排除动脉瘤性蛛网膜下腔出血。就算在出血后 12h 之内进行检查,使用先进的 CT 设备,仍有 2% 的假阴性。CT 显示正常不能排除 SAH;如果出血量少,CT 往往发现不了出血,尤其是 CT 在 24～72h 以后才进行。

(2)MR:由于 CT 对于疑似蛛网膜下腔出血诊断的实用性及可操作性较高,所以很少有关于急性期使用 MRI 的研究。MRI 的操作不如 CT 方便,并且躁动的患者,如果不接受麻醉,不能接受 MRI 检查,这都限制了 MRI 应用于蛛网膜下腔出血。MR 在显示急性期蛛网膜下腔出血时没有 CT 敏感,但是血管畸形,尤其是海绵状血管瘤通常在 MRI 上显示清晰,为边界清晰的混杂信号。然而,这些有限的数据表明在发病最初的数小时及数天内,质子像及 FLAIR 像与 CT 一样敏感。并且,在蛛网膜下腔出血发病数天到 40d 时,MRI 发现血液的阳性率要优于 CT,此时,FLAIR 像及 T_2^* 像成为最敏感的检查技术。

(3)腰穿:仍然是对那些有明确病史,但脑影像学检查阴性时必不可少的排除性检查。不能匆忙决定进行腰穿,也不能在不了解病情的情况下进行。一小部分患者(约 3%)出现突然头痛,但是 12h 之内的头 CT 扫描正常,这部分患者脑脊液中可检出血红蛋白,随后的脑血管造影可明确诊断。因此,对任何突然出现头痛,而 CT 扫描正常的患者,应进行腰穿查脑脊液及测压。一旦决定进行腰穿,第 1 条规则就是至少要等到发病后 6h(最好 12h)进行。这是因为,如果过早采集脑脊液,就会得到血性脑脊液,很难区分这些血是真正由蛛网膜下腔出血引起的,还是由穿刺损伤造成的。如果是蛛网膜下腔出血,在这段时间内脑脊液中的红细胞会降解生成胆红素。脑脊液阳性结果可持续至少两周。三管试验(连续留取的脑脊液中红细胞的数量逐渐下降)是不可靠的。血性脑脊液留取后要立即离心,否则在试管中氧合血红蛋白会继续形成。蛛网膜下腔出血后脑脊液主要变化特点是:①大量红细胞,第 1 管和最后 1 管中细胞数基本没有变化;②出血 4～5h 上清液呈浅粉红色;③由于含铁血红素降解,离心后上清液深黄色(黄变);④蛋白含量增加;⑤测压力增高;⑥脑脊液糖正常。

如果脑脊液清澈透明,就应该测定压力,这是因为突发头痛可能是颅内静脉血栓形成造成的。相反,脑脊液压力低说明存在自发性低颅压。因为脑膜炎(尤其是肺炎球菌脑膜炎)也可以表为急性发病即使脑脊液清澈,所以应该进行细菌培养。如果上清液是黄色的,蛛网膜下腔出血的诊断基本可以成立了。分光光度计法对 CT 阴性的可疑蛛网膜下腔出血的敏感性及特异性并不是很高,不足以作为确诊性诊断方法,但它仍旧是目前可用的方法。

(4)数字剪影血管造影(DSA):DSA 不仅可以发现蛛网膜下腔出血患者颅内一个或多个动脉瘤,还可以帮助确定动脉瘤与邻近动脉之间的解剖位置关系,有助于选择最佳治疗方案(填塞或夹闭)。对蛛网膜下腔出血的患者中,应当进行选择性脑血管造影,以明确动脉瘤的存在和解剖特点。

发现动脉瘤的金标准是传统的血管造影(DSA),但是这项检查耗时长且有创。研究发现蛛网膜下腔出血患者接受导管造影后的近期或远期并发症发生率为 1.8%,术中动脉瘤再破裂的风险为 1%～2%。动脉造影后 6h 内的破裂发生率为 5%。

由于血管痉挛是蛛网膜下腔出血的严重并发症之一,且出血后 3～5d 开始出现,6～8d 达到高峰,持续 2～3 周,所以我们提倡 3d 之内进行血管造影检查,尽早发现并及时处理动脉瘤。这样做的好处不仅是为了早期处理动脉瘤,防止再出血的发生,同时在成功闭塞动脉瘤后,可以给予患者适度的扩容治疗,更为重要的是,严重血管痉挛可能使载瘤动脉显影不清,造影假阴性结果。

(5)MRA 及 CTA:MR 血管造影(MRA)及 CT 血管造影(CTA)也用于蛛网膜下腔出血的临床评价。MRA 比较安全,但由于急性期的患者通常比较躁动或需要重症监护,所以急性期并不合适。研究表明,MRA 发现患者至少 1 个动脉瘤的敏感性为 69%～100%。

CT 血管造影(CTA)是以螺旋 CT 技术为基础的。普通平扫 CT 确立蛛网膜下腔出血诊断后,就可立即获得 CTA。由于不需要使用动脉内导管技术,检查的创伤是很小的。与 MRA 相比,CTA 检查具有放射性,需要注射碘造影剂进行增强,但对那些病情危重的患者来说,该检查更易进行。数据在 1min 之内即可获得,经过后处理技术,可以产生类似血管造影的图像。最实用的技术是电影轴位显像加兴趣区的 MIP(最大强度投射)。另外,由 CTA 获得的 MIP 可以在计算机屏幕上,在不同角度进行转动,这一点较传统血管造影有很大优势。CTA 的敏感性(与导管造影相比)为 85%～98%。另一方面,由于成像原理不同,CTA 还可发现传统血管造影所不能发现的动脉瘤。CTA 越来越多地用于发现破裂的动脉瘤,它已成为一项成熟的检查技术。毫无疑问,导管造影术仍然是术前评价脑动脉瘤的方法,CTA 及 MRA 仍然在不断改进。此外,对于 CT 上提示为后循环动脉瘤出血的患者,必须对两侧椎动脉造影后才能排除非动脉瘤,这是因为仅仅进行单侧椎动脉造影可能会漏掉小脑前下动脉或其他椎动脉分支上的动脉瘤。对可疑动脉瘤处进行三维成像(3D)可以发现常规方法不能发现的动脉瘤。当传统的血管造影不能及时进行时,可以考虑MRA 和 CTA。

(6)TCD(经颅多普勒超声):监测脑血流动力学的一项良好的检查手段。TCD 可发现颅内血管起始段血流速度增快。这些血管包括颈内动脉、大脑中动脉、大脑前动脉、大脑后动脉、椎动脉以及基底动脉。动脉管腔的减小可引起血流速度的增快。事实上,几乎所有 SAH 病人在发病后,脑底部的血管都会出现血流速度的增快,并且增快的程度和水平与血管痉挛所致临床表现的恶化及迟发型缺血有关。血流速度＞120cm/s 与造影显示的轻中度血管痉挛有关,＞200cm/s 时,提示严重血管痉挛。但是,有些病人的血流速度超过 200cm/s,都没有出现血管痉挛症状。所以,假阳性率还是较高的。Vora 等认为,只有在 MCA 血流速度较低(＜120cm/s)或极高(＞200cm/s)时,阴性预测值为 94%,阳性预测值为 87%(相对于血管造影或症状性血管痉挛来说)。他们认为中等程度的血流速度增高预测价值较小,不易区分。另外,该研究表明三高治疗在不引起血管痉挛的情况下也会使血流速度增快。一项回顾性研究比较了 TCD 的血流速度与氙 CT 测得的 CBF 之间的关系,以 31ml/(mg·min)作为 CBF 下降的界点。研究发现局部 CBF 增大时,TCD 记录到的血流速度较大。这些数据表明,近端血管的血流速度增加与血管反应性减小的血管血流速度增加有关。因此,血流速度的增加可能表示血流量代偿性增大,不一定意味着严重失代偿。不论是近端血管,还是远端血管的痉挛,没有发现血流速度代偿性增快。由此,产生了假阴性结果。Okada 等比较了 TCD 与血管造影及脑循环时间。结果发现,TCD 在 MCA 与血管造影相比,诊断血管痉挛的敏感性为84%,特异性为 89%。虽然 TCD 可能提示血管痉挛的发生,但 TCD 本身并不准确,这项技术的准确与否非常依赖于操作者的技术水平。

(7)其他影像学技术:单光子发射计算机扫描(SPECT)可以显示局部脑血流量的降低,也是一种有效的监测血管痉挛的方法。局部低灌注与 SAH 患者血管痉挛及迟发型脑梗死相关性良好。氙-CT 也可以定量显示局部脑血流。MR 弥散及灌注显像可以显示梗死区域和低灌注区域。以上这些技术及 CT 灌注扫描可能是监测 SAH 患者的有效方法。

五、鉴别诊断

主要是病因鉴别,非动脉瘤性蛛网膜下腔出血,参考"病因与发病机制"。当血管造影没有发现动脉瘤,需要考虑以下疾病及情况:

继发于隐匿颅脑创伤的蛛网膜下腔出血

血液系统疾病及镰状细胞病

未显影的动静脉畸形或太小的动脉瘤

破裂动脉瘤内血栓形成

脑表面非动脉瘤性动脉出血

硬脑膜动静脉畸形

脊髓动静脉畸形

脑静脉及硬脑膜窦血栓形成

颅内动脉夹层

脑淀粉样血管病

可卡因滥用

垂体卒中

血管炎（尤其是结节性多动脉炎及 Wegener 肉芽肿）

六、动脉瘤性蛛网膜下腔出血治疗

1.蛛网膜下腔出血的治疗总原则　包括一般内科治疗及特殊治疗。

(1)护理：连续观察（格拉斯哥昏迷评分 GCS、体温、ECG 监测、瞳孔、局灶性神经功能缺损）。

(2)血压：除非血压极高，否则不要处理高血压。极高血压的界定要根据患者的个体情况来界定，考虑患者年龄、蛛网膜下腔出血发生之前的血压水平及心脏情况。

(3)液体及电解质：建立静脉通道，输液量从 3L/d 开始（等张生理盐水，0.9％）；放置导尿管；发热时适当补充液体，维持正常血容量；每天至少查 1 次电解质、血糖及白细胞计数。

(4)充分镇痛：对乙酰氨基酚（扑热息痛）500mg 每 3～4 小时 1 次；在动脉瘤处理之前避免使用阿司匹林，对于严重疼痛，可使用可待因等药物。

(5)预防深静脉血栓形成及肺栓塞：弹性袜或气囊间歇压迫装置，或两者联合使用。

2.一般内科治疗

(1)血压的管理：在出血发生的最初几天，血压通常是升高的，这种情况在临床状况较差的患者尤为常见。目前对此的解释为暂时克服增高的颅内压、保持脑血流量的调节机制。人们依然缺乏针对蛛网膜下腔出血后血压增高最佳治疗方案的证据。过于积极的降低血压可能会造成失去自动调节血流能力脑组织的缺血损伤。但是，如果动脉瘤未得到处理，血压持续增高，又使再出血的风险增高。目前人们采取的治疗策略是避免使用降压药物，增加液体入量以降低缺血性卒中的风险。

因此，除非血压极高，应避免治疗高血压。由于每个患者的个体因素不同（年龄、先前血压及心脏情况），对"极"高血压没有既定的定义。平均动脉压得到适度降低（如降低 25％）的做法是比较合理的。在降低血压之前，要看看患者的疼痛是否已得到处理：许多患者的血压可在适度镇痛后出现下降。

(2)液体管理：为了避免发生脑缺血，蛛网膜下腔出血后的液体管理应避免血浆容量的减少。虽然目前证据并不充分，但除非有心力衰竭等禁忌证，每天给予等渗生理盐水 2.5～3.5L 比较合适。若患者通过胃肠获得营养液，通过静脉入液量就该相应减少。发热的患者液体量应适度增加。可留置导尿管通常准确计算液体平衡情况。

(3)低钠血症：蛛网膜下腔出血后可出现高钠血症或低钠血症，低钠血症更为常见。大多数情况下低钠血症是由尿钠排出过多或脑耗盐综合征导致的，低钠血症往往会导致血容量减低，从而增加继发性脑缺血的风险。纠正蛛网膜下腔出血后的低钠血症实际上是纠正血容量不足。急性症状性低钠血症很少见，通常是要紧急使用高张盐水（1.8％或甚至 3％）。虽然对于慢性低钠及酒精、营养不良、肾衰竭或肝衰竭、器官移植引起的低钠，快速纠正低钠血症可能导致脑桥中央髓鞘溶解症，但是高张盐水治疗蛛网膜下腔出血后低钠血症还是比较安全的。生理盐水(0.9%;钠浓度为150mmol/L)会引起负液平衡或尿钠过多的患者出现低血钠。由于肾上腺皮质激素的作用(作用于远端小管,导致钠重吸收),所以理论上,氟氢化可的松可以防止负钠平衡、低血容量,进而预防缺血并发症,但目前研究不足支持对蛛网膜下腔出血患者常规使用氟氢化可的松或氢化可的松。

(4)血糖的管理:高血糖的定义是血糖浓度>11.1mmol/L,有1/3的患者会出现高血糖。血糖增高与患者入院时临床情况较差有关。高血糖是预后较差独立的危险因素,但纠正高血糖能否改善患者结局仍不明确。

(5)镇痛药:通常可使用对乙酰氨基酚(扑热息痛)之类效果缓和的镇痛药物处理头痛;对于出血性疾病引起的头痛尽量避免使用水杨酸类药物,这类患者可能要接受神经外科开颅夹闭术或脑室内引流术。如果疼痛严重,需要加用可待因,甚至还需要使用合成阿片制剂(如曲马多)缓解疼痛。

(6)发热:患者在发病最初的几个小时通常会有轻度发热(不超过38.5℃),这可能是由于蛛网膜下腔内炎症反应所致,患者的心率基本是正常的。入院时临床状况较差的患者及脑室内积血的患者更容易出现发热。发热是结局较差独立的危险因素。若体温超过38.5℃或脉搏相应增高,应考虑感染。白细胞数增高不能区分感染或非感染性发热。

(7)深静脉血栓的预防:大约4%的动脉瘤性蛛网膜下腔出血的患者会发生深静脉血栓形成(DVT)。皮下注射低分子肝素或肝素类似物可预防DVT。由于低分子肝素类似物可增加颅内出血风险,使用弹力袜是预防蛛网膜下腔出血患者DVT不错的方法,但该方法缺乏随机临床试验支持。然而,加压弹力袜必须根据患者实际情况应用才有效。可以使用气囊对腿部静脉进行间歇加压预防DVT,患者能够较好地耐受该类装置,同时也便于护理人员操作。联合使用气囊间歇加压装置和弹力袜可能对于治疗蛛网膜下腔出血患者也更加有优势。

(8)抗癫痫药物:是否预防性应用抗癫痫药物尚存争议。大约有7%的患者在发病初发生痫性发作,但是痫性发作对患者预后的影响还不明确。另有10%的患者在疾病最初的几周发生癫痫,以抽动为主的癫痫发作的发生率为0.2%。有8%的昏迷患者会发生无肢体抽动的癫痫发作,但是选择EEG作为指标本身过高估计了癫痫发生率。是否对所有患者或昏迷患者进行连续EEG监测尚未得出确切结论。连续记录的EEG花费很高,工作量大,也很容易出现误判。开颅术增加了痫性发作的风险,但目前的研究没能证实抗癫痫药能降低癫痫发生率或死亡率。由于缺乏预防性抗癫痫药物的证据,以及该类药物可能造成的不良反应,目前不支持将抗癫痫药物作为预防治疗。

(9)心肺功能不全:即使入院时情况较好,患者还是有可能在出血发生的几个小时内发生肺水肿和心功能不全。心功能不全也可加重肺水肿。患者在急诊室或入院后很短时间内可出现低氧血症及低血压,导致意识水平的迅速下降。若患者在普通病房出现肺水肿及心室功能不全,应立即将其转入重症监护病房,进行机械通气,使用心脏正性肌力药物。是否进行呼气末正压通气尚存争议。

3.预防再出血　未处理的破裂动脉瘤中,最初24h内至少有3%~4%的再出血风险——这一风险有可能更高——有很高的比例在初次发病后立即发生(2~12h);此后再出血风险第一个月是每日1%~2%,3个月后的长期风险是每年3%。因此,在怀疑蛛网膜下腔出血时,建议给予紧急评定和治疗预防再出血的根本方法是尽早闭塞责任动脉瘤(神外开颅夹闭术或介入动脉瘤填塞术)。针对中国国情,其他还有一些方法指南也是有推荐的。

(1)抗纤溶药物:氨甲环酸及6-氨基乙酸是最常使用的两种抗纤溶药物。研究表明抗纤溶药物的确降低了再出血的风险(OR=0.59,95% CI:0.42~0.81),但不能影响总体死亡率(OR=0.99,95% CI:0.79~1.24),也不能降低不良结局发生率(死亡、植物状态或严重残疾,OR=1.12,95% CI:0.88~1.43)。对此的解释是虽然抗纤溶药物可降低再出血率,但缺血事件的风险增加了。尽管较早的研究认为,抗纤溶药的总效应是阴性的,但新近的证据提示,发病后短时间内进行抗纤溶治疗,在早期处理动脉瘤后,停用抗纤溶药,预防低血容量和血管痉挛。但这种方法的正确性需要进一步探讨。此外,在某些特殊情况下也可以考虑用抗纤溶药预防再出血,如患者的血管痉挛的风险低和(或)不得不推迟手术。

(2)重组Ⅶa因子:理论上说,激活的凝血因子有防止再出血的作用。但目前的证据不支持使用该药。

4.预防继发性脑缺血　与颅外或颅内动脉闭塞导致的缺血性卒中不同,蛛网膜下腔出血后的脑缺血或脑梗死往往不局限于单一动脉或其分支的分布区。由于脑血管痉挛的高峰是从发病第5~14天,与继发性脑缺血的时间相一致,脑血管痉挛导致弥漫性脑缺血,会产生局灶或弥散性临床症状,并且CT及实践也会发现多发性缺血灶,所以目前认为脑血管痉挛是继发性脑缺血的主要原因。

(1)钙拮抗药:目前的证据表明钙拮抗药可降低继发性脑缺血的发生率,并且有改善病死率的趋势。临床试验中主要使用的尼莫地平用法(60mg 口服 q4h,连用 3 周)成为目前动脉瘤性蛛网膜下腔出血患者的标准治疗。若患者不能吞咽,就应将尼莫地平药片碾碎后使用生理盐水通过鼻饲管冲入胃中。药品制造商更加支持使用静脉尼莫地平,但这种方法较贵,且目前没有证据支持这种用法。除此之外,静脉应用尼卡地平不能改善患者预后。在神外开颅夹闭术的同时,可将钙拮抗药注入蛛网膜下腔,但是这种用法的有效性还有待证实。

(2)硫酸镁:超过 50％的蛛网膜下腔出血患者有低镁血症,这与继发性脑缺血及不良结局有关。镁离子同时是电压依赖性钙通道的非竞争性拮抗药,并且对脑动脉有扩张作用。目前仅有一个试验对静脉使用尼莫地平及硫酸镁进行了比较,没有发现两者在预防继发性脑缺血方面有差异,但是该试验的样本量太小(104 名患者),没能得出有意义的结论。

(3)阿司匹林及其他抗栓药物:几个研究发现血小板在蛛网膜下腔出血后 3d 被激活。得出该结论的依据是血栓烷 B_2 水平增高,它是血栓烷 A_2 稳定的代谢产物,而血栓烷 A_2 可促进血小板激活及血管收缩。但目前的数据表明抗栓药物不能显著降低继发出血性卒中的发生率及不良预后,且有增加颅内出血的风险,故不推荐使用抗血小板药物。

(4)他汀类药物:HMG-CoA 还原酶抑制药(他汀类药物)目前主要应用于降低 LDL-C 水平,但是它们同时有抗炎、免疫调节、抗血栓作用,并可作用于血管。目前他汀类药物用于蛛网膜下腔出血的证据还非常有限,但一个大样本的随机临床试验正在英国进行。

(5)腰穿置管外引流术及纤维溶解药物注射:这些治疗措施验证了脑血管痉挛增加继发性脑缺血以及外渗血液造成血管痉挛的假说。由于目前没有随机临床试验,不推荐将该治疗作为临床推荐。在脑池内注射纤维溶解药物来去除蛛网膜下腔内血液是一种积极的方法。使用微导管通过腰穿口置入,将尿激酶注入小脑延髓池。该方法可显著降低临床血管痉挛(首要结局,临床症状的恶化包括血管造影证实的血管痉挛)。患者的临床结局较好,但病死率没有下降。在这种治疗方法作为临床常规之前,需要样本量更大的研究将总体临床结局作为首要结局进行衡量。

5.治疗继发性脑缺血

(1)诱导高血压及扩容:三高治疗,即高血容量(增加循环血浆量)、诱导产生动脉高血压、血液稀释。基本原理是通过增加血容量来增加心排血量,这样可以提高动脉血压,从而增加缺血区域的脑血流量(CBF)。增加局部血量流量的方法是提高脑组织血液灌注量或降低血液黏滞度。如果进行积极的输液治疗时出现并发症,就应该使用肺动脉导管进行监测。有时仅通过扩容就可以达到提高血压的目的,但为了达到目标血压,还需要使用血管活性药物(如多巴胺或去氧肾上腺素)。血液稀释是指将血细胞比容控制到 30％~35％。从 35 年以前第一个观察性研究发表以来,有关诱导性高血压的随机临床试验仍然很少,但是根据病例报告及非对照研究的数据,许多内科医师对患者进行诱导性高血压及扩容,并且发现患者的病情出现好转。

对蛛网膜下腔出血患者可早期进行静脉内液体治疗,预防血容量不足及脑耗盐综合征。临床实践中,可联合使用晶体液及胶体液。在动脉瘤夹闭之前,血容量的扩充、血液的稀释以及血压的升高要谨慎,要避免血压过度增高,降低再出血的风险。动脉瘤夹闭后就可以积极进行三高治疗了。一般情况下,最先使用生理盐水(0.9% NaCl;140ml/h),根据患者的尿量调节滴数。如果患者入院时血细胞比容在40%以下,就应该使用5%的白蛋白500ml,注射时间不少于4h。

对于目标血压值仍存在争议,其确定必须充分考虑患者的基础血压值。既往没有高血压的患者,收缩压要控制在110mmHg以下;对于基础血压就高的患者,收缩压最高值应比基础水平低20%。这种血压要一直维持到动脉瘤被处理之后。对血压的严格控制可预防再出血。

当然,"三高治疗"有其并发症。①颅内并发症:加重脑水肿、增加颅内压、动脉瘤再次出血。②颅外并发症:肺水肿的发生率为17%,尤其是使用较多晶体液进行扩容;稀释性低钠血症(CNa<135mmol/L)发生率为3%;心肌梗死的发生率为2%。

(2)经皮腔内血管成形术及血管扩张药物:即便是已经闭塞动脉瘤,经皮腔内血管成形术中血管破裂的发生率约为1%,其他并发症(如高灌注损伤)的发生率约为4%。综合考虑上述风险、高花费以及缺乏对照组这些问题,目前经皮腔内血管成形术应该作为一种严格控制的试验性治疗措施。对于不设对照组的动脉内超选择动脉内注射药物可以改善患者预后的结果也应采取同样的谨慎态度。罂粟碱的使用已成为一种常用的治疗该病的药物,但不是所有研究结果都支持使用该药。动脉内注射米力农、维拉帕米或尼卡地平也可用于扩张血管,但目前尚不肯定这些药物是否能改善患者的临床预后。

6.防治脑积水　对于SAH后慢性脑积水患者推荐进行临时或永久的CSF分流;对于出现意识下降的急性SAH患者,脑室底造口可能使患者获益。

七、预后

动脉瘤性蛛网膜下腔再出血的病死率非常高,患者第1次出血病死率约为30%,若发生第2次出血,则迅速增加到70%。发病第1个月内每天的再出血风险为1%～2%,之后降至每年3%～4%。即使成功处理动脉瘤,还是有相当多的患者存在生活质量的下降,这逐渐引起人们的关注。

(陈　华)

第五节　颅内动脉瘤

颅内动脉瘤是颅内动脉壁上的局限性异常扩大,是引起自发性蛛网膜下腔出血(SAH)最常见的原因。根据Locksley的综合性统计,在5431例自发性SAH的患者中,动脉瘤破裂占51%。动脉瘤破裂出血的死亡率很高,首次出血的死亡率为30%～40%。如首次出血能存活下来,将面临再次破裂的威胁,而再次破裂出血的死亡率更高,达60%以上。几乎所有的先天性动脉瘤都位于或接近动脉主干的分叉处,85%～95%位于Willis环的前半部,即颈内动脉和它的分支或前交通动脉;其余是在椎,基底动脉系统。多发性动脉瘤约占20%,其中40%发生在两侧及对称部位上,大脑中动脉(MCA)是最常见的部位。本病以30～60岁中年人比较多见,10岁以下或80岁以上者很少见。

颅内动脉瘤按发病原因可分为以下几种：①先天性动脉瘤（囊状动脉瘤），占90%以上，多发生于动脉分叉处。②动脉硬化性动脉瘤（梭形动脉瘤），约占7%。因动脉壁粥样硬化和高血压而使动脉壁逐渐向外梭形膨出形成动脉瘤。③感染性动脉瘤，多见于脑动脉的终末支。常因身体各部位的感染栓子经血液播散停留在脑动脉的终末支，少数栓子停留在动脉分叉部，引起动脉壁的局部炎症，从而破坏管壁形成动脉瘤。④创伤性动脉瘤，见于颅脑损伤、手术创伤后，由于异物、骨折片等直接伤及动脉管壁，或手术牵拉血管造成管壁薄弱，从而形成动脉瘤。⑤还有一些少见的原因（如肿瘤等）也能引起动脉瘤。

绝大多数的动脉瘤患者在未破裂出血前都无症状，少数病例可因压迫相邻的神经结构出现相应的神经症状。常见的症状分为3类：①出血症状，最常见的是单纯SAH，其次为脑内血肿，严重时可发生脑疝。脑内血肿也可合并有SAH或脑室内出血。创伤性动脉瘤多位于颈内动脉海绵窦段，由于该部颅底骨折引起，可表现为反复发作性鼻腔大出血，并可伴有失明和眼眶周围淤血。②局灶症状，因动脉瘤压迫的部位不同而异。在动脉瘤破裂前所出现的症状为其直接压迫邻近结构的结果。例如，颈内动脉-后交通动脉动脉瘤中，常出现病侧动眼神经麻痹。颈内动脉的巨型动脉瘤（直径大于2.5cm者）可因视功能损害及垂体功能障碍而被误认为垂体腺瘤。动脉瘤破裂后，由于出血破坏或血肿压迫脑组织，以及血管痉挛引起脑缺血等情况均可出现相应的局灶症状。如大脑中动脉动脉瘤破裂可引起对侧偏瘫，左侧者还可伴有失语。③脑缺血及脑血管痉挛，血管痉挛为动脉瘤破裂出血后发生脑缺血的重要原因。SAH造成脑损害使脑皮质对缺血的耐受性减弱而产生缺血症状。此外，瘤囊内血栓脱落及蔓延也是造成缺血的原因。

一、病理生理

颅内动脉瘤的发生原因主要有两种：首先是先天因素，颅内动脉瘤的发生部位多数是在动脉的分叉处，这是动脉中层最薄弱而且又是承受血流冲击最大的部位，在长期血流压力和冲击力的作用下，动脉内膜即可通过此缺损向外突出，形成先天性囊状动脉瘤。其次是后天因素，如动脉粥样硬化及高血压，可广泛破坏血管壁内弹力层和中层，加上高血压的作用，可使动脉壁薄弱的部分外突形成动脉瘤，并常呈梭状扩张。此外，创伤、感染、肿瘤等损伤管壁也能形成动脉瘤。

动脉瘤与载瘤动脉相连接的部分称为瘤颈，与瘤颈相对的部分称为瘤底，其余部分称为瘤体。由于瘤底受到血流冲击和损伤较瘤颈和体部严重，所以瘤底是动脉瘤最薄弱的部分，易发生破裂。通常颅内动脉瘤的体积都较小，不造成明显的占位情况，但临床上常因动脉瘤破裂出血和脑血管痉挛而造成较严重的症状。

（一）动脉瘤破裂出血

这里所谓"破裂"实际上不是动脉瘤真的被胀破，而只是动脉瘤壁的不断磨损变薄，发生渗漏而已。如果动脉瘤真的破裂，出血将十分猛烈，患者常因大出血引起脑内血肿和脑疝而在短时间内迅速死亡。动脉瘤的渗血虽较缓慢，但它的临床表现就是急性SAH所见的严重症状。

动脉瘤出血以后，由于组织的自体修复，血液的凝集作用及伴同的颅内压增高，可使出血暂停。以后因溶纤维蛋白酶的作用使已经闭合的出血点又开放，出现再次出血。据Jane对364例及Kassell对2256例破裂动脉瘤病例的调查，发现在初次出血后的24h内就有可能再次出血，以后随时间的迁移以1.5%的速度逐日递减。在出血后的第2周末，再出血率实际上比最初24h的再出血率累计减少19%。这一概念纠正了过去认为再出血率在初次出血后的10～14d为最高的错误认识。目前多数认为再出血发生在第一次出血后7d内最多，3周后显著减少。

动脉硬化、高血压、外伤及感染等后天因素，均可促使先天性动脉瘤的扩张和破裂，引起SAH和脑内血肿。此外,动脉瘤破裂后可发生脑血管痉挛、脑缺血、脑水肿、脑室内出血和脑积水等一系列病理改变,死亡率和病残率都很高。

(二)脑血管痉挛

动脉瘤性 SAH 后脑血管痉挛(CVS)可使脑血流量减少,造成脑缺血和脑梗死,严重者可导致脑组织广泛缺血缺氧,引起脑水肿以及颅内压增高,继发更为严重的脑损害,是产生昏迷、瘫痪等严重症状的根源,也是动脉瘤破裂患者死亡率和病残率增加的主要原因,部分学者认为这是比动脉瘤破裂出血更为重要和复杂的一种发病机制。

早期的研究结果认为,CVS 自出血后第 3d 开始,持续 7~21d,第 2 周是痉挛高峰,主要与出血急性期后血凝块中释放出来的多种血管收缩物质有关,如前列环素(PGI_2)、血栓素 A,(TXA_2)、5-HT、儿茶酚胺、红细胞溶血后氧合血红蛋白等。在此期间血管壁和脑组织容易形成不可逆损害,痉挛的脑血管可能对血管扩张剂丧失扩张能力,至今尚缺乏有效的治疗措施以减轻 SAH 后晚期 CVS 及其所致的脑损害,相当一部分患者的神经功能障碍未能得到改善甚至死亡。近期的研究表明,SAH 出血急性期(3d 内)也有 CVS 发生,现在大多数学者将其与传统意义上的 CVS 共称为 SAH 后 CVS 的"双期现象",即早期(急性期)CVS 和晚期(慢性期)CVS 或迟发性 CVS。据统计,SAH 患者的早期死亡率极高,其中 12% 的患者在 cvs 尚未治疗时就已死亡,25% 于 24h 内死亡。研究表明,与迟发性 CVS 的发生机制不同,SAH 可直接启动多条信号转导通路导致早期 CVS,但两种发病机制的最后共同途径都是平滑肌细胞 Ca^{2+} 内流和细胞内钙库中的 Ca^{2+} 释放,导致胞质内游离 Ca^{2+} 超载。据研究,SAH 后早期 CVS 及早期脑损伤(EBI)是 SAH 患者死亡的首要原因,早期 CVS 所致损伤效应可以影响和强化晚期 CVS 的发生和发展,但早期 CVS 时血管平滑肌形态结构未出现病理学改变,此时应用血管扩张剂效果较好。因此,如果能在 SAH 后的早期阶段尽早使用解痉药物,则可能减轻 SAH 后早期 CVS,进而减缓甚至阻断晚期 CVS 的发生和发展或减轻其严重程度,改善 SAH 患者预后。目前,SAH 后早期 CVS 及 EBI 正在逐渐成为研究的重点。

临床上一般将 CVS 分为两种类型:血管造影性 CVS 和症状性 CVS。但血管造影性 CVS 和症状性 CVS 并不完全一致,很多血管造影性 CVS 并没有相应的临床症状和体征。所以尽管血管造影性 cvs 的发生率可达 70%,但症状性 CVS 发生率只有 25%~30%。

CVS 在 DSA 全脑血管造影中表现为血管呈条索状,显示不均匀,管腔狭窄。通常将血管管腔狭窄小于 25% 定义为轻度狭窄;狭窄 25%~50% 为中度狭窄;狭窄大于 50% 为重度狭窄。尽管 DSA 全脑血管造影一直被认为是诊断脑血管疾病和 CVS 的"金标准",但其有创性、危险性及不能重复检查等局限限制了其对 CVS 的发生、发展及转归情况进行连续监测。

1982 年经颅多普勒超声检查(TCD)技术在临床上的成功运用,使 SAH 后 CVS 的无创动态监测成为可能。到目前为止,TCD 仍是临床上检查 CVS 最常用的方法,能测量血液流经大脑动脉的速度,并且可以连续多次监测,动态观察 SAH 后脑血流动力学变化情况,对 CVS 的诊断及预后判断均具有重要价值。大量研究证明,TCD 所反映的血流速度增加与动脉造影所显示的脑血管痉挛有很好的相关性,特别是大脑中动脉(MCA)。1984 年 Aaslid 等根据 TCD 的临床追踪观察,对 SAH 引起的 CVS 进行临床分级:血流速度 120~140cm/s 为轻度血管痉挛,140~200cm/s 为中度血管痉挛;大于 200cm/s 时为重度血管痉挛,小于 120cm/s 时无血管痉挛的表现。TCD 在判断大脑中动脉痉挛时的特异性更高,有 85%~90% 的准确性,同样对于椎基底动脉其可信度亦很高,但对于大脑前动脉和大脑后动脉诊断准确性不如大脑中动脉,所以临床上通常以观察结果最准确和最灵敏的大脑中动脉作为主要观测点来诊断 CVS。

二、诊断

颅内动脉瘤破裂前多无症状,发病前诊断较为困难。其诊断大致分为两个层面:首先是 SAH 的诊断,在 SAH 确诊之后进一步检查以明确有无颅内动脉瘤。

(一)腰椎穿刺

腰椎穿刺是诊断动脉瘤破裂后 SAH 的直接证据。但在出血急性期,颅内压力往往较高,行腰椎穿刺检查有诱发动脉瘤再次破裂出血或导致脑疝的危险。部分学者认为对怀疑 SAH 的患者可先行头颅 CT 检查,若 CT 检查已确诊 SAH 则无须腰椎穿刺检查。

(二)头颅 CT 及 CTA

由于 CT 诊断 SAH 的敏感性很高,且检出之出血部位有助于出血动脉瘤的定位,加之成像迅速,普及率高,故对怀疑 SAH 的患者是首选的诊断性检查手段。CTA 血管造影是螺旋 CT 问世以来逐渐发展起来的一种无创性血管检查方法,具有创伤小、并发症及适应证少、费用低、可与首次 CT 同期进行、可充分显示动脉瘤与载瘤动脉、邻近血管以及颅底骨性结构之间的空间解剖关系等特点。大量文献报道,与"金标准"DSA 血管造影比较,其诊断动脉瘤的准确性高达 95% 以上,目前已逐渐成为诊断颅内动脉瘤的基本手段之一。尤其是其成像速度快、部分危急重症患者能够耐受的优势,特别适合意识较差的急性期患者的早期诊断,部分血肿较大、需紧急手术患者可直接以此作为诊断依据指导进一步治疗。因此,CTA 在近年的临床应用中得到较快的发展,在仍不能开展 DSA 全脑血管造影的部分经济欠发达地区迅速普及,并有望在经济发达地区成为筛查未破裂的动脉瘤的检查手段。其缺陷在于,不易区分动脉、静脉、不能判断血流方向、不能动态显示动脉瘤内血流情况、需要的对比剂剂量较大等,有待于进一步研究解决。

(三)头颅 MRI 及 MRA

MRI 对急性期 SAH 显示较差,且检查时间长,部分患者不能耐受,故通常不用以 SAH 急性期的诊断。1986 年 Dumonlin 等首创了 MRA,不需要注射任何造影剂即可显示整个脑血管系统,避免了常规脑血管造影的危险性,真正实现了无创性脑血管成像,尤其适用于肾功能受损的患者。文献报道 MRA 检出颅内动脉瘤的敏感度和特异度都很高,但其仍然存在明显的缺陷,如检查时间长、意识较差的患者不能耐受、颅底骨性结构显示较差等。因此,MRA 技术在颅内动脉瘤诊断中的使用至今尚不十分广泛。

(四)DSA 脑血管造影

DSA 脑血管造影可以明确颅内动脉瘤的部位、大小、形状、数目、瘤颈宽窄、瘤颈伸展方向和侧支循环,有无动脉粥样硬化,瘤腔内有无附壁血栓等;可以实时、动态地显示动脉期、毛细血管期、静脉期等不同时相的动脉瘤及其血流动力学情况;旋转血管造影可以从不同角度观察动脉瘤的形态;三维成像有助于细致地显示动脉瘤的形态及评估动脉瘤与其他血管及颅底骨性结构之间的空间解剖关系。因此,脑血管造影一直是诊断颅内动脉瘤的"金标准",尤其是近年来 3D-DSA 的广泛应用更进一步巩固了其不可替代的"金标准"地位。在有条件的情况下,每一个 SAH 的患者都应行 DSA 全脑血管造影检查。DSA 全脑血管造影的不足之处在于:为有创性检查,检查时间长、部分患者不能耐受,对患者及操作者均有辐射危害,价格昂贵等;尤其是有动脉粥样硬化的老年患者易发生血栓栓塞事件,肾功能受损的患者较易出现肾脏并发症等。

(五)颅内动脉瘤的临床分级

为了评价手术的危险性和患者的预后,Hunt 和 Hess 将患者的症状与体征分为 5 级(表 5-2)。

表 5-2　颅内动脉瘤的临床分级

级别	评级标准
0 级	未破裂的动脉瘤
Ⅰ 级	无症状,或轻微头痛及轻度颈强直
Ⅱ 级	中度至重度头痛,颈强直,除脑神经麻痹外,无其他神经功能缺失
Ⅲ 级	嗜睡等轻度意识障碍或轻微局限性神经功能缺失
Ⅳ 级	昏睡等中度意识障碍,中度至重度偏瘫,可能早期去大脑强直及自主神经功能紊乱
Ⅴ 级	深昏迷,去大脑强直,濒死状态

若伴有严重的全身疾病如高血压、糖尿病、动脉硬化、慢性肺部疾病和血管造影显示严重血管痉挛者,级别要比该患者临床表现的标准提高一级。

三、治疗

(一)非手术治疗

主要目的在于防止再出血和防治脑血管痉挛等。适用于患者病情不适合手术或全身情况不能耐受开颅、诊断不明确、患者拒绝手术或手术失败者;亦可作为手术前后的辅助治疗手段。

1.防止再出血

(1)一般处理:患者应绝对卧床休息 4～6 周,头部可稍抬高,尽量减少不必要的搬动,禁止沐浴、如厕等一切下床活动。对头痛、烦躁的患者,适当的选用镇痛、镇静药物,保持患者安静,避免情绪激动。防止咳嗽、打喷嚏,可使用轻泻剂,保持大便通畅,减少因颅内压增高导致动脉瘤破裂的机会。

(2)控制性低血压:是预防和减少动脉瘤再次出血的重要措施之一,但降压幅度不宜过大。由于出血后颅内压增高可导致脑血流量降低,若再伴有动脉痉挛则脑供血将进一步减少,此时如果血压降得过低则会造成脑灌注不足而加重缺血性脑损害。通常推荐降压幅度为 10%～20% 即可,高血压患者则降低收缩压原有水平的 30%～35%,最好在生命体征监护仪的连续监测或经颅超声监测下进行,同时注意观察患者病情,如有头晕、意识恶化等缺血症状应予适当回升。

(3)降低颅内压:SAH 患者可有不同程度的颅内压增高,而颅内压增高将通过多种机制导致脑损害。研究表明,甘露醇不仅能降低颅内压、增加脑血流量、推迟血-脑脊液屏障损害并减轻脑水肿,而且还是作用较强的氧自由基清除剂,可减轻脑神经细胞损伤,故对 SAH 的 Ⅱ～Ⅳ 级、临床表现怀疑有颅内压明显增高的患者予以甘露醇降颅压治疗,严重者可同时辅以呋塞米、人血白蛋白等。甘露醇正确使用方式为间歇快速给药,而不是持续静脉滴注。由于过量使用甘露醇有血液浓缩、黏滞度增加、电解质紊乱、脑循环障碍、加重脑损伤和肾功能损害等不良反应,故部分学者主张使用小剂量甘露醇(0.2～0.5g/kg),认为小剂量甘露醇降低颅内压作用与大剂量相似,且可避免严重脱水、渗透失衡以及在大剂量使用时发生甘露醇外渗,并提倡在颅内压监测和渗透压监测下使用。

(4)抗纤溶治疗:使用抗纤维蛋白溶解药物是为干扰或阻止纤溶酶原转变为有溶解蛋白作用的纤溶酶,以抑制或推迟堵塞在动脉瘤破口上的血块被溶解,从而降低再出血率。常用氨基己酸,24g/d,分次静脉滴注,持续用药到手术时停止,如不行手术,需维持 4～6 周。此外还可选用氨甲环酸静脉滴注,0.5g,3次/d。

2.预防和治疗脑血管痉挛　SAH 后 CVS 进入到晚期阶段后,血管壁和脑组织可能已经遭受了不可逆损害,痉挛的脑血管对血管扩张剂已经丧失了扩张能力。但早期 CVS 时血管平滑肌形态结构未出现病理学改变,此时应用血管扩张剂效果较好,而且早期 CVS 所致损伤效应可以影响和强化晚期 CVS 的发生和发展。因此,如果能减轻 SAH 后早期 CVS,则可减缓甚至阻断晚期 CVS 的发生和发展或减轻其严重程度,改善 SAH 患者预后。故 CVS 的药物治疗应在 SAH 后早期阶段尽早进行,有部分学者提出 CVS 的预防比治疗更为重要,特别强调抗痉挛药物的使用需早期、足程、足量进行。

由于 CVS 发生机制的最后共同途径是胞质内钙超载,故临床最常使用的药物为钙离子拮抗剂。这是一类选择性地抑制电位依赖性钙通道的有机化合物,可与动脉壁的特定受体结合,阻断钙离子进入胞质,避免钙超载引起的连锁反应,缓解 CVS。目前常用钙离子拮抗剂有尼莫地平、尼卡地平、硝苯地平等,公认效果较好的是尼莫地平,能以其脂溶性透过血脑屏障,选择性地作用于脑血管和脑组织,且全身不良反应小、起效快、能改善所有级别 SAH 伴发 CVS 患者的预后。但其对已经发生的钙超载并无清除作用,因此对已发生的 CVS 效果差,因此特别强调早期使用。由于迟发性 CVS 大多从第 3 天开始,可持续 2~3 周甚至更长时间,故 SAH 后需全程使用尼莫地平,推荐持续静脉泵注尼莫地平注射液 14~21d,症状缓解后继续口服尼莫地平片 1 周(60mg,6 次/d)巩固治疗效果。部分学者推荐在行开颅动脉瘤夹闭术时可在术野局部灌洗尼莫地平注射液,可增强解痉效果。

目前国际上推荐的尼莫地平注射液的抗痉挛的剂量为 48mg/d,但使用过程中血压减低的现象在我国较为普遍,考虑可能与人种差异有关,可酌情减少每日用量。但有研究结果显示,尼莫地平注射液的剂量只有在 20~30mg/d 时,脑血流量才能达到 55ml/(100g·min),因此,即使考虑到人种差异问题,尼莫地平注射液的最小用量也不能低于 30mg/d。

近年来用于治疗 cvs 的另一种主要药物是法舒地尔。法舒地尔是一种异喹啉磺胺化合物盐酸盐,属于 Rho 激酶抑制剂,1995 年 6 月在日本开始应用于临床,具有抑制蛋白激酶的作用,故能直接阻断肌球蛋白轻链激酶(MLCK)活性而舒张血管。主要扩张中、小动脉(如 Willis 环等),选择性地增加脑血流量,改善脑缺血症状及伴随的神经元损伤。推荐剂量为 30mg 静脉滴注,3 次/d,连用 2~3 周。

3.其他治疗

(1)降体温:SAH 后发热较为常见,通常为持续的低热,大多与血液刺激下丘脑或血液吸收有关,可采用物理降温以减少脑细胞的耗氧量及减轻脑细胞的损害。若体温长时间居高不下,需考虑是否存在合并感染,可进一步寻找发热原因,根据病因具体治疗。

(2)抗痫治疗:动脉瘤性 SAH 引起的继发性癫痫发作并不少见,文献报道的发生率为 9%~20%。在部分患者为首发或早期的主要临床表现,但多集中在出血量较多,出血范围较大的患者,可有多种表现形式,常为全身性强直-阵挛发作。癫痫发作可加重病情,导致患者死亡率、致残率升高。SAH 继发癫痫的机制目前尚不完全明确,与多种可能机制有关。目前临床上常用丙戊酸钠 400mg+5% 葡萄糖溶液 500ml 静滴,维持 8h,每 12h 1 次或间隔 4h 再次用药 1 次,连续用药 3~4d,3d 后停用静脉用药,改为口服丙戊酸钠缓释片 500mg 1 次/d,暂时未清醒的患者,予以鼻饲。不能控制者,可使用地西泮 10~20mg 以每分钟 3~5mg 的速度(高龄患患酌情减量)缓慢静脉注射,直到发作停止或总量达 20~30mg 为止。为防止再发,续用地西泮 8~10mg/h 微量注射泵维持,每日总量不超过 120mg。无癫痫发作 SAH 患者,如果不使用预防性抗癫痫药物,一旦继发癫痫,即可在短时间内迅速加重病情,即使补救性加用抗癫痫药物治疗,效果亦往往不佳,导致患者预后不良,故提倡常规性预防使用抗癫痫药物。

(3)脑脊液引流:动脉瘤破裂出血后,血性脑脊液的刺激可导致难以忍受的剧烈头痛;积血还可堵塞室间孔或中脑导水管,引起急性梗阻性脑积水,部分患者甚至可诱发急性枕骨大孔疝危及生命;慢性期分解破裂的红细胞堵塞蛛网膜颗粒可导致慢性脑积水;分解代谢的毒性物质可导致 CVS。因此,积血所致的急性脑积水需急诊行脑室外引流术以缓解高颅压危象:部分学者主张行腰池引流血性脑脊液,一方面可减轻头痛、减少慢性脑积水发生的机会,另外还可缓解 CVS 的症状。但腰池引流可能诱发更大的危险,即动脉瘤再次破裂出血甚至诱发脑疝,故现在大多数学者认为动脉瘤尚未处理的患者不宜行脑室外引流和腰穿诊断 SAH 以及腰池引流血性脑脊液。部分学者在行动脉瘤瘤颈夹闭前行腰池引流,一方面可利于侧裂的分离,另外术后可保留腰池引流管持续引流血性脑脊液,减轻头痛等症状,减少脑积水和 CVS 发生的机会。

(4)3H/3N 疗法:CVS 可导致血管腔狭窄,脑血流量减少,灌注压降低,血液呈高凝状态。针对上述病理机制,部分学者提出 3H 疗法,即升高血压、扩充血容量、提高血液稀释度,以增高脑灌注压、降低血黏度、降低红细胞及血小板凝聚力,改善微循环,防止脑缺血缺氧、脑水肿、脑梗死。具体方法为:①扩容。可用晶体液、白蛋白和血浆,晶体和胶体按 1:3 的比例搭配,每日静脉滴注和口服液体总量 3000~6000ml。治疗期间要监测患者血容量和中心静脉压,使之维持在 7~10cmH$_2$O,肺毛细血管楔压保持为 15~18mmHg。②血液稀释。是指输入适当的各种稀释液使血液浓度变稀,使红细胞比容维持为 33%~38%。血流阻力减小,改善增加脑血流量。③升压。可用多巴胺使收缩压较治疗前升高 20~40mmHg,或维持为150~160mmHg。但 3H 治疗有诱发动脉瘤破裂、加重脑水肿、诱发出血性梗死、增加心脏前负荷、诱发心衰等一系列并发症的可能,遂有学者提出了 3N 疗法,即保持脑正常灌注压,维持正常血压、正常血容量、正常血黏度,由于其风险相对较小,3N 治疗也为广大神经外科医生所接受。

(二)手术治疗

动脉瘤手术治疗目的是为防止动脉瘤出血或再出血。治疗原则是将动脉瘤排除于血循环之外,防止动脉瘤破裂;同时保持载瘤动脉的通畅,以免发生脑缺血。到目前为止,开颅手术夹闭动脉瘤和血管内栓塞治疗动脉瘤是治疗颅内动脉瘤最有效的手段。

1.手术时机选择　动脉瘤手术按时间可分为紧急手术、早期手术和延期手术 3 种。紧急手术是指入院后立即手术,适合于并发血肿、出现脑疝和急性脑积水的患者,目的是清除血肿,夹闭动脉瘤和行脑室外引流。早期手术是指出血后 3d 之内手术,不仅可夹闭瘤颈避免再出血,还可清除蛛网膜下腔内的血凝块,防止术后发生血管痉挛。延期手术适用于病情较重、出现意识障碍、并有脑血管痉挛和较明显的全身症状的患者,一般延期2~3周以上,待病情好转后手术。一般说来,Hunt 分级Ⅰ~Ⅱ级的患者主张早期手术;Ⅲ~Ⅳ级患者,多伴有明显的脑血管痉挛和脑水肿,因此可延期待病情好转后再考虑手术;Ⅴ级患者若有危及生命的脑内血肿可行紧急手术,但无论手术与否患者预后均差。

2.手术方法

(1)直接手术治疗:指开颅直接处理动脉瘤,有下列方法。

1)动脉瘤颈夹闭术:这是治疗颅内动脉瘤最理想的方法,既阻断了动脉瘤的血液供应、避免发生再出血,同时又保持载瘤动脉的通畅,术后不会引起脑功能障碍。凡动脉瘤具有一较狭长的瘤颈者都应优先采用此法治疗。但对于暴露困难、瘤颈宽而短,或有多根主要动脉相连者就不能应用此法。手术中需要将动脉瘤颈分离出来,选择适当的瘤夹予以夹闭。目前,显微手术明显提高了动脉瘤的治愈率,颅内动脉瘤直接手术的死亡率也降至 1%~5.4%。

2)动脉瘤孤立术:是将载瘤动脉在紧接动脉瘤的两端夹闭,阻断血流进入动脉瘤而不再出血,此法适用于瘤颈无法夹闭而侧支循环良好的患者,对动脉末梢部位的动脉瘤也可适用。此外,在解剖分离过程中,动脉瘤突然破裂,止血困难,可被迫采用本方法,但应加做颅外颅内动脉吻合术以补救脑供血不足。下列情况不宜施行这种手术:侧支循环不足,不能耐受载瘤动脉夹闭后脑缺血或暂时阻断后出现较严重的神经功能障碍者;对侧颈内动脉、椎动脉、Willis 环狭窄或闭塞,估计术后侧支循环不良者;颅内已有广泛血管痉挛,手术将进一步加重症状者。目前这种手术日趋减少。

3)动脉瘤包裹加固术:无瘤颈而又不能作孤立的动脉瘤,则只能行瘤壁加固术,加固只能减少动脉瘤破裂渗血的机会,但不能完全杜绝。用以加固的材料有筋膜、细纱布和塑料(如 Biobond 塑料)等,包裹在动脉瘤周围,起到保护的作用。这种方法有一定缺点:正在出血的动脉瘤不易包裹;部位深在、粘连紧密的动脉瘤常不可能全部游离;对于压迫引起的神经症状不能得以改善;Biobond 等塑料仍有一定的毒性等。

4)动脉瘤切除术:一般动脉瘤都不需要做切除术,只有位于脑动脉周围支的小动脉瘤(感染性或创伤性动脉瘤)可以切除;或巨大动脉瘤压迫邻近神经组织或引起颅内压增高症状者才要求切除动脉瘤。对巨大动脉瘤,需先控制载瘤动脉,切开瘤壁,清除血栓,然后夹闭瘤颈,将多余的瘤壁切除。

5)开颅动脉瘤栓塞法:这种手术方法是向瘤腔内放入异物,使瘤内血栓形成,达到栓塞的目的。常用的有铜丝导入、磁凝固法、射毛术等。

(2)经皮穿刺血管内栓塞治疗动脉瘤:利用超选择性插管——可脱性球囊技术来闭塞动脉瘤,或由导管内注入栓塞材料进行栓塞。

(3)间接手术治疗:是将颈部的颈总动脉或颈内动脉分期结扎或逐步阻断,使其远端血压下降,从而减少瘤壁所承受的压力和降低进入瘤腔血液的流速,使瘤腔缩小或血栓形成,继之机化或闭塞。仅用于床突下的动脉瘤,对远离脑动脉环的动脉瘤都不适用。在结扎颈动脉之前,应给予一定时间进行颅内侧支循环建立的训练,或称 Matas 试验,即压迫患侧颈动脉,每日 2～3 次,先从 5min 开始,逐次增加压迫时间,直到患者能耐受 20min 或半小时的持续性压迫。而不产生脑缺血症状,即可进行颈动脉结扎。

(4)其他特殊方法

1)颅内外血管搭桥术:对于瘤体位于颅底海绵窦内或动脉主干上的难治性巨大动脉瘤,难以用常规手术夹闭或血管内栓塞的方法将其彻底闭塞同时保证载瘤动脉通畅,可进行颅内外动脉搭桥,再将动脉瘤的供血动脉全部阻断将瘤体孤立,以使动脉瘤内血栓形成,瘤体自行萎缩,从而解除瘤体的压迫效应和瘤体破裂出血的风险。以往的血管搭桥多为低流量(15～25ml/min)搭桥,是利用直径较小的颞浅动脉与脑内末梢动脉(多为大脑中动脉 M_4 段)搭桥吻合,用来治疗缺血性脑血管病,但这种低流量的颅内外血管搭桥吻合无法满足脑内大动脉的供血(正常情况下脑血流量 50～55ml/min),术后血管通畅率亦较低。近年来,高流量(70～140ml/min)脑血管搭桥重建手术日渐兴起,是指移植桡动脉或大隐静脉吻合到脑深部主干供血动脉(大脑中动脉 M_2 或 M_3 段)进行颅内外血管搭桥重建,该术式术后发生致命性脑缺血的可能性明显减少,但技术难度要求更高,术后对脑缺血的监测须更加细致。

2)微骨孔(锁孔)入路夹闭动脉瘤:“锁孔”技术是微创手术的一种,指通过直径仅 2～3cm 大小的小骨窗开颅,微侵袭治疗颅内病变的手术方法。其改变了以往患者剃光头、瓣状大切口、大骨瓣开颅等常规方法,具有暴露范围小、外观影响小、对正常解剖破坏少、术中出血少、手术创伤小、感染率低等优点。其精髓在于根据每个患者病变部位和性质个体化地设计手术入路,充分利用颅内的自然间隙获得足够的手术空间,准确到达病变以完成手术,将手术创伤降至最低。根据病变位置的不同,常用的有纵裂入路、颞下锁孔入路(翼点入路)和眶上锁孔入路(眉弓入路)等。近年来,随着显微技术的日益成熟,这项技术在欧、美国家已广泛应用,也逐渐被国内认识和接受。但在动脉瘤破裂出血的急性期不宜采用微骨孔入路,因为严重的脑水肿难以获得足够的手术空间,也无法完成必要的外减压;另外,大量的蛛网膜下腔出血,造成解剖关系不清,影响手术暴露,进而直接影响手术效果和患者预后。

3)立体定向夹闭:1973 年,Kandel 设计一种与立体定向仪配套的可调度控制的动脉瘤夹夹持器,通过定向仪并在 X 线电视屏监视下,夹闭动脉瘤取得成功。尚有采用立体定向术将一磁性导针插至动脉瘤表面,同时将铁、丙烯酸酯注入动脉瘤,借磁力作用,使铁剂凝固,将动脉瘤闭塞。因近年来神经外科介入放射手术及直接手术技术的日益进步,上述方法仍未得以推广。

(三)几个常见部位和特殊类型动脉瘤的手术

1.颈内动脉-后交通动脉动脉瘤　指发生于颈内动脉发出后交通动脉处的动脉瘤。据国外资料,约占所有颅内动脉瘤的 1/4,仅次于前交通动脉动脉瘤而居第 2 位,但国内资料统计其发生率占第 1 位。通常采用经翼点入路施行动脉瘤颈夹闭术。

(1)适应证

1)动脉瘤破裂后病情较轻,属于 Hunt-Hess 分级 Ⅰ～Ⅱ级者,可在 3d 内进行手术。

2)动脉瘤破裂后病情较重,属于 Ⅲ～Ⅳ级者,待病情稳定或有改善时进行手术。

3)动脉瘤破裂后发生威胁生命的颅内血肿者,应立即进行手术。

4)偶然发现的未破裂的后交通动脉动脉瘤。

(2)禁忌证

1)动脉瘤破裂后病情危重,处于濒死状态(Ⅴ级)者。

2)动脉瘤破裂后并发严重 CVS 和脑水肿者,手术可延期进行。

3)患者有严重全身性疾病,如心脏病、糖尿病、肾脏病、肺部疾病等,不能耐受开颅手术者。

(3)手术方法及要点:经翼点入路切开硬脑膜后,有时颅内压较高,需采取各种方法使脑塌陷,以便显露动脉瘤。常用的方法有:①术前腰池置管,术中持续引流脑脊液。②穿刺侧脑室前角放出脑脊液。③切开外侧裂蛛网膜,分离敞开外侧裂池释放脑脊液,并沿侧裂池逐渐深入暴露前床突、视神经、颈内动脉,打开视交叉池、颈动脉池、脚间池,进一步释放脑脊液以达到充分暴露。动脉瘤通常位于颈内动脉的下外侧方,分离动脉瘤应先从视神经外侧找到颈内动脉,然后沿颈内动脉外侧顺行分离寻找动脉瘤。部分学者主张在夹闭动脉瘤之前只分离动脉瘤瘤颈,不完全暴露瘤体,以避免动脉瘤破裂。通常先分离瘤颈近侧角,最好能暴露出一定空间以准备置放阻断夹。最后分离远侧角,待瘤颈的两侧均分离到足以伸进动脉瘤夹的宽度和深度后才可置放动脉瘤夹。夹闭动脉瘤时控制性降低血压可减少其破裂机会。夹闭后可行荧光造影明确动脉瘤是否完全夹闭、瘤颈有无残留,无条件行荧光造影的单位可刺破动脉瘤瘤体,确定有无活动性出血。仔细检查是否误夹闭后交通动脉和毗邻的脉络膜前动脉,以免术后发生瘫痪、失语等严重并发症。如有血管痉挛,可用罂粟碱浸泡明胶海绵敷贴动脉血管。

2.前交通动脉动脉瘤　前交通动脉动脉瘤是最常见的颈内动脉瘤,约占 1/3,但在我国的报告资料中,其少于后交通动脉动脉瘤而居于第 2 位。前交通动脉动脉瘤发生于大脑前动脉与前交通动脉相会处的远侧角。80%的前交通动脉动脉瘤患者的两侧大脑前动脉水平段(A_1 段)管径不相等。由于受血流冲击的影响,动脉瘤多发生在 A_1 段管径较大的一侧。

前交通动脉动脉瘤瘤颈夹闭术的适应证和禁忌证同颈内动脉-后交通动脉动脉瘤瘤颈夹闭术。手术入路有:①翼点入路。与颈内动脉-后交通动脉动脉瘤手术翼点入路相同。暴露颈内动脉后,循颈内动脉主干顺行分离至分叉处,继续分离暴露出同侧大脑前动脉 A_1、A_2 段及前交通动脉复合体,注意保护嗅神经和穿支血管,可切除部分直回减少因牵拉可能导致的动脉瘤破裂出血。夹闭动脉瘤后需仔细分离动脉瘤及载瘤动脉,看清对侧大脑前动脉 A_1、A_2 段是否被误夹闭,以免术后发生瘫痪等严重并发症。②纵裂间入路。沿纵裂逐步深入,在胼胝体前端先看到两侧胼周动脉,然后向其近端寻找,暴露动脉瘤前应尽量找到两侧大脑前动脉近端。这种入路容易显露动脉瘤,特别是瘤底指向前方、上方和后方的动脉瘤,也便于清除纵裂中和额叶内的血肿,且可避免损伤嗅神经。③其他还有双侧额底入路、单侧额叶入路等。

3.大脑中动脉动脉瘤　占颅内动脉瘤总数的 18%～20%。其中约 85%发生于大脑中动脉的起始段,其余 15%位于大脑中动脉的其他部位。巨大及梭形动脉瘤较多见。这种动脉瘤出血的频度高,常发生脑内血肿,手术清除血肿后容易处理动脉瘤。因此,直接开颅施行动脉瘤颈夹闭术是最好的选择,常采用经翼点入路。其适应证和禁忌证同后交通动脉瘤颈夹闭术。

翼点入路：分离外侧裂池，暴露出颈内动脉的末端和大脑中动脉的起始部，然后循大脑中动脉主干顺行分离寻找动脉瘤，切勿就近自大脑中动脉终末段逆行分离暴露动脉瘤，以免发生破裂出血。动脉瘤常埋于额叶或颞叶内，分离时需充分打开外侧裂并分离到脑实质内，方能找到动脉瘤；并且动脉瘤常与载瘤动脉或豆纹动脉紧密粘连，分离时应特别注意切勿损伤豆纹动脉。夹闭前需明确动脉瘤和载瘤动脉之间的关系，最好在完全阻断每支供血动脉后再从容妥善夹闭动脉瘤。

大脑中动脉主干上的动脉瘤，特别是瘤颈宽大或动脉瘤巨大而无瘤颈者，可施行动脉瘤孤立术，同时行颅外颅内动脉吻合。

4.椎基底动脉动脉瘤　椎基底动脉动脉瘤以基底动脉分叉部最多，约占其一半，其次是椎动脉及小脑上动脉。椎基底动脉瘤位置多较隐蔽，并与脑干及脑神经关系密切。大型及巨型动脉瘤所占比例较大，因此压迫症状多见而复杂。出血常发生在游离于蛛网膜下腔的节段，扩散阻力小，不像颈内动脉系动脉瘤那样容易形成血肿。然而压迫和粘连后发生脑积水的情况较多。手术死亡率较颈内动脉系统者高，巨型者更高。

(1)颞下入路：适用于基底动脉分叉部动脉瘤及大脑后动脉(PCA)近端动脉瘤；基底动脉主干的动脉瘤(即基底-小脑上动脉瘤和基底,小脑前下动脉瘤两种)；此入路由 Drake 采用。一般从右侧颞部开颅。骨窗要尽量低，直至中颅窝底水平。切开硬脑膜，轻轻抬起颞叶底面，逐步深入至能看到小脑幕边缘，必要时可剪开小脑幕，显露出大脑脚和其内侧的脚间池，即可发现动脉瘤。

术中应注意保护从后交通动脉和大脑后动脉发出的穿动脉；避免损伤动眼神经和滑车神经；同时要避免损伤 Labbe 静脉及颞叶。

(2)翼点入路：与之前所述的常规翼点入路的骨瓣更向下向后，要更多地显露颞叶，必要时可将颞前部切除一小块以利暴露。这一入路的优点是比颞下入路对颞叶的牵拉少：可从前面看到基底动脉分叉部、双侧大脑后动脉、小脑上动脉和穿动脉；动眼神经和滑车神经损伤少；并可同时处理位于前部循环上的动脉瘤。但也有缺点，如对颈内动脉和大脑中动脉的牵拉重：基底动脉分叉部低于后床突者显露不良，必须切除部分后床突。

(3)枕下入路：适用于椎动脉、小脑后下动脉、基底动脉近段 2/3、椎基底动脉汇合点等处的动脉瘤。通常采用直切口。术中应注意保护后组脑神经，同时应避免损伤延髓的供血动脉。

5.多发性动脉瘤　指颅内同时有两个或两个以上的动脉瘤。多发性动脉瘤出血机会较单发者为多，宜尽早治疗。介入栓塞手术可一次手术同时处理多个动脉瘤，因此是治疗多发性动脉瘤的绝对指征。但若患者因为经济因素或血管条件差无法行介入栓塞手术，也需积极行开颅手术治疗。部分学者主张处理一个动脉瘤比不处理好，全部处理比处理一个好，能用一个切口同时处理几个动脉瘤最好。若不能一次手术处理多个动脉瘤，则需仔细核对动脉瘤的位置和出血部位以及临床表现是否一致，确定出血责任动脉瘤或有出血倾向的动脉瘤后行手术夹闭，其余动脉瘤留待二期手术处理。

6.巨大动脉瘤　最大径超过 2.5cm 的颅内动脉瘤称为巨大动脉瘤，其发生率占所有颅内动脉瘤的 5%(3%～13%)。好发于颈内动脉海绵窦段及其末端分叉处、大脑中动脉、基底动脉和椎-基底动脉的连接部等处。巨大动脉瘤的临床特点是多表现为占位病变和局部压迫症状，而较少发生蛛网膜下腔出血。由于巨大的瘤腔内血流缓慢，易形成血栓以加厚瘤壁，有时瘤壁可发生钙化。

处理巨大动脉瘤的手术方法很多，需根据部位、形状及其与载瘤动脉的关系和侧支循环等情况来决定手术方式。手术难度通常较高，因此手术死亡率也较小型动脉瘤高。具体的方法有以下几种。

(1)动脉瘤夹闭术：是处理巨大动脉瘤的首选方法。但由于瘤颈较粗大且瘤壁较厚，需选用特大型动脉瘤夹方可夹闭并且往往需行瘤颈重建。夹闭瘤颈后,还应穿刺抽出瘤内血液以减压;或切开瘤壁,清除其中血栓;或切除动脉瘤,解除对周围脑组织的压迫。

　　(2)载瘤动脉夹闭或动脉瘤孤立:用于不能夹闭动脉瘤颈时,颈内动脉的巨大动脉瘤可夹闭动脉瘤近端的颈内动脉或孤立动脉瘤,基底动脉及椎动脉瘤则夹闭供血侧的椎动脉。夹闭或孤立重要动脉前,必须了解到术后能有充分的侧支循环,或先做颅外颅内动脉吻合术。

(韩卓娅)

第六节　脑动静脉血管畸形

　　脑动静脉畸形(AVM)是脑血管在发育过程中的变异,脑动静脉在胚胎第 45～60d 时发生。此时为脑血管的原始血管网期,血管分化出动脉、毛细血管及静脉,如果发育出现障碍则形成脑动静脉畸形。病变部位的脑动脉与脑静脉之间没有毛细血管,致使动脉与静脉直接沟通,形成脑动、静脉的短路。由此产生一系列脑血流动力学的紊乱,临床上表现为颅内出血,全身性或局部性抽搐,短暂脑缺血发作及进行性神经功能障碍等。

【发生率】

　　脑 AVM 发病率文献报道各有不同。大宗尸检显示,AVM 发生率为 1.4%～4.3%,但有症状的患者不到 10%。美国报道 AVM 发病率为 0.14%;在脑出血病例中,38% 为 AVM 所引起;与动脉瘤的发病率相比,低于脑动脉瘤,为 1:5.3。男性患者略多于女性,平均发病年龄 33 岁左右。国内资料显示,AVM 与动脉瘤发病率比例接近 1:1;男性 2 倍于女性;常见于 20～40 岁,平均 25 岁。约 20% 在 20 岁前发病,64%在 40 岁前发病,81% 在 50 岁前发病,95% 在 60 岁前发病,超过 60 岁再发病的不到 5%。因此 60 岁以上出现的脑出血及蛛网膜下腔出血多半不是 AVM 引起,应首先考虑高血压动脉粥样硬化等病因。

【病理】

　　脑 AVM 有三个组成部分,即畸形血管团、供血动脉和引流静脉。畸形血管团大小不等,可发生在脑的各部位,是由形如互相缠绕并沟通、管径不同的异常血管构成的团块状结构。常有 1 支或多支增粗的动脉供血,供血动脉往往明显地比同一区域正常动脉粗而且搏动有力。引流静脉扩张而扭曲,可膨大成瘤样,内含动脉血。血管团周围有异常的增生血管。畸形团内和周围通常有变性的神经组织。AVM 病灶表面的软脑膜及蛛网膜增厚发白,或有含铁血黄素沉着。

　　1.分布　90% 以上的 AVM 位于幕上脑组织内。65% 分布于大脑皮质与白质交界处,在皮质表面即可见浅表的供血动脉、引流静脉及部分血管团;于顶叶、额叶、颞叶和枕叶都可形成。也有在大脑纵裂内即额、顶、枕叶内侧面者,占幕上病灶的 15% 左右;外侧裂区 AVM 约为 8%;累及深部结构,如纹状体、内囊、丘脑区等部位者约为 6%,胼胝体及其他中线结构者为 6% 左右。幕下的 AVM,占 10% 以下,分布于小脑半球、小脑蚓部、小脑脚及脑干等部位。病变于左、右侧分布基本相等,多位于一侧。

　　2.畸形血管团的形态　大脑浅表典型的 AVM 团常呈锥体形,其基底部位于大脑皮质,锥尖深入白质,往往达脑室壁,或与脉络丛相连。而各个血管团的形态有很大的不同。某学者在 1979 年起的几年中,将完整切除的 AVM 灌注塑料制成立体形态模型,根据血管团的立体形态分为四类。①曲张型:动脉与静脉均明显扩张、扭曲,襻结成团,动静脉之间相互沟通,中间没有毛细血管,微血管也很少;此类型最多见,约占 64.6%。②分支型:动脉比较细直,从动脉发出很多细小分支,常较挺直,不太扭曲,与静脉的细小分支直接沟通。引流静脉一般亦不很扩张,扭曲亦不太多,约占 11.0%。③动静脉瘤型:动脉和静脉都很粗大,呈不规则球状膨大,似由多个动脉瘤及静脉瘤合并组成,占 12.2%。④混合型:由上述三种不同类型混合组成,占 12.2%。

3.病灶大小　AVM 的大小相差悬殊,小的肉眼看不到,需凭放大镜或显微镜来寻找;大的可以布满半球的大部分。AVM 大小的划分,应用 Drake 标准者较为普遍:①小型,最大径小于 2.5cm。②中型,最大径在 2.5～5cm 之间。③大型,最大径超过 5cm。但在这三类之外,应再增加巨型,其最大径超出 6cm 或 7.5cm。

自 CT 和 MRI 应用于临床以来,亦有人提出应以 AVM 的实际体积来表达其大小。如直径小于 2cm 的圆球体积(4.2ml)为小型,介于直径 2～4cm 圆球体积(4.2～33.5ml)为中型,超过直径 4cm 圆球体积(33.5ml)为大型。

4.AVM 周围脑组织的病理改变　AVM 周围脑组织由于脑盗血而缺血、缺氧,常见血管扩张、脑白质水肿、胶质增生,在 AVM 病灶边缘形成胶质样假包膜。长期缺血,可导致脑萎缩,脑回缩小,脑沟增宽变深。AVM 多数发生出血,即使临床上没有颅内出血症状,血管团内或其周缘的变性脑组织常有出血的痕迹。发生 SAH 后,出血部位的脑皮质和蛛网膜明显黄染,软脑膜和蛛网膜增厚并可与硬脑膜粘连。如脑内出血,在 AVM 附近形成血肿,内含不同期龄的凝血块。脑内血肿吸收消失后可遗留空腔及质地坚韧的胶质瘢痕。

5.显微镜所见　可见病灶由大小不等的血管组成。血管壁大多成熟,但厚薄不均,动脉壁中层平滑肌菲薄或缺如,弹力纤维减少或缺如,并有玻璃样变性、粥样硬化或钙化斑块;有的部位血管壁甚至仅有单层或增生的内皮细胞和胶原纤维组成;而有的部位血管内膜增生肥厚,突向管腔,使其狭窄或阻塞。静脉壁更薄,局部管壁内侧可附有血栓。

6.伴同病变　最常见的伴同病变是颅内动脉瘤,其检出率随着脑血管造影技术的发展不断增加。AVM 伴发动脉瘤的发生率为 7.5%～58% 好发于与 AVM 供血动脉有关的血管,包括主要供血动脉、供血动脉起始端和 AVM 团内动脉,称为血流相关性动脉瘤,占 80% 左右。其余位于与供血动脉无关的血管。合并动脉瘤的 AVM,其出血发生率比单纯 AVM 高。除动脉瘤外,常见的伴发病变还有颅内海绵状血管瘤、毛细血管扩张症或静脉型畸形、颅外血管畸形、三叉动脉等胚胎动脉未闭以及颈内动脉纤维肌肉发育不良。颈内动脉纤维肌肉发育不良是动脉壁内局部弹力纤维及平滑肌变性,伴有胶原纤维增生,致使血管粗细不均,血管造影时呈念珠状,亦可伴发梭形动脉瘤或夹层动脉瘤。

7.AVM 团的扩大　AVM 虽不是新生物,但可随着时间的迁移逐渐扩大,儿童病例尤为明显。常见的原因可能是:①在高流量血液的长期冲击下,畸形团内发育不正常的血管壁受损,管腔扩大,AVM 团的体积增大。②畸形团内局部血栓形成,血流的重新分布导致团内其他部位血管腔扩大,于是畸形团有扩大的趋向。③AVM 造成的盗血致使邻近脑组织的血管长期扩张,可能加入 AVM 团。④分子生物学研究表明,畸形团附近脑组织释放血管内皮生长因子(VEGF),可促成血管增生,AVM 增大。但对大多数成年人来说,AVM 扩大是不明显的。

【发病原理】

AVM 的主要缺陷是病变区的动静脉之间缺乏毛细血管,血流阻力减小,动脉血直接进入静脉。于是局部脑动脉压降低、脑静脉压增高,脑血供紊乱。

1.脑动脉压降低　邻近区的动脉血流向低压区,形成"脑盗血"现象。动脉的灌注范围缩小,病变周围的脑组织得不到应有的灌注而缺血。脑缺血程度较重时可产生癫痫。由于 AVM 供血动脉的流量大,使动脉扩张扭曲,甚至形成动脉瘤。邻近区的小动脉,因动脉内压力降低亦处于扩张状态。原来已经闭合或应该闭合的动脉管道因此而开放或不闭。对侧半球的动脉通过脑底 Willis 环跨越中线供应脑缺血区,使对侧脑动脉的负荷增加,亦可引起动脉瘤及有关动脉扩张迂曲。

由于病变及其周围区脑动脉长期处于扩张状态,管壁上的平滑肌失去舒缩反应,血管自动调节功能失调。AVM 切除以后,脑动脉的自动调节不会马上恢复。随着动脉压突然上升,脑灌注压大幅度增高。脑灌注压超越脑血管自动调节功能阈值的上限,脑血流量呈线性递增,引起急性脑血管扩张、脑肿胀、脑水肿、颅内压增高、血管渗血及出血等,这一病理过程称为脑过度灌注现象。1978 年 Spetzler 将其命名为"正常灌注压突破现象"(NPPB)。中、大型 AVM 术后,脑过度灌注现象的发生率为 1%～3%,巨大型高流量 AVM 切除后的发生率为 12%～21%。一旦发生,致残率和病死率可高达 54%。

2.脑静脉压升高　动脉血通过瘘道直接进入脑静脉大幅度地提高脑静脉压,致使正常区域的静脉回流受阻。脑组织长期处于淤血状态而有脑水肿。因此,尽管 AVM 本身并没有占位性,不少患者可表现为颅高压。在颅高压及脑静脉压增高的同时,脑脊液的吸收减少,分泌增加,可导致不同程度的交通性脑积水。另外,扩张成球状的脑深静脉可以堵塞脑脊液的循环通路导致阻塞性脑积水。

AVM 切除后亦可造成引流静脉的残端狭窄、血栓形成或栓塞,致使周围脑组织的静脉回流障碍加重。AI-Roodhan(1993 年)将此现象称为静脉闭塞性充血,认为是术后出现脑水肿和残腔出血的原因。

3.颅内出血　是脑 AVM 的最大危害,引起血管破裂的因素有以下几种:①大量血流冲击畸形血管团的静脉部分和引流静脉,管壁较薄的静脉局部容易扩张呈瘤状,亦容易破裂出血。②大流量的血液使管壁结构异常的动脉局部扩张,血管壁进一步损伤,一旦不能忍受血流压力时即破裂出血。③AVM 伴发的动脉瘤破裂出血。④病灶周围脑组织的长期缺血造成该区域的小动脉处于持续扩张状态,管壁结构随之发生改变,亦有破裂出血的可能。

AVM 的出血危险性与其大小有关,小型 AVM 的出血率相对较高。AVM 的出血危险性与其部位亦有一定关系。位于脑室、脑室旁、基底节和丘脑等深部结构的 AVM 出血率是位于大脑半球浅表部位的 1.5 倍,其中以脑室和脑室旁的病灶最高。

AVM 出血以脑内血肿多见,通常不伴有严重的脑血管痉挛。AVM 第一次出血的患者 80%～90%存活。未破裂的 AVM 每年出血的发生率为 2%～4%,破裂出血的 AVM 存活者第一年的再出血危险是 6%,第二年起每年亦有 2%～4%的出血可能。AVM 出血可反复发作,最多可达十余次,而随着出血次数的增多,症状、体征加重。继发于出血的年病死率为 1%,总病死率 10%～15%。永久性重残率每年 2%～3%,其中 20%～30%为出血所致。因此 AVM 对患者的健康和生命安全有不可忽视的危险,一经发现,应作相应的积极处理。

4.脑缺血　由大量"脑盗血"所引起。巨大型 AVM 的"盗血"量大,脑缺血的发生机会和程度也大,更容易发生癫痫及短暂性脑缺血发作。小型 AVM 因"盗血"量少,不致引起脑缺血,故发生癫痫的机会相对要少些。

5.颅内压增高　除了上述的静脉压增高、脑脊液吸收与分泌的平衡失调及脑脊液通路的受阻等因素所致脑积水外,出血引起的脑内血肿及出血所引起的蛛网膜下腔的部分闭塞与蛛网膜粒的堵塞都可成为颅内压增高的因素。

【分级】

脑 AVM 的大小、部位和形态各异,没有完全相同的 AVM 存在。为了便于选择治疗方式、估计治疗效果,不少作者对 AVM 进行临床分级的设想。

有学者根据多年来从事 AVM 手术治疗的经验,制订了一个 AVM 分级的标准,供临床应用。评分标准有四个内容:①AVM 的大小;②AVM 的部位;③供血动脉的多少、部位及深浅;④引流静脉的多少、深浅及扩张情况。

　　Spetzler 及 Martin(1986 年)以 AVM 是否具有明显的神经功能、引流静脉的模式及 AVM 血管团的最大径作为评级的主要指标,制订了一个分为 6 级的方案。AVM 所在的神经功能区包括:①感觉运动;②言语功能;③视觉;④丘脑及下丘脑;⑤内囊区;⑥脑干;⑦小脑脚;⑧小脑深部各核。凡 AVM 紧邻这些区域均记 1 分,否则列为"静区",记 0 分。AVM 的引流静脉模式是根据脑血管造影中引流静脉分布的深浅来决定的。引流静脉中有部分或全部导入深静脉者,记 1 分,否则记 0 分。AVM 的大小是根据脑血管造影中血管团的最大径,经校正其放大系数后作为依据,小型 AVM 最大径<3cm,记 1 分;中型 AVM 的最大径为>3cm 而<6cm,记 2 分;大型 AVM 的最大径>6cm,记 3 分。三项得分之和即为该 AVM 的级别。三项标准共有 12 种组合,其总分最低的只 1 分,共 1 个,为Ⅰ级;总分最高的 5 分也只一个,为Ⅴ级;总分为 2 分及 4 分者各有 3 个,均为Ⅱ级;总分为 3 分者有 4 个,各为Ⅳ级。另外,作者将 AVM 明显涉及脑干、下丘脑者作为不能手术切除的病例,为Ⅵ级。

　　此法与史氏分级法可相对应,如 Spetzler-Martin 分级法Ⅰ级与史氏分级法 1 级和 1.5 级相当,前者Ⅱ级与后者 2 级,前者Ⅲ级与后者 2.5 级,前者Ⅳ、Ⅴ、Ⅵ级与后者 3 级、3.5 级和 4 级相当。相当级别的 AVM 手术疗效几乎一致。

【临床表现】

　　常见的临床表现如以下。

　　1.出血　多发生于年龄较小的病例,可表现为 SAH、脑内出血或硬膜下出血。往往在患者体力活动或有情绪波动时突发剧烈头痛、呕吐,有时出现意识丧失,颈项强硬,Kernig 征阳性。

　　2.抽搐　多见于较大的 AVM 患者,40%～50%的病例有癫痫发作,可全身性发作或局部性发作,尤以额、顶叶 AVM 发病最多。抽搐亦可发生于出血时。

　　3.头痛　60%以上的患者有长期头痛史,可能与脑血管扩张有关。常局限于一侧,类似偏头痛。AVM 出血时头痛比原有的头痛剧烈,多伴有呕吐。

　　4.进行性神经功能障碍　主要表现为运动或感觉性瘫痪。引起神经功能障碍的主要原因为:①"脑盗血"引起的脑缺血。②由伴同的脑水肿或脑萎缩所致的神经功能障碍。③由出血所引起的脑损害或压迫。当出血逐渐吸收,瘫痪可逐步减轻甚至完全恢复正常。

　　5.智力减退　见于巨大型 AVM 患者,由于"脑盗血"的程度严重,导致脑的弥漫性缺血及脑发育障碍。癫痫的频繁发作和抗痫药物的双重抑制,亦可使智力衰退。

　　6.颅内杂音　患者自己感受到颅内及头皮上有颤动及杂音,但旁人多不易听到。AVM 涉及颅外软组织或硬脑膜时,则杂音可较明显。压迫颈总动脉可使杂音消失。

　　7.眼球突出　较少见,一般见于颞叶前端的 AVM;由于较大引流静脉导入海绵窦,引起该窦区静脉压增高,影响眼静脉的血液回流所致。

　　幕下 AVM 的临床表现较幕上者为隐蔽,除了有自发性 SAH 以外,较少其他症状。有的可完全无症状,而突然出血引起呼吸骤停。也有以双眼视力进行性减退为唯一症状。少数可表现出颅后窝的症状,如后组脑神经麻痹或小脑性共济失调等。

【影像学表现】

　　脑 AVM 有特异的放射影像学上的表现,对明确诊断有重要价值。

　　1.头颅 CT 扫描　平扫时未出血的 AVM 表现为不规则的低、等或高密度混杂病灶,周围无明显的脑水肿带。注射造影剂后,表现为明显的片状或团块状强化,边界较清晰但不规则,有时在血管团附近可见异常增粗的血管影,为 AVM 的供血动脉或引流静脉。AVM 出血时,蛛网膜下腔或脑内或脑室内可见高密度的积血或血肿。脑内血肿常有占位征象,周围脑水肿明显,脑室受压、移位,中线亦可推向对侧。

2.头颅 MRI 检查　血管内快速流动和呈涡流的血液在 MRI 图像的 T1W 或 T2W 上均呈低信号或无信号的管状或圆点状的血管影,因此,AVM 表现为由这类"流空"血管影组成的团块状病灶,边界可不规则;周围有出血形成的血肿或血肿吸收后的空腔;脑组织中常有粗大的供血动脉或引流静脉与血管团相连。注射增强剂后,部分血管影可强化。AVM 在 MRI 图像中的显示明显优于 CT。同时,MRI 可清晰地描绘病灶与邻近重要结构的关系,是对脑血管造影检查的补充,有助于治疗方案的制订和预后的估计。

3.脑血管造影　这是 AVM 最重要的诊断方法。目前,数字减影血管造影技术已广泛应用,不仅损伤较少而且可获得清楚的连续摄片的图像。在动脉期摄片上,AVM 呈一堆不规则的血管团,有一根或数根粗大而显影较深的供血动脉进入血管团。动脉期早期即出现扩张扭曲的引流静脉,导入颅内静脉窦。幕上 AVM 可由同侧颈内动脉的大脑前动脉、大脑中动脉的分支,或椎-基底动脉的大脑后动脉的分支供血,也可接受通过 Willis 环来自对侧颈内动脉系统或椎-基底动脉系统的血流。幕下 AVM 主要由椎-基底动脉系统的分支供血。部分 AVM 还接受颅外动脉系统的供血。位于皮质附近的 AVM,常由浅表的引流静脉汇入上矢状窦、下矢状窦、横窦、乙状窦,位于深部的病灶由深静脉引流入直窦,再到横窦。DSA 摄片中,有时可显示并发的动脉瘤,多位于畸形团内和供血动脉上。脑血管造影的动脉早期尚未出现引流静脉时,畸形血管团内在两个不同的投影角度都出现不规则圆形造影剂浓集点则为动脉瘤。动脉瘤还可发生在与供血动脉无关的脑血管上。因此,AVM 患者常规作全脑血管造影是必需的。

AVM 远侧的脑动脉常因盗血而充盈不良或不显影;病灶切除或栓塞后,这些正常血管才显示出来。如有较大的脑内血肿时,局部可出现无血管区,正常脑血管发生移位。较小的 AVM 血管团被血肿压迫可不显影,直到血肿吸收后再作 DSA 时出现。因此,在出血急性期未显示畸形血管团的患者,1～2 个月后应再作 DSA 检查,以免漏诊。

4.三维计算机断层扫描血管造影(3D-CTA)和磁共振血管成像(MRA)　3D-CTA 和 MRA 均能显示 AVM 特征性图像而作出诊断。3D-CTA 的立体结构显示好,并能呈现 AVM 与周围颅骨间的关系。3D-CTA 无创伤、简便、迅速,费用又低,对 AVM 出血急性期的患者更适用,尤其是昏迷而又急需手术时,短时间即可完成 CT 扫描和病灶重建成像,明了 AVM 的大小、部位及脑内血肿的状况,以便指导急诊手术方案的确定和实施。但 3D-CTA 的小血管显影较差,引流静脉可有遗漏。MRA 的成像分辨率和清晰度较好,动脉和静脉能分期成像;一般不需要造影剂,无辐射,无创伤,费用较低,但病灶显影易受血肿、水肿、脑软化灶以及周围扩张的脑血管信号的影响,血液湍流和血管壁的钙化可产生伪影。

【诊断与鉴别诊断】

1.诊断　青年人有自发 SAH 或脑内出血时应考虑本病。如有局部性或全身性癫痫发作病史则更应怀疑之。头颅 CT 扫描是重要的诊断依据,MRI 检查基本可确诊。DSA 是不可缺少的诊断手段。在出血急性期,尤其是出现脑疝危象,来不及作 DSA 而又急需手术者,3D-CTA 检查有很大的帮助。

2.鉴别诊断

(1)与其他常见的出血性脑血管病鉴别:如海绵状血管瘤、颅内动脉瘤及高血压脑出血等。

1)海绵状血管瘤:又称海绵状血管畸形(CM),中青年人好发。常见的起病方式是出血和癫痫发作。出血可以是 SAH 或脑内出血,一般来说出血量较少,位于功能区或脑干的病灶出血可有相应的体征出现。DSA 不显影。CT 平扫时呈边界清晰的圆形或类圆形高密度灶,内有钙化,增强后明显强化。出血时病灶可扩大,周围出现脑水肿,随着血肿吸收病灶缩小,水肿亦消退,但 CM 不会消失。MRI 的 T1W 图像上,CM 呈等信号或稍高信号,出血时为明显高信号,T2W 图像上为不均匀的高信号夹杂部分低信号;无论是 T1 或 T2W,病灶周围有环状的低信号区,为出血后含铁血黄素沉积所致。增强时病灶可强化。

2)颅内动脉瘤:是引起 SAH 的最常见的病因,常发生于中老年人,发病高峰年龄在 40～60 岁。由于动脉瘤好发于脑底 Willis 环,SAH 伴有严重的脑血管痉挛,因此病情较重,意识障碍者较多见。以癫痫起病少见。一般 CT 与 MRI 检查除显示 SAH 外,很难发现动脉瘤本身;CTA 对颅内动脉瘤有较高的检出率,但可有假阳性和假阴性,因此需作 DSA 以确诊。

3)高血压脑出血:多数发生于 50 岁以上的高血压病患者,出血部位常见于基底节丘脑区,故很快出现偏瘫、偏身感觉障碍和同向偏盲的三偏征,患者轻则剧烈头痛伴呕吐,重者即刻昏迷,病情发展较快。

4)烟雾病:又称脑底异常血管网症。好发于幼儿和青年,15 岁以下的儿童主要表现为颈内动脉系统缺血,成年患者多半为蛛网膜下腔出血、脑室内出血或脑内出血,以脑室内出血起病较常见。CT 和 MRI 扫描显示脑缺血、脑梗死病灶,常多发和双侧均有;有脑萎缩和脑室扩大。DSA 可见单侧或双侧颈内动脉和大脑前、中动脉完全或不全闭塞,脑底部有异常血管网,但没有早现的扩张的回流静脉。

(2)与血供丰富的颅内肿瘤鉴别:如恶性胶质瘤、血管外皮瘤、转移瘤、实体型血管母细胞瘤等。上述肿瘤有丰富的血供,可出血引起 SAH 或脑内血肿。出血前常伴有明显的颅内压增高征,神经功能障碍进行性发展较快。DSA 显示异常血管团,但不如 AVM 成熟,供血动脉不增粗,引流静脉可早现或不出现,即使出现也不扩张不扭曲。此外,各类肿瘤的 CT 和 MRI 表现均有特征性,可以鉴别。

【治疗】

脑 AVM 的主要危害是出血和"盗血",两者都可导致严重后果。最合理的治疗应作手术切除,以杜绝后患。切除后由于脑血流动力学的紊乱得到纠正,脑的血供得到改善,原有的神经功能障碍可逐渐好转,癫痫发作可望减少或减轻,亦得以阻止智力障碍继续恶化。但不是每一例 AVM 都可以作全切除。级别高的 AVM 由于病变范围过于广泛或部位险要,彻底切除不仅技术上有困难,还具有较大的病死率和病残率。因此对 AVM 患者,必须根据其具体情况,权衡手术的利弊,慎重对待。实际上确有不少病例虽病变很广泛,但通过长期随访仍能正常生活,有的甚至还能担任较正常的工作。对这种病例不应单纯为抽搐或轻度的局灶性神经功能障碍而列为手术指征。只有病变的反复出血才应作为手术指征。对于级别低的 AVM 病例因切除术的危险性很小,只要患者有决心都可考虑作全切手术。

1.非手术治疗　目的是防止或制止出血,控制癫痫发作及缓解已经存在的神经症状。一般适用于:①3～4 级或 4 级 AVM 病例;②未出血的其他病例;③因故暂时不适合作手术的病例。

(1)调节日常生活:有合理的作息制度,建议轻工作和适度体力活动,避免剧烈的情绪波动。

(2)控制癫痫:根据发作类型选择抗痫药物,正规服药。

(3)对症治疗:根据患者的症状给予药物以缓解或减轻其症状。

2.手术治疗　即 AVM 全切除术,是解决病变破裂出血和脑盗血根源的最合理的治疗方法。适合于史氏分级法 1～3 级的 AVM;4 级 AVM 由于切除的危险性太大,不宜采用。

3.介入放射治疗　1960 年,Luessenhop 和 Spence 在 X 线监视下,使用导管技术,经颈外动脉向颈内动脉注入塑料或涂硅的金属栓子治疗脑 AVM。目前,AVM 的血管内栓塞治疗在国内外广泛展开。但由于 AVM 的结构复杂,常常不能做到完全栓塞,因此不是根治的手段,可结合手术切除或放射外科,作为综合治疗措施之一。

栓塞材料应是无菌和"三不致"(不致癌、不致畸形、不致突变)的物质,而且要便于操作又不易再通。AVM 栓塞目前最常用的栓塞材料是 ONYX。ONYX 的优点是能避免微导管与血管的粘连,使病灶栓塞结束后撤回微导管相对容易;ONYX 对病灶渗透力强,注入病灶后变成海绵状膨胀并闭塞之;此外,ONYX 不会迅速凝固堵住导管,可一次性注入更多的栓塞物质。据统计,使用 ONYX 治疗 AVM 的一次完全栓塞率可高达 44%,分次治疗完全栓塞率将更高。

血管内介入栓塞治疗 AVM 可发生以下并发症:①脑过度灌注现象,巨大型高流量的 AVM 栓塞时可能发生。②颅内出血,其发生率约为 7%～11%。脑过度灌注是出血的原因之一。此外,操作时导管或导丝损伤血管也可导致出血。如一旦怀疑出血,即刻作头颅 CT 检查,并采取相应的治疗措施。③脑血管痉挛,术中发现患者神志不清、偏瘫等,在排除颅内出血后,应考虑到脑血管痉挛,即刻注入罂粟碱等解除血管痉挛后拔除导管。④误栓正常脑血管,立即停止栓塞,应用扩血管药物、神经营养药物等改善脑供血和神经功能。⑤微导管断裂或微导管前端黏着在血管内。

4.放射外科治疗　1972 年 Steiner、Leksell 成功地应用 γ 刀治疗脑 AVM。近年来,国内已有不少单位开展此项工作。AVM 经放射外科治疗后,畸形血管壁正常结构破坏,被胶原性物质取代,血管腔变窄,腔内血栓形成而最后闭塞。AVM 的闭塞过程需 2 年左右,在未完全闭塞前仍有出血可能。Colombo 指出 2 年内的出血率亦在 4.1% 左右。放射外科治疗最常见的并发症,早期有恶心呕吐、癫痫发作,一般对症处理后能控制;晚期有脑白质放射性水肿和放射性坏死。水肿常发生于治疗后的 1～1.5 年,以后逐渐消退,3 年后完全消失。并发症的发生与畸形血管团的大小及照射剂量有关。通常认为,AVM 团的最大径 ≤3cm、位于脑深部结构或经过血管内栓塞或开颅手术后残留的最大径不大于 3cm 的 AVM 是合适的病例。照射剂量以一次性 25Gy 作为中心剂量。治疗后,应每隔 6 个月至 1 年复查 CT 或 MRI 或 DSA,直至 DSA 证实病灶完全消失。

【预后】

1.AVM 自发血栓形成　极为罕见。

2.变为小型或微型 AVM　出血致局部组织破坏或坏死,AVM 自身亦被出血所破坏。

3.畸形血管团保持相对稳定　在一段时间内不增大亦不缩小,临床上无特殊表现。但可以在若干年后,因破裂出血而致残或死亡。

4.其他　随着脑盗血量的不断扩大、AVM 逐渐增大、出血次数增多,发病亦日益加重,患者智力逐渐衰退,甚至出现痴呆。

(李作伟)

第七节　颅内静脉血栓形成

颅内静脉血栓形成(CVT)是由多种原因所致脑静脉回流受阻的一组脑血管疾病,包括颅内静脉窦血栓和静脉血栓形成,约占所有卒中事件的 1%。本组疾病特点为病因复杂、发病形式多样、常亚急性或隐匿起病、临床表现缺乏特异性、诊断困难、易漏诊、误诊。

关于颅内静脉系统血栓形成流行病学资料尚少,近年研究认为从各年龄组、男女均可患病。抗凝治疗可以降低死亡率及严重致残率,早期诊断及时治疗十分关键。尽管使用抗凝治疗,仍有 6%～10% 的死亡率,使用肝素抗凝疗效不佳的患者需考虑局部抗凝治疗。

【流行病学】

每年每百万人约 5 人发病,占所有卒中事件的 0.5%～1%。好发于年轻人和儿童,成年人患者中 75% 为妇女,超过 80% 患者预后良好。70%～85% 女性静脉窦血栓发生在育龄期。

【解剖学特点】

1.脑静脉组成

(1)脑静脉窦(硬脑膜窦):上矢状窦、下矢状窦、岩上窦、岩下窦、海绵窦、直窦、侧窦(横窦、乙状窦)、窦汇。

（2）脑静脉（深静脉、浅静脉）：分为浅静脉组和深静脉组。

①浅静脉组：大脑上静脉、大脑中浅静脉、大脑下静脉。

②深静脉组：大脑中深静脉、基底静脉、大脑内静脉、大脑大静脉。

2.脑静脉窦内血流方向

【病因及发病机制】

导致 CVT 的潜在原因很多，见表 CVT 最常见的危险因素是血栓前状态。多中心多国家前瞻性研究（ISCVT）提示，34%患者具有遗传性或者获得性的血栓前状态，包括体内抗凝血蛋白缺乏如抗凝血酶Ⅲ、蛋白 C、蛋白 S 缺乏，抗磷脂和抗心磷脂抗体的出现。Ⅴ因子 Leiden 基因突变导致活化的蛋白 C 抵抗是常见的遗传性血栓性疾病。白种人群中约有 2%出现凝血酶原 G20210A 突变，可以导致凝血酶原水平轻度提高，与 CVT 发病相关。高同型半胱氨酸是深静脉血栓的重要因素，对 CVT 风险程度尚未明确。孕期及产褥期是一过性血栓前状态最常见的原因，约 2%怀孕相关卒中事件为 CVT。大多数 CVT 发生于孕晚期3 个月或者产褥期，有研究报道产妇年龄增长、剖宫产、高血压、感染或者妊娠剧吐都可能增加 CVT 风险。在药物相关的 CVT 中口服避孕药是最常见的原因。ISCVT 中 7.4%病例与癌症相关，故认为 CVT 更易发生于癌症患者，特别是血液系统肿瘤，可能由于肿瘤的直接压迫，或是侵犯静脉窦及癌症导致的高凝状态，当然化疗及激素类药物的治疗也起到一定作用。最新研究中仅有 8.2%患者为感染性因素，最常见于儿童患者。其他均为少见情况，包括夜间阵发性血红蛋白尿、缺铁性贫血、血小板增多症、肝素诱导的血小板减少、血栓性血小板减少性紫癜、肾病综合征、炎症性肠病、系统性红斑狼疮、白塞病、机械性因素、硬膜外血斑、自发性低颅压，以及腰穿。

发病机制主要有两种：脑静脉闭塞引起局灶神经系统症状及静脉窦闭塞引起颅内高压。脑静脉闭塞可以导致静脉增粗扩张、局部脑组织水肿、静脉性梗死、缺血性神经元损伤及点状出血。出血可以扩大为大血肿。脑水肿主要为两种，细胞毒性水肿，由于缺血导致，损伤了能量依赖膜上的钠钾泵，导致细胞内水肿；血管源性水肿则因血-脑屏障破坏，血浆渗入组织间隙。正常情况下，脑脊液通过脑室流入蛛网膜下隙，进而被上矢状窦吸收。静脉窦血栓形成导致静脉压增高，回吸收受阻，颅高压形成，脑组织表面和脑室内同等受累，无脑积水发生。

【病理学特点】

静脉窦内可见凝固血块和脓液，受损静脉窦引流区出现血管怒张、淤血和脑组织水肿。脑组织可见点状出血灶、出血性梗死或脑软化。病理生理上，静脉血栓闭塞增加静脉和毛细血管压，导致红细胞渗出，这是 CVT 经常出现出血性梗死的原因。当再通发生时，静脉压下降，阻止了进一步出血。感染性血栓时，感染可扩散到周围而引起局限性或弥漫性脑膜炎、脑脓肿或脑梗死。

【临床表现】

静脉窦血栓形成的临床症状取决于其受累范围、部位以及血栓活性。一个较大的原发性血栓常导致一系列神经系统症状如头痛、颅高压、癫痫、意识障碍等，而单独皮质静脉血栓的患者症状更加局限，如运动、感觉异常，局灶癫痫等。深静脉血栓罕见，常导致间脑水肿，类似于肿瘤或者丘脑出血。由于血栓和内源性纤溶同时发生，多数患者（65%～70%）症状呈波动性，但 90%和妊娠相关尤其是产褥期的患者呈急性病程。

临床最常见而最无特异性的症状为头痛，占所有患者的 75%～95%。头痛程度可不同，通常较重，头痛部位可为弥漫性或者局灶性，常随时间缓慢进展，几天后逐渐出现神经系统症状，可长至数周甚至数月，亦可如蛛网膜下腔出血般突发，其中 70%～75%出现在神经系统症状之前。局灶癫痫样症状远较动脉血栓常见，约占 40%，其中产褥期 CVT 更加常见。有前瞻性研究发现入院时 CT 或者 MRI 提示脑实质损伤如局灶脑水肿或者脑出血、脑梗死和感觉减退是早期癫痫症状的预警。在局灶癫痫中，Jackson 型最常见，40％可出现发作后偏瘫。Todd 麻痹一旦出现于成年人，特别是累及双侧肢体，需要考虑到 CVT 的可能性。50％抽搐呈自限性、局灶性，但是可泛化为危及生命的癫痫持续状态。

不同部位 CVT 临床表现不同。

上矢状窦血栓形成多为非感染性，常见于产后 1～3 周的产妇，妊娠期和口服避孕药的妇女，以及婴幼儿或老年人的严重脱水、全身消耗及恶病质等。或外伤或颅内脑膜瘤阻塞了上矢状窦。感染性血栓形成少见，可源于头皮及鼻窦感染，或继发于上矢状窦外伤以及骨髓炎、硬膜或硬膜下感染扩散所致。患者常呈全身衰竭状态，首发症状多为头痛、恶心、呕吐、视盘水肿、复视和意识障碍等颅内压增高症状，可见水肿，可无局灶神经系统定位体征。婴幼儿可见喷射性呕吐、前后囟静脉怒张、颅缝分离。部分患者早期发生全身性或局灶性癫痫发作。部分患者出现神经系统局灶体征，大静脉受累出现皮质及皮质下白质出血，导致相应的神经功能缺失。此时 CT 可见的直接征象是颅内静脉血栓密度增高形成的细绳征以及三角征，非特异征象有出血、脑水肿、脑室变小、小脑幕静脉扩大。MRV 见到静脉窦内充盈缺损可以确诊。

海绵窦血栓形成常因眶部、鼻窦、上面部的化脓性感染或全身感染所致，非感染性血栓形成罕见，常见于肿瘤、外伤、动静脉畸形阻塞等。疾病初期累及一侧海绵窦，可通过环窦迅速波及对侧，一侧或两侧海绵窦血栓形成也可由其他硬膜窦感染扩散而来。海绵窦化脓性血栓形成起病急骤，伴高热、眼部疼痛及眶部压痛，剧烈头痛、恶心、呕吐和意识障碍。眼静脉回流受阻使球结膜水肿、患眼突出、眼睑不能闭合和眼周软组织红肿。第Ⅲ、Ⅳ、Ⅵ对脑神经及 V1、V2 可以累及导致眼睑下垂、眼球运动受限和复视等，可发生角膜溃疡，瞳孔扩大，对光反射消失，有时因眼球突出而眼睑下垂不明显。视神经较少受累，视力正常或中度下降，眼底可见视盘水肿，周围有出血，可以并发脑膜炎及脑脓肿。若颈内动脉海绵窦段出现炎性改变和血栓形成，可有颈动脉触痛，对侧中枢性偏瘫及偏身感觉障碍。波及垂体可引起脓肿、坏死，导致水及电解质代谢紊乱。CSF 检查白细胞增高，如血栓形成进展快、脑深静脉或小脑静脉受累、化脓性栓子、患者昏迷及年龄过小或者过大均提示预后不良。

乙状窦血栓形成常由化脓性乳突炎或中耳炎引起，以婴幼儿最易受累。多急性起病，伴有发热、寒战及外周血白细胞增高。血栓形成延及上矢状窦或者对侧横窦时，出现进行性脑水肿和颅内压增高症状，如头痛、呕吐、复视、视盘水肿、头皮及乳突周围颈脉怒张、颈内静脉触痛、精神症状及不同程度的意识障碍等，多无神经系统定位体征，如颈静脉孔附近受累可以导致颈静脉孔综合征，引起第Ⅸ、Ⅹ、Ⅺ对脑神经麻痹表现为吞咽困难、饮水呛咳等。MRV 可见乙状窦部位充盈缺损提示血栓形成。

下矢状窦、直窦、岩窦或大脑大静脉很少单独发生血栓，通常由上矢状窦、侧窦或者海绵窦血栓扩展累及。直窦血栓形成闭塞时导致大脑大静脉阻塞病情严重，可造成大脑半球中央白质、基底节和侧脑室出血，颅内压急剧升高、昏迷、抽搐、去大脑强直发作等很快死亡。而有时深静脉系统血栓、直窦及其分支血栓可导致双侧丘脑梗死出现谵妄，记忆力丧失、缄默，甚至可以是唯一的症状。

年纪较大或年轻患者合并恶病质、恶性肿瘤、心脏疾病，肺栓塞或颅外静脉血栓时，临床上常出现易混淆的症状：亚急性脑病导致智能改变，全面性癫痫发作，意识模糊或其他意识障碍，其中 15％～19％的患者出现广泛血栓。

所有症状中，意识障碍是预后差的最主要因素。起始治疗时出现意识模糊或昏迷的患者 53％死亡。有报道发现所有意识清楚或仅轻度受损患者存活率 100％。前瞻性研究发现 CVT 患者 35％～50％出现脑出血，出现脑出血也是预后差的重要因素。

【辅助检查】

1.实验室检查　指南推荐重视血液常规检查包括总血细胞计数、化学成分、凝血酶原时间、活化部分凝血酶原时间(Ⅰ级推荐;C级证据)。在初始临床评估中,对可能导致CVT的潜在凝血情况进行筛选,例如口服避孕药、炎症性疾病、感染等(Ⅰ级推荐;C级证据)。D-二聚体结果正常提示CVT的可能性较小(Ⅱb级推荐;B级证据),但是如果临床高度怀疑CVT,即使D-二聚体正常,也应该进行进一步评估。

2.腰穿脑脊液检查　无特异性改变,主要是压力增高。40%～50%患者脑脊液可以正常。除了颅内压增高,大多异常表现为蛋白增高、轻度淋巴细胞增多或混合细胞增多,少数合并蛛网膜下腔出血时可见红细胞或者黄变。感染性血栓特别是败血症患者脑脊液中性白细胞数增多,做脑脊液涂片或培养可进一步明确病原菌。一般不做压颈试验,以免引起脑疝。仅当考虑侧窦血栓时,做以下两种压迫试验,结果可呈阳性。①压迫颈静脉,如果病变侧脑脊液压力不升高,而对侧迅速升高.则为Tobey-Ayer征阳性。②压迫病变对侧颈静脉时,可出现面部和头皮静脉扩张,即为Crowe征阳性。不全阻塞时,上述两征均阴性。

3.影像学检查　影像学检查是CVT诊断中的重要手段,分为几个阶段:首先做CT或MRI平扫,其次CTV或MRV,最后选用DSA;而对于病情稳定的患者,应在3～6个月后复查CTV或MRV。

CT平扫最常见(25%～30%)直接征象是空三角征或者delta征,如果早期SSS后部未受累,则看不到此征象,而重叠亦可以出现假三角征。最常见非特异征象包括局部或者全脑水肿(40%～70%),镰和幕的致密性强化(20%),脑回增强(10%～20%),局灶低密度(水肿或者静脉性梗死)和高密度区域提示出血性梗死(10%～40%)。25%～30%患者增强CT为正常,主要用于除外卒中、肿瘤或者脑脓肿等其他情况。静脉相造影可以提高诊断率至95%,因其可显示海绵窦、下矢状窦和基底静脉,故优于DSA。螺旋CT静脉造影出现静脉窦内充盈缺损,静脉窦壁增强,异常引流。MRV是目前诊断和随访的最好工具。目前DSA已经被无创的CTV和MRV技术取代,仅用于无法确诊病例以及罕见的单独皮质静脉血栓病例中。指南提示临床怀疑CVT,可选CT或MRI平扫;但CT或MRI阴性不能排除CVT。当CT或MRI阴性时,或虽然CT或MRI提示CVT但想进一步明确CVT的程度时,应行静脉血管检查(CTV或MRV)(Ⅰ级推荐;C级证据);CVT症状持续者、已开始治疗仍进行性加重者、或临床症状提示血栓播散者,推荐早期行CTV或MRV检查(Ⅰ级推荐;C级证据);有CVT既往史,出现新发症状提示CVT复发者,推荐复查CTV或MRV(Ⅰ级推荐;C级证据);梯度回波T,敏感加权像与磁共振相结合,可提高CVT诊断的准确性(Ⅱa级推荐;B级证据);临床高度怀疑CVT的患者,若CTV、MRV不能确诊,推荐选用脑血管造影(Ⅱa级推荐;C级证据);对于病情稳定的患者,在确诊3～6个月后可复查CTV或MRV,以评估阻塞的皮质静脉或静脉窦的再通情况(Ⅱa级推荐;C级证据)。

4.TCD　可检测静脉血流动力学和侧支旁路,但是检测为正常静脉流速时不能除外CVT。未来TCD可用来检测病程中静脉血流动力学的变化。

【诊断及鉴别诊断】

虽然临床表现复杂多变,临床遇到脑叶出血而且原因不明者,或梗死病灶不符合脑动脉供血区分布者,应该行脑静脉系统的影像学检查(Ⅰ级推荐;C级证据)。临床拟诊原发性颅内压增高的患者,推荐脑静脉系统的影像学检查,以排除CVT(Ⅰ级推荐;C级证据);而对于非典型头痛患者也推荐行脑静脉系统的影像学检查,以排除CVT(Ⅱa级推荐;C级证据)。从出现症状到诊断的时间约为7d。最敏感的是MRI及MRV。T_1、T_2WI可见血栓呈高信号。信号强度取决于血栓的时间,病程前5d及1个月后,T_1WI为等信号。鉴别诊断要与脑炎、感染性心内膜炎、中枢神经系统血管炎、脑脓肿、良性颅内压增高、颅内占位性病变、动脉性脑梗死及引起眼部症状的疾病等鉴别。

【治疗】

目前临床随机对照试验推荐最佳治疗方法为抗凝(AC),可降低死亡率及严重致残率,而并不增加出血风险。与安慰剂治疗对照发现,使用肝素组患者全部康复,包括出血患者无新发出血,而安慰剂组出血者均死亡,并且两例治疗中新发出血。昏迷患者可能需要局部溶栓治疗,效果可能优于肝素。至今尚无溶栓标准。患者症状轻微,单一症状,可不治疗而痊愈,但缺乏可靠的预后标准,对于危及生命的状态是否使用有效安全的方案治疗难以抉择。

1.抗凝　疾病确诊后应立即使用适当剂量的肝素治疗,每次 3000～5000U。监测 APTT 需要至少达到两倍。持续静脉推注从 1000～1200U/h 开始,每 6～8 小时增加 100～200U,直到 APTT 达到两倍。肝素治疗应持续到急性期症状缓解,如意识水平正常,意识混乱好转或头痛、局灶神经症状缺损改善。之后改口服华法林抗凝治疗,第 1 天 3mg,之后连用 2d 2mg,复查 INR 调整为 2.0～3.0。期间仍需使用肝素,直到 INR 达有效范围。如果期间出现症状加重,需临时再次进行肝素治疗,不要停止使用口服 AC。如果临床症状持续加重,需停止使用口服 AC。如果孕期出现 CVT,避免使用口服 AC,因其可能存在潜在的致畸作用和引起胎盘功能不足。此时需使用静脉肝素,但胎盘功能不足导致的胎盘出血仍可能发生。虽然抗凝治疗随访中少部分可复发,但是超过 40%患者可出现再通。

持发性 CVT 患者推荐口服 AC 3 个月,与妊娠及口服避孕药有关的患者 3～6 个月,具有颅外静脉血栓或者遗传性易栓症如蛋白 S 和 C 缺乏的患者,口服 AC 6～12 个月。但是 ATⅢ 缺乏或者纯合性 V 因子 Leiden 突变患者需考虑长期治疗。关于抗凝治疗疗程目前缺乏实验研究,药物应结合症状逐渐减量。

感染性 CVT 的 AC 治疗无系统性研究,提示治疗可降低患病率,但是对死亡率无影响,目前没有发现抗凝治疗致感染性 CVT 患者出血。

2011 最新指南(以下简称指南)表明 CVT 无论是否伴有颅内出血,均应立即使用抗凝药物,可选用肝素(需调整剂量)或低分子肝素(需根据体重确定剂量),之后用维生素 K 拮抗药抗凝(Ⅱa 级推荐;B 级证据);在充分的抗凝治疗下,病情仍恶化者.可以考虑血管内介入治疗(Ⅱb 级推荐;C 级证据)。

2.癫痫治疗　预防性使用抗癫痫药一直都是有争议的。部分学者认为应该使用,因 CVT 患者出现癫痫率很高。急性期所有癫痫均发生在 12 个月内,故 ADE 治疗应延长到一年。遗留癫痫比率低。指南提示 CVT 患者合并癫痫发作并有脑实质损害者,推荐尽早足量抗癫痫药物治疗,以防进一步的癫痫发作(Ⅰ级推荐;B 级证据);CVT 合并癫痫但无脑实质损害者,也应尽早抗癫痫治疗(Ⅱa 级推荐;C 级证据);而对不合并癫痫的 CVT 患者,不推荐常规使用抗癫痫药物(Ⅲ级推荐;C 级证据)。

3.颅内压增高的处理　抗水肿治疗仅在 20%患者中是必需的。使用减少脑脊液生成的药物。不需限制水钠治疗脑水肿,因其可引起血流动力学异常。不推荐均使用激素,因其对脑缺血疗效无可靠证据,却可能对血栓造成有害影响。严重患者出现脑疝时,由于单侧出血性梗死,需进行手术减压来挽救患者生命。出血性梗死组织不需切除,因其有恢复神经功能可能。指南提示 CVT 患者颅内压增高时,密切观测患者视力,若存在视力下降,应紧急处理颅内高压(Ⅰ级推荐;C 级证据);颅压增高可用乙酰唑胺,若视力进行性下降,其他治疗如腰穿、视神经减压或分流术也是有效的(Ⅱa 级推荐;C 级证据);严重占位效应导致的神经系统恶化者,或颅内出血导致的难治性颅内高压者,可以考虑去骨瓣减压术(Ⅱb 级推荐;C 级证据)。

4.感染的治疗　感染性 CVT 患者应积极进行抗感染治疗,而非感染性 CVT 的抗生素预防治疗是无益的。指南提示 CVT 患者怀疑细菌感染时应接受合理的抗生素治疗,必要时对化脓性物质进行手术引流(Ⅰ级推荐;C 级证据)。

5.其他治疗　CVT 患者应收入卒中单元治疗及预防并发症的发生(Ⅱa 级推荐;C 级证据)。严重脱水及长期进食不好者,注意补足入量,维持水电解质平衡,给予全面的营养;CVT 即使 CT/MRI 提示脑实质损害,也不推荐使用类固醇药物,除非存在其他潜在疾病需要类固醇药物治疗(Ⅲ级推荐;B 级证据)。对血液系统疾病应予相应的治疗等。

目前没有关于抗血小板药物的研究,但是较抗凝效果差。而代血浆以及白蛋白的使用尚无系统的研究。

6.特殊人群的治疗

(1)血栓前状态检验:包括蛋白 C、蛋白 S、抗凝血酶缺乏症、抗磷脂综合征、凝血酶原基因 G20210A 突变、凝血因子 V Leiden 基因,有助于 CVT 患者的治疗。蛋白 C、蛋白 S、抗凝血酶缺乏症检测一般在抗凝治疗结束 2～4 周或以后才有意义,在急性期或使用华法林的患者,这种检验价值有限(Ⅱa 级推荐;B 级证据)。

继发性 CVT 患者(与短暂性危险因素有关),维生素 K 拮抗药可持续应用 3～6 个月,INR 目标值为 2.0～3.0(Ⅱb 级推荐;C 级证据);而非继发性 CVT 患者,维生素 K 拮抗药可持续应用 6～12 个月,INR 目标值为 2.0～3.0(Ⅱb 级推荐;C 级证据)。

复发性 CVT 患者,CVT 后静脉血栓栓塞者,或初发 CVT 患者但伴有严重血栓形成倾向者(如凝血酶原基因 G20210A 纯合子、凝血因子 V Leiden 纯合子、联合血栓形成倾向及抗磷脂综合征等),可以考虑永久抗凝,INR 目标值 2.0～3.0(Ⅱb 级推荐;C 级证据)。

在高凝状态检验及 CVT 患者治疗方面,可请血栓方面的专业人士会诊(Ⅱb 级推荐;C 级证据)。

(2)妊娠期:妊娠期 CVT 中足量足疗程的低分子肝素治疗至关重要,整个妊娠期间应持续应用足量低分子肝素,产后低分子肝素或维生素 K 拮抗药应继续应用至少 6 周,INR 目标值为 2.0～3.0(总疗程至少 6 个月)(Ⅰ级推荐;C 级证据);既往有 CVT 病史的女性患者非妊娠禁忌。可推荐在怀孕前和产后预防性应用低分子肝素(Ⅱa 级推荐;C 级证据),而且由于存在潜在的病因,怀孕时应行进一步检查,并咨询血液学专家和(或)孕产妇胎儿医学专家(Ⅱa 级推荐;B 级证据);孕妇患有急性 CVT 时,应用全量的低分子肝素,而不应选用普通肝素(Ⅱa 级推荐;C 级证据)。

(3)儿童 CVT:儿童 CVT 是另外一个特殊人群,在补充液体、控制癫痫及颅内高压的同时,使用足疗程足量低分子肝素,筛查可能的感染灶及其他病因,并对重症患儿实行脑电图监测。

指南具体提出 CVT 儿童患者的治疗应包括补充液体、控制癫痫发作以及对颅内高压的治疗(Ⅰ级推荐;C 级证据);严重或长期的颅内高压可能会导致视力丧失,应定期评估视力和视野,并有效控制颅内高压(Ⅰ级推荐;C 级证据);急性 CVT 的婴儿,可以考虑低分子肝素持续应用 6 周到 3 个月(Ⅱb 级推荐;C 级证据)。出生 28d 后诊断为急性 CVT 的儿童,即使有颅内出血,也应用足量低分子肝素治疗(Ⅱa 级推荐;C 级证据);持续应用低分子肝素或口服维生素 K 拮抗药 3～6 个月(Ⅱa 级推荐;C 级证据)。儿童患者血管内介入的有效性和安全性尚不确定,只有当在充分的抗凝治疗下,神经系统仍进行性恶化的患者,并经过严格筛选,才考虑血管内介入治疗(Ⅱb 级推荐;C 级证据)。

所有的 CVT 儿童患者,推荐在确诊 1 周后重复行神经影像学检查,包括静脉成像,以监测初始血栓的播散情况以及新发脑梗死或出血情况(Ⅰ级推荐;C 级证据);所有急性 CVT 儿童患者,初始抗凝治疗开始以后,应在治疗后最初 1 周行 CT 或 MRI 扫描,以监测新发颅内出血情况(Ⅱa 级推荐;C 级证据);同时进行易栓倾向检查,明确可能造成栓塞复发的潜在的凝血异常,此检查可能会影响治疗决策(Ⅱb 级推荐;B 级证据);CVT 儿童患者应行血培养及鼻窦 X 线片以确定有无潜在的感染(Ⅱb 级推荐;B 级证据);鉴于 CVT 儿童患者癫痫发作的可能性较大,意识丧失或机械通气患者可以考虑行持续脑电监测(Ⅱb 级推荐;C 级证据)。

【预后】

CVT 曾被认为是罕见而且严重的疾病,预后极差,现在认为该病预后良好,病死率 6%～10%。23% 患者症状可于诊断后几天内出现加重,表现为意识加深、精神状态紊乱、新出现癫痫、局灶症状加重、头痛频度增加或者视力丧失等。约 1/3 加重的患者可以见到新发病灶。3%～15% 患者可于急性期（1 个月内）死亡，多见于年轻人，主要死因为大量脑出血导致小脑幕切迹疝。而晚期死亡多和潜在的状态尤其是恶性肿瘤相关，故常见于老年人。长期预后差的主要因素包括：中枢神经系统感染、任何恶性肿瘤、深静脉血栓、CT/MRI 提示脑出血、Glasgow 评分<9 分、意识状态混乱、年龄>37 岁及男性等。血栓形成的部位也影响预后，一般脑内部和小脑静脉血栓预后较差。完全或者部分再通患者持续神经系统功能障碍出现率无明显区别，无再通患者后遗症明显。虽然患者存活率较高，但多遗留有神经系统后遗症，如局灶神经功能缺损、反复癫痫、视力下降，22%～44% 的存活患者伴有不同程度认知功能受损。CVT 复发的风险很低，随访 10 年，仅发现 6% 患者出现复发。既往有 CVT 病史者，若出现新发持续严重性头痛，应考虑评价CVT 是否复发及是否存在颅内高压（Ⅰ级推荐;C 级证据）。复发风险于病程 1 年内最易出现，但复发患者常不遗留神经系统后遗症。

（刘　钊）

第八节　硬脑膜动静脉瘘

硬脑膜动静脉瘘（DAVF），又称硬脑膜动静脉瘘样血管畸形。血流由供血动脉经过位于硬脑膜的瘘口，引流至脑膜静脉窦，造成静脉窦内涡流和高压后向邻近的桥静脉反流;或者血流不经过静脉窦，由瘘口直接向皮层或深部静脉反流，造成脑静脉内压增高、回流障碍、迂曲扩张，甚至破裂出血。DAVF 是一类较少见的血管性病变。它仅占颅内动静脉畸形的 10%～15%，但随着诊断技术的提高，近有增多趋势。

【发病机制】

DAVF 的发病机制一直有争议。多数人认为 DAVF 是一种获得性疾病，在头部外伤、手术或血液高凝性疾病诱发下静脉窦内血栓形成，或者由于肿瘤压迫、静脉窦发育障碍导致静脉窦狭窄、分隔、扭曲，致使静脉窦内压力增高，最终导致 DAVF 形成。Terada 等于 1994 年首次通过动物实验证实，静脉窦压力增高可以导致 DAVF 形成。也有观点认为部分小儿病例属先天性疾病，这部分患者常伴随 Galen 静脉畸形和脑实质内的动静脉畸形。

对病理标本的检测发现，DAVF 的瘘口是由位于静脉窦壁的大量新生的动静脉吻合血管构成的，而周围结构存在缺血性改变，且血管内皮生长因子（VEGF）及其受体 VEGFR-1 和 VEGFR-2、碱性成纤维细胞生长因子（bFGF）、转化生长因子（TGF）、缺氧诱导因子 1（HIF-1）呈普遍的阳性表达。CT 和磁共振灌注成像提示瘘口周围可能存在血流瘀滞和局灶性脑灌注不足，并可在治疗后恢复。PET 扫描提示脑灌注不足的严重程度可能与自然预后相关，其中脑血流影响较小的患者，病情可以常年保持静止而不必手术治疗。

学者采用颈部动静脉吻合造成颅内静脉窦高压的动物实验表明，脑灌注不足和慢性脑缺血是从静脉窦高压到 VEGF 和金属基质蛋白酶（MMP）高表达过程中的重要一环，VEGF 和 MMP9 协同，促进硬脑膜动静脉间异常新生血管的形成。实验中，VEGF 可以在硬膜、蛛网膜、枕叶皮层和基底节广泛表达，但有差异。硬膜中 VEGF 位于血管内皮细胞胞浆和血管周围的基质，实验早期即为阳性，并呈持续的强阳性表达;皮层则在接近横窦、矢状窦的枕叶胶质细胞和蛛网膜血管中持续广泛表达;深部脑组织只在胶质细胞和少数血管内皮细胞表达，在早期较明显，4 周时多转为阴性。硬脑膜上 MMP9 和 VEGF 的表达几乎同步。

因此，DAVF 形成的关键在于诱发静脉窦压力升高，静脉窦血栓、狭窄、肿瘤压迫均为危险因素。静脉窦高压引起局灶性脑灌注下降,导致该区域血管生成活性因子大量表达,在促使硬脑膜侧支静脉血管开放、扩张的同时,动静脉之间生成大量新生血管,最终形成了 DAVF。

【自然史】

本病自然病程差异较大,起病有急有缓,有些患者为偶然发现或有轻度耳鸣等症状,这类患者大多数维持多年不变,少数可自行闭塞,但也有可能逐步进展,出现颅内出血和进行性神经功能障碍。

如何判断轻症患者的自然病程尚有难度,但是静脉窦或瘘口压力的下降有可能促使疾病自愈。例如有些脑膜瘤合并 DAVF 的患者,在解除脑膜瘤对静脉窦的压迫后,DAVF 自愈可能性较大。未能彻底治疗的大静脉窦旁的 DAVF,若是瘘口血流明显下降,静脉反流消失,也有自愈可能。海绵窦 DAVF 血流量低、症状轻者,通过压迫供血动脉降低瘘口血流,有可能促使瘘口血栓形成而自愈。

颅内出血是 DAVF 的最主要危害,约占首发症状的 25%～40%,男性、高龄、有既往出血史、有神经功能障碍、出现皮层静脉或深部静脉反流是出血的高危因素。据统计,无出血史者年出血率约 1.5%,既往有出血史者年再出血率高达 7.4%;出现皮层静脉反流且合并神经功能障碍者年出血率也在 7.4%～7.6%。

【分类和分型】

早期 Herber 根据瘘口部位将之分为后颅窝、前颅底、中颅底和海绵窦 DAVF,Djindjian 和 Merland 则分为单纯 DAVF 和混合性 DAVF,前者仅限于硬脑膜,后者除硬脑膜外还同时累及了头皮和颅骨。

1995 年 Borden 和 Jognard 根据 DAVF 静脉引流方式分别提出分型方法。Borden 将 DAVF 分为 3 型。Ⅰ型:向硬膜静脉或静脉窦引流,无皮层反流静脉;Ⅱ型:向静脉窦引流,造成静脉窦高压,再从静脉窦向皮层静脉反流;Ⅲ型:仅向皮层静脉反流而无静脉窦回流。Ⅲ型又分 4 种情况:①瘘口位于静脉窦壁,但不与静脉窦腔沟通;②直接在脑膜供血动脉和桥静脉之间形成瘘口;③硬膜动脉与静脉窦沟通,但该静脉窦的远近端均闭塞;④在脑膜供血动脉和脑膜静脉之间形成瘘口,该脑膜静脉只通过桥静脉引流。Davis 对 102 例 DAVF 颅内出血和神经功能障碍情况进行统计分析,结论是Ⅰ型预后较好,极少出现颅内出血或神经功能障碍(2%),Ⅱ型 38%～40% 患者有颅内出血或神经功能障碍,Ⅲ型出血机会极大(79%～100%),预后不良。Cognard 将 DAVF 分作 5 型:Ⅰ型,血流通过瘘口直接引流到静脉窦,静脉窦内血流无逆流;Ⅱ型,引流到静脉窦后造成静脉窦高压,出现静脉窦内逆向血流,其中Ⅱa 尚无皮层或深部桥静脉反流,Ⅱb 出现皮层或深部桥静脉反流;Ⅲ型,直接引流到皮层或深部桥静脉,不伴静脉扩张;Ⅳ型,直接引流到皮层或深部桥静脉,伴静脉扩张;Ⅴ型,向脊髓表面引流。Borden 分型和 Cognard 分型有相通之处,均得到广泛认可,不仅用于疾病严重程度的评估,也可以指导治疗方式的选择。

根据某医院的统计资料,按照瘘口的部位,依次为海绵窦(33.3%),小脑幕(25.9%),横窦、乙状窦或窦汇(13.0%),前颅底(11.1%),上矢状窦(11.1%)和其他(5.6%);Borden 分型Ⅰ型 29.6%,Ⅱ型 29.6%,Ⅲ型 40.7%。其中前颅底、小脑幕和颅颈交界区以 BordenⅢ型为主;上矢状窦,横窦、乙状窦或窦汇附近以Ⅱ型较多,也有Ⅰ型或Ⅲ型,合并远端静脉窦狭窄或闭塞最为常见;海绵窦 DAVF 多为Ⅰ型。

【临床表现】

DAVF 引起的病理生理变化导致患者出现一系列症状。包括:①静脉高压和盗血导致功能区脑灌注不足,可引起局部神经功能障碍、癫痫,甚至静脉性脑梗死;②静脉高压导致全脑灌注不足、颅高压以及导水管压迫引起脑积水,可引起定向力下降、双眼视力减退、嗜睡甚至昏迷;③静脉迂曲扩张可产生占位效应,尤其是深静脉和后颅静脉扩张后对脑干和脑神经影响明显;④静脉破裂引起蛛网膜下腔或脑实质出血,出血可位于瘘口附近,也可引起远隔部位血肿;⑤异常的静脉血流对附属器的影响,如眼静脉回流障碍引起凸眼和视力下降,颅底大静脉窦血流冲击引起颅内杂音等。总之,静脉高压是引起 DAVF 严重症状的主要原因,可以源自瘘口附近,也可以发生于远隔部位或多处,甚至颅内 DAVF 向脊髓静脉引流引起脊髓症状,或者脊髓 DAVF 引起脑干缺血、压迫等症状,须注意鉴别。

根据某医院的统计资料,DAVF 的男女比例为 2.6∶1,平均发病年龄 42.4 岁。病程可长可短,短者以自发性颅内出血起病,并在数小时内进行性加重,长者表现为数十年的隐性头痛或颅内杂音。约 1/4 患者表现凸眼、球结膜水肿、患侧视力减退等,1/4 患者首发为自发性蛛网膜下腔出血或脑内血肿,1/4 患者首发进行性脑功能障碍,包括偏侧肢体乏力、中枢性面瘫、共济失调等,其他表现为颅内杂音、脑神经麻痹、癫痫发作,以及头痛、定向力下降、视力减退、行走困难等慢性颅高压症状。

【影像学特征】

术前应行全面的 CT、MR 和 DSA 检查。颅内迂曲扩张的静脉在 CT 表现为等高密度条索影,MR 表现信号流空,深部静脉回流者出现脑干周围的流空或静脉瘤样改变。DSA 应行全脑 6 血管造影,明确供血动脉、引流静脉和瘘口部位,并用于 Borden 分级。前颅底 DAVF100% 有来自筛前、筛后动脉的供血,少数还有颈外动脉供血,瘘口的静脉端形成静脉瘤多见,经额极静脉反流至上矢状窦、海绵窦或直窦。海绵窦 DAVF 供血可来自颈内动脉海绵窦段的硬膜分支或颈外动脉分支,主要为颈内动脉的脑膜垂体干分支、颈外动脉的脑膜中动脉或颌内动脉分支,可以多向引流至眼静脉、翼丛、岩下窦或经海绵间窦到对侧海绵窦,较少向皮层静脉反流。上矢状窦瘘口位于上矢状窦壁或邻近硬膜,供血以一侧或双侧的脑膜中动脉为主,也可来自大脑前动脉或大脑后动脉的脑膜支。小脑幕或横窦、乙状窦 DAVF 的供血可以来自幕上硬膜(脑膜中动脉后支)、幕下(脑膜后动脉、椎动脉或小脑后下动脉硬膜分支)、小脑幕(脑膜垂体干的小脑幕分支,小脑上动脉分支)。造影发现约 1/3 患者合并单侧横窦、乙状窦闭塞。

CTA 和 MRA 难以区分瘘口的动静脉结构,若直接用于术前诊断易于漏诊,且难以分类和分型,但是可以用于术后随访,发现阳性变化再行 DSA 检查。根据 DAVF 的发病机制,针对脑灌注的检查有可能对疾病的自然预后和严重程度判断提供新的考量。CT 和磁共振的灌注成像以及 SPECT 和 PET 成像可用于判断静脉高压对局部脑血流的影响,磁共振弥散张量可用于评估脑回流障碍和低灌注导致的脑损伤严重程度,并在术后随访对比。

【治疗】

1.DAVF 的治疗指征　　DAVF 需要外科处理的指针尚未完全统一。由于静脉引流方式是影响疾病预后的最相关因素,存在静脉窦高压,特别是出现皮层或深部静脉反流者必须进行及时、有效的外科干预。因此 Borden Ⅱ型、Ⅲ型的患者均需要治疗,特别是出现引流静脉迂曲、瘤样扩张者,需尽早治疗以防破裂出血。

对 Borden Ⅰ型病例是否需要治疗争议较大,主张治疗者认为疾病有可能会进一步发展,治疗更加棘手;主张不处理的依据是这些病变有可能长期不进展,甚至自行闭塞,而不恰当的治疗反而可能诱发出更多的供血动脉,瘘口更加弥散,使疾病更为复杂和危险。

笔者研究后认为,Borden Ⅰ型病例有下列情况者,可考虑治疗:①对临床症状明显者,应该积极治疗,包括颅内压增高,视乳头水肿,影响视力者;有局灶性神经功能障碍,进行性加重者;严重影响生活的头痛和颅内杂音者;②症状不明显,但为单瘘口,由单支供血和单支引流,手术或介入又易于到达,为防止疾病进展,也可以治疗;③是否存在慢性低灌注,可以列为 Borden Ⅰ型患者是否需要治疗的判断依据之一。根据动物模型研究的结果,可利用 CT 或 MR 灌注成像技术,将 Borden Ⅰ型病例分成两类,一类无低灌注状态,另一类虽然尚未出现静脉反流,但静脉窦压力较高,导致局部血流淤滞、小血管扩张,出现血容量升高和血流量下降。后者瘘口进展的可能性更大,而且血流淤滞和低灌注作为一种病理状态,也需要治疗。

2.DAVF 的治疗策略和方法　　治疗策略已从阻断供血动脉改向阻断瘘口或瘘口的静脉端,这与脑内 AVM 的治疗策略有所不同。原因在于硬脑膜动脉呈网状分布,单纯阻断影像学上可见的供血动脉并不能完全阻断所有供血动脉,瘘口通过细小的硬膜血管网继续获得血供,并通过唧筒效应促使硬膜新的粗大的供血动脉形成。相反,DAVF的引流静脉结构相对简单,阻断后形成的逆行血栓可以迅速封闭瘘口,由于瘘口位于硬膜夹层内,静脉近端阻断后导致的一过性瘘口内压力升高也不致引起破裂出血。

DAVF的治疗应强调阻断瘘口或靠近瘘口的静脉端,远端静脉必须保留,处理 Borden Ⅱ 型 DAVF,必须辨明瘘口位于静脉窦的确切部位,一旦误将远端静脉窦堵塞,将显著增加瘘口和反流静脉的压力,导致静脉性脑水肿,甚至出血。同时,动脉压下降而静脉压升高,导致脑灌注压下降。一旦低于 70mmHg 将迅速出现脑灌注不足。引起皮层血管源性脑水肿和血脑屏障破坏的可能,严重者将致静脉性脑梗死。

具体而言,对海绵窦 Borden Ⅰ 型瘘口可采用经动脉途径栓塞瘘口,或者经静脉途径填塞海绵窦。其余部位的 Borden Ⅰ 型瘘口必须保持引流静脉窦的通畅,可采用经动脉或静脉途径栓塞瘘口,也可开颅行静脉窦孤立术,即沿着静脉窦走形将其周围硬脑膜剪开,缝合时用人工硬膜隔开,可阻断所有通往瘘口的血管网。对 Borden Ⅱ 型瘘口,如局部静脉窦已无回流功能,可将该段静脉窦栓塞,或者开颅连同窦壁的瘘口一并切除,反流桥静脉在近静脉窦处电凝切断。对 Borden Ⅲ 型病变,仅需在近硬膜处阻断瘘口引流静脉,就可迅速形成逆行血栓,阻断瘘口。

治疗方法有栓塞、手术和放射外科三种。栓塞有经动脉和静脉两种途径,动脉途径即经供血动脉接近瘘口,推注胶水通过瘘口,阻断瘘口和瘘口的静脉端。难点主要在于微导管到位困难,栓塞时阻断动脉端过近则易复发和瘘口复杂化,过远阻断回流代偿静脉则引起静脉性脑梗死。新型液体栓塞剂 Onyx 的应用使得经动脉进行瘘口栓塞更为可控。由于一般不会粘连管头而导致拔管困难,推注胶水可以更为缓慢,而硬脑膜血管可以承受较大的推注压力,故而可以配比粘性较高的胶水,在较大推力下,以缓慢的速度将之从动脉末端推过瘘口到引流静脉近端。而较大的压力在闭塞主要瘘口同时,也弥漫到周围血管网,使得瘘口血流的阻断更为彻底。因此近年来经动脉栓塞的应用有增多趋势。

经静脉途径即通过静脉窦途径达到瘘口,直接阻断瘘口和瘘口静脉端,近来在临床上也逐渐得到推广。静脉途径栓塞的问题在于:①患者往往合并静脉窦狭窄和血栓形成,微导管难以通过;②对 Borden Ⅱ 型患者,如瘘口未闭全而将静脉窦堵塞,正常回流进一步受阻,反而加重皮层反流;③对 Borden Ⅲ 型小脑幕 DAVF,常需经深静脉途径才能达到瘘口,深静脉壁薄,易出血,且容易引起静脉性脑梗死。目前的适用范围:①累及的静脉窦已丧失正常的静脉回流功能;②累及海绵窦、横窦、乙状窦区的 DAVF。治疗时也可开颅后直接穿刺病灶邻近静脉窦或通过扩张引流静脉逆向进入,采用金属丝、弹簧圈、明胶或球囊栓塞瘘口,更适用于远端静脉窦已经闭塞者。对 Borden Ⅱ 型合并该段静脉窦狭窄的患者,出现一种新的尝试,即用支架支撑和扩张狭窄的静脉窦壁,主要用于目前方法未能缓解的患者。治疗后随访发现瘘口可能会自行闭塞。该方法的理论依据在于支架对静脉窦壁的支撑造成瘘口压迫利于自闭,并且静脉窦增粗后使得窦内压力下降,反流减少,出血或血流瘀滞的危险下降。

开颅手术仍为较常采用的治疗手段。手术目的是孤立、电凝、切除 DAVF 累及的硬膜和邻近静脉窦,切断动脉化的皮质引流静脉的通路。对位于静脉窦壁的复杂性瘘口,静脉窦孤立术可阻断供血动脉,控制出血,并为进一步寻找瘘口和回流静脉提供操作空间。对 Borden Ⅲ 型瘘口,在靠近瘘口部位夹闭引流静脉是迅速彻底的治疗方法,关键在于:①术前应明确回流静脉的位置并据此选择合适的手术入路;②硬膜上广泛的纤曲血管易出血和阻挡视野,应尽量选择硬膜外接近瘘口和早期控制动脉端血供;③术中准确辨认异常引流血管并在其离开硬膜处阻断。该血管为逆行引流,可以安全阻断,但其远端汇入的引流代偿静脉,因为静脉高压,也可迂曲扩张,必须加以保护。术中导航有利于辨明瘘口位置。手术入路的选择:对 Ⅱ 型瘘口,应充分显露受累段静脉窦,以备该段静脉窦骨骼化后切除。对 Ⅲ 型瘘口,根据引流静脉的位置,选取合适的手术入路。例如从岩上窦引流者,如为岩上窦内侧段受累,可用岩骨前或扩大中颅底硬膜外入路,如为岩上窦外侧段受累,可用乙状窦前入路,沿岩上窦上下切开硬膜,在小脑幕上下表面均可直视的情况下,从瘘口后方切开小脑幕,扩大显露。对岩静脉引流而岩上窦未受累者(Ⅲ型),也可采用幕下小脑上外侧入路或颞下入路,前者缺点在于术野狭小,迂曲的静脉团易阻挡瘘口,后者面临颞叶的过多牵拉以及从幕上切开小脑幕时有损伤幕下静脉的危险。另外,向岩下窦引流者,可取远外侧入路。对位于直窦者,在行后方入路的同时,如果发现有多处瘘口,可行静脉窦骨骼化。对直接向 Galen 静脉引流者可采用幕下小脑上正中入路。对多支供血、多向引流的复杂型病例,术前先栓塞阻断部分或大部供血,使引流静脉张力下降,有利于开颅出血的控制和瘘口探查。术中采用吲哚青绿荧光造影,有助于发现和确认瘘口,并保证瘘口的完全切除。

【不同部位 DAVF 的治疗方法】

1.前颅底 DAVF 一般为 BordenⅢ型,供应动脉通常来自于眼动脉的分支筛前动脉或筛后动脉,少数主要来自颈外动脉,瘘口常偏于一侧,该侧额极静脉常呈静脉瘤样扩张,流入上矢状窦。文献报道约95.5%的前颅底 DAVF 能通过手术治疗获得满意效果。手术采用额底硬膜外入路或硬膜下入路。硬膜外入路在术前留置腰穿,术中释放脑脊液后,逐步剥离前颅底硬膜,在筛板处可见供血的筛前、筛后动脉。边剥离硬膜边将其电凝后切断,进入硬膜下将萎瘘的静脉瘤连同该处硬膜一并切除。硬膜外入路可以在硬膜外早期控制动脉端,所以一般不需要做术前栓塞,缺点在于损伤嗅神经,术后失嗅。选用单侧硬膜下入路有利于保留嗅觉,适用于额底静脉迂曲扩张程度较轻,瘘口偏于一侧者。术中行单额过中线骨瓣,先处理患侧瘘口,电凝瘘口端回流静脉并切除静脉瘤,然后切开大脑镰根部探查对侧,术中注意保留对侧的嗅神经。血管内介入治疗有导致失明的危险,必须避开视网膜中央动脉,治愈率也低于开颅手术。

2.上矢状窦 DAVF 大多为 BordenⅡ型,供血以一侧或双侧的脑膜中动脉为主,也可来自大脑前动脉或大脑后动脉的脑膜支。治疗方法有外科手术或介入治疗,以前者疗效较好。手术采用沿受累段矢状窦表面大的"S"形皮肤切口,开颅时板障出血汹涌,所以不用铣刀,而是一边用磨钻磨出骨槽,一边用骨蜡止血,到薄层内板后将之咬开。备血充分后迅速抬起骨瓣,将硬脑膜从颅骨内板剥离,并同时用纱布压迫硬膜的出血。翻开骨瓣后,电凝出血点,结扎粗大的硬膜动脉,迅速控制出血。而后沿静脉窦两旁剪开硬膜,并电凝来自大脑镰的血供。用多普勒探查矢状窦内涡流是否消失,探查矢状窦两旁有无反流的桥静脉,紧贴矢状窦将之电凝后切断。此时可见皮层表面的浅静脉张力迅速下降、颜色变暗。血管内介入治疗常采用经脑膜中动脉闭塞瘘口,但经单支脑膜中动脉往往难以将那些筛状多发的瘘口完全闭塞,为追求治愈,有时会有部分胶水进入静脉窦内,造成静脉窦狭窄甚至闭塞。而保持静脉窦通常是避免复发的重要因素之一,因此,虽然介入栓塞与开颅手术的短期效果相仿,我们仍主张以手术治疗为主,对仅有单支供血,瘘口结构较为简单,导管到位准确者,可以尝试栓塞治疗。少数上矢状窦 DAVF 为 BordenⅢ型,与 BordenⅡ型的区别在于Ⅲ型患者矢状窦内无涡流,术中用多普勒探查可知。手术只需紧贴矢状窦将引流静脉电凝后切断。手术暴露瘘口方便,疗效确切,可首先考虑。

3.横乙状窦 DAVF 血供来源有 4 个方向:小脑幕、幕上硬膜动脉、幕下硬膜动脉和颅外动脉穿越颅骨供血。可采用开颅手术、血管内介入或手术与介入的联合治疗。由于手术操作难度较大,开颅时出血多汹涌,横窦、乙状窦区 DAVF 的手术死亡率和严重病残率约为 15%。横窦、窦汇 DAVF 采用幕上下大的马蹄形切口,打开骨瓣的方式与上矢状窦 DAVF 相似,形成幕上下的联合骨瓣,也可先形成幕上骨瓣,再将幕下骨质咬除。沿横窦上下剪开硬脑膜后,分别从幕上下探查小脑幕,切断小脑幕动脉供血,合并桥静脉反流者,紧贴小脑幕将该静脉电凝后切断。如静脉窦已闭塞,可将畸形血管团连同静脉窦一起切除。对出现逆向血流,已无正常引流功能的静脉窦段,在手术处理瘘口后,静脉窦压力下降,可能恢复一定的回流功能,保持该段静脉窦的通畅有利于防止复发,近来开始受到重视。乙状窦垂直段和颈静脉球附近 DAVF 手术难度较大,常有穿越岩骨的众多供血动脉,可先形成内侧幕上下骨窗,然后用磨钻磨除岩骨的乳突后部。骨质磨除范围要求充分暴露需要处理的静脉窦,一般需要暴露出垂直段前缘的硬膜和岩上窦的后部,有时需采用远外侧切口,暴露颈静脉孔。Firakotai 等报道 4 例颈静脉球 DAVF,采用经髁入路,其中 3 例治愈,1 例症状好转。

4.小脑幕动静脉瘘　小脑幕动静脉瘘症状严重、治疗棘手。其出血率和进行性神经功能障碍率分别高达 79%～92% 和 58%～74%,未彻底治愈者易复发并复杂化,属 DAVF 治疗的难点。可采用血管内介入、外科手术或联合治疗。

小脑幕的供血主要有三个来源:①颈内动脉海绵窦段:可经脑膜垂体干发出基底小脑幕动脉和经海绵窦下动脉发出幕缘动脉。基底小脑幕动脉向后外侧沿小脑幕岩尖结合部的前部走行,分为小脑幕内侧动脉和小脑幕外侧动脉。幕缘动脉向外越过展神经,向上后方在滑车神经附近进入幕缘。如果幕缘动脉缺如,将由来自脑膜垂体干的分支替代。②小脑上动脉的主干或头侧干进入幕下附近发出,在游离缘中部进入幕缘。③大脑后动脉近端发出,绕脑干,在游离缘下方靠近幕顶处进入小脑幕,同时供应上蚓部和下丘。另外,小脑幕上表面与幕上内层硬膜连续,供血动脉可为脑膜中动脉的延续;下表面与幕下硬膜连续,供血动脉可为咽升动脉的脑膜后动脉分支、椎动脉或枕动脉的脑膜支的延续。这些动脉分支分别跨过岩上窦和横窦的上缘或下缘,供应小脑幕。

正常情况下,小脑幕静脉窦起辅助桥静脉和深静脉回流的作用。根据上述小脑幕桥静脉的分布规律,小脑幕 DAVF 累及的反流静脉,幕上以后外侧为主,幕下以后内侧为主,小脑幕前半部桥静脉少,但游离缘可有深静脉属支或岩静脉。

小脑幕 DAVF 以 BordenⅢ型最常见,少数为 BordenⅡ型。手术入路的选择应根据瘘口的类型、部位以及引流静脉的情况综合考虑。根据引流静脉和瘘口在小脑幕的解剖部位,我们把小脑幕 DAVF 作如下分型:①小脑幕游离缘型——瘘口在小脑幕游离缘及其邻近的小脑幕,引流静脉为基底静脉、中脑外侧静脉、幕上下桥静脉或脊髓静脉;②小脑幕外侧型——瘘口位近横窦、乙状窦的小脑幕,向颞、枕、顶叶皮质静脉反流;③小脑幕内侧型——瘘口位于近直窦和窦汇的小脑幕上,向小脑表面的软脑膜静脉回流。大多数游离缘型小脑幕 DAVF 可采用前岩骨入路处理,硬脑膜外磨去颞骨岩尖,在岩上窦内侧切开小脑幕,电凝闭塞动脉化引流静脉和电凝小脑幕,该入路并可早期阻断小脑幕游离缘动脉。小脑幕外侧型经颞下入路,电凝和切开小脑幕。小脑幕内侧型经枕叶下小脑幕入路,电凝切开小脑幕和其下引流静脉。另外,小脑幕内侧型 DAVF 常合并窦汇附近的 BordeⅡ型瘘口,常采用后方入路、幕上下联合开颅,在探查小脑幕瘘口的同时,便于大静脉窦的孤立。枕下经双侧小脑幕和大脑镰入路可用于直窦的孤立。

介入栓塞一般选择动脉路径,若微导管能够准确到位,推注胶水闭塞瘘口及其静脉端,则可治愈。难度在于复杂病例的供血动脉多而细小,微导管难以到达瘘口附近。对未能治愈的患者,应采用伽马刀治疗,并密切随访。总之,小脑幕 DAVF 治疗难度大,复发率高。熟悉小脑幕静脉窦的解剖结构,仔细分析 DSA 影像学特征,准确判断瘘口的类型、部位以及引流静脉的情况,灵活选用手术或介入治疗,有助于提高治愈率。

5.海绵窦动静脉瘘　欧美人群 DAVF 好发于横乙状窦,而亚洲人最常见于海绵窦。海绵窦 DAVF 主要由颈外动脉分支供血,并向岩上窦、岩下窦、翼丛和眼静脉回流,但很少向皮层反流,因此该区的 DAVF 可表现为搏动性突眼、耳鸣,但少有自发出血。根据供应动脉的来源,又可分为 4 种类型:A 型:颈内动脉和海绵窦之间的直接沟通,又称颈动脉海绵窦瘘,常因外伤直接造成,常被另列为一类疾病;B 型:由颈内动脉的脑膜支供血;C 型:由颈外动脉的脑膜支供血;D 型:由颈内和颈外动脉的脑膜支联合供血。血管内介入治疗是本病的最佳治疗方法。B 型 DAVF 可经动脉或经静脉栓塞供应动脉。目前趋向于经静脉栓塞,减少因动脉栓塞引起脑缺血损害。可用途径包括岩下窦、翼丛、面静脉、颞浅静脉、对侧海绵窦、眼静脉等。C 型 DAVF 可栓塞供应动脉而达到治愈目的。对于 D 型 DAVF 因兼有颈外和颈内动脉分支供血,完全闭塞畸形血管常有困难。KinDI 报道 56 例经静脉途径治疗海绵窦 DAVF 56 例,总有效率为 91%,治愈率 51.8%,并发症包括外展麻痹等一过性神经功能障碍(10.7%),颅内静脉破裂(5.4%),脑干静脉回流障碍致水肿、梗死(3.6%)。由于海绵窦 DAVF 多为 Borden Ⅰ 型,且海绵窦内纤维分隔明显,压迫颈部大动脉后血流缓慢,可能促使静脉窦血栓形成而自愈。对栓塞困难的 Borden Ⅱ 型海绵窦 DAVF 也有选择栓塞与开颅手术结合治愈的报道。

6.枕大孔区 DAVF　颅颈交界区 DAVF 较为罕见,多数为 Borden Ⅲ 级,供血动脉主要来自一侧或双侧椎动脉的脑膜支,少数来自小脑后下动脉或脑膜后动脉。引流静脉可向上引流至颅内,或向下经脊髓表面静脉引流至椎旁。向颅内引流的静脉迂曲扩张后出血,导致后颅窝脑干周围分布的蛛网膜下腔出血,这是枕大孔区 DAVF 最常见的临床表现。瘘口位置靠近背侧或位于侧方者可选择手术治疗,电凝闭塞瘘口可获治愈。少数瘘口偏于腹侧,手术显露较困难,目前倾向于介入栓塞,特别是单支供血者。术后患者应行 DSA 脑血管造影,对有残余者应行伽玛刀治疗。

7.其他　蝶底窦 DAVF,位于海绵窦的外侧,应与海绵窦 DAVF 鉴别。由于与侧裂浅静脉沟通,在蝶底窦压力升高后可向侧裂静脉反流,常以自发性出血为首发症状。以手术治疗为主。手术取改良翼点切口,咬除蝶骨嵴至眶上裂,咬除蝶底窦区眶外侧壁及中颅底部分骨质,切断 DAVF 的部分颅外血供。剪开硬膜后可见侧裂表面粗大的引流静脉及静脉球。此时应轻轻牵拉引流静脉向颅底方向分离,探查至蝶底窦的瘘口处,电凝出硬脑膜的引流静脉端和其邻近硬膜,在引流静脉迅速萎陷后切断引流静脉。

【预后】

无论介入栓塞或手术治疗,获得影像学痊愈者预后较好。Borden Ⅲ 级有残留的患者,易于复发,术后应行伽玛刀治疗并长期随访。Borden Ⅱ 级患者治疗后血流量下降,有可能长期缓解,特别是海绵窦 DAVF,血流下降后配合压颈甚至可能治愈。但也有部分患者复发。特别是瘘口处理不当,直接在瘘口近端闭塞供血动脉者,病灶易复发且血流结构更为复杂,患者症状加重。Borden Ⅰ 级患者症状不重者可保守治疗并长期随访。

(王建平)

第九节　颈动脉海绵窦瘘

颈动脉海绵窦瘘(CCF)是颈内或颈外动脉及其分支与海绵窦形成动静脉瘘道而产生的症候群。Cushing1907 年最先提出颈动脉海绵窦瘘的概念。

一、概述

(一)海绵窦区显微解剖学

海绵窦是一对位于蝶鞍两旁的较大的静脉腔隙,前起自眶上裂,后止于岩骨尖。海绵窦内是由大小不同的静脉所组成的静脉丛或是许多大小不等的静脉连通的静脉管道。颈内动脉通过颞骨岩部的颈动脉管后,从破裂孔处向前进入海绵静脉窦内,在该窦的前端穿过顶壁进入硬脑膜腔。在海绵窦内的颈内动脉长约 2cm,称为窦内段,根据其在窦内的行径,又可分为后升段、水平段与前升段三部分。而颈内动脉又可将海绵窦腔分为三部分，即：①内侧腔，位于垂体腺与颈内动脉之间，此腔最大，宽7mm，但常被弯曲的颈内动脉或突入的垂体腺所填塞；②前下腔，在颈内动脉后升段与水平段的下前方，展神经在此绕过颈内动脉达窦的侧壁。③后上腔，位于颈内动脉与后半段窦顶之间。

颈内动脉窦内段发出多根分支，常与颈动脉海绵窦瘘形成有关。

1.脑膜垂体干　是此段动脉最大的分支，在后升段与水平段交界处发出，存在率100%。发出后立即分成三支。①垂体下动脉，走向内下方，供应垂体后部的包膜及垂体后叶；②脑膜背动脉，穿过海绵窦后部的硬脑膜，供应斜坡区的硬脑膜及第Ⅵ脑神经，与对侧同名动脉的分支吻合；③小脑幕动脉，向外侧行，供应邻近的小脑幕和动眼神经和滑车神经。

2.海绵窦下动脉　存在率84%。起源于水平段，离脑膜垂体干的起点5～8mm，跨越第Ⅵ对脑神经后走向三叉神经眼支的下方，供应海绵窦外侧壁、棘孔及卵圆孔区的颅底硬脑膜，并与该处的硬脑膜中动脉分支相吻合。

3.垂体包膜动脉　又称McConnell动脉，起于窦内段的内侧，离海绵窦下动脉只有5mm左右，存在率28%，供应垂体前下部的包膜，发出分支有下包膜动脉和前包膜动脉，并与垂体下动脉的分支相吻合。此外，海绵窦内尚可有较少见的动脉分支如眼动脉，见于8%左右的病例。残留的三叉动脉，往往起源于颈内动脉窦内段的近端，紧邻脑膜垂体干，止于基底动脉。

海绵窦内的动脉侧支循环非常丰富，不仅同侧的颈内动脉系统分支间有较多吻合，而且与同侧的颈外动脉系统包括脑膜中动脉、咽升动脉也有交通吻合，甚至与对侧颈内外动脉、椎动脉系统吻合，构成海绵窦内复杂的动脉血管网，一旦发生颈动脉海绵窦瘘就出现复杂的血流动力学的改变。

海绵窦的静脉联系也相当丰富。左、右海绵窦之间有静脉连接，称为海绵间窦。较常见的有前间窦与后间窦两个。前间窦可包括整个蝶鞍的前壁，后间窦位于鞍背后方，除连接两侧海绵窦外，还可接受来自上岩窦与下岩窦的血液。外展神经常先穿过海绵间窦进入海绵窦。海绵间窦还可与脑膜背动脉相沟通而形成与颈动脉海绵窦瘘相似的症状。左、右海绵窦与许多周围静脉相连。在前方通过眼上静脉、眼下静脉与面静脉相连，与颈外静脉交通；通过大脑中、下静脉与大脑半球的皮质静脉相连，最后汇入上矢状窦；通过中央视网膜静脉与眼底静脉相连；通过硬脑膜中静脉分支、蝶顶窦分支与硬脑膜静脉相连。在后方通过上岩窦与横窦相连，通过下岩窦与颈内静脉相连。在外侧通过颅骨导静脉与翼窝静脉丛相连。由于海绵窦的静脉联系广泛复杂，不难想象除颈动脉海绵窦瘘之外的其他动静脉瘘，如颈外动脉横窦瘘、硬脑膜血管之间的动静脉瘘等都可引起与颈动脉海绵窦瘘相类似的表现，因而临床表现也多种多样。

海绵窦壁上有动眼神经、滑车神经、外展神经与三叉神经的眼支经过。动眼神经与滑车神经在鞍背外前方，天幕裂孔边缘的下内侧进入窦顶壁脑膜夹层内走向眶上裂。动眼神经穿入窦顶之处要比滑车神经略靠前外方，离颈内动脉床突上段的起始点只有2～7mm（平均为5mm）。此处是动眼神经最易被颈内动脉床突上段动脉瘤压迫之处。三叉神经眼支是在海绵窦外壁的下方穿入窦壁，在硬脑膜夹层内向上、向后斜行逐渐远离眶上裂进入半月神经节。外展神经是唯一真正在海绵窦腔内通过的脑神经。它是在斜坡的外侧穿入窦腔，绕至颈内动脉窦内段的外侧，在颈内动脉与窦外壁之间前行，其前半部几乎与三叉神经的眼支平行。外展神经在窦内常分开成多支，多者可达5支。除上述脑神经外，在窦内段的颈内动脉管壁上有交感神经纤维束，环绕于动脉壁上组成神经丛，并发出分支进入外展神经及三叉神经眼支。这些交感神经纤维来自颈上神经节，最终随三叉神经眼支分布至眶内睫状神经节，余下部分随颈内动脉带入颅内。在动眼神经及滑车神经中未能查出有此种纤维。

海绵窦外侧壁上的神经排列形成了一个三角形的神经间隙区，首先指出通过此区可以不损及神经而暴露窦内的颈内动脉。故此区被命名为Parkinson三角。此三角形的上界由滑车神经的下缘组成，其长度为 8～20mm,平均 13mm。下界为三叉神经眼支的上缘组成,全长 5～24mm,平均为 14mm。后界为鞍背及斜坡的坡度,全长 3～14mm,平均为 6mm。由于此三角的个体差异大,手术时能暴露的海绵窦内范围亦大不相同。一般认为暴露颈内动脉窦内段的近端及其脑膜垂体干的把握较大,对其远端,特别是垂体包膜动脉及外展神经困难较多。海绵窦外侧壁可分为两层,表层为光滑的硬膜层,深层为由动眼神经、滑车神经、三叉神经眼支和上颌支的神经鞘与网状膜构成。动眼、滑车、三叉神经眼支三支神经在外侧壁上自上而下排列,位置相对固定。海绵窦的内侧是垂体,颈内动脉的窦内段常突向内侧并部分嵌于垂体内,垂体常有一片舌状的腺组织覆盖于动脉的上方。

(二)分类和分型

CCF 按病因可分为外伤性 CCF 与自发性 CCF,外伤性者约占全部 CCF 病例的 80％以上,自发性者不到 20％;按解剖部位可分为颈内动脉海绵窦瘘和颈外动脉海绵窦瘘;按瘘口多少可分为单纯性 CCF 和复杂性 CCF。各类型的临床表现主要取决于它所引起的血流动力学变化的程度。CCF 的盗血量大者称为高流量 CCF,其特点是在脑血管造影中海绵窦的充盈早而快,颈内动脉的远端分支充盈不佳或不充盈。此种 CCF-症状严重,发展迅速,多见于外伤性者。盗血量小者称为低流量 CCF,其特点是在脑血管造影中海绵窦的充盈较迟且慢,颈内动脉远端分支充盈良好。此种 CCF 症状较轻,多见于自发性者。

CCF 按静脉引流方式的不同可分为四型:Ⅰ 型,动脉血由海绵窦经眼上静脉及内眦静脉流入面静脉;Ⅱ 型,动脉血由海绵窦经外侧裂静脉,再经 Trolard 吻合静脉引入上矢状窦;Ⅲ 型,动脉血由海绵窦经上岩窦或下岩窦及基底静脉丛,到横窦、乙状窦引流入颈内静脉;Ⅳ 型,动脉血由海绵窦经吻合静脉流入基底静脉,并与大脑大静脉汇合引流入直窦。如以上四种引流方式的任何两种或两种以上同时存在为混合型。

根据脑血管造影中所见到的颈内动脉与海绵窦之间相沟通的情况,CCF 分为四型,A 型:颈内动脉与海绵窦直接相通,是海绵窦内的颈内动脉直接破损所致,不通过它的脑膜支,又称直接型,盗血量大,通常由外伤或医源性损伤造成;B 型:颈内动脉通过它的脑膜支与海绵窦相沟通;C 型:颈外动脉的脑膜支与海绵窦相沟通;D 型:颈内动脉与颈外动脉都通过各自的脑膜支与海绵窦相通。后三型又称间接型,盗血量相对较小,由颈内动脉、颈外动脉的脑膜支参与供血。外伤性 CCF 几乎都是 A 型,自愈机会很少,必须作适当治疗。自发性 CCF 可以为上述四型中的任何一类,自愈机会较多。

二、外伤性颈动脉海绵窦瘘

【病因及病理】

外伤性 CCF 最多发生于头部损伤尤其是颅底骨折之后,引起颈内动脉窦内段及其分支的撕裂或横断。但亦有少数可发生于眼眶部刺伤或弹片伤后。医源性创伤如血管内治疗、经皮穿刺三叉神经节治疗三叉神经痛、蝶窦或经蝶窦的手术等均可能误伤颈内动脉窦内段致医源性 CCF。

外伤引起的动脉破裂可发生于颈内动脉壁上,严重者可使颈内动脉完全横断。动脉的远、近两断端都可出血,产生高流量 CCF。患者的症状严重。在颈动脉造影中看不到颈内动脉远侧各分支的充盈。如损伤是在颈内动脉的分支上,由于这些分支都与对侧的动脉分支有侧支吻合,故都有破裂动脉远、近两端的出血,但其流量比颈内动脉本身撕裂所引起者要低。表现于颈内动脉造影中,颅内的周围动脉仍可部分显示。

颈动脉海绵窦瘘的发病原理有以下几点。

1.盗血　指颈内动脉血经海绵窦流失而言。盗血量的多少决定着本病的病程缓急及症状的轻重。高流量 CCF 由于颈内动脉血被盗严重,可引起脑供血不足的症状。同时由于眼动脉灌注压的不足可引起视网膜缺血,加以患侧眼球外突,眼外肌麻痹,眼静脉压增高导致的透明体出血,继发性青光眼等因素,患眼视力严重障碍。低流量CCF则因盗血量少,其症状可相对轻些,病程亦较缓慢,而且有自行栓塞愈合的机会。

2.血流方向　　由于海绵窦与周围静脉有广泛的交通,CCF的主要血流方向各例不同。最常见的血流方向是流向前方,经眼上静脉流入眶内与额、面部静脉相连,引起患侧搏动性突眼,眶周静脉怒张,眼结膜充血水肿,眼外肌不全麻痹等症状。瘘口越靠前方,血流向前流动也越明显,眼部症状也越重。如血流方向向后,则可经下岩窦流向横窦及乙状窦,这时杂音很明显而眼部症状却较轻微。血流如向上,可经蝶顶窦流入外侧裂静脉,并分流至大脑表面静脉而流入上矢状窦,可使颅内静脉扩张而致颅内压增高。血液向下可经颅底及颅骨上的导静脉流向翼窝,引起鼻咽部静脉的扩张,容易导致鼻出血。如血流向内侧可经海绵间窦而流入对侧海绵窦产生对侧的眼症状,容易误认为对侧的CCF。

3.出血　　CCF本身的破裂出血是少见的。但伴有CCF的硬脑膜上的血管畸形及过度扩张的引流静脉出血还是可能发生的,如眼底静脉持续淤血引起视网膜静脉破裂出血而严重影响视力;鼻腔内及颅内的静脉压增高可引起鼻或颅内出血。

【临床表现】

常见的CCF症状如下。

1.颅内杂音　　最多见,几乎每例都有。杂音犹如机器的轰鸣,连续不断。夜晚及安静时尤为明显,随心脏收缩期而增强,常使患者难以忍受、烦躁不安,严重影响休息和睡眠。听诊检查时可在眼眶、额部、外耳乳突部、颞部甚至整个头部听到与心率一致的节律性杂音,压迫患侧颈动脉可使杂音明显减轻或消失,而压迫对侧颈总动脉则杂音不消失甚至更响。

2.搏动性突眼　　患侧眼球向前突出并有与脉搏相一致的眼球跳动。眼球突出是由眼眶内组织水肿、充血的结果。手摸眼球可感到眼球的搏动及有时可感到血液流过时的颤动。

3.眼结膜充血与水肿　　由于海绵窦内静脉压增高使眼眶内、眼眦部、眼结膜、视网膜等部位的静脉怒张充血,并出现水肿,严重者眼结膜可翻出眼睑之外,引起眼闭合困难,最终导致暴露性角膜炎。

4.眼球运动障碍　　由于第Ⅲ、Ⅳ、Ⅵ对脑神经受到扩张的海绵窦的影响而出现眼球运动的不全麻痹,伴有复视。

5.视力障碍　　可原发于视神经视网膜的缺血或视神经的直接损害;亦可能是长期突眼引起角膜混浊的结果;视网膜静脉的破裂出血可严重影响视力。另外,由于角膜边缘静脉的扩张可导致继发性青光眼,也是造成视力减退的重要原因。

6.头痛　　常见于本病的早期,部位局限于眼眶部,与局部及脑膜血管的极度扩张有关。三叉神经的眼支受到扩张的海绵窦壁牵拉亦是头痛的一个原因。随着病程的迁移头痛可逐步减轻。

7.鼻衄及颅内出血　　并不多见,常由于鼻腔内及颅内静脉或伴同CCF的硬脑膜上的血管畸形破裂所致。鼻出血量常较大,有时可引起出血性休克。

【辅助检查】

常用的辅助检查有以下几种。

1.脑血管造影　　诊断CCF最重要的手段是脑血管造影,特别是数字减影脑血管造影,可以明确有关诊断和治疗的要素,如瘘口位置、大小、供血动脉、盗血现象、瘘口远端颈内动脉分支是否正常显影,引流静脉的走向、流量、侧支循环状况等。脑血管造影检查除常规两侧颈内动脉造影外,必须同时作颈外动脉造影,必要时加做椎动脉造影,以利于明确诊断。

2.头颅CT和MRI检查　　CT和MRI检查常可见一侧突眼伴有粗大扩张的眼上静脉,增强扫描可见眼外肌充血增厚,眼睑肿胀,球结膜水肿,鞍旁海绵窦结构明显增强。少数高流量 CCF 中出现扩张的颅内回流静脉,周围脑组织相对缺血而形成水肿区,少数患者还可见颅脑外伤性改变如颅骨及颅底骨折、脑挫裂伤、颅内血肿或由此形成的脑软化灶等。磁共振血管造影可发现某些 CCF 的引流静脉,但对低流量 CCF 的诊断帮助不大。对大多数 CCF 来说 CT 和 MRI 的诊断价值是非特异性的。

3.经颅多普勒超声(TCD)检查　可无创、实时地获取 CCF 的血流动力学参数。

(1)患侧颈内动脉的流速:包括收缩期血流速度 VS、舒张期血流速度 VD、搏动指数 PI。直接型瘘的供血动脉血流速度,尤其是舒张期流速增高明显,可达 200cm/s 以上;搏动指数降低到 0.5 以下。间接型瘘血流速度和阻力指数可正常或变化不明显。

(2)经眼眶测定眶周静脉的异常频谱:因眼静脉及眶周静脉是颈动脉海绵窦瘘最常见的引流静脉,检测可发现眼上静脉呈高流速、低阻力的动脉化血流征象,血流速度几乎比正常侧高 1 倍,而搏动指数则减少一半左右,当治疗有效时恢复正常。

(3)经颞窗探测颅内血流:可发现大脑中动脉、大脑前动脉及对侧的大脑前动脉的平均血流速度增快而且同侧的大脑前动脉血流方向逆转,前后交通动脉开放。

(4)其他:TCD 除了能检测血流速度外,还能提示血流方向的改变,因而可用于判断侧支循环情况及引流静脉的血流状况。

TCD 检测,可作为颈动脉海绵窦瘘的早期诊断、选择治疗方案和评价疗效的方法之一。

4.单光子发射电子计算机断层扫描(SPECT)　是一种无创的检查脑灌注及脑代谢状态的方法。应用 ^{99m}Tc-HMPAO 等放射性同位素,可测定 CCF 血管内治疗前后脑灌注量的改善,评价疗效。用于 Matas 试验,来反映侧支循环功能,如果大脑前动脉及大脑中动脉供血区的放射性核素的下降不足 15% 时,闭塞颈动脉不会产生神经功能缺失症状。

【诊断】

头部外伤以后,一般在 2 个月以内,少数于半年或更长期后,患者出现搏动性突眼、颅内杂音、结膜充血水肿、鼻出血等临床表现,特别是有与脉搏相一致的耳鸣和搏动性突眼,听诊时可闻清楚的颅内杂音,压迫同侧颈动脉可使杂音消失,压迫对侧颈动脉杂音并不消失,甚至增强,即可做出诊断。低流量 CCF,症状轻微,诊断较难。结合辅助检查常可确诊。头颅 CT 和 MRI 不但能反应眶内情况,还可清楚显示颅内引流静脉的粗细、走向以及伴随的脑组织水肿状况;TCD 和 SPECT 等也有助于诊断、制定治疗方案和判断疗效。但全面而准确地了解颈动脉海绵窦瘘的血流动力学状况,还得依靠脑血管造影。

CCF 应与以下疾病相鉴别。

1.眶内及眶后肿瘤或假性肿瘤、突眼性甲状腺肿和眶壁骨纤维结构不良　均无搏动性突眼和血管杂音,可资鉴别。

2.眶内血管性病变　如海绵状血管瘤、动脉瘤、动静脉畸形等,亦可引起眼球运动障碍、突眼,但没有眼球搏动,也不致结膜充血及水肿。鉴别困难者,需依靠脑血管造影检查。

3.海绵窦血栓性静脉炎或血栓形成　它们虽可引起眼结膜的充血与水肿,眼球突出,但没有眼球搏动,更不会有杂音。患者曾有颜面部疖痈等病史,病程中有全身性炎症表现等可供作鉴别。

4.眶壁缺损　可以是先天性、外伤性或肿瘤性,脑组织向缺损处膨出,引起突眼,并可因脑搏动传至眼球而出现眼球搏动,但一般无血管杂音,在头颅摄片中可见有眶板部分缺失,蝶嵴及颞线消失,患侧眼眶扩大等特征加以鉴别。

5.颈外动脉系统的动静脉瘘　如颈外动脉可以通过颌内动脉与咽升动脉的分支间接与海绵窦沟通;颈外动脉的枕动脉与横窦、乙状窦形成动静脉瘘;硬脑膜中动脉与蝶顶窦及硬脑膜中窦形成动静脉瘘等。这些动静脉瘘可通过广泛的静脉联系表现出与 CCF 相似的症状。这时单凭临床表现常难以做出鉴别，必须依靠脑血管造影诊断。

【治疗】

外伤性 CCF 很少有自然愈合的机会，如任其自然发展，将有 5%～10% 可发生颅内出血或大量鼻出血。动静脉瘘引起的颅内杂音可使患者难以忍受。大量的脑盗血可使脑及视网膜缺血而引起脑功能及视力的障碍，甚至继发性青光眼或视神经萎缩而完全失明。因此必须予以积极治疗。只有少数症状轻微、发展缓慢的患者可考虑保守疗法和颈部压迫疗法。最重要的治疗原则是力求闭合或堵塞瘘口，保持颈内动脉的通畅。目前 CCF 治疗首选血管内介入治疗。

绝大多数病例可通过一次或数次血管内治疗达到治愈。填塞海绵窦及修补瘘口的直接手术已很少应用。

1.栓塞途径　最常用的是经动脉入路，如颈动脉已结扎闭塞或颈内动脉迂曲狭窄，插管困难，或瘘口过小，球囊无法通过时，也可选择经上、下岩窦或眼上静脉入路。

2.常用栓塞材料和方法

(1)可脱性球囊栓塞法：经动脉途径用可脱性球囊栓塞是以往最常用的方法，适于瘘口流量大、球囊易进入者。在 X 线透视下将带球囊的导管送入瘘口内，用等渗造影剂充盈球囊，再经导引管注入造影剂，如显示瘘口闭塞，颈内动脉通畅时，可解脱球囊，最理想的是球囊位于颈内动脉外腔的海绵窦内，造影时海绵窦不再显影，颈内动脉血流通畅，此时患者自觉颅内杂音消失，听诊时也无杂音闻及。如一个球囊不能将瘘口堵塞，也可放入数个球囊。

(2)微弹簧圈栓塞法：微弹簧圈由铂丝或钨丝制成，直径 0.33～0.36mm，可通过 Magic 3F/2F 微导管，进入海绵窦内后，将微弹簧圈送入球囊不易通过的较小瘘口，利用弹簧圈本身的机械栓塞作用和其所带的呢绒纤维迅速诱发海绵窦内血栓形成，瘘口即被血栓封闭，而颈内动脉保持通畅，达到合理的治疗目的。该方法不仅可用于动脉途径，也可用于静脉途径进行栓塞。

(3)液体栓塞剂：如 IBCA(氰基丙烯酸异丁酯)、HEMA(甲基丙烯酸-2-羟基乙酯)和 ONYX 等常作为微弹簧圈栓塞的补充。

(4)带(覆)膜支架栓塞法：是在血管内置入一种带生物-物理屏障的支架，在保持病变动脉通畅的同时隔离病变使其内部形成血栓。首次报道应用带膜支架成功治疗颈内动脉床突下巨大动脉瘤，有学者应用血管内带膜支架安全有效治疗颈内动脉破裂所致 CCF。操作必须在脑血管造影监视下进行，仔细辨认穿支动脉，避免其闭塞。术后需常规服用抗凝和抗血小板药物，防止支架内血栓形成及迟发性血管狭窄或闭塞。

3.血管内治疗的并发症

(1)动脉途径栓塞常见并发症：①穿刺部位血肿；②脑神经麻痹，出现率约为 30%，外展神经受累最常见；③假性动脉瘤形成，无症状的假性动脉瘤无需处理，大多可自行闭合；有症状者可试用弹簧圈栓塞；④脑梗死，因栓塞物或血栓脱落造成局部甚至半球脑梗死，严重时需手术干预；⑤脑过度灌注，长期严重盗血的患者当瘘口关闭而颈内动脉又保持通畅时，患侧半球血流骤然增加，可出现头痛、眼胀等不适，严重时还可发生脑水肿和颅内出血。

(2)经静脉途径栓塞常见的并发症有：①血液向皮质静脉或眼上静脉转流，引起颅内出血及视力恶化，多数会在短期内恢复；②操作引起静脉破裂出血、脑神经麻痹以及栓塞剂逆流到颈内动脉系统引起脑和视网膜梗死等。

三、自发性颈动脉海绵窦瘘

【病因和发病机制】

以下因素可能与本病有关:①体内雌激素水平改变:本病以中年妇女为多。常见妊娠及分娩时,体内雌激素分泌变化,引起血管壁变薄,弹性降低,脆性增加,并迂曲扩张,加上血流冲击动脉破裂形成瘘;②蝶窦炎及海绵窦炎:蝶窦或海绵窦发生炎症继而引起栓塞时,静脉回流受阻,窦内压力增高,可促使动、静脉分支的网状交通开放而形成硬脑膜动静脉瘘;③海绵窦内的颈动脉及其分支的管壁先天缺陷:如血管肌纤维发育不良,血管弹性差,易破裂形成瘘;结缔组织疾病如纤维肌肉营养不良、Ehlers-Donlos 综合征、Marfan 综合征、迟发性成骨不良及假黄色瘤病等患者亦都可因有动脉管壁的退行性变而罹本病。

【临床表现】

出现海绵窦综合征或视力障碍。自发性 CCF 的供血动脉以颈内动脉的分支,特别是脑膜垂体及其分支为最多见。颈外动脉的脑膜支亦常参与供血。多数属 Barrow 分类的 B、C 或 D 型,很少有 A 型者。临床症状一般较轻,病程也较缓慢。

【诊断】

自发性 CCF 以中老年及妊娠妇女多见,自发起病,病程一般较长,发展比较缓慢,出现头痛、突眼、颅内杂音、视力减退等症状,诊断不难。头颅 CT 和 MRI 可发现突眼、脑水肿、脑出血等继发性病变,显示增粗的眼静脉和皮质引流静脉,如 MRI 发现紧邻硬脑膜的"流空"影更有诊断意义。确诊还需依靠全脑血管造影。

【治疗】

症状稳定的患者,可先行保守治疗。除非患者有进行性视力障碍,才考虑早日手术。

1.保守疗法和颈动脉压迫法　本病约有 25%～30% 可自行血栓形成而症状缓解或消失,因此发病早期、症状较轻、瘘口流量小、没有皮质静脉引流、病情发展缓慢和没有急剧视力下降的患者可先作一段时间观察,以期自愈。或采用颈动脉压迫法,通过压迫颈总动脉,减少动脉血供和增加静脉压,促进海绵窦内血栓形成,该法还可作为其他治疗方法的补充手段。用手指或 Matas 架将颈总动脉压向颈椎横突,直到颞浅动脉搏动消失为止,最初每次压迫 10s,每小时数次,以后压迫持续时间逐步延长,至每次压迫 30s;如果压迫准确,患者会自觉杂音减轻或消失。一般 4 至 6 周后可治愈。压迫时须注意观察有无脑缺血症状出现,如无力、麻木、失明等,一旦出现须立即停止。Halbach 建议用健侧手指压迫,若出现脑缺血则健侧手指会因无力而自然终止压迫。

2.血管内介入治疗　颈部压迫法无效,或有明显的皮质静脉引流,或视力急剧下降则需及早行血管内治疗;不苛求血管造影上病灶完全消失,而以缓解患者的症状为目的,次全闭塞亦能使患者得到临床改善。长期随访多数患者均可获得影像学和临床上的完全治愈。

3.放射外科治疗　通过放射效应促使血管内皮增生,使动静脉的异常吻合中断,最终达到瘘口闭塞的治疗目的。亦可作为血管内治疗的一种辅助疗法。

4.对极少数屡治失效的病例可考虑直视下海绵填塞或瘘口修补术。

(王建平)

第十节　中枢神经系统血管炎

中枢神经系统血管炎是一类主要累及中枢神经系统的炎性血管病。由于本病的临床表现缺乏特异性、患者症状复杂,因而诊断比较困难。

一、病因及分类

按发病原因,可将中枢神经系统血管炎分为 4 类:①原发性中枢神经系统血管炎(PACNS),只累及中枢神经系统,病因不明,必须排除其他可能导致血管炎的因素。②原发性系统性血管炎,包括巨细胞动脉炎(包括颞动脉炎)、Takayasu 动脉炎、ANCA 相关动脉炎、结节性动脉炎、韦格纳肉芽肿、Churg-Strauss 综合征、显微镜下多血管炎等。③继发性中枢神经系统血管炎,由明确的系统性或全身性疾病所引起的血管炎,包括感染性中枢神经系统血管炎,有相对明确的感染性病原体;以及结缔组织病并发的血管炎。④未分类的中枢神经系统血管炎。

CNS 血管炎分类:

1.原发性中枢神经系统血管炎(PACNS)　原发性系统性血管炎累及神经系统包括巨细胞动脉炎(包括颞动脉炎)、Takayasu 动脉炎、ANCA 相关动脉炎、结节性动脉炎、韦格纳肉芽肿、Churg-Strauss 综合征、显微镜下多血管炎等。

2.继发性中枢神经系统血管炎

(1)感染性中枢神经系统血管炎,包括梅毒、结核、其他细菌感染和病毒性血管炎。

(2)结缔组织病合并血管炎包括系统性红斑狼疮、风湿性关节炎、硬皮病及重叠性胶原病和干燥综合征。

(3)药物性血管炎。

3.未分类中枢神经系统血管炎　包括血栓闭塞性血管炎、Sneddon 综合征、Cogan 综合征。

欧洲抗风湿联合会(EULAR)将原发性系统性血管炎分为大血管炎,包括累及主动脉及其分支的血管炎和 Takayasu 动脉炎;其余原发性系统性血管炎为中小血管炎。

二、临床和病理表现

临床表现多种多样,发病可急性可慢性,病程可呈进展性或呈波动性,症状和体征可局限性也可弥散性。常见的有头痛、偏瘫、认知障碍、意识减退、痫性发作,少见的有脊髓损害、脑实质出血或蛛网膜下腔出血。相对特征性的三个主要表现是:头痛伴多灶性的神经功能缺损和(或)弥漫性的脑损害。

病理改变的特点是同样具有多变性,同一个标本内可以见到处于不同时期、组织学类型不同的血管炎改变。急性期主要表现为大量中性粒细胞的炎性渗出,在感染性血管炎还可以发现微生物体的存在。慢性期出现淋巴细胞和多核巨细胞伴血管壁局灶纤维样坏死,肉芽肿性动脉血管炎中可见朗汉斯细胞,也可以表现为坏死性淋巴细胞性血管炎。稳定期的血管炎以瘢痕组织形成为主。

三、辅助检查

1.血液检查　对于感染性血管炎应当根据需要作相关的血清学试验。仅 10% 的患者出现血沉加快，CRP、抗"O"增高具有非特异性，抗核抗体谱检查有助于发现继发性血管炎的病因，如各类胶原病。

2.脑脊液检查　缺乏特异性，最常见的改变是脑脊液蛋白轻度升高，伴轻度淋巴细胞反应或出现中性粒细胞。寡克隆区带阳性，在脑部炎性病变均可见到寡克隆区带阳性，微生物学染色和培养有助于发现特定的感染。

3.影像学检查　中枢神经系统血管炎的一个主要诊断手段是脑血管造影，CTA、MRA 均有助于发现血管改变.DSA 阳性率最高，但仍有 10%～15% 的 PACNS 患者由于受累血管太小而不能检测出。约 60% 的患者出现异常改变，主要表现为多发性的血管交替狭窄和扩张，可呈串珠样或葫芦样改变。血管造影异常也常见于非血管炎患者，尤其是脑血管痉挛，以及中枢神经系统感染和动脉粥样硬化。

CT 与 MRI 异常改变缺乏特异性。MRI 较 CT 更为敏感。MRI 最常见的表现是广泛的皮质和白质的损害，应用对比剂可见软脑膜出现增强。PACNS 可以出现占位效应。

4.组织活检　病理检查是 PACNS 确诊的标准。但其具有一定的局限性：①炎症性血管病变可累及脑实质及软脑膜任何血管，没有选择性。②由于病变呈阶段性，所以敏感性仅为 53%～80%。③与活检部位的选择有很大关系，应选择产生相应神经系统体征的部位，影像学异常区域尤其是增强区域的取样可能增加阳性率。④对于缺乏局灶性损害的病例，常将非优势半球的颞极作为取材部位。⑤颅底脑膜的取样对于排除一些潜伏感染和肉瘤样病变较重要。

四、诊断和鉴别诊断

诊断主要依靠患者的临床表现、影像学检查结果和病理改变特点，对于出现不能解释的头痛、慢性血管炎和青年人出现的脑卒中应当考虑到此病的可能。诊断的金标准是病理检查，但由于活检的高危险性，部分病例只能依靠血管造影诊断。感染性血管炎必须找到微生物感染的直接和间接证据。

原发性中枢神经系统血管炎的诊断标准采用 1988 年 Calabrese 等提出的标准：①临床症状为获得性或难以解释的神经或精神障碍。②血管造影或者活检证实为血管炎。③排除系统性血管炎或感染性疾病等其他导致血管炎的疾患。

需要与 CADASIL、Binswanger 脑病、可逆性脑血管收缩综合征、多发性硬化、肿瘤（如淋巴瘤）鉴别。

五、治疗

（一）治疗原则

1.首先应该停止任何有助于血栓形成或血管痉挛刺激因素，如口服避孕药、尼古丁、拟交感类药。

2.对于感染性血管炎需采取相应的抗微生物药物治疗。

3.评估出血的风险后，适当应用抗栓药物防止继发性血栓形成。

4.对自身免疫性血管炎的治疗首选联合应用激素和环磷酰胺。如果联合应用后出现严重的药物不良反应，可选择其他治疗。

（二）原发性中枢神经系统血管炎和原发性系统性中小血管炎的治疗

2009 年欧洲抗风湿联合会（EULAR）发布的指南建议对原发性系统性中小血管炎的治疗原则和方法

如下：

1.ANCA 相关血管炎　应根据病情严重程度选择相应的治疗。

ANCA 相关血管炎的病情分级：

(1)局限型:仅有上和(或)下呼吸道症状,没有任何系统性损伤的现象和实质损害的征象。

(2)早期系统型:任何症状,但是没有严重的器官或威胁生命的疾病。

(3)全面型:肾或其他器官的损害,血肌酐<500mol/L。

(4)严重型:肾或其他重要脏器功能衰竭,血肌酐>500μmol/L。

(5)难治型:病情进行性加重且对激素和环磷酰胺抵抗。

2.为了缓解疾病　应选择联合使用环磷酰胺(口服或静脉)和糖皮质激素。经典的方法是口服环磷酰胺 2mg/(kg·d)(最高剂量 200mg/d)和泼尼松龙 1mg/(kg·d)(最高剂量 60mg/d),但 meta 分析表明间断冲击治疗比持续口服能更有效的缓解疾病并减少不良反应,但是复发的风险较高。因此试用冲击疗法,即环磷酰胺 15mg/kg(最高剂量 1.2g)每星期两次,共 3 次,然后每 3 周冲击一次,持续 3~6 次。应根据年龄和血肌酐水平调整冲击治疗的剂量。

3.PAN 和 CSS 的治疗　联合应用环磷酰胺和糖皮质激素比单用激素能更好地控制病情,但是远期预后并无差异。环磷酰胺的冲击治疗比小剂量每日口服应用效果更好。

4.对抗环磷酰胺的不良作用

(1)由于环磷酰胺对泌尿系统和血液系统有毒害作用,应该常规监测血尿常规指标、肝肾功能,并鼓励患者大量饮水或给予静脉输液,以稀释尿中环磷酰胺的代谢物。

(2)抗呕吐药物也需要应用。

(3)冲击治疗的患者,应给与口服或静脉应用 2-美司钠,结合丙烯醛,能够将有毒的代谢产物转化成无毒的物质。而且,此药能延缓 4-羟代谢物的降解,能进一步降低丙烯醛在尿中的毒性。口服环磷酰胺的患者也可辅助使用此药。不明原因的血尿,一定要考虑膀胱肿瘤的可能,膀胱肿瘤可在应用环磷酰胺后几个月或几年内发生,所以应定期查尿液,特别是非肾小球血尿的患者,应该尽快进行膀胱检查。

(4)建议使用甲氧苄啶/磺胺甲基异噁唑预防肺孢子菌病,剂量是 800/160mg 隔日 1 次或 400/80mg 每日 1 次。

5.在无脏器损伤和无威胁生命的疾病存在的前提下,可以选择甲氨蝶呤代替环磷酰胺,与激素联合治疗 ANCA 相关血管炎,毒性更低。甲氨蝶呤(20~25mg/周,口服或非胃肠给药)可以用于轻症且肾功能正常的患者,建议逐渐增加剂量,从 15mg/周开始,在随后的 1~2 个月内剂量加至 20~25mg/周,对有肺部病变的患者,诱发缓解所需的时间可能比用环磷酰胺要长,可辅助使用叶酸或四氢叶酸。

6.建议使用大剂量糖皮质激素诱导缓解　起始剂量是 1mg/(kg·d),持续 1 个月,在前 3 个月内最低剂量不应小于 15mg/d,在缓解期剂量应该在 10mg/d 或以下,可以使用甲泼尼龙冲击治疗更快地获得病情的缓解,在激素使用过程中,要预防骨质疏松。

7.对严重肾脏病变患者　可选择血浆置换治疗。血浆置换对轻症患者和肾外病变患者的疗效以及能否提高存活率方面都需要进一步研究。

8.缓解期维持治疗　建议使用小剂量糖皮质激素、硫唑嘌呤、甲氨蝶呤、来氟米特。维持治疗至少 18 个月,尤其是韦格纳肉芽肿。英国风湿协会建议维持 24 个月,过早停用与复发有关,缓解期是否需要监测 ANCA 存在争议,有的研究发现 ANCA 4 倍以上增高或转为阳性可能与复发有关,但也有研究未证实这个观点(表 5-3)。

表5-3　缓解期维持治疗的选择

环磷酰胺	仅针对抗体-ANCA同时存在的血管炎
泼尼松龙(10mg/d,或更少)	维持期结束后,在随后的6~18个月还可根据病情逐渐减量
硫唑嘌呤[2mg/(kg·d)]	
甲氨蝶呤[20~25mg/(kg·w)]	在血肌酐<130μmol/L时,可以选择
来氟米特(20~30mg/d)	比甲氨蝶呤更有效,但不良反应也更多
甲氧苄啶/磺胺甲基异噁唑(800/160mg 2次/d)	对防止韦格纳肉芽肿复发有效,但是不宜单药治疗,应该联合使用抗生素,如莫匹罗星
麦考酚酸酯	临床试验也有应用

9.对于标准剂量诱导治疗后,病情仍无缓解或者复发的患者,应该选择其他的免疫调节治疗,或试用新药治疗(参加临床试验)。

这样的患者可选择静脉输注丙种球蛋白(IVIg),但使用前应检查血清免疫球蛋白水平,因为选择性IgA缺乏的患者会对IVIg过敏,而高γ-球蛋白血症的患者,IVIg后病情会加重。可使用的药物见表5-4。

表5-4　病情不缓解、复发或进行性加重的患者可以选择的其他疗法

药物	剂量
IVIg	2g/kg,5d以上
15-脱氧精胍菌素	0.5mg/(kg·d)直到白细胞达3000/ml,然后等白细胞恢复>4000/ml重复治疗,共6个循环
抗胸腺细胞球蛋白	2.5mg/(kg·d)持续10d,根据淋巴细胞计数调整,如果<150/ml,不用药;如果150~300/ml则1.5mg/(kg·d),>300/ml则足量
英夫利昔	3~5mg/kg输注,1~2个月1次
麦考酚酸酯	2g/d
利妥昔单抗	375mg/m² 体表面积,每周1次,持续4周

10.对于混合性原发性冷球蛋白性血管炎(非病毒性)可以使用免疫抑制治疗、免疫调节治疗和糖皮质激素,对于丙肝病毒阳性的冷球蛋白性血管炎,利妥昔单抗有效,可能对丙肝阴性的患者同样有效。

11.对丙肝病毒阳性的冷球蛋白性血管炎,建议抗病毒治疗。利巴韦林联合IFN-α治疗比单用IFN-α更有效,需长期治疗。

12.对于合并乙肝的PAN建议联合使用抗病毒、血浆置换和糖皮质激素治疗。可以大剂量激素治疗2周后,激素减量且加用抗病毒治疗,并联合血浆置换。利妥昔单抗也可应用。

(三)原发性系统性大血管炎的治疗

1.血管造影　如果诊断Takayasu动脉炎,需要对动脉及其分支进行详细的血管造影检查。

2.活检　对巨细胞动脉炎,应该进行颞动脉活检。活检长度至少为1cm,以保证能充分了解血管情况。一旦怀疑此病,就应该大剂量激素治疗,因为活检可能假阴性,而且此病不可避免会影响视觉。激素治疗1~2周内尽快进行活检。此病炎性标志物的阳性率很高,一旦ESR和CRP阴性,那么是此病的可能性就大大减少。颞动脉超声成像对诊断此病的敏感性是88%,特异性97%。

3.激素治疗　大血管炎应早期给予大剂量激素治疗。泼尼松龙1mg/(kg·d)(最大剂量60mg/d),持续1个月,然后逐渐减量。减量过程中不要采用隔日疗法,因为容易复发。在第3个月,激素剂量是10~15mg/d,疗程不确定,有的需要几年,但很多患者由于复发或者肾上腺功能不足而改变治疗。

4.免疫抑制剂　由于激素使用时间长,可以使用免疫抑制剂作为辅助治疗,如甲氨蝶呤(10~15mg/

周),英夫利昔对巨细胞动脉炎无效。Takayasu 动脉炎可以联合应用硫唑嘌呤[2mg/(kg·d)]或甲氨蝶呤(20～25mg/周),如果对激素抵抗,可以考虑环磷酰胺。

5.疗效监测　监测大动脉炎的疗效,需要临床＋影像＋炎性指标的综合判断。巨细胞动脉炎应该进行主动脉成像的随访,因为有 9%～18% 的患者会发生动脉瘤或动脉夹层。

6.复发的处理　如果是因为没有检查治疗而复发的要按照新患者一样处理;如果仍在使用激素却复发的,每日剂量加大 5～10mg。大剂量冲击除非在视觉症状和神经系统症状复发需加大剂量外,其余均不需要加量仍是 1mg/(kg·d)。

7.抗栓药的使用　巨细胞动脉炎建议使用小剂量阿司匹林(75～150mg/d),他汀类药物无效。

8.血管重建　Takayasu 动脉炎 70% 需血管重建,搭桥手术应该在疾病静息期进行,这能改善Takayasu 动脉炎的某些状况,如肾动脉高压。血管扩张术或支架术的再狭窄率很高,可能只适合少数患者。手术必须在有经验的医院进行。

(张海峰)

第十一节　血管性认知障碍

一、概述

血管性认知损害(VCI)是指脑血管疾病(CVD)引起的认知功能障碍。VCI 包括了脑血管病引起的所有水平的认知功能下降,从一个至多个认知领域的轻度损害到广泛性痴呆综合征。

对于脑血管病导致认知功能障碍的认识在逐渐深入。虽然血管性痴呆被用于描述与脑血管病相关的痴呆,而且应用的血管性痴呆诊断标准已经提出超过 10 年,但是血管性痴呆这一概念在不断地演化过程中,至今尚缺乏统一的定义。Kraepelin 等在 1896 年提出了"动脉硬化性痴呆"的概念。Hachinski 等在1975 年提出了"多发梗死性痴呆"的概念。在 20 世纪 80 年代到 90 年代初,几乎所有脑血管损害导致的痴呆都归因于大面积的皮质及皮质下梗死,即被称为多发性梗死性痴呆(MID)。血管性痴呆(VaD)概念的引入是以进一步细化痴呆的描述,包括大小不等的梗死性痴呆小腔隙性梗死和微梗死。VaD 界定了一组由血管性病因导致的但表现为不同临床综合征的痴呆人群,其中皮质和皮质下血管性痴呆是其重要亚型。虽然这是一个重要的进步,但不足以充分描述早期认知功能障碍的血管原因。直到 1993 年 Hachinski 和Bowler 等提出了血管性认知障碍(VCI)的概念,其中包括血管性痴呆、伴血管病变的阿尔茨海默病和不符合痴呆诊断标准的血管性认知障碍等。随后血管性认知障碍逐渐替代成为描述脑血管病导致认知下降的主要概念。Sachdev 等 1999 年提出了血管性认知障碍疾病(VCD)的概念。迄今为止虽然血管性认知障碍的概念得到了广泛的认同,但是血管性痴呆这一概念仍然存在;正如 Aggarwal 等在 2007 年指出血管性痴呆是与脑血管损伤相关的血管性认知障碍综合征中的痴呆亚型。这些概念的提出与人们对于血管性痴呆的认识不断深入有关。目前血管性痴呆被认为是异质性的临床疾病实体,基于不同脑血管病亚型有着不同血管性病理生理过程。

二、流行病学

对血管性认知障碍人口分布及其结局的评估受到多种不同定义的影响。由于 VCI 包括合并 CVD 的阿尔茨海默病(AD)或伴有 AD 病变的 VaD,VCI 已成为老年人群慢性进行性认知损害的常见原因。在加拿大健康和老龄化研究中,VCI 在 65 岁以上人群中的患病率达 5%,其中包括非痴呆的认知损害。非痴呆的血管性认知损害的患病率为 2.4%,合并 CVD 的 AD 为 0.9%,VaD 为 1.5%。在所有年龄组中(最高为 85 岁)无血管性因素的 AD 占 5.1%。

关于血管性痴呆的发病率尚缺乏大样本的流行病学资料。血管性痴呆(VaD)是痴呆的常见类型。近期的国际性流行病调查显示血管性痴呆约占痴呆总患病率的 30%。一般认为血管性痴呆在痴呆中属于仅次于阿尔茨海默病的类型。由于诊断需要缺血性事件的临床、神经影像或神经病理性证据。这可能导致低估微血管闭塞和慢性低灌注的作用,而这种作用很难在常规神经病理检查中检测到。因此,血管性痴呆的发生率可能比目前所认为的更高些。急性卒中相关痴呆的发病率可能较高,10%～35%的病人在一次半球性卒中后在 5 年内发展为痴呆。症状性半球卒中的病人较年龄匹配的对照组,痴呆风险增加大约 4 倍。血管性痴呆和阿尔茨海默病的发病率都随着年龄增长而增加。Helsinki 卒中老年化研究显示卒中后认知损害常见。55～85 岁年龄段的患者中缺血性卒中后 3 个月有 1 个领域认知损害者占 62%,2 个领域损害者占 35%。受损的认知领域包括短期记忆(31%)、长期记忆(23%)、视空间结构功能(37%)、执行功能(25%)以及失语(14%)。卒中后 3 个月至 1 年卒中后痴呆的发病率为 12%～32%。在 Helsinki 研究中,卒中后 3 个月痴呆的发病率为 25%,并随着年龄增长而升高,55～64 岁年龄段的发病率为 19%,75～85 岁则为 32%。

三、病因和发病机制

VCI 涉及了包括血管性危险因素在内的所有 CVD 病因,它们可导致脑损伤并进一步引起认知损害。VCI 包括高血压、糖尿病或动脉硬化、TIA、皮质下梗死、静止性梗死、关键部位梗死、伴有脑白质病变和腔隙性梗死的小血管疾病相关的认知功能损害以及 AD 与 CVD 共存的认知障碍。它还包括脑出血性疾病患者出现的认知损害。

VCI 相关的危险因素包括卒中和缺血性白质病变的危险因素。临床上症状性梗死、静止性梗死及白质病变发生痴呆的风险更高。

VCI 的危险因素包括人口学特征(如年龄、教育水平),血管因素(如动脉性高血压、心房颤动、心肌梗死、冠心病、糖尿病、全身性动脉粥样硬化、血脂异常、吸烟),遗传因素(如家族史、特殊的遗传特征)和缺血性病变的特点(如 CVD 的类型、卒中的部位和大小)。缺氧缺血性事件(心律失常,充血性心力衰竭,心肌梗死,癫痫发作,肺炎)引起全脑血管缺血缺氧是引起脑卒中患者痴呆的重要危险因素。

血管性痴呆和脑血管病有共同的危险因素,包括年龄、男性、糖尿病、高血压症、心肌病和可能的同型半胱氨酸水平。血管性痴呆主要是由缺血性脑血管病造成的,也有少部分是出血性脑血管病造成。血管性痴呆中单纯血管病导致的并不多见,常合并有神经系统退行性病变,特别是 AD 样病变。因此从发病机制上分析,在已经退行性病变的基础上脑血管病导致的缺血性脑损伤可能是血管性痴呆的主要病因。血管性痴呆一个不太常见的病因是全脑缺氧缺血性损伤,不可逆性认知功能损害常见于冠状动脉旁路移植术后。颈动脉狭窄(CAS)相关的慢性脑缺血是否会改变认知功能仍存在争议性。颞动脉炎、结节性多动脉炎、原发性脑血管病、红斑狼疮和烟雾病等,以及常染色体显性遗传脑动脉病伴皮质下梗死和脑白质病(CADASIL)均可能导致血管性痴呆。

四、病理学

血管性痴呆的主要病理类型包括：多发梗死性痴呆或者皮质痴呆（常被称为卒中后 VaD），关键部位梗死性痴呆和小血管病痴呆或者皮质下血管性痴呆，也包括由全脑血管缺血所致的低灌注性痴呆以及出血性痴呆。VaD 的神经病理改变包括多灶性和（或）弥漫性病灶，从腔隙性病灶、微梗死（常累及皮质下、丘脑、前脑基底部和边缘系统）、白质病变和海马硬化到多发梗死性脑病、弥漫性缺血后病变。轻度 AD 在合并小血管病变后迅速恶化。卒中后血管性痴呆通常在病理上表现为多发性卒中后痴呆。1968 年，Blessed 等研究认为当梗死灶脑组织体积在 $100cm^3$ 以下则不会发生血管性痴呆，但是现在发现病灶体积较小但是部位（如丘脑、前脑底部、尾状核等部位）重要的梗死也会导致血管性痴呆的突然发生，称之为关键部位梗死性痴呆。皮质下缺血性血管性痴呆在病理上表现为小血管病变导致腔隙性和不完全白质缺血的结果。尸检病理研究显示痴呆患者中 15%～34% 有显著的血管性病变，有单独存在的也有合并 AD 病理的。这也是混合型痴呆（AD 合并脑血管病）的病理基础。

白质病变（WMLs），常由神经影像学检测发现。广泛融合的 WMLs 与认知功能下降及残疾快速进展相关。WMLs 被认为与皮质下缺血性脑血管病性痴呆（SIVD）相关。

五、临床表现

血管性痴呆的认知障碍等表现常在卒中发生后较短时间内比较迅速地出现，以阶梯样方式进展。另一方面也有一些血管性痴呆患者的卒中病史并不明确，逐渐进展，可能与 AD 混淆。血管性痴呆的认知障碍程度也达到痴呆诊断标准要求，表现为记忆力和至少 1 项其他认知领域（如定向力、语言、实践、执行功能、视空间能力）的受损。这些损害应该足够严重而影响日常生活活动，并且持续存在以鉴别痴呆与短期意识障碍，例如谵妄。血管性痴呆的认知障碍被认为与 AD 等的认知障碍存在差异：一方面是某些血管性痴呆的记忆障碍并不突出而容易被忽略；另一方面是血管性痴呆的执行功能障碍比较突出，而对患者生活质量和工作能力产生较严重的影响。血管性痴呆还具有脑血管病的临床表现，特别是某些脑局灶性功能障碍的症状和体征。这些局灶性症状和体征与阿尔茨海默病存在较明显的差异。血管性痴呆也可能具有抑郁、焦虑和激越等神经精神症状，但一般比较轻微。

血管性痴呆的不同类型有不同的临床特点。卒中后血管性痴呆（多发性卒中后痴呆被称为 MID）的特点是突发局灶性神经缺损症状和体征，伴随皮质认知功能障碍，如失语、失用或者失认。MID 相对不常见或者与静息性梗死相关，在每次发病之间有长的间期，波动严重。梗死和功能障碍的相关性不明确。关键部位梗死性痴呆的临床特点根据病变在皮质或者皮质下区域不同而不同，记忆障碍、执行功能障碍、意识模糊和意识水平的波动都可能发生。行为的改变包括情感淡漠，缺乏自发性和持续性等。皮质下缺血性血管性痴呆临床上突出的认知功能障碍特点是执行功能不全综合征，由于错误的目标形成、起始、计划和组织影响了日常生活的表现；抽象思维也受影响，但是记忆障碍要比 AD 轻微；认知相对完整；抑郁情绪、个性改变和情绪不稳常见。起病通常缓慢隐袭，一般没有急性卒中样的发病。常并发局灶性运动症状、步态障碍、尿失禁和精神运动缓慢。混合性痴呆则可能发病缓慢，但有卒中后加重的阶梯样进展特点，其认知障碍兼具 AD 的特点，如记忆力严重受损。

1.皮质下缺血性血管病性痴呆（SIVD）　包括两大类疾病"腔隙状态"和"Binswanger's 病"，属于小血管病，特征性表现为腔隙性梗死、局灶性和弥散性缺血性 WMLs 和不完全缺血性损伤。皮质下认知综合征是 SIVD 的主要临床表现,前额叶皮质下环路常先受损。SIVD 病人的神经影像学研究显示存在多发腔隙和广泛的 WMLs,这支持了诊断标准中影像学表现的重要性。SIVD 的早期认知综合征特点为执行功能障碍综合征伴信息处理减慢,通常有轻度记忆力受损和行为症状。SIVD 的执行功能障碍综合征包括目标制定、启动、计划、组织、排序、执行、设置——转换和设置——维护以及抽象功能受损。SIVD 的记忆力缺损通常轻于 AD,特征性表现为回忆受损、相对完整的再认功能、更轻的健忘和更好的提示性回忆。SIVD 的行为和精神症状包括抑郁、性格改变、情绪不稳定和不能自制、以及迟钝、情感反应迟钝和精神运动发育迟滞。SIVD 的早期阶段可能包括轻度上运动神经元体征(肌力下降、反射不对称、共济失调)、步态异常、平衡障碍和跌倒、尿频和尿失禁、构音障碍、吞咽困难以及锥体外系体征,例如运动减少和肌强直。然而这些局灶性神经系统体征常常是轻微的。

2.皮质型血管性痴呆　典型特征为相对急性起病(数日至数周)、阶梯性恶化(恶化后可部分恢复)。皮质型 VaD 主要与大血管疾病和心脏栓塞事件相关。它的主要特征为皮质型和皮质-皮质下动脉分布区和远端区域(分水岭区)梗死。皮质型 VaD 的早期认知综合征包括轻度的记忆力受损和一些异质性皮质症状,例如失语、失用、失认和视空间或构建功能受损。此外,多数病人有一定程度的执行功能障碍综合征。由于多发皮质-皮质下梗死,皮质型 VaD 病人常有更多的神经系统缺损症状,例如视野缺损、下面部肌无力、单侧感觉运动障碍和步态障碍。

3.合并脑血管病的 AD　AD 和脑血管病共存可见于大部分病人。此外,脑血管病在决定 AD 临床症状的表现和严重性方面也发挥了重要作用。AD 合并 CVD 在临床上表现为 AD 伴有影像学上发现脑血管性病变的证据,或者同时表现出 AD 和 VaD 的临床表现。血管性危险因素和局灶性神经系统体征在 AD 合并 CVD 中较单纯 AD 更常见。其他诊断 AD 合并 CVD 的临床线索可由分析病程特点和部分认知缺陷、早期痫性发作和步态障碍获得。一个更好地识别 AD 合并 CVD 病人的方法是发现临床 AD 可靠的生物学标记物。其他的潜在标记物包括早期突出的情景记忆力受损、早期 MRI 上显著的颞叶内侧萎缩、SPECT 双侧顶叶低灌注和脑脊液 Aβ 多肽降低伴 tau 蛋白升高。

六、辅助检查

血管性认知障碍的诊断有赖于辅助检查的支持和验证。这些检查主要涉及 3 个方面:①通过认知评测明确痴呆的诊断,将血管性痴呆与非痴呆的血管性认知障碍进行有效区分;②通过影像学检查明确脑血管病变;③通过神经生化标记物、神经影像技术鉴别血管性痴呆以及退行性病变导致的痴呆(主要是 AD)。

在认知评测方面,我国 2011 年血管性认知障碍诊治指南推荐应当采用适合国人的测验对 VCI 患者进行多个认知领域的评估,包括记忆力(如词语学习测验)、注意执行功能(如语意分类流畅性和数字符号测验)、视空间结构功能等。MoCA 量表比 MMSE 量表显示出更好的敏感度,有助于筛选出有认知障碍的受试者。应用临床痴呆量表(CDR≥0.5)对筛查痴呆可靠性性较高。结构影像学检查对于确认脑血管病以及病变的类型、部位和程度等十分必要。近年一些生物学标记物作为病理生理过程的客观指标被应用于血管性痴呆的诊断和鉴别诊断。这些生物学标记物不仅包括 CT、MRI 等结构影像学检查,还包括正电子发射断层扫描(PET)等分子影像检查,以及脑脊液标记物(Aβ 肽和 tau 蛋白)、血浆细胞因子和脑血管血流动力学检查等。

脑脊液和血液中的 Aβ 和 tau 蛋白是近年痴呆领域研究较深入的生物学标记物,主要用于 VaD 与 AD、VaD 与混合型痴呆的鉴别诊断。ROC 分析显示脑脊液 $Aβ_{42}$ 能够鉴别 AD 和 VaD(AUC=0.85),以 493pg/ml 为临界值能达到 77% 的敏感度和 80% 的特异度。这些结果通过提示应用 $Aβ_{42}$ 可以鉴别 VaD 与

AD。联合三个生物学标记物或者通过比值（总 tau 蛋白×磷酸化 tau 蛋白/Aβ$_{42}$），可以鉴别 VaD 和 AD 或者 VaD 和 MD，达到 85％以上的正确率。脑脊液磷酸化 tau 蛋白可能有助于预测认知衰退的速度，但不能鉴别 AD 和 VaD。脑脊液标本的获取困难，通过血液测定用于 VaD 和 AD 的鉴别诊断正在广泛进行。血浆 Aβ$_{38}$/Aβ$_{40}$ 比值可以鉴别 VaD 与其他类型痴呆（AD、PDD）以及健康对照，准确度分别超过 80％和 85％。这些结果提示血浆 Aβ$_{38}$/Aβ$_{40}$ 比值是 VaD 潜在的血液生物学标记物。

血管性痴呆的 PET 脑代谢研究虽然较少，但却提示在鉴别 VaD 与 AD 方面的重要应用价值。VaD 与 AD 在低代谢方面的差异主要在深部灰质核团、小脑、初级皮质、颞中回、扣带回前部；而 AD 与 VaD 相比的低代谢主要在海马区域和眶回、扣带回后部和顶叶皮质后部。通过 MRI 等结构影像学加深了对血管性痴呆病理基础的认识，特别是对于小血管病和慢性缺血性改变的识别。基于 MRI 的研究发现 VaD 的血管病以小血管病占主要，大血管病占大约 1/5。MRI 上内侧颞叶萎缩程度严重或者大血管 VaD 患者的整体认知障碍和执行功能障碍更严重，小血管病 VaD 则执行功能障碍更严重。

在已经研究的生物学标记物中，以 Aβ 和 tau 蛋白为代表的神经生化指标、以脑血流和脑代谢测定为主的功能影像标记物、以新型 MRI 技术为代表的结构影像显示出良好的前景。初步的研究支持这些生物学标记物在 VaD 诊断和鉴别诊断中的应用价值。但是疾病特异的生物学标记物应该能反映神经病理改变的基础性特征，并可以经神经病理验证。迄今以生物学标记物与病理对照研究来验证生物学标记物的研究较少。如果将这些生物学标记物作为 VaD 药物临床试验中评价疗效的替代终点，这些生物学标记物应该对治疗有反应，能预测治疗反应并且与痴呆病理生理过程相关。这些都有待深入研究。

七、诊断

目前 VCI 包括不同类型，非痴呆的血管性认知障碍以及 AD 合并脑血管病尚缺乏统一的诊断标准。国际上应用和研究较多的血管性痴呆诊断标准主要有下列四个标准：DSM-Ⅳ诊断标准；ICD-10 标准；ADDTC 标准；NINDS-AIREN 标准。虽然这些诊断标准都包括 3 个要素：痴呆、脑血管病以及脑血管病和痴呆的相关性，但是对于这些要素的具体描述仍有较多差异。

NINDS-AIREN 标准是为了临床研究目的提出的，也是目前临床研究中应用最广泛的标准。NINDS-AIREN 标准对于痴呆的定义中要求有记忆障碍以及至少两个其他认知领域的障碍。NINDS-AIREN 很可能血管性痴呆诊断标准要求有脑血管病的临床和放射学证据，以及在卒中和痴呆发生之间明确的时间关系——间隔不超过最长 3 个月；或者没有时间上的关联性但病程中有突然恶化或者阶梯样进展。NINDS-AIREN 可能血管性痴呆诊断标准包括以下 3 种情况：没有神经影像表现的病例，没有明确的时间相关性，以及不典型病程。

ADDTC 和 NINDS-AIREN 诊断标准都要求有痴呆，脑血管病的证据，根据两者之间的相关程度确定诊断水平（可能或者很可能）。ADDTC 标准中对痴呆的定义要求有两个认知领域异常，但不强调记忆障碍。ADDTC 很可能血管性痴呆标准要求：如果只有 1 次卒中需要在卒中事件和痴呆发生间有明确的时间上的相关性，如果病史中有 2 次或以上卒中事件则不要求这种时间上的相关性。ADDTC 可能血管性痴呆标准包括：1 次卒中但是在卒中和痴呆发生之间没有明确的时间上的相关性，或者有 Binswanger 病的临床和神经影像证据。

ICD-10 和 DSM-Ⅳ标准中对于脑血管病事件要求是显著的、并且可以合理地推断与痴呆发生有关；对于认知能力下降要求必须包括记忆障碍，判断和思考（例如计划和组织）的衰退等。另外要求有情绪改变。与其他标准相反，ICD-10 标准要求局灶性神经系统发现限于下列情况：单侧肢体的痉挛性瘫痪，单侧腱反射活跃,巴氏征阳性或者假性延髓性麻痹;要求认知障碍分布的不平行。ICD-10 标准也是 4 个标准中唯一对于认知障碍持续时间有规定的,要求持续 6 个月以上标准。与其他标准有比较明确的定义不同,该标准是描述性的。

DSM-Ⅳ 诊断标准要求有脑血管病的症状、体征,或者实验室证据。该标准对于痴呆的定义中要求多个认知领域障碍,包括记忆障碍和失用、失认、失语或者执行功能障碍中的至少一项;这种障碍必须是从以往水平上的下降,导致在社会或职业能力的显著障碍,并且不是在谵妄过程中出现的。DSM-Ⅳ 标准和 ICD-10 标准都没有要求脑影像检查的证据。

根据 ADDTC 标准和 NINDS-AIREN 标准将患者分类为非血管性痴呆,可能血管性痴呆和很可能血管性痴呆。根据 DSM-Ⅳ 和 ICD-10 标准将患者分类为非血管性痴呆或者血管性痴呆。目前关于血管性痴呆的临床诊断标准主要是建立在关于危险因素、神经系统表现和病因机制等的专家意见基础上的,其诊断的准确度需要通过临床、病理对照研究进行评价。迄今只有 6 项此类研究应用神经病理诊断作为对照,特异性地评价了 Hachinski 缺血量表、DSM-Ⅳ 诊断标准、ICD-10 标准、AD-DTC 标准和 NINDS-AIREN 标准等 5 个血管性痴呆诊断标准的准确性。NINDS-AIREN 标准在各研究中被发现是最特异的标准。在诊断敏感度方面尚无统一的结果。这些诊断标准在鉴别 VaD 和 AD 方面准确度较高,在鉴别 VaD 与混合性痴呆方面误诊率较高。虽然这些诊断标准主要是用于鉴别 VD 和 AD,但是严格地将两种疾病截然分开面临困难。因为 AD 和脑血管病常同时存在,存在重叠。流行病学研究提示 AD 和 VD 有共同的危险因子。病理研究证实许多被诊断为 VD 的病例可能是血管性和神经退行性病两种病因共同的结果。将诊断建立在严格区分 AD 和 VD 有局限性,AD 合并脑血管病或者混合型痴呆的概念在理解 VD 患者潜在病理生理学方面是重要的。基于现有的诊断标准,借助于 CT、MRI 等脑结构影像和 PET 等脑功能影像学检查,以及持续性地随访,也有助于提高对于血管性痴呆诊断的准确度。

八、鉴别诊断

血管性痴呆需要与下列常见类型的痴呆进行鉴别:

1.阿尔茨海默病(AD)是发生在老年期及老年前期的一种原发性退行性脑病,表现为持续性高级神经功能活动障碍,在没有意识障碍的状态下,记忆、思维、分析判断、视空间辨认、情绪等方面的障碍。其特征性病理变化为大脑皮质萎缩伴 β-淀粉样蛋白(β-AP)沉积形成老年斑,神经原纤维缠结(NFT),神经元减少。临床表现为缓慢起病,逐渐加重,无脑卒中史,头部 MRI 等结构影像学检查显示颞叶内侧萎缩进行性加重,晚期弥漫性脑萎缩,无局灶性病变。Hackinski 评分少于 4 分。SPECT 和 PET 等分子影像学检查提示以双顶为主的脑代谢降低。

2.额颞叶痴呆是一类神经退行性病变导致的痴呆,包括 Pick 病和原发性进行性非流利性失语等类型。通常在 50~60 岁缓慢起病。早期出现人格改变、情感变化和举止不当,逐渐出现行为异常。言语障碍早期出现,如言语减少、词汇贫乏、刻板语言和模仿语言随后出现明显失语症,早期计算力保存、记忆力障碍较轻,视空间定向力相对保留。晚期出现智能衰退,记忆力显著下降,伴有尿便失禁和缄默症等。头部 CT 和 MRI 显示额和(或)颞叶不对称性萎缩。PET 检查显示不对称的额颞叶为主的脑部低代谢。

3.路易体痴呆具有帕金森综合征样表现和痴呆的表现。主要特征是对于左旋多巴反应不良的帕金森综合征表现,波动性认知障碍和视幻觉等表现。与其他痴呆不同的是在早期出现运动迟缓减少、肢体强直等运动障碍,一般无锥体束征,也较少出现肢体静止性震颤。其认知状态可在数小时到数天之间波动,表现为认知障碍和认知相对正常的波动出现。与血管性痴呆、阿尔茨海默病等存在显著差异的是该病早期可出现生动、形象的视幻觉。用胆碱酯酶抑制药等治疗有较好的疗效。

4.正常压力脑积水与脑脊液循环障碍有关。典型表现是认知障碍、步态障碍和排尿障碍为主的"三联征"。其认知障碍相对较轻,多表现为执行功能障碍;步态障碍相对较明显,伴有运动迟缓和轻度肌强直,但症状主要局限在躯干而四肢症状较轻微。该病腰穿脑脊液测压在正常范围内。头部 CT、MRI 等检查可见侧脑室为主的脑室扩大。部分患者在进行脑穿放脑脊液后症状可得到部分缓解,特别是步态障碍得到改善、行走速度加快等。

九、治疗

1.VCI 的预防

(1)一级预防:脑血管病的危险因素和脑血管病本身都是 VCI 的主要病因。因此,通过控制脑血管病的危险因素(例如高血压病、糖尿病、高脂血症等),减少脑血管病的发生是 VCI 一级预防的根本途径。降压治疗和对中年高胆固醇血症进行降脂治疗能改善认知功能或防止认知功能下降,应尽早干预以预防 VCI 的发生。血糖管理对于 VCI 预防可能有益,但需要进一步的大规模临床试验证实。

(2)二级预防:二级预防是对于已经出现卒中或 VCI 的患者,进行血管危险因素的干预以防止再次出现卒中,从而预防 VCI 的发生或缓解 VCI 的进展。PROGRESS 研究证明降压治疗能减少复发性卒中相关的痴呆和认知功能下降,该研究认为降压治疗对于认知功能下降和痴呆的预防作用主要在于其对卒中的预防。故脑血管病或者 VCI 患者伴有高血压时应该积极进行血压调控,同时存在其他血管危险因素时应进行干预,防止卒中的二次复发有助于减少或缓解 VCI。

2.VCI 治疗

(1)VCI 认知障碍的治疗

1)胆碱酯酶抑制药和非竞争性 N-甲基-D 天冬氨酸受体拮抗药:关于血管性痴呆的胆碱能障碍机制研究较多。血管性痴呆胆碱能障碍与是否合并 AD 无关。在脑缺血中胆碱能结构容易受损,例如前脑基底部胆碱能核团由于高血压导致的穿通动脉损伤而受累。海马 CA1 区神经元对缺血性损伤易感,在不合并 AD 的血管性痴呆中海马萎缩很常见。有学者在人脑中发现两个高度完整的胆碱能传导束从基底核投射到皮质和杏仁核。两个通路在白质内投射到新皮质,同时有广泛的胆碱能投射纤维加入。局灶性脑卒中可能破坏这些胆碱能传导束。有学者在年轻的 CADASIL 中发现在未合并 AD 的情况下,病灶导致传导通路胆碱能失神经改变。神经病理学研究显示 70% AD 患者和 40% 血管性痴呆患者有胆碱能神经元的缺失,表现为皮质、海马、纹状体和脑脊液的乙酰胆碱活性降低。有 3 个已经批准治疗 AD 的乙酰胆碱酯酶抑制药(多奈哌齐、酒石酸卡巴拉汀和加兰他敏)也被试用于血管性痴呆的治疗。

多奈哌齐作为哌啶衍生物,是一种可逆的中枢性胆碱酯酶抑制药,目前被批准治疗轻到中度 AD。在美国、日本和欧洲,只批准多奈哌齐治疗轻、中度 AD,印度、新西兰、菲律宾、罗马尼亚、韩国和泰国已经批准用于治疗 VaD。迄今为止最大的一个多奈哌齐对单纯血管性痴呆安全性和有效性的临床研究中 1219 例患者参加了这个为期 24 周、随机、安慰剂对照的多中心、多国家的研究,分为两个独立的试验,307 研究和 308 研究。在 307 研究中,多奈哌齐组显示 ADAS-cog 测定的认知功能的显著改善,与基线比较:多奈哌齐 5mg/d 组下降 1.90($P=0.001$)和多奈哌齐 10mg/d 组下降 2.33($P<0.001$)。MMSE 测定也提示多奈哌齐组与对照组比较有显著差异。在 308 研究中,多奈哌齐显示 ADAS-cog 测定的认知功能的显著改善,与基线比较:多奈哌齐 5mg/d 组下降 1.65($P=0.001$)和多奈哌齐 10mg/d 组下降 2.09($P<0.001$)。MMSE 测定也提示与对照组比较的显著差异。

加兰他敏是乙酰胆碱酯酶抑制药,也能调节中枢烟碱型受体增加胆碱能神经递质。在一个随机双盲对照、多中心为期 6 个月的临床试验中,对诊断为很可能血管性痴呆或者很可能 AD 合并脑血管病的患者进行了研究。ADAS-cog 和 CIBIC-plus 评价显示加兰他敏比安慰剂有效,改变统计学方法可以发现多奈哌齐和加兰他敏对血管性痴呆的疗效可以与这些药物对 AD 的疗效相比较,尽管疗效较小,但是临床上可以检测出来。酒石酸卡巴拉汀是乙酰胆碱酯酶抑制药和丁酰胆碱酯酶抑制药,其对血管性痴呆的疗效有待研究。在一个皮质下血管性痴呆的小型开放试验中该药可以改善认知、看护者看护强度和行为。

美金刚是一个具有中度受体结合能力、电压依赖的非竞争性 NMDA 受体拮抗药。在对家庭护理的混合性痴呆患者的双盲、安慰剂对照研究中,与安慰剂比较美金刚(10mg/d)的耐受性好,可以改善功能,降低患者对看护人员的依赖度。根据谷氨酸对脑缺血的神经保护假说,进行了 2 个美金刚(20mg/d)对于轻、中度很可能血管性痴呆(依据 NINDS-AIREN 标准诊断)疗效的为期 6 个月的随机、安慰剂对照研究。在 MMM 300 研究中 GBS 智能评分和 NOSGER 异常行为程度评测提示美金刚更优。在 MMM 500 研究中,病情严重的患者比病情轻微的患者在认知方面获益更大。基线 MMSE 分数低于 15 分的患者 ADAS-cog 评分比对照组高 3.2 分。另外对于那些 CT 或者 MRI 排除皮质梗死并且有显著小血管病变的患者,美金刚在认知方面的效果更显著。

已经进行了一系列的临床试验评价多奈哌齐、加兰他敏和美金刚对血管性痴呆的疗效。尽管结果提示这些药物的有效性,但还没有被正式批准。胆碱酯酶抑制药对于血管性痴呆作用的机制依然值得研究。血管性病变,特别是影响到皮质下区域的病变,可能破坏从皮质下到皮质的胆碱能通路,这可能解释为何胆碱酯酶抑制药对于血管性痴呆还是有效的。目前,考虑到混合性痴呆的发病率,这些药物的使用是有一定道理的。

2)其他药物:尼莫地平是一种二氢吡啶类钙离子拮抗药,对脑血管自主调节有效,可以在无盗血现象的情况下扩张血管,阻断 L 型钙离子受体,同时有某种程度的神经保护作用。该药主要对小血管有作用。一个大型双盲对照的开放试验评价尼莫地平对不同类型血管性痴呆的疗效。结果发现尼莫地平对皮质下缺血性血管性痴呆的注意力和精神运动表现有效,但对混合性痴呆无效。目前没有尼莫地平对血管性痴呆症状治疗有效的足够证据。此外,其他一些药物如尼麦角林、己酮可可碱、奥拉西坦等对 VaD 疗效尚存争议。

3)中成药物:某些中药提取物如银杏制剂对改善 VaD 患者认知功能可能有效,但仍需进一步研究。

(2)VCI 精神行为症状治疗:一般较少出现明显的精神行为症状,即使出现,症状也多轻微,应首选非药物治疗,如音乐治疗、行为治疗和周围环境调整等。

VaD 较 VCIND 容易出现精神行为症状如抑郁、焦虑、幻觉、妄想、激越、睡眠倒错、冲动攻击行为等,且程度通常较重。如果症状使得患者痛苦或伴随的激越、冲动攻击行为使患者或他人处于危险之中,则是药物治疗的适应证。

选择性 5-羟色胺再摄取抑制剂(SSRIs)为常用的抗抑郁药。抗精神病药物常用于幻觉、妄想、激越、冲动攻击行为等症状的治疗。由于典型抗抗精神病药物不良反应较多,目前常用非典型抗精神病药物。目前指南建议治疗精神行为症状应首选非药物治疗,使用非典型抗精神病药物时应充分考虑患者的临床获益和潜在风险。

十、预后

血管性痴呆认知功能损害的进展率是多变的;一些病人以比 AD 病人更高的一个速率进展。然而,VaD 病人死亡率高于 AD 病人,50% 的 VaD 病人生存时间不超过 4 年。

(胡耀芝)

第十二节　高血压脑病

高血压脑病是指血压骤然急剧升高引起的一过性急性全脑功能障碍综合征。

一、病因及发病机制

（一）病因
任何原因引起的血压急剧过度升高均可导致本病。

1.高血压　急进型恶性高血压最常见；其次为急性或慢性肾小球肾炎、肾盂肾炎、子痫、原发性高血压及嗜铬细胞瘤等，少见原发性醛固酮增多症及主动脉缩窄。

2.抑郁症　个别用单胺氧化酶抑制剂时可发生高血压脑病；食用含酪胺食物（干酪、扁豆、腌鱼、红葡萄酒、啤酒等）可诱发。

3.急性或慢性脊髓损伤　因膀胱充盈或胃肠潴留等过度刺激自主神经诱发。

（二）发病机制
发病机制尚不十分清楚，可能与下列因素有关：

1.脑血流自动调节崩溃　当平均动脉压迅速升高到 180mmHg（24.0kPa）以上时，脑血流自动调节机制崩溃，血管被动扩张，脑血流量增加，血管内压超过脑间质压，使脑血管床液体外流，迅速出现脑水肿及颅内压增高。

2.小动脉痉挛　血压迅速升高，自动调节过强而致小动脉痉挛，血流量减少，血管壁缺血坏死，通透性增高，血管内液体外渗，也可使病情加重。

二、病理

高血压脑病的主要病理表现是：

1.脑水肿　脑重量增加，外观苍白，脑回变平、脑沟变浅、脑室变小。

2.脑小动脉玻璃样变性　血管内皮增厚，外膜增生，血管腔变小或阻塞，导致纤维蛋白性血栓和脑实质微梗死。

三、临床表现

1.年龄和性别　发病年龄与病因有关，恶性高血压 30～50 岁多见，急性肾小球肾炎多见于儿童或青年，慢性肾小球肾炎青少年及成年多见，子痫常见于年轻妇女。

2.病势特点　起病急骤，病情发展迅速，发病历经 12～48h，短则数分钟。主要表现为呕吐、头痛、烦躁、嗜睡、意识模糊、黑蒙、视物模糊和癫痫发作等。及时降血压治疗后症状在数分钟至数日内完全消失，不留后遗症。

3.血压　舒张压在 140mmHg（18.7kPa）以上，儿童、孕妇或产后妇女血压突升至 180/120mmHg（24.0/16.0kPa）即可发病。眼底检查呈Ⅳ级高血压眼底改变，视乳头水肿，视网膜出血。

4.CT、MRI 和脑电图　CT 可见脑水肿所致弥漫性白质密度降低,脑室变小。MRI 显示脑水肿敏感,呈长 T_1 与长 T_2 信号。顶枕叶水肿是高血压脑病的特征。脑电图常见双侧同步的慢波活动。

四、诊断及鉴别诊断

(一)诊断

1.原发或继发性高血压病史。

2.血压骤升(舒张压>18.7kPa)。

3.颅内压增高症状,或有短暂的神经系统局灶体征。

4.眼底高血压视网膜病变。

5.CT 或 MRI 显示特征性顶、枕叶水肿。

6.降压治疗后症状和体征在数小时内消失。

(二)鉴别诊断

本病应与高血压性脑出血、脑梗死、蛛网膜下腔出血鉴别,脑卒中有低密度或高密度病灶;高血压脑病与高血压危象均表现血压急剧升高,鉴别点如表 5-5。

表 5-5　高血压脑病与高血压危象的鉴别点

鉴别点	高血压脑病	高血压危象
发病机制	脑血流自动调节机制崩溃	全身小动脉短暂性强烈痉挛
血压升高	以舒张压为主	以收缩压为主
心率	多缓慢	多增快
脑水肿及颅内压增高	为主要症状	不明显,除非伴高血压脑病
心绞痛、心衰、肾衰	少见	多见
抽搐失语及暂时性偏瘫	较多见	少见

五、治疗

治疗原则:尽快降低血压、减轻水肿、降低颅内压和控制抽搐。

(一)降低血压

高血压脑病发作时应在数分钟至 1h 内使血压下降。舒张压应降至 110mmHg(14.7kPa)以下(原有高血压)、80mmHg(10.7kPa)或以下(原血压正常),并维持 1~2 周,使脑血管自动调节恢复适应性;但降压不要过快、过低,以防诱发心肌梗死和脑梗死。常用药物:

1.硝普钠　降压迅速稳定,无不良反应;50mg 加入 5% 葡萄糖 500ml 静脉滴注,滴速为 1ml/min,每 2~3min 测一次血压,根据血压值调整滴速和用量,以维持适宜水平;本药理化性质不稳定,配制后须在 2h 内使用。

2.硝苯地平(心痛定)　为钙通道阻滞剂,10~20mg 口含,3 次/d,20~30min 起效,1.5~2h 降压明显。

3.硝酸甘油　作用迅速且监护较硝普钠简单,副作用少,适宜合并冠心病、心肌供血不足和心功能不全者。20mg 加于 5% 葡萄糖 500ml 静脉滴注,根据血压调节滴速。

（二）减轻脑水肿，降低颅内压

1.20％甘露醇250ml快速静脉滴注，1次/6～8h，心肾功能不全者慎用。

2.地塞米松10～20mg静脉滴注，1～2次/d，与甘露醇联合使用疗效更好。

3.呋塞米40mg，静脉注射。

4.10％人体清蛋白50ml静脉滴注。

（三）控制抽搐

1.严重抽搐者首选安定10～20mg缓慢静脉注射。

2.苯巴比妥0.2～0.3g肌注，以后每6～8h重复注射0.1g。

3.10％水合氯醛成人可用30～40ml灌肠。

4.控制发作1～2d后可改用苯妥英钠或卡马西平口服，维持2～3个月以防复发。

六、预后

预后与病因和是否得到及时治疗有关。若能紧急处理，多预后良好。意识障碍加重以至昏迷或频发抽搐，提示预后不良。

（李建勇）

第十三节　脑动脉硬化症

脑动脉硬化症是指在全身动脉硬化的基础上，脑部血管的弥漫性硬化、管腔狭窄及小动脉闭塞，供应脑实质的血流减少，神经细胞变性而引起的一系列神经与精神症状。本病发病年龄大多在50岁以上。脑动脉硬化的好发部位多位于颈动脉分叉水平，而颈总动脉的起始部很少发生。

一、病因及发病机制

该病病因尚未完全明了，大多数学者认为与下列因素有关。

1.脂质代谢障碍和内膜损伤　脂质代谢障碍和内膜损伤是导致动脉粥样硬化最早和最主要的原因。早期病变发生于内膜，大量中性脂肪、胆固醇由浆中移出而沉积于血管壁的内膜上形成粥样硬化斑块。

2.血流动力学因素的作用　脂质进入和移出内膜的速度经常处于动态的平衡。但在动脉分叉处、弯曲处、动脉成角、转向处或内膜表面不规则时，可影响血液的流层，使血液汹涌而形成旋涡流、湍流，由于高切应力和湍流的机械性损伤，致使内膜进一步损伤。血浆中的脂质向损伤的内膜移动占优势，致使高浓度的乳糜微粒及脂蛋白多聚在这一区域，加速动脉粥样硬化的发生及发展。

3.血小板聚集作用　近年来应用扫描电子显微镜的研究发现，血小板易在动脉分叉处聚集，血小板与内皮细胞的相互作用而使内膜发生损伤，血小板在内皮细胞损伤处容易黏附，继而聚集，其结果是血小板血栓形成。

4.高密度脂蛋白与动脉粥样硬化　高密度脂蛋白（HDL）与乳糜微粒（CM）及极低密度脂蛋白（VLDL）的代谢途径有密切关系。现已发现动脉粥样硬化患者血清高密度脂蛋白降低，故认为高密度脂蛋白降低可导致动脉粥样硬化。

5.高血压与动脉粥样硬化　高血压是动脉粥样硬化的重要因素,患有高血压时,由于血流冲击,使动脉壁承受很强的机械压力,可促进动脉粥样硬化的发生和发展。

二、病理生理

动脉硬化早期,在动脉的内膜上出现数毫米大小的黄色脂点或出现数厘米长的黄色脂肪条。病变进一步发展则形成纤维斑块,斑块表面可破溃形成溃疡出血,亦可形成附壁血栓,可使动脉管腔变细甚至闭塞。

三、临床表现

1.早期　脑动脉粥样硬化发展缓慢,呈进行性加重,早期表现类似神经衰弱,患者有头痛、头胀、头部压紧感,还可有耳鸣、眼花、心悸、失眠、记忆力减退、烦躁以及易疲倦等症状,头晕、头昏、嗜睡以及精神状态的改变。逐渐出现对各种刺激的感觉过敏,情绪易波动,有时激动、焦虑、紧张、恐惧、多疑,有时又出现对周围事物无兴趣、淡漠及颓丧、伤感,对任何事情感到无能为力、不果断。并常伴有自主神经功能障碍,如手足发冷、局部出汗,皮肤划纹征阳性。脑动脉粥样硬化时可引起脑出血,临床上可发生眩晕、昏厥等症状,并可有短暂性脑缺血发作。

2.进展期　随着病情的进展,患者可出现许多严重的神经精神症状及体征,其临床表现有以下几类。

(1)动脉硬化性帕金森病:患者面部缺乏表情,发音低而急促,直立时身体向前弯,四肢强直而肘关节略屈曲,手指震颤而呈搓丸样,步伐小而身体向前冲,称为"慌张步态"。其他症状尚有出汗多,皮脂溢出多,言语障碍、流口水多、吞咽费力等。少数患者晚期可出现痴呆。

(2)脑动脉硬化痴呆:患者缓慢起病,呈阶梯性智能减退,早期患者可出现神经衰弱综合征,逐渐出现近记忆力明显减退,而人格、远记忆力、判断、计算力尚能在一段时间内保持完整。患者情绪不稳,易激惹、喜怒无常、夜间可出现谵妄或失眠,有时出现强哭、强笑或情绪淡漠,最后发展为痴呆。

(3)假性延髓性麻痹:其临床特征为构音障碍、吞咽困难,饮水呛咳,面无表情,轻度情绪刺激表现为反应过敏以及不能控制的强哭、强笑或哭笑相似而不易分清,这种情感障碍系病变侵犯皮质丘脑阻塞所致。

(4)脑神经损害:脑动脉硬化后僵硬的动脉可压迫脑底部的脑神经而使其功能发生障碍,如双鼻侧偏盲、三叉神经痛性抽搐、双侧展或面神经瘫痪,或引起一侧面肌痉挛等症状。

(5)脑动脉硬化:神经系统所出现的体征临床上可出现一些原始反射,如强握反射、口舌动作等。同时可伴有皮质高级功能的障碍,如语言障碍、吐词困难,对词的短暂记忆丧失,命名不能、失用,亦出现体像障碍、皮质感觉障碍,锥体束损害以及脑干、脊髓损害的症状。另外,还可出现括约肌功能障碍,如尿潴留或失禁,大便失禁等。脑动脉硬化症还可引起癫痫发作,其发作形式可为杰克森发作、钩回发作或全身性大发作。

四、辅助检查

1.血生化测定　患者血胆固醇增高,低密度脂蛋白增高,高密度脂蛋白降低,血甘油三酯增高,血 β-脂蛋白增高,约90％以上的患者表现为Ⅱ或Ⅳ型高脂血症。

2.数字减影　动脉造影可显示脑动脉粥样硬化所造成的动脉管腔狭窄或动脉瘤病变。脑动脉造影显示动脉异常弯曲和伸长。动脉内膜存在有动脉粥样硬化斑,使动脉管腔变得不规则,呈锯齿状,最常见于颈内动脉虹吸部,亦可见于大脑中、前、后动脉。

3.经颅多普勒检查　根据所测颅内血管的血流速度、峰值、频宽、流向,判断出血管有无狭窄和闭塞。

4.CT 扫描及 MRI 检查　CT 及 MRI 可显示脑萎缩及多发性腔隙性梗死。

5.眼底检查　40%左右的患者有视网膜动脉硬化症,表现为动脉迂曲,动脉直径变细不均,动脉反光增强,呈银丝样改变以及动静脉交叉压迹等。

五、诊断

1.年龄在 45 岁以上。

2.初发高级神经活动不稳定的症状或脑弥漫性损害症状。

3.有全身动脉硬化,如眼底动脉硬化Ⅱ级以上或主动脉弓增宽及颞动脉或桡动脉较硬以及冠心病等。

4.神经系统阳性体征如腱反射不对称,掌颌反射阳性及吸吮反射阳性等。

5.血清胆固醇增高。

6.排除其他脑病。

上述 6 项为诊断脑动脉硬化的最低标准。可根据身体任何部位的动脉硬化症状,如头部动脉的硬化,精神、神经症状呈缓慢进展,伴以短暂性脑卒中样发作,或有轻重不等的较广泛的神经系统异常。有脑神经、锥体束和锥体外系损害,并除外颅内占位性病变,结合实验室检查可以作出临床诊断。

六、鉴别诊断

本病应与以下疾病相鉴别。

1.神经衰弱综合征　脑动脉硬化发病多在 50 岁以后,没有明显的精神因素,临床表现烈情感脆弱、近记忆减退为突出症状。此外,表现为思维活动迟钝,工作能力下降,眼底动脉硬化及血脂明显增高均可与神经衰弱鉴别。

2.老年性痴呆　脑动脉硬化症晚期可出现痴呆,故应与老年性痴呆相鉴别(表 5-6)。

表 5-6　脑动脉硬化性痴呆与老年性痴呆的鉴别

项目	脑动脉硬化性痴呆	老年性痴呆
发病年龄	50～75 岁	70～75 岁
病理改变	多发性脑微梗死灶	脑组织中老年斑与神经纤维缠结
高血压动脉硬化	常有,病起决定性作用	或无,不起决定性作用
情感障碍	脆弱,哭笑无常	淡漠,反应迟钝
人格改变	有,相对较完整	迅速衰退
记忆力	有,近事遗忘	十分突出,远近事记忆均障碍
定向力	有	时间、地点、人物定向均差
智能障碍	选择性或镶嵌性衰退	全面衰退
自知力	保持较久	早期丧失
定位特征	常有,明显	无特异性
进展情况	阶梯或进展	迅速加重而死亡

3.颅内占位性病变　颅内占位性病变如脑瘤、转移瘤、硬脑膜下血肿。颅内占位性病变常缺乏血管硬化的体征,多伴有进行性颅内压增高及脑脊液蛋白高的表现。CT扫描或MRI检查可以以鉴别。

4.躯体性疾病　躯体性疾病如营养障碍、严重贫血、内分泌疾病、心肺疾病伴缺氧和二氧化碳潴留、肾脏疾病伴尿毒症、慢性充血性心力衰竭、低血糖、脑积水等,均应加以鉴别。以上各种疾病可根据临床特征、辅助检查加以鉴别。

七、治疗

1.一般防治措施

(1)合理饮食:食用低胆固醇、低动物性脂肪食物,如瘦肉、鱼类、低脂奶类。提倡饮食清淡,多食富含维生素 C(新鲜蔬菜、瓜果)和植物蛋白(豆类及其制品)的食物。

(2)适当的体力劳动和体育锻炼:对预防肥胖,改善循环系统的功能和调整血脂的代谢有一定的帮助,是预防本病的一项积极措施。

(3)生活要有规律:合理安排工作和生活,保持乐观,避免情绪激动和过度劳累,要有充分的休息和睡眠,在生活中不吸烟、不饮酒。

(4)积极治疗有关疾病如高血压、糖尿病、高脂血症、肝肾及内分泌疾病等。

2.降低血脂　高脂血症经用体育疗法、饮食疗法仍不降低者,可选用降脂药物治疗。

(1)氯贝丁酯(安妥明)0.25～0.5g,3 次/d,口服。病情稳定后应酌情减量维持。其能降低甘油三酯,升高高密度脂蛋白。少数患者可出现荨麻疹或肝、肾功能变化,需定期检查肝肾功能。

(2)二甲苯氧庚酸(吉非罗齐,诺衡)300mg,3 次/d,口服。其效果优于氯贝丁酯,有降低甘油三酯、胆固醇,升高高密度脂蛋白的作用。不良反应同氯贝丁酯。

(3)普鲁脂芬(非诺贝特)0.1g,3 次/d,口服。它是氯贝丁酯的衍生物,血尿半衰期较长,作用较氯贝丁酯强,能显著降低甘油三酯和血浆胆固醇,显著升高血浆高密度脂蛋白。不良反应较轻,少数病例出现血清谷丙转氨酶及血尿素氮暂时性轻度增高,停药后即恢复正常。原有肝肾功能减退者慎用,孕妇禁用。

(4)普罗布考(丙丁酚)500mg,3 次/d,口服。能阻止肝脏中胆固醇的乙酰乙酸生物合成,降低血胆固醇。

(5)亚油酸 300mg,3 次/d,口服,或亚油酸乙酯 1.5～2g,3 次/d,口服。其为不饱和脂肪酸,能抑制脂质在小肠的吸收与合成,影响血浆胆固醇的分布,使其较多地向血管壁外的组织中沉积,降低血管中胆固醇的含量。

(6)考来烯胺(消胆胺)4～5g,3 次/d,口服。因其是阴离子交换树脂,服后与胆汁酸结合,断绝胆酸与肠-肝循环,促使肝中胆固醇分解成胆酸,与肠内胆酸一同排出体外,使血胆固醇下降。

(7)胰肽酶(弹性酶)每片 150～200U,1～2 片,3 次/d,口服。服 1 周后见效,8 周达高峰。它能水解弹性蛋白及糖蛋白等,能阻止胆固醇沉积在动脉壁上,并能提高脂蛋白脂酶活性,能分解乳糜微粒,降低血浆胆固醇。无不良反应。

(8)脑心舒(冠心舒)20mg,3 次/d,口服。其是从猪十二指肠提取的糖胺多糖类药物,能显著地降低血浆胆固醇和甘油三酯,促进纤维蛋白溶解,抗血栓形成。对一过性脑缺血发作、脑血栓、椎-基底动脉供血不足等有明显疗效。

(9)血脉宁(安吉宁,吡醇氨酯)250～500mg,3 次/d,口服。6 个月为 1 疗程。能减少血管壁上胆固醇的沉积,减少血管内皮损伤,防止血小板聚集。不良反应较大,有胃肠道反应,少数病例有肝功能损害。

（10）月见草油 1.2～2g，3 次/d，口服。是含亚油酸的新药，为前列腺素前体，具有降血脂、降胆固醇、抗血栓作用。不良反应小，偶见胃肠道反应。

（11）多烯康胶丸每丸 0.3g 或 0.45g，每次 1.2～1.5g，3 次/d，口服。为我国首创的富含二十碳五烯酸（EPA）和二十二碳六烯酸（DAH）的浓缩鱼油。其含 EPA 和 DAH 达 70% 以上，降低血甘油三酯总有效率为 86.5%，降低血胆固醇总有效率为 68.6%，并能显著抑制血小板聚集和阻止血栓形成，长期服用无毒副反应，而且疗效显著。

（12）甘露醇烟酸酯片 400mg，3 次/d，口服。是我国生产的降血脂、降血压的新药。降血甘油三酯的有效率达 75%，降舒张压的有效率达 93%，使头痛、头晕、烦躁等症状得到改善。

（13）其他维生素 C、维生素 B、维生素 E、烟酸等药物。

3.扩血管药物　扩血管药物可解除血管运动障碍，改善血循环，主要作用于血管平滑肌。

（1）盐酸罂粟碱：可改善脑血流，60～90mg，加入 5% 葡萄糖液或低分子右旋糖酐 500ml 中静滴，1 次/d，7～10d 为 1 疗程。或 30～60mg，1～2 次/d，肌注。

（2）己酮可可碱：0.1g，3 次/d，口服。除扩张毛细血管外，还增进纤溶活性，降低红细胞上的脂类及黏度，改善红细胞的变形性。

（3）盐酸培他啶、烟酸、山莨菪碱、舒血管素等均属常用扩血管药物。

4.钙通道阻滞剂　其作用机制有：①扩张血管，增加脑血流量，阻滞 Ca^{2+} 跨膜内流；②抗动脉粥样硬化，降低胆固醇；③抗血小板聚集，减低血黏度，改善微循环；④保护细胞，避免脑缺血后神经元细胞膜发生去极化；⑤维持红细胞变形能力，是影响微循环中血黏度的重要因素。

（1）尼莫地平 30mg，2～3 次/d，口服。

（2）尼卡地平 20mg，3 次/d，口服，3d 后渐增到每日 60～120mg，不良反应为少数人思睡、头晕、倦怠、恶心、腹胀等，减量后即可消失，一般不影响用药。而肝肾功能差和低血压者慎用，颅内出血急性期、妊娠、哺乳期患者禁用。

（3）地尔硫卓（硫氮卓酮）30mg，3 次/d，口服。不良反应为面红、头痛、心动过速、恶心、便秘，个别患者有转氨酶暂时升高。孕妇慎用，房颤、心房扑动者禁用。注意不可嚼碎药片。

（4）氟桂嗪 5～10mg 或 6～12mg，1 次/d，顿服。不良反应为乏力、头晕、嗜睡、脑脊液压力增高，故颅内压增高者禁用。

（5）桂利嗪（脑益嗪）25mg，3 次/d，口服。

5.抗血小板聚集药物　因为血小板在动脉粥样硬化者体内活性增高，并释放平滑肌增生因子使血管内膜增生。升高血中半胱氨酸，导致血管内皮损伤，脂质易侵入内膜，吞噬大量的低密度脂蛋白的单核巨噬细胞，在血管壁内转化为泡沫细胞，而形成动脉粥样硬化病变，因此抗血小板治疗是防治脑血管病的重要措施。

（1）肠溶阿司匹林（乙酰水杨酸）：50～300mg，1 次/d，口服，是花生四烯酸代谢中环氧化酶抑制剂，能减少环内过氧化物，降低血栓素 A_2 合成。

（2）二十碳五烯酸：1.4～1.8g，3 次/d，口服。它在海鱼中含量较高，是一种多烯脂肪酸。在代谢中可与花生四烯酸竞争环氧化酶，减少血栓烷 A 的合成。

（3）银杏叶胶囊（或银杏口服液）：能扩张脑膜动脉和冠状动脉，使脑血流量和冠脉流量增加，并能抗血小板聚集，降血脂及降低血浆黏稠度，达到改善心脑血循环的功能。银杏叶胶囊 2 丸，3 次/d，口服。银杏口服液 10ml，3 次/d，口服。

（4）双嘧达莫（潘生丁）：50mg，3 次/d，口服。能使血小板环磷腺苷增高，延长血小板的寿命，抑制血小板聚集,扩张心脑血管等。

(5)藻酸双酯钠:0.1g,3 次/d,口服。也可 0.1～0.2g,静滴。具有显著的抗凝血、降血脂、降低血黏度及改善微循环的作用。

6.脑细胞活化剂　脑动脉硬化时,可引起脑代谢障碍,导致脑功能低下,为了恢复脑功能和改善临床症状,常用以下药物。

(1)胞二磷胆碱:0.2～0.5g,静注或加用 5％～10％葡萄糖后静滴,5～10d 为 1 疗程。或 0.1～0.3g/d,分 1～2 次肌注。它能增强与意识有关的脑干网状结构功能,兴奋锥体束,促进受伤的运动功能的恢复,还能增强脑血管的张力及增加脑血流量,增强细胞膜的功能,改善脑代谢。

(2)甲磺双氢麦角胺(舒脑宁)1 支(0.3mg),1 次/d,肌注,或 1 片(2.5mg),2 次/d,口服。其为最新脑细胞代谢功能改善剂。它能作用于血管运动中枢,抑制血管紧张,促进循环功能,能使脑神经细胞的功能再恢复,促使星状细胞摄取充足的营养素,使氧、葡萄糖等能量输送到脑神经细胞,从而改善脑神经细胞新陈代谢。

(3)素高捷疗:0.2～0.4g,1 次/d,静注,或加入 5％葡萄糖中静滴,15d 为 1 疗程。可激发及加快修复过程。在供氧不足的状态下,改善氧的利用率,并促进养分穿透入细胞。提高与能量调节有关的代谢率。

(4)艾地苯醌(维伴):30mg,3 次/d,口服。能改善脑缺血的脑能量代谢(包括激活脑线粒体、呼吸活性、改善脑内葡萄糖利用率),改善脑功能障碍。

(李建勇)

第十四节　脑梗死

一、脑血栓形成概述

脑血栓形成(CI)又称缺血性卒中(CIS),是指在脑动脉本身病变基础上,继发血液有形成分凝集于血管腔内,造成管腔狭窄或闭塞,在无足够侧支循环供血的情况下,该动脉所供应的脑组织发生缺血变性坏死,出现相应的神经系统受损表现或影像学上显示出软化灶,称为脑血栓形成。90％的脑血栓形成是在脑动脉粥样硬化的基础上发生的。脑梗死约占全部脑卒中的 80％。

脑梗死包括:

1.大面积脑梗死　通常是颈内动脉主干、大脑中动脉主干或皮质支的完全性卒中,患者表现为病灶对侧完全性偏瘫、偏身感觉障碍及向病灶对侧的凝视麻痹,可有头痛和意识障碍,并呈进行性加重。

2.分水岭性脑梗死(CWSI)　是指相邻血管供血区之间分水岭区或边缘带的局部缺血。多由于血流动力学障碍所致。结合 CT 可分为皮质前型,为大脑前与大脑中动脉供血区的分水岭脑梗死;皮质后型,为大脑中动脉与大脑后动脉,或大脑前、中、后动脉皮质支间的分水岭区;皮质下型,为大脑前、中、后动脉皮质支与深穿支间或大脑前动脉回返支与大脑中动脉的豆纹动脉间的分水岭区梗死。

3.出血性脑梗死　是由于脑梗死供血区内动脉坏死后血液漏出继发出血,常见于大面积脑梗死后。

4.多发性脑梗死　是指两个或两个以上不同的供血系统脑管闭塞引起的梗死,多为反复发生脑梗死的后果。

（一）临床表现

本病好发于中年以后,60 岁以后动脉硬化性脑梗死发病率增高。男性较女性为多。起病前多有前驱症状,表现为头痛、眩晕、短暂性肢体麻木、无力,约 25% 的患者有短暂性脑缺血发作史。起病较缓慢。患者多在安静和睡眠中起病。

动脉硬化性脑梗死发病后意识常清醒,如果大脑半球较大面积梗死、缺血、水肿可影响间脑和脑干的功能,起病后不久出现意识障碍。如果发病后即有意识不清,要考虑椎-基底动脉系统梗死。动脉硬化性脑梗死可发生于脑动脉的任何一分支,不同的分支可有不同的临床特征,常见的有如下几种。

1.颈内动脉闭塞 临床主要表现病灶侧单眼失明(一过性黑矇,偶可为永久性视力障碍),或病灶侧 Horner 征,对侧肢体运动或感觉障碍及对侧同向偏盲,主侧半球受累可有运动性失语。颈内动脉闭塞也可不出现局灶症状,这取决于前、后交通动脉,眼动脉、脑浅表动脉等侧支循环的代偿功能。

2.大脑中动脉闭塞 大脑中动脉是颈内动脉的延续,是最容易发生闭塞的血管。①主干闭塞时引起对侧偏瘫、偏身感觉障碍和偏盲,主侧半球主干闭塞可有失语、失写、失读症状;②大脑中动脉深支或豆纹动脉闭塞可引起对侧偏瘫,一般无感觉障碍或同向偏盲;③大脑中动脉各皮质支闭塞可分别引起运动性失语,感觉性失语、失读、失写、失用、偏瘫以面部及上肢为重。

3.大脑前动脉闭塞 ①皮质支闭塞时产生对侧下肢的感觉及运动障碍,伴有尿潴留;②深穿支闭塞可致对侧中枢性面瘫、舌瘫及上肢瘫痪,亦可发生情感淡漠、欣快等精神障碍及强握反射。

4.大脑后动脉闭塞 大脑后动脉大多由基底动脉的终末支分出,但有 5%～30% 的人,其中一侧起源于颈内动脉。①皮质支闭塞:主要为视觉通路缺血引起的视觉障碍,对侧同向偏盲或上象限盲;②深穿支闭塞,出现典型的丘脑综合征,对侧半身感觉减退伴丘脑性疼痛,对侧肢体舞蹈样徐动症等。

5.基底动脉闭塞 该动脉发生闭塞的临床症状较复杂,亦较少见。常见症状为眩晕、眼球震颤、复视、交叉性瘫痪或交叉性感觉障碍,肢体共济失调,若主干闭塞则出现四肢瘫痪、眼肌麻痹、瞳孔缩小,常伴有面神经、展神经、三叉神经、迷走神经及舌下神经的麻痹及小脑症状等,严重者可迅速昏迷,发热达 41℃～42℃,以至死亡。基底动脉因部分阻塞引起脑桥腹侧广泛软化,则临床上可产生闭锁综合征,患者四肢瘫痪,不能讲话,但神志清楚,面无表情,缄默无声,仅能以眼球垂直活动示意。

在椎-基底动脉系统血栓形成中,小脑后下动脉血栓形成是最常见的,称延髓外侧部综合征(Wallenberg综合征),表现为眩晕、恶心、呕吐、眼震、同侧面部感觉缺失、同侧霍纳综合征、吞咽困难、声音嘶哑、同侧肢体共济失调及对侧面部以下痛、温觉缺失。

小脑后下动脉的变异性较大,故小脑后下动脉闭塞所引起的临床症状较为复杂和多变,但必须具备两条基本症状即一侧后组脑神经麻痹,对侧痛、温觉消失或减退,才可诊断。

根据缺血性卒中病程分为:①进展型。指缺血发作 6h 后,病情仍在进行性加重。此类患者约占 40%以上,造成进展的原因很多,如血栓的扩展,其他血管或侧支血管阻塞、脑水肿、高血糖、高温、感染、心肺功能不全,多数是由于前两种原因引起的。据报道,进展型颈内动脉系统占 28%,椎-基底动脉系统占 54%。②稳定型。发病后病情无明显变化者,倾向于稳定型卒中,一般认为颈内动脉系统缺血发作 24h 以上,椎-基底动脉系统缺血发作 72h 以上者,病情稳定,可考虑稳定型卒中。此类型卒中,CT 所见与临床表现相符的梗死灶机会多,提示脑组织已经有了不可逆的病损。③完全性卒中。指发病后神经功能缺失症状较重较完全,常于数小时内(<6h)达到高峰。④可逆性缺血性神经功能缺损(RIND)。指缺血性局灶性神经障碍在 3 周之内完全恢复者。

（二）辅助检查

1.CT 扫描 发病 24～48h 后可见相应部位的低密度灶,边界欠清晰,并有一定的占位效应。早期 CT

扫描阴性不能排除本病。

2.MRI　可较早期发现脑梗死,特别是脑干和小脑的病灶。T_1 和 T_2 弛豫时间延长,加权图像上 T_1 在病灶区呈低信号强度,T_2 呈高信号强度,也可发现脑移位受压。与 CT 相比,MRI 显示病灶早,能早期发现大面积脑梗死,清晰显示小病灶及颅后窝的梗死灶,病灶检出率达 95%,功能性 MRI 如弥散加权 MRI 可于缺血早期发现病变,发病半小时即可显示长 T_1、长 T_2 梗死灶。

3.血管造影　DSA 或 MRA 可发现血管狭窄和闭塞的部位,可显示动脉炎、Moyamoya 病、动脉瘤和血管畸形等。

4.脑脊液检查　通常脑脊液压力、常规及生化检查正常,大面积脑梗死者脑脊液压力可增高,出血性脑梗死脑脊液中可见红细胞。

5.其他　彩色多普勒超声检查(TCD)可发现颈动脉及颈内动脉的狭窄、动脉粥样硬化斑或血栓形成。超声心动图检查有助于发现心脏附壁血栓、心房黏液瘤和二尖瓣脱垂。PET 能显示脑梗死灶的局部脑血流、氧代谢及葡萄糖代谢,并监测缺血半暗带及对远隔部位代谢的影响。

(三)诊断与鉴别诊断

1.脑血栓形成的诊断　主要有以下几点:

(1)多发生于中老年人。

(2)静态下发病多见,不少患者在睡眠中发病。

(3)病后几小时或几天内病情达高峰。

(4)出现面、舌及肢体瘫痪,共济失调,感觉障碍等定位症状和体征。

(5)脑 CT 提示症状相应的部位有低密度影或脑 MRI 显示长 T_1 和长 T_2 异常信号。

(6)多数患者腰椎穿刺检查提示颅内压、脑脊液常规和生化检查正常。

(7)有高血压、糖尿病、高血脂、心脏病及脑卒中史。

(8)病前有过短暂性脑缺血发作者。

2.鉴别诊断　脑血栓形成应注意与下列疾病相鉴别:

(1)脑出血:有 10%~20% 脑出血患者由于出血量不多,在发病时意识清楚及脑脊液正常,不易与脑血栓形成区别。必须行脑 CT 扫描才能鉴别。

(2)脑肿瘤:有部分脑血栓形成患者由于发展至高峰的时间较慢,单从临床表现方面不易与脑肿瘤区别。脑肿瘤患者腰椎穿刺发现颅内压高,脑脊液中蛋白增高。脑 CT 或 MRI 提示脑肿瘤周围水肿显著,瘤体有增强效应,严重者有明显的占位效应。但是,有时做了脑 CT 和 MRI 也仍无法鉴别。此时,可做脑活检或按脑血栓进行治疗,定期复查 CT 或 MRI 以便区别。

(3)颅内硬膜下血肿:可以表现为进行性肢体偏瘫、感觉障碍、失语等,而没有明确的外伤史。主要鉴别依靠脑 CT 扫描发现颅骨旁有月牙状的高、低或等密度影,伴占位效应如脑室受压和中线移位,增强扫描后可见硬脑膜强化影。

(4)炎性占位性病变:细菌性脑脓肿、阿米巴性脑脓肿等炎性占位性病变可表现在短时间内逐渐出现肢体瘫痪、感觉障碍、失语、意识障碍等临床表现,尤其在无明显的炎症性表现时,难与脑血栓形成区别。但是,腰椎穿刺检查、脑 CT 和 MRI 检查有助于鉴别。

(5)癔症:对于以单个症状出现的脑血栓形成如突然失语、单肢瘫痪、意识障碍等,需要与癔症相鉴别。癔症可询问出明显的诱因,检查无定位体征及脑影像学检查正常。

(6)脑栓塞:临床表现与脑血栓形成相类似,但脑栓塞在动态下突然发病,有明确的栓子来源。

(7)偏侧性帕金森病:有的帕金森病患者表现为单侧肢体肌张力增高,而无震颤时,往往被误认为脑血栓形成。通过体格检查可发现该侧肢体有明显的强直性肌张力增高,无锥体束征及影像学上的异常,即可区别。

(8)颅脑外伤:临床表现可与脑血栓形成相似,但通过询问出外伤史,则可鉴别。但部分外伤患者可合并或并发脑血栓形成。

(9)高血压脑病:椎-基底动脉系统的血栓形成表现为眩晕、恶心、呕吐,甚至意识障碍时,在原有高血压的基础上,血压又急剧升高,此时应注意与高血压脑病鉴别。高血压脑病可以表现为突然头痛、眩晕、恶心、呕吐,严重者意识障碍。后者的舒张压均在 16kPa(120mmHg)以上,脑 CT 或 MRI 检查呈阴性时,则不易区别。有效鉴别方法是先进行降血压治疗,如血压下降后病情迅速好转者为高血压脑病,如无明显改善者,则为椎-基动脉血栓形成。复查 CT 或 MRI 有助于两者的鉴别。脑血栓形成的治疗原则是尽量解除血栓及增加侧支循环,改善缺血梗死区的血液循环;积极消除脑水肿,减轻脑组织损伤;尽早进行神经功能锻炼,促进康复,防止复发。

(四)治疗

治疗脑血栓形成的药物和方法有上百种,各家医院的用法大同小异。但是,至今为止,仍无特殊有效的治疗方法。脑血栓形成的恢复程度取决于梗死的部位及大小、侧支循环代偿能力和神经功能障碍的康复效果。一般来讲,在进行性卒中即脑血栓形成在不断地加重时,应尽早进行抗凝治疗;在脑血栓形成的早期,有条件时,应尽早进行溶栓治疗;如果丧失上述机会或病情不允许,则进行一般性治疗。在药物治疗中,如果病情已经稳定,应尽早进行早期康复治疗。不论是完全恢复正常或留有后遗症者,应长期进行综合性预防,以防止脑血栓的复发。

急性期的治疗原则:①超早期治疗。提高全民的急救意识,为获得最佳疗效力争超早期溶栓治疗。②针对脑梗死后的缺血瀑布及再灌注损伤进行综合保护治疗。③采取个性化治疗原则。④整体化观念:脑部病变是整体的一部分,要考虑脑与心脏及其他器官功能的相互影响,如脑心综合征、多脏器功能衰竭,积极预防并发症,采取对症支持疗法,并进行早期康复治疗。⑤对卒中的危险因素及时给予预防性干预措施。最终达到挽救生命、降低病残及预防复发的目的。

1.超早期溶栓治疗

(1)溶栓治疗急性脑梗死的目的:在缺血脑组织出现坏死之前,溶解血栓、再通闭塞的脑血管,及时恢复供血,从而挽救缺血脑组织,避免缺血脑组织发生坏死。在缺血脑组织出现坏死之前进行溶栓治疗,这是溶栓治疗的前提。只有在缺血脑组织出现坏死之前进行溶栓治疗,溶栓治疗才有意义。

(2)溶栓治疗时间窗:脑组织对缺血耐受性特别差。脑供血一旦发生障碍,很快就会出现神经功能异常;缺血达一定程度后,脑细胞就不可避免地发生缺血坏死。脑组织对局部缺血较全脑缺血的耐受时间要长。实际上,局部脑缺血中心缺血区很快发生坏死,只是缺血周边半暗带区对缺血的耐受时间较长。溶栓治疗的主要目的是挽救那些尚没有坏死的缺血周边半暗带脑组织。缺血性脑卒中可进行有效治疗的时间称为治疗时间窗。不同个体的溶栓治疗时间窗存在较大的个体差异。根据现有的研究资料,总的来看,急性脑梗死发病 3h 内绝大多数患者采用溶栓治疗是有效的;发病 3～6h 大部分溶栓治疗可能有效;发病 6～12h 小部分溶栓治疗可能有效,但急性脑梗死溶栓治疗时间窗的最后确定有待于目前正在进行的大规模、多中心、随机、双盲、安慰剂对照临床试验结果。

(3)影响溶栓治疗时间窗的因素:①种属:不同种属存在较大的差异。如小鼠局部脑梗死的治疗时间窗<2～3h,而猴和人一般认为至少为 6h。②临床病情:当脑梗死患者出现昏睡、昏迷等严重意识障碍,眼球凝视麻痹,肢体近端和远端均完全瘫痪,以及脑 CT 已显示低密度改变时,均表明有较短的治疗时间窗,临床上几乎无机会可溶栓。而肢体瘫痪等临床病情较轻时,一般溶栓治疗的治疗时间窗较长。③脑梗死

类型：房颤所致的心源性脑栓塞患者，栓子常较大，多堵塞颈内动脉和大脑中动脉主干，迅速造成严重的脑缺血，若此时患者上下肢体瘫痪均较完全，治疗时间窗通常在 3～4h 之内。而对于血管闭塞不全的脑血栓形成患者，由于局部脑缺血相对较轻，溶栓治疗时间窗常较长。④侧支循环状态：如大脑中动脉深穿支堵塞，因为是终末动脉，故发生缺血时侧支循环很差，其供血区脑组织的治疗时间窗常在 3h 之内；而大脑中动脉 M_2 或 M_3 段堵塞时，由于大脑皮质有较好的侧支循环，因而不少患者的治疗时间窗可以超过 6h。⑤体温和脑组织的代谢率：低温和降低脑组织的代谢可提高脑组织对缺血的耐受性，可延长治疗时间窗，而高温可增加脑组织的代谢，治疗时间窗缩短。⑥神经保护药应用：许多神经保护药可以明显地延长试验动物缺血治疗的时间窗，并可减少短暂性局部缺血造成的脑梗死体积。因而，溶栓治疗联合神经保护药治疗有广阔的应用前景，但目前缺少有效的神经保护药。⑦脑细胞内外环境：脑细胞内外环境状态与脑组织对缺血的耐受性密切相关，当患者有水、电解质及酸碱代谢紊乱等表现时，治疗时间窗明显缩短。

(4)临床上常用的溶栓药物：尿激酶(UK)、链激酶(SK)、重组的组织型纤溶酶原激活药(rt-PA)。尿激酶在我国应用最多，常用量 25 万～100 万 U，加入 5％葡萄糖溶液或生理盐水中静脉滴注，30min～2h 滴完，剂量应根据患者的具体情况来确定，也可采用 DSA 监测下选择性介入动脉溶栓；rt-PA 是选择纤维蛋白溶解药，与血栓中纤维蛋白形成复合体后增强了与纤溶酶原的亲和力，使纤溶作用局限于血栓形成的部位，每次用量为 0.9mg/kg 体重，总量＜90mg；有较高的安全性和有效性，rt-PA 溶栓治疗宜在发病后 3h 进行。

(5)适应证：凡年龄＜70 岁；无意识障碍；发病在 6h 内，进展性卒中可延迟到 12h；治疗前收缩压＜26.7kPa(200mmHg)或舒张压＜16kPa(120mmHg)；CT 排除颅内出血；排除 TIA；无出血性疾病及出血素质；患者或家属同意，都可进行溶栓治疗。

(6)溶栓方法：上述溶栓药的给药途径有 2 种。①静脉滴注。应用静脉滴注 UK 和 SK 治疗诊断非常明确的早期或超早期的缺血性脑血管病，也获得一定的疗效。②选择性动脉注射。属血管介入性治疗，用于治疗缺血性脑血管病，并获得较好的疗效。选择性动脉注射有 2 种途径：a.选择性脑动脉注射法，即经股动脉或肘动脉穿刺后，先进行脑血管造影，明确血栓所在的部位，再将导管插至颈动脉或椎-基底动脉的分支，直接将溶栓药注入血栓所在的动脉或直接注入血栓处，达到较准确的选择性溶栓作用。且在注入溶栓药后，还可立即再进行血管造影了解溶栓的效果。b.颈动脉注射法，适用于治疗颈动脉系统的血栓形成。用常规注射器穿刺后，将溶栓药物注入发生血栓侧的颈动脉，达到溶栓作用。但是，动脉内溶栓有一定的出血并发症，因此，动脉内溶栓的条件是：明确为较大的动脉闭塞；脑 CT 扫描呈阴性，无出血的证据；允许有小范围的轻度脑沟回改变，但无明显的大片低密度梗死灶；血管造影证实有与症状和体征相一致的动脉闭塞改变；收缩压在 24kPa(180mmHg)以下，舒张压在 14.6kPa(110mmHg)以下；无意识障碍，提示病情尚未发展至高峰者。值得注意的是，在进行动脉溶栓之前一定要明确是椎-基底动脉系统还是颈动脉系统的血栓形成，否则，误做溶栓，延误治疗。

局部动脉灌注溶栓剂较全身静脉用药剂量小，血栓局部药物浓度高，并可根据 DSA 观察血栓溶解情况以决定是否继续用药。但 DSA 及选择性插管，治疗时间将延迟 45min～3h。目前文献报道的局部动脉内溶栓治疗脑梗死血管再通率为 58％～100％，临床好转率为 53％～94％，均高于静脉内用药(36％～89％,26％～85％)。但因患者入选标准、溶栓剂种类、剂量、观察时间不一，比较缺乏可比性，故哪种用药途径疗效较好仍不清楚。故有人建议，先尽早静脉应用溶栓剂，短期无效者再进行局部动脉内溶栓。

应用溶栓药物治疗目前尚无统一标准，由于个体差异，剂量波动范围也大。不同的溶栓药物和不同的给药途径，用药的剂量也不同。①尿激酶：静脉注射的剂量分为 2 种：a.大剂量，100 万～200 万 U 溶于生理盐水 500～1000ml 中，静脉滴注，仅用 1 次。b.小剂量，20 万～50 万 U 溶于生理盐水 500ml 中，静脉滴注,1次/d,可连用3～5次。动脉内注射的剂量为10万～30万U。②rt-PA:美国国立卫生院的试验结果认为,rt-PA治疗剂量≤0.85mg/kg体重、总剂量<90mg是安全的。其中10%可静脉推注,剩余90%的剂量在24h内静脉滴注。

(7)溶栓并发症:脑梗死病灶继发出血,致命的再灌流损伤及脑组织水肿是溶栓治疗的潜在危险;再闭塞率可达10%～20%。

所有溶栓药在临床应用中均有可能产生颅内出血的并发症,包括脑内和脑外出血。影响溶栓药物疗效与安全性的主要并发症是脑内出血。脑内出血分脑出血及梗死性出血。前者指CT检查显示在非梗死区出现高密度的血肿,多数伴有相应的临床症状和体征,少数可以没有任何临床表现;后者指梗死区的脑血管在阻塞后再通,血液外渗所致,CT扫描显示出梗死灶周围有单独或融合的斑片状出血,一般不形成血肿。出血并发症可导致病情加重,但有的可能没有任何表现。溶栓后的脑内出血在尸检的发现率为17%～65%,远低于临床上的表现率。溶栓导致脑内出血的原因可能系:①缺血后血管壁受损,易破裂;②继发性纤溶及凝血障碍;③动脉再通后灌注压增高;④软化脑组织对血管的支持作用减弱。脑外出血主要见于胃肠道及泌尿系。

迄今为止,仍无大宗随机双盲对比性的临床应用研究结果,大多为个案病例或开放性临床应用研究,尤其是对选择病例方面,有较多的差别,因此,溶栓治疗的确切效果各家报道不一样,差别较大。但较为肯定的是溶栓后的出血并发症较高。Grond等、Chiu等、Trouillas等及Tanne等分别对60、30、100及75例动脉血栓形成的患者行rt-PA静脉溶栓治疗,症状性脑出血的发生率为6.6%、7%、7%和7%。rt-PA静脉溶栓会增加脑出血的危险和脑出血死亡的机会。如果其他条件确实完全相同,治疗组的病死率只可能高于对照组。目前,溶栓治疗还只能作为研究课题,不能常规应用。因此,溶栓治疗的有效性和安全性必须依靠临床对照试验来进行回答。

2.抗凝治疗

(1)抗凝治疗的目的:目的在于防止血栓扩展和新血栓形成。高凝状态是缺血性脑血管病发生和发展的重要环节,主要与凝血因子,尤其是第Ⅷ因子和纤维蛋白原增多及其活性增高有关。所以,抗凝治疗主要通过抗凝血,阻止血栓发展和防止血栓形成,达到治疗或预防脑血栓形成的目的。

(2)常用药物有肝素、低分子肝素及华法林等。低分子肝素与内皮细胞和血浆蛋白的亲和力低,其经肾排泄时更多的是不饱和机制起作用,所以,低分子肝素的清除与剂量无关,而其半衰期比普通肝素长2～4倍。用药时不必行试验室监测,低分子肝素对患者的血小板减少和肝素诱导的抗血小板抗体发生率下降。硫酸鱼精蛋白可100%中和低分子肝素的抗凝血因子活性,可以中和60%～70%的抗凝血因子活性。急性缺血性脑卒中的治疗,可用低分子肝素钙4100U(单位)皮下注射,2次/d,共10d。口服抗凝药物:①双香豆素及其衍生物:能阻碍血液中凝血酶原的形成,使其含量降低,其抗凝作用显效较慢(用药后24～48h,甚至72h),持续时间长,单独应用仅适用于发展较缓慢的患者或用于心房颤动患者脑卒中的预防。口服抗凝剂中,华法林和新抗凝片的开始剂量分别为4～6mg和1～2mg,开始治疗的10d内测定凝血酶原时间和活动度应每日1次,以后每周3次,待凝血酶原活动度稳定于治疗所需的指标时,则7～10d测定1次,同时应检测国际规格化比值(INF)。②藻酸双酯钠:又称多糖硫酸酯(多糖硫酸盐,PSS)。系从海洋生长的褐藻中提取的一种类肝素药物。但作用强度是肝素的1/3,而抗凝时间与肝素相同。主要作用是抗凝血、降低血液黏稠度、降低血脂及改善脑微循环。用法:按2～4mg/kg体重加入5%葡萄糖溶液500ml,静脉滴注,30滴/min,1次/d,10d为1个疗程。或口服,每次0.1g,1次/d,可长期使用。个别患者可能出现皮疹、头痛、恶心、皮下出血点。

(3)抗凝治疗的适应证:①短暂性脑缺血发作;②进行性缺血性脑卒中;③椎-基底动脉系统血栓形成;

④反复发作的脑栓塞；⑤应用于心房颤动患者的卒中预防。

(4)抗凝治疗的禁忌证：①有消化道溃疡病史者；②有出血倾向者、血液病患者；③高血压[血压24/13.3kPa(180/100mmHg)以上]；④有严重肝、肾疾病者；⑤临床不能除外颅内出血者。

(5)抗凝治疗的注意事项：①抗凝治疗前应进行脑部CT检查，以除外脑出血病变，高龄、较重的脑动脉硬化和高血压患者采用抗凝治疗应慎重；②抗凝治疗对凝血酶原活动度应维持在15%～25%，部分凝血活酶时间应维持在1.5倍之内；③肝素抗凝治疗维持在7～10d，口服抗凝剂维持2～6个月，也可维持在1年以上；④口服抗凝药的用量较国外文献所报道的剂量为小，其1/3～1/2的剂量就可以达到有效的凝血酶原活动度的指标；⑤抗凝治疗过程中应经常注意皮肤、黏膜是否有出血点，小便检查是否有红细胞，大便潜血试验是否阳性，若发现异常应及时停用抗凝药物；⑥抗凝治疗过程中应避免针灸、外科小手术等，以免引起出血。

3.降纤治疗　可以降解血栓蛋白质、增加纤溶系统活性、抑制血栓形成或促进血栓溶解。此类药物亦应早期应用(发病6h以内)，特别适用于合并高纤维蛋白原血症者。降纤酶、东菱克栓酶、安克洛酶和蚓激酶均属这一类药物。但降纤至何种程度，如何减少出血并发症等问题尚待解决。有报道，发病后3h给予Ancrod可改善患者的预后。

4.扩容治疗　主要是通过增加血容量，降低血液黏稠度，起到改善脑微循环作用。

(1)右旋糖酐-40：主要作用为阻止红细胞和血小板聚集，降低血液黏稠度，以改善循环。用法：10%右旋糖酐-40,500ml，静脉滴注，1次/d,10d为1个疗程。可在间隔10～20d后，再重复使用1个疗程。有过敏体质者，应做过敏皮试阴性后方可使用。心功能不全者应使用半量，并慢滴。患有糖尿病者，应同时加用相应胰岛素治疗。高血压患者慎用。有意识障碍或提示脑水肿明显者禁用。无论有无高血压，均需要观察血压情况。

(2)706代血浆(6%羟乙基淀粉)：作用和用法与右旋糖酐-40相同，只是不需要做过敏试验。

5.扩血管治疗　血管扩张药过去曾被广泛应用，此法在脑梗死急性期不宜使用。原因为缺血区的血管因缺血、缺氧及组织中的乳酸聚集已造成病理性的血管扩张，此时应用血管扩张药，则造成脑内正常血管扩张，也波及全身血管，以至于使病变区的血管局部血流下降，加重脑水肿，即所谓"盗血"现象。如有出血性梗死时可能会加重出血，因此，只在病变轻、无水肿的小梗死灶或脑梗死发病3周后无脑水肿者可酌情使用，且应注意有无低血压。

(1)罂粟碱：具有非特异性血管平滑肌的松弛作用，直接扩张脑血管，降低脑血管阻力，增加脑局部血流量。用法：60mg加入5%葡萄糖液500ml中，静脉滴注，1次/d,可连用3～5d;或20～30mg,肌内注射，1次/d,可连用5～7d;或每次30～60mg口服，3次/d,连用7～10d。注意本药每日用量不应超过300mg,不宜长期使用，以免成瘾。在用药时可能因血管明显扩张导致明显头痛。

(2)己酮可可碱：直接抑制血管平滑肌的磷酸二酯酶，达到扩张血管的作用；还能抑制血小板和红细胞的聚集。用法：100～200mg加入5%葡萄糖液500ml中，静脉滴注，1次/d,连用7～10d。或口服每次100～300mg,3次/d,连用7～10d。本药禁用于刚患心肌梗死、严重冠状动脉硬化、高血压者及孕妇。输液过快者可出现呕吐及腹泻。

(3)环扁桃酯：又名三甲基环己扁桃酸或抗栓丸。能持续性松弛血管平滑肌，增加脑血流量，但作用较罂粟碱弱。用法：每次0.2～0.4g口服，3次/d,连用10～15d。也可长期应用。

(4)氢化麦角碱：又称喜得镇或海得琴，系麦角碱的衍生物。其直接激活多巴胺和5-HT受体，也阻断去甲肾上腺素对血管受体的作用，使脑血管扩张，改善脑微循环，增加脑血流量。用法：每次口服1～2mg,3次/d,1～3个月为1个疗程，或长期使用。本药易引起直立性低血压，因此，低血压患者禁用。

6.钙离子拮抗药　其通过阻断钙离子的跨膜内流而起作用,从而缓解平滑肌的收缩、保护脑细胞、抗动脉粥样硬化、维持红细胞变形能力及抑制血小板聚集。

(1)尼莫地平:又称硝苯甲氧乙基异丙啶。为选择性地作用于脑血管平滑肌的钙离子拮抗药,对脑以外的血管作用较小,因此,不起降血压作用。主要缓解血管痉挛,抑制肾上腺素能介导的血管收缩,增加脑组织葡萄糖利用率,重新分布缺血区血流量。用法:每次口服 20～40mg,3 次/d,可经常使用。

(2)尼莫通:为尼莫地平的同类药物,只是水溶性较高。每次口服 30～60mg,3 次/d,可经常使用。

(3)尼卡地平:又称硝苯苄胺啶。系作用较强的钙离子通道拮抗药。选择性作用于脑动脉、冠状动脉及外周血管,增加心脑血流量和改善循环,同时有明显的降血压作用。用法:每次口服 20～40mg,3 次/d,可经常使用。

(4)桂利嗪(脑益嗪、肉桂苯哌嗪、桂益嗪):为哌嗪类钙离子拮抗药,扩张血管平滑肌,能改善心脑循环。还有防止血管脆化作用。用法:每次口服 25～50mg,3 次/d,可经常使用。

(5)盐酸氟桂利嗪:与脑益嗪为同一类药物。用法:每次口服 5～10mg,1 次/d,连用 10～15d。因本药可增加脑脊液,故颅内压增高者不用。

7.抗血小板药　主要通过失活脂肪酸环化酶,阻止血小板合成 TXA_2,并抑制血小板释放 ADP、5-HT、肾上腺素、组胺等活性物质,以抑制血小板聚集,达到改善微循环及抗凝作用。

(1)阿司匹林(阿斯匹林):阿司匹林也称乙酰水杨酸,有抑制环氧化酶,使血小板膜蛋白乙酰化,并能抑制血小板膜上的胶原糖基转移酶的作用。由于环氧化酶受到抑制,使血小板膜上的花生四烯酸不能被合成内过氧化物 PGG_2 和 TXA_2,因而能阻止血小板的聚集和释放反应。在体外,阿司匹林可抑制肾上腺素、胶原、抗原-抗体复合物、低浓度凝血酶所引起的血小板释放反应。具有较强而持久的抗血小板聚集作用。成人口服 0.1～0.3g 即可抑制 TXA_2 的形成,其作用可持续 7～10d 之久,这一作用在阻止血栓形成,特别在防治心脑血管血栓性疾病中具有重要意义。

由于血管壁的内皮细胞存在前列环素合成酶,能促进前列环素(PGI_2)的合成,PGI_2 为一种强大的抗血小板聚集物质。试验证明,不同剂量的阿司匹林对血小板 TXA_2 与血管壁内皮细胞 PGI_2 形成有不同的影响。小剂量(2mg/kg 体重)即可完全抑制人的血小板 TXA_2 的合成,但不抑制血管壁内皮细胞 PGI_2 的合成,产生较强的抗血小板聚集作用,但大剂量(100～200mg/kg 体重)时血小板 TXA_2 和血管壁内皮细胞 PGI_2 的合成均被抑制,故抗血小板聚集作用减弱,有促进血栓形成的可能性。但大剂量长期服用阿司匹林的临床试验表明无血栓形成的增加。小剂量(3～6mg/kg 体重)或大剂量(25～80mg/kg 体重)都能延长出血时间,说明阿司匹林对血小板环氧化酶的作用较对血管壁内皮细胞前列环素合成酶作用占优势。因此,一般认为小剂量(160～325mg/d)对多数人有抗血栓作用,中剂量(500～1500mg/d)对某些人有效,大剂量(1500mg/d 以上)才可促进血栓形成。1994 年抗血小板治疗协作组统计了 145 个研究中心 20000 例症状性动脉硬化病变的高危人群,服用阿司匹林后的预防效果,与安慰剂比较,阿司匹林可降低非致命或致命血管事件发生率 27%,降低心血管病死率 18%。不同剂量的阿司匹林预防作用相同。国际卒中试验(1997年)在 36 个国家 467 所医院的 19435 例急性缺血性卒中患者中应用或不应用阿司匹林和皮下注射肝素的随机对照研究,患者入组后给予治疗持续 14d 或直到出院,统计 2 周病死率、6 个月病死率及生活自理情况。研究结果表明,急性缺血性卒中采用肝素治疗未显示任何临床疗效,而应用阿司匹林,病死率及非致命性卒中复发率明显降低。认为如无明确的禁忌证,急性缺血性卒中后应立即给予阿司匹林,初始剂量为 300mg/d,小剂量长期应用有助于改善预后,1998 年 5 月在英国爱丁堡举行的第七届欧洲卒中年会认为,阿司匹林在缺血性卒中的急性期使用和二级预防疗效肯定,只要无禁忌证在卒中发生后尽快使用。急性发病者可首次口服 300mg,而后每日 1 次口服 100mg;1 周后,改为每日晚饭后口服 50mg 或每次 25mg,

1 次/d,可以达到长期预防脑血栓复发的效果。至今认为本药是较好的预防性药物,且较经济、安全、方便。阿司匹林的应用剂量一直是阿司匹林疗法的争论点之一,山东大学齐鲁医院神经内科通过观察不同剂量(25～100mg/d)对血小板积聚率、TXA_2 和血管内皮细胞 PGI_2 合成的影响,认为 50mg/d 为国人最佳剂量,并在多中心长期随访研究中证实了它的疗效。但长期使用即使小剂量阿司匹林也有一定的不良反应,长期服用对消化道有刺激性,发生食欲缺乏、恶心,严重时可致消化道出血。据统计,大约 17.5% 的患者有恶心等消化道反应,2.6% 的患者有消化道出血,3.4% 的患者有变态反应,因此,对有溃疡病者应注意慎用。

(2)噻氯匹定:噻氯匹定商品名 Ticlid,也称力抗栓,能抑制纤维蛋白原与血小板受体之间的附着,致使纤维蛋白原在血小板相互集中中不能发挥桥联作用;刺激血小板腺苷酸环化酶,使血小板内 cAMP 增高,抑制血小板聚集;减少 TXA_2 的合成;稳定血小板膜,抑制 ADP、胶原诱导的血小板聚集。因此,噻氯匹定药理作用是对血小板聚集的各个阶段都有抑制作用,即减少血小板的黏附,抑制血小板的聚集,增强血小板的解聚作用,以上特性表现为出血时间延长,对凝血试验无影响。服药后 24～48h 才开始起抗血小板作用,3～5d 后作用达高峰,停药后其作用仍可维持 3d。口服每次 125～250mg,每日 1 或 2 次,进餐时服用。可随患者具体情况而调整剂量。噻氯匹定对椎-基底动脉系统缺血性卒中的预防作用优于颈内动脉系统,并且效果优于阿司匹林,它同样可以预防卒中的复发。

噻氯匹定的不良反应有粒细胞减少,发生率约为 0.8%,常发生在服药后最初 3 周,其他尚有腹泻、皮疹(约 2%)等,停药后不良反应一般可消失。极个别患者有胆汁淤积性黄疸和(或)转氨酶升高。不宜与阿司匹林、非类固醇抗炎药和口服抗凝药合用。由于可产生粒细胞减少,服药后前 3 个月内每 2 周做白细胞数监测。由于延长出血时间,对有出血倾向的器质性病变如活动性溃疡或急性出血性卒中、白细胞减少症、血小板减少症等患者禁用。

(3)氯吡格雷:氯吡格雷的化学结构与噻氯匹定相近。活性高于噻氯匹定。氯吡格雷通过选择性不可逆地和血小板 ADP 受体结合,抑制血小板聚集防止血栓形成和减轻动脉粥样硬化。氯吡格雷 75mg/d 与噻氯匹定 250mg 2 次/d 抑制效率相同。不良反应有皮疹、腹泻、消化不良,消化道出血等。

(4)双嘧达莫:又名潘生丁、双嘧哌胺醇。通过抑制血小板中磷酸二酯酶的活性,也有可能刺激腺苷酸环化酶,使血小板内环磷酸腺苷(cAMP)增高。从而抑制 ADP 所诱导的初发和次发血小板聚集反应。在高浓度下可抑制血小板对胶原、肾上腺素和凝血酶的释放反应。双嘧达莫可能还有增强动脉壁合成前列环素、抑制血小板生成 TXA_2 的作用。口服每次 50～100mg,3 次/d,可长期服用。合用阿司匹林更有效。不良反应有恶心、头痛、眩晕、面部潮红等。

8.中药治疗　有些中药主要通过活血化淤作用对治疗缺血性脑血管病有一定作用,可以使用。

(1)丹参制剂:主要成分为丹参酮,具有扩张脑血管、改善微循环、促进纤维蛋白原降解、降低血液黏稠度、提高脑组织抗缺氧力的作用。用法:丹参注射液 10～20ml 加入 5% 葡萄糖液 500ml 或右旋糖酐-40 500ml 中,静脉滴注,1 次/d,10～15d 为 1 个疗程。也可 2～4ml,肌内注射,1 次/d,10d 为 1 个疗程。丹参片或复方丹参片,每次口服 3 片,3 次/d,可长期服用。

(2)川芎嗪:主要成分为四甲基吡嗪。药理研究表明,川芎嗪能通过血脑屏障,主要分布在大脑半球、脑干等处,对血管平滑肌有解痉作用,能扩张小血管,减小脑血管阻力,增加脑血流量,改善微循环;川芎嗪能降低血小板表面活性及聚集性,对已形成的血小板聚集有解聚作用,能抑制 ADP 对血小板的聚集作用;川芎嗪对血管内皮细胞有保护作用,对缺血、缺氧引起的脑水肿有较好的防治作用;川芎嗪作为一种钙拮抗药,可改善脑缺血后再灌注后的能量代谢、电生理及线粒体功能,可抗自由基的氧化作用,对脑缺血及再灌注后神经细胞功能有保护作用。用法:川芎嗪注射液 80～160mg 加入 5% 葡萄糖液 500ml 中,静脉滴注,1 次/d,10～15d 为 1 个疗程。川芎嗪片口服,3 次/d,每次 0.1～0.2g,可长期服用。

9.防治脑水肿　一旦发生脑血栓形成,很快出现缺血性脑水肿,其包括细胞毒性水肿和血管源性水肿。脑水肿进一步加剧神经细胞的坏死,严重大块梗死者,还可引起颅内压增高,发生脑疝致死。所以,缺血性脑水肿不仅加重脑梗死的病理生理过程,影响神经功能障碍的恢复,还可导致死亡。因此,脑血栓形成后,尤其梗死面积大、病情重或进展型卒中、意识障碍的患者应及时积极治疗脑水肿。防治脑水肿的方法包括使用高渗脱水药、利尿药和白蛋白,控制入水量等。

(1)高渗性脱水治疗:通过提高血浆渗透压,造成血液与脑之间的渗透压梯度加大,脑组织内水分向血液移动,达到脑组织脱水作用;高渗性血液通过反射机制抑制脉络丛分泌脑脊液,使脑脊液生成减少;由于高渗性脱水最终通过增加排尿量的同时,也加速排泄梗死区代谢产物。最后减轻梗死区及半暗带水肿,挽救神经细胞,防止脑疝发生危及生命。

缺血性脑水肿的发生和发展尽管是一个严重的并发症,但也是一个自然过程。在脑血栓形成后的 10d 以内脑水肿最重,只要在此期间在药物的协助下,加强脱水,经过一段时间后,缺血性脑水肿会自然消退。

甘露醇:是一种己六醇。至今仍为最好、最强的脱水药。其主要有以下作用:快速注入静脉后,因它不易从毛细血管外渗入组织,而迅速提高血浆渗透压,使组织间液水分向血管内转移,产生脱水作用;同时增加尿量及尿 Na^+、K^+ 的排出;还有清除各种自由基、减轻组织损害的作用。静脉应用后在 10min 开始发生作用,2~3h 达高峰。用法:根据脑梗死的大小和心。肾功能状态决定用量和次数。一般认为最佳有效量是每次 0.5~1g/kg 体重,即每次 20%甘露醇 125~250ml 静脉快速滴注,每日 2~4 次,直至脑水肿减轻。但是,小灶梗死者,可每日 1 次;或心功能不全者,每次 125ml,每日 2 或 3 次。肾功能不好者尽量减少用量,并配合其他利尿药治疗。

甘油:甘油为丙三醇,其相对分子质量为 92,有人认为甘油优于甘露醇,由于甘油可提供热量,仅10%~20%无变化地从尿中排出,可减少导致水、电解质紊乱与反跳现象,可溶于水和乙醇中,为正常人的代谢产物,大部分在肝脏内代谢,转变为葡萄糖、糖原和其他糖类,小部分构成其他酯类。甘油无毒性,是目前最常用的口服脱水药。其治疗脑水肿的机制可能是通过提高血浆渗透压,使组织水分(尤其是含水多的组织)转移到血浆内,因而引起脑组织脱水。最初曾用于静脉注射以降低颅压。现认为口服同样有效。用药后 30~60min 起作用,治疗作用时间较甘露醇稍晚,维持时间短,疗效不如前者。因此,有时插在上述脱水药 2 次用药之间给予,以防止"反跳现象"。口服甘油无毒,在体内能产生比等量葡萄糖稍高的热量,因此,尚有补充热量的作用,且无"反跳现象"。Contoce 认为,甘油比其他高渗药更为理想,其优点有:迅速而显著地降低颅内压;长期重复用药无反跳现象;无毒性。甘油的不良反应轻微,可有头痛、头晕、咽部不适、口渴、恶心、呕吐、上腹部不适及血压轻度下降等。由于甘油可引起高血糖和糖尿,故糖尿病患者不宜使用。甘油过大剂量应用或浓度>10%时,可产生注射部位的静脉炎,或引起溶血、血红蛋白尿,甚至急性肾衰竭等不良反应。甘油自胃肠道吸收,临床上多口服,昏迷患者则用鼻饲,配制时将甘油溶于生理盐水内稀释成50%溶液,剂量每次 0.5~2g/kg 体重,每日总量可达 5g/kg 体重以上。一般开始剂量 1.5g/kg 体重,以后每 3h 0.5~0.7g/kg 体重,一连数天。静脉注射为 10%甘油溶液 500ml,成人每日 10%甘油 500ml,共使用 5~6 次。

(2)利尿药:主要通过增加肾小球滤过,减少肾小管再吸收和抑制。肾小管的分泌,增加尿量,造成机体脱水,最后使脑组织脱水。同时还可控制钠离子进入脑组织减轻水肿,控制钠离子进入脑脊液,以降低脑脊液生成率的 50%左右。但是,上述作用必须以肾功能正常为前提。

呋塞米:又称利尿磺酸、呋喃苯胺酸、呋塞米灵、利尿灵等。是作用快、时间短和最强的利尿药,主要通过抑制髓襻升支 Cl^- 的主动再吸收而起作用。注射后 5min 起效,1h 达高峰,并维持达 3h。对合并有高血压、心功能不全者疗效更佳。如患者有肾功能障碍或用较大剂量甘露醇治疗后效果仍不佳时,可单独或与甘露醇交替应用本药。用法:每次 20～80mg,肌内注射或静脉推注,4 次/d。口服者每次 20～80mg,每日 2 或 3 次。其不良反应为电解质紊乱、过度脱水、血压下降、血小板减少、粒细胞减少、贫血、皮疹等。

依他尼酸:又称利尿酸、Edecrin。作用类似于呋塞米。应用指征同呋塞米。用法:每次 25～50mg 加入 5%葡萄糖溶液或生理盐水 100ml 中,缓慢滴注。3～5d 为 1 个疗程。所配溶液在 24h 内用完。可出现血栓性静脉炎、电解质紊乱、过度脱水、神经性耳聋、高尿酸血症、高血糖、出血倾向、肝肾功能损害等不良反应。

白蛋白:对于严重的大面积脑梗死引起的脑水肿,加用白蛋白,有明显的脱水效果。用法:每次 10～15g,静脉滴注,每日或隔日 1 次,连用 5～7d。本药价格较贵,个别患者有变态反应,或造成医源性肝炎。

10.神经细胞活化药　至今有不少这类药物试验报道有一定的营养神经细胞和促进神经细胞活化的作用,主要对于不完全受损的细胞起作用,个别报道甚至认为有极佳效果。但是,在临床实践中,并没有明显效果,而且价格较贵。

(1)脑活素:主要成分为动物脑(猪脑)水解后精制的必需和非必需氨基酸、单胺类神经介质、肽类激素和酶前体。据认为该药能通过血脑屏障,直接进入神经细胞,影响细胞呼吸链,调节细胞神经递质,激活腺苷酸环化酶,参与细胞内蛋白质合成等。用法:20～50ml 加入生理盐水 500ml 中,静脉滴注,1 次/d,10～15d 为 1 个疗程。

(2)胞磷胆碱:在生物学上,胞磷胆碱是合成磷脂胆碱的前体,胆碱在磷脂酰胆碱的生物合成中具有重要作用,而磷脂酰胆碱是神经细胞膜的重要组成部分。胞磷胆碱还参与细胞核酸、蛋白质和糖的代谢,促使葡萄糖合成乙酰胆碱,防止脑水肿。用法:500～1000mg 加入 5%葡萄糖液 500ml 中,静脉滴注,1 次/d,10～15d 为 1 个疗程。250mg,肌内注射,1 次/d,每个疗程为 2～4 周。少数患者用药后出现兴奋性症状,诱发癫痫或精神症状。

(3)丁咯地尔(活脑灵):主要成分为 Buflomedil hydrochloride。主要作用:①阻断 α 肾上腺素能受体;②抑制血小板聚集;③提高及改善红细胞变形能力;④有较弱的非特异性钙拮抗作用。用法:200mg 加入生理盐水或 5%葡萄糖液 500ml 中,静脉缓慢滴注,1 次/d,10d 为 1 个疗程。也可肌内注射,每次 50ml,2 次/d,10d 为 1 个疗程。但是,产妇和正在发生出血性疾病的患者禁用。少数患者可有肠胃不适、头痛、眩晕及肢体烧灼痛感。

11.其他内科治疗　由于脑血栓形成的主要原因系高血压、高血脂、糖尿病、心脏病等内科疾病,或发生脑血栓形成时,大多合并许多内科疾病。但是,并发严重的内科疾病多见于脑干梗死和较大范围的大脑半球梗死。有时,患者由于严重的内科合并症如心功能衰竭、肺水肿及感染、肾衰竭等致死。因此,除针对性治疗脑血栓形成外,还应治疗合并的内科疾病。

(1)调整血压:急性脑梗死患者——过性血压增高常见,因此,降血压药应慎用。国外平均血压[MBP,(收缩压+舒张压×2)÷3]＞17.3kPa(130mmHg)或收缩压(SBP)＞29.3kPa(220mmHg),可谨慎应用降压药。一般不主张使用降压药以免减少脑血流灌注,加重脑梗死。如血压低,应查明原因是否为血容量减少,补液纠正血容量,必要时应用升压药。对分水岭梗死,则应对其病因进行治疗,如纠正低血压、治疗休克、补充血容量、对心脏病进行治疗等。

(2)控制血糖:临床和实验病理研究证实,高血糖加重急性脑梗死及局灶性缺血再灌注损伤,故急性缺血性脑血管病在发病 24h 内不宜输入高糖,以免加重酸中毒。有高血糖者要纠正,低血糖亦要注意,一旦出现要控制。

(3)心脏疾病的预防:积极治疗原发心脏疾病。但严重的脑血栓形成可合并心肌缺血或心律失常,严重者出现心力衰竭者,除了积极治疗外,补液应限制速度和量,甘露醇应半量应用,加用利尿药。

（4）保证营养与防治水、电解质及酸碱平衡紊乱：出现球麻痹或意识障碍的患者主要靠静脉输液和胃管鼻饲或经皮胃管补充营养。应该保证每日的水、电解质和能量的补给。在应用葡萄糖的问题上，尽管国内外的动物试验研究认为高血糖和低血糖对脑梗死有加重作用，但是，也应保证每日的需要量，如有糖尿病或反应性高血糖者，在应用相应剂量的胰岛素下补给葡萄糖。对于不能进食和长期大量使用脱水药者，每天检测血生化，如有异常，及时纠正。

（5）防治感染：对于严重瘫痪、球麻痹、意识障碍者，容易合并肺部感染，可常规使用青霉素 320 万 U 加入生理盐水 100ml 中，静脉滴注，2 次/d。如果效果不理想，应根据痰培养结果及时改换抗生素。对于严重的球麻痹和意识障碍者，由于自己不能咳嗽排痰，应尽早做气管切开，以利于吸痰，这是防治肺部感染的最好办法。

（6）加强护理：由于脑血栓形成患者在急性期大多数不能自理生活，应每 2h 翻身 1 次，加拍背部协助排痰，防止褥疮和肺部感染的发生。

12.外科治疗 颈内动脉和大脑中动脉血栓形成者，可出现大片脑梗死，且在发病后 3～7d 期间，可因缺血性脑水肿，导致脑室受压、中线移位及脑疝发生，危及生命。此时，应积极进行颞下减压和清除梗死组织，以挽救生命。

13.康复治疗 主张早期进行康复治疗，即使在急性期也应注意到瘫痪肢体的位置。病情稳定者，可以尽早开始肢体功能锻炼和语言训练。这既可明显地降低脑血栓形成患者的致残率，也可减少并发症和后遗症如肩周炎、肢体挛缩、失用性肌萎缩、痴呆等的发生。

二、脑栓塞

脑栓塞是指脑动脉被异常的栓子（血液中异常的固体、液体、气体）阻塞，使其远端脑组织发生缺血性坏死，出现相应的神经功能障碍。栓子以血液栓子为主，占所有栓子的 90%；其次还有脂肪、空气、癌栓、医源物体等。脑栓塞发生率占急性脑血管病的 15%～20%，占全身动脉栓塞的 50%。

（一）临床表现

1.发病年龄 本病起病年龄不一，若因风湿性心脏病所致，患者以中青年为主；若因冠心病、心肌梗死、心律失常所致者，患者以中老年人居多。

2.起病急骤 大多数患者无任何前驱症状，多在活动中起病，局限性神经缺损症状常于数秒或数分钟发展到高峰，是发展最急的脑卒中，且多表现为完全性卒中，少数患者在数日内呈阶梯样或进行性恶化。50%～60%的患者起病时有意识障碍，但持续时间短暂。

3.局灶神经症状 栓塞引起的神经功能障碍取决于栓子的数目、栓塞范围和部位。栓塞发生在颈内动脉系统特别是大脑中动脉最常见，临床表现突起的偏瘫、偏身感觉障碍和偏盲，在主侧半球可有失语，也可出现单瘫、运动性或感觉性失语等。9%～18%的患者出现局灶性癫痫发作。本病约 10%的栓子达椎-基底动脉系统，临床表现为眩晕、呕吐、复视、眼震、共济失调、交叉性瘫痪、构音障碍及吞咽困难等。若累及网状结构则出现昏迷与高热，若阻塞了基底动脉主干可突然出现昏迷和四肢瘫痪，预后极差。

4.其他症状 本病以心源性脑栓塞最常见，故有风湿性心脏病或冠心病、严重心律失常的症状和体征；部分患者有心脏手术、长骨骨折、血管内治疗史；部分患者有脑外多处栓塞证据，如皮肤、球结膜、肺、肾、脾和肠系膜等栓塞和相应的临床症状和体征。

（二）辅助检查

目的：明确脑栓塞的部位和病因（如心源性、血管源性及其他栓子来源的检查）。

1.心电图或 24h 动态心电图观察　可了解有无心律失常、心肌梗死等。

2.超声心动图检查　有助于显示瓣膜疾患、二尖瓣脱垂、心内膜病变等。

3.颈动脉超声检查　可显示颈动脉及颈内外动脉分叉处的血管情况,有无管壁粥样硬化斑及管腔狭窄等。

4.腰椎穿刺脑脊液检查　可以正常,若红细胞增多可考虑出血性梗死,若白细胞增多考虑有感染性栓塞的可能,有大血管阻塞、有广泛性脑水肿者脑脊液压力增高。

5.脑血管造影　颅外颈动脉造影可显示动脉壁病变,数字减影血管造影(DSA)能提高血管病变诊断的准确性,有否血管腔狭窄、动脉粥样硬化溃疡、血管内膜粗糙等情况。新一代的 MRA 能显示血管及血流情况,且为无创伤性检查。

6.头颅 CT 扫描　发病后 24～48h 后可见低密度梗死灶,若为出血性梗死则在低密度灶内可见高密度影。

7.MRI　能更早发现梗死灶,对脑干及小脑扫描明显优于 CT。

(三)诊断及鉴别诊断

1.诊断

(1)起病急骤,起病后常于数秒内病情达高峰。

(2)主要表现为偏瘫、偏身感觉障碍和偏盲,在主侧半球则有运动性失语或感觉性失语。少数患者为眩晕、呕吐、眼震及共济失调。

(3)多数患者为心源性脑栓塞,故有风心病或冠心病、心律失常的症状和体征。

(4)头颅 CT 或 MRI 检查可明确诊断。

2.鉴别诊断　在无前驱症状下,动态中突然发病并迅速达高峰,有明确的定位症状和体征;如询查出心脏病、动脉粥样硬化、骨折、心脏手术、大血管穿刺术等原因可确诊。头颅 CT 和 MRI 能协助明确脑栓塞的部位和大小。腰椎穿刺检查有助于了解颅内压、炎性栓塞及出血性梗死。脑栓塞应注意与其他类型的急性脑血管病区别。尤其是出血性脑血管病,主要靠头颅 CT 和 MRI 检查加以区别。

(四)治疗

积极改善侧支循环、减轻脑水肿、防治出血和治疗原发病。

1.脑栓塞治疗　其治疗原则与脑血栓形成相同。但应注意:

(1)由于容易合并出血性梗死或出现大片缺血性水肿,所以,在急性期不主张应用较强的抗凝和溶栓药物如肝素、双香豆素类药、尿激酶,t-PA、噻氯匹定(抵克力得)等。

(2)发生在颈内动脉末端或大脑中动脉主干的大面积脑栓塞,以及小脑梗死可发生严重的脑水肿,继发脑疝,应积极进行脱水、降颅压治疗,必要时需要进行颅骨骨瓣切除减压,以挽救生命。由心源性所致者,有些伴有心功能不全。在用脱水药时应酌情减量,甘露醇与呋塞米交替使用。

(3)其他原因引起的脑栓塞,要有相应的治疗。如空气栓塞者,可应用高压氧治疗。脂肪栓塞者,加用5%碳酸氢钠 250ml,静脉滴注,每日 2 次;也可用小剂量肝素 10～50mg,每 6h 1 次;或 10%乙醇溶液500ml,静脉滴注,以求溶解脂肪。

(4)部分心源性脑栓塞患者发病后 2～3h 内,用较强的血管扩张药如罂粟碱静脉滴注,可收到意想不到的满意疗效。

2.原发病治疗　针对性治疗原发病有利于脑栓塞的恢复和防止复发。如先天性心脏病或风湿性心脏病患者,有手术适应证者,应积极手术治疗;有亚急性细菌性心内膜炎者,应彻底治疗;有心律失常者,努力纠正;骨折患者,减少活动,稳定骨折部位。急性期过后,针对血栓栓塞容易复发,可长期使用小剂量的阿司匹林、双香豆素类药物或噻氯匹定；也可经常检查心脏超声，监测血栓块大小，以调整抗血小板药物或抗凝药物。

（五）预后与防治

脑栓塞的病死率为20%，主要是由于大块梗死和出血性梗死引起大片脑水肿、高颅压而致死；或脑干梗死直接致死；也可因合并严重心功能不全、肺部感染、多部位栓塞等导致死亡。多数患者有不同程度的神经功能障碍。有20%的患者可再次复发。近年内国外有报道通过介入的办法在心耳置入保护器（过滤器）可以减少心源性栓塞的发生。

三、分水岭脑梗死

分水岭脑梗死（CWSI）是指脑内相邻血管供血区之间分水岭区或边缘带的局部缺血。一般认为，CWSI多由于血流动力学障碍所致；典型者发生于颈内动脉严重狭窄或闭塞伴全身血压降低时，亦可由心源性或动脉源性栓塞引起。约占脑梗死的10%。临床常呈卒中样发病，多无意识障碍，症状较轻，恢复较快。根据梗死部位的不同，重要的分水岭区包括：①大脑前动脉和大脑中动脉皮质支的边缘区，梗死位于大脑凸面旁矢状带，称为前分水岭区梗死；②大脑中动脉和大脑后动脉皮质支的边缘区，梗死位于侧脑室体后端的扇形区，称为后上分水岭梗死；③大脑前、中、后动脉共同供血的顶、颞、枕叶三角区，梗死位于侧脑室三角部外缘，称为后下分水岭梗死；④大脑中动脉皮质支与深穿支交界的弯曲地带，称为皮质下分水岭脑梗死；⑤大脑主要动脉末端的边缘区，称为幕下性分水岭梗死。这种分型准确地表达了CWSI在脑部的空间位置。

（一）临床表现

分水岭梗死临床表现较复杂，因其梗死部位不同而各异，最终确诊仍需要影像学证实。

根据临床和CT表现，各型临床特征如下。

1.皮质前型　该病变主要位于大脑前、中动脉交界处，相当于额中回前部，相当于Brodmann 8、9、10、45、46区，向上向后累及4区上部。主要表现为以上肢为主的中枢性肢体瘫痪，舌面瘫少见，半数伴有感觉异常。病变在优势半球者伴皮质运动性失语。可有情感障碍、强握反射和局灶性癫痫；双侧病变出现四肢瘫、智能减退。

2.皮质后型　病变位于大脑中、后动脉交界处，即顶枕颞交界区。此部位梗死常表现为偏盲，多以下象限盲为主，伴黄斑回避现象，此外，常见皮质性感觉障碍，偏瘫较轻或无，约1/2的患者有情感淡漠，可有记忆力减退和Gerstmann综合征（角回受损），优势半球受累表现为皮质型感觉性失语，偶见失用症，非主侧偶见体象障碍。

3.皮质下型　病变位于大脑中动脉皮质支与穿通支的分水岭区。梗死位于侧脑室旁及基底节区的白质，基底节区的纤维走行较集中，此处梗死常出现偏瘫和偏身感觉障碍。

除前型有对侧轻瘫，或有类帕金森综合征外，其余各型之间在临床症状及体征上无明显特征性，诊断需要依靠影像学检查。

分水岭梗死以老年人多见，其特点为呈多灶型者多，常见单侧多灶或双侧梗死。合并其他缺血病变者多，如腔隙梗死、皮质或深部梗死、皮质下动脉硬化性脑病等，合并痴呆多见，复发性脑血管病多见，发病时血压偏低者多见。

（二）辅助检查

1.CT扫描　脑分水岭梗死的CT征象与一般脑梗死相同，位于大脑主要动脉的边缘交界区，呈楔形，宽边向外、尖角向内的低密度灶。

2.MRI表现　对病灶显示较CT清晰,新一代MRI可显示血管及血液流动情况,可部分代替脑血管造影。病灶区呈长T_1与长T_2。

(三)诊断与鉴别诊断

诊断主要依靠临床表现及影像学检查。头颅CT或MRI可发现典型的梗死病灶。

(四)治疗

1.病因治疗。对可能引起脑血栓形成病因的处理,积极治疗颈动脉疾病和心脏病,注意医源性低血压的纠正,注意水与电解质紊乱的调整等。

2.CWSI的治疗与脑血栓形成相同。可应用扩血管、改善脑微循环、抗血小板凝聚的药物和钙拮抗药。对于严重颈动脉狭窄、闭塞的患者可考虑做颈动脉内膜切除术或颈动脉成形术。

3.注意防止医源性的分水岭脑梗死,如过度的降压治疗、脱水治疗等。尤其是卒中的患者,急性期血压的管理特别重要。现在有很多卒中以后血压管理的指南。尽管这些指南各异,但是基本的观点是相同的,主要的内容有:①卒中后血压的增高常常是一种脑血管供血调节性的,是一种保护性的调节,不可盲目地进行干预;②除非收缩压>29.3~30.1kPa(220~230mmHg),或舒张压>16~17.3kPa(120~130mmHg),或者患者的平均动脉压>17.3kPa(130mmHg),才考虑降压治疗,降压治疗通常不选用长效的、快速的降压制剂;③降压治疗过程中要密切观测患者神经系统的症状及体征变化。

四、腔隙性脑梗死

腔隙性脑梗死占所有卒中病例的15%~20%,是指发生在大脑半球深部白质及脑干的缺血性微梗死,多因动脉的深穿支闭塞致脑组织缺血、坏死、液化并由吞噬细胞移走而形成腔隙,其形状与大小不等,直径多在0.05~1.5cm。腔隙主要位于基底节,特别是壳核、丘脑、内囊及脑桥,偶尔也可位于脑回的白质。病灶极少见于脑表面灰质、胼胝体、视辐射、大脑半球的半卵圆中心、延髓、小脑及脊髓。大多数腔隙梗死发生在大脑前、中动脉的豆纹动脉分支、大脑后动脉的丘脑穿通动脉及基底动脉的旁正中分支的支配区。是最常见的一种高血压性脑血管病变。病变血管可见透明变性、玻璃样脂肪变、玻璃样小动脉坏死、血管壁坏死和小动脉硬化。

(一)临床表现

本病起病突然,也可渐进性亚急性起病,出现偏身感觉或运动障碍等局限症状,多数无意识障碍,症状在12h~3d发展至高峰,少数临床无局灶体征或仅表现有头痛、头晕、呃逆、不自主运动或心情不稳定。1/5~1/3的患者病前有TIA表现,说明本病与TIA有一定关系,临床表现呈多种多样,但总的来说,相对的单一性和不累及大脑的高级功能例如语言、行为,非优势半球控制的动作、记忆和视觉。症状轻而局限,预后也佳。

1.腔隙综合征　腔隙性脑梗死的临床表现取决于腔隙的独特位置,Fisher等将它分为21种综合征。①纯运动性轻偏瘫(PMH);②纯感觉卒中或TIA;③共济失调性轻偏瘫;④构音障碍-手笨拙综合征;⑤伴运动性失语的PMH;⑥无面瘫型PMH;⑦中脑丘脑综合征;⑧丘脑性痴呆;⑨伴水平凝视麻痹的PMH;⑩伴动眼神经瘫的交叉PMH;⑪伴展神经麻痹的PMH;⑫伴精神紊乱的PMH;⑬伴动眼神经麻痹的交叉小脑共济失调;⑭感觉运动性卒中;⑮半身投掷症;⑯基底动脉下部分支综合征;⑰延髓外侧综合征;⑱脑桥外侧综合征;⑲记忆丧失综合征;⑳闭锁综合征(双侧PMH);㉑其他包括下肢无力易于跌倒、纯构音障碍、急性丘脑肌张力障碍。临床上以1~(5,10)较多,占腔隙性梗死的80%。

其中较常见的有以下几种。

(1)纯运动性轻偏瘫(PMH):病变损伤皮质脊髓束脑中任何一处,即病灶可位于放射冠、内囊、脑桥或延髓。本型最常见,约占61%。其主要表现为轻偏瘫,对侧面、上下肢同等程度的轻偏瘫,有的则表现为脸、臂无力,有的仅有小腿乏力。可有主观感觉异常,但无客观感觉障碍。

(2)纯感觉卒中或TIA:病变多位于丘脑腹后外侧核,感觉障碍严格按正中线分开两半。主要表现是仅有偏身感觉障碍,如对侧面部及肢体有麻木、发热、烧灼、针刺与沉重等感觉,检查时多为主观感觉体验,极少客观感觉缺失,无运动、偏盲或失语等症状。一般可数周内恢复,但有些症状可持续存在。

(3)共济失调性轻偏瘫:病变在脑桥基底部上、中1/3交界处与内囊。主要表现为对侧肢体共济失调与偏轻瘫,下肢重于上肢。

(4)构音障碍-手笨拙综合征:脑桥基底部上、中1/3交界处与内囊膝部病灶均可引起本征。表现为严重的构音障碍,可伴吞咽困难、对侧偏身共济失调,上肢重于下肢,无力与笨拙,可伴中枢性面瘫与舌瘫与锥体束征。

(5)运动性失语的PMH:系豆纹动脉血栓形成而引起。病灶位于内囊膝部和前肢及邻近的放射冠白质。表现对侧偏轻瘫伴运动性失语。

(6)感觉运动性卒中:病变在丘脑腹后外侧核与内囊后肢。主要临床表现对侧肢体感觉障碍及偏轻瘫,无意识障碍、记忆力障碍、失语、失用及失认。除以上所述之外,近年来有学者发现11%~70%属于无症状脑梗死,因病灶位于脑部的"静区"或病灶极小,因而症状不明显。CT或MRI发现多是腔隙性梗死。MRI扫描:MRI对腔隙梗死检出率优于CT,特别是早期,脑干、小脑部位的腔隙,早期CT显示不清的病灶MRI可分辨出长T_1与T_2的腔隙灶,T_2加权像尤为敏感。

2.腔隙状态　多发性腔隙脑梗死可广泛损害中枢神经,累及双侧锥体束,出现严重的精神障碍、痴呆、假性球麻痹、双侧锥体束征、类帕金森综合征和尿、便失禁等,病情呈阶梯状恶化,最终表现如下结果:

(1)多发梗死性痴呆。

(2)假性球麻痹。

(3)不自主舞蹈样动作。

(4)步态异常。

(5)腔隙预警综合征,即多次反复发作的TIA是发生腔隙性梗死的警号。

(二)辅助检查

1.CT扫描　CT诊断阳性率介于49%~92%。CT扫描诊断腔隙的最佳时期是在发病后的1~2周内。CT扫描腔隙灶多为低密度,边界清晰,形态为圆形、椭圆形或楔形,直径平均3~13mm。由于体积小,脑干部位不易检出。卒中后首次CT扫描的阳性率为39%,复查CT有助于提高阳性率。绝大多数病灶位于内囊后肢和放射冠区。纯运动、感觉运动综合征病灶大于共济失调轻偏瘫、构音障碍-手笨拙综合征及纯感觉性腔隙性梗死。对于纯运动性卒中,病灶在内囊的越低下部分则瘫痪越重,与病灶大小无关。增强CT对提高阳性率似乎作用不大。

2.MRI扫描　对新、旧梗死的鉴别有意义。增强后能提高阳性率。MRI对腔隙梗死检出率优于CT,特别是早期,脑干、小脑部位的腔隙,早期CT显示不清的病灶MRI可分辨出长T_1与T_2的腔隙灶,T_2加权像尤为敏感。

3.血管造影　因为引起腔梗的血管分支口径极小,普通造影意义不大,有可能检出一些血管畸形或动脉瘤。

4.EEG　腔梗对大脑功能的影响小,故EEG异常的发生率低,资料表明CT阳性的患者EEG无明显异常,对诊断或判断预后无价值。

5.诱发电位 取决于梗死的部位,一般情况下只有 CT 显示梗死灶较大伴有运动障碍时才可能有异常。

6.血液流变学 多为高凝状态。

(三)治疗

20％的腔隙性梗死患者发病前出现短暂性脑缺血发作,30％起病后病情缓慢进展。对于小的深部梗死的坏死组织无特殊治疗。主要还应从病因及危险因素着手。动脉粥样硬化是最主要的病因。目前治疗的方向为纠正脑血管病的危险因素,如高血压、糖尿病和吸烟。抗血小板药如阿司匹林、噻氯匹定可以应用,但尚未证实有效,抗凝治疗也未被证实有效。颅外颈动脉狭窄只能被认为是无症状性的,除非它是唯一病因。

高血压的处理同其他类型的脑梗死,在急性期的头几天,收缩压＞25.3～26.6kPa(190～200mmHg),舒张压＞14.6～15.3kPa(110～115mmHg)才需要处理,急性期过后血压须很好控制。心脏疾病(缺血性心脏病、房颤、瓣膜病)和糖尿病作为危险因素必须得到诊断和治疗。当动脉炎是腔隙性脑梗死病因时,不同的动脉炎分别用青霉素、吡喹酮、抗结核药、糖皮质激素治疗。不同症状的腔梗有其特殊的治疗方法,有运动损害的所有患者,用低分子肝素预防深静脉血栓是其原则。运动康复尽可能愈早愈好。感觉性卒中出现痛觉过敏时,可用阿米替林、卡马西平、氯硝西泮治疗。有偏侧舞蹈征或肌张力不全时予氟哌啶醇 1～5mg,3 次/d,可以减轻症状,但不是都有效。总之,重在预防。

(四)预后

该病预后良好,病死率及致残率较低,但易复发。

五、无症状脑梗死

无症状脑梗死是脑梗死的一种特殊类型,一般认为高龄患者既往无脑卒中病史,临床上无自觉症状,无神经系统局灶体征,通过 CT、MRI 检查发现了梗死灶,称无症状脑梗死。

(一)发生率

无症状脑梗死的发生率与检测设置种类及敏感度明显相关,确切发生率不详,文献报道在 11％～70％,公认的发生率为 10％～21％。

(二)病因及发病机制

无症状脑梗死确有脑血管病发病的危险因素如高血压、糖尿病、高脂血症、房颤、TIA、颈动脉狭窄、吸烟等。可以说大部分无症状脑梗死都可找到卒中的危险因素。无症状脑梗死的发病机制与动脉硬化性脑梗死相同。之所以无症状,是因为梗死灶位于脑的静区或非优势半球,梗死造成的损伤缓慢发展,而产生了侧支循环代偿机制。此外,症状可能在患者睡眠时发生,而在患者清醒后又缓解或梗死灶小,为腔隙性梗死。

(三)辅助检查

CT 发现率为 10％～38％,MRI 发现率可高达 47％。无症状脑梗死首次 CT 或 MRI 检查发现有腔隙性梗死或脑室周围白质病变。主要病变部位在皮质下,而且在基底节附近,一般范围较小,在 0.5～1.5cm,大多数无症状脑梗死是单个病灶(80％)。

电生理方面揭示了无症状脑梗死患者事件相关电位 P300 潜伏期延长。

（四）鉴别诊断

1.血管周围腔隙与无症状脑梗死在 MRI 上的脑鉴别

（1）大小：前者一般直径在 1mm 左右，≤3mm。

（2）形态：前者为圆形或者线形，后者多为条状、片状或不规则形。

（3）小灶性脑梗死在 T_1 加权为低信号；T_2 加权为高信号，而血管周围腔隙在 T_1 加权常无变化，T_2 加权为高信号。

（4）部位：血管周围腔隙多分布于大脑凸面及侧脑室后角周围，小灶死以基底节、丘脑、半卵圆为中心等。

2.多发性硬化　多发生于中壮年，病程中缓解与复发交替进行，CT 扫描在脑的白质、视神经、脑干、小脑及脑室周围可见多处低密度斑，除急性期外，增强时无强化。而无症状梗死多见于老年人，有高血压病史，CT 发现脑血管的深穿支分布区的小梗死，增强时有强化反应。

（五）防治

无症状脑梗死是有症状卒中的先兆，需要引起重视，治疗的重点是预防。

1.针对危险因素进行干预

（1）高血压患者，积极控制血压，治疗动脉硬化。

（2）常规进行心脏方面的检查并予以纠正。

（3）积极治疗糖尿病。

（4）尽量戒酒、烟。

（5）高黏滞血症者，应定期输入右旋糖酐-40。

2.药物预防　阿司匹林 50mg 每晚服用。如合并溃疡病，则可服用噻氯匹定每日 250mg。

六、出血性脑梗死

在脑梗死特别是脑栓塞引起的缺血区内常伴有自发性出血性改变（HT），表现为出血性梗死（HI）或脑实质内血肿（PH），PH 进一步又可分为梗死区内的 PH 和远离梗死区的 PH。临床上 CT 检出 HI 的频率为 7.5%～43%，MRI 的检出率为 69%。尸检中证实的为 71%，多为脑栓塞，尤其是心源性栓塞。近年来，由于抗凝与溶栓治疗的广泛应用，HI 引起了临床上的重视。

出血性梗死与缺血性梗死相比，在坏死组织中可发现许多红细胞。在一些病例中，红细胞浓度足够高，以至于在 CT 或 MRI 扫描上出现与出血相一致的高密度表现。同时，尸检标本显示出血灶的范围从散布于梗死之中的瘀斑到几乎与血肿有相同表现的一个由许多瘀斑融合而成片的大的病灶。出血性梗死发生的时间变化很大，早至动脉闭塞后几小时，迟至 2 周或更晚。

出血性梗死的解释长期以来被认为是由于闭塞缓解后梗死血管床再灌注所致。例如可能发生于栓子破碎或向远处移行后或在已经形成的大面积梗死的背景下闭塞大血管早期再通所致。这可能是动脉血进入毛细血管重新形成的血压导致红细胞从缺氧的血管壁渗出。再灌注越强烈，毛细血管壁损伤越严重，出血性梗死融合得越多。假设缺血性梗死反映了可恢复的未闭腔隙，那么它可能是栓塞性闭塞后自发性或机化所致的结果，而血栓形成所造成的闭塞很难缓解。在心源性栓塞所致的梗死中有很小的出血发生率支持这个假说。

最近，这个关于出血性梗死的解释受到第三代 CT 和 MRI 扫描所见的挑战。这些研究发现出血性梗死常常在位于动脉床处的持续梗死的远端发展，这些动脉床只暴露于逆行的侧支循环处。出血性病灶的严重程度由于所观察到的大动脉再通所造成的血肿扩展的大小而不同。在那些以前的病例,瘀斑及散在性的出血性梗死的发生可能与动脉血压的急剧上升和梗死的突发程度、严重程度及大小有关。推测血肿最初可能围绕在大的梗死周围并压迫软膜血管,当血肿消退时,逆流的血液通过软膜的侧支循环再灌注并导致瘀斑性出血性梗死。

(一)临床表现

1.按 HI 的发生时间分为

(1)早发型:即缺血性卒中后 3d 内发生的。缺血性卒中后早期发生 HI 常与栓子迁移有关,早发型 HI 常有临床症状突然加重而持续不缓解,甚至出现意识障碍、瞳孔改变。多为重型。CT 以血肿型多,预后差,病死率高。

(2)晚发型:多在缺血性卒中 8d 后发生,此型发病常与梗死区侧支循环的建立有关,晚发型的 HI 临床症状加重不明显,甚至好转。多为轻、中型。预后好,CT 多为非血肿型。在临床上易被忽视漏诊。

2.根据临床症状演变将 HI 分 3 型

(1)轻型:HI 发病时间晚,多在卒中多于 1 周后发生,甚至在神经症状好转时发生,发病后原有症状、体征不加重,预后好。

(2)中型:HI 发病时间多在卒中 4~7d,发病后原有的神经症状、体征不缓解或加重,表现为头痛、肢瘫加重,但无瞳孔改变及意识障碍,预后较好。

(3)重型:HI 发病多在卒中少于 3d 内,表现原有神经症状、体征突然加重,有瞳孔改变及意识障碍,预后差。

脑梗死的患者在病情稳定或好转中,突然出现新的症状和体征,要考虑到有 HI 的可能。HI 有诊断价值的临床表现有头痛、呕吐、意识障碍、脑膜刺激征、偏瘫、失语、瞳孔改变、眼底视盘水肿等。有条件者尽快做 CT 扫描以确诊。

(二)辅助检查

1.腰椎穿刺及脑脊液检查　脑脊液压力常增高,镜检可查到红细胞,蛋白含量也升高。

2.脑血管造影检查　可发现原闭塞血管重新开通及造影剂外渗现象。

3.头颅 CT 扫描

(1)平扫:在原有低密度梗死灶内出现点状、斑片状、环状、条索状混杂密度影或团块状的高密度影。出血量大时,在低密度区内有高密度血肿图像,且常有占位效应,病灶周围呈明显水肿。此时若无出血前的 CT 对比,有时很难与原发性脑出血鉴别。HI 的急性期及亚急性期 CT 呈高密度影,慢性期则呈等密度或低密度影,且可被增强 CT 扫描发现。因脑梗死患者临床上多不行强化 CT 扫描,故易被漏诊。

(2)增强扫描:在低密度区内有脑回状或斑片状或团块状强化影。有人统计,86% 的继发性出血有强化反应。

4.MRI 检查

(1)急性期:T_1 加权像为高信号与正常信号相间;T_2 加权像为轻微低信号改变。

(2)亚急性期:T_1 及 T_2 加权像均为高信号改变。

(3)慢性期:T_2 加权像为低信号改变。

(三)诊断

1.具有典型的临床特点。①有脑梗死,特别是心源性、大面积脑梗死的可靠依据;②神经功能障碍一般较重,或呈进行性加重;或在病情稳定、好转后突然恶化;③在应用抗凝剂、溶栓药或进行扩容、扩血管治疗期间,出现症状严重恶化及神经功能障碍加重。

2.腰椎穿刺及脑脊液检测,有颅内压升高;脑脊液中有红细胞发现。

3.影像学检查提示为典型的出血性梗死图像。

4.排除了原发性脑出血、脑瘤性出血及其他颅内出血性疾病。

诊断主要依靠临床表现和影像学检查。HI多发生在梗死后1~2周,如患者症状明显加重,出现意识障碍、颅高压症状等,尤其是在溶栓、抗凝治疗后加重者,应及时复查CT,避免延误诊治。

(四)治疗和预后

发生HI后应按脑出血的治疗原则进行治疗,停溶栓、抗凝、扩容等治疗,给予脱水、降颅压治疗。对于HI则应视具体病情做不同处理。本病不良预后与梗死面积、实质内出血面积有关。不同类型的HT有着不同的临床预后,HT一般对预后无影响,而大面积脑梗死、颅内大血肿、出现脑疝形成征象、高血糖等与预后不良有关。

七、大面积脑梗死

尚无明确定义,有称梗死面积直径>4.0cm,或梗死面波及两个脑叶以上者,也有称梗死范围大于同侧大脑半球1/2或2/3的面积。CT或MRI检查显示梗死灶以大脑中动脉供血区为多见,其他还有MCA(大脑中动脉)+ACA(大脑前动脉),MCA+PCA(大脑后动脉)等。大面积脑梗死是脑梗死中较严重的一类,由于脑梗死的面积大,往往引起脑水肿、颅内高压,患者出现意识障碍,病情凶险,与脑出血难以区别。此病约占脑梗死的10%。

(一)诊断及鉴别诊断

依靠临床表现及影像学检查。头颅CT或MRI检查能早期明确诊断。CT扫描可提供某些大梗死的早期征象:脑实质密度减低、脑回消失、脑沟模糊、脑室受压,MRI较CT优越,常规MRI最早可在发病后5~6h显示异常改变,弥散加权MRI(DWI)在起病后1~2h即可显示出缺血病灶。因其病情严重,易误诊为脑出血,必要时应及时复查头颅CT或MRI。

(二)治疗

1.积极控制脑水肿,降低颅内压　大面积脑梗死后最重要的病理机制是不同程度的脑水肿,早期死亡的原因主要是继发于脑水肿的脑疝形成。发病12h CT有ICA(颈内动脉)远端或MCA近端闭塞所致大片脑梗死征象时,24~72h将发生严重半球水肿,最早在发病后20h即可出现脑疝,故大面积脑梗死时应积极控制脑水肿,降低颅内压。除常规应用脱水降颅压药物以外,如果以提高存活率为治疗目的,应早期考虑外科手术减压,尤其对身体健康的年轻患者。关于手术的最佳时机,一直是悬而未决的问题。以往的减压手术多是在那些被认为不进行手术治疗可能近期将会死亡的患者中进行,现在认为对于药物难以控制的颅高压者应立即手术,尤其是对50岁以下的患者。早期的减压手术对控制梗死灶的扩大、防止继发性脑疝、争取较好的预后至关重要。老年患者由于存在脑萎缩,增加了对脑梗死后脑水肿的代偿,临床上脑疝症状不明显或中线移位不明显,则也可先给予药物降颅压。

2.溶栓与抗凝　Bollaert应用尿激酶早期局部动脉内溶栓治疗严重大脑中动脉卒中显示有积极的治疗效果,如能部分或完全再通或出现侧支循环则梗死体积明显缩小,预后较好,未再通或无侧支循环者均出现大块梗死灶,预后较差。但CT扫描呈现大面积脑梗死的早期征象时则不宜进行溶栓治疗。有报道认为,尼莫地平和肝素联合治疗大面积脑梗死具有良好的协同作用,较单用尼莫地平有更加显著的临床效果。

3.防治并发症　大面积脑梗死急性期并发症多,对神经功能缺损和预后将产生不利影响。因此,早期发现和处理并发症是急性期处理的重要环节。主要有：

(1)癫痫：大面积脑梗死后易发生癫痫，其中，脑栓塞要比脑血栓形成发生率高。发作类型以单纯部分性发作居多，其次为全身性强直-阵挛发作、强直性发作、癫痫持续状态等。对此类患者应尽可能及早控制癫痫发作，对首次发作者应给予抗癫痫治疗1个月，频繁抽搐或抽搐时间较长者应按癫痫长期用药。但无论接受抗癫痫治疗与否，仍有可能出现迟发性癫痫发作，故有人提出对首次发作者暂不予抗癫痫治疗，如发作频繁或呈持续状态者才给予抗癫痫治疗。

(2)心脏并发症：可以引起心肌缺血、心律失常、心力衰竭等。心律失常有房颤、心动过速或过缓、Q-T间期延长等，常为一过性，随着颅内病变的好转和经过抗心律失常治疗后可在短期内消失。

(3)肺部感染：是常见的并发症之一。大面积脑梗死后由于昏迷、卧床、误吸、全身抵抗力低下等综合原因，易并发肺部感染。呼吸道管理是预防肺部感染的关键，如发生感染宜早期、联合、大剂量应用抗生素，根据痰培养调整抗生素种类。

(4)上消化道出血：是卒中严重并发症之一。呕血、黑便是上消化道出血的重要征象，应尽早检查大便隐血或抽取胃液做隐血试验以早期诊断和处理。急性期可给予预防性用药，一旦发生出血应积极予 H_2 受体拮抗药、止血药、输血治疗等。

大面积脑梗死后颅内出血转化多见，尤其是心源性栓塞者，溶栓和抗凝治疗增加继发出血的危险性，出血多发生于脑梗死后1～2周内，常使临床症状加重，脑 CT 检查是最常用和可靠的检查手段，病情恶化时应及时复查。治疗上按脑出血处理。

（李作伟）

第六章　中枢神经系统肿瘤

第一节　概述

中枢神经系统肿瘤包括脑瘤和椎管内肿瘤,它可起源于颅内和椎管内各种组织的原发性肿瘤和由颅外和椎管外转移来的继发性肿瘤两大类。从生物学特性看,它又可分为生长缓慢、具有较完整包膜、不浸润周围组织及分化良好的良性肿瘤,和生长较快、没有完整包膜和明确边界、呈浸润性生长、分化不良的恶性肿瘤两类。但不论肿瘤良恶性,由于它生长于人体的要害部位,引起的病残率和死亡率在人体肿瘤中是最高的。脑瘤发生率国外报道为 5/10 万~10/10 万,国内无确切的数据,据临床统计可达 32/10 万。虽然在过去几十年里,神经肿瘤学诊断和治疗取得了很大进步,但恶性脑瘤患者生存期和生活质量得到的改善非常有限。因此,积极开展脑瘤临床基础研究以及循证医学研究和应用,具有重要的意义。

一、颅内肿瘤的组织学分类

在世界卫生组织(WHO)肿瘤分类出现以前,脑瘤的组织分类和来源较混乱,有的按照肿瘤外形描述和命名;有的根据瘤细胞形态与胚胎细胞相似而认为脑瘤起源于胚胎残瘤细胞;有的反对胚胎来源说,认为由正常成熟细胞间变而来,提出去分化或癌发生学说等。各国有自己的分类,为了改变这种混乱状况,WHO 在各国专家共同努力下,制订《中枢神经系统肿瘤的分类》方案,并经联合国抗癌联盟审定,于 1978 年由世界卫生组织(WHO)书面发表。此版本将中枢神经系统肿瘤分为 12 大类。20 世纪 80 年代以后由于分子生物学及放射免疫微量检测技术引进临床医学,1990 年 WHO 组织专家对第一版分类方案进行了全面修订,并于 1993 年正式发表《WHO 中枢神经系统肿瘤分类》第二版。2000 年发表第三版,将遗传学技术作为肿瘤诊断的辅助手段,同时也描述了相关的临床和影像学发现和预后因素。最新的第四版发表于2007 年,在 2000 年版分类的基础上,补充了 8 个新编码的肿瘤实体和 3 个组织学亚型,对个别肿瘤进行了再分类或概念的修订,更新了遗传学内容。新版 WHO 中枢神经系统肿瘤的分类原则与 2000 年版基本相同,分成神经上皮组织肿瘤、脑神经和脊旁神经肿瘤、脑膜肿瘤、淋巴和造血组织肿瘤、生殖细胞肿瘤、蝶鞍区肿瘤和转移性肿瘤 7 大类,除精确注释了各类肿瘤病理特点,还简要描述了流行病学、临床症状与体征、影像学、结局和预测因素。

二、发病率

原发脑瘤属于不常见肿瘤。在美国,脑瘤(包括良性和恶性脑肿瘤)总年发病率约 14.80/10 万。原发脑肿瘤在儿童中居白血病之后,为第 2 大最常见肿瘤,年发病率 4/10 万。国内无全国确切的统计数据,上海近 30 年以医院为基数统计发病率为 7/10 万~8/10 万,居十大常见人体肿瘤的第 8 位。在某医院 60 年(1951~2010 年)55889 例神经病理统计中,神经上皮肿瘤为第 1 位,占总数的 27%,其后依次为脑膜瘤(22%)、垂体瘤(19%)、神经鞘瘤(10%)等。一些脑肿瘤发病率存在性别差异。男女比:少枝胶质瘤为 1.7,星形细胞瘤为 1.6,恶性脑膜瘤为 1.0。良性脑膜瘤,女男比:颅内脑膜瘤为 1.5,椎管内脑膜瘤 3.5。淋巴瘤和生殖细胞肿瘤在女性中更常见。

三、病因

脑瘤同其他肿瘤一样,是由于基因组发生遗传改变而引起,大多数发生在体细胞基因组,而非生殖细胞基因组,故一般不会遗传。脑瘤的发生发展涉及多基因的相互作用、多阶段、多步骤的过程。例如原癌基因经多次突变,丧失其调控细胞分化、增殖等正常功能,变为癌基因,促使细胞向癌细胞方向发展。原癌基因突变涉及碱基变化、基因调节区改变、编码区突变和被染色体畸变激活等。抑癌基因是一类具有抑癌作用的基因,对细胞周期进行调控,如 P53、Rb1 和 P16ink4α,或监控基因组的稳定性如 caretakers 基因。抑癌基因突变(表达下调或失活)是隐性的,一般需“二次打击”,它的 2 个等位基因都突变,才能阻断它的蛋白产物的功能。因此可以说,恶性肿瘤的发生都是由于其特殊的原癌基因被激活或(和)抑癌基因的失活所导致。这一学说把过去肿瘤的“自然”发生机制和生物、化学、物理等慢性刺激学说结合起来了。病毒、X 线、致癌化学物质等都能使染色体上的基因发生变化。而肿瘤的发生则取决于多次暴露于不良刺激之下,多次小的突变累积作用。因此,本节主要从外因(危险因素)和内因(脑肿瘤的分子遗传学改变及家族性脑肿瘤综合征)两个方面进行阐述。

(一)危险因素

1.物理因素　放射线目前被确认为明确的脑瘤危险因素。它可诱发皮肤、唇、舌、食管癌是众所周知的事实。Modan(1974)调查了 11000 例放射治疗头癣的儿童,发现在 12 年以后有 0.4% 发生颅内恶性脑膜瘤,对照组的发生率只 0.1%。放射线也可引起实验的正常组织发生间变、畸变、癌变以及诱发动物脑胶质瘤,但在人类中仅引起纤维肉瘤。Cohan(1948)报道了放射治疗后引起的放射区肉瘤。文献报道放射诱发的脑瘤有纤维肉瘤、脑膜肉瘤、未分化上皮癌、血管内皮肉瘤等。接受的放射量大多超过 30Gy,发病的潜伏期 7~21 年不等。而且这些肿瘤由于是放疗诱导或相关,故再次接受放疗时肿瘤表现为放疗抵抗或生长加速。颅内肿瘤放疗,如髓母细胞瘤或颅外头颈肿瘤,包括白血病的预防性放疗,对生存期超过 3 年的患者,其胶质瘤、肉瘤发生率增加 7 倍。行颅内照射的白血病患者继发脑肿瘤的相对累积风险 1.39/20 年,其中 2/3 是胶质瘤,1/3 是脑膜瘤。颅内放疗后高级别胶质瘤的平均潜伏期为 9.1 年,脑膜瘤为 19 年。一些研究提示在放疗期间同时使用抗代谢治疗,可能增加脑瘤发生的风险。Cohan 指出诊断放射诱发的肿瘤必须具备以下条件:①肿瘤发生于放射野内,在患者的放射部位应留下脱发、皮肤萎缩等放射后晚期改变;②放射治疗前肯定不存在此肿瘤;③放射治疗至肿瘤发病相隔时间应在 5 年以上;④肿瘤必须有组织学检查核实。放射线诱发颅内肿瘤的机制可用 Knudson 的“双重打击”学说来解释。放射线作为第二个打击因素引起颅内纤维母细胞或脑膜内皮细胞等细胞的原癌基因发生再次突变而导致细胞间变。

另一被怀疑具有致瘤的物理因素是外伤。Cushing 及 Eisenhardt(1938)在作脑膜瘤切除时发现肿瘤与局部颅脑外伤的瘢痕密切联系在一起,故认为外伤可能是脑膜瘤的病因。以后多篇文献报道脑膜瘤发生于颅骨凹陷骨折处、脑局部外伤瘢痕区内,甚至在瘤内有铁丝(Reinhardt)。Mareovici 根据大量临床经验,认为外伤与肿瘤的发生有下列关系:①促进原已存在的肿瘤加快生长;②促使原来存在的内脏肿瘤发生颅内转移;③使脑部胚胎残留组织发生肿瘤间变;④外伤引起的脑膜脑瘢痕可转变为脑膜瘤。Zuleh 则认为诊断外伤诱发的脑瘤,应具备下列条件:①外伤前患者是完全健康的;②外伤必须相当严重,足以引起部分脑及脑膜的损害;③外伤部位必须与肿瘤所在部位完全符合;④离伤后有相当时间,如时间过短,只有数周,多数不是外伤引起的;⑤应有活检及组织学切片证据。但也有相反的意见。二次世界大战中所造成的颅脑外伤病例很多,有人调查战后脑瘤的发病率并没有增加,不支持外伤为脑肿瘤的病因。目前普遍意见认为除了少数脑膜瘤以外,外伤的致瘤性虽不能完全否定,但亦不能确认。

2.化学因素 化学物可以在不同的实验动物中诱发脑肿瘤,如苯并吡诱发垂体腺瘤,甲基胆蒽注射 C3H 鼠,可发生胶质瘤和脑膜纤维肉瘤。甲基胆蒽诱导鼠胶质瘤细胞株 GL261。化合物诱发的脑瘤可为各种胶质瘤、脑膜瘤、肉瘤、上皮癌、垂体腺瘤等,主要决定于使用的化合物品种与数量及实验动物的类别、年龄、个体差异、接种部位及给药方式等。甲基亚硝脲(MNU)及乙基亚硝脲(ENU)特别对围生期(胚胎 12～15d)的鼠具有致癌作用。动物出生后及发育期其致癌性就较差。诱发肿瘤的部位以脑皮质下白质、海马、侧脑室周围及周围神经(三叉神经、臂丛、腰骶丛)的成功率最高。由于我们生活环境的千差万别,很难确定哪类物质可引发。一些研究者认为饮食含有 N-亚硝基脲化合物可能是一个危险因素。一些证据提示含 N-亚硝基脲化合物的熏肉,不仅使成人食用者,而且可使在怀孕期间食用熏肉的母亲所生儿童易于患脑肿瘤。一些证据显示维生素和其他抗氧化剂对 N-亚硝基脲化合物有拮抗保护作用。食用水果和蔬菜可能也能降低这种风险。其他研究已鉴定出高蛋白饮食和酗酒是危险因素。营养品是否对脑肿瘤具有诱发或保护作用仍不清楚。此外,甲醛被认为脑肿瘤发生的可能致病因素。香料制造业和病理学的工作者中患脑肿瘤风险增加。

3.免疫抑制 免疫抑制是脑瘤发生的明确危险因素。获得性免疫抑制,如人类免疫缺陷病毒(HIV)感染,或器官移植后使用免疫抑制性药物,增加原发性中枢神经系统淋巴瘤(PCNSL)的发生率。HIV 感染可能也增加胶质瘤和颅内平滑肌肉瘤的发生率。先天性免疫抑制性疾病如 Wiskott-Aldrich 综合征也与脑淋巴瘤发生率增加有关。免疫抑制性患者的 PCNSL 是由预先潜伏于 B 淋巴细胞的 Epstein-Barr 病毒感染引起的。当免疫抑制的患者发生淋巴瘤,脑内发生的概率几乎是其他部位的 2 倍。

4.病毒 能使禽类及脊椎动物发生颅内肿瘤,常见的致瘤病毒有腺病毒、猴空泡病毒(SV40)、papavo 病毒、牛乳头状瘤病毒、人 JC 病毒、oncorna 病毒、肉瘤病毒(RSV)。在小牛及仓鼠的颅内接种牛乳头状病毒一年后,可发现颅内有脑膜瘤、纤维瘤与纤维肉瘤的生长。而在动物颅内接种 JC 病毒与 SV40 病毒后可发现颅内出现髓母细胞瘤、脑膜瘤、脑膜肉瘤、室管膜瘤、胶质母细胞瘤及脉络丛乳头状瘤等。RSV 可在更广泛的动物中诱发脑瘤,时间可缩短到 35d 左右,除髓母细胞瘤及少突胶质瘤外,神经母细胞瘤、神经节细胞瘤等均可产生。一些报道发现 SV40 大 T 抗原在胶质瘤和髓母细胞瘤中很常见。流行病学研究资料提示,SV40 病毒与儿童颅内肿瘤密切相关。接种了 SV40 病毒污染疫苗的儿童,其髓母细胞瘤的发生率高。但也有一些关于病毒具有保护作用的报道,如一项研究提示既往发生过水痘带状疱疹感染是不患胶质瘤的保护因素。

5.其他可能的危险因素 一些研究评估了脑瘤与吸烟、癫痫病史、母亲酗酒、感染的关系,但没有得到明确的相关性。

(二)脑瘤的分子遗传学改变及家族性脑肿瘤综合征

原发脑瘤的发生发展是一个多步骤过程,涉及抑癌基因的失活和原癌基因的激活和过度表达,也有细胞周期调节的变化,信号传导通路的异常等。目前,根据肿瘤细胞基因表达的情况可将原发性多形胶母细胞瘤 GBM 分为 4 个亚型:①经典型:具有高增殖活性的特征。该亚型的患者被证实对经典的放化疗反应好。②间叶型:与间质组织以及血管生成有联系。该亚型的患者被证实对强化放化疗有效,并可能对抑制

Ras,PI3K 或者血管生成的药物反应好。③神经型:这亚型还没有很好地被定义,因为发现这亚型细胞的特征性基因表达与正常神经组织的特征性基因表达具有极高的相似性。该亚型的肿瘤对周围组织的侵袭浸润性很低。虽然组织学上无法区分,但每种类型 GBM 有其独特的分子和信号通路的改变。④原神经型:该亚型中,细胞基因的激活类似神经元的分化过程。这组患者年纪较轻,特征性基因表达是血小板源性生长因子受体-alpha 和 IDH1/IDH2 变异。这跟继发性 GBM 有着相同的基因表达,提示继发性 GBM 可能从属于这一亚型。这亚型的患者对抑制 HIF、PI3K 或 PDFRT-alpha 的药物具有很好的反应。虽然其对于强化放化疗几乎没有反应,但预后可能要好于其他三组。

除了 GBM 外,在其他中枢神经系统肿瘤中亦有基因遗传改变的发现。如在少突胶质瘤中有 1p/19q 等位基因的丢失,而在儿童室管膜瘤中有位于 6q 上的基因片段的丢失。

此外,临床上常见的家族性脑肿瘤综合征的患者,其生下来就带有一个或多个结构上有缺陷的基因,其发生某些肿瘤的概率要比一般人高。常见的家族性脑肿瘤综合征包括神经纤维瘤病 1 型和 2 型,结节性硬化(TS),视网膜母细胞瘤、Sturge-Weber 综合征,VonHippel-Lindau(VHL)病及 Li-Fraumeni 综合征等。

1.神经纤维瘤病(NF) 是一种常染色体显性遗传性肿瘤,常见 NF-1 型和 NF-2 型。神经纤维瘤病 1 型,又称为 vonRecklinghausen 病,是最常见的遗传易感性 CNS 肿瘤,发病率为 1/4000。男女无差别。它是常染色体显性遗传性疾病伴 100% 外显率,但其表达率差异很大,可轻微或严重地影响同一家族的个体成员。NF-1 基因定位于染色体 17q11.2,编码一个抑癌基因,产物为神经纤维瘤蛋白。NF-1 型典型的临床特征包括神经纤维瘤病,皮下和沿着周围神经生长的良性肿瘤、利氏结节(虹膜表面的棕色隆起)、奶油咖啡斑(皮肤上色素沉着的扁平斑),腋下雀斑和骨质异常。NF-1 型患者易患其他良性和恶性肿瘤,包括恶性神经鞘瘤、横纹肌肉瘤和 GBM。NF-1 型最常见的 CNS 肿瘤是视神经通路和脑干胶质瘤。视神经通路胶质瘤常见为毛细胞型星形细胞瘤,脑干胶质瘤为星形细胞瘤。典型的周围神经肿瘤是丛状的神经纤维瘤,常位于脊髓旁和脑神经上。

神经纤维瘤病 2 型,又称中央型神经纤维瘤病,是常染色体显性遗传,发生率比 NF-1 型低很多,只占总神经纤维瘤病例数的约 10%。NF-2 型基因是抑癌基因,位于染色体 22q12。NF-2 型常见的 CNS 肿瘤是听神经瘤(经常为双侧)及脑膜瘤。NF-2 型的皮肤病损发病率明显低于 NF-1 型。

2.结节性硬化 以前又称 Bourneville 病,是常染色体显性遗传病,是继 NF-1 之后第二个最常见的神经皮肤综合征。TS 定位于 2 个不同的位置:TS 复合体 1 位于染色体 9q34,编码蛋白 hamartin;TS 复合体 2 位于染色体 16p13.3,编码蛋白 tuberin。传统的临床三联症(智力发展迟缓、癫痫和面部血管纤维瘤)只发生于最严重的病例。皮肤损害见于 96% 的患者,包括血管纤维瘤、指甲纤维瘤、灰叶形白斑及牙齿有凹陷。其标志性的 CNS 肿瘤是室管膜下巨细胞型星形细胞瘤,在病理上是良性肿瘤,见于 5%~10% 的 TS 患者。由于肿瘤接近室间孔阻塞脑脊液通路引起梗阻性脑积水,可导致患者死亡。其他 CNS 病变包括皮质结节和室管膜下神经胶质结节(称为"烛泪")。虽然皮质结节也是良性病变,但它们能引起癫痫发作。

3.视网膜母细胞瘤 单发病灶者,较少(15%)传给子代,表示尚有部分生殖细胞的染色体变种存在并具有外显性。多灶性病变者半数以上能传给子代,都伴有细胞的染色体变种,具有常染色体显性遗传的特征。视网膜母细胞瘤的染色体研究发现染色体 13 的一对长臂可缺失其一($13q^-$),或染色体 13 的长臂上 14 带的缺失($13q14^-$)。除染色体的变化外,尚有别的因素控制着基因并使之发病。Knudson 等提出了视网膜母细胞瘤的发生需要有两个突变过程。在非遗传的情况下,两个突变同时发生于一种细胞上是十分少见的事,因此很少有自发的多灶性病变出现。患者的发病亦较晚。反之,在遗传的情况下,胚胎在发生时两种突变中的一种已经存在,此后不论在胚胎发育期,还是在初生儿期,如再发生另一种突变,即可引起多灶性视网膜母细胞瘤病变。Knudson 的这一学说称为"双重打击"或"多重打击"学说。这不仅能对视网膜母细胞瘤的发生作出较好的解释,而且也适用于其他肿瘤的发生。酯酶 D 是一种与染色体 13q14 区基因相结合的酶,Benedict 等研究了 1 例视网膜母细胞瘤患者染色体组及其酯酶 D 的浓度变化,发现在患者的周围组织中(纤维母细胞及白细胞)酯酶 D 是减少的,但没有见到染色体的缺失。这一研究资料综合地说明了单纯一种变种 13q14 区缺失是发生于每一细胞内,使整个体内酯酶 D 的活力减少。但这不足以引起肿瘤,只有当另一种染色体变种 13q 缺失也同时存在时,才使视网膜母细胞瘤得以发生。这一研究为Knudson 的双重打击学说提出了更有力的依据。在神经外科领域中类似于多灶性视网膜母细胞瘤的情况尚有双侧听神经瘤、多发性脑膜瘤等,都能从双重或多重打击学说中得到启发,从而为脑肿瘤的发病原因提供线索。

4.von Hippel-Lindau 病　是一种肿瘤综合征,涉及多个器官系统的多种肿瘤,包括小脑、脊髓、视网膜的血管母细胞瘤,嗜铬细胞瘤和肾细胞癌。其他少见的病变包括胰腺和肾脏囊肿及内淋巴囊肿瘤。血管母细胞瘤与 VEGF 的过表达有关。VHL 病是一个常染色体显性遗传病,位于染色体 3p25-p26。它有高外显率但表现多样。

5.Li-Fraumeni 综合征　是一种少见的常染色体显性遗传病,见于儿童和青年人,引起多种不同的肿瘤。它是由于 P53 种系突变引起的。然而,一些家族并没有 P53 突变,他们的基因缺陷不清楚。总的基因外显率 30 岁前约 50%,60 岁前约 90%。常见肿瘤见于乳腺癌、骨肉瘤、脑肿瘤、原发性间变性星形细胞瘤(AA)和 GBM。一些发展成髓母细胞瘤和幕上原始性神经外胚叶肿瘤。其他少见肿瘤包括软组织肉瘤、白血病,和肺、肾上腺、胃和结肠肿瘤。除了此综合征的脑肿瘤患者总体年龄更小,男女比有轻度增高外,在临床上其与散发脑肿瘤无明显区别。

以上实例为神经肿瘤的遗传因素提供了很多有力的证据。除此以外尚有神经母细胞瘤、嗜铬细胞瘤、多发性内分泌系统肿瘤、某些有家族倾向的胶质瘤及髓母细胞瘤、与结肠息肉并发的 Turcot 综合征、髓母细胞瘤与多发的基底细胞癌结合的综合征等都被认为有遗传因素存在。

四、病理

脑瘤的生长速度取决于其生物学特性。一般恶性者快于良性者,但是也受各种因素的影响,如肿瘤微环境的变化可促使肿瘤突然快速增长或停止生长。脑瘤的生长形式,良性者多呈膨胀性,因多有包膜,瘤边界清楚,引起周围神经血管组织推移或压迫。恶性者常呈浸润性生长,瘤与周边组织的边界不清楚。脑瘤在生长过程受一些因素的影响,可发生:①坏死,常因瘤细胞生长过快,血供不应求所致;②出血,见于血供丰富的肿瘤,如黑色素瘤、绒毛膜癌、恶性胶质瘤、垂体瘤和神经瘤等,可瘤内或蛛网膜下腔出血;③囊变,常继发于坏死、出血以后;④间变,瘤细胞生物学特性趋向恶性化,如低级别胶质瘤或脑膜瘤向高级别演变。脑瘤复发大多数在原位,但是可发生颅内转移,少有颅外转移。颅内转移又称种植性转移,主要是沿脑脊液通路或蛛网膜下腔,多见于髓母细胞瘤、脉络膜乳头状瘤。由于颅内缺乏肿瘤赖以转移的淋巴管道,且脑瘤生长环境与条件要求较苛刻,转移至颅外后常因不能适应环境而需要较长的潜伏期才能发病。因此脑瘤颅外转移较少发生。但是近来由于脑瘤患者术后的生命得到延长,加之手术中肿瘤接触硬脑膜、头皮及颅外软组织的机会增加,有时甚至发生瘤细胞直接进入开放的淋巴管与血管腔内,使术后肿瘤在硬脑膜与颅外软组织上复发的机会增多。而这些组织中的淋巴管道为肿瘤的远处转移提供了途径。因此,颅外转移病例大多数发生在手术后,甚至有人认为手术是脑瘤颅外转移的必要条件。但也有自发的转移,尤其当肿瘤具有较大的侵袭性,能穿越硬脑膜而侵入颅外组织时。向颅外转移的脑瘤有胶质瘤、脑膜瘤、原发性肉瘤及髓母细胞瘤等。在胶质瘤中以多形性胶质母细胞瘤为最多,约占 1/3,其次为髓母细胞瘤、室管膜瘤、少突胶质瘤、星形细胞瘤及未分化胶质瘤。脑膜瘤转移以血供较丰富的血管母细胞型及上皮细胞型为多。几乎身体各处都可发生转移灶。一般认为肿瘤的恶性程度与转移没有明显相关性,这可能与恶性程度较高的肿瘤病例夭折较早有关。

五、免疫生物化学与中枢神经肿瘤标记物

过去认为脑是没有免疫功能的概念已被否定,大量事实证明大部分脑有免疫功能。脑内不仅有功能类似巨噬细胞的小胶质巨噬细胞,而且有 T 淋巴细胞,特别是病变时,后者可经血脑屏障入脑。这不仅解释了一些中枢神经系统自身免疫性疾病(如多发性硬化),而且为脑瘤的免疫治疗提供了科学依据。但是,迄今脑胶质瘤的免疫治疗不理想,其中重要机制之一是脑肿瘤细胞能逃避机体免疫系统的监视,其免疫逃逸的机制主要有:①肿瘤微环境诱导 T 细胞功能障碍,这与肿瘤微环境中的 B7 家族负性共刺激分子(如 B7-H1、B7-H4 等)有关。胶质瘤组织 B7-H1 和 B7-H4 的表达水平与肿瘤的病理级别正相关,并且 CD133$^+$的脑肿瘤干细胞亦表达这两种负性共刺激分子,表明负性共刺激分子途径可能是胶质瘤免疫逃逸的重要途径之一。②肿瘤细胞可分泌细胞因子如 TGF-β、IL-10 等,从而抑制机体的免疫反应。③肿瘤细胞下调其表面主要组织相容性复合体(MHC)等分子的表达,从而使其免疫原性变弱。有关组织内抗原、抗体的检测近年来已有很大的发展,形成了一门专业知识,称为免疫生物化学,并已用于脑瘤的诊断和治疗。

在脑瘤中常见的生化改变有:①由于瘤细胞快速增殖,瘤组织内 DNA 含量增加,有的可增至数倍;②由于脑瘤生长速度快于血氧供应,其处于低氧代谢较低,故脑内的细胞色素氧化酶和一些与能量代谢有关的化合物如磷肌酸、腺苷三磷酸、腺苷-磷酸等均减少,但少突胶质瘤为例外;③β葡萄糖醛酸酶的活力增高,多呈游离状态,表示肿瘤为恶性,有细胞分裂、死亡、饱饮作用及组织坏死等情况,正常脑中此酶大多以结合的形式存在;④磷酸二酯酶活力增高见于中胚层脑瘤;⑤脂类包括糖脂、磷脂、胆固醇等在胶质瘤中均有减少;⑥脑脊液中 24-脱氢胆固醇(DS)在髓母细胞瘤、胶质母细胞瘤及少突胶质瘤中的含量增高;⑦CSF 中丙氨酸氨基转移酶(ALT)、乳酸脱氢酶(LDH)等在恶性胶质瘤中和转移癌中常增高;⑧神经母细胞瘤、神经节细胞瘤等能促使丙氨酸(多巴)合成肾上腺素、去甲肾上腺素,测定尿中儿茶酚胺的代谢产物如高香草酸(HVA)及香草杏仁酸(VMA)的含量,可反映血中儿茶酚胺量,对诊断上述肿瘤和嗜铬细胞瘤是有帮助的。近年来由于对脑肿瘤标记物的认识提高,人们开始从单凭肿瘤的组织学形态来确定脑瘤的类型与级别发展到结合免疫组织化学及分子病理学技术来诊断和鉴别脑瘤。下面概要地介绍常用的脑瘤标记物。

1.甲胎蛋白(AFP)　是一种糖蛋白,定位于染色体 4q11~4q22 区域内。见于胚胎的肝细胞中,故有此名。随胎儿发育长大,AFP 的合成减少。胎儿出生后迅速消失。正常成人的血清 AFP 浓度为 1~20μg/L。有肝病者 AFP 升高,但多不超过 1000μg/L,多数伴有肝功能指标的异常。肝细胞癌的患者 AFP 血清浓度可超过 1000μg/L,且持续存在。颅内生殖细胞瘤患者,特别是内胚窦瘤及胚胎癌,AFP 增高,在胚胎癌中除 AFP 外,还有人绒毛膜促性腺激素 β 亚单位(β-HCG)也增高。此外,除血清 AFP 阳性外,CSF 中也可检测到 AFP。

2.人绒毛膜促性腺激素(HCG)　为一种糖蛋白,分子量 46000,由 α 及 β 两亚单位组成。妇女受孕第八天滋养细胞层即开始分泌 HCG。20d 时尿蟾蜍反应可呈阳性。60~70d 时到达高峰,以后逐渐降低。HCG 高浓度亦出现于子宫绒癌、卵巢癌、葡萄胎及男性睾丸癌患者的血清中。颅内绒癌及胚胎癌时也有 HCG 出现。除血清外脑脊液浓度亦呈阳性。

3.胎盘碱性磷酸酶(PLAP)　颅内胚胎性生殖细胞瘤(GET)的切片标本中可以检出有 PLAP 存在,主要分布于细胞膜上,阳性率 76.5%(13/17)。非生殖细胞肿瘤只有弱阳性反应,且染色分布于细胞质内。

4.上皮细胞膜抗原(EMA)　一般分布于腺体的分泌上皮细胞及其胚基中,但在脊索瘤、室管膜瘤、脉络丛乳头瘤、脑膜瘤、绒癌、不成熟的畸胎瘤及神经内分泌肿瘤中可有表达。可作为非特异性标记物供辅助性诊断之用。

5.胶质纤维酸性蛋白(GFAP)　主要分布于神经胶质细胞,特别是星形细胞和星形细胞起源的肿瘤中。GFAP 为一种异蛋白质,分子量为 19000,为星形细胞的特殊标记物。

6.细胞角蛋白(CK)　为另一种细胞中间纤维蛋白,是细胞骨架蛋白质之一,为上皮性肿瘤的标记性蛋白质,其单抗已成为上皮性肿瘤的诊断与鉴别诊断的新手段。颅内上皮性肿瘤如脉络丛乳头状瘤、颅咽管瘤、表皮样瘤、脊索瘤、神经内分泌肿瘤及转移瘤均可呈阳性。神经上皮细胞肿瘤中可同时存在 CK、波形蛋白(Vim)和神经微丝蛋白(NF)。

7.结蛋白(Des)　又名韧带素,为来源于肌细胞的中间纤维蛋白,可作为平滑肌和横纹肌来源肿瘤的标记物,阳性率可达 100%。横纹肌肉瘤与神经母细胞瘤、淋巴瘤、Ewing 肉瘤很难鉴别。Des 是横纹肌肉瘤的一种特异性标记物,某些神经源性肿瘤向肌性分化者 Des 也可呈阳性反应。胚胎性横纹肌肉瘤和其他幼稚的小圆形细胞肿瘤作鉴别时 Des 是一种比较理想的标记物。

8.波形蛋白(Vim)　来源于间叶的中间纤维蛋白。由间叶组织来源的正常细胞与肿瘤细胞包括内皮细胞、纤维母细胞、巨噬细胞、淋巴细胞、软骨细胞与脉管平滑肌细胞等均可阳性。因此,Vim 可作为诊断癌、肉瘤、黑素瘤、滑膜肉瘤的标记物。颅内施万细胞瘤、神经鞘瘤、血管母细胞瘤、血管球瘤 Vim 也都阳性。在某些低分化星形细胞瘤中,常可见阳性 Vim 瘤细胞。在正常的星形细胞中及高分化的星形细胞瘤中,Vim 阳性率很低。

9.神经微丝蛋白(NF)　为来源于神经元及其突起的中间纤维蛋白。源于神经元的肿瘤,神经内分泌细胞的肿瘤或向神经元分化的细胞的肿瘤,NF 都是阳性。因此,对于神经母细胞瘤、松果体母细胞瘤 NF 都是阳性。在畸胎瘤中已分化成神经元与神经节细胞的,NF 也呈阳性。在髓母细胞瘤、副神经节细胞瘤、类癌与皮肤的神经、内分泌细胞癌 NF 亦均阳性。但 NF 不能标记星形细胞瘤和其他非神经性肿瘤。

10.S100 蛋白　一种酸性蛋白质,能溶于 pH=7 的饱和硫酸铵溶液中,故命名为 S100 蛋白。S 即"可溶性",100 代表硫酸铵的饱和度。它被认为是神经上皮性肿瘤的标记蛋白质。

11.神经元特异性烯醇化酶(NSE)　又称 14-3-2 蛋白,是神经元胞质内的一种酶蛋白,能加强糖酵解的过程。它的抗体血清对标记胚胎期的神经元及鉴定周围神经的神经母细胞瘤、黑素瘤及神经内分泌肿瘤有一定价值。但由于 NSE 在其他各种脑肿瘤中都有分布,在非神经性肿瘤中亦有存在,故目前尚未能作为特异性标记物用以诊断脑肿瘤。

12.突触囊泡蛋白(SY)　存在于神经元、神经内分泌细胞及其相应的肿瘤中。中央神经细胞瘤、神经节细胞胶质瘤均有它的表达,可作为这类肿瘤的标记物。

13.甲基鸟嘌呤-DNA 甲基转移酶(MGMT)　是一种 DNA 修复酶。烷化剂类抗肿瘤药物如替莫唑胺、BCNU 等的作用机制是通过 DNA 甲基鸟嘌呤 O^6 位发生致命交联而使细胞凋亡。MGMT 可将烷基从 DNA 甲基鸟嘌呤 O^6 位转移至半胱氨酸残基,从而修复 DNA 的损伤。因此,细胞内 MGMT 的水平直接反映了它能耐受的 DNA 损伤的程度。没有或低水平表达 MGMT 的肿瘤细胞对烷化剂类药物敏感,反之,就意味着耐药。

14.表皮细胞生长因子受体(EGFR)　是一种跨膜的糖蛋白,属于酪氨酸激酶受体家族中的一种,其编码基因位于 7 号染色体,分子量为 170kD,主要的作用是接受细胞外的配基-EGF 和转化生长因子 TGF-α

传导的信号,并最终促进细胞的分裂生长。在胶质瘤中,大约有50%的原发性胶质母细胞瘤出现EGFR的基因扩增和过表达,因此EGFR被认为是原发性胶质母细胞瘤的一个标记物。

15.异柠檬酸脱氢酶1(IDH1)/IDH2变异　IDH1催化异柠檬酸的氧化羧基为α酮戊二酸,使过氧化物酶NADPH生成减少,是哺乳动物细胞主要的抗氧化剂。大规模基因组学研究发现,在12%胶质瘤中存在IDH1活性位点的杂合性突变。突变的基因位于IDH1转录本的395位点(第132个氨基酸残基)。这种IDH1/IDH2突变在弥漫性星形细胞瘤中有特异性,经常发生于Ⅱ/Ⅲ级胶质瘤,在Ⅲ级胶质瘤中提示预后良好,在胶质母细胞瘤中是继发性胶质母细胞瘤的特征性标记。目前可以通过基因测序或者免疫组化的方法检测IDH1突变与否。但是,IDH1/IDH2突变是否是预后或对治疗反应的预测标记仍需进一步深入研究。

16.BRAF融合基因　是毛细胞型星形细胞瘤的重要诊断标记物之一。BRAF融合基因可见于各年龄段及脑内各部位,但它不是一种预后的标记。

17.1p/19q杂合性缺失(1p/19q LOH)　是少枝胶质细胞瘤的分子遗传学特征,研究表明1p/19q LOH的少枝胶质细胞瘤患者对烷化剂类抗肿瘤药物敏感,无瘤生存期延长。目前可用FISH法检测1p/19q缺失与否。

六、肿瘤干细胞在脑瘤形成中的作用

近来,随着神经干细胞(NSC)和造血系统肿瘤和乳腺癌中肿瘤干细胞的成功分离和证实,脑瘤干细胞(BTSC)也被发现。BTSC的发现不仅对脑瘤的细胞起源,而且对脑瘤的治疗策略产生巨大影响。

(一)BTSC的提出和存在依据

脑瘤组织中的细胞在表型和形态功能上呈现多样性和异质性,包括未分化和分化细胞,部分肿瘤细胞表面同时表达神经元和胶质细胞的标记,表明脑瘤可能起源于一种多潜能神经干细胞。有些恶性脑瘤即使瘤体切除或者放、化疗后,也会在一定时间内复发和转移,提示脑瘤可能起源于一种特殊的细胞群,这些细胞具有自我更新增殖和分化成相应成熟瘤细胞的能力。体内和体外实验,证实脑胶质瘤组织中确实存在着这种细胞,由于它们的特性与NSC有着惊人的相似性,因而称为BTSC。

1.BTSC存在的体外实验研究　Ignatova等最早从手术取得的胶质瘤标本经培养,发现10个胶质瘤标本中8个培养出了悬浮生长的球样结构,称为脑肿瘤球。肿瘤球细胞中nestin为阳性,神经元β-Ⅲ微管蛋白和GFAP单独或同时表达,提示这类细胞具有NSC特性和双向(神经元和星形细胞)分化能力。他们把这类细胞称为BTSC。Singh等从髓母细胞瘤中同样发现BTSC。BTSC在NSC离体分化条件下,可分化为与来源肿瘤表型相同的肿瘤细胞,从神经元和(或)星形细胞肿瘤中分离的BTSC在分化后仍具有神经元和(或)星形细胞的性状,提示BTSC可能是肿瘤细胞的起源细胞。继而Hemmati等用相似的方法在儿童髓母细胞瘤和恶性胶质瘤中分离出一种所谓肿瘤来源的前体细胞,具有与上述细胞相似的生物学特性:形成肿瘤球和分化为与来源肿瘤表型相同的肿瘤,并能表达多个干细胞特异性基因,如nestin、CD133等。此外,Kondo等同样从C6胶质瘤细胞系中成功地培养出了肿瘤球,并且符合肿瘤干细胞的相关特性。上述体外实验证据表明:①脑肿瘤中存在BTSC,在NSC培养条件下能形成类似神经干细胞神经球样的结构,称为肿瘤球,具有很强的自我更新和增殖能力;②BTSC表面能表达NSC的标记分子,如nestin、CD133、musashi-1(NSC)、bmi-1等;③BTSC在体外NSC诱导分化条件下能分化为与来源肿瘤表型相同的肿瘤,但目前还没有完美的特异性脑肿瘤干细胞标记物。

2.BTSC存在的体内实验研究　与体外实验相比,BTSC的体内实验研究更能够说明其在肿瘤起源和发生机制上的重要作用。Hemmati 等将分离得到的肿瘤前体细胞移植到新生大鼠脑内,能分化为神经元样和胶质细胞样肿瘤细胞,并且增生至少 4 周,提示其具有自我更新和多潜能分化特性。Galli 等从多形胶质母细胞瘤标本中分别收集 CD133 阳性和阴性细胞,然后接种至严重联合免疫缺陷(SCID)鼠的颅内、腹腔和皮下,结果发现 CD133 阴性细胞无致瘤能力,而 CD133 阳性细胞的致瘤率从 50% ～ 100% 不等。Singh 等同样将瘤细胞接种至 SCID 鼠脑组织中,结果发现 CD133 阳性细胞具有极强的致瘤能力,接种量降至 10^2 数量级仍可形成肿瘤;相反,接种 CD133 阴性细胞升至 10^5 数量级仍未形成肿瘤,仅在接种处形成组织瘢痕。此后,他将接种成功的脑肿瘤切除后制成细胞悬液,按相同的方法培养、分离出肿瘤干细胞,然后再次行颅内接种,结果在 SCID 鼠脑组织中形成了同样的肿瘤灶。如此重复 5 次,均获得了相同结果。另外将肿瘤干细胞接种鼠脑获得的瘤块与亲本肿瘤进行比较,发现亲本肿瘤与其肿瘤干细胞生成的肿瘤非常相似。但近来某科研团队发现 $CD133^-$ 的肿瘤细胞也能致瘤,而 $A285^+$ 的肿瘤细胞群包含有 $CD133^+$ 和 $CD133^-$ 的细胞,其具有很强的致瘤性,而 $A285^-$ 肿瘤细胞不具有致瘤性。

(二)BTSC 的可能产生机制

关于脑瘤起源细胞的研究争论已久。近年来随着 NSC 研究的深入和 BTSC 从各种脑瘤(特别是恶性脑瘤)中成功分离,发现 BTSC 与 NSC 有着惊人的相似特性,脑瘤起源于 NSC 的假说,受到重视,其理由如下:①BTSC 和 NSC 存在许多相似处,它们的分离、培养和分化条件一样,它们均表达相同的细胞表面标记分子(如 CD133 等),在体外相同的培养条件均能形成神经球样结构,具有自我更新和分化为相应成熟细胞的能力。肿瘤细胞与 NSC 在信号转导方面也有很多相似。这些路径包括 hedgehog(hh)、Wnt、Bmi-1 等,它们在调节干细胞生长方面具有重要作用,同时与肿瘤发生也有着密切的关系。正常情况下这些信号途径与神经发育和生长有关,但一旦这些信号分子基因突变后,NSC 的自我更新和分化发生失衡,突变积累到一定程度,NSC 就转变为持续增殖的 BTSC.进而产生肿瘤。有文献报道胶质瘤中有 hh 基因表达异常,抑制其表达可以抑制肿瘤细胞生长,提示其与胶质瘤生长有关;某些髓母细胞瘤中存在 Wnt 组成因子的突变。②单一细胞经 4～7 次突变就有可能发生恶性转变,细胞增殖越快,复制、转录过程中发生基因突变的概率就越高。NSC 是中枢神经系统最活跃的细胞,长期处于分裂、增殖状态,容易发生突变,因此突变的 NSC 相对于已分化细胞而言更有可能转变为 BTSC。③实验研究证实了突变后的 NSC 具有致瘤性。Holland 等用逆转录病毒系统,将癌基因分别导入 GFAP 和 nestin 阳性细胞,观察它们致瘤的情况,结果发现 nestin 阳性细胞发生肿瘤概率大。另外 Aboody 等研究发现:NSC 有向脑肿瘤组织趋化的特性。这些实验结果对 BTSC 可能来源于正常 NSC 提供了事实依据。④研究证实某些肿瘤的起源部位位于脑室周围,与近年来研究的 NSC 分布区域一致。

(三)BTSC 研究的意义和今后研究的方向

BTSC 概念的提出为脑瘤的发生、发展及复发机制研究提供了新的探索方向,其研究成果必将对脑瘤的临床诊断、治疗和预后产生重要影响。研究发现从恶性程度不同的肿瘤组织中,分离得到的 BTSC 比例不同,且肿瘤恶性程度越高,肿瘤干细胞所占的比例越大,可以设想今后肿瘤干细胞的检测将成为脑肿瘤新分类和判断预后的依据。某学者还发现在恶性脑瘤复发时 BTSC 的增殖性更强。BTSC 虽然只占脑肿瘤细胞中的一小部分,但其是引起脑瘤的发生、发展和复发的"种子"。据此,今后脑瘤的治疗会将更多的精力集中于消灭 BTSC。上面提到 NSC 的突变积累到一定程度转变为 BTSC,BTSC 再分化为各种肿瘤组成细胞,最终形成肿瘤。对 NSC 如何变为 BTSC 环节的分子机制研究无疑将有助于寻找针对 BTSC 的治疗靶点。关于 BTSC 为什么分化成与亲本肿瘤有相同表型的瘤细胞,而不是像 NSC 那样按比例地分化为神经元和胶质细胞这一问题的阐述,将指引脑肿瘤研究者利用诱导分化的方法使 BTSC 向良性分化,从而根治肿瘤。尽管目前 BTSC 的分离培养方面取得了很大的进展,但 BTSC 的特异性标记仍未找到,目前分离和鉴别 BTSC 的标记主要是 NSC 的细胞表面标记物,如 nestln、CD133 等。然而基于 BTSC 在生物学及遗传学上的差异性,BTSC 与 NSC 肯定存在着细胞表面分子表达上的差异,只是至今尚未发现。寻找 BTSC 的特异性标记物是深入研究 BTSC 的前提,无疑将成为今后该研究领域的重要课题。此外,BTSC 很可能来源于突变的 NSC,那突变的基因是什么,发生了怎样的突变以及突变后所产生的分子事件和分子机制是怎样的,这些均将成为围绕 BTSC 研究的新方向。目前已经初步知道 BTSC 和 NSC 在调控机制上有共同的分子信号传导途径,并且知道 BTSC 在信号分子上发生了基因突变,但到底它们发生了什么样的变化,各自在其中又扮演了什么样的角色,这将是脑肿瘤研究的热点和关键,必将有助于阐明脑肿瘤发生的分子机制,指导以后的治疗。综上所述,理论和实验均支持 BTSC 很可能来源于处于不断分裂增殖状态的突变 NSC。虽然 BTSC 与 NSC 有着很多的相似点,它们之间也有差异:BTSC 的自我更新和增殖能力比 NSC 强,离体培养的传代次数明显增多,有永生化趋势,其自我更新和分化发生了失衡;BTSC 在诱导 NSC 分化的条件下分化为与亲本肿瘤相同的表型而不像 NSC 一样按比例分化成神经元和胶质细胞。这些差异性为今后研究 NSC 如何转化成 BTSC,期间到底发生了怎样的分子事件,BTSC 与 NSC 是否处于同一分化层次还是 NSC 分化成的一种前体细胞等提供了线索。

七、临床表现

颅内压增高症状与局灶性症状是颅内肿瘤的两大临床表现。两者可以先后出现或同时出现。由于近来影像检查早期应用,可发现没有临床表现的颅内肿瘤。

(一)颅内压增高症状

有颅内压增高"三征"及其他。

1.头痛　头痛程度、时间等因人而异。多开始时为间歇性,晨起或晚间头痛较多。部位多数在额部、枕后及两颞。颅后窝肿瘤常引起枕颈部头痛并放射至眼眶部。头痛程度逐渐加重。咳嗽、打喷嚏、俯身、低头等活动时均可使头痛加重,呕吐和深呼吸可使头痛缓解。小儿患者因颅缝未闭,可发生颅缝分开。

2.呕吐　常伴头痛,可有或无恶心,常呈喷射性。食后即吐,严重者不能进食,而致患者严重失水,体重锐减。幕下肿瘤呕吐多见,因延髓中枢或前庭、迷走等神经受到刺激的结果。呕吐可为小儿患者唯一的症状。

3.视乳头水肿　多见幕下及中线肿瘤。早期没有视觉障碍,视野检查可见生理盲点扩大。晚期数周以上,视神经继发性萎缩,当视神经乳头水肿持续存在数周或数月以上,视力开始减退,视野向心缩小。此时即使解除了颅内高压,但视力的衰退常继续进行甚至发展至失明。

4.其他　展神经麻痹引起复视、视力减退、黑矇、头晕、猝倒、抽搐、意识模糊、昏迷、智力减退、情绪淡漠、大小便失禁、脉搏徐缓及血压升高等现象。

(二)局部症状

额、顶、颞、枕及岛叶的脑瘤可引起相应脑叶功能区受损的局部症状。这里将位于脑其他部位肿瘤的局部症状概要地说明于下。

1.胼胝体　单纯胼胝体受累常无明显症状出现,临床表现实际上是邻近结构受损的结果。如胼胝体前部与前额叶有关的进行性痴呆、失用症、人格改变。胼胝体中部与额顶叶有关的双侧运动及感觉障碍,下肢重于上肢。胼胝体后部的肿瘤压迫四叠体引起与松果体瘤相似的症状:瞳孔不等大,光反应或调节反应消失,双眼上视不能等,称之为 Parinaud 综合征。大脑导水管被堵,出现脑积水及颅内压增高症状,但均在疾病晚期。因此,临床上有进行性痴呆,伴双侧大脑半球损害的症状,有或无颅内压增高者均应考虑此部位的肿瘤。

2.第三脑室肿瘤 症状隐蔽,主要为间歇性颅内压增高症状,且常与头的位置有关。表现为剧烈头痛、呕吐、意识转为迟钝甚至昏迷,也可两下肢突然失去肌张力而跌倒,但意识不丧失。可伴有面红、出汗等自主神经症状,有时可呼吸停止而猝死。改变体位可使症状自动缓解。第三脑室底前部受累者可有嗜睡、尿崩、肥胖、生殖功能减退等,个别患者可有性早熟现象。涉及第三脑室后部则出现上丘及中脑顶盖部症状,很似松果体瘤。

3.侧脑室肿瘤 以颅内压增高表现为主,可伴有视力减退、复视、同向性偏盲和精神症状。

4.第四脑室肿瘤 瘤小时可无症状,或仅有呕吐。当肿瘤阻塞第四脑室出口处则引发脑积水及颅内压增高表现。

5.丘脑肿瘤 症状隐蔽,或仅有头痛。随着病情进展出现颅内压增高表现和意识冷漠,患者意识显得很淡漠、嗜睡、记忆衰退,或情绪不稳、容易激动、各种幻觉(如被迫害观念、谵妄,各种视、听、嗅、味幻觉)。内分泌障碍与第三脑室肿瘤相仿如肥胖、多尿及女性的月经失调。累及丘脑腹外侧部者和内囊,可有感觉障碍和轻偏瘫,以及偏盲(三偏征)。少见典型的丘脑自发疼痛现象。

6.基底节肿瘤 包括尾状核、壳核、苍白球及其周边的肿瘤。其主要症状为主观上有感觉障碍,轻偏瘫、震颤和舞动、手足徐动等。伴有肌张力增高的共济失调及眼球震颤,可与小脑肿瘤鉴别。癫痫约见于1/5 的病例。以失神性小发作为主。精神症状有痴呆、记忆减退等,约见于 1/4 病例。肿瘤侵及内囊可有对侧的偏瘫及偏身感觉障碍。

7.脑干肿瘤 交叉性麻痹是脑干肿瘤特有表现,即病侧核性脑神经麻痹和对侧的肢体瘫痪。肿瘤侵犯两侧时,产生受损的双侧脑神经的周围性瘫痪及受损以下的中枢性瘫痪(感觉障碍和双侧长传导束损害症状和体征)。依肿瘤不同部位可产生以下常见的综合征。

(1)中脑底部肿瘤产生 Weber 征:对侧的痉挛性偏瘫及感觉障碍,病侧瞳孔扩大,光反应消失,上睑下垂及眼外肌的上、下、内直肌及下斜肌的瘫痪。肿瘤位于中脑四叠体时,引起 Parinaud 综合征。

(2)脑桥肿瘤产生 Millard-Gubler 综合征:病侧的周围性面瘫及展神经麻痹、复视、对侧偏瘫等。如三叉神经中枢束受累则可有病侧面部感觉减退,角膜反射迟钝或消失,咀嚼无力等。如肿瘤偏于外侧,可见自发眼球震颤。晚期可有双侧共济失调。

(3)延髓外侧肿瘤可引起 Wallenberg 综合征:累及延髓内侧可引起对侧肢体中枢性瘫痪、偏身感觉障碍和同侧舌肌萎缩。

8.小脑半球肿瘤 主要表现肢体共济失调(肢体辨距不良、肌肉出现反跳现象、动作不稳、快速及轮替动作困难等)、构词不清、眼球震颤。肢体肌张力减低,腱反射迟钝或消失。行走步态蹒跚,易向患侧倾倒等。

9.小脑蚓部肿瘤 主要表现躯干共济失调(步态不稳,或行走不能,站立时向后倾倒)。如第四脑室阻塞,则出现颅内压增高症状及脑积水表现。

10.脑桥小脑角肿瘤 以脑神经Ⅷ、Ⅴ、Ⅸ~Ⅺ和Ⅶ依次受累为特征,伴同侧小脑征、同侧或双侧锥体束征。晚期有颅内压增高症状。

11.鞍内及鞍上区肿瘤 早期症状是内分泌失调,女性以停经、泌乳、不育、肥胖等为主;男性以性功能减退、毛发脱落、皮下脂肪增多为主。鞍上受累时可有视力减退、视野缺损(甚至颞侧偏盲)、失明。眼底见视神经乳头原发性萎缩。生长激素分泌性腺瘤有垂体功能亢进(巨人症或肢端肥大症),ACTH 腺瘤有 Cushing 征。

12.鞍旁及斜坡肿瘤 早期以单侧Ⅵ及Ⅴ脑神经受害为多见,表现为复视,患侧眼球内转及面部感觉减退,继可出现颅内压增高症状及锥体束征。

13.颈静脉孔区肿瘤　表现为该区综合征,即病侧腭和咽喉感觉丧失、声带和软腭肌瘫痪,斜方肌和胸锁乳突肌瘫痪,舌后1/3味觉丧失。可有颈部肿块或舌下偏斜。

八、诊　断

脑瘤的诊断包括定位和定性诊断两大步骤。前者包括详尽的病史询问、体格检查和神经系统检查,结合有关的辅助性检查(化验室、影像学),做出病损可能的部位(定位),再做出病损的可能性质,即有无脑瘤,如有,其性质是什么(定性)。

(一)病史、体格检查和神经系统检查

这是脑瘤诊断和鉴别诊断最基本和重要的部分,不可因现代影像学广泛应用而忽视。它是指导影像学和化验室检查的依据,不详尽的病史和化验室检查,不仅会遗留诊断,而且会误导影像学和化验室检查,造成诊断和治疗的错误。

(二)CT脑扫描

为目前应用最广的微损伤脑成像技术。一般在普通CT片中可能看到:①脑室系统的变形与移位,这相当于过去脑室造影或脑造影所提供的信息;②密度减低区通常代表脑水肿或某些低密度病变,如囊肿、软化灶等;③高密度变化表示肿瘤出血或钙化;④静脉滴注造影剂后的增强CT可使颅内结构的密度反差更为突出增大,提高分辨能力,使图像更清晰,从而提高诊断率。近年发展起来的螺旋CT不仅成像速度增快,X线剂量降低,而且分辨力大大提高,可做CT血管造影、CT灌注成像、CT三维重建成像等。

(三)磁共振成像

是无放射线的无损伤检查,其对软组织分辨能力强于CT,是目前检查脑及脊髓肿瘤的最佳方法。它不仅用常规序列成像技术能提供清晰的解剖图像,做到病变定位诊断,而且借助特殊序列成像技术,如磁共振波谱(MRS)、磁共振灌注成像(PWD、磁共振弥散成像(DWI)等新技术,做到定性诊断。此外磁共振动脉或静脉造影(MRA,MRV)可了解脑的动静脉系统,功能磁共振(fMRI)和弥散张量成像(DTI)可提供功能皮层和皮层下传导束的信息,为手术计划的制定提供重要的指导。

(四)正电子发射计算机断层扫描(PET)

有常用的发射正电子核素^{18}F标记的氟代脱氧葡萄糖(^{18}F-FDG)(反映脑对葡萄糖利用的程度)和^{11}C标记的蛋氨酸(^{11}C-MET)(反映脑氨基酸的转运、代谢和蛋白质的合成)两种。另外前者在正常脑组织也摄取,故后者在诊断脑肿瘤方面比前者敏感。

(五)其他

脑脊液检查、头颅超声波检查、脑电图检查、脑诱发电位检查、X线平片检查以及气脑造影(或脑室造影)现已少用,不作介绍。

九、鉴别诊断

脑瘤的定性诊断中包含了鉴别诊断。虽然现代影像学检查的应用,使脑瘤定性诊断率显著提高,但有时还会碰到困难,这里重点介绍如下。

(一)脑脓肿

有脑瘤同样的占位效应和临床表现,易混淆。但是脑脓肿患者的病史中常有感染,如慢性胆脂瘤性中

耳炎、肺脓肿、脓胸、化脓性颅骨骨髓炎、败血症、皮肤痈疖等，或先天性心脏病史、脑膜炎史（发热，脑膜刺激征，周围血象有白细胞增多，CSF 内有炎性细胞）；CT 和/或 MRI 呈典型的环状增强，均有助于鉴别。

（二）脑血管意外

脑瘤出血时，可突然起病，出现偏瘫、失语等情况，很像脑血管意外。但脑血管意外患者常有高血压病史。出血好发部位和典型症状可供鉴别诊断参考。但是，最后仍需影像学检查进行鉴别。

（三）慢性硬膜下血肿

有颅内压增高症状，可引起意识障碍及偏瘫，症状与颅内肿瘤相似，特别是外伤史缺如时，常被误诊为大脑半球肿瘤。须借助 CT 或 MRI 加以鉴别。

（四）脑寄生虫病

包括脑血吸虫病、脑囊虫病、脑包虫病及脑肺吸虫病等。患者常有抽搐、头痛或颅内压增高症状。有疫区或感染源接触史者应考虑。大便检查和虫卵孵化如发现有寄生虫卵，当有助于区别。痰液检查、血清及脑脊液的特殊补体结合试验，皮肤反应试验阳性反应者有助诊断。如有皮下结节应作活检亦可明确诊断。可是，上述检查阴性者，也不能贸然排除脑寄生虫病，相关影像学检查和动态随访有助鉴别。

（五）假脑瘤

又称良性颅内压增高，患者只有颅内压增高而没有其他局灶性症状。常由颅内静脉窦狭窄或血栓形成引起。可自行缓解，但可复发。CT、MRI 或血管造影检查能作出区别。

十、治疗

脑瘤的治疗包括主要治疗如手术、放疗或放射外科及化疗，辅助治疗如免疫治疗、基因治疗、光动力学治疗和热疗等以及对症治疗、康复等。

（一）手术治疗

脑瘤摘除是最基本的治疗方法之一，有时能达到根治目的。因此，凡生长于可以手术切除部位的肿瘤，均应首先考虑手术治疗。对有脑疝症状的病例，手术应作为紧急措施。脑瘤手术原则是最大安全前提下最大程度切除肿瘤，这样可获得足够病理标本进行病理检查，为术后放化疗创造有利条件，也能改善症状和体制。近来采用微创外科技术（如神经导航外科、神经内镜、颅底外科等）大大提高手术安全性和准确性，显著减少手术损伤和并发症。对于生长在不能手术切除部位的肿瘤如脑干肿瘤，可采用姑息性手术，如颅减压术、脑脊液分流手术等，暂时缓解增高的颅内压，创造较好的条件以便进行其他治疗。

（二）放射治疗

适用于低度恶性或高度恶性胶质瘤、垂体腺瘤、生殖细胞瘤、脊索瘤、原始神经外胚层肿瘤（PNET）及转移瘤，放射治疗具有一定的抑制作用。目前一般都采用直线加速器或钴[60]进行照射。加用适形、调强技术，可减少射线对正常组织的损害，提高靶灶放射量。高压氧或有增敏作用，放射增敏剂脲嘧啶或羟基脲可提高放射治疗的效果。

（三）放射外科治疗

包括 γ 刀、X 刀、射波刀和粒子束刀等，它们是利用立体定向技术，把高能量的放射线聚集于一点，宛如一把"刀"，摧毁靶灶。异于依赖组织放射敏感性的放射治疗。放射外科主要是直接毁损肿瘤细胞和其血供。因此，它们适用于良恶性脑瘤、复发性脑瘤，可单独或与外科手术、放疗、化疗结合应用。

（四）化学治疗

化学治疗是脑瘤，特别是脑胶质瘤、髓母细胞瘤、生殖细胞瘤、淋巴瘤和转移性肿瘤主要治疗方法。近10年，随着分子生物学的深入研究，靶向性药物出现，过去脑瘤化疗无所作为的悲观观点已消除，化疗已成为脑瘤治疗不可分割的一部分。

（五）免疫治疗

过去认为脑是免疫豁免器官，现已证实脑仅是免疫原低下的器官，脑的小胶质细胞具有巨噬细胞的功能，能提呈抗原，表达 HLA Ⅱ 类分子和免疫共刺激分子等；脑外 T 淋巴细胞可经血脑屏障入脑。动物研究发现，标记的树突细胞可从脑内迁移到颈淋巴结。由于脑瘤具有免疫逃逸特性和特有机制，加之脑组织低下的免疫应答功能，促使脑瘤在脑内肆无忌惮地发展。因此，寻找脑瘤（如胶质瘤）的特异性抗原，阐明其经抗原提呈细胞（APC）呈递，特异性激活肿瘤特异性 CD4＋和 CD8＋T 淋巴细胞以及 B 细胞的机制，从根本上激活患者的免疫功能，去除肿瘤发生导致免疫抑制状态，同时结合手术、放化疗手段，可能是脑瘤免疫治疗的方向。过去曾用过，已证实无效的免疫疗法有：卡介苗、淋巴因子、干扰素、免疫核糖核酸等。近来，国内外开展 DC（树突状细胞）疫苗，用不同抗原致敏，在动物实验取得较好疗效。目前，某医院开展了人胶质瘤干细胞样抗原致敏树突状细胞疫苗 Ⅰ 期临床试验研究，初步结果表明干细胞样抗原致敏 DC 疫苗对于胶质瘤患者安全可行，联合化疗可能会延长患者生存期。

综上所述，脑瘤的免疫治疗有科学理论根据。经 20 余年的实践应用，虽还未能越出探索实验阶段，但已积累了不少经验并取得若干可喜的进展。相信目前出现的靶向脑肿瘤干细胞的免疫治疗，可使免疫治疗更具有针对性，是脑肿瘤免疫治疗的重要研究方向。

（六）光动力学治疗

荧光素、伊红、四环素、吖啶橙及卟啉化合物等光敏物质，可被恶性肿瘤细胞吸收并积贮于胞质的线粒体内。在光的照射下，含有光敏物质的瘤细胞因发生光物理或光化学反应而失去活力或死亡从而达到治疗目的，称为光动学治疗（PDT）。但多数光敏物质不能通过血脑屏障，妨碍了 PDT 在脑瘤中的应用。近来发现虽然醋酸及硫酸处理过的血卟啉衍生物（HPD），可以通过血脑屏障，进入瘤细胞内。但它的分子量较大，易与蛋白质相结合，仍容易被排斥在血脑屏障之外，使疗效受到影响。另一种光敏物质碱性蕊香红，是一种嗜脂性带有阳电荷的染料，最易被活的瘤细胞所摄取。由于嗜脂性使它很易通过血浆中的疏水屏障及细胞线粒体膜。实验发现它可留在胶质瘤细胞内达 24h 以上，而在人的纤维母细胞内只能保留不到 4h。因此注射后 4～12h 内用氩激光照射可取得较好的光动力学治疗作用，但仍待大样本前瞻随机对照研究证实。

（七）热能治疗

由于肿瘤细胞常处于缺氧情况，加之细胞生长周期的 S 期，具有较强的抗放射线能力，但在热能的影响下，这一特性可被消除，变得对 X 线特别敏感。因此热疗或热毁损具有治疗脑瘤的作用。目前采用 MRI 定位和实时监测靶灶温度的高能量聚焦超声波治疗脑恶性胶质瘤，正在进行临床 Ⅰ、Ⅱ 期研究，它不需要开颅的微创手段，具有诱人的发展前景。

（八）基因治疗

基因治疗是通过导入外源性功能基因来转染靶细胞使之能抑制有恶性倾向的细胞，或修改其变异的基因来达到治疗目的。根据基因转染策略的不同，靶细胞可为肿瘤细胞、正常淋巴细胞、巨噬细胞、纤维母细胞及血管内皮细胞等。基因转染的方法有病毒载体法和物理、化学法。基因疗法治疗脑胶质瘤，经过单基因到多基因靶向治疗，但可惜在临床研究中均未能证实在动物实验中获得的效果。鉴于脑瘤发生发展是涉及多基因、多步骤、多个信号通路，胶母细胞瘤基因谱研究显示多达 47 个基因突变，因此，寻找关键靶向基因或信号通路,以及结合免疫等有关治疗,可能是基因治疗发展的方向。

(九)对症和康复治疗

适用于有颅内压增高,或因其他原因一时不能作手术治疗的患者。目的在于暂时降低颅内压,缓解症状。可选用:①20%甘露醇;②呋塞米注射液40～100mg;③30%尿素等作静脉快速滴注。以上药物内加入激素(地塞米松5～10mg或氢化可的松100～200mg)则降压效果更为显著。亦有人主张用ACTH 50单位加于葡萄糖液内作静脉滴注,有利于平衡脑内ADH的释放,从而消除组织的贮钠及水肿,更有利于使颅内压增高得到缓解。20%的人血清清蛋白及浓缩1倍或2倍的人血浆亦均有消除脑水肿的作用。此外各种利尿药如氢氯噻嗪、氨苯蝶啶、呋塞米以及脑脊液分泌抑制剂乙酰唑胺、地高辛等均有一定降颅内压作用,可单独使用或与上述脱水剂合并使用。对于有癫痫的患者应采用抗癫痫药物,常用者有苯妥英钠0.1g,每日3次;苯巴比妥0.03～0.05g,每日3次;地西泮2.5～5.0mg,每日3次;丙戊酸钠0.2g,每日3次;卡马西平0.1～0.2g,每日3次等。以上药物可酌情选用。

早期康复治疗,不仅有利于神经障碍的恢复,而且可调动患者的主观能动性,增强信心,从而改善患者全身状况和免疫功能。

十一、病程转归

取决于脑瘤的性质、发生的部位、治疗是否及时和彻底以及患者年龄和身体状态。良性肿瘤如能摘除彻底可获得根治。如不能彻底切除则其预后将与该部位的恶性肿瘤相似。颅内肿瘤如不治疗,最后均将导致颅内压增高、昏迷、突发脑疝而死亡。多数患者在肿瘤还未威胁生命之前,都因继发性视神经萎缩而双目失明。已有继发性视神经萎缩的病例,虽经手术摘除肿瘤,但术后视力仍可继续恶化。肿瘤引起的神经功能障碍如偏瘫、失语等在肿瘤彻底摘除以后多数可有不同程度的恢复。近年来开展的显微神经外科技术、手术中的导航技术,使手术的安全性与疗效均有提高。肿瘤的综合性治疗,特别是有关细胞动力学的认识,化疗的合理方案,免疫学方面的进展,放射治疗技术上的改进,立体定向放射外科的应用,以及光动力学治疗及热能治疗等技术的应用均为脑肿瘤的综合治疗增添了内容。这些都使我们在颅内肿瘤的治疗中有所迈进。

(范　楷)

第二节　颅内小脑幕上肿瘤

一、概述

颅内肿瘤是神经外科最常见的疾病之一,肿瘤可来源于神经上皮组织、脑膜、脑神经、垂体、血管及胚胎残余组织,也可由身体其他部位的恶性肿瘤转移至颅内形成转移性肿瘤。从颅内肿瘤的部位发病率来看,无论颅内肿瘤的性质如何,除了某些特殊类型,发生于小脑幕上的肿瘤占了全部颅内肿瘤的很大比例。以颅内肿瘤发病率最高的3种肿瘤:胶质瘤、脑膜瘤和垂体瘤为例,据某神经外科研究所的统计资料,胶质瘤有51.4%发生于大脑半球,如再加上发生于侧脑室、三脑室、丘脑、基底核区、胼胝体、松果体区及前中颅窝底的肿瘤,幕上胶质瘤的发病率将更高;脑膜瘤的发病部位由高到低依次为大脑凸面、矢状窦旁、蝶骨嵴、鞍区、大脑镰旁及桥小脑角，前 5 个部位均位于幕上，发病率约占全部脑膜瘤的 68％；垂体瘤均位于鞍区，亦属小脑幕上肿瘤。此外颅内转移性肿瘤的部位发病率与胶质瘤相似，仍以大脑半球居多，约占全部转移瘤的 78.3％。由此看来，小脑幕上肿瘤在颅内肿瘤中占有重要地位，幕上肿瘤的诊断和治疗也是颅内肿瘤的救治中最为重要部分之一。

根据 WHO 1990 年公布的中枢神经系统肿瘤分类标准，小脑幕上肿瘤几乎包括了颅内肿瘤的所有类型，不同类型的肿瘤，其病因学、发病率、病程、病情发展转归及预后差异极大，但从临床治疗学的角度出发，小脑幕上肿瘤的分类以肿瘤发生部位为主，再辅以发生学和形态学分类标准，具有更大的临床意义。位于幕上的颅内肿瘤，根据部位不同具有不同的病理学特点，如大脑半球肿瘤，常见的有源于神经上皮的神经胶质细胞瘤、转移性肿瘤及源于脑膜的脑膜瘤等；蝶鞍区和三脑室前部肿瘤，常见的有垂体瘤、颅咽管瘤、脑膜瘤等；松果体区及三脑室后部肿瘤，常见的有松果体细胞瘤、生殖细胞瘤及胶质瘤等；侧脑室内肿瘤，常见的有室管膜瘤、脑膜瘤、脉络丛乳头状瘤等；矢状窦旁或大脑镰旁肿瘤，如窦旁脑膜瘤；前、中颅底肿瘤，如蝶骨嵴脑膜瘤、嗅沟脑膜瘤及源于脑神经的肿瘤等。

二、病理生理

幕上颅内分腔占据了颅腔容积的绝大部分，其内有双侧大脑半球、胼胝体、部分脑神经脑外颅内段、垂体、下丘脑以及硬脑膜、软脑膜、蛛网膜、脑动脉、静脉窦等结构，幕上腔通过硬脑膜及颅骨斜坡所围成的天幕裂孔与幕下腔相通，内有脑干通过。小脑幕上肿瘤主要通过肿瘤占位、压迫、直接浸润破坏、影响脑血液供应及脑脊液（CSF）循环等途径而产生一系列病理生理变化，进而威胁患者生命，这些病理生理变化主要有三大类：一是进行性；二是各种神经功能障碍；三是神经内分泌功能紊乱。幕上肿瘤进行性增大，造成占位性损害，并继发脑水肿、脑积水等，一旦颅内压代偿功能耗竭，将出现颅内压增高。这种颅内压增高多为局限性，将使幕上分腔与幕下分腔间形成明显压力差，其最直接和最严重的后果就是形成小脑幕切迹疝，压迫脑干致使继发性脑干损伤；肿瘤组织损伤相邻部位的脑组织、影响脑组织正常血液供应，使受损脑组织神经功能产生可逆或不可逆损害，而出现相应的临床症状如偏瘫、失语、偏身感觉障碍、偏盲等；幕上结构如下丘脑、垂体、松果体等部位，是人体内分泌系统的高级中枢，这些部位或邻近区域的肿瘤生长、压迫或破坏，将会导致神经内分泌紊乱，出现如闭经、泌乳、阳痿、第二性征减退、肢端肥大、肥胖、性早熟或多饮多尿等症状。

三、治疗原则

颅内肿瘤治疗的目的有三：一是通过切除或杀灭肿瘤组织，达到清除肿瘤，防止复发的目的；二是尽力保存或恢复神经功能；三是积极处理因肿瘤所致的继发性病损，如颅内压增高、脑疝、脑水肿、脑积水及癫痫等。小脑幕上肿瘤的治疗仍是以上述三点为目的展开。并且因幕上分腔大，内容物多且复杂，大脑半球的所有重要功能区及大部分的皮质和皮质下中枢均位于此腔内，大部分供应脑组织的重要血管亦走行其间，使得位于小脑幕上肿瘤的治疗显得更为复杂，常常需要考虑的问题有：切除肿瘤的范围是否过小或过大；手术中是否需行内、外减压；是否需在术后再行放疗或化疗，能否防止或推迟肿瘤复发；怎样能最大限度地保护神经功能而又能清除肿瘤；对位于危险区域的肿瘤，是冒险全切还是适当保留，其利弊关系如何；肿瘤的血供来源，能否处理某些与肿瘤相关的血管；如何把握手术与非手术治疗的时机；肿瘤的良性、恶性及间变性对治疗方式和预后的影响等。颅内肿瘤的治疗手段很多，对于幕上良性肿瘤，如体积较小、位置表浅且位于非功能区,又未与重要的神经、血管相邻,手术全切除应是其最为有效的治疗方法,多可治愈;但幕上大多数肿瘤,因受其性质、位置、相邻关系的影响,需采用多种方法综合治疗,才能达到临床治愈或延长生存期的目的。

(一)手术治疗

1.手术指征　手术治疗仍是目前对于颅内肿瘤最常用和最有效的治疗手段。小脑幕上肿瘤的手术指征与颅内肿瘤的手术指征应是一致的,包括两方面,两者应至少具备一方面:一是有颅内压增高,二是有局部脑神经受压。

2.常用手术方法

(1)肿瘤切除术:按肿瘤切除的范围又可分为肿瘤全切除和肿瘤部分切除术。后者可根据切除程度分为次全切除(切除90%以上)、大部切除(切除60%以上)、部分切除和活检。对于幕上恶性肿瘤,要行肿瘤全切除,不但要切除肉眼所见的肿瘤组织,还应切除被肿瘤所侵蚀的周围脑组织,因此,只有肿瘤位于幕上某些所谓的"哑区",如额极、颞极、右额叶或右颞叶等,才能达到全切除根治的目的。而相当一部分幕上肿瘤,或因肿瘤浸润性生长而无明显边界,或因其部位深在及位于重要功能区,或因与重要的血管神经比邻,使其难以达到全切除,而只能行部分切除或称姑息性手术。

(2)内减压术:对于因种种原因肿瘤不能全切的患者,可考虑行内减压术,即将肿瘤周围的脑组织大块切除,其目的是降低颅内压,同时增大颅内的代偿空间,延长患者生存期。内减压术必须注意的是,切除的脑组织必须是脑非重要功能区,内减压的部位应在肿瘤周围,且内减压应充分。幕上肿瘤在行内减压时,常用以切除的脑组织是额极、颞极、枕极等部位。

(3)外减压术:即切除颅骨并打开硬脑膜,扩大颅腔容积,以降低颅内压。常用的术式有颞肌下减压术、去骨瓣减压术等。对幕上肿瘤而言,外减压术一般用于一些大脑半球深部肿瘤,手术切除范围极小或仅行活检术又不能行充分的内减压术者。不过,因大骨瓣减压术会严重影响患者容貌,发生脑组织膨出,并有可能导致肿瘤复发生长加快,应尽量少用。临床上还可采用敞开硬脑膜,浮动骨瓣的方式行外减压。

(4)脑脊液分流手术:幕上肿瘤位于三脑室、松果体区等部位者,可能造成梗阻性脑积水,使颅内压急剧增高。对此可行脑脊液分流术,常用的术式有脑室外引流术、脑室腹腔分流术等。手术目的是缓解颅内高压,挽救生命,为切除肿瘤争取时间。

(二)降颅压治疗

如前所述,颅内压增高是颅内肿瘤最常见的病理生理改变,小脑幕上肿瘤导致局灶性颅内压增高,进而形成小脑幕切迹疝,威胁患者生命。患者无论是在肿瘤生长过程中,还是手术治疗前后以及进行其他治疗过程中,均有可能因肿瘤直接占位或继发的脑水肿而产生颅内高压,因此降颅压治疗应贯穿颅内肿瘤治疗的始终。从颅内压增高的原因来看,手术切除肿瘤是降低颅内压的根本,但是并非所有的肿瘤均能行手术切除,大部分肿瘤仅能行肿瘤部分切除,还需辅以放疗和(或)化疗等手段;而且,在行肿瘤手术治疗的前后,如何缓解脑水肿,降低颅内高压,亦是争取手术时机,促进神经功能恢复的重要措施。

降颅压治疗的方法主要是缩减颅腔内容物的体积,如减轻脑水肿、减少脑脊液量与颅内血流量等。

1.缩减脑体积　主要是减轻脑水肿。这是一种综合治疗方法,而不是单纯地使用脱水药物。

(1)限制入量:一般脑水肿合并颅内高压的患者,常是脱水与限水联合应用。一般限制入量为正常生理需要量的一半。成人每日输液量在1500~2000ml以内(小儿按60~80ml/kg计算)。并适当限制钠盐,亦为正常生理需要量的一半。成人正常需要量为10mg/d,相当于生理盐水1000ml,故常选用5%葡萄糖生理盐水500ml,再加上1000~1500ml葡萄糖液进行补充。

(2)保持呼吸道通畅:因缺氧可能加重脑水肿,故保持呼吸功能的正常至关重要。对昏迷患者应行气管切开术,并给予持续低流量吸氧。

(3)适当体位:保持头高脚低位,床头适当抬高 15°～30°,以利于颅腔静脉回流,降低颅内压。

(4)高渗性脱水剂:作用机制是当高渗性液体进入静脉后,迅速使血浆渗透压增高,在血脑屏障良好的情况下,血浆与脑组织之间形成渗透压力差,脑组织液体进入血液中,从而减少脑体积,达到降低颅内压的目的。临床上常用的高渗性脱水剂有 20%甘露醇溶液、25%甘油果糖溶液等。在高渗性脱水剂的应用过程中,由于高渗性液体分子不断进入脑组织液体中,脑组织液体不断流出,使血浆和脑组织液体间的渗透压差逐渐消失,脱水作用也逐渐减弱。因此,高渗性脱水剂在使用较长时间后,其作用会逐渐减弱,甚至在脑组织液体和血浆之间形成反渗透压差,而形成压力反跳现象。因此在选用高渗性脱水剂时,应选择分子质量较大,产生反跳现象较少的药物。20%甘露醇由于其脱水作用迅速、强烈且持续较久,故为高渗性脱水剂的首选。一般认为,应反复、多次、小剂量使用甘露醇,脱水效果更佳且反跳现象出现更晚。临床常用 125ml 静脉输入,每 6～8h 一次。此外,近来用于临床的甘油果糖、七叶皂苷钠等也有较好的脱水作用,且不良反应小,但起效较缓,一般与甘露醇合用为佳。

(5)利尿剂:通过其利尿脱水作用,使血液浓缩,渗透压增高,从而使脑组织脱水并降低颅内压。常用的利尿剂有呋塞米。呋塞米不但能利尿,还能使脑脊液的生成率降低 40%～70%。一般应与高渗性脱水剂配合使用效果更好。临床常用量 0.5～2mg/kg,肌内注射或静脉注射,每日 1～6 次。利尿剂应用过程中应注意电解质的补充。

(6)人体白蛋白或浓缩血浆:提高血浆胶体渗透压,起到脱水降颅压的作用。一般在应用高渗性脱水剂较长时间后,脱水效果不佳时使用,效果更好。

(7)激素:肾上腺皮质激素有调节血脑屏障、改善脑血管通透性、抑制垂体后叶抗利尿激素分泌、减少储钠和排钾以及促进细胞能量代谢、增强机体对伤病的应激能力等作用,对防治脑水肿有效。还有人认为,肾上腺皮质激素有减少脑脊液分泌的作用。临床上常用的有地塞米松、氢化可的松和甲泼尼龙。地塞米松成人首次用量为 10mg 静脉滴注,以后每 6h 5mg,每日用量 20mg。甲泼尼龙可明显改善瘤周水肿。应用肾上腺皮质激素治疗应注意预防感染及消化道出血,大剂量使用时还应注意水、电解质紊乱的问题。一般大剂量使用时间不应过长,以 3～5d 为宜。

2.减少脑脊液量

(1)脑室外引流术或脑脊液分流术:对因梗阻性脑积水所引起的颅内高压,可采用引流或分流手术,减少颅内脑脊液量,迅速降低颅内压。多用于脑疝急救及开颅手术前后暂时缓解症状及监测颅内压。

(2)碳酸酐酶抑制剂:能使脑脊液的产生量减少 50%而达到降低颅内压的目的。常用的有醋氮酰胺,成人剂量为 250mg,口服每天 3 次。

3.减少脑血流量　如亚低温、过度换气、高压氧及巴比妥类药物等。多用于颅脑外伤患者,而在颅内肿瘤患者中应用较少。

(三)放射治疗

放射治疗的适用范围包括:手术不能完全切除的肿瘤;肿瘤位置深在不宜手术者;肿瘤位于重要功能区,手术可能造成严重的神经功能缺失;患者全身情况太差不适合手术;肿瘤对放射线极敏感。随着放射物理及放射生物学的不断进步,近年来颅内肿瘤的放射治疗效果不断提高,对正常脑组织的损伤也日益减少,放射治疗的适应证范围越来越大。颅内肿瘤放射治疗方法有两种:体外照射法和体内照射法。

(四)化学治疗

化学药物治疗是颅内恶性肿瘤综合治疗的重要手段,并取得一定疗效。

1.常用的化学抗肿瘤药物　按作用机制分为细胞周期特异性和非特异性两类,目前最受重视的仍是亚硝基脲类,其化学结构和生物活性类似烷化物,能和瘤细胞的去氧核糖核酸聚合酶作用,抑制核糖核酸和去氧核糖核酸的合成,因此对增殖细胞的各期都有作用。此类药物为高脂溶性,游离度低,能通过血脑屏障进入脑及脑脊液中,从而能更好地发挥疗效。主要缺点是对造血功能有明显延迟性抑制作用。临床常用的亚硝基脲类药物有卡莫司汀(BCNU)、环己亚硝脲(CCNU)、甲环亚硝脲(Me-CCNU)等,替莫唑胺(TMZ)生物利用度高、组织分布好,且毒性小、耐受性好,对恶性胶质瘤有较好的疗效。此外,其他类型的化学治疗药物还有抗代谢类如甲氨蝶呤(MTX)、生物碱类如长春新碱、铂类抗肿瘤药物如顺铂等。

2.给药途径

(1)全身给药:包括口服、肌内注射和静脉给药几种不同的途径,优点是方法简单,便于掌握;缺点是药力作用分散,全身毒性作用重,故全身给药途径不太适用于颅内肿瘤。

(2)局部给药:包括鞘内给药、动脉内给药和肿瘤腔内给药等。局部用药可以提高肿瘤局部的药物浓度,还可以减轻全身用药所引起的多器官毒性作用,是目前认为最好的给药方法。

(3)配伍用药:联合使用不同的化学治疗药物可以提高疗效,减少毒性和耐药性。配伍用药应选用不同作用机制,对正常组织毒性作用不同的药物:两种以上不同特点的药物可以同时使用,也可交替或序贯使用。

此外,在应用化学治疗期间,应注意可能出现的毒性作用。如出现颅内压增高,昏迷,抑制骨髓造血功能等,一旦发生,应给予及时正确处理,必要时应停止用药。

(五)免疫治疗

已经证明恶性肿瘤的患者免疫力低下,所以免疫治疗对恶性脑肿瘤也是必需的。不过在脑肿瘤的治疗上,特异性免疫疗法目前尚未达到临床应用的阶段,非特异性免疫疗法则已应用于临床,如卡介苗疗法、转移因子、干扰素、淋巴因子的杀伤细胞(LAK)及白细胞介素等免疫制剂。

(六)血管内治疗

血管内治疗主要应用于颅内的血管性疾病如动静脉畸形、颅内动脉瘤等。但对颅内一些富血管性肿瘤如脑膜瘤、血管母细胞瘤等,由于其肿瘤血供十分丰富,手术切除困难,可于术前进行血管内栓塞术,从而明显减少肿瘤血液供应,并可造成肿瘤缺血坏死,为手术治疗做好准备。

四、不同部位的常见幕上肿瘤的治疗

(一)大脑半球肿瘤

发生于大脑半球脑实质内的肿瘤,最多见的是来自神经外胚层的神经胶质细胞瘤,少见的还有转移性肿瘤;此外,发生于大脑凸面的脑膜瘤是位于脑外的肿瘤,对大脑半球主要是压迫性损害,也归此部位肿瘤范围。

大脑凸面脑膜瘤的治疗以手术切除为主,一般疗效很好。术中术后需注意的问题有:①出血问题。一般脑膜瘤血供丰富,术中出血较多,特别是在开颅翻转骨瓣时更易出血,故应在此前作好输血准备,手术中应尽快翻开骨瓣,只有骨瓣翻开与肿瘤脱离关系,出血才容易控制;对于术前估计血供特别丰富的脑膜瘤,可于术前先行血管内栓塞术,以减少肿瘤血供,减少术中出血。②对较大且呈不规则的脑膜瘤,可行肿瘤分块切除,以减少对周围脑组织的损伤。③对肿瘤与大脑表面附着部较宽的扁平型脑膜瘤,因其往往与大脑凸面黏着紧密,应充分估计到术中难以分离,容易损伤功能区皮质或重要的皮质浅静脉。④如肿瘤侵蚀硬脑膜甚至颅骨,则应将其一并切除,以减少复发,缺损处可先用适当的材料做一期修补。⑤术前有癫痫史者,术后应常规抗癫痫药物治疗,以免发生癫痫而加重脑水肿。

位于大脑半球实质内的神经胶质瘤,属恶性肿瘤,呈浸润性生长,其边界不清。除少数恶性程度较低,且范围局限于非功能区的星形胶质细胞瘤、少枝胶质细胞瘤外,手术一般不能做到全部切除,术后容易复发。故此类肿瘤采用手术切除辅以放射治疗及化学治疗的综合治疗方法,以延长患者生存时间。手术治疗应考虑两个问题:一是肿瘤切除的彻底性;二是术后的生存质量。对肿瘤位于非重要功能区者,如双侧额极或右颞叶,可连同毗邻的脑组织一并切除,以达到既尽可能切除肿瘤,又充分内减压的目的。但对于顶叶或优势半球的额、颞叶者,则不宜行肿瘤彻底切除。采用彻底切除肿瘤而以牺牲神经功能换取延长生存时间的方案一般情况下是不可取的。对颅内多发的肿瘤,手术切除则以内减压为主要目的,切除位于大脑半球实质内最主要的病灶,一般不宜切除所有颅内病灶。大脑半球神经胶质瘤的预后取决于肿瘤的恶性程度。星形胶质细胞瘤或少支胶质细胞瘤恶性程度较低,手术治疗后应用放射治疗和化学治疗,对延长生存期有肯定的效果;而对恶性程度较高的胶质母细胞瘤,虽经手术治疗,但其复发率仍很高,生存时间平均为 1 年。不过近年来越来越多的文献报道,手术后给予放疗联合替莫唑胺,对恶性胶质母细胞瘤有明显疗效。

(二)蝶鞍区肿瘤

位于蝶鞍区及三脑室前部的常见肿瘤有垂体腺瘤、颅咽管瘤及视神经胶质瘤,在治疗上各有其特点。

(三)松果体区肿瘤

松果体区及三脑室后部最常见的肿瘤有生殖细胞瘤、畸胎瘤、神经胶质瘤及松果体细胞肿瘤。这个部位的神经胶质瘤一般为邻近的肿瘤浸润生长所致.在治疗上没有更多特殊的方法,仍以手术治疗结合放疗及化疗的综合治疗为主,不过因该部位位置深在,邻近有重要神经组织结构及深部血管,因此手术难度很大,往往仅能作部分切除或作肿瘤活检;松果体细胞肿瘤是指来源于松果体实质细胞的肿瘤,包括松果体细胞瘤及松果体母细胞瘤,临床上极为少见,过去称为松果体瘤者大多为生殖细胞瘤或畸胎瘤。

1.生殖细胞肿瘤　　生殖细胞肿瘤是指发生于胚胎生殖细胞的肿瘤,包括生殖细胞瘤、畸胎瘤、恶性畸胎瘤、内皮窦瘤及绒毛膜上皮癌等,其中好发于松果体区者为前 3 种。松果体区生殖细胞肿瘤的临床症状包括 3 个方面:因梗阻性脑积水而出现颅内压增高的症状;邻近结构受压的症状,如 Parinaud 综合征、下丘脑损害、共济运动障碍及听力障碍等;内分泌紊乱的症状,主要为性早熟。松果体区生殖细胞肿瘤的现代治疗包括手术、放射治疗及化学治疗,治疗方案的选择很大程度上取决于肿瘤的病理学诊断。

(1)手术治疗:松果体区肿瘤因其部位的特殊性和重要性,手术死亡率较高,是神经外科难度较高的手术之一。近年来,随着现代神经影像学、麻醉学及显微神经外科技术的发展,以及对局部显微解剖的深入研究,松果体区肿瘤手术死亡率不断降低,而且手术不但能直接提供病理学诊断、为进一步的放疗和化疗提供依据,还能缓解肿瘤压迫所造成的颅内高压及局灶性神经功能障碍,部分患者还能达到全切除肿瘤的目的。因此,现在越来越多的人主张采用直接手术的方法治疗松果体区肿瘤。手术入路通常有 5 种:①顶枕部经胼胝体入路,即切开胼胝体中后部显露肿瘤。②右颞顶枕经侧脑室入路,在侧脑室三角区处切开皮质进入侧脑室来显露肿瘤,适用于肿瘤大且侧脑室有明显扩大的肿瘤。③右枕经小脑幕入路,又称 Poppen 入路,经顶枕开颅,抬起枕叶并切开小脑幕来显露肿瘤,能较清晰显露术野,近年来应用越来越广泛。④幕下小脑上入路,又称 Krause 入路,经后颅窝正中开颅,向下牵拉小脑蚓部来显露肿瘤,适用于肿瘤位置偏后下者,当肿瘤不能全切除时便于行侧脑室枕大池分流术。⑤右额部经侧脑室入路,经右额中回切开皮质到达侧脑室前角,再经室间孔或切开第三脑室顶来显露肿瘤,适用于肿瘤位置偏前者。选择手术入路的原则,一是选择距肿瘤最近的入路,二是手术能够充分暴露肿瘤以减小对周围结构的损伤。此外,手术治疗还包括分流手术和立体定向活检术。前者的目的在于缓解颅内高压,为进一步的放疗和化疗或直接手术作准备,或用于肿瘤未能全切、脑脊液梗阻未完全通畅者,分流手术的方式有脑室-腹腔分流术及侧脑室-枕大池分流术。立体定向活检术主要是为明确肿瘤的病理学诊断,以根据其结果选择适当的治疗方案,适应证为肿瘤侵犯丘脑或中脑、高危患者以及肿瘤为多发者。

（2）放射治疗:生殖细胞肿瘤对放射治疗相对其他的颅内肿瘤来说更为敏感,其敏感性与肿瘤细胞的有丝分裂成正比,同时与性激素水平和肿瘤标志物的变化也有一定关系。因肿瘤生长在接近脑脊液循环通路的蛛网膜下腔,容易发生蛛网膜下腔种植,故许多学者认为应常规行全脑脊髓轴放疗。此外,对于中、小型松果体区肿瘤,还可行 γ 刀治疗。

（3）化学治疗:近年来有关生殖细胞肿瘤的化疗越来越受到重视。化疗作为生殖细胞肿瘤综合治疗的重要组成部分,既可用于患者的初次治疗,也可用于手术和放疗后复发的患者。常用的药物有顺氯铵铂、甲氨蝶呤、长春新碱及平阳霉素等。

多数学者认为,合理的生殖细胞瘤治疗应为个体化、综合性治疗。有典型影像学表现或经活检证实的,首先采用化学治疗,待肿瘤明显缩小甚至消失后,在原发部位采用小剂量(30Gy)的放射治疗,既可达到最佳疗效,又可减少放射治疗的远期不良后果。

2.松果体细胞肿瘤　松果体细胞肿瘤是指来源于松果体实质细胞的肿瘤,在临床上以颅内压增高、邻近脑受压及性征发育迟缓为特点。治疗以手术为主。肿瘤对放疗及化疗均不敏感。手术治疗应采用直接手术的方法,既能切除肿瘤,又能解除肿瘤对周围结构如中脑等的压迫。手术入路的选择同前所述。对于肿瘤未能全切且脑脊液循环梗阻未完全解除者,应及时行脑室-腹腔分流术。对于没有明显局部压迫症状和颅内高压者,还可选择 γ 刀治疗。

（四）丘脑肿瘤

发生于丘脑最常见的肿瘤为神经胶质细胞瘤,其他少见的如转移性肿瘤。丘脑肿瘤属脑深部肿瘤之一。丘脑位置深在,邻近结构重要,其内侧和下方紧邻第三脑室和下丘脑,外侧毗邻内囊,如果手术中损伤邻近结构,将会导致偏瘫、生命体征严重紊乱、昏迷等严重后果。此外,丘脑肿瘤可能并发梗阻性脑积水和较严重的脑水肿,使患者颅内高压的症状出现较早、较重,即使肿瘤体积不大,也应及早手术,切除肿瘤,改善脑脊液循环通路,缓解颅内高压。丘脑肿瘤的治疗包括手术治疗、γ 刀、X 刀、普通放疗及化疗等方法。是否首选手术治疗将依据肿瘤的大小、并发颅内高压的程度及医院手术设备条件而定。

1.手术治疗　丘脑肿瘤的手术适应证包括:影像学检查证实丘脑肿瘤,肿瘤导致第三脑室受压、脑脊液循环障碍而出现颅内压增高,无明显手术禁忌者;肿瘤经 γ 刀、X 刀、普通放疗等治疗无效或肿瘤治疗后还有增大者。对于丘脑病变性质不明者,不宜过分积极手术,应予保守治疗,定期复查。丘脑的转移性肿瘤或合并其他部位的颅内多发性肿瘤,手术治疗不能显著延长患者的术后生存时间,故除非为紧急降颅压而行急诊手术外,一般不主张手术治疗。手术入路根据肿瘤所在丘脑的位置不同而定,其原则也是选择距肿瘤最近、周围损伤最小的路径。经侧脑室前角入路,采用额部切口,适用于丘脑前部的肿瘤;经颞叶中下部入侧脑室颞角入路,采用颞部切口,适用于丘脑中部的肿瘤;经颞顶枕侧脑室三角区入路,适用于丘脑后部的肿瘤突到侧脑室三角区者;经翼点入路,适用于位于丘脑前下部的肿瘤。随着显微神经外科技术的提高,以及近年来导航系统在神经外科手术中的应用,使医生可以根据影像学资料在术前就设计好手术路径,术中在导航系统的指导下,准确地到达肿瘤所在区域,可将周围组织的损伤减小到最小。手术过程中要特别小心,尽量避免损伤穿支血管及脑深部的重要结构。丘脑肿瘤多为浸润性生长,手术难以达到全切,因此手术部分切除肿瘤、改善脑脊液循环是关键。手术后应行持续脑室内引流48~72h,并密切观察引流脑脊液的量、颜色及脑脊液检查结果,如脑脊液持续血性且颜色较浓,应及时复查 CT,排除术区出血可能。丘脑肿瘤手术内减压往往不够充分,如术后脑水肿严重,出现颅内高压者应及时再行手术去骨瓣减压。此外,术后应密切注意患者神经体征、生命体征变化情况,如出现高热、生命体征严重紊乱者,应警惕下丘脑损伤可能,需及时处理。

2.γ刀治疗　丘脑肿瘤应是颅内较适合行γ刀治疗部位之一。治疗的适应证是:肿瘤直径小于3cm,没有明显的脑积水及颅内高压者;行部分切除术后的残余肿瘤,γ刀治疗能延缓肿瘤复发;颅内多发性脑转移瘤包括丘脑病灶者。γ刀治疗仍需注意防止放射性脑水肿及放射损伤周围正常结构等问题。

3.化学治疗　丘脑肿瘤多为生长活跃的星形胶质细胞瘤或多形性胶质母细胞瘤,有学者提倡术后早期化疗。化疗药物的选择应根据肿瘤的不同病理学类型。神经胶质瘤术后口服替莫唑胺是公认的有效方法。

(五)侧脑室内肿瘤

侧脑室内肿瘤以室管膜瘤、脉络丛乳头状瘤和脑膜瘤较为多见。另外有些位于侧脑室周围的神经胶质瘤也可向侧脑室内生长。胶质瘤的治疗原则与大脑半球肿瘤相同,这里重点讨论前3种肿瘤的治疗。

1.室管膜瘤　根据WHO 1990年中枢神经系统肿瘤分类标准,室管膜肿瘤包括室管膜瘤、间变型(恶性)室管膜瘤、黏液乳头型室管膜瘤及室管膜下瘤。其中前两型占室管膜肿瘤的绝大多数。室管膜瘤有约1/4的病例发生于幕上,大多见于侧脑室,是侧脑室内肿瘤中最常见者之一。侧脑室室管膜瘤来源于侧脑室壁的室管膜细胞,以侧脑室前角及侧脑室体部多见,一般肿瘤生长缓慢,可以长得很大而充满整个侧脑室,少数瘤体还可经室间孔进入第三脑室内。侧脑室内室管膜瘤在早期症状往往不明显,而在肿瘤长到很大体积,导致脑脊液循环障碍时才出现颅内压增高及神经系统定位体征。脑室内肿瘤的特征性表现是出现随头位变化的头痛及呕吐。室管膜瘤的治疗有手术治疗和放疗,其中仍以手术治疗为主。

(1)手术治疗:室管膜瘤生长缓慢,一经诊断应及时手术治疗。手术目的是切除肿瘤并解除脑脊液循环通路梗阻。常用的手术入路有额前入路、三角区入路和枕部入路。额前入路手术经额中回皮质造瘘进入侧脑室前角,适用于肿瘤位于侧脑室前角,且侧脑室较大者。若肿瘤体积小而侧脑室正常者,此入路可能造成较大的脑皮质损害;三角区(颞顶枕)入路适用于肿瘤位于侧脑室三角部者,皮质切口可选择顶后、颞顶、颞中上回等,切口应保持沿脑回方向切开,并要避开重要功能区;枕部入路用于肿瘤位于侧脑室枕角者。选择手术入路的原则仍是取距肿瘤最近的部位开颅,术中如室间孔通畅,应放入棉条将室间孔堵塞,以免出血流入脑室系统,造成脑室系统梗阻以及血液刺激使患者术后发热。肿瘤较大且基底宽者,应行分块切除,以免术中损伤正常脑组织。对于恶性室管膜瘤,可能因肿瘤呈浸润性生长,周围解剖关系难以分清,完全切除有困难,不可强行切除,对残余的肿瘤可用双极电灼破坏瘤组织。如肿瘤造成室间孔堵塞难以打通者,术中应行透明隔造瘘或二期行脑室-腹腔分流术。侧脑室内肿瘤术后需行持续脑室内引流48~72h,注意观察脑脊液引流量及性状,及早发现再出血、脑脊液循环不通畅等情况,给予及时处理。

(2)放射治疗:室管膜瘤是对放疗中度敏感的肿瘤。多数学者认为术后放疗有助于改善患者预后。原则上不论肿瘤是否全切均应行放射治疗。放射治疗的范围视肿瘤的病理检查而定,室管膜瘤可仅行头部局部放疗,而对于恶性室管膜,因曾有椎管内种植转移的报道,故多数人主张应行全脑脊髓轴放疗。

2.脉络丛乳头状瘤　脉络丛乳头状瘤是缓慢生长的良性肿瘤,起源于脑室的脉络丛上皮细胞。侧脑室脉络丛乳头状瘤以儿童多见,肿瘤在侧脑室者多位于三角区,也可发生于侧脑室下角、前角或体部。临床表现有颅内压增高和局灶性神经系统体征两大类。肿瘤不但能因位置关系导致梗阻性脑积水,也可因肿瘤影响脑脊液分泌与吸收紊乱而形成交通性脑积水,放大部分脉络丛乳头状瘤的患者都伴有脑积水。

脉络丛乳头状瘤以手术治疗为主,因肿瘤为良性,一经诊断即应手术。肿瘤多位于侧脑室三角区,手术入路与侧脑室室管膜瘤相同,可经三角区入路。采用颞顶皮骨瓣开颅,在颞后横形切开皮质到达三角区。肿瘤在侧脑室与脉络丛相连,往往呈游离状,多数情况可望全切,有时肿瘤与脉络丛仅一系带相连,电灼连接处的蒂部即可完全切除肿瘤,患者可获痊愈。但也有少数肿瘤与脑室壁粘连紧密,或极少数脉络丛乳头状癌呈浸润性生长,只能作部分切除。对肿瘤瘤体过大者不宜强求整个切除,可行分块切除,以免损伤周围重要结构。对于肿瘤未能完全切除,脑脊液循环通路未通畅者,术后应行脑室-腹腔分流术。肿瘤术后处理同侧脑室肿瘤的术后处理。

脉络丛乳头状瘤多数可达到全切除,术后患者可获得较满意疗效,无须再行放疗或化疗。只有少数病检报告为脉络丛乳头状癌者或肿瘤因故未能全切者应行放射治疗。

3.侧脑室内脑膜瘤 侧脑室内脑膜瘤多发生于侧脑室三角区,起源于侧脑室脉络丛组织,属少见的颅内脑膜瘤,约占颅内脑膜瘤的2%。这类肿瘤一般生长缓慢,早期症状不明显,出现症状来院就诊时肿瘤往往已较大。临床表现亦为颅内高压征和局灶性神经系统损害征,多有典型的脑室内肿瘤所具有的强迫头位。诊断主要依靠CT和MRI检查,脑血管造影可以显示肿瘤的供血动脉,侧脑室脑膜瘤的供血动脉多为脉络膜前动脉和脉络膜后动脉。

侧脑室内脑膜瘤的治疗以手术切除为最有效的治疗手段,预后较好,故一经诊断应及早手术。手术入路及方式同前,多采用经侧脑室三角区入路。一般脑膜瘤血供较丰富,应根据术前脑血管造影检查了解肿瘤血供来源。术中如肿瘤体积较小,通常可在肿瘤前极找到脉络膜前动脉,将此动脉电灼切断后,可大大减少出血,即可完整地取出肿瘤;如肿瘤体积较大,则应先分块切除肿瘤,待瘤体变小后再分离肿瘤各边界,找到脉络膜前动脉后可将肿瘤全切。手术操作应小心不要损伤脑室壁底面,否则可能导致术后患者昏迷。术中还应保护室间孔,避免出血流入脑室系统导致术后发热。侧脑室内肿瘤的手术全切率较高,术后可获治愈,一般无须行放疗。

4.中枢神经细胞瘤 中枢神经细胞瘤发病率低,肿瘤多位于侧脑室前部或室间孔附近,呈宽基底与侧脑室壁或透明隔相连。肿瘤边缘及内部可见多发囊泡,常见钙化。核磁共振检查T1WI、T2WI相均表现为等或略高信号,增强后呈轻至中度强化。免疫组织化学染色均显示神经突触素阳性。显微手术切除肿瘤是其最佳的治疗手段,预后较好。

(六)前、中颅窝底肿瘤

前、中颅窝底肿瘤以脑膜瘤最为常见,有嗅沟脑膜瘤、鞍结节脑膜瘤、蝶骨嵴脑膜瘤以及颅中窝脑膜瘤,此外还有三叉神经鞘膜瘤、海绵状血管瘤等,在治疗上各有其特点。

1.前、中颅窝底脑膜瘤 肿瘤的基底部与前、中、后颅窝底附着的脑膜瘤称为颅底脑膜瘤。颅底脑膜瘤手术治疗较为困难。因颅底有许多重要的血管和脑神经,手术难度较大,全切肿瘤困难,颅底脑膜瘤的治疗是神经外科领域的难点之一。尽管如此,前、中颅窝底脑膜瘤的治疗仍以手术治疗为主,对不能全切除的脑膜瘤术后予以放疗可预防复发,对于复发的脑膜瘤,再次手术仍是首选的治疗方法。近年来手术器械及显微神经外科技术的进步对颅底脑膜瘤的手术疗效的提高起到了关键性的作用。

(1)嗅沟脑膜瘤:肿瘤基底位于前颅窝底筛板及其后方,虽源于一侧,但由于肿瘤接近中线,多数肿瘤在稍大时即可通过大脑镰下跨越到对侧形成双侧肿瘤。临床表现有嗅觉丧失、视力障碍、精神症状及颅内高压。CT及MRI检查可以诊断,肿瘤的血供主要来自其在颅底硬脑膜上附着区的筛前动脉和脑膜前动脉,肿瘤后部可有来自大脑前、中动脉的分支供血。

手术入路包括单侧额部入路、双侧额部入路和翼点入路。单侧额部入路适用于位于一侧的小型脑膜瘤;对于中度大小以上的双侧肿瘤,尤其是大的双侧嗅沟脑膜瘤影响到视神经、视交叉者,可选择冠状切口双侧额部入路;翼点入路手术是近年来才开始使用的手术方式,是为克服额部入路手术可能发生的桥静脉损伤、脑脊液漏、前动脉损伤及颅内感染等缺点而采用的方式。前两种入路基本要求额部钻孔要足够低,以利于暴露前颅底,减少对额叶的牵拉,尽量避免打开额窦,以防感染和脑脊液漏。游离肿瘤应从颅底肿瘤基底部开始,以减少出血。肿瘤较大者应先行瘤内切除,待瘤体缩小后再分离周围。分离肿瘤后下部时,应小心保护视神经、视交叉及双侧大脑前动脉。对受侵犯的颅底硬脑膜和筛板也可一并切除,但需一期修补,以防术后发生脑脊液漏。因手术中对脑组织的牵拉较重,术后往往并发脑水肿较重,从而引起颅内高压,应于术后使用脱水剂及激素。

(2)鞍结节脑膜瘤:脑膜瘤发生自蝶骨平台、鞍结节或鞍膈,周围紧邻视神经、视交叉、大脑前动脉及下丘脑等重要结构。肿瘤的供血动脉来自鞍结节及其周围的硬脑膜血管,即眼动脉和脑膜中动脉的分支。临床上以视力减退、双颞侧偏盲为首发和主要症状。CT及MRI可以确诊。

手术入路一般采用冠状皮瓣右侧额部入路。如肿瘤偏左也可采用经左侧额部入路,如肿瘤较大还可经双侧额部入路。手术的步骤与嗅沟脑膜瘤相似,首先切断肿瘤血供,电灼肿瘤与硬脑膜的连接部;然后从肿瘤内切除肿瘤,可用超声吸引器(CUSA)吸除肿瘤内容物;最后分离肿瘤壁,这一步是全切除肿瘤的关键,但也有可能是伤及视神经、大血管的危险一步,故应小心操作,最好能在手术显微镜下进行。对于肿瘤大,且与视神经及颈内动脉粘连紧密者,全切肿瘤往往有困难,这种情况下不宜勉强全切,应先于瘤内切除肿瘤,达到视神经减压的目的。手术后处理同嗅沟脑膜瘤。

(3)蝶骨嵴脑膜瘤:肿瘤起源于蝶骨大、小翼。按肿瘤位于蝶骨嵴上的不同部位分为三大类:蝶骨嵴内1/3脑膜瘤(床突型)、中1/3脑膜瘤(蝶骨小翼型)和外1/3脑膜瘤(蝶骨大翼型)。近年来又将此传统的定位方法简化为2型,即外侧型和内侧型。不同部位的蝶骨嵴脑膜瘤有其不同的临床特点和手术方式。内侧型早期即症状明显,临床表现为视力障碍,第Ⅱ、Ⅳ、Ⅵ及第Ⅴ对脑神经第1支损害;外侧型症状出现较晚,早期仅有头痛而缺乏定位体征,少数可有癫痫发作,晚期均可出现颅内压增高。

蝶骨嵴脑膜瘤为良性肿瘤,手术切除是最有效的治疗方法,原则上一经确诊即应行手术治疗,对颅内压增高明显者应尽早手术。蝶骨嵴脑膜瘤的手术全切较为困难,特别是内侧型肿瘤。对肿瘤较小者或外侧型脑膜瘤,可行肿瘤全切,但对于内侧型肿瘤包绕颈内动脉或大脑中动脉,或肿瘤侵入海绵窦者,全切肿瘤难度很大,可考虑行肿瘤次全切除或大部切除。在手术入路的选择上,无论内侧型还是外侧型,多采用以翼点为中心的额颞入路。手术步骤大致同前各种颅底脑膜瘤,首先设法控制颈外动脉对肿瘤的血供,一般是沿脑膜中动脉寻找棘孔,然后电凝切断脑膜中动脉,用小棉球填塞棘孔;然后先从瘤内切除肿瘤,缩小瘤体后再分块分离瘤壁,争取全切除肿瘤。内侧型脑膜瘤切除过程中应十分小心勿损伤颈内动脉、大脑中动脉及其分支。术中还应注意保护脑神经、海绵窦等免受损害。外侧型脑膜瘤周围无重要神经、血管,大多呈球形,故通常可行手术全切。对于未能全切的内侧型肿瘤,术后可辅以放疗以延缓复发。对复发的蝶骨嵴脑膜瘤可行再次手术,不过因肿瘤复发时有可能已长入海绵窦或与颈内动脉粘连更为紧密,手术难度会更大。

(4)中颅窝底脑膜瘤:中颅窝脑膜瘤是指位于蝶骨嵴和颞骨岩部之间,源于颞窝的脑膜瘤。肿瘤常与硬脑膜有广基相连,手术切除困难。临床上以三叉神经受损为主要表现,并可出现一侧动眼神经损害、听力下降、中枢性面瘫或同向性偏盲。

此部位肿瘤早期临床症状即很明显,故一经确诊应尽早手术。手术采用中颅窝入路,骨瓣应较大,颅骨切除到中颅窝最低处。对肿瘤位于中颅窝外侧者,可行全切除;对肿瘤位于内侧向鞍旁发展或侵入海绵窦者,全切除困难,应在显微镜下操作。

2.三叉神经鞘膜瘤 三叉神经鞘膜瘤源于半月节的Mechel囊鞘膜或三叉神经根鞘膜,其中生长于半月神经节的肿瘤位于中颅窝,属幕上肿瘤,占三叉神经鞘膜瘤的大多数。肿瘤逐渐长大可侵犯岩骨尖、蝶骨大翼内侧、中颅窝底、蝶鞍侧面及前床突。临床表现以三叉神经痛或患侧面部麻木为首发,以后随肿瘤的生长方向不同,出现Ⅲ、Ⅳ、Ⅵ脑神经损害的表现,后期可有脑积水、颅内压增高等。

治疗主要是手术切除。三叉神经鞘膜瘤属良性肿瘤,一旦确诊应争取全切,如肿瘤过于巨大,则只能做部分切除,因肿瘤一般生长缓慢,复发后可行再次手术切除。手术入路采用颅中窝经颞部入路。手术可在显微镜下进行,在切开覆盖于肿瘤表面的硬脑膜时应先行穿刺,如有囊液可予抽出。对较大的肿瘤,应先作囊内分块切除,然后再切除肿瘤包膜以达到全切除。

(七)与静脉窦相邻的肿瘤

静脉窦是由硬脑膜的骨膜层和脑膜层在特定部位相互分离而形成的腔隙,内衬内皮细胞,充以静脉血。因静脉窦壁不易塌陷,损伤时出血凶猛。正因为如此,一些与静脉窦相邻继而侵蚀静脉窦的肿瘤,手术切除的难度较大,特别是要达到彻底切除肿瘤并保留静脉窦功能的目的,目前仍是神经外科手术中的难点。这类肿瘤中常见的小脑幕上肿瘤有矢状窦旁脑膜瘤和海绵窦肿瘤。矢状窦旁脑膜瘤的治疗主要为手术切除,海绵窦肿瘤的治疗则依肿瘤的类型不同而各有不同。

1.矢状窦旁脑膜瘤　矢状窦旁脑膜瘤是指脑膜瘤基底附着于上矢状窦的脑膜瘤,肿瘤可侵蚀矢状窦。肿瘤一般生长缓慢,早期没有明显症状,肿瘤生长较大后可出现偏瘫、癫痫、精神障碍及颅内高压等表现。CT及MRI能确诊本病,脑血管造影有助于了解肿瘤血供及矢状窦的通畅情况。

矢状窦旁脑膜瘤一经诊断,只要没有手术禁忌,均应手术治疗。矢状窦旁脑膜瘤的切除手术比较困难,手术的难度取决于肿瘤的大小、血供及对矢状窦的侵蚀情况。手术过程出血较多,术前应充分备血。手术切口的设计应根据CT或MRI检查而定,一般采用马蹄形切口,过中线切口在开颅时出血相对较少。开颅过程是出血最多的一步,操作应迅速有序,控制出血。对中1/3矢状窦旁脑膜瘤常有中央上静脉跨过肿瘤生长,如损伤此静脉可能导致术后较为严重的肢体偏瘫,故手术中应尽量避免损伤中央静脉,可沿中央静脉前后切开肿瘤后再分块切除。当肿瘤侵犯矢状窦但未完全闭塞时,彻底切除被肿瘤侵蚀的矢状窦,再修补或再造矢状窦仍是目前的技术难点。对位于矢状窦前1/3的脑膜瘤,可连同被侵蚀的矢状窦一并切除,但对于中后1/3的脑膜瘤,如术前造影证实矢状窦尚通畅,则应在切除这一段矢状窦后行矢状窦修补重建术,目前常用的修补材料有大隐静脉或人工血管等。矢状窦旁脑膜瘤手术效果较好,对于术后复发者,仍以再次手术为治疗的首选,而且因复发性肿瘤多数侵犯上矢状窦并使之完全闭塞,二次手术即可将肿瘤连同矢状窦一并切除,手术难度要低于第一次手术。也有人主张对手术未能全切除的矢状窦旁脑膜瘤术后辅以放疗。

2.海绵窦肿瘤　海绵窦肿瘤分为原发性和继发性,原发性肿瘤是指直接起源于海绵窦的肿瘤,包括起源于海绵窦内的肿瘤如脑膜瘤、血管外皮细胞瘤以及起源于海绵窦外侧壁的肿瘤如神经鞘瘤,在临床上很少见;继发性肿瘤指起源于邻近结构,侵犯或穿透海绵窦的肿瘤,如侵袭性垂体瘤、脊索瘤、内侧型蝶骨嵴脑膜瘤、鼻咽癌及转移性肿瘤。海绵窦肿瘤的临床表现依肿瘤起源部位、大小、发展方向不同,症状各异,但均有较为典型的海绵窦综合征的表现,如第Ⅲ、Ⅳ、Ⅵ及Ⅴ对脑神经的第1支神经损害、突眼、结膜水肿、眼外肌活动障碍、眼眶部疼痛等。海绵窦肿瘤的诊断依靠CT及MRI,其中MRI可清楚地显示肿瘤与海绵窦、颈内动脉的关系,特别是确诊硬膜间海绵窦肿瘤的良好手段。海绵窦肿瘤的治疗依肿瘤的性质不同而有不同。对原发于海绵窦的良性肿瘤如脑膜瘤、神经鞘瘤等,应尽可能行根治性手术切除;对侵入海绵窦的肿瘤如侵袭性垂体瘤、脊索瘤、内侧型蝶骨嵴脑膜或中颅窝脑膜瘤以及一些对放疗、化疗不敏感的恶性肿瘤,在窦外肿瘤可能切除时,可在条件允许的情况下行手术切除;对放疗敏感的恶性肿瘤如鼻咽癌及其他转移性肿瘤,可首选放疗。

由于海绵窦的特殊解剖特点,直接手术容易损伤颈内动脉,引起难以控制的出血和脑缺血,因此目前海绵窦肿瘤的直接手术仍是难度较高的手术。手术入路应根据肿瘤在海绵窦内的位置或侵入海绵窦壁的部位而定,常用的有:经上壁入路,适用于原发于或侵入海绵窦前部的病变如蝶骨嵴内侧脑膜瘤、鞍结节脑膜瘤等;经外侧壁入路,适用于中颅窝肿瘤侵入海绵窦者,如源于海绵窦外侧壁的神经鞘瘤;内侧壁入路,适用于切除海绵窦内侧壁的肿瘤如侵袭性垂体瘤等；后壁入路，适于显露颈内动脉岩骨段和海绵窦段交界处，也可用于切除延及颞下窝的肿瘤如中颅窝脑膜瘤：对侧壁入路，主要适用于鞍结节或蝶骨嵴内侧型脑膜瘤侵入同侧海绵窦内侧壁者；联合入路，适用于肿瘤较大同时占据前、中颅窝且广泛侵入海绵窦者。海绵窦手术前应充分利用影像学检查，明确了解肿瘤的起源部位、发展方向、毗邻关系和血供情况，以选择最为合适的手术入路，术前还应备足血源，以防术中大出血时措手不及。海绵窦手术必须应用显微神经外科技术，手术在显微镜下进行。对于良性肿瘤如脑膜瘤、神经鞘瘤，不论位于窦内还是窦壁，均应力求全切以防复发；对于恶性肿瘤，呈浸润性生长，与周围组织粘连紧密，可行部分切除，术后辅以放疗。对于术前影像学检查提示颈内动脉已受侵蚀者，或术中可能损伤颈内动脉者，术前应行 Mata 试验以建立脑内动脉侧支循环。术中发生颈内动脉损伤时，如条件允许还可在暂时阻断血流的情况下，及时对破损进行修补或颈内动脉重建。

（张海峰）

第三节　颅内小脑幕下肿瘤

一、概述

小脑幕下肿瘤系指小脑幕以下，后颅窝颅腔内的所有肿瘤。

（一）小脑幕下肿瘤的类型、发病率及发生部位

相对于小脑幕上肿瘤而言，发病率稍低；但在儿童中发病率高于幕上肿瘤。小脑幕下肿瘤以胶质瘤最多见，其发病率接近 50％；其次是神经纤维瘤和神经鞘瘤，约占 20％；第 3 位是脑膜瘤，其发病率超过 10％；剩余不到 20％按发生多少依次为血管性肿瘤、胚胎残余肿瘤、转移瘤等。在胶质瘤中，星形细胞瘤最多，其次是髓母细胞瘤和室管膜瘤。上述肿瘤中，星形细胞瘤好发于小脑半球，髓母细胞瘤多见于小脑蚓部，并突入第四脑室。室管膜瘤多起源于第四脑室底。神经鞘瘤、神经纤维瘤好发于小脑脑桥角，临床上最多见的是听神经瘤、三叉神经纤维瘤。脑膜瘤多见于小脑脑桥角、小脑幕、小脑突凸面；血管性肿瘤（血管网状细胞瘤）多见于小脑半球；胚胎残余肿瘤（主要指表皮样囊肿）好发于小脑脑桥角或斜坡；转移瘤多位于小脑半球。

就某一解剖部位而言，小脑半球多为星形细胞瘤、血管网状细胞瘤、转移瘤；小脑蚓部多为髓母细胞瘤；第四脑室多为室管膜瘤；脑干多为星形细胞瘤、海绵状血管瘤和血管网状细胞瘤：小脑脑桥角多为听神经瘤、脑膜瘤、表皮样囊肿和三叉神经纤维瘤：斜坡区多为脑膜瘤、表皮样囊肿和脊索瘤；颈静脉孔区多为颈静脉球瘤、脑膜瘤和神经鞘瘤。枕骨大孔区多为脑膜瘤和神经鞘瘤。

（二）小脑幕下肿瘤的诊断要点

小脑幕下肿瘤的定位诊断和定性诊断主要依据特征性的临床表现和影像学检查结果。其诊断要点如下：①进行性颅内压增高表现。②特征性的局部症状。包括以患侧肢体共济失调和水平性眼震为主要表现的小脑半球症状；以躯干性和下肢远端共济失调为主要表现的小脑蚓部症状；以交叉性麻痹为特征表现的脑干症状；以病变同侧多数中后组脑神经损害症状和小脑症状为主要表现的小脑脑桥角症候群。③内听道平片。一侧内听道扩大是诊断听神经瘤的可靠证据。④头颈部 CTA、椎动脉 DSA 造影。能直接、可靠地显示血管性肿瘤的性质和部位，通过肿瘤染色和血管移位的情况，可间接判断其他肿瘤的性质和部

位。⑤CT、MRI 检查。MRI 具有比 CT 更高的分辨率,能消除 CT 扫描时产生的后颅窝伪影,较好地作出肿瘤定位,对肿瘤定性诊断亦有很大帮助。⑥岩骨薄层 CT 扫描加三维重建可显示岩骨内重要结构,了解岩骨的破坏情况。⑦电测听及面肌肌电图可了解听力及面神经受累情况。⑧脑干诱发电位可了解脑干功能情况。

(三)小脑幕下肿瘤的现代显微神经外科手术治疗要点

后颅窝体积相对狭小,其内容纳重要神经、血管及脑干,对手术的精准性要求很高,应将现代显微神经外科手术理念贯穿手术全过程,从开始切硬膜到缝完硬膜均在显微镜下进行;磨内听道及岩尖骨质时均需在显微镜下进行;术中神经电生理全程动态监护必不可少;术中在 CT 影像神经导航下磨除岩尖可指导岩尖骨质的安全磨除;均应行后颅窝骨瓣成形复位,减少枕下积液及脑脊液漏的机会;术中适时调整双极电凝的大小;术中 B 超的适时应用对小脑半球的肿瘤有重要意义;术中尽量减少自动脑牵开器的使用数量及使用时间;术中应在显微镜下用超声雾化(CUSA)行肿瘤分块切除;术中托手架的应用可增加长时间显微操作的精准性;均不需放硬膜下、硬膜外引流管;关颅时力求不透水缝合硬脑膜,缺损处取自体筋膜修补或用神经补片修补后用肌肉蘸耳脑胶粘贴,减少枕下积液及脑脊液漏的机会;分层严密缝合伤口后加压包扎。术前、术中、术后基本不需行脑室外引流术。增加后颅窝手术暴露空间的正确方法为:安全磨除颅底骨质而非切除脑组织;缓慢释放脑脊液以防颅内压下降太快、太多;用 CUSA 逐渐切除肿瘤组织;通过上述操作以"时间换空间"缓慢增加暴露。对术前严重受压迫的脑干减压宜缓慢,以防过快的减压引起再灌注损伤,或剧烈的移位产生物理性损伤,即避免所谓"脑干摆动"。

二、病理生理

后颅窝容积小,因此其缓冲容积亦小。当后颅窝发生占位性病变时,较小的天幕下肿瘤即可引起幕下颅腔压力增高。且天幕下肿瘤易阻塞中脑导水管及其出口、第四脑室及其出口、环池等重要的脑脊液循环通路,引起脑积水。这进一步使颅内压升高,使小脑扁桃体受压下移,向枕骨大孔疝出,直接压迫延髓,常很快引起生命中枢衰竭,危及患者生命。疝出的扁桃体阻塞第四脑室中孔,加重脑积水,使颅内压进一步增高,从而加重脑疝。另外,当后颅窝肿瘤伴阻塞性脑积水而行侧脑室穿刺外引流时,若引流过快,由于天幕上压力骤降,导致小脑蚓部上端和小脑前叶的一部分经小脑幕切迹向上疝出,直接压迫中脑及其后部的四叠体、被盖部以及大脑大静脉等,可引起患者昏迷甚至死亡。因此,后颅窝肿瘤的治疗中,首先解除和缓解颅内高压是十分重要的一环。脱水剂的使用或加上较少且谨慎采用的侧脑室外引流是降颅压的临时措施,其作用亦有限,最根本的措施是手术切除肿瘤。

三、常见小脑幕下肿瘤的治疗

(一)听神经瘤

听神经瘤于 1991 年更名为前庭神经鞘瘤,占颅内肿瘤的 6%～10%,占桥小脑角肿瘤的 80%～90%。可单侧也可双侧,单侧者占 95%;双侧者占 5%,为神经纤维瘤病 2 型。随着肿瘤的生长及部位的不同,患者会出现不同的症状,肿瘤局限在内听道时主要症状为听力减退、耳鸣、眩晕等;肿瘤进一步生长进而可出现平衡失调;可影响到三叉神经而出现面部、角膜等感觉减退的症状;占位效应明显或伴脑脊液循环障碍时可出现颅内压增高的症状。随着影像技术水平的发展,前庭神经鞘瘤的检出率也逐年增高,通过询问病史,体格检查,听力检查,CT、MRI 检查即可诊断。近年来,一般根据肿瘤生长的位置进行分类:例如,

Samii 将其分为如下不同期:T1 期,纯粹内听道内肿瘤;T2 期,大部分位于内听道内,并向内听道外发展;T3a 期,肿瘤充满桥小脑角池;T3b 期,肿瘤内界接触脑干;T4a 期,肿瘤压迫脑干;T4b 期,肿瘤使脑干严重移位并压迫四脑室。

听神经瘤应首选显微神经外科手术切除,对于不适宜手术治疗或不愿意手术治疗的患者,可以谨慎采用 γ 刀或 X 刀治疗。随着显微神经外科技术的发展,听神经瘤手术治疗的死亡率已经下降到 1% 以下,其治疗目的已经由先前的降低手术死亡率转变为在全切肿瘤的情况下保留面神经功能和有效听力,提高患者的生存质量。根据术前岩骨 CT 薄层扫描资料评估内听道口形状和大小及结合 MRI 资料评估肿瘤形状及生长方式,决定内听道口磨除与否或磨除范围(部分巨大听神经瘤内听道口显著扩大,可少磨或不必磨除后壁),根据手术中肿瘤与周边粘连情况决定显露与分离面听神经的内听道端或脑干端的先后顺序,术前、术后采用 House-Brackmann(HB)分级方法对面神经功能进行评价。目前对于术前尚有有用听力的前庭神经鞘瘤患者,听力的保存成为首要的目标。术中进行脑神经肌电图、脑干听觉诱发电位(BAEP)监测,在术中、术末行面神经电刺激判断面神经的保留情况,可为术后面神经功能恢复进行预后评估。术中运用脑干听觉诱发电位(BAEP)和体感诱发电位(SSEP)监测脑干功能,以潜伏期延长＞10% 作为报警标准。记录自由肌电图和刺激肌电图监测三叉神经、面神经和后组脑神经功能。当无法辨别面神经时,以＜2mA 电流探测其位置。freeEMG 出现成簇发放非电凝干扰的波形时提示术者调整操作。肿瘤切除后测定面神经脑干端的最小刺激电流阈值可评价术后面神经功能。术中最小刺激电流平均为 0.27mA(0.05～0.5mA)者,术后 7～10d 面神经功能为 Ⅰ～Ⅱ 级;术中最小刺激电流平均为 0.73mA(0.45～1.6mA)者,术后 7～10d 面神经功能为 Ⅲ～Ⅳ 级;术中最小刺激电流为 4.0mA 者,术后 7～10d 面神经功能为 Ⅴ～Ⅵ 级。术末刺激强度≤3.8mA 即引起肌电反应者提示面神经功能相对较好。术中耳蜗电图、脑干听觉诱发电位(BAEP)、显微镜的应用,配合超声吸引和激光刀切除肿瘤,大大提高了听力的保留率。术中应权衡功能保留与肿瘤全切之间的关系。对于有面神经损伤的患者术后可在患者条件允许的情况下尽早行面神经-副神经吻合手术,可有效恢复面神经功能。

1.手术治疗

(1)手术入路:显微神经外科手术切除听神经瘤的入路选择应考虑肿瘤大小、部位、耳蜗神经和面神经受累程度,以及术者对各种手术入路的熟悉程度。手术入路主要有枕下入路、经迷路入路和颅中窝入路,以及在这 3 个入路基础上的改良入路。常见的手术入路如下。

1)枕下入路:又称枕下乙状窦后入路或乙状窦后内听道入路,主要适用于听神经瘤位于内听道骨管内者或向小脑脑桥角生长者。此入路视野开阔,能够达到脑干,并显露肿瘤的供血血管,便于术中止血;能够通过内听道后壁骨质的磨除达到切除内听道内的肿瘤;也有利于听力保存和面神经重建。枕下乙状窦后入路是神经外科医生最常采用的入路。

2)经迷路入路:通过乳突经迷路切除听神经瘤是最近和最直接的手术路径,也有利于保存面神经。但此入路手术后前庭功能和听力不能保存,它仅适用于骨管内型听神经瘤及向小脑脑桥角生长的小型听神经瘤且听力已完全丧失者,而对于直径≥3cm 的肿瘤无法完全切除,且无法直接看到小脑前下动脉,不适用于大型或巨大型听神经瘤,以及听神经瘤合并颅内压增高者。因经迷路入路需牺牲听力,现代显微神经外科很少采用。

3)颅中窝入路:主要适用于直径＜2cm 的听神经瘤,它能充分暴露内听道,有利于识别和保护面神经,肿瘤全切率高。由于后颅窝显露有限,出血控制比较困难。

4)经小脑幕入路:此入路仅适用于肿瘤体积巨大,已向中线和经小脑幕裂孔向前上生长进入颅中窝者;或向幕上生长压迫脑干,经枕下手术未能切除的残余肿瘤。

5)扩大的乙状窦前入路:此入路显露良好,范围广泛,从脑干到内听道底的大部分肿瘤均可看到,仅适合切除巨大型听神经瘤。术中可充分打开内听道的后壁,易于辨认和保护面神经。但此入路耗时较长,且磨除迷路会破坏听力,故只适用于听力完全丧失者。

(2)听力保存:听神经功能保留是听神经瘤手术的最高要求。听神经瘤术后的听力保留主要有三重含义:①术中保留蜗神经的完整性。②术后纯音测听(PTA)显示存在可测听力。③术后听力水平具有社会实用性,也称有用听力;确切地说,保留有用听力的手术才能称为听力保留的手术。

但是对于有用听力的定义,目前还没有统一的标准。Samii 等提出的有用听力标准是 PTA 阈值≤40dB,且言语分辨率(SDS)≥70%。Brackmann 等对有用听力的定义是 PTA≤50dB 且 SDS≥50%,目前应用最广泛的就是这种标准。他们提出术后听力分为不可测听力、可测听力、有用听力和听力保留。听力保留的定义是术后 PTA 较术前下降≤15dB 且 SDS 较术前增加≥15%。

耳蜗神经对术中的损害比面神经敏感,因而其手术的功能保留率较低,这就是为什么很多患者虽然做到了听神经的解剖保留,却不能保留有用听力甚至听力完全丧失。尽管已经应用多种技术和监测方法来提高听力的保存率,但枕下入路术后有用听力保留率仍低于50%。

影响听力保存的主要因素:①手术入路的选择。枕下入路和颅中窝入路及其两者的改良入路有利于保存听力。②肿瘤大小。肿瘤直径≥3cm 时保留听力的可能性很小,多数学者认为经枕下入路希望保留听力者肿瘤直径不能超过 2cm,经颅中窝入路时肿瘤直径不能超过 1.5cm。③肿瘤的生长方向。肿瘤向内听道底侵犯越少,听力保存成功率越高。④术前听力状况。术前听力越好,术后听力保存越容易。⑤术中诱发电位监测。术中监测技术的发展和应用,为听力保存提供了一种很好的方法。耳蜗电图监测内耳功能,听神经复合动作电位可辨认并监测耳蜗神经的功能,听觉诱发电位可监测耳蜗神经及脑干功能。术中需要结合上述三者来持续、动态监测耳蜗神经功能。⑥术者的手术技巧、经验与听力保存的效果有关。

(3)面神经保留:面神经保留是手术圆满成功的关键。随着显微神经外科的发展,枕下入路和颅中窝入路可以使面神经的保留率达 90%以上。面神经通常走行于前下方、前上方和正前方的肿瘤包膜与其表面的蛛网膜之间,对巨大肿瘤先行囊内分块切除,以便获取足够的操作空间来分离肿瘤包膜与面神经之粘连。在分离切除肿瘤囊壁时,用面神经刺激仪确定面神经位置,有助于保护面神经。术中面神经离断后,情况允许者可直接用生物胶行面神经重建。

为避免面神经的损伤,常采取以下措施:

1)在行肿瘤囊内切除前切开包膜时,必须仔细辨认包膜上有无神经走行,尤其是肿瘤巨大、面神经呈薄片状贴附于肿瘤包膜且神经走行变异大,最容易造成面神经损伤。

2)分离肿瘤包膜时如果肿瘤内侧与脑桥界面不清,则不应强行分离,否则极易将面神经于出脑干端损伤或离断,此时应改为先处理内听道内肿瘤,因为内听道内可十分清楚地辨认肿瘤与面神经的关系。

3)不要过分牵拉小脑以免间接牵拉面神经。

4)分离面神经与肿瘤时,应牵拉肿瘤而不是面神经。

5)坚持锐性分离。

6)一定要尽可能保留面神经的血供。

7)一定要尽量避免双极电凝的热损伤。

面神经保留包括解剖保留和功能保留,解剖保留是功能保留的基础。面神经功能评价采用 Hoese-Brackmann 分级(Ⅰ～Ⅵ级),一般于术后 2 周评价。肿瘤大小是影响面神经保留的重要因素,肿瘤越小,面神经解剖和功能保留率均较高。

面神经解剖保留是功能保留的基础,但即使解剖保留完整,有些患者术后仍有不同程度的面神经功能障碍,可能原因是:①手术时损伤了供应面神经的血管或术后供应面神经的血管发生继发性栓塞导致面神经的缺血性损害;②因肿瘤压迫面神经致其功能受损,术中牵拉加重其损害。面神经起始端固定,但容易因肿瘤压迫变扁、粘连,术中需注意分辨,手术时沿两端向肿瘤腹侧底面锐性分离,术中的操作技巧是相当重要的,不能仅追求神经形态的完整性而忽略血供的保护。

(4)术后主要并发症的防治

1)中后组脑神经损伤:三叉神经合并面神经损伤,容易引起角膜溃疡,对眼睑闭合不全者,需应用抗生素眼液或眼膏保护角膜,必要时行眼睑缝合;对舌咽神经和迷走神经损伤引起的吞咽困难、进食呛咳者应给予鼻饲。若咳嗽反射消失或减弱,需及时作气管切开术,以保持呼吸道通畅;

2)脑干损伤:包括手术直接损伤和损伤其供血动脉,是听神经瘤术后死亡的主要原因之一。预防的关键在于选择正确的手术入路,术者需解剖清楚、显微操作、耐心细致,对肿瘤与脑干粘连紧密者不要强行分离。一旦发生脑干损伤,应给予激素(术中立即使用甲泼尼龙)、神经营养药物、促醒药物、脱水、降温、高压氧舱等治疗。

3)术后血肿:也是听神经瘤术后死亡的主要原因之一。可表现为硬膜下血肿和硬膜外血肿,前者多为瘤床出血引起,后者多由肌肉内血管出血引起。预防措施:术中止血确切,关颅前适当降低头位、适当升高血压、短暂增加气道阻力后观察有无术区渗血,确定无出血再关颅。术后要密切观察病情变化,严密控制血压,及时发现病情变化及术区血肿并及时手术清除术区血肿。

4)术后脑脊液漏:经迷路入路相对容易发生。预防措施:开放的乳突气房要用骨腊严密封堵,硬膜、肌肉、皮下和头皮伤口均应严密缝合。术后若发生脑脊液漏,应静脉预防应用抗生素,并行腰穿促进其愈合,必要时需再次手术修补漏口。

(5)手术效果:最新近国内学者报道一组(126例)听神经瘤的显微手术全切除率为100%,而死亡率<1%,面神经保留率达90%以上。最新近国外学者报道一组(732例)术前有听力的听神经瘤患者,术后39.5%保留了听力。可见随着显微神经外科技术的应用,听神经瘤的手术治疗效果已大大改善。

2.γ刀、X刀治疗 γ刀、X刀治疗可作为显微神经外科手术以外的一种可供谨慎选择的补充治疗手段,具有无颅内感染,几乎无颅内出血及死亡危险的优点,对面神经及三叉神经损伤的危险性相对较低,并可能保存听力。其面神经和耳蜗神经损伤概率与肿瘤大小及照射剂量密切相关,肿瘤越小,损伤概率越少。γ刀、X刀治疗听神经瘤的目的是控制肿瘤生长,可供以下情况谨慎选择:①老年患者或全身情况差伴有其他系统疾病不能耐受手术者。②手术后的残余肿瘤或复发肿瘤。③肿瘤直径<3cm,不愿手术要求行γ刀、X刀治疗者。

(二)血管网状细胞瘤

血管网状细胞瘤为起源于中胚叶残余组织的少见良性血管性肿瘤,占所有颅内肿瘤的1.3%~2.5%,占后颅窝肿瘤的7%~12%。后颅窝血管网状细胞瘤的绝大部分位于小脑半球或蚓部,少数位于延髓等脑干部位。病理上分为囊性和实质性两种。实质性较少,文献报道占15%~30%不等。临床表现早期无特征性,后期可引起小脑半球,脑干等受压体征或高颅压征。CT平扫为小脑半球内等密度或稍高密度占位,增强后明显强化,不伴或只有轻度瘤周水肿,MRI检查,T_1呈等信号、T_2呈高信号,同时可见肿瘤周围或病灶内有流空效应的血管影,增强效应明显。DSA检查显示为团块状均匀一致异常血管染色影,边界清楚。手术全切是最佳的治疗方案,术前栓塞和术后放疗或立体定向放射外科治疗是有效的辅助治疗方法。

1.手术治疗 血管网状细胞瘤对放疗不敏感,显微手术切除病变是根本的治疗方法。手术全切除肿瘤可治愈本病,因此手术治疗为首选方法。手术采用侧卧位或侧俯卧位。切口采用旁正中切口或后正中切口。手术入路应根据肿瘤实性结节部位而设计,以充分显露和切除实性瘤结节为宜。瘤结节位置分4大型:小脑上蚓部、小脑下蚓部、小脑半球内侧部和小脑半球外侧部。开颅以能够进入囊腔充分显露和利于切除肿瘤实性结节为前提,原则为微创小骨窗。同时术中神经电生理监测对提高手术效果有积极意义。对占大多数的囊性肿瘤而言,术中切开囊壁释放囊液后,应沿囊壁仔细寻找瘤结节,并予以切除,尤其对于瘤结节细小或多发者瘤结节的遗漏将导致术后肿瘤复发。多发性血管网状细胞瘤囊肿壁外小脑实质内的肿瘤不应遗漏,术前行增强CT、MRI或头颈部CTA、DSA检查能发现这些肿瘤,对于避免术中遗漏非常重要。对于位于小脑蚓部的实质性血管网状细胞瘤来讲,肿瘤血管丰富,手术难度较大,术前行DSA明确肿瘤的供血动脉和引流静脉,并行供血动脉栓塞术,可使肿瘤供血大为减少,有利于全切肿瘤,降低手术难度,减少手术死亡率。实质性肿瘤的供血动脉往往位于肿瘤的深面,而粗大的引流静脉常位于肿瘤浅表。实质性血管网状细胞瘤由于其血管异常丰富,且可能累及脑干等重要结构,故手术死亡率及伤残率较高。术中应用显微神经外科技术,严格沿瘤周变性脑组织分离、仔细辨明供血动脉、"过路"动脉和引流静脉后阻断供血动脉、整块切除等,肿瘤多能做到全切除。首先分离并电凝后切断供血动脉,以减少肿瘤供血并缩小肿瘤,最后切断引流静脉将肿瘤完整切除,为了减少术中肿瘤出血,应尽可能避免分块切除肿瘤。对于肿瘤邻近脑干者,避免损伤脑干或脑干血供,是减少手术死亡率的有效措施。术后主要并发症为一过性偏盲与小脑共济运动障碍。术后需随访有无肿瘤复发。

术中应掌握以下技巧:①良好的术野暴露,充分利用脑池、枕大池、桥小脑角池等释放脑脊液以增大肿瘤暴露,从而有利于肿瘤的分离和切除。②术中控制性低血压,可减少出血,提高手术的安全性。③遵循先处理供血动脉的手术原则。④宜整块切除,一旦误入肿瘤成分,分块切除将带来灾难性出血。⑤若肿瘤与脑干粘连,分离其粘连是手术成功的关键。⑥术中忌穿刺活检,以免发生难以控制的大出血。⑦对肿瘤较大者,为降低手术难度和避免术中发生正常灌注压突破,超选择肿瘤供血动脉栓塞,可减少出血,提高安全性,有利于肿瘤切除。

术中行体感诱发电位(SEP)或脑干听觉诱发电位(BAEP)监测,可减少脑干损伤的概率。后颅窝血管网状细胞瘤的死亡率为4%~36%.平均15%,死亡原因主要是术中致命性的大出血和脑干损伤。

2.放射治疗 血管网状细胞瘤对传统放疗不敏感,但有报道高剂量(50Gy)普通放疗能控制术后残留的血管网状细胞瘤的生长,并提高生存率。γ刀、X刀治疗血管网状细胞瘤有效,对于肿瘤直径≤3cm,而患者因年迈、其他脏器功能障碍不宜手术治疗或拒绝手术治疗者,可行γ刀或X刀治疗。

(三)小脑星形细胞瘤

儿童较成人多见,多位于小脑半球,其次为小脑蚓部及第四脑室。其治疗原则同幕上大脑半球星形细胞瘤,以手术治疗为主,并辅以放射治疗、化学治疗、免疫治疗和微波治疗等综合治疗。

1.手术治疗 手术治疗的目的是为了获取病理诊断,切除肿瘤以减少肿瘤体积,或行减压术、分流术,以缓解颅内压增高,解除梗阻性脑积水,为手术后的辅助治疗创造条件。手术应尽可能切除肿瘤,对于小脑星形细胞瘤累及脑干者,应避免脑干损害。囊性小脑星形细胞瘤若"瘤在囊内"只要将瘤结节切除即可;实质性小脑星形细胞瘤应先从瘤内吸除肿瘤,逐渐向瘤外至脑水肿带或正常小脑组织边缘。肿瘤无法全切且不能解除梗阻性脑积水者,应行脑室-腹腔分流术。对于小脑深面的小脑肿瘤或肿瘤与正常组织外观极为相似难以区分时,采用神经导航技术,可选择最佳的手术路径,确定最佳手术入路,准确到达靶病灶并予以切除,同时有效地保护脑干等重要结构。小脑半球囊性星形细胞瘤,可采用微侵袭内镜神经外科(MIEN)技术,先行肿瘤内囊液吸除减压,再寻找瘤壁或瘤结节,活检得到组织学诊断。此外,术中MRI、功能性磁共振成像技术(fMRI)及术中残留肿瘤标记检测技术的应用,可提高肿瘤的全切除率,并最大限度地保留神经功能,提高患者的生存质量。小脑星形细胞瘤多为低级别者,因此其切除往往较幕上星形细胞瘤彻底,手术效果亦更好。

2.其他治疗　手术无法切除的残余肿瘤,不适宜手术治疗的肿瘤或复发肿瘤,或不愿手术治疗者,可采用放射治疗、化学治疗、免疫治疗和微波治疗等综合措施。普通放疗对小脑星形细胞瘤的作用有限,直线加速器等中心照射和 γ 刀、X 刀治疗对直径小于 3cm 的低级别小脑星形细胞瘤效果相对较好。化学治疗、免疫治疗和微波治疗效果同幕上星形细胞瘤。

(四)小脑髓母细胞瘤

小脑髓母细胞瘤好发于儿童小脑蚓部,其治疗原则为手术切除、术后放疗和化疗。儿童髓母细胞瘤应早期诊断早期手术,提高显微神经外科手术技巧可减少术后并发症,术后应辅以放射治疗(包括全脑及全脊髓放疗)是儿童髓母细胞瘤获得良好治疗效果的关键。

1.手术治疗　目前大多数学者主张应在不影响脑干的前提下力争全部切除肿瘤,肿瘤全切除或次全切除患者的 5 年及 10 年生存率明显高于肿瘤大部切除者。即使部分切除肿瘤也应力争打通导水管出口,解除梗阻性脑积水。导水管出口未能打通者,应行脑室分流术以解除幕上脑积水。术后应进行常规的早期放疗。

2.放射治疗　髓母细胞瘤恶性程度高,但对放疗较敏感。肿瘤细胞容易脱落并随脑脊液循环在蛛网膜下腔播散,出现脊髓转移或幕上转移。因此放疗部位应包括全脑、后颅窝和脊髓。目前推荐的剂量,4 岁以上全脑为 30～35Gy、后颅窝 50Gy、脊髓 30Gy。2～4 岁适当减量,2 岁以下暂不放疗。放疗一般应于术后 4 周内进行。

3.化学治疗　术后单纯化疗效果不十分肯定,目前主张联合用药。包括鞘内用甲氨蝶呤、口服亚硝脲类或静脉用长春新碱等。

(五)第四脑室肿瘤

第四脑室肿瘤常见室管膜瘤、髓母细胞瘤、星形细胞瘤、血管母细胞瘤、脉络丛乳头状瘤、中枢神经细胞瘤。其中以第四脑室室管膜瘤最为常见。枕下后正中入路经小脑延髓裂入路切除第四脑室肿瘤是最佳手术入路,应尽可能不切开小脑蚓部。最大限度地切除肿瘤的同时保护好脑干背侧结构特别是闩,是提高第四脑室肿瘤手术疗效的关键。

1.手术治疗　手术切除肿瘤是治疗第四脑室室管膜瘤的主要手段。第四脑室室管膜瘤大多起于脑室底延髓部分,肿瘤占据第四脑室并伴发梗阻性脑积水。手术切开小脑下蚓部暴露肿瘤并予以分块切除,切勿损伤脑干。必要时在脑干上留一薄层肿瘤组织,但至少要做到打通脑脊液循环通路、解除幕上脑积水。术后可发生面瘫,小脑缄默综合征等。术后发生脑积水者可行脑室-腹腔分流术。

2.放射治疗　第四脑室室管膜瘤对放疗中度敏感,原则上不论肿瘤是否全切除,术后均应辅以普通放疗。多数人主张对高度恶性的室管膜母细胞瘤采取全脑脊髓轴放疗。

(六)表皮样囊肿

后颅窝表皮样囊肿常见于桥小脑角或岩斜区,其治疗方法只适宜手术切除,术中神经内镜的使用可以提高肿瘤的切除程度。应用显微神经外科技术切除桥小脑角或岩斜区表皮样囊肿的手术入路如下:①枕下乙状窦后入路。主要适合于囊肿位于桥小脑角区而斜坡区较少者或较小的岩斜区表皮样囊肿。②颞枕经小脑幕入路。此入路特别适用于囊肿侵犯到岩斜上部、幕上鞍区的肿瘤而又无严重听力丧失的患者,但应注意保护 Labbe 静脉。③经迷路入路。此入路适合于听力及前庭功能已被毁坏者,是到达岩骨尖最直接的通路。④幕上下经岩骨乙状窦前入路。适用于大型及巨大型的表皮样囊肿的手术入路的选择。术者应根据囊肿的起源和累及部位、术者的习惯以及对手术解剖的熟练程度选择合适的手术入路。手术应力争在显微镜下全切囊肿壁,但囊肿壁与脑神经、脑干及基底动脉和大脑后动脉粘连紧密者,不宜强制剥离,否则易造成上述结构的损伤,甚至导致死亡。在切除囊肿壁后,不一定同时切断三叉神经以缓解症状,只要能仔细切尽囊肿壁,尤其是包绕三叉神经的部分,或解除小脑上动脉等血管对三叉神经的推压和牵拉,术后三叉神经痛便可消失。

手术后最常见的并发症是无菌性脑膜炎,其发生率为5%～30%,严重者可致死亡。为囊肿内容物溢入蛛网膜下腔引起。预防的关键在于切开囊肿壁之前,用棉片严密覆盖囊肿周围组织及间隙。术中见碎屑游离时,应及时吸出。手术结束时用生理盐水反复冲洗术腔,提高手术全切率。术后早期常规腰穿大量引流脑脊液及术后激素的应用,均可减少无菌性脑膜炎的发生。无菌性脑膜炎一旦发生,需经反复腰穿引流脑脊液和使用激素促使其痊愈。同理,由于囊肿内容物对周围血管具有刺激及破坏作用,术后应高度警惕迟发性颅内血肿的发生。

(七)脑干肿瘤

生长在脑干的肿瘤多为星形细胞瘤、海绵状血管瘤、血管网状细胞瘤、室管膜瘤和胶质细胞瘤等。根据肿瘤生长部位及生长方向可分为内生局限型、内生弥漫型和外生型3种类型。脑干司管醒觉、呼吸和循环等生命功能,脑干内病变的手术治疗风险大,过去认为脑干肿瘤绝对不能完全切除,活检和减压是唯一的选择。随着术中神经电生理监护、显微神经外科器械、超声吸引器、激光手术刀以及NICU监护的不断发展,脑干肿瘤的手术治疗更趋安全,完全切除的良性肿瘤患者可获终身治愈。病灶较局限、分化程度较好的星形细胞瘤,近全切除术后辅以放化疗,患者生存期明显延长。因此对脑干肿瘤的手术治疗应持积极态度,单纯行放疗或化疗效果均不佳。

脑干肿瘤的临床表现:①脑神经损害。表现为吞咽困难、呛咳、声音嘶哑等脑神经受损,面瘫、面部麻木和动眼神经障碍。②小脑症状与体征。行走不稳、易向同侧偏斜、肢体共济失调。③肢体感觉、运动障碍。肢体肌力减弱、各种感觉异常。④颅内压增高。头痛、恶心呕吐、视神经乳头水肿。

1.手术治疗

(1)手术指征:①颈延型脑干肿瘤;②长至第四脑室、枕大池、桥小脑角和斜坡等的外生性脑干肿瘤;③肿瘤呈囊性生长者;④肿瘤向第四脑室膨出、甚至外露于脑干后表面者;⑤CT或MRI显示肿瘤较局限,且有增强、边界清楚或有占位效应者;⑥病程进展缓慢(超过18个月),且神经系统体征少,提示肿瘤偏良性者。对于病情进展快、恶性程度高、广泛性浸润脑干的晚期肿瘤,手术价值不大。对术前已行放射治疗的脑干胶质瘤手术应慎重。

(2)手术入路:①枕下正中入路或小脑延髓裂入路。适合于切除脑桥和延髓背外侧肿瘤;枕下入路适合脑干肿瘤侵及第四脑室底或向第四脑室突出,以及脑桥背侧的肿瘤。②幕下小脑上入路。适合于中脑背侧、脑桥上部、小脑上蚓部和四叠体部邻近中线的肿瘤。③枕部经小脑幕入路。主要用于切除中脑背侧的肿瘤。④乳突后入路。对于脑桥和桥延脑侧方的肿瘤比较适合。⑤颞部入路。包括颞下入路、颞前或翼点入路和颞下-耳前入路,主要用于切除中脑脑桥腹侧或前侧方的肿瘤。⑥幕上-幕下联合入路。颞下-枕下入路适合于脑干肿瘤偏侧下方。颞下-乙状窦前入路适合于肿瘤位置偏前。⑦扩大翼点入路。适于切除生长于中脑、脑桥腹侧的肿瘤。⑧枕下乙状窦后入路。适于切除脑桥侧方肿瘤和延髓侧方肿瘤。

(3)手术方法及技巧:①外生性脑干肿瘤,切除肿瘤从脑干外部开始,严格沿肿瘤界面向脑干内分离,分块切除肿瘤。②内生性脑干肿瘤,选择肿瘤离脑干表面最表浅、对生命影响最小的区域切开,显露肿瘤。③脑干内胶质瘤,先由瘤内吸出肿瘤,逐渐向外至"正常组织"。④海绵状血管瘤,应于肿瘤与胶质增生带之间进行分离切除肿瘤。⑤血管网状细胞瘤,先逐一暴露、电凝及切断肿瘤供血动脉,最后处理引流静脉,整块切除肿瘤。切忌在离断供血动脉前先处理引流静脉或分块切除肿瘤,以免引起难止性出血。

(4)并发症:术后最常见并发症为肢体偏瘫或单瘫。表现为肌力较术前明显减弱,但随后均有不同程度恢复。肿瘤波及脑桥、延髓的患者可出现后组脑神经麻痹或较术前加重的情况,可有好转;动眼神经损伤症状长期随访恢复可不明显。

术后脑干功能障碍的救治:①呼吸障碍。术后呼吸障碍,通气不足者,需用人工呼吸机行同步辅助呼吸直至恢复有效的自主呼吸。②循环功能障碍。需用升压药维持血压,必要时可用低分子右旋糖酐和丹参液改善末梢循环障碍。③上消化道出血。需用奥美拉唑镁肠溶片、雷尼替丁等药物,同时应禁食、胃肠减压,必要时输血。④吞咽困难及误吸造成呼吸道感染。应及时作气管切开,维持呼吸道通畅。

2.其他治疗　手术无法全切的脑干肿瘤术后应辅以放化疗,不宜手术治疗者可以谨慎考虑 γ 刀、X 刀治疗。基因治疗、显微放射等技术应用于脑干肿瘤的研究,将为脑干肿瘤的治疗开辟广阔前景。对手术有残留的术后辅助放射治疗及化疗是有必要的。术后行适形放疗;术后行替莫唑胺(TMZ)口服化疗,或盐酸尼莫司汀(ACNU)+顺铂(DDP)化疗。

3.脑干海绵状血管瘤　对脑干海绵状血管瘤手术与否存有争议,若患者就医时神经系统症状、体征已明显好转,MRI 示出血已吸收,脑干体积基本恢复正常,则无论病灶位于深部或浅部均可考虑暂时不手术。对于一些深在、小的出血病灶。症状不重者也可严密随诊。手术的根本目的是在尽量不干扰周围正常脑组织的前提下全切病变,预防再次出血。对进行性局灶性神经功能障碍,引起临床神经功能障碍的瘤内出血,病灶靠近脑干表面,由于病变内部出血引起显著的占位效应的病例应积极手术治疗。脑干海绵状血管畸形首次发病病灶较小(<1cm),出血量较少,应首选保守治疗。若有多次出血(≥2 次)、首次出血量较大(>2cm)伴症状严重者则应积极手术治疗。

在严格掌握手术适应证的情况下,根据病变部位和病灶突向的方式及术前 DTI 来选择个体化的手术入路,遵循"以病变突向脑干表面最薄处为基础、由距病灶最短距离处切开进入"原则。手术时在脑干表面有色素沉淀或膨隆处暴露病变后清除血肿,严格沿含铁血红素沉着的界面分离切除病变,保留含铁血黄素沉淀的胶质组织。术中导航、术中 B 超定位能够帮助定位病变部位以及脑干切开部位,术中行神经电生理监护如脑干诱发电位(SSEP)和听觉诱发电位(AEP)监测,并在手术中用神经电生理刺激器直接刺激第四脑室底部结构进行定位,确定脑干表面神经核团较少的区域进入脑干。一般应遵循如下原则:①从脑干相对非功能区进入,三叉神经根出脑干区及三叉神经和面神经根连线外侧脑桥皮质均为相对安全区;②手术可切开局部脑干,深度不超过 4mm;③切开脑干皮质应顺纤维方向扩大切口。

中脑海绵状血管瘤,其中病灶位于一侧大脑脚及中脑背外侧者采用经颞下-经岩骨嵴、颞枕,经天幕入路;病灶位于中脑顶盖部背侧,中脑-脑桥交界处背侧者采用枕下幕上 Poppen 入路。脑桥海绵状血管瘤,其中位于脑桥背侧,采用经小脑延髓裂入路:位于脑桥腹外侧,采用经乙状窦后入路:位于侧方或脑桥臂偏腹侧者可经颞下经小脑幕入路切除。位于桥臂下端、桥延交界区腹外侧,采取枕下乙状窦后入路或远外侧入路。延髓海绵状血管瘤,其中位于延髓腹侧采用远外侧经髁上入路;位于延髓背侧,脑桥-延髓交界处、第四脑室底者,采用枕下后正中经第四脑室底入路,从面丘下三角或面丘上三角处切开,以减轻面听神经、内侧纵束等重要结构的损伤。位于延颈髓者,采取枕下后正中经小脑延髓裂入路。

术后可能出现新的神经功能缺失(如面瘫和展神经麻痹)或原有神经障碍加重、呼吸功能受影响,甚至需人工辅助呼吸;术中残余肿瘤患者有再次出血可能。

(八)脑膜瘤

1.概述　后颅窝脑膜瘤包括以下部位的脑膜瘤:①小脑凸面脑膜瘤;②小脑幕下脑膜瘤;③桥小脑角脑膜瘤;④岩斜区脑膜瘤;⑤枕骨大孔区脑膜瘤;⑥第四脑室内脑膜瘤。后颅窝脑膜瘤的治疗主要依靠手术切除,对于一些肿瘤位置深在,手术风险过大,或者全身情况不允许或不愿意手术者,以及一些术后残余或复发肿瘤者,可以考虑行 γ 刀、X 刀治疗。手术采用显微神经外科技术,力争全切肿瘤,但同时注意保护脑干、脑神经、动脉血管等重要结构。术者应根据肿瘤的部位、大小、血供、与周围重要结构的关系、对正常显微解剖结构的掌握以及对术式的习惯、经验等因素选择合适的手术入路,对于提高手术的全切率,减少死亡率和术后并发症十分重要。大体上讲手术入路的选择如下:①后颅窝后方的肿瘤选择枕下正中入路,必要时手术范围向上下扩大以切除小脑幕或枕骨大孔区脑膜瘤;②后颅窝侧方的桥小脑角脑膜瘤采用乳突后入路;③脑干前方的斜坡脑膜瘤,上斜坡区肿瘤多需要采用颞下经小脑幕入路、乙状窦前入路或幕上下联合入路,中斜坡肿瘤取枕下乙状窦后入路,下斜坡肿瘤用枕下极外侧经髁入路。

2.岩斜区脑膜瘤 起源于岩尖斜坡区的岩斜区肿瘤的治疗对于神经外科医师仍然富于挑战性,显微手术切除肿瘤是该疾病唯一有效的治疗方法。该手术要求最大限度的保留患者的神经功能。岩斜区脑膜瘤术后神经功能障碍发生率高,生活质量相对较差,远期生活质量与肿瘤切除程度、肿瘤类型、质地、是否侵犯海绵窦、脑干挤压程度及术前生活质量显著相关。岩斜蝶型脑膜瘤生活质量最差,其次为斜坡型,岩斜型生活质量相对较好。

切除岩斜坡区肿瘤手术途径较多,但由于岩斜坡区肿瘤的部位深在,肿瘤毗邻脑干及重要血管、神经,尤其是巨大型肿瘤,其周围结构解剖变异严重。因此,应以最大程度保证患者术后生存和生活质量理念为出发点,尽可能充分暴露,直视下对这些结构进行分离尤为重要。手术应根据肿瘤的具体部位、大小、基底及其涉及的范围,结合术者的经验和体会,选择合理且尽可能微创的手术入路,术前行腰大池穿刺置管持续 CSF 引流,可减少术中脑组织的牵拉损伤,有助于肿瘤的暴露,并可防治术后皮下积液与脑脊液漏;具体操作时应先暴露肿瘤的部分外侧面,在显微镜下行囊内切除,使肿瘤体积明显缩小后,再分离肿瘤之被膜,肿瘤与第Ⅲ~Ⅻ对脑神经、ICA、椎-基底动脉等血管,以及脑干或上颈髓常有粘连,应在显微镜下仔细辨认分离,尽可能避免损伤。双极电凝的使用一定要低电功率、快速准确,同时用生理盐水冲洗以冷却被电灼的组织,尤其是邻近脑干、脑神经、椎基底动脉处特别要注意双极电凝的使用,如仅是少许渗血则可不用双极电凝,覆盖速即纱即可止血。尽可能采用锐性分离,且应沿着蛛网膜间隙仔细轻巧进行。尤其是脑干侧的分离应特别注意。有些病例随着肿瘤的逐渐增大,蛛网膜下腔被侵及,蛛网膜和软脑膜被破坏导致肿瘤表面的血管与脑干血管相连通参与脑干血供,对于这些肿瘤表面血管处理应适可而止,否则可导致脑干缺血,不必冒险强求完全切除所有肿瘤,对于紧密粘连于脑干、脑神经、累及海绵窦及大血管的肿瘤可以选择γ刀等辅助治疗,也可进行动态观察。

以 Doller 管及颈静脉孔神经部为标志将斜坡分为上、中、下三部分。中上斜坡脑膜瘤经颞下经小脑幕入路,不同程度的磨除岩尖的骨质;上中下斜坡脑膜瘤及中上斜坡脑膜瘤经岩骨乙状窦前迷路后入路;中下斜坡经枕下乙状窦后入路。对跨幕上下的巨大岩斜区肿瘤可采取幕上-幕下联合入路,可结合颞下经小脑幕入路和枕下乙状窦后入路各自的优点,甚至分别取颞下经小脑幕入路和枕下乙状窦后入路分期手术。颞下经小脑幕入路术野开阔,尤其是微创设备和器械的应用,可以清晰地显露从鞍旁、海绵窦直到后组神经等结构,适用于处理岩骨及上 2/3 斜坡,甚至更低部位的肿瘤。尤其突出优点是手术简便、开关颅迅速、安全、损伤少,通用性好,能早期直接处理发自幕缘肿瘤基底的供血。术者需具备扎实的显微解剖知识和娴熟的显微手术操作技术。

术中行神经电生理监护,脑干听觉诱发电位动态监测脑干功能,并进行脑神经电生理监护动眼神经、三叉神经、面听神经、后组脑神经的肌电图监测,可以提高岩斜区脑膜瘤手术效果,减少手术并发症,降低手术死亡率。术后并发症主要为脑神经功能障碍,包括动眼神经麻痹、展神经麻痹、听力障碍、周围性面瘫、吞咽困难、饮水呛咳伴声音嘶哑。可出现原对侧偏瘫加重或对侧肢体偏瘫。

随着微创神经外科的发展,已改变了以往“重疾病去除、轻功能”保留的旧观念,强调以提高患者的生活质量为手术治疗目的,而不强调“影像学”治愈。岩斜区脑膜瘤手术必须要牢固树立疗效/风险比值观念,手术时如只强调全切除,术后患者往往会出现新的神经功能缺失,如动眼神经麻痹、复视、面瘫、失聪、吞咽困难、肢体瘫痪等,甚至导致患者长期昏迷或死亡。手术的目标应是在最大程度保护神经功能并保持患者最佳生存质量的前提下最大程度切除肿瘤,改善预后。特别要注意尊重患者及家属的意愿,并取得他们的理解。对岩斜区脑膜瘤术后残留的少部分肿瘤可采取放射治疗,常可控制其生长,甚至可使残留肿瘤有缩小。岩斜区脑膜瘤次全切或大部分切除病例的长期随访显示肿瘤生长缓慢,患者生活质量提高。

3.枕骨大孔区脑膜瘤 枕骨大孔位于颅颈结合部,容纳延髓、高位颈髓等重要结构,是神经外科手术的高风险区域,枕骨大孔区肿瘤是指起源于枕骨大孔周边结构的肿瘤。根据肿瘤的起始部位和生长方向不同,枕骨大孔区肿瘤可分为颅颈型和颈颅型。前者肿瘤起源于偏颅一侧,向下生长,肿瘤嵌于枕骨大孔内,后者则相反。枕骨大孔区脑膜瘤可引起较为复杂的症状:①颈神经根刺激症状,如颈枕部放射性疼痛,颈枕部压痛,上肢麻木、肌束震颤等,严重者出现颈强直、强迫头位等脑膜刺激征;②延髓及颈髓受损症状,包括锥体束征、脊髓丘脑束征、括约肌功能障碍及上肢小肌肉萎缩,晚期出现呼吸功能障碍;③后组脑神经损害症状,如咽喉反射、舌肌功能、发声、耸肩、转头功能障碍等;④小脑损害表现,如肌张力降低、腱反射减退、共济失调及眼球震颤等;⑤颅内压增高的表现。

对有持续性或进行性加重的枕颈部疼痛,尤其是合并有高位颈髓、延髓和后组脑神经症状或颅内压增高者,应考虑有枕骨大孔肿瘤的可能。枕骨大孔区脑膜瘤一旦确诊,应尽早手术治疗,目的在于切除肿瘤,解除肿瘤对延髓、上段颈髓的压迫,使其恢复功能。由于枕骨大孔内结构重要,周边为硬性的骨质环绕,并且肿瘤的占位已使其代偿空间丧失,整个操作过程要格外谨慎。手术中应注意应下几点:①严格应用显微神经外科手术技术进行手术;②任何操作的用力方向应朝向远离延髓、颈髓的方向。尤其对位于腹侧或腹外侧的肿瘤,切记在手术开始时不要试图牵动被推压的延髓和颈髓以增大显露。只可先在最外侧分块切除包膜下肿瘤,待形成几个毫米的缝隙,再逐渐分次分块向外侧将肿瘤牵至已形成的空间内进行切除。只能如此反复进行,直至受压的结构松弛,为进一步切除提供条件。③对受压迫的延髓、颈髓减压宜缓慢,以防过快的减压引起再灌注损伤,或剧烈的移位产生物理性损伤。

枕骨大孔区脑膜瘤也可作如下解剖分型,并针对不同分型采用不同的手术方式进行切除:①腹侧型。肿瘤主体完全位于延颈髓腹侧,少见,远外侧入路磨除部分枕髁能充分显露下斜坡及枕大孔腹侧,可作为该区域脑膜瘤的首选入路。神经内镜的使用可以更好地显露显微镜下手术盲区,减轻术中对小脑、脑干及脑神经的牵拉,减少神经功能损伤。力争显微全切除肿瘤,基底硬膜予以烧灼。术后可能需行气管切开以保持呼吸道通畅。手术常见并发症为脑神经损伤,脑干、脊髓缺血、小脑挫伤。②外侧型。肿瘤主体位于延髓颈髓侧方,包括腹外侧和背外侧两种亚型,多见,背外侧型可采用枕下正中入路,咬除一侧枕骨鳞部下缘和一侧第1颈椎后弓;腹外侧型可采用远外侧入路。③背侧型。肿瘤主体位于延髓颈髓背侧,少见,枕下正中入路,咬除两侧枕骨鳞部下缘和部分第1颈椎后弓。对枕骨大孔区脑膜瘤进行解剖分型,并据此来指导手术方式的选择,不仅有利于最大限度的切除肿瘤,而且可以尽量减少枕骨大孔区骨性结构的手术创伤,最大限度的维持枕骨大孔区骨性结构的稳定性。

(九)颈静脉孔区肿瘤

1.颈静脉孔区肿瘤 颈静脉孔区肿瘤常见的为神经鞘瘤、脑膜瘤、颈静脉球瘤、脊索瘤等。临床表现以头晕、头痛、声嘶、呛咳、步态共济失调等较为常见。术前主要体征可有第Ⅸ、Ⅹ、Ⅺ、Ⅻ对脑神经麻痹。根据肿瘤侵犯范围分为:①Samii A 型。肿瘤主要位于 CPA,轻度颈静脉孔扩大,可采用枕下乙状窦后入路、远外侧经枕髁后入路显微外科手术。②Samii B 型。肿瘤原发于颈静脉孔向颅内生长,采用远外侧经枕髁后入路显微外科手术。③Samii C 型。肿瘤原发于颅外累及颈静脉孔,采用颅颈部远外侧入路显微外科手术。④Samii D 型。颈静脉孔区颅内外沟通的哑铃型肿瘤,可采用远外侧经颈-枕髁旁颈静脉突入路、联合颞下窝入路显微外科手术,无须磨除岩骨及轮廓化面神经管,无须显露椎动脉及移位面神经,不破坏迷路,对颅底骨质破坏较少,显露范围较广泛,是一期切除颈静脉孔区肿瘤相对"微创"的手术入路。

手术切口采用颅颈部耳后 C 形胸锁乳突肌前缘弧形切口,上下两端可根据肿瘤纵向范围延伸,充分磨除乳突外侧壁骨质,保留骨半规管完整;椎动脉颅外部分显露水平段,C_1 横突孔无须打开;枕骨髁及第 1 颈后弓均无须磨除,保留寰枕关节完整;磨除颈静脉突,从后方开放颈静脉孔,颈静脉结节无须磨除;颈内动脉鞘必要时可显露。患者无须枕颈融合。术后并发症主要是术后出现后组脑神经功能损害加重,可为暂时性构音障碍和声音嘶哑,甚至为永久性。对术后吞咽困难的患者早期给予安置胃管进食,对术后呼吸不顺畅的患者尽早行气管切开术,可避免咽喉肌麻痹导致窒息或肺部感染。术后脑脊液漏需行腰大池外引流甚至需行再次手术修补。

颈静脉孔区位置深在,手术难度大。掌握扎实的颅底解剖知识,选择合适的手术入路是手术治疗颈静脉孔区肿瘤成功的关键。术前影像学检查除常规颅底薄层 CT 扫描(了解颈静脉孔扩大情况)与 MRI 扫描(了解肿瘤生长部位及其与周边关系)外,MRV 可了解乙状窦-颈内静脉通常情况(患侧颈静脉孔段颈内静脉可明显狭窄甚至闭塞),CTA 及 DSA 可了解肿瘤血液循环。术前行腰大池引流有利于手术操作与防治术后脑脊液漏。手术应在尽可能保护重要神经、血管的前提下切除肿瘤。术中神经电生理监测对相关脑神经功能的保留有积极意义。带蒂骨膜瓣与颞肌瓣是重建颅底的重要组织。术后 γ 刀放射治疗对关键部位残余肿瘤有价值。

2.颈静脉球瘤　颈静脉球瘤是一种原发于颈静脉球体外膜的副神经节细胞瘤,在临床上比较少见。发病年龄一般在 40 岁以上,60～75 岁最为常见,有一定的遗传倾向。颈静脉球瘤病程较长,进展缓慢,一般在 4 年左右,个别可达 10 年以上。临床以面瘫、听力改变、耳鸣、吞咽困难等后组脑神经受损表现就诊,颅内高压症状出现较晚。如肿瘤较大可出现小脑、脑干受压表现。影像学检查中 CT、MRI 及 DSA 均有助于诊断颈静脉球瘤,CT 可了解骨质破坏情况,MRI 对诊断本病有重要价值,肿瘤内迂曲的流空血管及“椒-盐”征是颈静脉球瘤的特征性 MRI 表现。DSA 可对本病提供确诊依据,并可以确定肿瘤的部位、大小、侵犯范围,为进一步手术治疗提供依据。

手术切除为最有效的治疗方法,术前行肿瘤血管内栓塞可减少术中出血。手术一般采用颈静脉孔区肿瘤入路,术中需要保护后组脑神经和颈动脉,颈静脉一般都已经闭塞,但如术前 DSA 可见颈静脉仍通畅则需要保护。在副神经入点上方半离断胸锁乳突肌用于颅底重建,并能保存胸锁乳突肌的功能,先在乳突止点处与皮肤同时推开,术后用半切断的胸锁乳突肌反转置入乳突骨窗位置,进行颅底重建,可减少脑脊液漏的发生。必要时术后放射治疗。颈静脉球瘤术前行肿瘤血供介入栓塞治疗可减少术中出血风险。

3.舌下神经鞘瘤　舌下神经鞘瘤罕见,毗邻颈静脉孔和枕骨大孔,术前常易误诊为颈静脉孔区肿瘤或枕骨大孔区肿瘤。患者有患侧舌肌萎缩表现。头颅 CT 枕髁薄层扫描骨窗像及 MRI 扫描是最佳的诊断措施。颅底 CT 薄层扫描可见骨性舌下神经管扩大,MRI、T_2WI 及强化扫描能同时显示颅内外部肿瘤。选择适当的手术入路对于舌下神经鞘瘤的全切除至关重要。肿瘤全切除后,多数预后良好。多采用远外侧经髁上入路、远外侧经髁入路、远外侧-颅颈部联合入路。

(范　楷)

第四节　碟鞍区肿瘤

一、概述

蝶鞍区系指颅中窝的蝶鞍及其邻近区域,蝶鞍位于蝶骨体的中部,前界为鞍结节,后界为鞍背,鞍结节和鞍背之间为凹下的垂体窝,垂体位于其中。鞍结节两侧有前床突,鞍背两侧有后床突,鞍旁两侧是颈内动脉和海绵窦,蝶鞍下方为蝶窦,蝶鞍顶部为鞍膈覆盖,其中间的鞍膈孔供垂体柄通过。双侧视神经于鞍膈上方约 10mm 处汇合成视交叉,视交叉上方为下丘脑和第三脑室前下部。由于在较小范围中、有众多重要的神经和血管结构,致使该区肿瘤产生一些特定的相似表现,故临床上统称为蝶鞍区肿瘤。蝶鞍区肿瘤以垂体腺瘤最多见(其发病率占颅内肿瘤第 3 位),其次是颅咽管瘤、脑膜瘤、异位松果体瘤、脊索瘤、胶质瘤和上皮样囊肿等。不同性质的肿瘤虽有各自特定的临床表现,但蝶鞍区肿瘤常以视觉障碍、内分泌功能障碍、头痛和尿崩症为主要症状。

二、诊断及鉴别诊断要点

(一)诊断要点

诊断要点主要有:①视力视野障碍。②内分泌功能紊乱表现,如功能性垂体腺瘤所引起的泌乳-闭经综合征、巨人症或肢端肥大症、皮质醇增多症或 Nelson 综合征;腺垂体或下丘脑受压所致的垂体功能低下表现。③头痛,以双颞、前额、眉间多见,后期因颅压增高可有全头部持续性胀痛。④周围其他结构受压所致的表现,如下丘脑、垂体柄或垂体后叶受损所引起的尿崩症;海绵窦受累所致第Ⅲ、Ⅳ、Ⅴ、Ⅵ对脑神经麻痹;累及第三脑室、室间孔使脑脊液循环受阻致颅内压增高;额叶底面或颞叶内侧面受累所致的精神症状、癫痫;下丘脑、脑干受累所致的嗜睡、昏迷。⑤内分泌检测显示下丘脑、垂体及其靶腺激素的增高或减少。⑥颅骨 X 线平片、蝶鞍断层显像显示蝶鞍扩大、鞍区骨质破坏、增生或出现钙化。⑦蝶鞍区 CT 扫描或 MRI 能直接显示蝶鞍区肿块。

(二)鉴别诊断要点

1.垂体腺瘤　①成人多见;②早期出现内分泌功能紊乱表现,包括垂体功能低下和(或)亢进;③典型的视野缺损为双颞侧偏盲,眼底可见原发性视神经萎缩;④头痛;⑤内分泌检测有异常;⑥X 线检查可见蝶鞍球形扩大、鞍区一般无钙化;⑦CT 或 MRI 检查为鞍内或鞍上实质性肿块。

2.颅咽管瘤　①好发于儿童或青春期前;②内分泌功能改变为垂体功能低下,约一半患者发育停滞,身材矮小;③尿崩症多见且出现早;④约一半患者出现视神经乳头水肿和继发性萎缩;⑤X 线检查多见鞍上钙化;⑥CT 或 MRI 检查多为鞍上囊性肿块,囊壁呈环形增强,CT 平扫可见囊壁呈壳样钙化。

3.鞍结节脑膜瘤　①多见于成人;②以视力视野障碍为首发症状,垂体功能低下表现少见,且出现晚;③原发性视神经萎缩多见;④X 线检查偶见鞍结节及其附近的蝶骨平台骨质增生;⑤CT 或 MRI 检查见鞍上实质性肿块,密度或信号相对均匀,且明显增强,有时可呈分叶状。

4.生殖细胞瘤　①好发于儿童及青春期;②尿崩症为首发症状或唯一症状,视力视野障碍及下丘脑-垂体功能紊乱常见;③多有颞侧偏盲及原发性视神经萎缩;④X 线检查蝶鞍多正常;⑤CT 或 MRI 检查见鞍上实质性肿块。

5.脊索瘤　①多见于成人;②可有多发脑神经麻痹症状,缺乏内分泌功能紊乱表现;③双颞侧偏盲及视神经原发性萎缩;④X 线检查见蝶鞍、斜坡骨质广泛破坏和散在的结节状、碎屑状钙化;⑤CT 或 MRI 检查,CT 发现同 X 线检查,但显示钙化较好。MRI T_1WI 见鞍区肿块为分叶状,边界较清,以低信号为主,呈混杂等信号;T_2WI 多数为高信号,混杂有低或极低信号,矢状面尤为清楚。

6.视交叉胶质瘤　①多见于青年人;②视力视野障碍为主要表现,内分泌功能紊乱症状出现晚;③眼底视神经原发性萎缩;④CT 检查见鞍上实质性肿块,MRI 检查 T_1WI 见视交叉增粗或附近结构移位。

7.上皮样囊肿　①多见于成人;②视力视野障碍为早期的主要表现,内分泌功能紊乱症状少见;③眼底视神经原发性萎缩;④X 线检查蝶鞍多正常;⑤CT 或 MRI 检查见鞍上囊性肿块,无钙化。

三、病理生理

下丘脑与垂体既是调节内分泌功能的重要器官,又是实现神经体液整合的枢纽,对机体多种重要的生理功能、代谢活动有着极其关键的调控作用。正常生理情况下,垂体分为腺垂体(前叶)和神经垂体(后叶),通过垂体柄与第三脑室底和侧壁的下丘脑有密切联系。腺垂体能分泌生长激素(GH)、催乳素(PRL)、促肾上腺皮质激素(ACTH)、促甲状腺素(TSH)、促卵泡激素(FSH)和黄体生成素(LH)等激素作用于靶腺器官。下丘脑中的神经细胞除接受中枢神经系统的传入冲动及神经递质的反应外,也参与合成及释放神经激素。垂体前叶接受下丘脑产生的多肽垂体前叶释放或抑制激素或因子的调节,是通过垂体门脉系统完成的。在中枢神经系统的影响下,下丘脑-垂体-靶腺轴形成调节及反馈作用和负反馈作用。神经垂体接受并储存下丘脑视上核和室旁核团神经细胞所分泌的抗利尿激素(ADH)和催产素。当患有功能性垂体腺瘤时,能分泌激素的瘤细胞大量增殖,下丘脑分泌的抑制性激素或因子已不能调控其分泌,以致形成某一种或多种高激素血症,临床上表现为相应的综合征。

下丘脑、垂体柄和垂体后叶受到压迫、手术牵拉、直接损伤或血供障碍时,由于 ADH 不能正常分泌、转运或储存,常可导致尿崩症。多数情况下因短通道的重建,ADH 又得以入血,尿崩症仅为暂时性;若影响到下丘脑对 ADH 的产生,或短通道不能建立,则可出现永久性尿崩。下丘脑受损还可引起其生物钟功能障碍,出现嗜睡、睡眠倒置,甚至昏迷;另外也可因其分泌心钠素、脑钠素、内源性洋地黄物质等与水盐代谢相关的肽类激素功能紊乱或障碍,造成低钠血症、SIADH 和高钠血症。

不同性质肿瘤的瘤细胞生长特性不同,直接关系到治疗效果和预后。垂体腺瘤常呈侵袭式生长,瘤细胞可直接侵及周围硬膜、骨质和海绵窦,使手术切除不易彻底,造成复发。但其对放射治疗较敏感,放疗可使瘤细胞生长受到抑制,对瘤细胞分泌功能影响不大,故有的功能性腺瘤患者在手术和放疗后,虽无复发征象,内分泌检查指标却不能完全恢复正常。生殖细胞瘤则对放疗十分敏感,手术加放疗后,复发概率极小。

四、治疗

(一)垂体腺瘤

垂体腺瘤的治疗包括手术治疗、放射治疗和药物治疗。手术治疗为首选。对无病理证实为垂体腺瘤者,一般不主张直接行放射治疗,对一些不适合手术治疗或不愿意手术治疗的患者,以及一些术后残留肿瘤和复发肿瘤,可行放射治疗。药物治疗适合于某些类型的垂体腺瘤。

1.手术治疗 垂体腺瘤的手术治疗途径有经蝶手术和经颅手术两类,其外科治疗有 4 种选择:①经蝶入路;②经颅入路;③经蝶、经颅均可,多以前者为首选;④单用经蝶、经颅都困难,需两者联合同期或分期手术。应根据肿瘤的大小、部位、质地、生长方向与周围组织结构的关系及术者的经验选择不同的手术入路。值得一提的是,随着神经影像技术、内分泌激素检测技术、显微外科手术技术和内镜技术的提高,经蝶入路术式的适应范围逐渐扩大,以往认为必须经颅入路切除的大腺瘤和侵袭性垂体腺瘤,目前倾向对大多数此类肿瘤选择经蝶入路。经蝶手术具有治愈率高、死亡率低和并发症少的优点,因此在条件允许的情况下应尽可能开展经蝶手术。

(1)经蝶垂体腺瘤切除术:经蝶窦入路切除垂体腺瘤为 Schloffer(1907 年)首先采用,后经 Cushing、

Guiot 和 Hardy 等人改进,目前大多采用 Hardy 改良经口-鼻中隔-蝶窦入路。其他变异术式有:经鼻(单侧或双侧)-蝶窦入路;经筛窦-蝶窦入路。而上述各种入路均可运用内镜辅助,称内镜经蝶垂体腺瘤切除术。

1)经蝶入路的适应证:①各种类型的垂体微腺瘤(<10mm)和小腺瘤(10~19mm);②垂体腺瘤向蝶窦侵犯;③视交叉前置型垂体腺瘤;④各种类型的垂体大腺瘤(20~44mm),主要向鞍上生长,不呈哑铃状,不向鞍上前方及两旁明显侵袭,且影像学检查提示肿瘤质地松软;⑤伴发脑脊液鼻漏者;⑥垂体卒中不伴颅内血肿者;⑦高龄体弱不能耐受开颅手术者。

2)经蝶入路的禁忌证:①垂体大腺瘤呈哑铃状向鞍上生长,或影像学检查提示肿瘤质地韧硬者;②巨大垂体腺瘤大部位于鞍上,明显向侧方及额叶底面伸展者;③活动性的鼻部及鼻窦有感染者;④蝶窦气化不良或年少蝶窦尚未发育者;⑤有凝血机制障碍者。

3)经蝶入路的优缺点:优点为手术时间短,创伤小,术后反应轻,并发症低,恢复快;手术风险小,肿瘤切除彻底性高,内分泌功能治愈缓解率高。缺点为属污染性手术,潜在感染机会大于开颅手术;不能直视巨大垂体腺瘤的鞍上发展部分及附近的神经、血管、下丘脑等结构;对于质地韧硬的或哑铃状生长的大腺瘤的鞍上部分,或巨大垂体腺瘤的前颅窝、中颅窝伸展部分无法切除。

4)各种经蝶术式的利弊:经口-鼻中隔-蝶窦入路无损容貌,但切口易污染,易损伤上齿槽神经,手术路径相对较长,影响术后进食;经鼻-蝶窦入路避免了这些缺点,但仍需切开鼻中隔黏膜;经筛窦-蝶窦入路解剖路径短,但非中线入路,且入路紧靠前颅窝底,不利于病变显露;神经内镜的使用不仅无须切开鼻中隔黏膜、推开鼻中隔软骨,将创伤降到最低,不会发生鼻中隔穿孔、瘢痕等鼻部并发症,而且能提供更好的照明、放大的图像及开阔的手术视野,提高肿瘤的切除率,减少手术风险。但神经内镜只能提供二维图像,血供丰富的大型垂体腺瘤或侵袭性垂体腺瘤,术中出血较多,术野欠清晰时不宜使用内镜。

5)手术效果及并发症:经蝶垂体腺瘤切除术的总体疗效可达 60%~90%。垂体微腺瘤易于全切,手术疗效好。ACTH 微腺瘤治愈缓解率 74%~90%,GH 微腺瘤达 57%~90%,PRL 微腺瘤在 33%~90%。大腺瘤疗效一般在 30%~80%,侵袭性大腺瘤、巨大垂体腺瘤难以全切根治。经蝶垂体腺瘤切除术的死亡率一般<0.5%。经蝶垂体腺瘤切除术的主要并发症有尿崩症、脑脊液漏、脑膜炎、海绵窦和(或)颈内动脉损伤、脑神经损伤、鞍内血肿及鼻中隔穿孔等。

(2)经颅垂体腺瘤切除术:经颅入路切除垂体腺瘤的历史早于经蝶入路。随着显微神经外科手术技术的发展,在开颅直视下手术,可以更清晰地显露肿瘤的鞍上部分及视神经、视交叉、颈内动脉及垂体柄等结构。

1)经颅入路的适应证:①垂体大腺瘤呈哑铃状向鞍上生长,或影像学检查提示肿瘤质地韧硬者;②巨大垂体腺瘤向鞍外生长至额叶底面、鞍旁和斜坡后方者,或长入第三脑室伴脑积水和颅内压增高者;③鼻部或鼻窦有感染,以及蝶窦气化不良不宜行经蝶手术者。

2)经颅入路术式:传统的经颅入路有额下入路、翼点入路和经颞入路。额下入路主要适合垂体腺瘤向鞍上发展,伴有视功能障碍者;翼点入路适宜于垂体腺瘤向后上方,向鞍旁发展者;经颞入路切除向鞍旁生长的垂体腺瘤。但 3 种术式均有一些缺点,额下入路存在视野小,死角多,额叶牵拉重,嗅神经难以保全;翼点入路颞肌损伤重,骨窗小;经颞入路对鞍内肿瘤切除不满意。由于大型侵袭性垂体腺瘤常广泛侵犯鞍区血管、神经、下丘脑等重要结构,上述入路术野不甚开阔,对肿瘤及其周围结构显露不佳,常影响肿瘤全切除和对正常结构的适当保护。为了提高肿瘤全切率,特别是随着颅底外科的发展,一些学者提出了扩大额下硬膜内外联合入路、经双额底内侧入路、经眶-额下入路、经眶-翼点入路、额下-翼点联合入路、经纵裂蝶窦入路及额下经蝶入路等方法。尽管这些入路不同程度地存在操作复杂、创伤大、费时、术后并发症多等等不足,但毕竟改善了手术效果。

2.放射治疗

(1)普通放疗:普通放疗对垂体腺瘤有效,非功能性腺瘤较功能性腺瘤效果好。对功能性腺瘤而言,以内分泌亢进症状较轻及激素升高水平较低者为好。但无论是 PRL 腺瘤、GH 腺瘤或是 ACTH 腺瘤,放疗均难以把明显升高的激素水平降至正常。对于手术未能全切除的垂体腺瘤或术后复发者,垂体腺瘤患者年老体弱不宜手术治疗或不愿手术治疗者,应行放射治疗。理论上说,对于经显微神经外科手术全切的垂体腺瘤不必放疗,然而对经蝶手术全切的垂体微小腺瘤术后有无必要放疗的问题,目前还存在争议。有人认为垂体腺瘤与正常垂体组织之间无明显界限,有一部分腺瘤呈侵袭式生长,有多发性垂体腺瘤存在的可能性,因此仍主张术后放疗。

垂体腺瘤行普通放疗最多见的并发症是视功能和垂体功能障碍,为避免或减少其发生,需注意放疗剂量和时间,放疗剂量一般为 45～50Gy。对于视功能良好者,伤口愈合后即可放疗;对于视功能障碍明显者,可适当后延。由于术后 3 个月左右是视神经恢复的最佳时期,对于术前视力严重障碍者,应在术后 3～6 个月行放疗为宜。

(2)γ 刀、X 刀治疗:γ 刀、X 刀是治疗垂体腺瘤的一种方法,但应慎重。视路损害值得重视,周边放疗剂量应限制在毗邻组织的安全范围偏低水平,10Gy 是视路所能接受的一个标准,肿瘤与视神经、视交叉的距离应>5mm。垂体功能低下的发生率在 10% 左右,主要与定位不精确和照射剂量过大有关。肿瘤直径>25mm 的垂体大腺瘤和巨大垂体腺瘤不适合 γ 刀、X 刀治疗,垂体微腺瘤的 γ 刀、X 刀治疗目前存在争议,主要鉴于在影像检查上许多垂体微腺瘤难与垂体组织区分,γ 刀、X 刀治疗难免影响垂体功能。γ 刀、X 刀治疗垂体腺瘤适合以下情况:①垂体小腺瘤,与视神经、视交叉距离>5mm;②手术后残余肿瘤和肿瘤复发者;③高龄、全身情况差不能耐受手术者。

3.药物治疗

(1)垂体催乳素(PRL)腺瘤:溴隐亭(一种半合成的麦角胺生物碱)是临床应用最多的药物,可降低血中 PRL 水平,抑制溢乳,恢复月经和排卵,并使 PRL 腺瘤缩小,改善临床症状。以下情况可服用溴隐亭:①不愿手术或不适合手术的 PRL 腺瘤患者;②手术及放疗无显效者;③有生育要求的 PRL 腺瘤青年女性患者;④较大 PRL 腺瘤,术前先服用溴隐亭,待肿瘤缩小后再手术,但有视力视野障碍者应直接手术治疗,服药期间若发生肿瘤出血应停药并立即手术;⑤妊娠期肿瘤长大,鉴于溴隐亭无致畸、导致流产等不良反应,可先服用溴隐亭,缩小肿瘤,保护视力,避免流产,待妊娠足月或产后再手术。溴隐亭开始用量为每日 2.5mg,以后每 3 日增加 1 次直至每日 4 次,维持量每日 2.5～5mg。此药的缺点是不能根治肿瘤,停药后肿瘤又增大,血中 PRL 升高,闭经泌乳症状再现,故需终身服用,患者经济负担沉重。另外,服药后肿瘤发生纤维化,不利于肿瘤全切。有 5%～18% 的患者服用溴隐亭无效,有研究表明,这部分患者有较高的雌激素受体 mRNA 表达,抗雌激素治疗可能有效。目前常用的抗雌激素药物有他莫昔芬、氯米芬、Raloxifene 等。

(2)其他功能性腺瘤:目前治疗垂体生长激素腺瘤的药物主要有生长抑素类似物、生长激素受体拮抗剂和多巴胺激动剂。作为多巴胺受体激动剂的溴隐亭对 GH 腺瘤有一定疗效,但疗效不如 PRL 腺瘤。ACTH 腺瘤、TSH 腺瘤、促性腺激素(GnH)腺瘤目前尚无理想药物。

(3)激素替代治疗:主要用于手术和放疗后的垂体功能低下者。从理论上讲,对于低下的垂体功能,最好补充垂体激素,或给予下丘脑分泌的促垂体激素类,使剩余的垂体细胞恢复功能。但此类激素均属肽类激素,目前尚难以求取或价格昂贵,只能补充相应的靶腺激素。①糖皮质激素。为主要的替补激素,最好用可的松或氢化可的松,前者 25mg/d,后者 20mg/d,晨服 2/3、下午服 1/3 为宜。泼尼松也可用,5mg/d,服法相同。②甲状腺激素。从小量开始,甲状腺素片 10～20mg/d,数周内增加至 60～120mg/d,分 3 次服用;L-甲状腺激素,初始为 25μg/d,每 2 周增加 25μg,至 75～100μg/d。③性激素或促性腺激素。在女性,可用雌激素加黄体酮恢复月经,用法为乙烯雌酚 0.5~1mg/d 或炔雌醇 0.02~0.05mg/d 连服 25d,第 21d 时加乙酸甲羟孕酮 6~12mg 口服或黄体酮 10mg 肌内注射,连用 5d 后停药。对性欲仍差者,可加用小量雄性激素,如丙酸睾丸素 12.5~25mg,肌内注射,每周 1~2 次。也可采用人绝经后促性腺激素(HMG)和人绒毛膜促性腺激素(HCG)联合应用,HMG 每支含 FSH、LH 各 75IU,隔天肌内注射,至卵泡成熟,血浆雌二醇明显升高,再肌注 HCG 500~1000IU,连用 2~3d,以促进排卵。在男性,可用十一酸睾酮 120~160mg/d,口服,2~3 周后改为 40~120mg/d 维持;或用丙酸睾丸素 25~50mg,肌内注射,每周 2 次,也可用庚酸睾酮 200μg,肌内注射,每周 1 次。HMG 和 HCG 联合应用于男性,可有利于精子生存。另外也有人用绒毛膜促性腺激素,500~1000IU,肌内注射,每周 2 次,用 3 个月,间隔 3 个月后,再重复使用,可反复应用 1 年以上。④GH。一般不用补充,但对于儿童、发育迟缓者,可用人类 GH 0.1IU/kg,每晚睡前 1h,皮下注射。

4.并发症的防治

(1)尿崩症:经蝶或经颅手术治疗均可产生,减少其发生的主要方法是手术中视野清晰,解剖清楚,操作轻柔,减少对下丘脑、垂体柄、垂体后叶的机械性损伤。治疗方法:轻者服用氢氯噻嗪 25mg 及卡马西平 100mg,每日 3 次,同时注意补钾;重者需用垂体后叶素替代,如去氨加压素 0.1~0.2mg,每 12h1 次或每 8h1 次。长期尿崩者则可用鞣酸加压素 0.3~0.5mg,肌内注射,每 5~7 日 1 次。

(2)脑脊液漏:主要发生在经蝶入路。防治措施:手术中鞍内操作时尽量不要造成鞍上池蛛网膜囊破裂,一旦破裂,应鞍内填塞,并以生物胶严密封闭鞍底。脑脊液漏多半于半个月内自行停止,若脑脊液漏出较多,可腰穿行腰池持续引流,促进其愈合,并加强预防感染治疗。对经久不愈者(超过 1 个月),应尽早行手术修补,以免导致颅内感染。

(3)脑膜炎:经蝶手术为污染手术,术前 1d 即应开始使用抗生素。伴脑脊液漏和合并糖尿病者容易发生,一旦发生脑膜炎,除加强抗感染措施外,应注意控制糖尿病。

(4)视损害:术中牵扯损伤视神经、视交叉或影响其血供;术后鞍区血肿;经蝶手术鞍内填塞过度;普通放疗时间和剂量选择不当;γ 刀、X 刀治疗定位不精确和周边剂量掌握不当,均可造成视损害。应针对上述原因进行预防,一旦发生,应在解除病因的基础上,应用甲强龙冲击治疗、神经营养药物和血管扩张剂。

(5)垂体功能低下:手术治疗和放射治疗均可产生。防治措施在于手术中避免损伤下丘脑-垂体束,尽量保留正常垂体组织,放射治疗应避免剂量过大,尤其是鞍内微腺瘤行 γ 刀、X 刀治疗时,应定位精确。垂体功能低下需采用激素替代治疗。

(6)电解质紊乱:最多见的是低钠血症,防治措施在于术中减少对下丘脑-垂体轴骚扰。治疗前应判明是否属于抗利尿激素异常分泌综合征(SIADH),以便决定治疗措施以限制液体入量为主还是补充电解质为主。

(7)鞍区血肿:常因残留肿瘤出血或止血不彻底产生,耐心细致地全切肿瘤,并彻底止血,是防止其发生的必要措施。一旦发生,应早期诊断,及时手术清除血肿。

(二)颅咽管瘤

颅咽管瘤以手术治疗为首选,应尽量采用显微神经外科技术,在不引起严重术后并发症和神经功能障碍的前提下尽可能全切肿瘤。对于一些无法全切的残余肿瘤、复发肿瘤和不宜手术切除的肿瘤,应行外放射治疗或瘤内放射治疗。

1.手术治疗　主张首次手术尽可能全切肿瘤,主要基于以下观点:①疗效确切。②部分切除后复发率高,再手术的风险大。③病理证实与正常组织间有一薄层胶质增生板,使全切肿瘤成为可能。能否全切肿瘤,主要与肿瘤的大小、生长方式、生长部位、组织特性、手术入路、手术设备以及术者经验等因素有关,尤其是和肿瘤与周围血管、神经结构粘连程度相关。颅咽管瘤多数位于鞍膈上或肿瘤主体位于鞍膈上并向鞍后、鞍旁、第三脑室等方向扩展，少数位于鞍内或由鞍内向鞍上生长。根据肿瘤生长的不同部位，选择不同的手术入路。

（1）手术入路

1）翼点入路：目前切除颅咽管瘤的主要入路。适用于向一侧鞍旁发展的鞍内-鞍上型、鞍上-脑室外型的视交叉前和视交叉后的颅咽管瘤，或一侧脑室旁及向鞍后扩展的颅咽管瘤。主要是利用视交叉前间隙、视神经、颈内动脉间隙和颈内动脉外侧间隙，在显微镜下切除肿瘤。

2）额下入路：适用于视交叉前方的鞍上、视交叉前-脑室外型颅咽管瘤，或视交叉前方的鞍内-鞍上型颅咽管瘤而又不适合经蝶窦入路切除者。对于向外侧扩展较多者或瘤体巨大者，肿瘤暴露不佳，而对视交叉后方的颅咽管瘤，则无法暴露。

3）经胼胝体-透明隔-穹隆间入路：使用于瘤体长入第三脑室，引起脑积水的颅咽管瘤。

4）终板入路：适用于视交叉后方的鞍上、脑室外型颅咽管瘤。

5）经蝶窦入路：适用于单纯鞍内型或向蝶窦内生长的颅咽管瘤，鞍内型合并向鞍上轻度发展的囊性颅咽管瘤亦适合。手术适应证同经蝶垂体肿瘤切除术。

6）联合入路：最常用的是经翼点及胼胝体联合入路。主要适用于巨大颅咽管瘤，瘤体扩展至视交叉周围、鞍后，并侵入第三脑室阻塞室间孔者。

（2）手术效果：近年来文献报道颅咽管瘤采用显微外科技术全切率可高达90%，手术死亡率降至5%以下，长期随访的复发率在10%左右。部分切除者，复发率几乎达到100%。因此，颅咽管瘤的手术应尽量全切。肿瘤常与下丘脑、Willis环前部等结构粘连紧密，手术造成视丘下部的损伤和内分泌功能紊乱是死亡率增加和生存质量低下的直接原因，所以应视个别情况选择全切除、大部切除或部分切除。

（3）手术并发症及其防治

1）下丘脑损伤：为术后常见的并发症和主要的死亡原因。预防的关键在于选择合适的手术入路和切除方式，掌握下丘脑及其供血动脉的解剖结构和显微外科技术，术中操作尽可能轻柔，对肿瘤与视丘下部的粘连不要强行分离。下丘脑损伤包括以下几个方面：①尿崩症。肿瘤全切除病例，其发生率可达70%～100%，而非全切除者则不足50%，一般可在2周内自愈。日尿量>5000ml者，需服用氢氯噻嗪，严重者应给予去氨加压素治疗。②水盐代谢紊乱。可表现为单纯性低钠、单纯性高钠或交替性血钠异常，应根据术后血、尿钠，血、尿渗透压等检查结果作相应治疗。③内分泌功能紊乱。常见垂体功能低下或衰竭，应给予激素替代治疗。④体温失调。严重下丘脑损伤时出现中枢性高热，应进行物理降温并辅以退热药。也可表现为体温不升，应采取保温措施。⑤昏迷。体温失调者多伴昏迷，预后不佳。⑥消化道出血。多为胃黏膜应激性溃疡所致，应给予质子泵抑制剂或 H_2 受体拮抗剂，如奥美拉唑、雷尼替丁等。

2）化学性脑膜炎：为囊液流入脑室或蛛网膜下腔刺激所致。关键在于术中预防，避免囊液外溢，尽可能多切除囊壁，并反复冲洗囊腔和术区。一旦发生，应反复多次腰穿排放脑脊液，减轻高热和脑膜刺激症状。

2.放射治疗

（1）常规放射治疗：对次全切除或部分切除后残留的肿瘤、复发性肿瘤和全身情况较差不适宜行根治切除术的患者可行常规放疗。一般采用直线加速器局部照射，每日2～2.5Gy，总剂量为40～60Gy，小儿一般不超过45Gy。放疗可抑制肿瘤生长，减轻症状，延缓复发。但放射治疗也可引起下丘脑损害、视路损害、放射性脑坏死和放射诱发的恶性肿瘤。

（2）立体定向放射外科治疗：包括 γ 刀和 X 刀治疗，适用于实质性和部分实质性颅咽管瘤（肿瘤直径不超过 30mm),尤其是手术切除困难、复发性肿瘤和不宜手术治疗者。γ 刀和 X 刀对囊性颅咽管瘤或肿瘤的囊性部分无效。应掌握好治疗剂量,以避免发生视路损害等并发症。

3.肿瘤内治疗　包括囊内放疗和囊内化疗。适用于囊性或以囊性为主、不宜手术切除或外放疗以及复发性囊性肿瘤。一般采用 CT 立体定向穿刺的方法置入引流管,末端接 Ommaya 或 Rickham 储液囊行囊内放疗或化疗。

(1)囊内放疗:常用的放射性核素为 ^{32}P 和 ^{90}Y,放射剂量以 $0.1mCi/cm^3$($1Ci=3.7×10^{10}Bq$)为宜,使肿瘤囊壁受到 200Gy 的照射剂量,剂量过小肿瘤易短期复发,剂量太大则容易损伤周围结构。此方法简单易行、安全可靠,效果确切。其最大优点是抽出囊液后囊腔缩小,对肿瘤压迫所致的视力和内分泌功能损害很快得到改善。

(2)囊内化疗:采用向囊内注入博莱霉素等化疗药物达到治疗目的。博莱霉素可引起发热、头痛、呕吐、食欲缺乏等不良反应,采用反复多次小剂量注药方式,可使上述反应基本得到控制。对于有分隔的多囊性肿瘤和部分实质性肿瘤,可采用 CT 介导立体定向内镜下切开囊内分隔,或切除肿瘤实质部分,使囊内化疗全面均一。

(三)鞍上脑膜瘤

1.手术治疗　手术切除是鞍上脑膜瘤的主要治疗方法。一般采用单侧额下入路,如果肿瘤主要向蝶骨平台生长且巨大,则采取经双额纵裂间入路;居中线一侧向鞍后发展的肿瘤,采用翼点入路。手术采用显微外科技术,妥善保护视路、下丘脑和颈内动脉及其分支等重要结构,尤其是脑底动脉环的穿支血管。

2.放射治疗　直径超过 5cm 的大型肿瘤,手术全切困难,对手术后残余肿瘤行普通放疗,可延长肿瘤的复发时间;对于直径小于 3cm 的肿瘤,患者因年迈、全身情况差以及有重要脏器功能障碍而不能手术或不愿意手术者,可行 γ 刀或 X 刀治疗。

(四)鞍上生殖细胞瘤

1.手术治疗　鞍上生殖细胞瘤质地多较硬,且生长部位与下丘脑关系密切,手术切除难度较大。手术的主要目的是明确肿瘤的病理性质,行视路减压以改善和维持视力,解除脑脊液循环梗阻,为进一步的放疗或化疗创造条件。

2.放射治疗　鞍上生殖细胞瘤对放射十分敏感,故放疗是主要治疗方式。由于该肿瘤容易发生蛛网膜下腔种植转移,因此主张常规行全脑脊髓轴放疗。成人脑部放射剂量一般为 45~50Gy,全脑脊髓放射剂量为 20~30Gy。1 岁以内为成人剂量的 50%,5 岁时为成人剂量的 75%,8 岁以后与成人剂量相同。

3.化学治疗　是鞍上生殖细胞瘤综合治疗的不可缺少的重要组成部分,不仅可用于患者的初次治疗,对于手术及放疗后的复发肿瘤可成为首选治疗。可采用顺铂、长春新碱和博莱霉素联合应用,或顺铂+甲氨蝶呤+长春新碱+平阳霉素联合化疗方案。

(五)视交叉胶质瘤

视交叉胶质瘤多呈实质性,与下丘脑、垂体柄周围结构分界不清,手术只能作部分切除,术后可行放射治疗。

(六)脊索瘤

脊索瘤位于颅底中线,与众多重要的血管神经毗邻,肿瘤呈浸润性生长,肿瘤大,对常规放疗不敏感,是神经外科治疗的难题之一。根据肿瘤所处的确切位置,针对性地选择颅底入路进行手术切除,亦可行经蝶手术。术后残余肿瘤加用重型带电粒子放疗被认为是目前治疗脊索瘤最有效的方法。γ 刀和 X 刀治疗直径小于 3cm 的脊索瘤既安全又有效。

（七）上皮样囊肿

上皮样囊肿宜手术治疗。部分肿瘤与周围血管神经粘连紧密，不易全切。应仔细清除囊内容物后尽可能切除无粘连的囊壁部分。

（廖祖宁）

第五节　生殖细胞肿瘤

生殖细胞肿瘤（GCT）是来源于原始胚胎生殖细胞的肿瘤，通常发生于男、女生殖器官如睾丸、卵巢等。按世界卫生组织关于睾丸生殖细胞瘤的分类，可分为下列亚类：①胚生殖瘤（生殖细胞瘤，GE）；②成熟的或未成熟的畸胎瘤（TE）；③胚胎癌（EC）；④内胚层窦瘤（EST）；⑤绒毛膜细胞癌（CC）。它们分别代表正常胚胎细胞在不同发育阶段发生恶变所形成的肿瘤。除上述五种类型之外，可以有各种不同程度的混合型。其中胚生殖瘤属生殖细胞瘤，其他四种为非生殖性生殖细胞瘤（NG-GCT），前者约占全部颅内生殖细胞肿瘤的三分之二。GCT 好发于身体中线部位，颅内 GCT 主要发生于松果体区、鞍上区，偶亦可见于第三脑室、侧脑室、第四脑室、基底节及丘脑区。不论发生于何部位，各亚类 GCT 在光学及电子显微镜下的形态，其生物学特性，酶的活性，组织化学特征等都相类似。除良性畸胎瘤是生殖细胞肿瘤中唯一可通过手术治愈外，其余均为恶性，需辅以放疗和化疗。

由于颅内生殖细胞肿瘤多数位于松果体区，过去常将它们归于松果体瘤，将生长于非松果体区的生殖细胞肿瘤称为"异位松果体瘤"。Friedman（1947）首先改用胚生殖瘤这一名称，以后得到广泛采纳应用。事实上颅内 GCT 虽好发于松果体区，但并不都限于此区，它与起源于松果体实质细胞的松果体细胞瘤和松果体母细胞瘤是完全不同的两类肿瘤，后两者是源于神经外胚叶髓上皮的肿瘤，在自然史、生物学特性等各方面都与 GCT 有显著的差别。

【发病率】

颅内生殖细胞肿瘤在世界各国发病率有所不相同，在日本和中国发病率较高，占颅内肿瘤的 2%～5%，儿童颅内肿瘤的 5.4%（中国）和 15.3%（日本）；而在西方，占颅内肿瘤的 0.5%～2%，在儿童颅内肿瘤中占 0.3%～3.4%。从性别分布来看，总体上，男性是女性的 2 倍，其中非生殖性生殖细胞肿瘤男性发病率更高，是女性的 3.2 倍，生殖细胞瘤男女性比例则为 1.8∶1。部位的不同，性别比亦有不同，鞍上区的 GCT 以女性为多，约占 75%，而松果体区的 GCT 以男性为多，约占 67%。患者的年龄从新生儿至 70 岁，多在 20 岁前发病，但高峰年龄在 10～12 岁。NG-GCT 的发病年龄要比 GE 的早一些，特别是畸胎瘤、绒毛膜细胞癌多发生在年幼的儿童。颅内生殖细胞肿瘤大多分布于中线，以松果体区最多见（50%），其次是鞍上区（30%），有 10% 的患者可两处同时累及。位于其他部位的生殖细胞肿瘤约占 10% 左右，见于丘脑、基底节区、垂体窝、第三脑室及侧脑室壁、第四脑室、小脑蚓部、小脑脑桥角、脚间窝、四叠体区等，此外还可原发于脊髓髓内。颅外的生殖细胞肿瘤也可转移至颅内，例如绒毛膜细胞癌脑转移。颅内生殖细胞肿瘤各亚型与部位分布有一定关系，约 57% 的生殖细胞瘤发生于鞍上区，而近 67% 的非生殖性生殖细胞肿瘤生长于松果体区。丘脑、基底节区以生殖细胞瘤为多，脑室、大脑半球和小脑以非生殖性生殖细胞肿瘤居多。

【病因】

生殖细胞肿瘤的病因不明确。可能是原始生殖细胞未能正常演化而变成肿瘤。在胚胎发育过程中，原始生殖细胞在胚胎第四周已清晰可见，它们出现于卵黄囊壁上的内胚层细胞中，邻近尿囊的发生处。当胚胎开始折叠，原始生殖细胞在中线从卵黄囊壁通过后肠背侧肠系膜迁移至生殖嵴，并进入间叶组织下成为原始性索,再逐步发育为成熟的性腺。在这个迁移过程中,原始生殖细胞遍布整个胚胎,当这些迁移的全能干细胞未完成正常演化而停留时,很可能变成肿瘤。

目前比较一致的观点,生殖细胞瘤是来源于原始生殖细胞的未分化肿瘤。1965 年 Teilum 等提出体内的生殖细胞肿瘤虽发生位置不同,但均来源于原始多能细胞(PGC)。普遍认可的假说认为,生殖细胞肿瘤均为同一个"二倍体"起源,即来源于原始生殖细胞。在胚胎形成的过程中原始生殖细胞发生了不恰当的迁移是生殖细胞肿瘤形成的起因。不同时间和部位的迁移将导致不同部位和类型的生殖细胞肿瘤,包括生殖腺和生殖腺以外的生殖细胞肿瘤。胚胎癌是由全能干细胞分化不良形成的,全能干细胞沿着胚胎发育过程继续分化则可形成类似于成熟组织的成熟畸胎瘤或类似于胚胎组织的不成熟畸胎瘤。胚胎癌沿着胚胎外组织发育过程分化成为内胚窦瘤(也称卵黄囊癌)或绒毛膜细胞癌。

1998 年,Sawamura 等分析了 111 例颅内生殖细胞肿瘤后进一步提出假说:颅内的生殖细胞肿瘤可能来源于原始三胚层中的"全潜能生殖细胞"(原始多能干细胞),全潜能生殖细胞在早期可能发生某些基因缺陷,导致在胚胎不同阶段发育过程中,向生殖细胞肿瘤的方向发展形成生殖细胞肿瘤。2006 年 Hoei-Hansen 等发现生殖细胞肿瘤内高度表达肿瘤干细胞相关蛋白(OCT-3/4,AP-2r,NANOG,MAGE-A4,NY-ESO-1,TSPY 等),初步证实生殖细胞肿瘤内肿瘤干细胞的真实存在。但目前为止,国际上均未见关于颅内生殖细胞肿瘤干细胞培养及研究的报道。

此外本病可能与染色体变异有关,但有家族史者非常罕见。生殖细胞肿瘤患者的染色体常发生异常,包括非随机的染色体数目异常和结构异位。在睾丸生殖细胞肿瘤中,80% 呈现特征性的染色体结构异常:12 号染色体短臂等臂染色体畸形(i12p),许多非生殖性腺性肿瘤中及性腺外的生殖细胞肿瘤中也有 i12p 畸形。曾有报道在 Klinefelter 综合征(47,XXY,即 47 条染色体,有两条 X 和一条 Y 性染色体)患者的纵隔和颅内发现生殖细胞瘤。这些患者的典型特征是小睾丸、细精管玻璃样变、无精子,有人推测,纵隔及颅内等处生殖细胞肿瘤的发生是原始生殖嵴分化上的变异导致了生殖细胞迁移、分化的变化和其恶性的倾向。

【病理】

生殖细胞瘤占所有生殖细胞肿瘤的 65% 左右,畸胎瘤其次,占 10%~15%,再次是胚胎癌、内胚窦瘤、绒毛膜细胞癌(各占 5%)。应该指出相当部分的肿瘤是混合类型,形态多形性,一般是以最具代表性的成分来确定其组织类型。预后取决于肿瘤内最恶性的成分,除成熟的畸胎瘤之外,这些肿瘤都是高度恶性并有通过脑脊液播种的倾向。

1.生殖细胞瘤(GE)　约占颅内生殖细胞肿瘤的 2/3。起初肿瘤边界常较清楚,甚至可有包膜,但长大后分界逐渐不清,并向邻近组织浸润。如发生于松果体区可向四叠体、第三脑室壁浸润。如发生于鞍上区可向两侧脑室底、间脑、脚间窝等处侵犯。在切面上呈灰红色,质软易碎,结节状,肿瘤组织易于脱落,也有肿瘤呈胶冻状,瘤内可出血、坏死和囊性变。肿瘤经常以直接蔓延的形式向周围脑组织浸润破坏,更可沿脑室壁"匍匐"生长。在松果体区肿瘤可完全取代松果体腺;在鞍上区,肿瘤可直接压迫甚至浸润性侵犯视神经、视交叉和下丘脑。除局部浸润外,生殖细胞瘤可随脑脊液至脑室壁、脊膜、硬脊膜等,但神经系统外(如骨骼及肺部)等处出现转移灶罕见。

显微镜下可见瘤组织由不规则小叶组成,有纤维结缔组织小梁相连结。瘤细胞主要有两类。①较大的多角形或球形细胞,为此瘤的主要成分。细胞有较活跃的分裂象,细胞边界常清晰可见,胞质染伊红色,内含有絮状物,有的细胞呈空泡状,没有细胞浆突起。胞核大、圆形、居中,核浆较苍白,有的呈细颗粒状。核仁大,位于核的中央,染伊红色。银染色常不能显示,细胞没有胶质成分是这种细胞的佐证之一。②小圆细胞,不规则地分布于纤维分隔的两旁。用 Kaplan 及 Clark 免疫学鉴定法可以确定这种小圆细胞大多数为 T 细胞。将新鲜的瘤细胞悬液与羊红细胞(SRBC)混合,可见大部分小圆细胞具有羊红细胞受体,因此可与 SRBC 聚合,形成 T 细胞"玫瑰花"形结构。大细胞则没有此特性。两种细胞没有中间过渡型,除这两种组成细胞外,可见有散在的钙化灶,有时并有异物巨细胞,有的部位尚可见有柱状细胞覆盖的管腔,内有黏液分泌。免疫组织化学研究发现,一种出现于正常胎盘和原始生殖细胞的胎盘碱性磷酸酶在大多数胚生殖瘤的细胞膜和胞质中存在(70%～100%),而非生殖性生殖细胞肿瘤很少出现该酶的阳性染色。生殖细胞瘤通常会含有其他生殖细胞肿瘤成分,最多见的是畸胎瘤。半数生殖细胞瘤对人绒毛促性腺激素(HCG)表达阳性。但如果生殖细胞瘤患者血清和脑脊液中发现 AFP 和 HCG 标记阳性,常提示肿瘤为混合类型,因为生殖细胞瘤本身一般不出现 AFP 染色。临床上未能发现其他病理成分往往是因为标本量过少。

2.畸胎瘤(TE)　畸胎瘤约占颅内生殖细胞肿瘤的 15%,同时含有来源于三个胚层的组织,但排列无序,组织器官外观上不可辨认。畸胎瘤可分为成熟型,组织分化充分,似成人结构;未成熟型,类似于发育中的胎儿结构。两种类型可同时存在。成熟的畸胎瘤有完整包膜,边界清楚,表面光滑或结节状,球形或卵圆形,囊变常见。切面可见有大小不等的囊腔和实体的肿瘤团块以及软骨、骨、毛发等,包膜与脑组织可有粘连。不成熟畸胎瘤边界不清,常有局部浸润;肿瘤中心区的出血和坏死比成熟畸胎瘤更多见。在显微镜下,成熟的畸胎瘤常可见沿着软骨、骨、腺上皮和横纹肌分布的鳞状上皮,囊壁为纤维结缔组织构成,囊内为多胚层混合的组织结构,如皮肤及其附属器、软骨、脂肪、肌肉、神经、呼吸道上皮、肠上皮和柱状上皮等;类似于神经原和神经胶质细胞的神经上皮组织也常可见到;不成熟畸胎瘤除发生于松果体区和鞍上区外,还较多见于第四脑室,有浸润性,可随脑脊液播种。脑内畸胎瘤有时包含有生殖细胞瘤、绒毛膜细胞癌或一些幼稚的上皮成分,这种情况应诊断为恶性畸胎瘤或畸胎癌。因此诊断畸胎瘤时应观察囊内各种结构,以免误诊。由于畸胎瘤结构复杂,免疫组化也呈多样性。胶质细胞组织分化处有胶质纤维酸性蛋白(GFAP)阳性表达。神经元及神经母细胞分化区有神经元特异烯醇化酶(NSE)表达。S-100 蛋白对胶质细胞和神经元均为阳性。有滋养细胞分化区者 HCG、胎盘催乳素(HPL)及妊娠特异性 B1 糖蛋白(SP1)为阳性。鳞状上皮分化区对 CK、EMA 阳性。但纯畸胎瘤对 AFP、HCG 均为阴性。

3.内胚窦瘤(EST)　又名卵黄囊癌,是由内胚窦或 Schiller-Duval 小体所构筑成的肿瘤。其特点是有像卵黄囊的内胚窦增殖时所形成的突入卵黄囊的带有外套的薄壁血管。肿瘤质地稍韧,可见出血坏死,可局部浸润,通常也会随脑脊液通路播种。常与 GCT 中的其他成分混合,特别与 GE 混合最为常见。瘤的组成错综复杂而呈多形性,特别是在有纤维小梁的部位,可见有染色很深的巨细胞、局灶性坏死区等。但不见核分裂象。瘤的多形性主要是由于有各不同组织的组合之故,特别是有像 GE 瘤样的区域存在。较典型的内胚层窦瘤具有下列三个特点:①有小梁所形成的间质,组成一空泡状网,其间具有大小不等的囊腔,囊壁由扁平的间皮样细胞覆盖。②Schiller-Dural 小体,薄壁血管外围有卵黄囊内胚层细胞所形成的套,突入间质中的囊腔内。③透明颗粒,不规则地散布于瘤的各处、细胞的内外。颗粒透明,嗜伊红,PAS 染色呈阳性。免疫组化可见部分内胚窦瘤对 PLAP 呈阳性表达,多数内胚窦瘤对 AFP,Keratin 呈阳性表达,对EMA、HPL、SP1、Vinentin 呈阴性表达。

4.绒毛膜细胞癌(CC)　颅内原发性绒癌占颅内原发性生殖细胞肿瘤的 5%,绝大部分都发生于松果体区,主要为男性患者。单纯原发于颅内 CC 罕见,为高度恶性肿瘤,质软易碎,呈坏死状,与周围分界不清,常浸润邻近组织,包括静脉血管。显微镜下可见瘤由细胞滋养层及合胞体滋养层组成,有的形成突起,形如胎盘中的绒毛。合体滋养层细胞体较大,边界欠清,胞质嗜伊红,核多形,HCG 组化染色阳性;细胞滋养层胞体较小,细胞边界清楚,胞浆染色清亮,核椭圆。此瘤有分泌人绒毛膜促性腺素 β 亚单位(βHCG)的特性,因此免疫组化显示 HCG 可呈强阳性表达,其他如 HPL、SP1 呈阳性表达,PLAP、EMA 部分呈阳性表达,但 AFP、Vim 呈阴性表达。CC 可以在蛛网膜下腔广泛转移,近 23% 的病例出现颅外转移,主要是肺,颅外转移的病灶通常是单纯的绒癌。

5.胚胎癌(EC)　是来源于胚胎干细胞的肿瘤,含有多种胚胎发育中的组织。上述 GE 和 TE 中的成分在此瘤中均可见到,同时瘤内还可含有胚胎外的组织成分,如卵黄囊的成分及类似胎盘中的滋养层或未成熟的胎盘绒毛。肿瘤灰白色,质脆,常浸润周围脑组织,常伴有坏死。镜下胚胎癌由原始低分化上皮性成分构成,细胞呈多角形,柱状或立方体。细胞核呈泡状,可见核仁,核分裂象多见。常伴有出血和坏死,有时可有软骨结构。免疫组化染色可见 PLAP、AFP、HCG 呈阳性表达,EMA、HPL、SP1、Vinentin 呈阴性表达。

生殖细胞肿瘤的扩散和转移主要通过三种途径:①直接向邻近组织浸润,受累最多的是下丘脑及第三脑室。②通过脑室及蛛网膜下腔转移,活检及部分切除术后可增加这种转移的机会,以转移至脊髓及马尾区为多见,脑膜上的转移次之。GE 有转移者 11%,EST 有转移者 23%。③经血运转移至神经系统以外组织器官者不多见,仅占 3%,至肺及骨骼的机会较多。此外肿瘤亦可通过脑室腹腔分流术而转移至腹腔或盆腔。

病理诊断是生殖细胞诊断及各亚型鉴别的金标准。值得注意的是混合性生殖细胞瘤因含有多个亚型的成分,故含有多亚型的病理特征。但临床上时有出现因取材不足导致混合性生殖细胞瘤误诊为单一成分的生殖细胞肿瘤。故建议为生殖细胞肿瘤的病理诊断提供多点取材,尽可能地捕捉到混合性生殖细胞肿瘤的各种亚型成分。

【临床表现】

生殖细胞肿瘤的临床症状和体征主要取决于肿瘤发生的部位。颅内 GCT 好发于松果体区与鞍上区,偶亦可见于基底核及丘脑区。

1.松果体区　松果体是一个神经内分泌器官,能分泌一种名为褪黑色素的物质。通过它对下丘脑的垂体激素释放因子的作用及对垂体的直接作用,能使 PRL、LH 及 FSH 等激素的分泌发生变化,从而产生一系列神经及内分泌系统的症状。

(1)神经系统症状

1)两眼上视不能:约见于 60% 的病例,少数可伴有两眼下视不能,临床上称之为四叠体上丘综合征。引起这症状的原理是肿瘤压迫了管理眼球同向上视动作的神经纤维——皮质顶盖束。若此束终止于四叠体上丘的前半部的纤维受损,出现两眼上视不能,若终止于上丘后半部的纤维受损,则出现两眼下视不能。两眼的同向偏斜运动是由皮质被盖束所支配,位于较深部,一般不受影响。

2)动眼神经核麻痹:动眼神经核位于上丘水平中脑导水管的腹侧,它接受来自上丘的纤维支配。起源于上丘前部的纤维终于动眼神经核的前半部,起于上丘后部的纤维终于动眼神经核的后半部。当这些纤维受到松果体瘤的压迫时,将出现眼球的向上、向下或向内的单独一个方向的运动障碍,其障碍程度决定于神经纤维损害的情况。此外,动眼神经核亦接受来自皮质纤维的支配。如这一纤维受损则眼球的自主跟随运动可以消失。内侧纵束在动眼神经核处的损害可引起反射性的眼球同向运动消失。

3)瞳孔反射的改变:包括阿·罗瞳孔,是由于来自视网膜的传入纤维在到达中脑动眼神经副核(动眼神经小神经元核)之前受损的结果。动眼神经小神经元核分前后两部分,前部调节瞳孔的光反射,后部支配瞳孔的辐辏和调节反射。阿·罗瞳孔是由于四叠体前区、动眼神经小神经元核的前半部损害的结果。如此核全部损坏,则瞳孔的光反应与调节、辐辏反应均消失,形成固定瞳孔。

4)小脑症状:包括动作不协调、辨距不良、动作抖索不稳、共济失调、肌张力减低等,是由于肿瘤侵入小脑上脚或直接侵入小脑半球的结果。在松果体瘤患者中有时亦有眼球震颤,但这不是小脑脚的症状,而是眼肌协调不良所造成的。

5)嗜睡:为下丘脑后半部或中脑前半部的背侧与腹侧受损的结果。

6)轻偏瘫和锥体外系体征:是由于涉及中脑大脑脚内的皮质脊髓束和底丘脑的结果。

7)听觉障碍:是四叠体下丘受压或被侵犯的结果。

8)脊髓及马尾神经根痛:表明肿瘤已转移入脊髓蛛网膜下腔。

(2)内分泌系统症状

1)性早熟:又称早熟性生殖器官巨大综合征。只见于男病孩,仅占10%左右的患者。此外患者可有发育较早、骨龄超前数年以上、全身肌肉较发达等现象。

2)垂体功能不足:表现为发育迟缓、衰弱、乏力、毛发稀疏、性征发育不良等。在女性可有月经不调或停经。

3)尿崩症:是由于下丘脑前半部的上视核受损的结果,也可由于肿瘤破坏了下丘脑与垂体后叶之间的纤维联系之故。

(3)颅内压增高症状:见于80%左右的病例。是由于肿瘤侵入或压迫第三脑室及导水管,引起脑积水的结果。

2.鞍上区肿瘤 可压迫视神经交叉引起视觉症状,侵入第三脑室而引起脑积水及颅内压增高症状。尿崩症及垂体功能不足为此区肿瘤最具代表性的症状。尿崩症常可早于其他症状数年之久,并持续存在。神经系统的表现如下。

(1)视交叉损害的表现:有各种视野改变,其中60%为双颞侧偏盲,70%有原发性视神经萎缩,15%有视乳头水肿及继发性萎缩。

(2)中脑受损的表现:如嗜睡、动眼神经核性麻痹、锥体束征阳性。

(3)下丘脑损害的表现:如尿崩症、多饮多尿、肥胖、脉慢、低血压和部分病例有早熟性生殖器官巨大综合征。

(4)垂体功能障碍:如性征发育不良,消瘦,乏力,毛发疏少、脱落。男性可有性欲减退,女性有月经紊乱或闭经。

3.基底节及丘脑区 位于此区的GCT较少见。首发症状以锥体束或锥体外系症状为主,如单侧肢体无力、行走不稳等,无性早熟和内分泌等改变;此外有智能减退、发热、运动减少或多动、视力减退、视野缺损、复视、精神症状、抽搐及嗜睡等,后期亦可有颅内压增高症状。肿瘤出血突然起病者较其他部位为多。

【辅助检查】

1.影像学检查

(1)X线片:松果体区的钙化对区别GCT瘤的亚类有参考意义,GE及EC均有较高的钙化率,要比该区胶质瘤的钙化率高3倍以上。TE瘤一般钙化较少,但有时可见到瘤内的骨组织及牙齿等。另外,GE及EC一般都突向第三脑室,而TE则较多偏向一侧。鞍上区GCT的头颅X线平片常只显示颅内压增高的迹象。蝶鞍及其周围骨结构半数以上属正常。

(2)CT扫描:生殖细胞瘤的CT平扫为边界清楚的类圆形病灶,可为囊性或实质性,实质性肿瘤多为等密度或稍高密度,均匀增强;囊性肿瘤密度稍低。在松果体区的钙化多见。成熟的畸胎瘤边界清楚,内部结构复杂多样,CT上密度高低不等,其中的低密度代表脂肪成分或囊变,高密度则为骨性物质及钙化。

(3)MRI扫描:在MRI的T1W像上肿瘤常呈等或稍低信号,T2W上为稍高信号,增强后明显强化;囊变病灶在T1W为低信号,T2W为更高信号,增强后可有环形强化。肿瘤边缘不规则常提示肿瘤向四周浸润,是恶性的表现。成熟的畸胎瘤在MRI上边界清楚,其信号混杂,T1W可为等或稍低混杂信号,高信号代表其中的脂肪成分;T2W 信号多为高或稍高混杂信号,偶见点状不规则低信号,提示内部的骨性物质或钙化斑块。

不成熟和恶性畸胎瘤与成熟畸胎瘤在影像学上表现类似,但往往边界模糊不清,病灶周围水肿严重,囊性变较少,钙化区也较小。其他非生殖性生殖细胞肿瘤的 CT、MRI 表现亦多种多样,缺乏特异表现,绒癌有时可为类似于血肿样的特征性改变。CT 和 MRI 均能发现肿瘤阻塞脑脊液循环而致的脑积水。

2.肿瘤标记物的测定　生殖细胞肿瘤患者血清和脑脊液的生物学标记物对诊断、预后判断以及肿瘤复发的评估有一定意义。Shinoda 等(1980)发现在松果体区及鞍上区的 GE 中有胎盘碱性磷酸酶存在,用过氧化酶抗过氧化酶(PAP)试剂作间接免疫染色可显示此酶,70%以上的 GE 肿瘤组织呈阳性,酶的分布主要位于细胞膜上;而 NG-GCT 中只有少数呈弱阳性,其染色主要在胞质内。PLAP 可作为 GE 的组化标记物而应用于临床。

HCG 是由绒毛膜细胞癌的合体滋养层所产生,AFP 产生于内胚窦瘤,检测血清或脑脊液 AFP 和 HCG 对 NG-GCT 的诊断和治疗具有重要的意义。EST 主要产生 AFP,CC 主要产生 HCG,而 EC 则两者都可产生。正常人的血清 AFP 低于 40ng/ml,HCG 低于 2ng/ml。脑脊液中这类标记物一般不到血清中的 20%。当患者有生殖器官的 CC 时,血清中 HCG 的浓度可比脑脊液中高出 286 倍。如中枢神经系统有转移灶时,则脑脊液中的 HCG 增加,故血清/脑脊液的 HCG 比值可降至 60 以下。颅内有原发的 GCT 时血清的标记物可低于脑脊液中的,脑脊液的标记物比血清更敏感,有时血清标记物正常而脑脊液中已显示含量增高。Sano 认为 AFP 阳性则为卵黄囊瘤或混合性生殖细胞瘤中含有卵黄囊瘤成分。HCG 升高则提示为 CC 或混合性生殖细胞瘤中含有 CC 成分。Matsutani 指出血清 HCG 升高在 CC 中为 100%,胚胎癌中为 50%。事实上,胚胎癌通常含有合体滋养层成分和内胚窦成分,因此会同时显示上述两个标记物。

另外,标记物水平还可提示肿瘤某一成分含量、肿瘤的治疗效果或复发和播种情况,其敏感程度甚至早于临床和放射学的发现。肿瘤经手术切除、放射治疗或化学治疗后,标记物测定有明显降低甚至消失,表示治疗已取得效果。反之,则表示疗效较差。标记物在降低后又再度增高,提示肿瘤复发。因此肿瘤的组化标记物有助于临床确定患者所患肿瘤的组织学性质,部分患者可以免去作肿瘤活检的冒险。但血清和脑脊液 HCG、AFP 升高并不是所有生殖细胞肿瘤的特异性变化,阴性者不能排除诊断,不能代替活检标本的病理学检查。

此外,褪黑素和黄体生成释放激素(LHRH)的测定可能对生殖细胞肿瘤诊断和预后判断更有意义,Vorkapic 报告血清褪黑素水平降低与松果体破坏有关,升高则提示生殖细胞瘤。有报道,松果体生殖细胞瘤术前褪黑素在夜间为 70ng/ml,白天为 1.5~10ng/ml,术后完全测不到或在正常范围,尿中 6-羟褪黑素亦有术后比术前下降的变化,因此血清褪黑素可用于诊断、评价手术疗效及随访。

【诊断】

颅内 GCT 的诊断一般不难。患儿双眼上下视障碍伴性早熟,进行性头痛、呕吐加剧,典型的 Parinaud 综合征和颅高压体征,应考虑松果体区的生殖细胞肿瘤。内分泌检查血液或脑脊液 PLAP、AFP 或 HCG 升高,CT 示有松果体区扩大的钙化斑,病灶有明显增强者,则生殖细胞肿瘤可能性更大。患儿慢性尿崩起病,进行性视力减退和头痛、呕吐,CT、MRI 检查发现鞍上区边界清晰、明显增强,伴有钙化、囊变等,而垂体后叶清楚显示,同时伴有上述内分泌检查异常者,应考虑有鞍区生殖细胞肿瘤可能。术前生殖细胞肿瘤的分型诊断比较困难,如发现 PLAP 升高患生殖细胞瘤机会大,AFP 和 HCG 阳性可能含有 CC、胚胎癌或内胚窦癌成分。CT 和 MRI 表现为肿瘤边界不规则,瘤周水肿严重,提示肿瘤恶性。

鞍区的生殖细胞肿瘤应与垂体瘤、颅咽管瘤等相鉴别。垂体瘤是鞍区常见的肿瘤,但儿童少见,多以月经紊乱、溢乳、肢端肥大、肥胖等症状起病,伴视力视野障碍;早期多无尿崩,无性早熟或性发育迟缓,颅高压出现较晚;内分泌检查可有 PRL、GH、ACTH 等升高,却没有 PLAP、AFP、HCG 等的升高;CT 检查大多可见鞍底骨质吸收,肿瘤从鞍内向鞍上生长,MRI 上高信号的垂体后叶消失。颅咽管瘤也是鞍区常见的肿瘤,以儿童和青年多见,常伴有尿崩症、视力障碍和颅高压,往往病史较长,缺乏生殖细胞肿瘤所常见的内分泌改变,CT 检查可见"蛋壳"样瘤周钙化,可资鉴别。鞍区脑膜瘤多以头痛起病,无内分泌改变,头颅 CT 和 MRI 上可见基底宽、增强的肿瘤,囊变极为罕见;动脉瘤多以突发头痛起病,一般缺乏内分泌症状,可借血管造影明确诊断,鉴别不难。

丘脑基底节区的生殖细胞肿瘤应与胶质瘤相鉴别。胶质瘤发病年龄较大,为 20～40 岁。血清及脑脊液中除 PLAP 外,AFP、HCG 两者均为阴性。头颅 CT 和 MRI 检查,生殖细胞肿瘤常无占位效应或瘤周水肿;病变后期常有特征性的同侧或双侧大脑和(或)脑干萎缩(因传入或传出纤维被破坏)。难鉴别时,可行活检。

松果体区的生殖细胞肿瘤应与该部位的松果体细胞瘤和松果体母细胞瘤相鉴别。尽管它们症状相似,但后两者发病率极低,占颅内肿瘤的 0.2% 以下,也无血清和脑脊液中的内分泌改变,影像学上信号较均匀,钙化和囊变较少。对于鉴别困难的病例,可行立体定向肿瘤活检,但可引起瘤内的出血及扩散等危险。

【治疗】

颅内生殖细胞肿瘤的治疗原则是根据不同肿瘤性质,选用手术、放射治疗和化学治疗或联合治疗。

1.治疗的一般原则

(1)颅内原发 GCT 中除成熟的 TE 外,均属恶性肿瘤,具有不同程度的局部浸润及种植性或远处转移的特征。手术切除不能根治,需辅以放射治疗与化学治疗。

(2)单纯的 GE 对放射治疗极为敏感,只需较小剂量就可以使瘤的体积明显缩小或消失。因此对 GE 瘤应以放射治疗为主。

(3)因肿瘤引起的脑积水导致颅内压增高,应先作脑脊液分流术或肿瘤切除术缓解颅内高压后,再根据病理类型结合放射、化学治疗。

(4)对于 EC、CC、EST 等瘤放射治疗虽亦有效,但不如 GE 敏感。复发及转移的机会较多,应于放射治疗后加用化学治疗。

(5)由于各型肿瘤对治疗的反应都不相同,而且混合性瘤居多,在选择治疗前应先明确瘤的组织学类型。

2.治疗方案选择

(1)脑脊液分流术加放射治疗:不论是松果体区、鞍上区,还是其他部位的 GCT,由于所处的部位较深,手术切除的难度较大。除了成熟的 TE 外,能做到彻底切除的机会较少。另一方面 GCT 中的多数亚型对放射治疗是敏感的,如采用脑脊液分流后再进行放射治疗可以获得 60%～88% 的 5 年治愈率。

(2)手术切除术加放射治疗:上面一种方案没有组织学的证实,使治疗后病例无法作最后的疗效评定。另外经放射治疗后的复发率又较高,复发后的处理将更难解决。遇到混合瘤时,对瘤内放射敏感的部分可有显效,对其中放射不敏感部分则不能奏效。文献中曾有报道放射治疗后瘤的 GE 部分完全消除,但混杂其中的 CC 部分或胶质瘤却继续发展,甚至出现远处转移。说明治疗前对肿瘤组织学特性的确定是治疗计划中的重要环节,不可忽视。因此部分神经外科医师都主张先作肿瘤切除术,以后再考虑放射治疗或化学治疗。

(3)20Gy 的试验性放射治疗:作 CT 随诊观察,如肿瘤缩小或消失则继续放射,否则改作手术切除,术后再用化疗。此方案的缺点同第一方案,而且治疗过程中未作减压措施,有可能因颅内压增高而被迫中止放射治疗。

(4)立体导向性活检后根据组织学检查结果选择治疗：立体定向活检术适用于病灶较小或开颅手术有困难者。

(5)其他：监测肿瘤的标记化合物来确定瘤的特性，然后选择治疗方法。这种方案损伤小，较合理。

3.手术治疗

(1)开颅肿瘤切除术：仍然是大多数生殖细胞肿瘤的主要治疗方法，特别是非生殖细胞性生殖细胞瘤、良性畸胎瘤全切除者，可获得根治，其他类型肿瘤在不增加神经缺失前提下，应最大限度地切除肿瘤，术后辅以放疗和化疗。根据肿瘤位置不同采用不同的手术入路。

1)松果体区肿瘤：①经额-侧脑室入路：取冠状切口，单侧额骨瓣开颅，穿刺脑室放出脑脊液减压。于额中回中部切开皮质，直至侧脑室额角，从室间孔看到肿瘤顶部。将室间孔前缘切开 5mm 左右，牵开第三脑室侧壁可暴露肿瘤前部和侧面。也可切开透明隔底部达第三脑室，暴露肿瘤，但必须严格沿中线进入，保护第三脑室顶部的大脑大静脉。②顶枕部经胼胝体入路：从顶后大脑半球内侧面与大脑镰之间进入，切开胼胝体，深入 2～3cm 可暴露肿瘤。但此入路对半球牵拉较重，可出现偏瘫、脑水肿，甚至死亡。③经侧脑室三角区入路：切开颞枕交界皮质直至侧脑室三角区，见侧脑室内侧壁隆起，即为肿瘤侧面。但会损伤视放射引起同向偏盲。④幕下小脑上入路：取坐位，作后颅双枕部骨窗，上缘到横窦；向下牵拉小脑，可显露肿瘤后部。因术野狭窄，操作困难，往往仅作活检。⑤枕部经小脑幕入路：取坐位或侧卧位，骨窗暴露矢状窦和横窦。穿刺脑室枕角或切除部分枕极，抬起枕叶，找到肿瘤，楔形或纵向切开天幕，扩大幕下暴露，注意肿瘤与大脑大静脉、大脑内静脉及基底静脉的关系。先作瘤内切除，再剥除瘤皮，如有脑脊液涌出，说明四叠体池已与第三脑室打通。此入路，暴露好，操作方便，可在直视下分离和保护重要的深部血管，并打通四叠体池和第三脑室，解除脑积水。术后反应轻，死亡率较低。以上五种入路各有优缺点，可根据术者自己的经验与习惯，肿瘤的大小与位置加以选择。

2)鞍上区肿瘤的手术方法：可采用经额或扩大经额硬膜下额底入路或经翼点开颅侧裂入路，使视神经或视交叉得以减压，保存和恢复视力。如果肿瘤主要位于第三脑室内并阻塞室间孔，可经胼胝体前部切开或经侧脑室入路。肿瘤较小而且位于视交叉后(视交叉前置)时，切开终板。鞍上区肿瘤术后可能出现严重的尿崩症、水电解质紊乱、血糖升高、嗜睡等下丘脑功能障碍，甚至昏迷、高热或体温不升、血压下降、消化道出血等，须仔细监护和抢救。

3)丘脑基底节区肿瘤的手术方法：丘脑前部的肿瘤可用额部皮瓣，于运动区前方切开额叶皮质，进入侧脑室前角，可发现脑室壁下方突向前方的肿瘤；丘脑后部的肿瘤可采用顶部皮瓣，于运动区后方和中线旁各 2.5cm 处切开顶叶皮层，进入侧脑室体部和三角区，其下既为肿瘤。该部位与内囊、丘脑及深部静脉相邻，术后可能出现偏瘫、偏身感觉障碍、共济失调甚至昏迷。

颅内生殖细胞肿瘤位于深部，与重要结构毗邻，手术操作困难，风险较大，因此要求手术者应运用娴熟的显微外科技术，分块切除肿瘤，仔细寻找脑-瘤边界，在切除肿瘤的同时最大程度地保护神经功能，解除颅高压。术中打开的脑室应小心用脑棉保护，一方面可防止血液流入脑室系统继发术后脑积水，另一方面又可减少肿瘤细胞随脑脊液播种的机会。

(2)神经内窥镜下活检及三脑室造瘘术：随着内镜技术在神经外科的广泛应用和发展，其在松果体生殖细胞肿瘤的手术中有较大的优势，一方面能在直视下行肿瘤组织的多点取材活检，还能行三脑室造瘘术，缓解由肿瘤引起的梗阻性脑积水。

在冠状缝前 2～4cm，中线旁 2～3cm 处钻孔，"十"字切开硬膜，用脑室穿刺针试穿侧脑室后，扩张器扩张通道。经额叶皮质将内镜送入侧脑室，继而通过孟氏孔送至第三脑室。内镜缓慢向三脑室后部移动，发现肿瘤后,应用双极电凝,烧灼肿瘤表面血管,用活检钳分别在不同部位分块取出肿瘤送行病理检查,充分止血,仔细检查无活动性出血后内镜移向三脑室底前部,在第三脑室底中线处选择脑室造瘘的部位,应在两侧乳头体和漏斗隐窝之间。一般用球囊导管完成底部造瘘,必要时在相邻部位两次造瘘,以扩大瘘口,直径至少5mm。电烧瘘口膜性毛刺边缘。接着将内镜进一步送入脚间池,如遇 Liliequist 膜,同样用球囊打开。

(3)立体定向活检术:适用于病灶较小或开颅手术有困难者。Sawamura 等分析 29 例颅内原发性生殖细胞瘤的治疗结果,认为立体定向手术的意义在于该手术十分安全,手术致残率低于 1.6%,而且可以取得足够的肿瘤标本进行病理学检查。因此,他们建议生殖细胞瘤可以只作立体定向活检,当活检结果证实是生殖细胞瘤时即可终止手术,进行放疗或化疗。但由于多数 GCT 血供丰富,活检有导致瘤内出血、脑室内或蛛网膜下腔播散的可能。

(4)脑脊液分流术:可迅速解除阻塞性脑积水所引起的颅内高压,是改善病情,挽救生命的紧急措施。但由于生殖细胞肿瘤具有随脑脊液播种的危险,因此分流术也有腹腔播种之虞,而且放疗和化疗会在短期内使较小的生殖细胞肿瘤迅速缩小,也可解除或改善对脑脊液循环的阻塞,因而对脑室腹腔分流术的指征应慎重考虑。

4.放射治疗

(1)普通放射治疗:可采用^{60}Co、直线加速机或高能量 X 线治疗机进行放射。生殖细胞瘤对放疗非常敏感,分次外放疗是最有效的方法,长期生存率和治愈率都较高。治疗剂量、照射野大小以及全中枢神经系统的放疗指征等仍未统一。目前大多数治疗中心采用 50~60Gy 左右的治疗总剂量,分次照射全部肿瘤野和围肿瘤区,时间持续 5~6 周。放疗方法可分为全脑全脊髓放疗、全脑放疗和局部放疗。其中全脑全脊髓放疗是生殖细胞瘤传统放疗中较为推崇的方法。其理论基础是生殖细胞瘤细胞向周围脑组织呈浸润性生长,而且易沿蛛网膜下腔种植、转移。国内外临床研究报道放疗后长期随访,单纯生殖细胞瘤 10 年生存率可达 90% 左右。Maity 等报道全中枢神经系统预防放疗后随访 7.1 年无 1 例复发,指出可用全中枢神经系统照射的治疗效果来衡量化疗和局部放疗的效果。

对是否全脊髓进行放疗目前仍有争议。大剂量全中枢神经系统放疗会导致患者不同程度的不良反应,比如乏力、恶心、呕吐和骨髓造血抑制、生长发育障碍等。有报道 7~14 岁患者 21 例在远期随访中发现进入成年后,出现生长发育和生殖功能障碍,认为与幼年垂体照射有关。文献报道是否全脊髓预防性照射对生存率无显著影响。Shikama 等对 180 例颅内生殖细胞瘤进行全脑或全中枢神经系统放疗的回顾性研究,多因素回归分析显示预防性脊髓放疗对无病生存率无益处。有学者对于颅内单发肿瘤病灶进行了全脑预防性放疗加局部追加剂量放疗的研究,认为全脑预防性照射加病变区追加照射到足量为治愈的方法。Haaskogan 等分析 49 例组织学证实颅内生殖细胞瘤,其中 35 例未行全脊髓预防性放疗,平均随访 4.5 年,无 1 例有脊髓内转移。由于预防性全脑脊髓放疗可导致脑部损伤、智力下降、学习困难,尤其对幼儿后果更加严重,因此 Matsutani 等提出,除已有室管膜下及蛛网膜下腔转移、脑脊液中找到恶性肿瘤细胞或颅内多发的生殖细胞瘤患者外,对局灶性生殖细胞瘤不提倡全脊髓常规预防放疗。

单用局部放疗效果并不理想。Haddock 等报道颅内生殖细胞瘤局部放疗 31 例中,5 年内有 45% 患者出现中枢神经播散病变。Tsengbao 等也报道 12 例局部放疗患者有 5 例脑内复发,认为生殖细胞瘤单纯局部放疗,照射野范围不够,容易在原照射野外复发,不宜提倡。

成熟畸胎瘤是否放疗的认识也不统一。Sano 统计成熟畸胎瘤手术加放疗 10 年生存率可达93%,治疗效果好。Ogawa 等也支持预后良好组的生殖细胞肿瘤手术加放疗的观点。但 Selcuki 和 Jakack 认为成熟畸胎瘤对放疗并不敏感,放疗只能加重正常脑组织的损伤。国内某学者随访了 18 例成熟畸胎瘤,其中 4 例畸胎瘤术后未行放疗,随访中并未发现复发。所以成熟畸胎瘤是否进行术后放疗有待于较大样本的随访研究。

非生殖细胞瘤性恶性生殖细胞肿瘤(NG-MGCTs)单行术后放疗效果不佳,日本颅内生殖细胞肿瘤研究小组报道 33 例术后放疗中期生存时间仅 18 个月。确实手术后单行放疗可以取得很满意的短期疗效,90%病例肿瘤缩小或肿瘤标志物恢复正常水平,但 45%的病例很快复发。因此对预后中等和不良的生殖细胞肿瘤建议预防性脊髓放疗,Ogawa 等报道 32 例未行预防性脊髓放疗有 5 例脊髓转移,6 例预防性脊髓放疗者无 1 例脊髓转移。日本小儿脑瘤研究小组推荐 NG-MGCTs 放疗剂量:全脑脊髓 30Gy+肿瘤局部 30Gy。

(2)伽玛刀治疗对于未成熟畸胎瘤,近年来使用伽玛刀治疗取得了令人比较满意的效果。某学者通过分析术后接受伽玛刀治疗患者和未接受伽玛刀治疗患者的生存曲线,发现这两条生存曲线有显著差异,4 例接受伽玛刀治疗的患者 5 年生存率 100%。Cho 等分析 7 例经伽玛刀治疗的松果体区肿瘤(其中包括未成熟畸胎瘤 1 例),发现 6 例肿瘤得到控制(其中未成熟畸胎瘤瘤体积减小 40%),因而认为伽玛刀对松果体区肿瘤,不论组织病理如何,治疗效果较好。近年来,关于伽玛刀对生殖细胞肿瘤的治疗效果临床分析屡有报道,对生殖细胞肿瘤的控制率均在 50%以上。但是伽玛刀对残存或者复发的生殖细胞肿瘤患者预后中等组和预后不良组的针对性报道比较缺乏,有待进一步探索。

5.化学治疗及放、化疗结合治疗 生殖细胞瘤对化疗药物敏感,化疗方案多数以铂类(P)为基础,联合长春新碱(V)、依托泊苷(E)、环磷酰胺(C)、博来霉素(B)或甲氨蝶呤(M)等。化疗短期疗效肯定,但长期疗效较差。Farng 等用 VBPE 方案对 11 例颅内生殖细胞瘤单独初始化疗 6 个疗程,近期完全缓解达 100%,但随访 9~24 个月,有 6 例肿瘤复发(55%)。

Shibamoto 等和 Kumabe 等分别报道采用 PE 或 BPE 方案单独采用 6 个疗程化疗后肿瘤 90%以上消失,但随访中发现病变局部复发,复发后再采用放疗仍可有大部分缓解。因此有学者在此基础上尝试放、化疗结合的方法治疗生殖细胞瘤,取得了令人满意的效果。Aoyama 等对 17 例颅内生殖细胞瘤先用顺铂、依托泊苷诱导化疗 3~5 个疗程,随后给予肿瘤局部放疗 12 次共 24Gy,5 年生存率达 100%。Fouladi 等比较全脑全脊髓放疗与用顺铂、依托泊苷诱导化疗 2~3 个疗程后,肿瘤局部放疗 25~35Gy,平均随访 40 个月,效果无明显差异。某学者对 39 例颅内生殖细胞瘤使用化、放疗结合的方法,取得了很好的效果,随访 5~8 年,95%生存良好,未发现肿瘤复发,并且 30 例学龄前儿童身高和智力发育均未受影响。因此提出化、放疗结合是治疗颅内生殖细胞瘤的最佳方法。某医学进行的同步化疗和局部放疗的临床研究也取得了与全中枢神经系统放疗一致的长期生存率,不良反应明显减轻。

NG-MGCTs 术后化疗仍以铂类为基础。比较著名的有 PVB 方案、PE 和 CE 方案及 ICE 方案。PVB 方案:顺铂 20mg/m² (1~5d)+长春花碱 4mg/m² (第 1、8 天)+博来霉素 10mg/m² (第 1、8、15 天),采用的 30 例中,2 年生存率 67.7%,较术后单行放疗生存率 46.5%稍有改善。PE 和 CE 方案:顺铂 20mg/m² (1~5d)+依托泊苷(VP)60mg/m² (1~5d)和卡铂 450mg/m² (1d)+VP 150mg/m² (1~3d),这两种方案在生殖细胞瘤的预后中等组中取得了满意的效果,但是在预后不良组中效果不佳。Matsutani 等报道 21 例患者,11 例术后单行放疗(50~55Gy),10 例术后单行化疗(PE 和 CE)或联合放疗,3 年生存率前组 10.2%,后组 27.3%,差别无统计学意义。ICE 方案:异环磷酰胺 900mg/m² (1~5d)+顺铂 20mg/m² (1~5d)+VP 60mg/m² (1~5d)。Matsutani 等报道 9 例中 5 例术后 ICE 方案化疗,其中 3 例在化疗过程中因疾病进展 10 个月内死亡;2 例化疗同时予以放疗,其中 1 例 10 个月内死亡;另外 2 例因高浓度肿瘤标志物,而直接化疗没有手术,均 2 年存活没有复发。

上述化疗联合放疗,均未能获得较满意的疗效,但 Robertson 等报道 18 例术后"三明治"方案:PE 化疗

3~4 个疗程＋放疗(肿瘤局部或加全脑、全脑脊髓)＋卡铂、博来霉素、vP、长春花碱化疗 4 个疗程.4 年生存率 74%，无瘤生存率 67%。提示预后不良组术后大剂量化疗联合大容量放疗可能对改善预后有帮助。Kretschmar 等也认为放疗前化疗对生殖细胞肿瘤的效果较好，非生殖细胞性生殖细胞肿瘤的反应率为 55%。

6.放化疗后手术治疗　手术对肿瘤的脑脊液播散转移可能有促进作用，因此近年来许多作者主张术前先予化疗或联合放疗，肿瘤缩小后再手术。Kochi 等应用先化疗、放疗后手术再化疗的方法治疗了 11 例预后不良的 NG-MGCTs，五年生存率高达 90.9%。Weiner 等回顾分析了 126 例颅内生殖细胞肿瘤经化疗后，只有 10 例有影像学残余，接下来进行残余肿瘤手术，效果满意。

部分肿瘤先化疗或放射治疗后肿瘤体积缩小，残余肿瘤相对容易手术全切除，肿瘤细胞沿脑脊液播散的可能大大降低，并且神经功能损害较轻，是一种值得关注的治疗方法。

7.大剂量化疗＋自体造血干细胞移植　对于预后不良组的生殖细胞肿瘤复发病例，可考虑予以大剂量化疗＋自体造血干细胞移植以巩固疗效。Tada 等报道对 3 例 CC、2 例胚胎癌和 1 例卵黄囊肿瘤经综合治疗后复发者，采用大剂量化疗(顺铂 200mg/m^2＋VP 1250mg/m^2＋ACNU 150mg/m^2)，随即自体造血干细胞移植(完全缓解期采集自体骨髓或外周血造血干细胞备用)，其后在层流室给予刺激因子促进血细胞恢复。随访 9~95 个月所有的病例均无复发。

【预后】

生殖细胞肿瘤的治疗效果与组织类型直接有关，Matsutani 的报告显示，生殖细胞瘤手术后 5 年生存率为 95.4%，10 年 92.7%；成熟的畸胎瘤 3 年、5 年、10 年生存率均达 92.9%；不成熟畸胎瘤 5 年生存率为 70.7%；其他非生殖性生殖细胞肿瘤的 5 年生存率均低于 70%，其中 CC、胚胎癌和卵黄囊癌的混合性肿瘤的 5 年生存率仅为 9.3%，10 年生存率几乎为 0。生殖细胞瘤患者经过手术及术后放疗，15 年生存率为 87.9%。总之，生殖细胞瘤手术加放疗后仍会出现局部复发，而非生殖性生殖细胞肿瘤的预后更不乐观。

(樊云峰)

第六节　中枢神经系统淋巴瘤

原发颅内淋巴瘤(PCNSL)是淋巴结外局限于颅内的非霍奇金淋巴瘤(NHL)的一种类型，占总 NHL 发病率的 1%~2%。在西方国家，PCNSL 约占所有颅内原发肿瘤的 3%~6%，我国没有确切发病率的报告。国内某医院近 60 年收治经病理证实的脑瘤 60978 例，其中 814 例(1.3%)为 PCNSL。

PCNSL 的病因不明确，目前可以确认的高危因素是系统性免疫缺陷，人免疫缺陷病毒(HIV)感染的艾滋病(AIDS)患者 PCNSL 罹患率达 2%~6%，另外，实体器官移植、先天性免疫缺陷患者的发病率亦高达 2%~7%。在我国，大量 PCNSL 患者并没有免疫缺陷等高危因素，其疾病特点与免疫缺陷患者也并非完全相同。因此，在临床上，可将 PCNSL 分为免疫缺陷人群 PCNSL 和免疫正常人群 PCNSL。

PCNSL 年发病率在美国为 0.04/10 万~0.06/10 万。我国目前尚无确切统计数字，但近年来发病率呈增高趋势。发病以免疫正常人群 PCNSL 为主，高峰年龄在 60 岁左右，男∶女约为 2∶1。免疫缺陷 PCNSL 发病高峰年龄在 30 岁左右。

【发病机制】

AIDS 患者中，PCNSL 发生与人类疱疹病毒(EB 病毒)感染及其引起的免疫反应相关。有报道显示 EB 病毒感染也与长期服用免疫抑制药物患者的 PCNSL 发生有关。有关免疫正常患者 PCNSL 形成的机制目前知之甚少,也没有证据表明 EB 病毒与肿瘤发生有关。主要有两种有关肿瘤形成的学说:中枢神经系统内炎症性病变吸引 B 淋巴细胞,后者在颅内积聚,以此而成瘤;另一种学说认为由于脑是免疫豁免区,全身系统淋巴瘤转移后,中枢神经系统(CNS)以外部位肿瘤被机体正常免疫系统所清除,但 CNS 由于缺乏足够的免疫能力最终导致肿瘤存活和发展,这可以解释 PCNSL 通常呈多发病灶的原因。

B 淋巴细胞所特有表达的炎症和趋化因子如 CCL19、CCL21、CXCL12、CXCL13 等与 CNS 内皮细胞上受体的结合是导致 B 淋巴细胞在颅内成瘤的重要原因。这可以解释 PCNSL 主要表现为弥漫性大 B 细胞淋巴瘤的现象。

近年来,大量研究集中在 PCNSL 肿瘤发生的分子机制上,并力图同时揭示影响 PCNSL 预后的因素。目前初步探明的一些结果包括,①染色体 6(q22 缺失),以及 B 细胞淋巴瘤 6(BCI,6)基因重排频繁发生在 PCNSL,并与其不良预后相关;②类似于系统性 NHL,众多肿瘤抑制基因的甲基化与肿瘤发生有关;③白介素 4(IL-4)及其诱导基因在 PCNSL 中过度表达。其中信号转导因子和转录激活因子 6(STAT-6)高表达与短生存期相关。

【病理】

PCNSL 可累及脑实质、软脑膜、脊髓和眼球,脑内病灶可呈多发或单发。85% 病灶位于幕上,主要累及脑室周围、丘脑、基底节、胼胝体等。15% 位于幕下,累及小脑和脑干。大脑皮层累及的概率依次为额叶:20%;顶叶:18%;颞叶:15%;枕叶:4%。

1. 大体特征 大脑半球内单发或多发肿块,常位于深部或接近脑室处,也有位于脑表面者。肿瘤质硬、脆,颗粒状,中心坏死,灶性出血,灰黑色或黄色。通常与周围神经组织分界不清。有些肿瘤分界清,像转移癌。边界弥漫时像胶质瘤的表现。弥漫浸润没有形成肿块的病变,称"大脑淋巴瘤病"。AIDS 患者常有更多坏死区。脑膜淋巴瘤类似脑膜瘤或脑膜炎,或像正常脑膜。

2. 微观特征 恶性淋巴瘤的肿瘤细胞以血管为中心的浸润形式,弥漫浸润大脑实质。瘤细胞围绕血管,位于血管周围的网状纤维内,形成血管周围袖套状结构。其他浸润形式,包括致密的细胞聚集在一起,或像脑膜炎样单个的弥漫浸润。所有的原发性中枢神经系统淋巴瘤都显示弥漫浸润的特点。地图样坏死常见,大片凝固性坏死中见残留的瘤细胞围绕血管呈岛样分布。明显的胶质增生和小胶质细胞反应,大的 CD68 阳性的吞噬细胞,小的反应性 CD4 或 CD8 阳性的 T 淋巴细胞均呈灶性分布。

从细胞水平来分,绝大多数 PCNSL 为弥漫性大 B 细胞淋巴瘤。少数其他类型包括 T 细胞淋巴瘤、血管内淋巴瘤、霍奇金病、硬脑膜黏膜相关淋巴样(MALT)淋巴瘤、原发眼内淋巴瘤等。

(1)B 细胞淋巴瘤:98% 的 PCNSL 是大 B 细胞淋巴瘤,表达全 B 标记物,如 CD20 和 CD79a。

(2)浆细胞瘤:颅内浆细胞瘤纯骨外型,常表现为结节或斑块状脑膜肿块,不同程度浸润其下脑实质。脑内实质性浆细胞瘤也有报道。另外的少见病例是多发性骨髓瘤继发累及脑实质。

(3)T 细胞淋巴瘤:占 PCNSL 的 2%,是外周 T 细胞淋巴瘤。肿瘤表现为单个或多个脑实质包块。男性多见。相对 B 细胞淋巴瘤,T 细胞淋巴瘤常位于颅后凹,特别是小脑,可能起源于软脑膜。Ki-1 淋巴瘤和淋巴母细胞样颗粒细胞增生症属于 T 细胞淋巴瘤。分子基因证实 T 细胞单克隆,可排除富于 T 细胞的 B 细胞淋巴瘤。

(4)血管内淋巴瘤:又名嗜血管性淋巴瘤,累及多个脏器。30% 病例累及中枢神经系统,包含整个神经轴。大 B 细胞聚集,几乎没有 T 细胞,NK 细胞或组织细胞,聚集在小和中等的血管内,造成血管阻塞,导致散在的小梗死。

(5)霍奇金病:在非肿瘤的造血细胞背景中确认霍奇金和 Reed-Sternberg 细胞。肿瘤细胞被 T 淋巴细胞菊心团呈指环状包围。此肿瘤在中枢神经系统非常罕见,通常是 Ⅲ 级或 Ⅳ 级的系统性霍奇金病的一部分。原发性中枢神经系统霍奇金病也有报道。病变常以硬膜为基底,质硬,界限清楚的脑实质内肿瘤。

(6)硬脑膜 MALT 淋巴瘤:低级别 B 细胞 MALT 淋巴瘤,是原发性低级别颅内淋巴瘤中常见代表,以硬膜为基底,形似脑膜瘤。表现为小淋巴细胞,胞质透亮,核居中,形态不规则,有不同程度的浆细胞分化。可见淋巴滤泡和淀粉样沉积。肿瘤细胞表达 CD19、CD20、CD79a,不表达 CD3,CD10 或 CD23。女性多见,治疗后可长期存活。

【临床表现】

PCNSL 多起病隐匿,病程发展快。症状多表现为病灶引起的占位效应。如免疫正常 PCNSI。可表现为偏瘫、语言障碍、共济失调等。可伴发认知及行为异常,可能多与病灶侵犯额叶及胼胝体区有关。由于病灶周围水肿明显且进展快速,部分患者表现为颅高压症状。病变累及皮质或软脑膜可伴发癫痫。免疫缺陷患者 PCNSL 病灶多为多发,可同时出现多个部位的神经功能障碍。

10％～20％患者合并眼内病灶,常表现为进行性视力障碍,由于症状缺乏特异性,难以在疾病早期确诊。起病时即累及脊髓的 PCNSL 更为少见,表现为髓内病灶引起的运动和感觉功能障碍。

【辅助检查】

1.影像学检查

(1)CT:CT 检查可见病灶呈等或稍高密度,类圆形,边界不清,瘤周水肿明显,钙化少见。增强扫描肿瘤多呈明显强化,也可表现为环状强化。对 PCNSL 病灶累及的范围、室管膜下或蛛网膜下浸润的评估有赖于 MR 扫描。

(2)MRI:MR 增强是发现和诊断 PCNSL 的主要检查方法之一。免疫正常 PCNSL 多表现为脑内单发病灶,主要集中在大脑半球、基底节、胼胝体、脑室周围以及小脑等部位。少数(12.5％)病灶累及软脑膜,但多数脑实质病灶可累及皮层。约 1/4 免疫正常 PCNSL 可表现为多发病灶。而免疫缺陷 PCNSL 绝大多数为多发病灶。典型 PCNSL 病灶均质实质性强化呈"棉花团"样表现,瘤周水肿明显。部分病灶表现为中心部位坏死,多见于前期经皮质激素治疗的患者。

近年来开发的一些特殊序列 MR 用于 PCNSL 与其他脑内病变的鉴别诊断。如灌注 MR 显示 PCNSL 病灶呈围绕血管为中心的生长方式,与其他脑肿瘤作鉴别。显著弥散系数(ADC)用于检测病灶内水分子弥散程度,进而评估细胞密度,对鉴别 PCNSL 和星形细胞瘤提供一定帮助。同时 ADC 用于检测治疗过程中病灶细胞密度,进而评估治疗的效果。

(3)PET:PET 对于诊断排除累及颅内的系统性淋巴瘤具有重要意义。美国国家临床癌症合作组指南将全身 PET 或胸、腹、盆腔 CT 作为完善 PCNSL 诊断的必要检查。

2.脑脊液检查　　CSF 细胞学检查,15％～31％可以发现淋巴瘤细胞,重复检查可进一步提高诊断率。一些 CSF 特殊蛋白生物标记物,如抗血栓素Ⅲ在 PCNSL 脑脊液中上调表达,可作为诊断的参考指标。

3.其他检查

(1)血清乳酸脱氢酶(LDH):血清 LDH 升高与 PCNSL 的不良预后相关。

(2)骨髓穿刺:骨髓穿刺用于评估骨髓受累情况,由于 PCNSL 浸润骨髓发生率低,如没有其他诊断的依据一般不作为 PCNSL 常规诊断手段。近年来,克隆重聚集重链免疫球蛋白(IgH)基因作为评估亚临床骨髓累及的指标逐渐被应用。

【诊断】

PCNSL 多无特异性临床表现,CT、MR、PET 帮助确定病灶的数量、大小、位置以及分期,但仍需与胶质瘤、转移瘤、脑脓肿、脑炎等鉴别。一些 PCNSL 易感因素帮助诊断,如艾滋病、器官移植、先天性免疫缺陷患者等。如发生中枢神经系统单发或多发病灶,即要考虑本病的可能性。疾病的确诊依赖于病理学检查,包括脑脊液肿瘤细胞检查、立体定向穿刺活检,以及开颅肿瘤切除活检等。

【治疗】

1.外科治疗　对于迅速增大的肿瘤病灶,其占位效应如难以在短时间内消除并影响后续治疗,可以进行开颅手术,在获得病理学诊断的同时降低颅内压,为放化疗创造条件。然而在一般情况下,穿刺活检对明确 PCNSL 诊断起决定性作用。活检不仅可以明确病理类型,而且对评估肿瘤的增殖活性提供帮助。近年来发展的导航下无框架立体定向穿刺活检具有操作简便直观、可以多点穿刺等优点,逐渐取代传统的框架立体定向穿刺活检术。

2.放射治疗　单纯放射治疗(35~40Gy)曾经是 PCNSL 的主要治疗措施。PCNSL 的放疗总体有效率达 90%,其中约 60% 患者经照射后病灶可完全消失。经单纯全脑大剂量放射治疗(WBRT)的 PCNSL 患者平均生存率仅为 12~18 个月。目前没有临床数据证明对于病灶局限于颅内的 PCNSL 增加脊髓照射能够提高生存期,因而多采用 WBRT。

WBRT 在 PCNSL 治疗中的神经功能损伤发生率远远高于其他脑肿瘤。三分之二的患者会出现不同程度的迟发性神经功能障碍,特别是认知功能障碍,如痴呆、尿失禁等。采用小剂量 WBRT 虽然可以降低神经损害的发生率,但同时会导致肿瘤的提前复发,缩短生存时间。

3.联合化放疗　为提高 PCNSL 治疗效果同时降低神经毒性和神经放射损伤的程度,联合化放疗是目前最普遍采用的治疗策略。虽然各种报道在药物种类和剂量,以及放疗的剂量上存在多样性,但治疗原则基本一致。

基于以甲氨蝶呤(MTX)为主的大剂量多疗程化疗,再进行低剂量 WBRT。

MTX 的剂量从 $1\sim8g/m^2$,使用时间从 3~12 个月不等,其他联合使用的化疗药包括长春新碱、阿糖胞苷、丙卡巴肼等。WBRT 剂量从 23~45Gy 不等。

据 2002 年肿瘤放射治疗组(RTOG)报道采用 5 个疗程大剂量 MTX、长春新碱、丙卡巴肼(MPV)以及总剂量 45Gy WBRT 方案,36% 的患者化疗后完全缓解,94% 有效,平均无瘤生存时间达 24 个月,平均生存时间 36.9 个月。而迟发型神经毒性的发生率为 15%。其治疗效果远好于以往单纯 WBRT 方案。特别对于年龄小于 60 岁的患者治疗效果提高尤为明显。MTX 单药与 MTX 联合阿糖胞苷治疗 PCNSL 的随机对照临床Ⅱ期研究结果,首次证明联合用药在提高疾病缓解率和生存时间上好于 MTX 单独用药(国际结外淋巴瘤研究组,IELSG,2008)。

近年来在化疗基础上发展起来的免疫化疗方案有助于提高肿瘤缓解率,因此逐渐成为热点,并可能进一步提高 PCNSL 治疗效果。2007 年 RTOG 组再次报道化疗中加入利妥昔单抗的 RMPV 免疫化疗方案,然后对完全缓解患者给予 23.4Gy,其他患者给予 45Gy WBRT,最后再给予 2 个疗程大剂量阿糖胞苷的类似"三明治"疗法,总有效率达 93%,免疫化疗后 78% 的完全缓解,两年生存率在完全缓解(CR)和未 CR 患者中为 67% 和 57%。同时接受低剂量 WBRT。患者两年内行为能力不同程度提高。

4.单纯化疗　尽管低剂量 WBRT 作为化疗的巩固措施在多数情况下被采用,但是由于其仍然无法避免较高的迟发性神经损害发生率,在一些特殊患者,特别是高龄患者中(>65 岁)需谨慎采用,有时只采取单纯化疗方案。

化疗方案仍然以大剂量 MTX 为基础,单独或联合其他 NHL 敏感药物,或联合利妥昔单抗的免疫化疗方案。2009 年美国麻省总院(MGH)报道针对年龄超过 70 岁的患者采用单纯大剂量 MTX 疗法获得满意效果,平均生存期达 37 个月。其他报道包括联合替莫唑胺等均将神经毒不良反应的控制在可接受的范围内。

为提高药物在中枢神经系统浓度,有报道对侵犯软脑膜或皮层的 PCNSL 进行 MTX 鞘内注射,但目前并没有确切证据证明其有效性。另外,一些提高血脑屏障的药物,如甘露醇等得到应用,并在许多报道中证明其有效性。

5.干细胞移植 自体干细胞作为复发或高危系统性淋巴瘤的有效治疗方法之一,近年来主要作为 PCNSL 的解救方案得到一定的应用。2007 年 Montemurro 等报道的临床 Ⅱ 期多中心研究,对 23 名经常规治疗未完全缓解患者使用高剂量 MTX 诱导,高剂量白消安、噻替哌化疗和自体干细胞移植,未完全缓解患者追加 WBRT。其中 3 名患者治疗期间死亡,3 名死于迟发性放射性脑损伤。总体两年生存率达 48%,接受移植患者两年生存率达 61%。

6.解救疗法 对于一线化疗失败以及复发的 PCNSL 病例,需要采用解救治疗方案。尽管目前没有统一标准的解救方案,但针对不同类型的病例可采用针对性的治疗措施。

WBRT 针对单纯化疗无效,或化疗后复发病例。

对于经 MTX 化疗后缓解但又复发的患者,可再次进行 MTX 为主的化疗。

对于老年,或一般情况较差的患者可采用替膜唑胺单独或联合利妥昔单抗治疗。

对于年轻或一般情况较好的患者,可尝试联合化疗或大剂量化疗联合干细胞移植。

7.激素治疗 超过 70% 的 PCNSL 对肾上腺皮质激素具有高度敏感性,然而肿瘤对于激素的反应性退缩是暂时的,不能作为一线治疗的方案。相反,PCNSL 确诊以前的激素使用尽管可能减小肿瘤体积,但导致影响活检的确诊率,因而目前多不主张在病理诊断前使用肾上腺皮质激素类药物。

【预后】

1.年龄和患者的行为能力 将年龄(≤60 岁或>60 岁)、行为状态(0~1 或 2~4)、血清 LDH 水平(正常或升高)、脑脊液蛋白浓度(正常或升高)、病灶累及脑深部结构(无或有)作为五个独立的预后因素,各记 1 点。患者各点评估好得 0 分,差得 1 分,累计总分从 0~5。分析 105 例经规范放化疗的病例,预后评分 0~1、2~3、4~5 分患者的 2 年生存率分别为 85%±8%、57%±8%、24%±11%,具有显著性差异。

2.治疗方法 未经治疗的新诊断 PCNSL 的平均生存期为 3 个月。随着治疗手段以及方案的不断完善,特别是化疗药物以及策略的改进,PCNSL 的治疗效果有了明显提高。近年有部分报道,PCNSL 经治疗后的五年生存率已达 30%~40%。

(王维化)

第七章　神经系统变性疾病

第一节　痴呆

痴呆是指获得性的持续的智能减退,包括记忆功能显著损害和至少另一领域的精神活动功能损害,基本日常生活能力受损的一组疾病。至少有一半的痴呆,一些文献报道将近70%的痴呆是由 AD 引起的。单纯由血管性因素引起的痴呆很少,占2%～3%,但如果合并 AD 则引起痴呆者占10%～20%。在相当一部分患者中,AD 和血管性痴呆共存:18%～46%的痴呆患者既有 AD,又有血管性损害。而这部分重叠的比例随着年龄的增长而增大。

痴呆患者的临床病程在3～20年之间,平均7年。但是由于很难明确其起病时间,该数字并不准确。AD 使患者的死亡危险性增加1.4～3倍。根据 WHO《世界健康报告》估计,痴呆已是全球继肿瘤、心血管病、脑血管病之后的第四位致死原因。据估计,在美国,仅 AD 每年的消耗就高达1120亿美元。我国目前尚无相关卫生经济学数据,但痴呆相关的直接和间接卫生资源消耗相当庞大。

一、患病率

痴呆的患病率与年龄密切相关。纵观世界各国既往患病率研究,其结果虽有差异,但总体趋势都较为接近:65岁以上老年人中,痴呆的时点患病率多在2%～7%之间。我国"九五"期间调查结果显示,65岁及以上老年期痴呆年龄调整患病率在北方地区为6.9%,AD 为4.2%,血管性痴呆(VaD)为1.9%;南方地区分别为3.9%,2.8%,0.9%。AD 在老年期痴呆的比例北方和南方地区分别为49.6%,71.9%。虽然北方地区的痴呆患病率高于南方,但我国总体水平介于世界各国中等水平之间。分布特征上比较肯定的是:各年龄段女性 AD 的患病率均高于男性;不同文化程度人群差异显著。AD 患病率随年龄增长的变化趋势也与国外研究结果一致:即年龄每增5岁,患病率几乎增加1倍。而不同职业、城乡的患病率差别仍未有定论。洪震等还发现,尽管 AD 占老年期痴呆的多数,但 VaD 的患病率仍可能对老年期痴呆总患病率产生相当的影响。因此,老年期痴呆的地理差异中,VaD 起到重要作用,这也将成为今后痴呆预防工作的重点。据报道,所有痴呆患者有60%～80%居住在社区,其余则收治于医院或养老院中。在美国,所有住院的患者中,约有50%为痴呆患者。

多数研究均发现女性更易患 AD,在老年组更为显著。低教育程度、低社会地位、头围小、低雌激素水平等均会使妇女发生痴呆和 AD 临床表现的危险性提高,但男性和女性发生 AD 病理表现的危险性是相等的。有学者研究发现,雌激素水平随年龄增长呈下降趋势,与此同时 AD 患病率逐渐升高,但该研究仍无法确定雌激素水平下降是在 AD 患病之前或之后,或者两者是平行的,因此雌激素水平下可能仅是 AD 患病过程的一个伴随症状。

尽管方法不同,大多数研究报道的痴呆的总患病率是相似的。但是,AD 和血管性痴呆的构成比差异很大。亚洲研究显示,30%～60%的痴呆由血管性因素引起,近一半是由 AD 引起。在西方,50%～75%的痴呆由 AD 引起。Davignon 提出,东方人 AD 比例低,可能与人群中载脂蛋白 E-ε4(ApoEε4)等位基因频率较低(9%～10%)有关。有研究比较了印第安纳的非洲裔美国黑人与居住在尼日利亚的非洲黑人,结果表明非洲裔美国黑人的痴呆患病率8.29%(95% CI 为 7.1～9.4)是非洲黑人 2.29%(95% CI 为 1.2～3.4)的 3.6 倍。然而,尽管尼日利亚黑人的 ApoEε4 等位基因频率较其他人群高两倍,其痴呆或 AD 的患病率仍然处在较低的水平。Osuntokun 等的研究也并未发现尼日利亚人群中 ApoEε4 等位基因与 AD 的关系。

二、发病率和死亡率

在 80 岁年龄组中痴呆的发病率在北美洲(2.06%每年)和欧洲(1.51%每年)较高。女性的痴呆发病率(1.37%每年)高于男性(1.06%每年)。一项对全球范围内痴呆发病率研究的荟萃分析表明,痴呆的发病率随着年龄的增加而上升,一般年龄每增加 5.9 岁,发病率就成倍增加,从 60～64 岁组的 0.31%每年增加到 95 岁以上组的 17.50%每年。发展中国家和发达国家间痴呆发病率的比较因诊断标准或研究方法不同结果并不一致。在欧美地区,发病的高峰在 80～89 岁年龄组,在亚洲和非洲,发病高峰分别在 75～84 和 70～79 岁年龄组。由此可推测每年全球有 770 万新发痴呆病例,其中 360 万(46%)在亚洲,230 万(31%)在欧洲,120 万(16%)在美洲,50 万(7%)在非洲。

有关痴呆的独立致死因素很难确定。由于痴呆很少作为直接的致死原因,多数患者死于各种并发症,死亡证书并不能提供完整的证据。有一项研究表明 AD 患者的中位存活时间为 7.1 年(95% CI 为 6.7～7.5 年),而 VaD 患者为 3.9 年(95% CI 为 3.5～4.2 年)。EURODEM 研究报告痴呆患者死亡的相对危险度由 90 岁以下组的 2.38 下降到 90 岁以上组的 1.7。发展中国家则报告稍高的死亡相对危险度为 2.77～5.16。英国的研究报告因痴呆死亡的比例随年龄增加而升高。65 岁以上男性有 10%死于痴呆,而 65 岁以上女性则有 15%死于痴呆。因痴呆所致的死亡大部分发生在 80～95 岁年龄组。

三、病理的危险因素

(一)遗传因素

最早发现的 AD 危险因素是痴呆家族史。遗传因素在 AD 的病因学中占有一定的比重,其中部分遗传因素的机制已经明了了,但还有一些尚待阐明。

阳性家族史将使患 AD 的危险性变为原来的 2～4 倍。家族中痴呆患者愈多,风险就愈高,但随着年龄增长,该风险逐渐减弱。目前已知,极少数 AD(1%～5%)是有某些染色体上的单基因突变导致(第 1、14、21 号染色体,其中又以 1 号染色体突变最为常见)。多表现为在 40～50 岁的早发 AD,家系研究发现其呈常染色体显性遗传,外显率为 100%。换言之,如果家族成员的寿命够长,每个人最终都会发生 AD。第 1、14、21 号染色体的突变导致脑内 Aβ 的快速沉积。在占绝大多数的晚发散发性 AD 中,除了 ApoEε4 等位基因外,尚无其他肯定的遗传基因。

1993 年,通过报道了 19 号染色体与 AD 的关联。此后,有学者又发现 ApoEε4 等位基因与 AD 起病年龄有关,并且呈现出剂量依赖的作用模式。此后,大量学者均以不同研究证实了晚发性 AD 与 ApoE 的关联。例如:在 AD 患者中,ApoEε4 等位基因的频率为 30%～40%,而正常人群中仅为 11%～15%。不过,由于 AD 患者均来源于临床,可能家族史阳性的比例较高,可能高估了 AD 患者中 ApoE 等位基因的频率。有学者认为,ApoEε4 等位基因并非决定了一个人是否罹患 AD,而是决定了患者在何时起病。此外,有学者发现,同样在携带 ApoEε4 等位基因的人群中,女性较男性罹患 AD 的风险更高。此外,ApoEε4 等位基因与年龄、脑外伤、吸烟等环境危险因素也存在交互作用。Toll 等预计 17%~19% 的 AD 患者可归因于携带 ApoEε4 等位基因,有学者甚至估计 40%~50% 的 AD 的发病与 ApoE 有关。然而,有学者则发现约有一半以上的 ApoEε4 等位基因携带者终身不发生 AD。Lendon 等认为,ApoE 基因分型仅对诊断有参考价值,但不适宜作为遗传咨询检测。显然,AD 是遗传因素与环境因素交互作用的结果。

(二)颅脑外伤

有学者在 20 世纪 80 年代的病例对照研究中就已发现脑外伤是 AD 的危险因素,OR 值为 1.8(95% CI 为 1.3~2.7)。前瞻性研究也支持这一发现。有学者认为脑外伤并不增加 AD 风险,但可使其起病年龄提前。一项汇总了 2233 名肯定或很可能患 AD 及其 14668 名一级亲属的病例对照研究的荟萃分析显示,伴有意识丧失的脑外伤对于 AD 的 OR 值为 9.9(95% CI 为 6.5~15.1)。但经过对 ApoEε4 等位基因分层后,在不携带 ApoEε4 等位基因的亚人群中,脑外伤与 AD 关联的 OR 值为 3.3,然而这种关联在 ApoEε4 等位基因携带人群中不存在。因此,有关脑外伤与 ApoEε4 等位基因间的相互作用还有待进一步研究。通过研究表明,脑外伤后 Aβ 沉积增加、ApoE 合成增加、ApoEε4 与 Aβ 结合增加,均可能参与了 AD 的发生。有学者提出,ApoEε4 可能作为 Aβ 的伴侣蛋白,而参与了 Aβ 进入脑内的过程。有学者发现大约有 30% 的严重颅脑外伤者其脑组织内有 Aβ 的聚集,并且颅脑外伤患者脑内 ApoEε4 过多表达者其病理上发现了 Aβ。这个证据是首次将 AD 遗传基因的易感性因素与环境危险因素联系起来了。

四、临床表现的危险因素

(一)早年脑发育

许多研究发现低教育程度与痴呆和 AD 的流行与发生有关。受教育的年份比较容易了解到,但是教育是不均等的,也就是说一些个体由于其童年时期的社会地位而接受了教育,而其他个体则没有接受教育。因此,应用受教育程度来预测痴呆和 AD 的发生会低估疾病的发生。但是,教育是与智力以及其他早期因素例如童年社会经济地位和后天的头围和脑组织的大小、身高和语言功能密切相关的。

近年来有研究显示早年生活条件使童年成长达到最佳,则青年时期会减小或延缓痴呆和 AD 临床表现的发生。脑发育主要是在孕期最后阶段和出生后的 2~3 年内,是头颅生长的主要决定因素,而头颅生长在 6 岁以前完成。脑体积与最终的智商密切相关。

小头围被认为与早发 AD 密切相关,也与 AD 患者的脑功能损害密切相关。一项大规模人群研究中发现,头围最小的 20% 的个体,女性患 AD 的危险性是其他人的 3 倍[经过年龄、教育程度和种族校正,OR 值为 2.9(95% CI 为 1.4~6.1)],男性的 OR 值为 2.3(95% CI 为 0.6~9.8)。在一项社区的非痴呆人群研究中发现,小头围还与认知功能测验得分低相关。最近一项人群研究显示,携带有 ApoEε4 等位基因的小头围(HC)者,患 AD 的危险性增加[风险比(HR)=14.1,95% CI 为 3.0~65.2],并发现小头围与 ApoEε4 等位基因之间存在着复杂的相互作用。有学者未能在明尼苏达州罗彻斯特市的 Mayo 诊所重复出该试验结果。在该研究中,并没有给出平均教育程度,但是在 Mayo 医学中心就诊的患者文化程度都是很高的。近来研究显示,仅有低教育程度和小头围共同存在时,其痴呆危险性才增加。另有报道认为身高与 AD 之间存在相似的危险性。通过报道了身高为 154cm 或更矮(4.7%)的男性患 AD 危险性要高于较高的男性(2.9%)。

以上关于后天脑组织、头围的大小，身高和语言能力的讨论提示恶劣的早期生活状态，如贫穷、营养差、父母低教育和职业则预示着痴呆与 AD 的早发。通过研究发现具有 AD 家族史、童年时期低社会经济地位者患 AD 的危险性是无家族史和社会经济地位高者的 32 倍（95% CI 为 6.9～147）。没有家族史患者目前尚未发现与 AD 之间的相关性，这提示仅仅那些具有遗传背景的人需要预防。洪震等调查人群中 25 岁以前的出生地、教育情况、出生时父母年龄、同胞个数、家中排行等早期生活因素与 AD 的关系，发现 AD 与居住在农村、低教育、排行增加、出生时母亲年龄大等因素均有关联。因上述因素都直接间接反映了社会经济水平和生活环境质量，可见较差的社会经济环境可能是 AD 的危险因素之一。

早期具有高智商的个体以后认知测验得分也较高。智商可以比教育程度更好地预测痴呆的发生和认知功能的下降。具有较高智商的人成年后可能有更多的智能活动。成年时期的思维活动具有一定的神经保护作用。因此，由于思想活动的持续性，儿童时期给予的思维保护很有可能一直持续到成年。

（二）脑功能储备

任一年龄特定的脑损伤决定了具有功能的相对脑组织量。脑储备逐渐衰退，导致正常认知功能难以维持。防止痴呆/AD 的发生既可以通过减慢 AD 病理损害的聚集速度，也可以通过增加脑储备来进行。能够增强脑储备（儿童时期良好的环境和营养，成人时期良好的精神激励）功能的因素和阻止发生疾病临床表现的因素（如激素替代治疗、非甾体类抗炎药、解毒治疗等）被认为是将来有效的预防因素。相反的是，环境和既往经历会加速损害的聚集以及脑储备衰减的速度，从而加速疾病临床表现的发生（如具有动脉粥样硬化危险因素、暴露于神经毒性物质环境中）。

（三）心血管危险因素

早期的病例对照研究将 AD 限定为"纯 AD"患者，将有血管性因素的患者排除在外。而新近社区人群的前瞻性研究数据显示 AD 的严重认知功能损害与血管性损伤密切相关。

有证据提示心血管危险因素的减少可以降低痴呆发生的可能性。在修女研究中，没有皮质下脑梗死并且不符合 AD 的神经病理诊断标准的修女，简明精神状态量表（MMSE）在调整年龄、死亡时间、教育程度后得分为 26 分（满分 30 分），具有皮质下梗死并且不符合 AD 的神经病理诊断标准的修女 MMSE 为 25 分，两者相似。相反的是，符合 AD 诊断标准但是没有皮质下梗死病灶的修女其 MMSE 调整后的得分为 15 分，既符合 AD 诊断标准，也具有皮质下梗死病灶的修女其 MMSE 调整后的得分为 3 分。该研究提示如果 AD 损害伴发血管性损害的话，患者更容易患痴呆。

ApoEε4 等位基因同时也是心血管疾病的危险因素。既往有研究调查了心血管病危险因素在痴呆和 AD 发病中的作用，以及 ApoEε4 等位基因是否会影响这些危险因素的作用。通过研究发现收缩压高、颈内动脉粥样硬化和糖尿病患者认知功能下降的可能性更高，如果这些人同时携带有 ApoEε4 等位基因的话，这些危险性将增大。在另一项人群研究中，有学者对 284 位痴呆患者（其中 207 位是 AD 患者）与 1698 位非痴呆者作了比较。患有严重动脉粥样硬化的患者患 AD 的 OR 值为 3.0（95% CI 为 1.5～6.0），而其中同时携带有 ApoEε4 等位基因的患者其 OR 值为 3.9（95% CI 为 1.6～9.6）。而对于血管性痴呆来说，患有动脉粥样硬化同时携带有 ApoEε4 等位基因的患者其估计的危险性可达 19.8（95% CI 为4.1～9.5）。在男性双生子的研究中发现中年高血糖和高血压与认知功能下降也显示了一定的联系，但并未发现上述危险因素与 ApoEε4 等位基因之间的相互作用。

有学者研究发现，糖尿病是痴呆的预测因子。此相关性在胰岛素抵抗的糖尿病患者中较为密切（OR=3.2，95% CI 为 1.4～7.5），而在血管性痴呆患者中此相关性则更显著（OR=5.4，95% CI 为 1.2～23.8）。在火奴鲁鲁-亚洲老化研究中，糖尿病与 AD 的发病率相关[相对危险度（RR）=1.8，95% CI 为1.1～2.9]，而携带有 ApoEε4 等位基因的患者发病的危险性更高（RR-5.5，95% CI 为 2.2～13.7）。患有糖尿病且携带 ApoEε4 等位基因者,海马神经炎性斑块的数目更高(RR＝3.0,95％ CI 为 1.2～7.3),皮质(RR＝3.5,95％ CI 为 1.6～7.5)和海马(RR＝2.5,95％ CI 为 1.5～3.7)神经纤维缠结数目也更多。纽约一项多民族研究显示糖尿病与 AD 发病增高密切相关(RR＝1.6,95％ CI 为 1.2～2.1),但是在高加索关于健康和老化的研究中发现糖尿病与血管性痴呆密切相关(RR＝2.0,95％ CI 为 1.2～3.6),与 AD 没有相关性(RR＝0.9,95％ CI 为 0.3～2.2),与其他痴呆类型也没有相关性(RR＝1.3,95％ CI 为 0.9～1.8)。因此,即使是设计相仿的前瞻性研究,也会得出完全有关痴呆和 AD 相反的结果。HAAS 研究中在个体中年就检测了许多暴露因素例如糖尿病,由此可以在 30 年或更久以后观察痴呆结果,因而成为一项大受欢迎的研究。某学者对上海市某社区 50 岁以上常住居民的糖尿病患者及与其年龄、性别相匹配的,1∶1 对照的非糖尿病患者进行调查。糖尿病患者中痴呆患病率为 4.75％(95％ CI 为 3.03～7.04),高于非糖尿病患者中痴呆患病率 2.24％(95％ CI 为 1.13～3.98)($P＝0.03$)。两组痴呆患病率均随着年龄增大而升高,糖尿病组 60～69 岁、70～79 岁和 80 岁以上各年龄段的痴呆患病率分别为 1.94％,4.43％和 14.12％;非糖尿病组相应年龄段痴呆患病率分别为 1.43％、2.86％和 5.00％。糖尿病组女性和男性痴呆患病率分别为 6.55％和 2.06％;非糖尿病组女性和男性痴呆患病率分别为 3.01％和 1.05％。提示,糖尿病患者中的痴呆患病率显著高于非糖尿病患者,两组痴呆患病率均随年龄增大而升高,并且女性痴呆患病率高于男性。

收缩期高血压增加了晚年认知功能下降的危险性,并且可以预测脑萎缩和 AD 样神经病理损害。有学者还曾提出高血压和 AD 之间具有争议的相关性结果主要是来自不同的研究设计。一般来说,随访时间长的研究,例如 HAAS,显示高血压与 AD 及其病理损害是相关的。

有学者研究,总脂肪摄入量高可以使痴呆发病的危险性增加至 2.4 倍(95％ CI 为 1.1～5.2),该相关性在血管性痴呆的发病中更显著。吃鱼是与痴呆和 AD 的发病呈负相关的(RR＝0.3,95％ CI 为 0.1～0.9)。动物研究中有证据显示高脂肪饮食可以上调 ApoEε4 的活性。在曼哈顿北部的一项研究对 980 位老人随访了 4 年,242 位患者发展为痴呆。该研究应用半定量的饮食频率问卷调查参加者的热量摄入情况,发现热量摄入最高的 1/4 参加者其风险比为 1.5(95％ CI 为 1.0～2.2),ApoEε4 等位基因携带者为 2.3(95％ CI 为 1.1～4.7)。

血浆同型半胱氨酸浓度是一个重要的血管病危险因素,同样也可以增加 AD 的危险性。有学者研究随访了 1092 名男性和女性,平均耗时 8 年,111 名参加者发展为痴呆,其中 83 位是 AD。血浆同型半胱氨酸浓度＞14μmol/L 者患 AD 的相对危险度是其他人的 2 倍。越来越多的证据显示了高胆固醇血症与 AD 发病之间的相关性。

有研究提示服用他汀类药物(降脂药)者患 AD 的危险性降低(RR＝0.29,95％ CI 为 0.13～0.63);加拿大健康与老化研究得到了相似的 RR 值(RR＝0.26.95％ CI 为 0.08～0.88)。当时人们认为,该项研究在药物干预方面是一个非常有前景的领域。基于此,近年来多项随机双盲对照临床试验研究了各种他汀类药物对痴呆的作用,但很遗憾,最终得到的却是阴性结果。目前的数据显示,在有血管性危险因素的老年人群中应用他汀类药物,并无预防 AD 或痴呆的作用。

(四)神经毒性物质——铝

铝是否是 AD 的危险因素这一问题是有争议的,即使是最初发现的假设(铝在斑块和神经纤维缠结处的浓度增高)也有争议。近来研究显示 AD 患者脑组织铝的浓度并没有增高。通过总结所有支持和反对铝的假说,认为铝的确是一种神经毒剂,但是铝并不一定是引起 AD 的原因。有一些学者支持该观点,但仍有一些学者认为尚不能否认铝是 AD 发生的可能危险因素。

(五)有机溶剂

早期职业研究发现应用有机溶剂与神经行为障碍之间具有一定的联系。在 1991 年,一组病例对照研究的荟萃分析没有发现职业性的暴露于有机溶剂与 AD 发病之间的相关性（OR=0.76,95% CI 为 0.47～1.23）。但是,在华盛顿州西雅图大型健康维护中心（HMO）进行的一项病例对照研究,比较了 193 位可能患有 AD 的患者和 243 位对照组成员,最后报道的 OR 值为 2.3,高于对照组（95% CI 为 1.1～4.7）,其中男性更明显（OR=6,95% CI 为 2.1～17.2）。此项研究不仅询问了职业特征,包括可能接触的有机溶剂,还询问了既往特异的溶剂暴露史。有学者比较了 170 例 AD 患者与 170 例对照者,没有发现有机溶剂暴露与 AD 间存在相关性。同样,通过报道职业中接触有机溶剂的个体,其患 AD 的危险度较未暴露者仅有轻度增高（OR=1.8,95% CI 为 0.8～3.9）,但是该 OR 值和量-效关系无显著统计学意义。

（六）电磁场

有学者研究发现暴露于电子磁场（EMF）会引发影响病理变化的瀑布式炎症反应,最终导致 AD 的选择性的神经元死亡。有学者发表了 3 个不同的病例对照研究的结果,这些研究显示了 EMF 与可能 AD 之间存在具有统计学意义的联系,其 OR 值为 3.0。在紧接着的另一项病例对照研究重复出了他们的试验结果（OR=3.9,95% CI 为 1.5～10.6）,该研究应用痴呆患者与对照者比较而不是血管性痴呆患者与对照者比较。有学者在一项电工的人群研究中并没有发现 EMF 与 AD 死亡率间存在密切联系。在第三个研究中,有学者比较了来自瑞典孪生子注册处的 77 名痴呆患者和 2 组对照者。发现最后从事的工作如果暴露程度在或者超过 $2\mu T$,则其 OR 值会增高,但是对于职业接触最高电磁场的个体来说,其 OR 值接近1.0。进一步的研究需要应用前瞻性的方法来证实观察到的联系性。

（七）吸烟

吸烟与 AD 之间的联系是复杂的。病例对照研究发现吸烟与 AD 之间存在着相反的联系,尽管这些结果并不总是一致。前瞻性研究中既有显示吸烟与 AD 无相关性,也有研究显示吸烟可以增加 AD 发病的危险性。在对 8 项纯的 AD 患者病例对照研究的荟萃分析显示 R 值为 0.78（95% CI 为 0.66～0.84）。在病例对照研究中,该负相关会由于有痴呆的家族史或者携带有 ApoEε4 而改变（OR=0.1,95% CI 为 0.01～0.87）。在具有明显遗传背景的家族中,吸烟者 AD 的起病要比非吸烟者晚。

目前有学者认为病例对照研究得出的负相关联系主要是由于死亡的选择性引起的。吸烟的 AD 患者可能比不吸烟的 AD 患者或者不吸烟的对照组死亡的时间早,从而导致该病例对照研究的估计值降低。在病例对照研究中观察的保护作用可能也是混杂有遗传的作用。有学者认为,考虑到吸烟者存活时间长到足够患 AD,其基因可能与那些存活时间不长的吸烟者是不同的,老年患病者的基因库与老年对照组的基因库是不匹配的。通过研究与该观点一致,他们的研究显示异卵双生子（他们有一半的基因是相同的）吸烟者患 AD 的 OR 值为 0.55（95% CI 为 0.18～1.59）,同卵双生子（其基因完全相同）,此 OR 值为 2.0（95% CI 为 0.45～10.06）。

前瞻性研究通常显示吸烟与认知功能评分较低相关,并且患 AD 的危险性要高,但是另有一些研究没有发现其中的相关性。通过报道患有痴呆的吸烟者随访 3 年的死亡率是痴呆的非吸烟者的 3.4 倍,该发现支持差异生存理论,但是并非所有研究都发现了该结果。

在发病率研究中,可能存在有患病率-发病率偏倚。换言之,即将那些尚未发展为痴呆的吸烟者错误分类,而这些吸烟者随着年龄的增长或在叠加血管性因素损害时会逐渐发展为痴呆。这可能是在许多发病率研究发现吸烟是认知功能损害和 AD 的危险因素的原因。

两项前瞻性研究发现不携带 ApoEε4 等位基因的吸烟者,其患 AD 的危险性（RR=2.1,95% CI 为 1.5～14.2）要高于那些携带有该等位基因的人（RR=1.4,95% CI 为 0.6～3.3;RR=0.6,95% CI 为 0.1～4.8）。因此,在前瞻性研究中,正如病例对照研究中所见,吸烟可以弱化 ApoEε4 对 AD 的作用。关于吸烟的争论主要涉及以下两个方面:第一方面是在携带有 ApoEε4 等位基因或者具有其他遗传上患 AD 的危险性时,吸烟可能具有保护作用;另一方面,吸烟可能成为未携带该等位基因而血管性损害不断增多的个体的危险因素。因此,尽管回顾性的病例对照和前瞻性研究在表面上并不一致,这种不一致可能缘于这些辅助因素的不同,而其潜在的生物作用机制是相同的(例如基因和血管性疾病)。

(八)酒精

少量到中等量的饮酒可能会减少心血管病理损害的发生,其机制可能是阻止了酒精对血小板聚集的作用或者改变了血脂的结构。考虑到过度饮酒会引起认知功能下降,并且可能是引起痴呆的基本原因,也有研究发现少量到中等量的饮酒可能是认知功能和痴呆的保护性因素。一项 98 例晚发型 AD 病例对照研究,将过量饮酒与没有饮酒者相比较发现过量饮酒者患 AD 的危险度是升高的(OR=4.4,95% CI 为 1.4~13.8)。而许多研究并没有发现饮酒与 AD 之间具有相关性。特别要提出的是,早年病例对照研究采用的病例定义是不包括酗酒者的。近来研究酒精在认知功能中的作用。在 1990~1992 年间,14000 位中年人参加的小区动脉粥样硬化危险因素的研究(ARIC),该研究检测了参加者的延迟记忆、数字符号转换测验和言语流畅性。横断面分析显示饮酒者其数字符号测验和言语流畅性测验要比非饮酒者强。有学者研究检测了饮酒和发生痴呆、AD 和 VaD 危险性之间的相关性。他们在对 7983 位参与者随访了 6 年后鉴定出 197 位痴呆患者(146 例 AD,29 例 VaD)。在经过调整年龄、性别、收缩压、教育程度、吸烟和体重指数后,发现少量至中等量饮用任一类型的酒都会增加任一类型痴呆的危险性(HR=0.58,95% CI 为 0.38~0.90),而这在血管性痴呆中危险性更明显(HR=0.29,95% CI 为 0.09~0.93),在 AD 中未发现该相关性。关于该理论仍需要进一步的队列研究来证实。

五、可能的保护性因素

(一)非甾体类抗炎药

AD 的尸检结果显示 AD 存在炎症介导的自我凋亡过程,并且在神经炎性斑块中存在活化的小胶质细胞和细胞因子。多项研究结果使得人们提出了一项假说:抗炎制剂可能具有预防 AD 的发生并且延缓病程进展的作用。非甾体类抗炎药(NSAIDs)可以抑制环氧合酶(COX)的作用。一种类型的 COX 在被白介素 1β(IL-1β)和相关的细胞因子启动后诱导炎症的发生;IL-1β 在 AD 患者脑内水平增高。双生子患 AD 存在不一致的现象的研究显示,应用 NSAIDs 可以延缓 AD 的发生至少 5~7 年,并减少一半的发病率。一项双盲的安慰剂对照的随机试验,入组了 28 例 AD 患者,给予吲哚美辛或者安慰剂治疗 6 个月,发现吲哚美辛治疗组患者 MMSE 上升了 1.3%,而安慰剂治疗组其 MMSE 下降了 8.4%(P<0.003)。许多观察性研究都发现了 NSAIDs 可以对抗认知功能下降和 AD 的发生,但是并不是所有的结果都具有统计学的差异。在巴尔的摩衰老的队列研究中,共有 1686 名参与者,自 1979 年开始每 2 年随访一次,每一次访视每一位参与者都会被要求列出自上次访视以来服用的所有药物。应用阿司匹林、NSAIDs 和对乙酰氨基酚被定义为 COX 成比例受损模型中的时间依赖性的积累暴露变量。在这三种模型中,仅有 NSAIDs 是有显著意义的(RR=0.46,90% CI 为 0.24~0.86)。有学者研究随访了 6989 位入选者,其年龄在 55 岁左右,平均随访了 7 年;394 位发展为痴呆,其中包括 293 位 AD 患者。这是一个在应用 NSAIDs 和发展为 AD 之间具有量效关系的联系:应用少于或等于 1 个月,其 RR=0.95(95% CI 为 0.7~1.3);应用 1~24 个月,RR=0.83(95% CI 为 0.6~1.1);应用超过 24 个月,其 RR=0.20(95% CI 为 0.05~0.8)。该研究并没有明显显示与此相关性有特异关系的 NSAID 类型,但是该研究组随后进行的研究显示一些 NSAIDs,例如布洛芬、吲哚美辛和舒林酸,可以降低淀粉样蛋白 β-42 的产生。

(二)激素替代治疗

关于雌激素在记忆、认知和中枢神经系统的作用已经得到深入研究,早期病例对照研究普遍没有发现应用雌激素与 AD 存在相关性。显然这些研究都向知情者询问了情况并且都对对照者进行了直接的访视。2 个病例对照研究使用了用药记录以确保发现不一致的暴露情况,其中一项研究没有发现相关性,另一项研究则显示 OR 为 0.42(95% CI 为 0.18~1.96)。有学者发表声明,认为这些研究没有调整教育程度这一众所周知的混杂因素。近来一项成套的病例对照研究在意大利进行,参加者为 2816 名妇女,在调整了年龄、教育程度、初潮和绝经年龄、吸烟、饮酒、50 岁的体重和生产孩子的数目后,发现 OR 值为 0.28(95% CI 为 0.08~0.98)。该研究同样也向可疑痴呆病例的知情者询问了有关情况,并向未受影响的妇女询问了激素替代治疗(HRT)的情况,可能由此增强了相关性。Yaffe 等对 8 项病例对照研究进行了荟萃分析,由此产生的各型痴呆和 AD 的综合 OR 为 0.8(95% CI 为 0.56~1.12)。两项前瞻性研究从非痴呆妇女得到了关于 HRT 的信息。COX 部分损害模型被用来估计 AD 的 RR 值。在第一个研究中,RR 值为 0.40(95% CI 0.22~0.95),第二个研究的 RR 值为 0.46(95% CI 为 0.21~0.98)。但是,尽管第一个研究发现妇女应用时间较长 HRT 是有利的(RR=0.13,95% CI 为 0.02~0.92),第二个研究没有发现应用的持续时间的效果。Tang 等发现携带有 ApoEε4 等位基因并且接受了 HRT 者最不易于患 AD(RR=0.13,95% CI 为 0.02~0.95)。这些研究中的大多数 HRT 是包括孕酮的。一项前瞻性研究的初步结果显示孕酮会减少雌激素的有益处的有效作用,而雌激素对于那些具有多种已经显露的危险因素例如低收入、具有记忆障碍的家族史和轻度认知功能损害的妇女可能是具有很重要意义的。一项在犹他州 Cache 小镇的大规模前瞻性人群研究显示 HRT 可以减少患 AD 的危险度,平均每 3 年减少 41%,调整后的 HR 为 0.59(95% CI 为 0.36~0.96),但是该效果仅仅体现在既往至少已经应用 HRT10 年的妇女。近来有包括该项研究的结果提示,妇女在绝经期就开始应用 HRT 可以使 AD 的发病减少。因此,目前仍旧存在于 HRT 和痴呆之间的问题是单用雌激素治疗是否比联合应用雌激素和孕激素效果更好,HRT 开始应用的最佳时间窗,以及应用的时间为多长才能获得危险度的减少。

(三)抗氧化剂、叶酸、银杏制剂

有确切的证据表明氧化应激会引起一系列的级联反应,最终导致 AD 的发生。一个规模较小的研究应用了司来吉兰、α-生育酚(维生素 E)或联合应用两者与安慰剂组相比可以延缓 AD 的发生。美国国家健康和营养监测调查的数据显示,血浆每个单位胆固醇维生素 E 浓度的减少与记忆功能下降之间在调整了相关变数后,在横断面上是具有相关性的。然而,没有其他抗氧化剂与记忆功能下降有相关性(包括维生素 A,维生素 C 和 β-胡萝卜素)。另一项研究尽管样本量较小,在对参加者随访了 4 年后,发现补充维生素 E 和维生素 C 可以减少 AD 的发病。这些暴露因素的检测是有难度的,并且可以由主观的报告而产生偏倚,依从性问题并且是随着时间而变化的。尽管并不是所有的研究都显示了保护性的效果,应用抗氧化剂来减少痴呆和 AD 的发病还是很有发展前景的。

Oken 等针对银杏制剂对 AD 认知功能起的作用进行了荟萃分析,他们报道了在对患者应用了 3~6 个月 120~240mg 的银杏叶片提取物后,较低程度地改善了认知功能,但是该改变具有统计学差异。这是一项处于萌芽状态的研究领域,还需要进一步地证实这些相关性。

其他人们较感兴趣的药物包括叶酸、同型半胱氨酸和褪黑激素。今后会有更多的科学研究以发现更多的药物来延缓 AD 的病理变化进展,从而延缓 AD 型痴呆临床表现的发生。

正如前文所提到的,低教育程度是痴呆/AD 和血管性事件引起痴呆的危险因素。一些研究也发现其他一些与成人教育和收入相关的因素和职业地位,这些因素同样也与痴呆和 AD 相关。动物研究显示环境和丰富的思想活动可以阻止自发的凋亡,并能保护以防受到兴奋性毒素的损伤。流行病学研究显示经常参加认知刺激活动可以减少 AD 发生的危险性。

一些研究已经发现具有较高社会经济指数的个体比低 SES 者表现痴呆临床表现要晚,如果他们具有了痴呆的临床表现,说明他们的病理变化已经很严重了。这一现象可能是认知功能保留的原因引起的,当个体在解决问题时能想到多种解决办法,进行神经心理学测验检测,他们可以在已经具有潜在痴呆病理表现的情况下测验结果仍在正常范围内。认知保留在社区筛查痴呆时具有重要的意义。在测验成绩较高的人中发现的病例可能性较小,这就需要投入更多的资源来寻找到可能的病例。

(韩卓娅)

第二节　路易体痴呆

【概述】

路易体痴呆(DLB)是以进行性痴呆合并波动性认知功能障碍、帕金森综合征以及反复发作的以视幻觉为突出表现的精神症状等三种主征为临床特点,以神经元胞质内路易小体形成病理特征的神经系统变性疾病,是仅次于阿尔茨海默病的第二位常见痴呆。

本病最早由德国学者 Lewy 于 1912 年在一例帕金森病患者的脑干黑质细胞内发现了路易小体,但当时并未进行深入研究。直到 1961 年日本学者 Okazaki 等在一例严重痴呆患者的皮质神经元中发现了路易小体,才开始探讨其和痴呆间可能存在的关系。国外尸检统计资料显示,路易体痴呆占痴呆病因的 10%～20%。本病多在老年期发病,仅少数为中青年患者,起病年龄为 50～80 岁,平均患病年龄 74.7 岁,男女患病比例接近,很少有家族遗传倾向。本病病程一般 6 年左右,病情进展快于阿尔茨海默病。国内尚缺相关统计资料。

【病因与发病机制】

病因迄今不清。研究发现,其临床表现和路易小体在皮质神经元的分布有密切关系。路易小体在皮质神经元的分布引起皮质的信息处理功能和传递功能障碍,导致痴呆的发生。研究证实,路易体痴呆患者脑内存在多种神经递质的功能障碍,包括乙酰胆碱、多巴胺、5-羟色胺和去甲肾上腺素等,这些递质水平显著下降导致许多神经元回路受损,如多巴胺能神经元丢失,新皮质乙酰胆碱转移酶活性下降,乙酰胆碱不足,多巴胺能-胆碱能递质失衡,使患者出现锥体外系运动功能及认知功能障碍等相关的临床症状,但路易体痴呆特征性的波动性认知功能障碍的原因仍不清楚。

【病理】

皮质和皮质下有大量的路易小体为本病特征性的病理改变,路易小体是神经元胞质内球形、嗜酸性的小体,主要由不溶性 α-突触核蛋白(α-synuclein)异常聚集而形成。α-突触核蛋白在正常神经元突触中表达,目前认为与突触末梢囊泡释放有关。虽然因何引起 α-突触核蛋白的异常聚集尚未清楚,但是研究发现α-突触核蛋白由正常可溶状态成为异常折叠的丝状蛋白的因素及过程,是发病的中心环节。路易小体中同时含有大量泛素,蛋白酶对泛素依赖性蛋白质的降解作用障碍,也可能促进该病的发生,但它却并无 tau 蛋白和淀粉样蛋白。故目前多用 α-突触核蛋白免疫组化染色以显示常规 HE 染色不易发现的路易小体,用 tau 蛋白免疫组化染色以区别路易小体及神经元内小的球形神经元纤维缠结,后者的 tau 蛋白染色呈阳性。

经典型路易小体是神经元胞质内球形的嗜伊红性包涵体,直径多为 15～25μm,有球形玻璃样致密的核心,环绕清晰的苍白"晕环";电镜下表现为中心部位嗜锇颗粒混有"螺旋管"或"双螺旋丝",周围聚集直径为 8～10nm 的神经丝,近周边部呈放射状排列。主要分布于脑干核团(如黑质、蓝斑)、Meynert 基底核、下丘脑的残存神经元内,可为 1 个或数个。大脑皮质型路易小体则直径较小,较少嗜伊红性包涵体,缺乏清晰的"晕环",无典型的同心圆样结构,由直径为 8～10nm 的细纤维构成;皮质型路易小体见于较深皮质的中型、小型非锥体神经元中，多见于扣带回、脑岛皮质、杏仁核和额叶皮质。

本病大体病理与阿尔茨海默病相似，但大脑皮质萎缩相对不明显，仅呈轻、中度萎缩，枕叶相对不受累及，边缘系统萎缩严重。光镜下见黑质、蓝斑等色素细胞丢失，偶有老年斑和神经原纤维缠结，皮质、边缘系统和脑干的神经元胞质内有路易小体，其α-突触核蛋白染色阳性而 tau 蛋白染色阴性。电镜显示更为清楚。

【临床表现】

1.进行性痴呆　进行性加重的认知功能损害常常是最早最明显的症状。路易体痴呆患者认知功能障碍的特点是以注意力、视空间能力、词语流畅性等方面差较为突出，特别是视空间损害的程度与其他认知功能损害不成比例。在总体认知功能损害程度很轻时，就可见搭积木、画钟等项目很难完成，记忆力减退的症状并不突出。路易体痴呆早期认知减退症状较轻，但其认知功能较阿尔茨海默病衰退得更快。

2.波动性认知功能障碍　路易体痴呆的认知损害其最主要特点是波动性。波动性认知功能障碍是该病早期出现且持续存在的症状，发生于 80%～90% 的患者。患者认知功能在正常与异常间波动，可发生在 1d 之中，也可在数天或数周内出现波动。因为之前无先兆而且症状发生的时间不定，故症状发生时患者多被认为在撒谎。这种波动性认知功能障碍和阿尔茨海默病的"日落症候群"不同。

3.反复发作的视幻觉　70% 以上的路易体痴呆患者存在视幻觉，通常在出现认知障碍的第一年内就可出现。视幻觉是最突出的精神症状，是诊断本病最重要的证据之一，而且往往成为患者最感困扰的症状。视幻觉内容形象、具体、生动，有如亲身经历，常为人或动物，往往反复出现，但需排除药物源性因素。相对于阿尔茨海默病来说，路易体痴呆的视幻觉出现的更早，而且具有鉴别诊断价值。错觉也是本病常见的精神症状，约 24% 的患者出现错觉，可能导致其行为异常，如进攻和激惹。部分患者还可合并听幻觉。

4.自发性帕金森病样症状　可出现于 70% 以上的患者，患者多表现为肌张力增高，运动迟缓，姿势步态异常、如呈拖曳步态，或走路姿势刻板，而静止性震颤相对少见。面具脸、特殊屈曲体姿、音调低沉、反复跌倒也较常见。该症状用左旋多巴治疗效果不佳。部分患者可先出现帕金森样症状而后才出现认知功能障碍。

5.对神经安定药高度敏感　约 33% 的路易体痴呆患者对神经安定药呈现高敏反应，主要表现为骤然发生的帕金森综合征加重、意识状态改变、恶性高热等，具有极高的致残率和致死率，可使患者的死亡率增加 2～3 倍。应当注意的是，对抗精神病药物治疗的耐受性并不能除外路易体痴呆诊断，但对该类治疗的高敏感性则高度提示路易体痴呆，这也是本病区别于其他类型痴呆的特点。其原因可能与抗精神病药的抗胆碱作用阻滞了中脑-边缘系统通路和锥体外系及丘脑的多巴胺受体有关。

6.快速眼动期睡眠障碍　男性多于女性，常在痴呆及帕金森综合征起病前多年即存在。患者常经历生动而恐怖的梦境，并伴呓语、剧烈运动，醒后患者通常不能回忆，故对同睡者的询问很重要。使用氯硝西泮后症状多能改善。由于帕金森病、多系统萎缩患者也常有此症存在，有人认为这可能系突触核蛋白病的共同表现。

7.其他　约 1/3 的路易体痴呆患者有反复发生的跌倒和晕厥，并可伴有心血管自主神经功能障碍和颈动脉窦敏感性提高。短暂意识丧失持续时间很短（数分钟），常易误诊为 TIA 或癫痫。

【辅助检查】

1.神经心理学测验　路易体痴呆患者认知功能各方面均有损害，而且临床表现千差万别。相对于阿尔茨海默病，路易体痴呆患者记忆障碍可以不明显，但有明显的视知觉、视空间觉和视觉重建功能障碍。通过画五边形和画时钟测试可以发现这些功能障碍。路易体痴呆患者认知功能障碍并没有固定模式，但借助上述神经心理学测验和波动性认知功能障碍可以和阿尔茨海默病鉴别。

2.影像学检查　路易体痴呆患者海马和颞叶萎缩与阿尔茨海默病相比并不明显,其海马及颞叶中部结构相对保留、壳核萎缩、SPECT/PET灌注及代谢低下,对路易体痴呆诊断均有一定提示意义。多巴胺转运体(DAT)功能显像技术的发展,为观察黑质纹状体多巴胺系统提供了新手段。在路易体痴呆患者中,黑质纹状体系统的多巴胺转运体摄取减少,且多巴能系统活性的减低程度与临床认知及运动功能的缺损呈良好的相关性,而阿尔茨海默病患者多巴胺转运体显像则正常。因此,该检查可用于路易体痴呆与AD的鉴别诊断。

3.脑电图　早期脑电图多正常,少数背景波幅降低,颞叶α波减少伴短暂性慢波。由于其认知功能障碍具有波动性,脑电节律也可呈现相应的变化。多导睡眠仪(PSG)作为快速眼动期睡眠行为障碍的确诊依据,表现为快速眼动期睡眠期间间断性或持续性颏下肌和(或)肢体肌张力增高,而脑电图无痫样放电,有一定诊断价值。

【诊断与鉴别诊断】

1.诊断　1996年第一届路易体痴呆国际工作组会议制定了路易体痴呆的诊断标准,2005年又对该标准进行了修订。其临床诊断的必要条件是必须具备进行性认知功能减退,以致影响患者正常的社会、职业能力。

有3组核心症状:①波动性认知功能障碍:尤其表现为注意力和警觉随时间有显著变化;②反复发作的视幻觉:具有形象、具体、生动等特点,反复发作;③帕金森综合征:呈典型的运动迟缓,肌张力增高,姿势异常,而静止性震颤少见。

诊断标准:①可能的路易体痴呆:进行性痴呆合并上述一组临床特征;②很可能的路易体痴呆:进行性痴呆合并上述两组临床特征;③排除其他可能引起痴呆的病因。

提示路易体痴呆诊断的其他体征包括:①快速眼动期睡眠障碍;②对镇静药高度敏感性;③SPECT/PET显像提示基底节区多巴胺转运体摄取减少。

2.鉴别诊断　路易体痴呆临床诊断的特异度和灵敏度还不高,存在许多鉴别诊断问题,其中最主要的是与帕金森病痴呆和阿尔茨海默病鉴别。

(1)帕金森病痴呆(PDD):帕金森病痴呆与路易体痴呆在临床和病理表现上均有许多重叠,除了症状出现次序、起病年龄不同以及对左旋多巴制剂反应的些微差别外,帕金森病痴呆与路易体痴呆患者在认知损害领域、神经心理学表现、睡眠障碍、自主神经功能损害、帕金森病样症状、神经阻断药高敏性及对胆碱酯酶抑制药的疗效等诸多方面均十分相似,因此,有学者指出帕金森病痴呆与路易体痴呆可能是广义Lewy体疾病谱中的不同表现。从临床实践的角度而言,常根据锥体外系症状和痴呆出现的时间顺序来鉴别帕金森病痴呆和路易体痴呆,如果痴呆在锥体外系症状1年后出现,倾向于诊断为帕金森病痴呆,反之,痴呆若发生于锥体外系症状前或者后1年内则倾向于诊断为路易体痴呆。然而另有专家支持以下观点:如痴呆症状出现早且为疾病的突出症状,考虑为路易体痴呆,若认知障碍是随典型的帕金森病症状出现,并且逐渐加重,则考虑为帕金森病痴呆。此外,PPD视幻觉和错觉较少出现,且部分是药物治疗的不良反应所致。

(2)阿尔茨海默病:隐袭起病,进行性智能衰退,多伴有人格改变,无本病的波动性认知功能障碍和形象具体生动的视幻觉等症状;偶有锥体外系功能异常,常出现在病程晚期,且程度较轻。路易体痴呆患者较阿尔茨海默病相比,短中期记忆及再认功能均相对保留,而言语流畅性、视觉感知及操作任务的完成等方面的损害更严重。正电子发射计算机断层扫描(PET)研究发现路易体痴呆患者小脑半球、颞-顶-枕交界区皮质,尤其是枕叶的葡萄糖代谢降低较阿尔茨海默病更为显著,而后者主要表现为颞中和扣带回区葡萄糖代谢降低。

（3）血管性痴呆：急性起病，有局灶性神经功能缺损体征，影像学可明确显示缺血性病灶。如为多发性脑梗死，偶可呈波动性意识或认知功能障碍。

（4）Creutzfeldt-Jakob病：早期可出现精神症状，如抑郁、焦虑、错觉，随后出现痴呆和神经系统症状体征，如肌阵挛、小脑性共济失调、锥体外系和锥体系的表现，病程进展较快，脑电图在慢波背景上出现广泛双侧同步双相或三相周期性尖慢复合波（PSWCs）。

（5）其他需要鉴别的疾病还有进行性核上性麻痹、多系统萎缩以及皮质-基底节变性等。

【治疗】

无特效治疗，以支持、对症治疗为主。了解患者以哪种症状为主，采用相应药物治疗，如帕金森样症状可从小剂量开始用抗震颤麻痹药物，痴呆可用抗胆碱酯酶药如多奈哌齐、利斯的明等，将有助于改善患者的行为障碍和认知功能。视幻觉可用奥氮平、利培酮等药物，有抑郁症状的可用选择性5羟色胺再摄取抑制药如西酞普兰、氟西汀等。因患者对地西泮及抗精神病药物敏感性增加，而此类药物又可使锥体外系症状加重，故需谨慎使用或不用上述药物。

由于没有明确有效的治疗药物，生活护理指导及康复，如语言、进食、走路等各种训练和指导，对改善患者生活质量十分重要。晚期卧床患者应加强护理，减少并发症的发生。

【预后】

因病程进展快，尚无有效治疗，故预后较差，后期多需长期卧床，患者多死于肺部感染、压疮和深静脉血栓形成等并发症。病程一般为6年。

（韩卓娅）

第三节　运动神经元病

一、上运动单位疾患

（一）遗传性痉挛性截瘫

遗传性痉挛性截瘫（HSP）是一组以下肢痉挛和腱反射亢进为特征的遗传性、异质性疾病。随着多种类型致病基因的发现，现认为其发病机制可能包括：①轴索生长过程中的信号分子异常，锥体束发育障碍；②内浆网运输及微管动力异常；③线粒体功能异常和伴侣蛋白功能异常。

HSP的患病率约为4/10万～9/10万。常染色体显性遗传的单纯型最多见，少数为常染色体隐性遗传、性连遗传或散发性。

以往，根据起病年龄、遗传方式、伴随其他症状和体征等对之予以分型。近年来，则能通过基因分析进行明确的分子遗传学分型。4型最常见，占所有病例的40%，突变基因是SPG3A，其编码的616肽的蛋白是参与热休克蛋白功能过程的ATP酶相关蛋白，已发现至少130多种突变类型。3型的突变基因蛋白是atlastin，参与胞浆内多种小泡的运输。10型的突变基因是驱动蛋白重链的基因（KIF5A），编码的蛋白对轴索运输非常重要。其他已经明确的突变基因还包括SPG13的编码线粒体热休克蛋白SPG7的paraplegin（编码线粒体蛋白）和L1细胞黏附分子等。

单纯型HSP的临床表现为慢性进展的下肢肌张力高、痉挛、步态异常、腱反射亢进和病理征阳性，30%的患者的起病可以不对称，多数有家族史。复杂型则是在单纯型基础上，伴随有高足弓、深感觉障碍

（10％～65％）、括约肌功能障碍（50％以上）、上肢轻度辨距不良、认知功能损害等。个别患者还可以伴随有上肢的轻瘫、肌萎缩、视神经萎缩、视网膜病变、锥体外系病变、耳聋、癫痫、周围神经病、智能发育迟滞、痴呆、牛皮癣、溶血性贫血等。预后相对良好，寿命正常。

诊断依据临床特征和家族史，神经影像学检查主要用于排除其他疾患。神经遗传学检查可以明确分子诊断。对常染色体隐性遗传或散发者，则特别需要与肾上腺脑白质营养不良、异染性脑白质营养不良、压迫性脊髓病、多巴反应性肌张力障碍、维生素 B_{12} 缺乏症、多发性硬化、ALS 等鉴别。

治疗主要为抗痉挛（力奥来素、替扎尼定）和规律的物理治疗为主。

（二）Ⅰ型人类 T 淋巴增殖性病毒相关性脊髓病

在日本和加勒比海地区有报道Ⅰ型人类 T 淋巴增殖性病毒（HTLV-1）可以引起相关的脊髓病，称为Ⅰ型人类 T 淋巴增殖性病毒相关性脊髓病，也被称为热带痉挛性截瘫。被病毒激活的辅助 T 细胞和细胞毒性 T 细胞参与了发病。

多为 30 岁后隐匿起病的脊髓损害，除痉挛性截瘫外，还有下肢感觉异常、痛性感觉神经病、排尿功能异常等，但客观感觉检查多无明显异常。MRI 可见脑室周围白质 T_2 高信号、胸髓明显萎缩。确诊需要血清或脑脊液 HTLV-1 阳性。治疗仅为对症处理。

（三）肾上腺脊髓神经病

肾上腺脊髓神经病是肾上腺脑白质营养不良的成人变异型，病因是 Xq28 上的 ABCD1 基因突变，该基因编码过氧化物酶体 ATP 结合盒转运蛋白。突变导致过氧化物酶体多极长链脂肪酸（VLCFA）的 β 氧化受损，VLCFA 蓄积，对神经元和轴索产生毒性。经典的表现是儿童起病的肾上腺脑白质营养不良。

成人型包括部分基因携带者，以脊髓中长纤维的轴索病变为主，表现为 20 岁后起病的、缓慢进展的痉挛性截瘫，可有轻度感觉障碍、膀胱括约肌功能损害或周围神经病变。在起病同时或之前，多有肾上腺功能减退的临床表现。20％的患者可以有认知、语言、行为等功能紊乱，个别为小脑性共济失调。

诊断依据临床表现和家族史或 VLCFA 测定或基因检测。隐神经活检可见"洋葱球"样改变。神经传导速度检测可见轴索病变，脱髓鞘不明显。治疗为对症处理。

（四）山黧豆中毒

过量食用鹰嘴豆（充饥）后，会因其中的兴奋性氨基酸 p-N-草酰氨基丙氨酸（BOAA）而导致运动皮质的 Betz 细胞发生氧化损伤。儿童多见，临床起病可以急性或慢性，以痉挛性截瘫突出，行走困难，少数也可伴有下运动单位损害、感觉异常及膀胱功能障碍等表现。

二、下运动单位疾患

（一）SMN 基因连锁的脊髓肌萎缩症

脊髓肌萎缩症（SMA）是一组以脊髓前角运动细胞进行性脱失为特征的常染色体隐性遗传的神经系统退行性疾病。

【病因和发病机制】

人类存在 2 种运动神经元存活基因（SMN），分别是位于 5q13 的 SMN1 基因和位于着丝粒的 SMN2 基因。SMN1 基因编码蛋白 SMN。SMN2 基因与 SMN1 基因只有 5 个核苷酸不同，编码第 7 外显子缺失的截短的 SMN（SMNA7），该蛋白无功能且易被快速分解。但是，有时（10％～15％）SMN2 也会编码有第 7 外显子的 SMN。95％的 SMA 患者存在 SMN1 的 7、8 外显子缺失突变，但患者因还存在 SMN2 编码的部分 SMN 蛋白功能，故临床症状表现不同。SMN2 拷贝数越多，临床表现越轻。SMN 蛋白的作用还未完全明确,发现其主要作用是参与核内小分子核糖核蛋白(snRNP)复合体的形成,该复合体参与前信使RNA的剪切过程。另外,SMN可能参与RNA的轴索内运输。

【临床表现】

新生儿发病率为8/10万。按照起病年龄和重要的运动功能标志,将之分为6型。起病年龄和存活时间差异很大,严重程度与起病年龄密切相关,对称和近端为主的下运动单位损害是基本特征,通常没有感觉异常。

SMN相关SMA类型及主要表现:

1.0型　为极重者,在出生前即有明显的胎动少,出生时呼吸困难,吸吮无力,出生即很快死亡。

2.Ⅰ型　也称为Werdnig-Hoffmann病,不能抬头,哭和咳嗽无力,喂养和吞咽困难。体检可见"软婴儿",全身肌张力低下,舌肌萎缩和纤颤,肋间肌和呼吸肌无力,胸廓下陷,腹膨隆,早期因营养障碍和肺部并发症死亡。

3.Ⅱ型　表现为运动发育明显迟滞,下肢症状明显重于上肢,仅部分能独立坐,个别可以扶持站立,但均不能独立行走;有手指颤动、吞咽、咳嗽、呼吸、营养等情况,后期出现脊柱弯曲和肢体关节挛缩。

4.Ⅲ型　也称为Kugelburd-Welander病或少年型SMA,按照起病年龄是否在3岁前后可再分为3a和3b两亚型。患者运动发育迟滞,骨盆带肌无力突出,类似肢带型肌营养不良,少数可以有腓肠肌假性肥大,但均能独立行走,呼吸、吞咽或营养困难者少;肌痛、关节过度使用和脊柱侧弯非常多见。患者的血清CK可达正常上限的5～10倍。

5.Ⅳ型　成年期隐匿起病,临床症状轻,有进行性骨盆带肌无力和明显束颤,极少有延髓麻痹、脊柱弯曲及呼吸肌无力,可正常生存。患者的血清CK可升高达正常上限的5～10倍。

【诊断与鉴别诊断】

依据临床表现和基因诊断能够确诊。

EMG检查可以发现典型的下运动单位急性和慢性损害的表现,自发活动多,有多相波、正尖波和纤颤电位,干扰相减少,而神经传导速度和潜伏期基本正常或轻度异常,感觉神经传导速度正常。

除应与先天性肌病、肌营养不良症、先天性重症肌无力、代谢性疾病、遗传性运动神经病、远端脊髓肌萎缩、ALS、慢性炎性脱髓鞘性多发性神经病等区别外,还需与非SMN突变的SMA相鉴别:

1.肩腓型SMA　是常染色体显性遗传的疾病,有早发现象,即与前代比,后代的起病早、病情重。临床表现为慢性缓慢进展性肩腓和咽喉肌肉无力,50岁后不能独立行走。EMG检查见巨大电位,神经传导速度正常。疾病连锁位点是12q24,最新研究提示是编码一过性受体电位阳离子通道第5亚族成员4(TRPV4)的基因突变,与遗传性感觉运动神经病的CMT2C型相同。

2.桥小脑发育不良伴脊髓肌萎缩　为常染色体隐性遗传的疾病,6个月前发病,齿状核先天缺如,底节神经元脱失,皮质萎缩。

3.性连锁SMA伴关节挛缩　连锁位点位于X11,出生或婴儿早期发病,很早出现关节挛缩,2岁内死亡。

【治疗】

长期以来,对SMA的治疗只能是对症处理,涉及呼吸、营养、骨科情况、康复、心理和社会支持等。曾开展过妥布霉素、阿米卡星、丙戊酸、羟基脲、丁酸苯脂等治疗试验和观察,均未能证明有效。目前正在开展通过反义寡核苷酸(ASO)修饰RNA的小分子治疗、基因治疗及干细胞移植治疗的试验。

(二)良性局灶性肌萎缩

良性局灶性肌萎缩早期报道为青少年起病的单上肢远端肌萎缩,亚洲人多见,称为平山病。对患者进行屈曲位的颈椎 MRI 检查,发现有椎管后壁前移压迫脊髓,故曾经被认为此病属于"屈曲性脊髓病"。但手术局部减压却不能改变病程,加上还有单下肢的病变,故不再认为是屈曲性脊髓病,而更可能是种节段性的 SMA。

青少年或成年期隐匿起病,男性多。多累及手和前臂,肌无力和肌萎缩,无痛。虽然受累肌群多变,但特征是局限于几个肌节(C7~T1 多见),肱桡肌不受累,遇冷环境症状加重,热环境中则症状缓解;1/3 的患者出现对侧上肢轻度损害,严重者累及二头肌、三头肌、三角肌;除受累区外的其他肢体腱反射正常;没有脑神经、自主神经或上运动单位损害的表现。经过数月或几年的进展,会自行稳定不再加重。

约 1/4 的患者表现为单下肢肌无力,肌萎缩,男性多见,隐匿起病,可为下肢均匀萎缩,也可为局限于膝以下部位的肌萎缩,肌无力与肌萎缩不同步。病情发展极其缓慢,多不导致显著功能障碍。

EMG 主要发现是慢性失神经改变,神经传导速度基本正常。少数患者血 CK 水平有中等程度升高。颈髓 MRI 可见节段性颈髓萎缩,需注意与经常可见的颈椎管狭窄和骨质增生相鉴别。还需要与肌萎缩侧索硬化及多灶性运动神经病相鉴别。治疗主要为物理及职业治疗。

(三)远端型脊髓肌萎缩

远端型脊髓肌萎缩是一组异质性的下运动单位损害疾患,起病年龄多变(5~70 岁),典型者以下肢远端的肌肉无力和萎缩起病,逐渐发展至上肢远端,部分累及近端,无延髓症状和体征,也无上运动单位损害的体征。但临床表现多变,半数为常染色体显性遗传,可以有不对称的分布。Harding 将之分为 7 个亚型,其中:第 2 型致病基因是 HSP22/27;第 7 型致病基因是动力蛋白激活蛋白(DCTN-1),现已经被纳入 ALS(见后);第 5 型的致病基因是甘氨酰 t-RNA 合成酶(GARS);第 6 型致病基因是 IGHMBP2,其编码的蛋白参与 DNA 复制和 RNS 生成过程。

(四)肯尼迪病

肯尼迪病为罕见的 X-连锁脊髓延髓肌萎缩。病因是雄激素受体(AR)基因的 N-端转录域第 1 外显子中的 CAG 三核苷酸重复的扩增突变,该三核苷酸重复的扩增使得 AR 的转录下降,AR 的敏感性下降。已经发现 CAG 重复拷贝数少与雄激素介导的前列腺增生、前列腺癌等疾病相关,而拷贝数多则与男性不育有关。拷贝数超过 36 个,则导致第一和第二性征丧失,同时累及脑干和脊髓运动神经元。这种三核苷酸重复拷贝扩增的情况同样也见于 Huntington 病、脊髓小脑变性、强直性肌营养不良症等疾病,可以统称为"多核苷酸重复病"。

病理上可见脊髓前角神经元萎缩、变性、脱失,细胞中出现含 AR 免疫反应性的包涵体(蛋白聚集)。部分患者的后根神经节有变性和包涵体,可解释部分患者的感觉症状。

患病率为 1/40 万,仅累及成年男性,20~50 岁起病。起病多为女性化乳房(40%~90%)及非特异性的早衰、痛性痉挛或肌痛,之后是下肢近端开始的肌无力、肌萎缩,面肌为主的束颤,再累及上肢和延髓。可有睾丸萎缩和不育。少数患者可有轻度深感觉减退、姿势性震颤及糖尿病。CAG 拷贝数多者起病早、病情重。已经发现有症状极轻的女性突变基因携带者。

患者血清雄激素水平正常或降低,雌激素水平升高,血 CK 水平可高至正常上限的 10 倍。EMG 检查显示明显的下运动单位损害表现,纤颤明显;感觉神经传导速度下降,运动神经传导速度基本正常。

诊断依据下运动单位损害和雄激素受体功能异常相关表现两组临床特征,基因分析是确诊方法。需要与 SMA、ALS、肌营养不良、遗传性感觉运动神经病等鉴别,神经肌肉活检对诊断有所帮助。

治疗类似于 SMA 治疗,仅为对症处理,如用硫酸奎宁、巴氯芬控制痛性痉挛,物理和语言治疗等。有试验用亮丙瑞林(促性腺激素释放激素)治疗可能有效,但使用雄激素反而加重症状。

（五）其他少见疾患

1.氨己糖苷酶A缺乏　氨己糖苷酶A包括A和B两个同工酶,缺乏导致溶酶体中单唾液酸三己糖神经节苷脂(GM2)蓄积。完全的A或A/B缺乏导致Tay-Sachs病。婴儿期发病,临床表现有发作性黑矇、智能低下、失明、瘫痪,眼底出现典型的"樱桃红斑"。

部分酶A缺乏者,则临床表现不典型。少年或成年起病,缓慢进展的肢体近端为主的下运动单位损害,容易伴随痛性痉挛,类似SMA;有些可有吞咽困难、震颤、肌张力障碍、认知损害、感觉异常、脊髓小脑变性、周围神经病等表现。

分子测定氨己糖苷酶A缺乏是确诊方法。治疗为对症处理。

2.Fazio-Londe病　常染色体隐性遗传病,儿童或少年期起病,临床表现有突出的延髓麻痹,包括软腭麻痹、面肌无力、吞咽障碍等,后期累及上肢近端,少数有眼外肌麻痹,多在起病2年内因呼吸肌麻痹而死亡。

3.灰髓炎后综合征　指灰髓炎患者病情稳定至少10年后,重新出现肌无力、肌痛、束颤、痛性痉挛、疲劳、运动不耐受等表现。若是在原先没有受累的部位出现症状,称为灰髓炎后进行性肌萎缩。灰髓炎后综合征和(或)灰髓炎后进行性肌萎缩占所有灰髓炎后患者的28%～64%。病因不明,可能是存活的、因芽生而扩大肌纤维支配的下运动神经元出现代谢障碍,而导致肌无力、肌萎缩、肌痛及肌肉变性。患者还可以出现抑郁、失眠、疼痛、冷不耐受、构音及吞咽障碍。

有10年以上灰髓炎后稳定的病史是诊断的必需条件。需要排除多种其他导致下运动单位损害的疾病。EMG检查多可发现运动单位减少、巨大运动单位等慢性失神经支配的表现。感觉神经传导速度正常。肌肉活检没有诊断价值。可试用静脉用丙种球蛋白(IVIg)。康复训练重要。

4.成年起病的常染色体显性遗传SMA　部分成年起病的SMA为常染色体显性遗传,临床表现类似4型SMN突变相关的SMA。患者20～30岁起病,下肢突出的近端肌无力、肌萎缩,进展很缓慢。发现致病基因是小泡运输蛋白VAPB突变,已被归为家族性ALS8型。

三、上下运动单位疾患——肌萎缩侧索硬化症

肌萎缩侧索硬化症(ALS)是一组临床表现多样、进行性的皮质脊髓束、脑干和脊髓前角运动神经元变性为特征的综合征。该组病也被称为"运动神经元病"(MND),在美国还被称为"Lou Gehrig病"。通常,ALS是一组疾病的组合,包括典型的ALS、原发性侧索硬化、进行性延髓麻痹、进行性肌萎缩及ALS伴多系统受累(如ALS-痴呆)等。

【病因和发病机制】

虽然习惯上将ALS认为是运动系统"选择性易损"的疾病,但发现不少患者有认知功能损害,病变范围早期超过了运动系统,故视之为"多系统退行性疾病"可能更为恰当。

1.家族性ALS　约5%～10%的ALS为家族性(fALS)。15%～20%的fALS为铜-锌超氧化物歧化酶-1(SOD-1)基因突变,累及该基因5个外显子,有100多种突变类型。突变并非是使蛋白功能丧失,而是获得毒性作用。除SOD-1基因突变外,现已发现多个基因突变导致的fALS,包括参与RNA处理的肉瘤融合/脂肪肉瘤翻译(FUS/TLS)基因、DNA/RNA螺旋酶主要成分senataxin(SETX)基因、Rab5的鸟嘌呤核苷酸交换因子(Alsin)、动力蛋白激活蛋白(DCTN-1)、血管生成素(ANG)、突触囊泡转运蛋白B(VAPB)。在ALS伴额颞叶痴呆的患者中,发现ALS特征性的胞浆包涵体中主要的泛素化蛋白是反式激活反应区DNA结合蛋白43(TARDBP或TDP-43),该基因在信使RNA的切割修饰处理环节中有重要作

用。FUS/TLS 和 TARDBP 基因突变占 fALS 的 20%～30%。研究还发现部分散发性 ALS 患者也存在 FUS/TLS 和 TARDBP 基因的突变。最新研究发现 40% 的 fALS 和 8% 的散发患者存在 C90RF72 的非编码区的 5 核苷酸重复片段的异常扩增。极少数病例为线粒体 DNA 突变,涉及 COX 和 IARS。

遗传连锁分析及对散发患者的全基因组分析并未能发现特定的遗传模式,故大部分患者仍然为散发性。发现的可能候选基因包括肌醇-1,4,5-三磷酸受体 2(ITPR2)、UNC13A、脱嘌呤核酶内切酶(APEX1)、染色质修饰蛋白 2b、血色病基因、神经丝、对氧磷酶、外周蛋白、运动神经元生存基因(SMN)、血管内皮细胞生长因子基因、视神经蛋白。

2.散发性 ALS　目前大量的基础、动物模型研究证明,ALS 存在多种病变损害机制,包括:①蛋白异常折叠和聚集,在 SOD-1 突出患者神经元及 SOD 转基因大鼠中,均有神经丝异常磷酸化和聚集,TARDBP 和 FUS 突变亦为导致蛋白聚集。蛋白的异常聚集可以引发伴侣蛋白活性下降、泛素-蛋白酶体通路损坏等机制。发现 ALS 与额颞叶痴呆类似,有泛素化蛋白的聚集,故有人称之为"泛素蛋白病"。②蛋白的异常聚集导致轴索运输障碍,生理性神经传导和神经营养功能损坏。神经丝重链的基因突变及外周蛋白突变均可引起 fALS。③钙离子过度内流及胶质细胞兴奋性氨基酸转运体异常导致神经元兴奋性氨基酸受体激活、产生毒性。④多种不明机制引发氧化应激,特别是在 SOD-1 基因突变患者中突出,同时存在抗氧化损害机制的缺损。⑤线粒体功能异常,导致能量代谢、蛋白转运和钙离子缓冲机制损坏,触发凋亡;少数患者由线粒体 DNA 突变所致。⑥神经元的死亡并非仅仅是神经元本身的病理过程,还有炎症机制参与,其中树突细胞、星型胶质细胞和小胶质细胞的激活重要。⑦外源性因素,如吸烟、毒物(重金属、杀虫剂)、药物、病毒感染等,但大量流行病学研究未能证实,现多不认为是重要病因。

【病理】

运动皮质的锥体细胞、脊髓和脑干运动神经元出现变性和脱失,细胞内或轴索近端出现含泛素或 TDP-43 的胞浆包涵体(球样小体)、磷酸化神经丝聚集、Bonina 小体(胞浆内小的嗜伊红的透明小体)、轴索变性和苍白。运动皮质及脊髓前角有星型胶质细胞和小胶质细胞增生、激活。

在有额颞叶痴呆表现患者中,额叶颞叶皮质神经元中出现含泛素的包涵体及 tau 阳性的不溶性微丝聚集,类同于额颞叶痴呆的病理表现。控制眼球运动和排尿括约肌的运动神经元基本不受累。

不同临床亚型者的病理表现基本一致。

【临床表现】

人群的发病率为 1.5/10 万～2.5/10 万人年,发病没有明显的地域、种族、性别或文化的差异。最新的欧洲流行病学研究结果是 2.5/10 万人年,男女比为 3:2.4;80 岁以上人群中,男女患病率分别 10.2 和 6.1/10 万人年。全球的平均患病率为 5/10 万～7/10 万。50～70 岁是发病高峰年龄段。

绝大多数患者是在起病后 1 年才就诊,有研究报道当肉眼见有远端肌肉萎缩时,至少 50% 的前角细胞已经变性。典型表现为隐匿起病的上、下运动神经元损害症状和体征,如逐渐的肢体肌肉萎缩和无力,吞咽、言语、呼吸困难,部分患者以肉跳(束颤)、痛性痉挛、肌肉痉挛、发僵等为最早症状。对 388 例患者的临床观察,约 1/2 的患者以肢体起病,1/3 以延髓症状起病,随访后 75% 的患者有延髓体征及呼吸困难。少数患者可伴有感觉、认知症状,尿急、锥体外系等表现。延髓症状起病者,流涎、构音及言语损害,易有强哭、强笑等延髓麻痹症状,较早出现营养障碍和呼吸衰退。5% 的患者以 2 型呼吸衰竭或夜间低通气起病。随着吞咽障碍的出现和加重,患者营养障碍和体重明显下降,肌无力和肌萎缩恶化,关节屈曲挛缩,呈屈曲痉挛状态。随病程进展,呼吸肌无力加重,肺活量显著下降,出现呼吸困难。相当多数患者可伴随有抑郁障碍,加重病情、缩短寿命。主因呼吸衰竭和肺炎而死亡。

病变的进展具有一定规律,上肢起病者,首先波及对侧上肢,再累及同侧下肢,最后波及延髓;下肢起病者,类似于上肢起病者,先累及对侧下肢,最后波及延髓。延髓起病者,先波及上肢远端,再累及胸段,最后影响下肢。

神经系统检查可见肢体(远端明显)肌萎缩、广泛的肌肉束颤、肌力减退;累及上运动单位时出现肌张力高、腱反射亢进、病理征阳性等;累及延髓时有舌肌萎缩、舌运动缓慢、面瘫、构音吞咽障碍。眼球运动基本正常(除非于极晚期),深浅感觉可在后期有轻度损害,括约肌功能基本正常或仅于晚期有尿急、尿频现象,泌汗及心血管自主神经功能正常。

【临床亚型】

1.进行性肌萎缩(PMA) 占ALS的5%~10%,多以肢体远端局灶性不对称的下运动单位损害起病,逐渐向临近部位扩张,再出现延髓麻痹表现(50%);到后期,85%的患者有上运动单位损害表现,呈典型的ALS。不少患者早期表现与连枷臂和连枷腿综合征难以区别。部分患者可有不超过正常上限10倍的血CK水平升高。用磁共振波谱分析、基于体素的体积分析及经颅磁刺激等检查方法,可在完全无上运动单位损害表现的患者中发现锥体束受累的证据。患者平均生存期5年或更长。

2.进行性延髓麻痹(PBP) 以构音障碍起病(占25%),很快出现吞咽障碍和言语含糊,老年女性相对多见,数月或数年后出现肢体受累表现,存活期短,通常2~3年。

3.连枷臂综合征 又称为VulpianBernhardt综合征或肌萎缩性双侧臂瘫。男性多见,以上肢局限受累起病,患者表现为双侧肢体近端对称的肢体无力和萎缩、腱反射低下,若不对称起病则腱反射不对称,后期出现吞咽困难和呼吸困难,50%~70%出现上运动单位损害体征。预后较典型ALS者好。连枷腿综合征也称为ALS的假性多发性神经炎型,以下肢远端对称性肌萎缩、无力起病,没有上运动单位损害表现。该型的临床预后相对良好,进展缓慢。

4.原发性侧索硬化(PLS) 很罕见,占ALS患者的3%,需排除其他可能病因的进行性上运动单位疾患。由于病理发现其锥体束的改变与ALS者相同,故推测两者是一类疾病。通常40~50岁前后起病,表现为缓慢进展的四肢痉挛性瘫痪、假性延髓麻痹、上肢不灵便和步态异常突出。临床上,若出现上运动单位损害症状后4年内没有下运动单位损害表现,才可以诊断,否则难以与以上运动单位损害起病的ALS鉴别。部分患者在后期出现小肌肉的萎缩或出现电生理所见的下运动单位损害证据。半数患者在后期可有尿急和尿频现象。没有感觉症状,但可能体感诱发电位有轻度异常。该型的预后较典型ALS者好,生存期大于20年。需要与脑积水、颈椎骨质增生性脊髓病、遗传性痉挛性截瘫、多发性硬化、Arnold-Chiari畸形、脑白质营养不良、维生素B_{12}缺乏等鉴别。

5.ALS伴认知损害 20%~40%的患者有轻度的额叶执行功能损害,多数需要经过仔细的神经心理学检查才发现,也可有人格、行为、语言等功能损害。5%的患者及近半数延髓麻痹起病者有典型的额颞叶痴呆表现,认知功能损害与运动症状不同步。50%的伴FTD者有家族史,病程同典型ALS者。

6.ALS伴眼球运动麻痹 传统上认为ALS患者的眼外肌不受累,没有眼肌麻痹的表现,或仅是个别患者在晚期出现。现在发现患者可以出现高级眼球运动功能损害,如扫视运动和跟踪运动速度慢,严重者则有明确的眼外肌麻痹或类似于进行性核上性麻痹的表现,多见于延髓起病及进展迅速的患者。此现象突出地见于为TARDBP突变的伴随FTD的患者,推测是存在额叶功能病变。

7.ALS伴锥体外系表现 少数散发或遗传性ALS患者,在上下运动单位损害的同时,会出现肌僵直、运动缓慢、姿势不稳等锥体外系症状和体征,但几乎没有静止性震颤,有时可能因上或下运动单位损害的体征突出而被掩盖或忽略。个别患者还可以伴随痴呆。早期在关岛等西太平洋岛屿发现有高发的ALS-帕金森综合征,流行病学研究显示这种高发与当地居民大量食用苏铁籽有关,推测是由其中的p-N-甲氨基-L-丙氨酸(BMAA)的兴奋性神经毒性所致,随着当地居民生活方式的改变,该病已显著减少。故也不再将 ALS-帕金森综合征作为 ALS 特定的类型。

【诊断和鉴别诊断】

患者可以出现轻-中度的血 CK 水平升高,其他检查均正常。为排除多种疾病,通常需要做有关的血液生化、蛋白电泳、自身免疫谱、肿瘤标志、甲状腺功能、维生素 B_{12}、VDRL 等检查。

神经电生理检查目的是明确有临床表现及无临床表现的区域存在下运动单位损害的证据,同时排除其他情况。需要注意的是,电生理发现对临床提示的诊断有帮助作用,但不能在没有临床支持下仅凭电生理发现作出诊断。EMG 是最主要方法,发现的运动单位减少是非常重要的标志。满足诊断要求,必须在躯体的 4 个部位(脑干、颈、胸、腰骶)发现至少 2 个部位有下运动电位损害。EMG 上,急性失神经表现为束颤电位和正尖波,慢性失神经表现是巨大电位、多相电位多,不稳定电位和干扰减少。定量 EMG 可发现运动电位计数下降。有研究发现无症状的 SOD-1 基因突变携带者在出现临床症状前数月,已有明显的运动单位减少。

神经传导速度(NCV)检查主要目的是排除周围神经、神经肌肉接头及肌肉疾病。患者通常的运动神经传导速度正常(不低于正常下限的 75%),可以有复合肌动作电位变小。F 波可以有潜伏期延长和频率增加(不超过正常上限的 130%)。SNAP 和感觉神经传导速度正常,若有压迫或其他并发症,可以异常。

经颅磁刺激(TMS)是反映中枢运动系统功能的电生理检查,在患者中的主要发现是中枢运动传导时间(CMCT)延长,皮质束的兴奋性高,有短间歇的皮质间抑制减少、皮质静息期时程减少,在以下运动神经元损害突出的患者中可以发现类似情况。但是,上述改变均不能有效反映疾病进展的变化。另外,无上运动神经元损害的 Kennedy 病则没有这些改变,故可以作为鉴别要点。

神经影像学研究的最重要价值是排除其他疾病。近年来,一些研究发现 ALS 具有一定的特征表现,如 MRI 可见皮质脊髓束 T2W 高信号、T2W 上运动皮质低信号,但特异性和敏感性均低;MRS 见运动皮质的 N-乙酰门冬氨酸水平下降;弥散张量成像(DTI)见皮质脊髓束的 FA 下降、平均弥散度增加;基于体素的形态学测量显示伴有认知损害者的额颞叶白质体积减小。DTI 所见的 FA 下降与 TMS 所见的 CMCT 延长有很好的一致性。

虽然有过很多的关于 ALS 生物标志测定的研究,包括对血清、血浆、皮肤活检、CSF 的生化、代谢、炎症因子、氧化应激、神经营养因子的测定,但绝大多数均失败或不能被重复。近年来,频谱分析和蛋白质组学分析有一些有意义的发现,还需进一步证实。

需要与 ALS 模拟综合征相鉴别,包括多灶性运动神经病、Kennedy 病、SMN 基因连锁的 SMA、非压迫性或颈椎骨质增生性脊髓病、维生素 B_{12} 缺乏、伴癌综合征、副蛋白血症、痉挛性截瘫、慢性炎性脱髓鞘性多发性神经病、多发性硬化、脑干和高位颈髓肿瘤、副肿瘤综合征、多系统萎缩、甲状腺功能亢进等。

【治疗】

依据疾病的机制,做过不少治疗尝试。针对兴奋性毒性机制,使用拉莫三嗪、托吡酯、支链氨基酸、加巴喷丁等,均无效。针对自由基和氧化应激机制,使用维生素 E(5000mg/d)、维生素 C、乙酰半胱氨酸、L-蛋氨酸、钙离子拮抗剂、硒等,亦未见显著疗效。根据炎症机制使用过赛来考昔(COX-2 抑制剂),却无效。多种神经营养因子及 5-羟色胺 1A 激动剂的 3 期临床试验也未能显示疗效。米诺环素具有抗凋亡和抗炎作用,3 期的随机对照试验显示其可能恶化疾病。早期认为可能有效的肌酸治疗,也被 3 期试验证明无效。很少量的造血干细胞(自体骨髓、脐带血)移植治疗(直接注入椎管)病例报道,认为没有明显不良反应,可能延缓进展。

1.利鲁唑　兴奋性氨基酸受体抑制剂,50mg,每日 2 次,用于肯定或很可能的、病程少于 5 年、FVC 大于 60%、未接受气管切开的患者。对多个临床试验及观察的 meta 分析显示,使用利鲁唑可延长生存和推迟使用辅助呼吸的时间,1 年生存概率增加 9%。主要不良反应是疲乏和恶心。个别研究报道在使用利鲁唑时,加用碳酸锂可能增加疗效。

2.经皮胃镜造瘘(PEG)　咀嚼和吞咽困难会明显地影响患者的营养、体重和增加感染。PEG 可提供营养、维持体重、减少吸入性感染。

3.无创性辅助呼吸　使用自动模式的压力支持性呼吸机开展非侵入性通气(NIV)可以延长生存和提高生命质量。

2009 年美国神经病学学会推荐的指南:为延缓疾病进展应使用利鲁唑(A 级);为维持体重和延长生存,应使用 PEG(B 级);使用无创性辅助呼吸可以延长生存和纠正呼吸功能不足(B 级)、延缓 FVC 衰退(C 级)和提高生命质量(C 级)。

4.对症治疗　针对疲乏,可选用吡啶斯的明、抗抑郁剂、金刚烷胺。针对流涎,可用三环抗抑郁剂、放射治疗或肉毒毒素注射,不推荐手术治疗。对痛性痉挛,可予以物理治疗,药物则选择苯二氮卓类、丹曲林、加巴喷丁、卡马西平、硫酸奎宁等。对于痉挛,可选巴氯芬(每日 10～80mg)和替扎尼定(每日 6～24mg)。对情感不稳者,可用阿米替林、氟伏沙明、西酞普兰、米氮平、文拉法辛等。有抑郁焦虑和失眠,可选阿米替林、SSRI、丁螺环酮及唑吡坦等。

【预后】

多数患者诊断后平均存活 12～23 个月,起病后平均存活 23～36 个月。3 年和 5 年的平均生存率为 48% 和 24%,超过 10 年者为仅 10%。患者的病程、对治疗的反应及预后差异很大。单纯上运动神经元损害型或下运动神经元损害型者相对预后较好。上肢损害突出者相对病程长,而延髓损害突出者的预后则最差。

(王建平)

第四节　多系统萎缩

多系统萎缩(MSA)是一组原因不明的慢性进行性神经系统变性疾病。主要累及锥体外系、自主神经和小脑系统,可伴有锥体束和智能损害。根据其临床表现可分为 2 个亚型:以帕金森样症状为主的纹状体黑质变性(SND)即 MSA-P 型;以小脑性共济失调为主的橄榄脑桥小脑萎缩(OPCA)即 MSA-C 型;而自主神经功能障碍,过去曾称 Shy-Drager 综合征(SDS)即 MSA-A 型,是在各亚型中都常见的表现形式,目前国际上不再将 Shy-Drager 综合征作为独立的类型。

一、病因及发病机制

MSA 病因不十分清楚,但从病理来看存在神经胶质细胞(特别是少突胶质细胞)胞质内包涵体及神经元包涵体,而其他中枢神经系统变性疾病均无此结构,故考虑此包涵体是 MSA 主要病因。近年免疫组化研究,在 MSA 脑组织胶质细胞质包涵体中发现有细胞周期依赖性激酶-5 和有丝分裂原活化蛋白激酶的免疫活性表达,在少突胶质细胞中,有强烈的微管相关蛋白-2 的表达。这提示胶质细胞质包涵体与微管细胞支架密切相关。再有 MSA 脑干、脊髓、小脑等部位均有 α-2 共核蛋白表达,提示后者可能在 MSA 等一类中枢神经系统变性病的发病中起作用。

二、病理

病理学研究发现中枢神经系统广泛分布的细胞丢失及神经胶质增生,病变在尾状核、壳核、苍白球、黑质最常见,脑桥核和小脑浦肯野细胞、蓝斑和前庭核、下橄榄核、迷走神经背核、锥体束也受累。脊髓受损首先是中间外侧细胞柱、脊髓 $S_{2\sim4}$ 副交感神经系统神经节前细胞,其次是锥体束和前角细胞。MSA 患者在病程的不同阶段都会先后出现自主神经功能障碍,而尿便障碍及性功能障碍占 78%～91%,目前研究认为与骶髓前角 Onuf 核在 MSA 患者中选择性脱失有关。Onuf 核是一个纵向走行的细长的细胞群,从 S_2 的中部延伸到 S_3 的上 1/3,支配肛门和尿道的括约肌。骶髓前角 Onuf 核选择性的弥漫性细胞脱失,这些神经元的丢失的同时又伴有残留运动神经元的侧支芽生,支配失神经的肌肉,即为尿道和肛门括约肌的失神经-神经再支配。

三、临床表现

MSA 多在中年发病,起病年龄多在 40～60 岁,隐匿起病,缓慢进展,无明显的家族史,男性多于女性。平均存活期为 9～10 年。

自主神经功能障碍:几乎所有 MSA 患者病程中的某一时点都会出现自主神经功能障碍,主要是直肠、膀胱功能障碍(如尿频、尿急、尿失禁、尿不尽、尿潴留和阳痿、便秘等)和与体位改变相关的症状(如头昏眼花、眩晕、全身乏力、晕厥等),另外还可以出现出汗减少或无汗,皮温低,皮肤粗糙。以往的回顾性研究中,MSA 患者的排尿障碍比体位性低血压症状更常见,若两者都有,则膀胱症状出现更早。在各种排尿障碍中,尿急、尿频、尿不尽感较尿失禁更为常见。

运动功能障碍:可表现帕金森样症状,也可表现小脑症状。在西方国家,以帕金森样症状最多见,即 MSA-P 型多见;而在东方国家,以小脑症状最多见,即 MSA-C 型多见。MSA-P 型早期主要表现为肌张力增高,静止性震颤不明显或完全缺失,症状对称,进展迅速,对左旋多巴的治疗反应不佳,只有一小部分患者对左旋多巴反应好。MSA-C 型早期主要表现为小脑性共济失调,患者可出现眼球震颤、共济失调步态、肢体自主运动协调障碍,小脑性语言等共济失调症状体征。另外,MSA 患者可出现假性球麻痹、肢体挛缩等锥体束症状,也可出现精神障碍及痴呆症状,但严重的痴呆症状少见。在 MSA 的晚期,帕金森症状和小脑症状可以同时出现。虽然各型早期各有特点,但最终都会表现为锥体外系统、小脑系统、自主神经系统、锥体系统损害的症状和体征。

四、辅助检查

1.自主神经功能检查　对疑诊 MSA 的患者常规行卧立位血压及心率检查,若站立位收缩压较平卧位下降>20mmHg、舒张压较平卧位下降>10mmHg 而心率无明显变化者为阳性,上述检测应在体位变化后 3min 内完成。

2.影像学检查　MSA 有相对特征的 MRI 表现,两种亚型 MSA 的 MRI 表现存在一定差异,MSA-c 主要表现为延髓、脑桥、小脑中脚、小脑蚓部或半球萎缩;第四脑室、桥延池扩大;T_2WI 脑桥小脑中脚对称性高信号及脑桥十字征。MSAP 的异常改变以基底核区为著,表现为壳核萎缩、T_2WI 壳核后外部低信号及外侧缘高信号。MRI 弥散成像中的表观张力系数(ADC)值在 MSA 患者的脑桥、小脑中角、壳核明显增高,且与病程有着很好的相关性。也有约 20% MSA 患者的头颅 MRI 是正常的。

3.肛门括约肌肌电图 肛门括约肌神经源自 $S_{2\sim4}$ 的 onuf 核,卫星电位的出现对于诊断 MSA 是较为可靠的指标,对于早期诊断 MSA 具有较特异的价值,有利于与帕金森病的早期鉴别。另外肛门括约肌肌电图可出现自发电位,运动单位平均时限延长,多相波增多,但这仅代表有神经源性损害,不是 MSA 特异性的。

五、诊断

1998 年 Gilman 等提出了 MSA 的 4 组临床特征和诊断标准。临床特征为:①自主神经衰竭和(或)排尿功能障碍;②帕金森综合征;③小脑性共济失调;④皮质脊髓束功能障碍。诊断标准为:①可能 MSA,第 1 个临床特征加上两个其他特征;②很可能 MSA,第 1 个临床特征加上对多巴胺反应不佳的帕金森综合征或小脑性共济失调;③确诊 MSA,病理上见到广泛分布的少突胶质细胞胞质内包涵体,并有黑质纹状体和橄榄脑桥小脑通路的变性改变。

六、鉴别诊断

1.帕金森病 MSA-P 早期易被误诊为 PD,两者鉴别点主要是 MSA-P 发病年龄早,以强直-运动迟缓症状明显,静止性震颤不明显或完全缺失,症状对称,进展迅速,对左旋多巴的治疗反应不佳。且在病程进展中会出现严重的小脑性共济失调、锥体束、自主神经功能等损害。MSA 患者自主神经功能损害除体位性低血压外,表现为尿失禁、排尿困难、尿急、尿频,有或无尿潴留。而帕金森病患者自主神经功能损害常表现为尿急、伴有或无排尿困难,但无慢性尿潴留,尿道括约肌功能正常。因此,临床上检查泌尿系统症状和膀胱功能有助于鉴别诊断。

2.引起晕厥的其他疾病 对于以晕厥为主要表现的 MSA 应与各种原因所致的血容量不足或贫血、心源性晕厥、血管抑制性晕厥、糖尿病体位性低血压等鉴别。还应与神经系统其他疾病,如多发周围性神经病、家族性自主神经功能不全等鉴别,这些疾病影响到正常调节血压的自主神经通路及反射弧,导致直立性低血压。

七、治疗

(一)病因治疗

1.神经保护治疗 虽然在对啮齿类动物 MSA 模型的实验研究中发现,谷氨酸抑制剂利如唑可延缓神经元丢失,但在两项 MSA 患者的前瞻性临床研究中却未显示利如唑有效。虽然米诺环素具有抑制胶质细胞增生的作用,但一项为期 48 周的针对 MSA-P 型患者的前瞻性研究发现患者的运动障碍及生活质量并未改善。生长激素在 MSA 患者中扮演着"生存因子"的作用,在一项随机、双盲、安慰剂对照研究中,22 名 MSA 患者接受了为期 1 年的重组人类生长激素(r-hGH)注射治疗,虽然没有显著效果,但可以看到患者的帕金森病统一评分量表及 MSA 统一评分量表的评分均有微小的增高趋势,因而有关 r-hGH 的研究还有待深入。雌二醇可能在 MSA-C 型患者中具有神经保护作用,目前研究正在进行中。

2.深部脑刺激(DBS) 以往的研究曾发现小部分 MSA 患者对双侧丘脑下刺激有效,但最近的研究却发现 DBS 几乎无效,而且超过 1/4 的患者在手术后 7 个月内死亡。由于有关报道的数量有限,加之疗效差和潜在的风险,目前 DBS 已不再被推荐用于 MSA 的治疗。

(二)对症治疗

MSA 目前主要是对症治疗。

1.治疗直立性低血压

(1)非药物治疗:首先应告诉患者,高温环境、热水浴以及桑拿均应避免,因为会增加静脉血量而使回心血量减少。夜间多尿血压可能降低,故应避免突然头位抬高的体位变化动作,特别是晨起时,故患者应缓慢抬头,起床时应在床沿坐数分钟。进食后低血压也易致直立性低血压,故大量进食,特别是高糖类饮食,饮酒也应避免。提倡个性化细心控制的体育锻炼,如游泳、步行等。弹力袜、束腹带可以减少静脉血量,小宗临床研究认为有效。睡觉时将头位和足位各抬高 20～30cm,特别是同时予以小剂量氟氢可的松可以提高直立位血压(C 级推荐)。为了补偿肾脏钠盐的丢失,建议高盐饮食,每天至少摄入 8g 氯化钠(C级推荐)。每天饮水 2～2.5L 非常重要(C 级推荐)。

(2)药物治疗

1)氟氢可的松:氟氢可的松是一种合成的盐皮质激素,具有轻度的糖皮质激素作用。它可以提高肾脏对钠的重吸收从而扩张血容量,并且可以增加 α 肾上腺素受体敏感性,从而可以增加去甲肾上腺素的作用。口服后,氟氢可的松可马上被吸收,45min 内达到峰血药浓度,半衰期约 7h。C 级推荐:氟氢可的松作为一线药物单药治疗自立性低血压,0.1～0.2mg/d,同时高盐饮食并摄入足够的水能获得更好的疗效。氟氢可的松可致轻度水肿、可能导致充血性心力衰竭、平卧位高血压、头痛及低钾,故需要小心使用。

2)α 受体激动剂:米多君是一种口服 $α_1$ 肾上腺素受体激动剂,它通过血管收缩作用提高血压,口服后不通过血脑屏障,也不提高心率,因而没有兴奋心脏和中枢神经的不良反应。米多君作用时间可持续约 4h。A 级推荐:推荐米多君单药或与它药(如氟氢可的松)联合使用治疗直立性低血压;推荐剂量开始为每次 2.5mg,每日 2～3 次,逐渐增加剂量至 10mg,每日 3 次;平卧位高血压是常见的不良反应(约 25%),而且可能会很严重,因而每日的最后一次用药应至少在睡前 4h 之前。有些患者予以米多君治疗后症状反而加重,可能与肾上腺受体敏感性降低有关。

3)麻黄碱:麻黄碱可作用于 α 和 β 肾上腺素受体,对许多出现自立性低血压症状的 MSA 患者有效,推荐 15mg,每日 3 次。

2.治疗泌尿功能障碍　当残余尿量超过 100ml,首选间断导尿。若残余尿量少于 100ml,可选择作用于膀胱逼尿肌的药物,α 肾上腺素受体拮抗剂可减少残余尿量,但可能加重直立性低血压。抗胆碱能药物可适用于逼尿肌活动过度(尿频、尿急和尿失禁)的患者,但可能加重尿潴留'合成的抗利尿激素去氨加压素可作为治疗尿失禁的备选,睡前滴鼻,可减少夜尿并提高清晨血压;另外,将肉毒素 A 注射进膀胱逼尿肌亦可适用于逼尿肌活动过度的患者。对于尿道括约肌张力过高的患者肉毒素 A 亦可注射进尿道括约肌。经过上述治疗无效的患者,可考虑外科手术,如括约肌切开术等。

3.治疗运动障碍

(1)治疗帕金森样症状:对左旋多巴反应差虽然是 MSA 诊断标准中的一条,而且有助于 MSA 与 PD 的鉴别诊断,但仍然有 1/3 的患者在用左旋多巴治疗时获益,但是只有 13% 的患者左旋多巴的疗效可持续数年。每日 1g 左旋多巴服用至少 3 个月治疗后无效方可认为对左旋多巴反应差。目前左旋多巴仍被推荐作为治疗 MSA 帕金森样症状的一线药物,患者耐受性良好的情况下,推荐剂量为 1g/d。虽然在 MSA 患者中服用左旋多巴所致的幻觉较 PD 患者少见,但易出现其他的不良反应,如自立性低血压及性动能障碍加重。直至目前为止,尚无临床对照研究证实多巴受体激动剂对 MSA 有效。在一项回顾性研究中,只有 10% 的患者在使用多巴受体激动剂的治疗中获益。因而,多巴受体激动剂不被推荐作为治疗 MSA 的一线药物,因为与左旋多巴相比,其发生不良反应的概率更高,尤其是在加重自立性低血压方面。金刚烷胺可作为 MSA 症状性治疗的备选药物。多项研究发现经颅重复磁刺激(rTMS)对帕金森病患者有一定治疗作用,目前有关 rTMS 用于治疗 MSA 患者的帕金森症状的研究正在进行中。

　　(2)治疗小脑性共济失调症状:物理治疗目前仍然是治疗 MSA 患者小脑性共济失调症状的最佳选择。在意向性震颤症状明显的患者可考虑小剂量使用氯硝西泮。普萘洛尔、巴氯芬、金刚烷胺和加巴喷丁也可有短暂和轻微的作用。

(韩卓娅)

第八章 中枢神经系统感染疾病

第一节 概述

中枢神经系统感染(ICNS)系指生物病原体引起的脑和脊髓的实质、被膜及血管的炎症性或非炎症性疾病。这些致病源包括细菌、病毒、真菌、螺旋体、衣原体、支原体、立克次体、寄生虫和朊蛋白等。根据发病情况和病程分为急性、亚急性和慢性感染。

中枢神经系统感染性疾病常见,临床依据其受累部位可分为:①脑炎、脊髓炎或脑脊髓炎;②脑膜炎、脊膜炎或脑脊膜炎;③脑膜脑炎;④硬膜下(外)积脓或脓肿;⑤血栓性静脉炎。中枢神经系统感染的途径有:①血行感染,病原体通过昆虫叮咬、动物咬伤、注射或输血等随血流进入颅内;病原体亦可先侵犯其他部位如呼吸道、消化道或颜面部,再进入血液经动脉、静脉(逆行)引发中枢神经系统感染。②直接感染,病原体通过穿透性颅脑外伤或邻近组织的感染直接蔓延进入颅内。③逆行感染,嗜神经病毒如单纯疱疹病毒、狂犬病病毒进入体内后潜伏于周围神经节,然后经神经轴突逆行侵入颅内。

中枢神经系统感染常见的临床表现有发热、头痛、呕吐、痫样发作、精神症状、意识障碍、局灶性神经功能缺损和脑膜刺激征。近年来,由于应用免疫抑制药治疗如癌症、器官移植以及获得性免疫缺陷综合征(AIDS)的患者增多,中枢神经系统感染性疾病的发病率有所增加。鉴于这类疾病是可治疗性的,早期诊断并给予及时有效的治疗可以挽救患者的生命。因此,尽早识别感染、明确相应的病原体和适当的针对性治疗十分重要。

中枢神经系统感染常用的诊断方法包括:①脑脊液检查。外观、压力、常规、生化、细胞学检查。②病原学检测。涂片、培养、特异性抗体、病毒 DNA(聚合酶链反应,PCR)检测。③脑电图检查。④影像学技术。颅脑或脊髓的 CT 和 MRI(包括增强)。近年来,随着分子生物学和影像学技术的不断发展,对中枢神经系统感染性疾病的早期诊断和鉴别诊断水平不断提升,但临床诊断仍需结合患者病史、查体和脑脊液检查。中枢神经系统感染性疾病的预防和治疗策略是综合性的,主要涉及疫苗、流行病学、耐药致病菌、抗病原体制剂的药动学和药效学以及发病机制等方面。

对神经系统感染性疾病的早期处理可遵循以下原则。

1.一旦考虑细菌性脑膜炎的可能性,应立即给予经验性治疗。

2.对近期有过脑外伤、接受免疫抑制治疗、存在恶性病变或中枢神经系统肿瘤或有局灶性神经系统病变(包括视盘水肿、意识水平降低)的患者均应在腰穿检查前行颅脑 CT 或 MRI 检查。对这类患者经验性抗生素治疗不可延误,应在神经影像检查和腰穿前给予,不必等待检查结果。

3.病毒性脑膜炎患者很少出现明显的意识障碍(如嗜睡、昏迷)、癫痫或局灶性神经功能缺损。如出现上述症状均应住院进一步检查,并给予细菌性及病毒性脑膜脑炎的经验性治疗。

4.对无免疫功能低下、意识水平正常且未经过抗感染治疗的患者,脑脊液检查结果符合病毒性脑膜炎,若48h之内病情无好转,则需要及时再次评估,包括神经系统及全身查体、复查影像学、腰穿及必要的实验室检查。

（范　楷）

第二节　脑脓肿

脑脓肿主要指各种化脓性细菌,通过身体其他部位的感染灶转移或侵入脑内形成的脓肿,破坏脑组织和产生占位效应。近年来,由于神经影像技术如CT和MRI的应用,有效抗生素的使用,脑脓肿的诊断和治疗水平显著提高。脑脓肿可发生于任何年龄,男性多于女性。

一、根据细菌感染的来源分类

1.邻近感染病灶扩散所致的脑脓肿　根据原发化脓性病灶可分为耳源性脑脓肿和鼻源性脑脓肿。其中以慢性化脓性中耳炎或乳突炎导致的耳源性脑脓肿为最多,约占全部脑脓肿的一半以上。这种脑脓肿多发生于同侧颞叶或小脑半球,多为单发脓肿,以链球菌或变形杆菌为主的混合感染多见。鼻源性脑脓肿为继发于鼻旁窦炎的化脓性感染,较少见。脓肿多位于同侧额叶前部或额极。蝶窦炎可引起垂体脓肿、脑干脓肿和颞叶脓肿。鼻源性脑脓肿以链球菌和肺炎球菌感染为主。其他如头皮痈疖、颅内静脉窦炎及颅骨骨髓炎等直接蔓延所形成的脑脓肿多发生于原发感染病灶周围,多为混合性感染。

2.血源性脑脓肿　约占脑脓肿的25%。血源性脑脓肿由身体远隔部位化脓性感染造成的菌血症或脓毒血症经血行播散到脑内而形成。根据原发感染部位的不同分为胸源性脑脓肿(即继发于脓胸、肺脓肿、慢性支气管炎伴支气管扩张等)和心源性脑脓肿(即继发于细菌性心内膜炎、先天性心脏病等)。此外,面部三角区的感染、牙周脓肿、化脓性扁桃体炎、化脓性骨髓炎、腹腔盆腔感染都可以导致血源性脑脓肿。血源性脑脓肿通常多发,常位于大脑中动脉供血的脑白质或白质与皮质交界处,故好发于额叶、颞叶、顶叶。致病菌以溶血性金黄色葡萄球菌多见。

3.创伤性脑脓肿　开放性颅脑损伤时,化脓性细菌直接由外界侵入脑内所致。清创不彻底、不及时,异物或骨折片进入脑组织是创伤性脑脓肿产生的主要原因。此外,颅脑外伤后颅内积气、脑脊液漏、颅骨骨髓炎也可能引起脑脓肿。此类脓肿多位于外伤部位或异物所在处。病原菌多为金黄色葡萄球菌或混合菌。

4.医源性脑脓肿　由颅脑手术后感染所引起的脑脓肿。多与无菌操作不严格、经气窦的手术、术后发生脑脊液漏而没有及时处理、患者抵抗力低下、并发糖尿病或使用免疫抑制剂有关。致病菌多为金黄色葡萄球菌。

5.隐源性脑脓肿　占脑脓肿的10%~15%。指病因不明,无法确定其感染源的脓肿。可能因原发感染病灶轻微,已于短期内自愈或经抗生素药物治愈,但细菌已经血行潜伏于脑内,在机体抵抗力下降时形成脑脓肿。此外,慢性咽部感染、压疮等常不引起人们注意的感染也可能致病。

二、病理

细菌进入脑实质后,其病理变化是一个连续的过程,大致可分为3个阶段。

1.急性脑炎期　病灶中心有坏死,局部出现炎性细胞浸润伴病灶周围血管外膜四周炎症反应。病灶周围脑水肿明显。临床上有全身感染症状(如发热、寒战、头痛等),也可有脑膜刺激症状,并可出现脑脊液的炎性改变等。

2.化脓期　脑实质内化脓性炎症病灶进一步坏死、液化、融合,同时与脑软化、坏死区汇合逐渐扩大形成脓腔,周围炎症反应带有炎症细胞和吞噬细胞。此期脓肿壁尚未完全形成。因为炎症开始局限,所以全身感染症状趋于好转。

3.包膜形成期　脓肿周边逐渐形成包膜,炎症进一步局限。显微镜下见包膜内层主要为脓细胞或变性的白细胞,中层为大量纤维结缔组织,外层为增生的神经胶质、水肿的脑组织和浸润的白细胞。脓肿包膜的形成决定于病原菌、感染途径及机体抵抗力的强弱。需氧菌如金黄色葡萄球菌和链球菌性脑脓肿易形成包膜而且包膜较厚,厌氧菌如肠道杆菌引起的脑脓肿包膜形成缓慢,而且常不完善。直接蔓延所致的脑脓肿包膜较血源性者完善。

三、诊　断

通常脑脓肿的诊断依据有:①患者有原发化脓性感染病灶,如慢性胆脂瘤性中耳炎、鼻窦炎等,并有近期的急性或亚急性发作的病史。②颅内占位性病变表现,患者有高颅压症状或局灶症状和体征。③病程中曾有全身感染症状。

具有以上3项者须首先考虑脑脓肿的诊断,如再结合CT或MRI扫描可对典型病例作出诊断。

1.临床表现　脑脓肿的临床表现轻重不一,取决于机体对炎症的防御能力以及病原菌的毒力、脓肿形成的快慢、大小、部位、数量等因素。通常有以下3方面症状。

(1)全身中毒症状:患者多有近期原发病灶感染史,随后出现脑部症状及全身表现。有发热、畏寒、头痛、全身乏力、肌肉酸痛、精神不振、嗜睡等表现。体检有颈阻阳性,克氏征、布氏征阳性。外周血白细胞增多,中性粒细胞比例升高,血沉加快等。隐源性脑脓肿的中毒症状不明显或缺如。中毒症状可持续1~2周,经抗生素治疗,症状可很快消失。部分患者可痊愈,部分脓肿趋于局限化,即进入潜伏期,时间长短不一,持续时间可从数天到数年。

(2)颅内压增高症状:颅内压增高症状在脑脓肿急性脑炎期即可出现,随着脓肿的形成和逐渐增大,症状更加明显。头痛多为持续性,并有阵发性加重。头痛部位与脓肿位置有关,一般患侧较明显。头痛剧烈时常伴喷射性呕吐。半数有视神经乳头水肿,严重时可有视网膜出血及渗出。患者常常伴有脉搏缓慢、血压升高、呼吸缓慢等表现,严重者甚至出现表情淡漠、反应迟钝、嗜睡、烦躁不安等表现。

(3)局灶性症状:脑脓肿局灶性症状与脑脓肿所在的部位有关。额叶脓肿常有表情淡漠、记忆力减退、个性改变等精神症状,可伴有对侧肢体局灶性癫痫或全身大发作、偏瘫或运动性失语(优势半球)等。颞叶脓肿可出现欣快、感觉性或命名性失语(优势半球)等。顶叶脓肿可出现感觉障碍,优势半球受损还可出现失写、失读等。小脑脓肿可出现水平粗大的眼震、一侧肢体共济失调、强迫性头位和脑膜刺激征等。脑干脓肿可出现各种脑神经损伤和长束征的脑干损害特有的征象。非优势半球的额叶、颞叶脓肿定位体征不明显。

应警惕颞叶或小脑脓肿随着脓肿的不断扩大容易发生脑疝。一旦出现,必须紧急处理。此外,脑脓肿溃破引起化脓性脑炎、脑室炎,患者表现为突然高热、寒战、意识障碍、脑膜刺激征、癫痫等。腰穿脑脊液白细胞明显增多,可呈脓性。应迅速救治,多预后不良。

2.临床分型　根据脑脓肿的临床表现,大致可归纳为下列5种类型。

(1)急性暴发型:起病突然,发展迅速。呈急性化脓性脑炎症状。患者头痛剧烈,全身中毒症状明显。早期即出现昏迷,并可迅速导致死亡。

(2)脑膜炎型:以化脓性脑膜炎表现为主。脑膜刺激症状明显,脑脊液中白细胞和蛋白含量显著增高。

(3)隐匿型:无明显的颅内压增高或神经系统体征。仅有轻度头痛、精神和行为改变、记忆力下降、嗜睡等症状。诊断较困难,脑脓肿常被忽略,多数是开颅手术或尸检时才得以证实。

(4)脑瘤型:脓肿包膜完整,周围水肿消退。病情发展缓慢,临床表现与脑瘤相似,手术证实为慢性脑脓肿。

(5)混合型:临床表现多样,不能简单归于以上任何一类。脓肿形成过程中的各种症状均可出现,较为复杂。

3.辅助检查

(1)外周血象:急性期白细胞增高,中性粒细胞显著增高。脓肿形成后,外周血象多正常或轻度增高。大多数脑脓肿患者血沉加快。

(2)脑脊液检查:脑脓肿患者颅内压多增高,因此腰椎穿刺如操作不当可能诱发脑疝。腰穿脑脊液多不能确定病原菌(除非脓肿破入脑室)。脑膜脑炎期脑脊液中白细胞可达数千以上,蛋白含量增高,糖降低。脓肿形成后白细胞可正常或轻度增高,一般在$(50\sim100)\times10^6/L$,蛋白常升高,糖和氯化物变化不大或稍低。

(3)X线平片:可见原发感染部位骨质变化。耳源性及鼻源性脑脓肿可见颞骨岩部、乳突、鼻旁窦骨质有炎性破坏。外伤性脑脓肿可见颅骨骨折碎片、金属异物等。

(4)CT扫描:是目前诊断脑脓肿的首选方法,敏感性为100%。脓肿壁形成前,CT平扫病灶表现为边缘模糊的低密度区,有占位效应。增强扫描低密度区不发生强化。脓肿形成后CT平扫见低密度边缘密度增高,少数可显示脓肿壁,增强扫描可见完整、厚度均一的环状强化,伴周围不规则脑水肿和占位效应。这种"环状强化影"是脑脓肿的典型征象。

(5)MRI:脑脓肿MRI的表现随脓肿形成的时期不同表现也不同。急性脑炎期表现为边界不清的不规则长T_1、长T_2信号影。包膜形成后病灶中央区在T_1加权像表现为明显低信号,周边水肿区为略低信号,两者之间的环状包膜为等或略高信号。T_2加权像病灶中央脓液为等或略高信号,包膜则为低信号环,周围水肿区信号明显提高。Cd-DTPA增强后T_1加权像包膜信号呈均匀、显著增强。病灶中央脓液及包膜周围水肿区信号不变。

4.鉴别诊断

(1)化脓性脑膜炎:化脓性脑膜炎起病急,脑膜刺激征和中毒症状较明显。神经系统定位体征不明显,CT或MRI扫描无占位性病灶。

(2)硬膜外和硬膜下脓肿:单纯的硬膜外脓肿颅内压增高和神经系统体征少见。硬膜下脓肿脑膜刺激征严重。两者可与脑脓肿合并存在。通过CT或MRI扫描可明确诊断。

(3)耳源性脑积水:多因慢性中耳炎、乳突炎引起横窦栓塞致脑积水。病程一般较长,患者有头痛、呕吐等高颅压症状,但无全身感染症状,缺少神经系统定位体征。CT、MRI扫描只显示脑室扩大。

(4)脑肿瘤:某些脑脓肿患者临床上全身感染症状不明显,CT扫描显示的"环形强化"征象也不典型,故与脑肿瘤(如胶质瘤)、脑转移性肿瘤不易鉴别,有时甚至需通过手术才能确诊。因此,应仔细分析病史,结合各种辅助检查加以鉴别。

(5)化脓性迷路炎:本病可出现眩晕、呕吐、共济失调、眼震和强迫头位。临床症状似小脑脓肿。但本病颅内压增高症状和脑膜刺激征不明显,无神经系统定位体征。CT或MRI扫描无颅内占位性病灶。

（6）血栓性静脉窦炎：患者全身中毒症状较重，出现脓毒血症，表现为寒战、弛张热，但脑膜刺激征及神经系统局灶体征不明显。脑血管造影、CT 或 MRI 扫描可加以鉴别。

四、治疗

脑脓肿的治疗应根据不同病理阶段、脓肿的部位、单发、多发或多房、机体的抵抗力、致病菌的种类及毒力等因素来选用不同的治疗方法。原则上，急性脑炎及化脓阶段以内科治疗为主。一旦脓肿形成，则应以外科手术治疗为主。

1.治疗原发病灶　临床上常常因为脑脓肿病情较为危急，因此应先处理脑脓肿。术后情况许可，再处理原发病灶。如耳源性脑脓肿可先做脑部手术，术后病情许可时再行耳科根治手术。

2.内科治疗　脑脓肿在包膜尚未完全形成前或患者年老体弱不能耐受手术时，可在密切观察和随访下进行内科综合治疗。主要是抗感染、降颅内压和对症治疗。少数患者经内科治疗可以治愈，多数患者病情可迅速缓解，病灶迅速局限，为进一步手术治疗创造好条件。

内科治疗时抗生素应用原则：①及时、足量使用抗生素。一般静脉给药，必要时可鞘内或脑室内给药。②选用对细菌敏感和容易通过血脑屏障的抗生素。细菌培养和药敏试验结果出来前，可按病情选用易于通过血脑屏障的广谱抗生素，待结果出来之后，及时调整。③用药时间要长。必须在体温正常，脑脊液及血常规检查正常后方可停药。脑脓肿静脉使用抗生素的时间为 6～8 周。

3.外科治疗　脑脓肿包膜形成后，应在抗感染、脱水、支持治疗的同时，尽早采用外科治疗。手术方法有：

（1）穿刺抽脓或引流术：适应证包括各部位单发脓肿；重要功能区或深部脓肿；年老体弱、婴儿、先天性心脏病及一般情况较差不能耐受开颅术者。根据脓肿位置，立体定向下穿刺入脓腔，将脓液尽量抽吸出来。穿刺及抽脓时注意用棉片保护好，以防脓液污染手术野。并反复以抗生素盐水冲洗脓腔。可于脓腔内置入硅胶管引流。术后每日冲洗脓腔后注入抗生素。术后定期随访 CT 或 MRI。如冲洗液清亮，CT 或 MRI 复查显示脓腔已闭合，即可拔管。如经 2～3 次穿刺脓肿未见缩小，甚至增大者，应改用脓肿切除术。脓肿穿刺、引流术简单、安全、对脑组织损伤小，缺点在于常需反复多次穿刺，不适用于多发性、多房性脓肿或脓腔内有异物者。

（2）脓肿切除术：适应证包括多房脓肿和小脓肿；包膜完整、位于非功能区的浅表脓肿；经穿刺抽脓手术治疗失败者；脓肿腔有异物或碎骨片者；急性脑炎期或化脓期，因高颅压引起脑疝者，须紧急开颅、清除炎性病灶及坏死脑组织，并放置引流。手术中须严格防止脓液外漏污染术野，以致感染扩散。本方法治疗彻底，术后使用抗生素的时间明显缩短。

五、复发及预后

1.术后复发　造成脑脓肿复发的因素有很多，如原发病灶未根除、抗生素治疗时间不够、手术治疗时脓腔残留、脓液外漏污染创面、未发现的小脓肿逐渐扩大、患者的抵抗力低下等。

2.预后　脑脓肿的预后取决于患者的年龄、免疫力以及脓肿的性质、部位、来源等。年老体弱者和婴幼儿、机体免疫力低下者预后差；多发、多房、深部脓肿较单发、表浅脓肿预后差；血源性脑脓肿较其他类型预后差；抗药菌株引起的脑脓肿较其他细菌引起者差；原发病灶是否根除也是影响预后的一个重要因素。

（王维化）

第三节　单纯疱疹病毒性脑炎

一、概述

单纯疱疹病毒性脑炎(HSE)是病毒性脑炎的最常见类型。病毒性脑炎通常以脑实质受累为主,并经常累及脑膜(脑膜脑炎),有时还可累及脊髓及神经根(脑脊髓炎、脑脊髓脊神经根炎)。

数百种病毒均可导致脑炎,但多数病例集中于某些病毒。导致脑炎的病毒与导致脑膜炎的大致相同,但其发病率不同。免疫功能正常的曾被称为"散发性脑炎",患者最常见的是单纯疱疹病毒感染,而带状疱疹病毒及肠道病毒相对少见。流行性脑炎常由虫媒病毒所致。历史上,美国的虫媒病毒性脑炎以圣·刘易斯脑炎病毒、加利福尼亚脑炎病毒属感染为主。但2002年西尼罗河病毒为流行性脑炎的主要病原,致4156例发病,284例死亡。近年不断有新的病毒性脑炎的病原体出现,如最近马来西亚报道了257例由Nipah病毒导致的脑炎,死亡率为40%,该病毒属副黏病毒属。

HSE是由单纯疱疹病毒(HSV)引起的中枢神经系统感染性疾病。本病见于世界各地,无季节性,可发生于任何年龄。单纯疱疹病毒1型引起的脑炎多见于年长儿童及成年人;单纯疱疹病毒2型多见于新生儿及婴儿,源于产道感染。国外HSE的发病率为(4～40)/10万,患病率为10/10万。我国尚无确切发病率统计,据某医院神经内科的病毒血清学研究,该病在病毒性脑炎中约占24.4%。

二、病因与发病机制

HSE亦称急性坏死性脑炎、急性包涵体脑炎。其病原HSV属疱疹病毒科α亚科,病毒体直径为120～150nm,由一个包含DNA的核心和一个20面体的核衣壳组成,其外包绕一层无定形的蛋白质,最外面还有一层包膜。HSV引起神经系统损害是由于病毒在神经组织(复制)增殖,或神经组织对潜伏性病毒的反应所致。HSV分两种类型,即HSV-1与HSV-2。近90%的人类HSE由HSV-1型引起,6%～15%为HSV-2型所致。约70%的病例是由于潜伏感染病毒的活化导致了发病,仅25%的病例为原发感染所致。病毒经呼吸道感染机体后长期潜伏于周围神经节,如三叉神经半月神经节、舌下神经核的运动神经元内。当各种原因如曝晒、发热、恶性肿瘤或使用免疫抑制药使机体免疫功能下降时,之前存在的抗体受到抑制,潜伏的病毒再度活化,复制增殖,经三叉神经或其他神经轴突进入脑内,在脑脊液或脑中传播引起脑炎。最常侵犯的部位是颞叶皮质、额眶部皮质及边缘结构。HSV-2病毒感染则多见于新生儿,感染源来自母体生殖道的分泌物,经血行播散导致脑炎、脑膜炎或脊髓炎。母体存在原发性感染者,在分娩时胎儿感染的危险性约为35%。病灶多位于一侧或双侧颞叶,也可侵犯其他脑区,表现为弥散性多发性脑皮质的出血性坏死。

三、病理

HSE的主要病理改变是脑组织水肿、软化以及出血性坏死。肉眼观察可见大脑皮质出血性坏死,颞叶、额叶、边缘系统病变突出为本病的重要病理学特征。约50%的病例坏死仅限于一侧,即使双侧发生病变,也多以一侧占优势。约 1/3 病例的脑坏死只限于颞叶,亦可波及枕叶、下丘脑、脑桥与延髓。常因继发颞叶沟回疝致死。镜下可见的特征性病理改变是神经细胞和胶质细胞核内有嗜酸性 Cowdry A 包涵体,包涵体内含 HSV DNA 颗粒和抗原。脑实质出血性坏死(即在坏死组织中有灶性出血)是本病另一重要病理特征。可见神经细胞广泛变性和坏死,小胶质细胞增生。大脑皮质的坏死以皮质浅层和第 3、5 层的血管周围最重。血管壁变性、坏死,软脑膜充血,脑膜和血管周围有大量淋巴细胞浸润呈袖套状。

HSE 的组织病理学改变十分明显,但在脑脊液中却难以发现病毒。在感染 HSV 的实验动物中发现,当病毒滴度下降时,其脑部病理变化最为严重。有学者报道免疫状况受到抑制者在罹患 HSV 后,其病理改变的程度明显轻于免疫状况正常的 HSE 患者,这提示免疫病理学机制与 HSE 的病理改变相关。

四、临床表现

HSE 起病形式的缓急、临床症状的轻重取决于感染病毒的数量、病毒的毒力和宿主的功能状态。当机体以细胞免疫为主的防御机制较强而病毒复制的数量、毒力相对较弱时,往往起病较缓,临床症状较轻;反之则起病急,病情凶险,进展亦快。

HSE 一般为急性起病,少数表现为亚急性、慢性或复发性。可发生于任何年龄,50％发生于 20 岁以上的成年人,无性别差异。前驱症状有上呼吸道感染、腹痛腹泻、发热、头痛、肌痛、全身不适、乏力、嗜睡等。约 1/4 患者的口唇、面颊及其他皮肤黏膜移行区出现单纯疱疹。症状可持续 1～2 周,继之出现脑部症状。90％的患者出现提示单侧或双侧颞叶受累的症状和体征,包括严重的幻嗅及幻味、嗅觉丧失,不寻常或奇怪的行为,人格改变,记忆障碍。精神症状突出,发生率可达 69％～85％,表现为注意力涣散、反应迟钝、言语减少、情感淡漠、行动懒散等,也可出现木僵或缄默。也有患者表现为动作增多、行为奇特及冲动行为,记忆力及定向力障碍明显,可有幻觉、妄想或谵妄,部分患者因精神行为异常为首发或唯一症状而就诊于精神科。神经症状表现为失语、偏瘫、多种形式的痫性发作(全身强直痉挛性发作及部分性发作)、凝视障碍、展神经麻痹及其他脑神经体征。少数患者出现锥体外系症状,如肢体震颤。重症患者可出现各种程度的意识障碍,甚至昏迷,常因严重脑水肿产生颅内压增高,甚至脑疝形成,提示脑实质出血性坏死发展迅速且严重。部分患者可有脑膜刺激征和颈项强直,当累及脑干时呈脑干炎样的表现。在疾病早期即可出现去大脑强直或呈去皮质状态。轻型患者可仅表现头痛、发热,轻度脑膜刺激征或轻微神经功能缺失症状。Van der Poel JC 曾于 1995 年报道 HSV-1 感染后出现"前岛盖综合征",表现为咀嚼肌、面肌、咽肌和舌肌功能障碍,是病毒特征性地侵犯前岛盖区域所致。当临床出现以上症状时,须考虑 HSE 的可能性。本病病程数日至 2 个月。以往报道预后差,病死率高达 40％～70％,现因特异性抗 HSV 药物的应用,多数患者得到早期有效治疗,病死率有所下降。

五、实验室检查

血常规检查白细胞及中性粒细胞增多,血沉加快。

所有怀疑病毒性脑炎的患者均应行脑脊液(CSF)检查,除非有颅内压过高表现的禁忌证。腰椎穿刺常显示脑脊液压力增高,细胞计数轻度或中度增多,甚至多达 $1000×10^6/L$,以淋巴细胞为主,如有血细胞或 CSF 黄变则提示有出血性坏死性脑炎的可能。蛋白质含量轻度增高,糖和氯化物正常。极少数患者最初腰穿检查白细胞正常,但复查时会增多。

由于 HIV 感染、应用糖皮质激素或其他免疫抑制药、化疗或淋巴系统恶性肿瘤的免疫功能严重低下患者,CSF 可能没有炎性反应。仅 10% 脑炎患者 CSF 细胞数超过 $500/\mu l$。

大约 20% 的脑炎患者存在非创伤性 CSF 红细胞增多($>500/\mu l$)。这种病理现象多在出血性脑炎时发生,多为 HSV、科罗拉多蜱热病毒感染,偶尔为加利福尼亚脑炎病毒感染。危重的 HSV 性脑炎患者 CSF 葡萄糖水平减低,应除外细菌性、真菌性、结核性、寄生虫、钩端螺旋体、梅毒、结节病或肿瘤性脑膜炎的可能性。

对 HSV 脑炎的研究提示,CSF 聚合酶链反应(PCR)技术的敏感性(约 98%)和特异性(约 94%)与脑组织活检相当或较其更优越。注意对 CSF 进行 HSVPCR 检查的结果应与以下因素结合起来判别:患者罹患该疾病的可能性、症状发作与进行检查之间的时间间隔,以及之前是否应用过抗病毒治疗。如果临床表现及实验室检查均支持 HSV 脑炎,但 CSF HSVPCR 为阴性时,只能判断该患者 HSV 脑炎的可能性较小,但并不能作为排除诊断。病程与疱疹病毒脑炎患者 CSF HSVPCR 阳性率相关,有一项研究表明,开始抗病毒治疗的第 1 周内 CSFPCR 可持续阳性,$8\sim14d$ 时下降到不足 50%,15d 以后则为 21% 以下。

HSV 脑炎患者 CSF 中可检测到针对 HSV-1 糖蛋白及糖蛋白抗原的抗体,早期 CSF 中 HSV 抗原阴性可作为排除本病的依据之一。可采用 Western 印迹法、间接免疫荧光测定及 ELISA 法检测 HSV 特异性 IgM、IgG 抗体。有报道用双份血清和双份 CSF 进行 HSV-1 抗体的动态测定,发现 CSF 抗体有升高趋势,滴度达 1∶80 以上。血与 CSF 抗体比 <40,或 CSF 抗体有 4 倍以上升高或降低者有助于 HSE 的诊断。检查 HSV 抗体及抗原的最佳时期是在病程的第 1 周,因此限制了该检查对急性期诊断的作用。但是,CSFHSV 抗体检查在有些病程 >1 周,CSFPCR 阴性的患者仍有作用。

1.脑电图检查 HSE 早期即出现脑电图异常,$>90\%$ 的 PCR 证实,HSV 脑炎患者均有 EEG 异常,表现为弥漫性高幅慢波,也可见局灶性异常,常有痫性波。左右不对称,以颞叶为中心的周期性同步放电($2\sim3Hz$)最具诊断价值。这种典型的周期性复合波在第 $2\sim15$ 天很典型,经病理证实的 HSV 脑炎患者 2/3 均有上述改变。

2.影像学检查 HSE 在发病 $5\sim6d$ 后头颅 CT 显示一侧或双侧颞叶、海马和边缘系统出现局灶性低密度区,严重者有脑室受压、中线结构移位等占位效应。若低密度区中间出现点状高密度区,则提示出血性坏死,更支持 HSE 诊断。在早期 MRI T_2 加权像可见颞叶中、下部,向上延伸至岛叶及额叶底面有周边清晰的高信号区。虽然 90% 的患者存在颞叶异常,大约 10% PCR 证实 HSV 脑炎患者 MRI 检查正常。CT 较 MRI 敏感性较差,大约 33% 的患者为正常。常规 MRI 检查以外的 FLAIR 像及弥散加权像可以提高其敏感性。

脑组织活检目前只在 CSFPCR 检查阴性,无法确定诊断,且有 MRI 异常、临床症状进行性恶化、阿昔洛韦及支持治疗无效的患者中进行。脑组织活检发现神经细胞核内嗜酸性包涵体或电镜下发现 HSV 病毒颗粒可确诊。在活检获取的脑组织中分离出 HSV 曾一度认为是诊断 HSV 脑炎的金标准。如果已行脑活检,应对脑组织进行病毒培养,并行组织学及超微结构的检查。应在临床上及实验室检查提示病变最严重的部位取材。虽然脑活检并非无创性检查,但死亡率很低($<0.2\%$),出现严重并发症的可能性在 $0.5\%\sim2.0\%$。潜在性可能导致死亡的原因还有可能继发于全身麻醉、局部出血、水肿,与手术相关的癫痫、伤口裂开或感染。

六、诊断

由于 HSE 病情严重、进展迅速,且有效的抗病毒药物已用于临床,所以早期迅速做出诊断非常重要。

临床诊断可参考以下标准:①口唇或生殖道疱疹史;②急性或亚急性起病、发热,明显精神行为异常、抽搐、意识障碍及早期出现的局灶性神经系统损害体征和(或)伴脑膜刺激征;③脑脊液中未检出细菌、真菌,常规及生化检查符合病毒性感染特点,如红细胞增多更支持本病的诊断;④脑电图以额、颞叶为主的脑弥漫性异常;⑤头颅 CT 或 MRI 发现颞叶局灶性出血性脑软化灶;⑥双份血清,脑脊液标本特异性抗体(IgG)检测,恢复期标本 HSV-1 抗体有 4 倍或 4 倍以上升高或降低者,以及脑脊液标本中 HSV-1 的 IgM 抗体阳性者;⑦特异性抗病毒药物治疗有效也可间接支持诊断。

确诊需如下检查:①脑脊液中发现 HSV 抗原或抗体;②脑组织活检或病理发现组织细胞核内包涵体,或经原位杂交法发现 HSV 病毒核酸;③CSFPCR 检测发现该病毒 DNA;④脑组织或 CSF 标本 HSV 分离、培养和鉴定阳性。

七、鉴别诊断

1.带状疱疹病毒脑炎　本病临床少见。带状疱疹病毒主要侵犯和潜伏在脊神经后根、神经节的神经细胞或脑神经的感觉神经节的神经细胞内,极少侵犯中枢神经系统。本病是由带状疱疹病毒感染后引起的变态反应性脑损害,临床表现为意识模糊、共济失调及局灶性脑损害的症状体征。病变程度相对较轻,预后较好。由于患者多有胸腰部带状疱疹病史,头颅 CT 无出血性坏死表现,血清及脑脊液检出该病毒抗原、抗体和病毒核酸阳性,可资鉴别。

2.肠道病毒性脑炎　40%～60%的病毒性脑膜炎、大多数的麻痹性脊髓灰质炎和少数的脑炎是由肠道病毒引起。已知人类肠道病毒有 70 多种,B 组柯萨奇病毒和艾柯病毒最常见的神经系统感染都是脑膜炎。多见于夏秋季,可为流行性或散发性。临床表现为发热、意识障碍、共济失调、反复痫样发作及肢体瘫痪等。肠道病毒性脑炎的诊断除上述临床表现外,脑脊液常规和生化检查并无特异性,病原学诊断需要进行病毒分离和血清学试验。病程初期的胃肠道症状、脑脊液中的病毒分离或 PCR 检查阳性可帮助鉴别。

3.巨细胞病毒性脑炎　本病临床少见,正常人在新生儿期后很少发生巨细胞病毒(CMV)脑炎,多见于免疫缺陷如 AIDS 或长期应用免疫抑制药的患者,常伴发系统性疾病。临床呈亚急性或慢性病程,表现为意识模糊、记忆力减退、情感障碍、头痛、畏光、颈强直、失语、痫样发作和局灶性脑损害的症状体征等。约25%的患者颅脑 MRI 可有弥漫性或局灶性白质异常。CMV 脑炎的临床表现、CSF 和影像学改变均无特异性,诊断困难,特别是老年患者。当晚期 HIV 感染患者出现亚急性脑病,CSF 中性粒细胞增多,糖降低,MRI 表现为脑室周围异常信号时,CMV 脑炎诊断可明确。进一步实验室检查包括病毒分离、脑电图检查、影像学检查和 PCR 技术等。因患者有 AIDS 或免疫抑制病史,体液检查找到典型的巨细胞,PCR 检查CSF 病毒阳性而易于鉴别。

4.化脓性脑膜炎　特点为全身感染症状重、CSF 白细胞显著增多,细菌培养或涂片检查可发现致病菌。可寻找原发性化脓性感染灶,抗生素治疗有效。脑脓肿表现颅内压明显增高,加强 CT 显示环形增强有助于鉴别诊断。

5.结核性脑膜炎　常合并活动性肺结核或肺外结核,或有与开放性肺结核患者的密切接触史。患有免疫缺陷疾病或服用免疫抑制药物。早期表现为结核中毒症状。神经系统症状符合脑膜炎的临床表现,如发热、颅高压和脑膜刺激征。结核菌素试验阳性,CSF 呈非化脓性细菌性炎症改变,如细胞数增多(<1000/mm³),糖和氯化物降低,涂片、培养发现结核杆菌。CSF 细胞学检查呈混合细胞反应(MLR),脑脊液单核细胞内结核分枝杆菌早期分泌抗原(ESAT-6)染色阳性;CSF 结核抗体阳性或 PCR 阳性,脑活检证实存在结核性肉芽肿改变。脑 CT 或 MRI 符合结核性脑膜炎的特点(脑积水、弥漫脑水肿、颅底脑膜强化)。抗结核治疗有效。

6.新型隐球菌性脑膜炎 与结核性脑膜炎临床表现及脑脊液常规生化改变极为相似,但新型隐球菌性脑膜炎起病更为缓慢,脑压增高显著、头痛剧烈,可有视觉障碍,而脑神经一般不受侵害,症状可暂行缓解。脑脊液涂片墨汁染色找到隐球菌孢子,或沙氏培养生长新型隐球菌即可确诊。

7.抗NMDA受体脑炎 抗NMDA受体(N-甲基-M-天冬氨酸受体)脑炎是一种与NMDA受体相关且对治疗有良好反应的脑炎,属于副肿瘤性边缘叶脑炎中的一种,临床特点为显著的精神症状、抽搐发作、记忆障碍以及意识水平降低,伴有发热并且常出现低通气现象。血及脑脊液中可以检测到抗NMDA受体的抗体。对于年轻女性患者,具有特征性的上述临床表现,特别是伴有卵巢畸胎瘤、脑脊液和(或)血清抗NMDA受体抗体阳性可明确诊断。

8.急性播散性脑脊髓炎(ADEM) 急性起病,病前可有上呼吸道感染史。表现为轻至中度发热,常有精神症状,意识障碍及局灶神经功能缺失症,易与HSE混淆。因其病变主要在脑白质,痫样发作甚为少见。影像学显示皮质下白质多发低密度灶,多在脑室周围,分布不均,大小不一,新旧并存,脱髓鞘斑块有强化效应。免疫抑制治疗有效,病毒学与相关检查阴性为其特征。

9.桥本脑病 是一种与桥本甲状腺炎有关的复发或进展性脑病。表现为急性、亚急性反复发作的卒中样短暂性神经功能缺损,隐袭,逐渐进展的痴呆、精神异常和昏迷,与甲状腺功能减退的黏液水肿所出现的精神神经症状不同。该病的发生与甲状腺功能的状态无关,患者的甲状腺功能可以正常、亢进或减退,但血中抗甲状腺抗体滴度升高是必要指标。发病机制不明,尚无确切的诊断标准,需排除多种原因造成的其他脑病,类固醇治疗常可使病情明显好转。

10.线粒体脑病(MELAS型) 本病患者临床可出现反复发热、头痛、抽搐、逐渐进展的智能低下至痴呆、视听功能障碍及颈项强直,与HSE的表现十分相似,但很少出现意识障碍。在脑电图弥散性慢波基础上,尚有普遍或局灶性的暴发放电,应该想到线粒体脑肌病的可能。患者MRI平扫的影像学表现为受累部位皮质的层状坏死,并且坏死部位不按照血管分布。乳酸性酸中毒是本病的主要临床表现之一,肌肉活检和基因检测对MELAS综合征的诊断具有十分重要的意义。

11.脑肿瘤 HSE有时以局灶症状为突出表现,伴颅内压增高时类似于脑肿瘤。但是脑肿瘤无论原发性或转移性病程相对较长,CSF蛋白明显增高,脑CT增强扫描有强化效应,MRI可明确肿瘤的部位与大小甚至病变性质。

八、治疗

早期诊断和治疗是降低本病死亡率的关键,包括病因治疗、免疫治疗和对症支持治疗。

1.抗病毒治疗:阿昔洛韦(无环鸟苷):HSV编码一种酶(胸腺嘧啶脱氧核苷激酶),可以使阿昔洛韦磷酸化生成5'-单磷酸阿昔洛韦。然后宿主细胞的酶使该物质再次磷酸化生成三磷酸衍生物。这种三磷酸化阿昔洛韦可以产生抗病毒作用,其作用方式是移植病毒DNA聚合酶,使病毒合成DNA链时提前终止。未被感染的细胞不能使阿昔洛韦磷酸化成为5'-单磷酸阿昔洛韦,故阿昔洛韦的抗病毒作用具有特异性。三磷酸化的阿昔洛韦特异性抑制病毒的DNA聚合酶而不抑制宿主细胞的酶,也加强了其特异性。病毒脱氧核苷激酶或DNA聚合酶的改变可导致阿昔洛韦抵抗。到目前为止,在免疫功能正常的患者中,阿昔洛韦抵抗性病毒株尚未成为严重的临床问题。但是,已有报道在免疫抑制的患者CNS以外的部位分离出致病力强、阿昔洛韦抵抗的HSV病毒株,包括AIDS患者,此时可考虑更换其他抗病毒药物。本病预后与治疗是否及时、充分及疾病的严重程度有关,所以早期诊断和治疗极为重要。

当临床表现强烈提示或不能排除单纯疱疹病毒脑炎时,即应给予阿昔洛韦治疗。该药血-脑脊液屏障穿透率为50%,对细胞内病毒复制有明显抑制作用。治疗应遵循全程、足量的原则。成年人剂量为30mg/(kg·d),分3次静脉滴注,14～21d为1个疗程,少于10d则容易复发。若病情较重,可延长治疗时间或再治疗1个疗程。本品毒性很小,不良反应主要有头痛、恶心和呕吐。此外,皮疹、疲乏、发热、脱发和抑郁少见。免疫抑制患者用药后偶有肝功能异常和骨髓抑制。在正规给予阿昔洛韦治疗后若患者CSFHSVPCR持续阳性,则应在复查CSFPCR后再延长阿昔洛韦治疗7d。新生儿的HSV脑炎应每8h给予阿昔洛韦20mg/kg(每日总剂量60mg/kg),最少治疗21d。

2.免疫治疗:可选用干扰素、转移因子、免疫球蛋白等。肾上腺糖皮质激素对减轻炎症反应和减轻炎症区域的水肿有一定效果,但目前尚存在争议,对症状较重的患者,可早期酌情使用。

3.全身支持治疗:对重症及昏迷患者至关重要。需维持营养、水电解质和酸碱平衡,保持呼吸道通畅,加强护理,预防压疮及呼吸道感染等并发症。

4.对症治疗:对高热患者应给予物理降温或药物降温;对出现抽搐者及时使用抗癫痫药物;如患者出现精神症状,可适当使用抗精神病药物。

5.中药可用牛黄安宫丸、紫雪等。

6.恢复期予以按摩、针灸、理疗、脑细胞活化剂及神经功能训练有助于肢体功能恢复。对复发性病例应规划开展新疗程的治疗。

由于HSE病情严重、死亡率高,在性传播疾病中,生殖器疱疹和新生儿疱疹病例也日益增多,因而促进了HSV疫苗的研制工作。利用HSV糖蛋白制备的病毒亚单位疫苗和核酸疫苗在动物实验中显示有明显抗HSV感染的保护作用,但是,对于人类HSV感染的确切预防作用还须进一步观察研究。

九、预后

HSE后遗症的发生率及严重程度与患者的年龄、开始治疗时患者的意识水平直接相关。近期一些应用定量CSFHSVPCR的临床试验提示治疗后的临床表现还与发病时CSF的HSVDNA拷贝数量有关。一般病程数周至数月,病死率19%～50%,5%～10%的患者有复发。存活者中仍有部分患者残留偏瘫、失语、癫痫、智能低下等后遗症,甚至极少数维持于植物状态。

(邵子杰)

第四节　细菌性脑膜炎

一、概述

细菌性脑膜炎是由细菌感染(结核杆菌、布氏杆菌除外)所致的脑膜化脓性炎症。各个年龄段均可发病,以儿童最多见;患者常急性起病,主要表现为发热、头痛、畏光等,多有明显的脑膜刺激征和脑脊液异常改变。

细菌性脑膜炎在欧美国家的发病率为(4.6～10)/10万人,而发展中国家约为101/10万人。21世纪之前,流感嗜血杆菌曾是儿童细菌性脑膜炎最常见致病菌,约占所有病例的50%,但随着流感嗜血杆菌疫苗的应用,其发病率明显降低。目前,社区获得性细菌性脑膜炎主要的病原为肺炎链球菌(约50%)、脑膜双球菌(约 25%)、B 族链球菌(约 15%)和单核细胞增多性李斯特菌(约 10%),而流感嗜血杆菌仅占细菌性脑膜炎的 10%以下。

二、病因及发病机制

任何细菌感染均能引起脑膜炎,其病原菌与患者的年龄存在一定关系。

肺炎链球菌是 20 岁以上成年人脑膜炎患者最常见的病原体,约占报道病例数的 50%。许多因素可以导致患肺炎链球菌性脑膜炎的危险性增加,其中最重要的是肺炎链球菌性肺炎。其他危险因素包括急性或慢性鼻窦炎或中耳炎、酗酒、糖尿病、脾切除、低免疫球蛋白血症、补体缺乏及伴有颅底骨折及脑脊液鼻瘘的脑外伤等。

脑膜炎双球菌感染占全部细菌性脑膜炎病例的 25%(每年 0.6/100000),但占 20 岁以下病例数的60%。皮肤出现淤点或紫癜性损害可以特异性提示脑膜炎双球菌感染。一些患者呈暴发性起病,症状出现后几个小时内进展至死亡。感染可以由鼻咽部菌群引起,并呈无症状的带菌状态,但也可以引起侵害性的脑膜炎症。鼻咽部菌群是否会造成严重的脑膜炎症,取决于细菌的毒力和宿主的免疫状态,包括产生抗脑膜炎双球菌抗体的能力及补体通过经典途径和旁路溶解脑膜炎双球菌的能力。缺失补体任何成分包括裂解素的个体,均对脑膜炎球菌感染高度易感。

对于患有慢性或消耗性疾病,如糖尿病、肝硬化、酗酒及慢性泌尿系统感染等的患者,肠道革兰阴性杆菌正逐渐成为其罹患脑膜炎的主要致病菌之一。革兰阴性脑膜炎也可由神经外科手术引起,尤其是颅骨切除术是常见原因。

曾认为 B 族链球菌是新生儿脑膜炎的主要因素,但已有报道称 B 族链球菌可导致 50 岁以上患者发生脑膜炎。

单核细胞增多性李斯特菌正逐渐成为新生儿、孕妇、60 岁以上及存在免疫力低下人群患脑膜炎的主要病因。该种感染系摄入污染李斯特菌属的食物所致。通过污染的凉拌菜、牛奶、软奶酪及各种"即食"食品包括肉类熟食及未加工的热狗所传播的人类李斯特菌感染均见诸报道。

另外,颅脑手术后脑膜炎患者常见病原体亦包括克雷伯菌、葡萄球菌、不动杆菌和铜绿假单胞菌感染。

细菌主要通过血液循环进入脑膜,然后透过血-脑屏障而引起脑膜炎。脑膜炎球菌多在鼻咽部繁殖、肺炎链球菌多通过呼吸道或中耳感染、流感嗜血杆菌则先引起呼吸道感染,局部感染的细菌侵入血液循环后先发生菌血症,重症感染者可在皮肤、黏膜上出现斑疹,直径为 1~10mm,严重者会因并发肾上腺髓质出血和弥散性血管内凝血(DIC)而死亡。当病原菌透过血脑屏障时即可引发化脓性脑膜炎。而克雷伯菌、葡萄球菌、铜绿假单胞菌等多通过手术、外伤等直接侵入颅内导致颅内细菌感染。

三、病理变化

细菌性脑膜炎感染初期仅有软脑膜和脑表浅血管充血扩张,随后炎症沿蛛网膜下腔蔓延,使大量脓性渗出物覆盖脑表面,也沉积于脑沟、脑裂、脑池、脑基底部、颅后窝、小脑周围和脑室腔内。随着炎症的加重,浅表软脑膜和室管膜被纤维蛋白渗出物所覆盖,逐渐加厚而呈颗粒状,形成粘连后影响脑脊液吸收及环流受阻,导致脑积水。在炎症晚期,脑膜增厚,易于出血,严重者并发脑炎;有的脑膜炎因脓性渗出物包绕血管,引起血管炎,造成脑梗死,也可造成静脉窦血栓形成、硬膜下积液、脑脓肿等。

镜检可见患者软脑膜充血,软脑膜及蛛网膜下腔内大量中性粒细胞渗出,有时还可见少量淋巴细胞、巨噬细胞和纤维素渗出,炎症细胞沿着皮质小血管周围的 Virchow-Robin 间隙侵入脑内,并有小胶质细胞反应性增生。在亚急性或慢性脑膜炎患者中可以出现成纤维细胞增生,故而蛛网膜粘连,软脑膜增厚,如,粘连封闭第四脑室的正中孔、外侧孔或者中脑周围的环池,就会造成脑室系统的扩大,形成脑积水。

四、临床表现

本病多急性起病,早期先出现畏寒、发热等全身症状,并迅速出现头痛、呕吐、畏光等,随后出现颈项强直、意识障碍。其中临床经典的三联征包括发热、头痛、颈项强直,另外意识障碍是成年患者最常见的表现之一;而年幼儿童则常表现为易激惹、淡漠、囟门凸出、进食差、发绀、眼睛瞪视及癫痫发作等。急性细菌性脑膜炎的临床特点及其出现的百分比。

Van 等报道了急性细菌性脑膜炎患者中颈项强直、发热、意识障碍等 3 项表现的出现率,在 696 例成年人化脓性脑膜炎患者中,44%的患者同时出现,如 3 种表现均不存在则可基本排除化脓性脑膜炎的诊断,其敏感性达 99%。另外,颈抵抗这一最常见的体征也仅占所有患者的 50%～90%,在有意识障碍的患者中更不容易查出。同时,颈抵抗也常见于蛛网膜下腔出血、破伤风或其他合并高热的脑内感染患者。但在普通内科非脑膜炎住院患者中,有 13%的成年人、35%的老年人出现颈抵抗。在肯尼亚一项针对儿童的研究中,40%(30%～76%)出现颈抵抗的患者最后诊断为化脓性脑膜炎。即使增加 Kernig 征或者 Brudzinski 征检查也不能增加诊断的敏感性,因为前两者的敏感性均不到 10%。

所有患者中 15%～30%出现神经系统局灶性体征或癫痫发作,但这些表现也可见于结核性或隐球菌性脑膜炎中。10%～15%的细菌性脑膜炎患者可出现皮肤淤点或者紫癜。大多数皮疹与脑膜炎球菌感染有关,仅有少部分患者见于肺炎球菌、葡萄球菌或流感嗜血杆菌感染时,部分患者特别是脑膜炎球菌感染的患者可出现感染后关节炎。

细菌性脑膜炎可伴多种颅内合并症,如婴幼儿的慢性硬膜下积液、成年人的硬膜下脓肿,以及脑脓肿、脑梗死等。

五、辅助检查

1.常规检查　急性期患者血液中白细胞增多,以中性粒细胞为主,可达 80%～90%,血沉加快。病变初期未经治疗时的血涂片可见病原菌,血培养大多可查到阳性结果。

2.脑脊液检查　细菌性脑膜炎的脑脊液检查具有白细胞增多、葡萄糖降低和蛋白质增高等特点。腰椎穿刺可发现颅内压增高,脑脊液外观浑浊,或呈脓性,常规检查白细胞增多,一般在(250～10000)×10^6/L,以中性粒细胞为主;蛋白增高,通常超过 1g/L,而糖和氯化物降低;脑脊液 pH 降低,乳酸、LDH、溶菌酶含量以及免疫球蛋白 IgG、IgM 均明显增高。脑脊液培养是确诊的金标准。

脑脊液培养发现病原菌的概率较高,社区获得性细菌性脑膜炎需做需氧培养,而神经外科术后脑膜炎时厌氧培养显得就尤为重要。一项 875 例细菌性脑膜炎的研究中,在给予抗生素治疗前脑脊液培养的阳性率达 85%,其中流感嗜血杆菌性脑膜炎阳性率 96%、肺炎球菌性脑膜炎阳性率 87%、脑膜炎球菌性脑膜炎阳性率 80%;但腰椎穿刺前已经给予抗生素治疗的患者,脑脊液培养阳性率则降低到 62%。另一项来自巴西 3973 例细菌性脑膜炎的报道则显示,应用抗生素前脑脊液培养的阳性率仅为 67%。尽管脑脊液培养阳性率高且意义重大,但培养并鉴定到病菌常需 48h,故仍需其他快速的检测方法。

脑脊液革兰染色可以快速鉴定怀疑细菌性脑膜炎患者的致病菌,社区获得性脑膜炎患者检查致病菌的阳性率为 60%～90%,特异性大于 97%,但针对不同病原菌其阳性率差别很大。肺炎链球菌阳性率为 90%、流感嗜血杆菌阳性率为 86%、脑膜炎球菌阳性率为 75%、革兰阴性杆菌阳性率为 50%、单核细胞增多性李斯特菌阳性率约为 33%。

3.病原菌抗原检查　采用特异性病原菌抗原的测定更有利于确诊。对流免疫电泳法检测抗原对流脑A、C族、肺炎链球菌和流感嗜血杆菌脑膜炎脑脊液中多糖抗原阳性检出率达 80% 以上。乳胶颗粒凝集试验可用于测定肺炎链球菌型脑膜炎和流脑患者脑脊液中多糖抗原,但检查前给予抗生素治疗会导致阳性率明显降低。

4.头颅 CT 检查　对于急性细菌性脑膜炎的诊断,CT 提供的特异性信息极少。在病变早期多无阳性发现,病变进展期患者可以出现基底池、脉络膜丛、半球沟裂等部位密度增高。合并脑炎时可见脑实质内局限性或弥漫性低密度灶,以额叶常见。增强扫描可见脑膜呈带状或脑回状强化。后期由于蛛网膜粘连,出现继发性脑室扩大和阻塞性脑积水,并发硬膜下积液,于颅骨内板下呈新月形低密度灶。

5.头颅 MRI 检查　MRI 在发现病变、明确病变范围及受累程度明显优于 CT 检查。正常脑膜 MRI 表现为非连续的、薄的短线状低信号结构,MR 平扫对脑膜显示不敏感,增强后硬脑膜因缺乏血-脑屏障可被强化,表现为薄而不连续的线状强化。细菌性脑膜炎所致脑膜强化与脑膜炎感染方式和程度有关。血源性感染主要表现软脑膜——蛛网膜下腔型强化,而外伤或术后导致的脑膜炎则主要表现为硬脑膜——蛛网膜下腔强化,与硬膜外炎症直接累及有关。另外 MRI 可表现为脑实质的长 T_1、长 T_2 改变,与炎性渗出刺激血管导致血管痉挛或者血栓形成有关。脑皮质的梗死引起脑膜结构的破坏,加速脑炎和脓肿在软脑膜下皮质和邻近脑白质的形成,表现为局限性脑组织水肿和占位效应。

六、诊断

根据急性起病,出现发热、头痛、颈项强直等临床表现,结合脑脊液中以中性粒细胞为主的化脓性炎症改变,一般不难诊断。但对于老年人或婴幼儿脑膜刺激征不明显的病例,应给予高度注意,必要时需多次腰穿检查。

七、鉴别诊断

急性细菌性脑膜炎需要与结核性、真菌性和病毒性脑膜炎、脑炎、脑脓肿等疾病相鉴别,在诊断为细菌性脑膜炎后则应尽快明确其具体致病菌。

肺炎链球菌、流感嗜血杆菌和脑膜炎球菌是最常见的急性细菌性脑膜炎的病因。然而,另外一些感染也可导致具有类似临床表现的脑膜炎。这些感染常与特殊人群有关,如猪链球菌是东南亚地区最常见的细菌性脑膜炎病因,但在其他地区罕见。HIV 感染是影响急性脑膜炎病因的重要因素。肺炎链球菌是HIV 感染患者出现急性细菌性脑膜炎的最常见原因,但结核杆菌、新型隐球菌在 HIV 感染患者中也较常见,并且单靠临床表现很难将其鉴别开。该两类疾病所致脑膜炎症状多于发病后数天及数周出现,但也有部分患者会出现暴发性疾病,并出现明显颈抵抗和快速进展到昏迷。

八、治疗

一旦怀疑为细菌性脑膜炎,应尽可能快的给予抗菌治疗。首先要选择敏感抗生素给予足量足疗程治疗,另外治疗感染性休克、维持血压和电解质平衡、防止脑疝等对症支持治疗同样重要。发现脑膜炎球菌感染应及时上报传染病,并及时将患者转入传染科或传染病院治疗。

1.抗生素治疗

(1)抗生素的选择:抗生素的选择由感染的病原体决定,但绝大多数细菌性脑膜炎急性期治疗都根据经验选择抗生素,患者的年龄和病史尤为重要;如病原菌暂时不能明确,则应先选用广谱抗生素。一旦培养出病原菌,则需要尽快根据培养和药敏结果调整抗生素,并根据病原菌和病情按计划完成全部疗程。治疗化脓性脑膜炎的理想药物应具备 3 个条件:①容易透过血-脑屏障;②杀菌力强;③不良反应小。血-脑屏障通透性与药物的理化性质有关,低分子量、低离子化和脂溶性药物容易通过血-脑屏障。应该注意的是,脑膜发生炎症时血-脑屏障被破坏,抗菌药物也容易透入而起效,随着炎症改善血-脑屏障逐渐恢复,进入脑脊液的药量也会相应减少,所以在疾病好转过程中不宜减少给药量。

社区获得性细菌性脑膜炎的常见病原菌为肺炎链球菌和脑膜炎双球菌。故在未确定病原体之前,对于年龄＞3 个月的患儿可给予广谱头孢霉素(头孢噻肟或头孢曲松)治疗,这类抗生素治疗谱包括脑膜炎双球菌、肺炎链球菌、B 族链球菌和嗜血流感杆菌,并且血-脑屏障通过率高。头孢吡肟为广谱的第四代头孢菌素,在体外对肺炎链球菌、脑膜炎双球菌的抗菌活性与头孢曲松或头孢噻肟相似,并且对肠道菌属和铜绿假单胞菌有更强的活性。在临床试验中,头孢吡肟治疗青霉素敏感的肺炎球菌和脑膜炎双球菌性脑膜炎疗效与头孢噻肟相当,但对于由对青霉素及头孢菌素耐药的肺炎球菌、肠道菌属及金黄色葡萄球菌所致的脑膜炎疗效尚未被确立。而对于年龄＜3 个月的患儿、60 岁以上老年人及怀疑有细胞介导的免疫功能损害(如慢性疾病、器官移植术后、恶性肿瘤、应用免疫抑制药等)的患者,经验治疗则首选氨苄西林,以增强对可能的单核细胞增生性李斯特菌的杀菌性。治疗革兰阴性球菌的有效抗生素也是头孢噻肟和头孢曲松,氨基糖苷类抗生素可以作为合并用药。院内获得性脑膜炎,特别是神经外科手术后继发性脑膜炎,最常见的病原菌是葡萄球菌和革兰阴性菌。在这些患者中经验性治疗应联用万古霉素和头孢他啶。头孢他啶是头孢菌素中唯一对中枢神经系统中金黄色葡萄球菌感染有足够活性的药物,故接受神经外科手术或者中性粒细胞减少的患者,应用头孢他啶取代孢曲松或头孢噻肟。美罗培南是一种碳青霉烯类抗生素,在体外试验中对单核细胞增多性李斯特菌有很强的抗菌活性,并已证实对金黄色葡萄球菌性脑膜炎有效,对青霉素耐药的肺炎球菌也有很好的效果。在试验性肺炎球菌性脑膜炎脑脊液培养中,美罗培南与头孢曲松疗效相当,但逊于万古霉素。应用美罗培南治疗脑膜炎的临床试验的患者数量尚不能完全说明该种抗生素的效果有效。

(2)抗生素的使用疗程:抗生素治疗的疗程亦取决于病原体。对于肺炎链球菌和流感嗜血杆菌,一般建议 10~14d 治疗;对于脑膜炎球菌,7d 治疗即可;对于单核细胞增多性李斯特菌和 B 族链球菌,则需要 14~21d 抗生素治疗;而革兰阴性杆菌,则至少需要 3 周以上治疗才能治愈。

2.地塞米松的使用　糖皮质激素具有抗炎和抑制炎性因子作用,故部分学者主张在治疗细菌性脑膜炎时给予激素治疗以降低患者神经损伤和耳聋的发生,但由于激素的免疫抑制作用,使其在化脓性脑膜炎治疗中是否应用的问题一直未有定论。两项针对激素治疗化脓性脑膜炎的 meta 分析相异,与其入组病例资料有关,但也显示出激素治疗细菌性脑膜炎的不确定性。

激素疗效的不同可能与患者感染的病原菌有关。研究显示激素治疗流感嗜血杆菌的疗效较好,而治疗肺炎链球菌脑膜炎疗效则不肯定。通常应在给予抗生素前 20min 给予地塞米松,其原理是在巨噬细胞和小胶质细胞受到内毒素活化作用之前应用,才能抑制肿瘤坏死因子(TNF)的产生。若 TNF 已被诱导产生,地塞米松则无法发挥这种作用。地塞米松可能会减少万古霉素进入脑脊液,且在肺炎链球菌性脑膜炎实验模型中发现会延迟脑脊液的无菌化。所以,在使用万古霉素时是否使用地塞米松应权衡其利弊。

目前应用激素治疗细菌性脑膜炎有不同方案。常用的是 0.4mg/kg 地塞米松,每 12h 给药一次连用 2d;或者 0.15mg/kg,每 6h 给药一次,连用 4d。大剂量短程治疗可以取得较好效果而又能降低激素副作用,是目前激素应用的主要方法。

3.对症支持治疗　在选择合适抗生素的同时,应该尽快完善相关检查,明确患者合并疾病,并给予临床评估,根据患者情况及时给予对症支持治疗,包括:①对于高颅压的患者应及时给予脱水降颅压治疗;②保证呼吸道通畅,必要时给予气管内插管;③保证水、电解质和酸碱平衡,尤其患者合并高热或应用脱水药物时应记出入量,给予常规监测;④加强护理,并做好密切接触者的预防,防止交叉感染。

九、预后

流感嗜血杆菌、脑膜炎双球菌及 B 族链球菌性脑膜炎的病死率为 3%～7%,单核细胞增多性李斯特菌性脑膜炎为 15%,肺炎链球菌性脑膜炎为 20%。总体上,细菌性脑膜炎患者死亡风险若合并如下情况下会增加:①就诊时已有意识水平下降;②就诊 24h 内有癫痫发作;③颅内压升高;④年幼(婴儿)或年龄＞50 岁;⑤合并有危重情况如休克和(或)需要机械通气;⑥治疗不及时。脑脊液葡萄糖水平低(＜2.2mmol/L)及脑脊液蛋白含量过高(＞3g/L)提示预后不佳,病死率升高。幸存者中大约 25% 会有中度或重度后遗症,常见的后遗症包括智能减退、记忆受损、癫痫发作、听力减退及眩晕和步态异常。

鉴于改善细菌性脑膜炎的预后很大程度上取决于能否及时给予敏感抗菌药物治疗,故在治疗过程中应密切观察患者病情变化,特别注意患者体温波动、意识情况、血液白细胞数量等变化。如经验用药 3d 以上仍无缓解,则应该重新评估目前诊断及应用的抗生素,及时更换抗菌药物治疗。

(范　楷)

第五节　结核性脑膜炎

一、概述

结核性脑膜炎(TBM)是结核杆菌导致脑膜和脊髓膜非化脓性炎症。各个年龄段均可发病,以青少年最多;患者亚急性或慢性起病,出现发热、头痛、脑膜刺激征及神经功能缺损症状等。

全球结核性脑膜炎的平均发病率为 1.37/10 万人,其中发病率最高的国家依次为印度、中国、印度尼西亚、尼日利亚和南非。我国结核性脑膜炎的发病率为 0.34～3.19/10 万人,19 世纪 80 年代发病率曾逐渐降低。但近年来随着耐药菌的出现以及 HIV 感染患者的增加,目前结核性脑膜炎在包括我国在内的世界范围内重新呈现上升趋势。

二、发病机制

结核性脑膜炎占全身性结核病的 6% 左右,绝大多数病例是由人型结核分枝杆菌致病,少数病例是由牛型结核分枝杆菌所致。通常通过血液播散后在脑膜和软脑膜下种植,形成结核结节,之后结节破溃,大量结核菌进入蛛网膜下腔,形成粟粒性结核或结核瘤病灶,最终导致结核性脑膜炎。另外部分患者由于颅骨或脊柱骨结核病灶直接破入颅内或椎管内而发病。患者免疫力低下或发生变态反应是造成结核性脑膜炎的重要条件。

三、病理生理

结核性脑膜炎的病理生理机制。结核杆菌进入蛛网膜下腔后引起局灶性 T 淋巴细胞依赖性免疫应答,以导致干酪样肉芽肿炎性反应为特点。肿瘤坏死因子-α(TNF-a)在其中发挥重要作用。研究显示,脑脊液(CSF)中 TNF-α 浓度与疾病的严重程度密切相关,给予抗生素或抗 TNF-α 抗体能够改善结核性脑膜炎模型兔的预后。

结核性脑膜炎的主要病理变化在软脑膜上,亦常伴有轻重程度不一的脑实质炎症或是结核病灶。患者软脑膜和蛛网膜下腔内有大量炎性渗出物,主要为单核细胞、淋巴细胞和纤维素,在病情进展的结核性脑膜炎中常见有结核性肉芽肿,病灶中心是干酪样坏死,周围是上皮细胞、朗格汉斯多核巨细胞和淋巴细胞浸润,并可见有成纤维细胞增生。此外,小动脉可见血管周围炎和动脉内膜炎性增生,部分病例有血栓形成和脑组织软化。

四、临床表现

结核性脑膜炎患者前驱症状包括周身不适、疲劳、食欲减退、体重减轻、发热、肌痛等非特异性症状。

结核性脑膜炎主要累及外侧裂、大脑基底池、脑干和小脑,并由此引发相应临床表现。①由于炎性渗出物阻塞脑脊液循环从而导致脑积水及压迫脑神经;②炎性肉芽肿常融合成为结核球并在不同部位导致不同神经功能缺损;③闭塞性血管炎可导致脑梗死及卒中样症状。这些症状的严重程度与颅内炎症反应情况有关,并与患者预后密切相关。

故患者发病早期表现为头痛(96%)、发热(91.1%)、颈项强直(91.1%)和呕吐(81.2%)等,但是在老年患者中,其脑膜炎症状并不是很突出。随着病情进展,患者逐渐出现神经系统功能缺失症状。其中 73.5% 的患者出现高颅压,主要由于交通性脑积水所致;10%～47.4% 的患者发生抽搐,主要为结核病变对大脑皮质直接刺激及脑水肿引起;20%～31.5% 的患者出现脑神经损害,主要为渗出物绕、压迫所致,其中以视力减退、面瘫、听力受损最为常见;11.3%～45% 的患者发生偏瘫,多由于动脉炎所致;8.2%～19.2% 的患者出现四肢瘫或截瘫;部分结核性脑膜炎患者表现不典型症状,如基底核受累会导致运动障碍,13.3% 的患者可出现震颤、不自主运动等。少数结核性脑膜炎可累及脊髓,常导致截瘫,发生率低于 10%。另外,结核性脑膜炎尚可以造成代谢异常,50% 的患者可出现低钠血症。

以 Glasgow 昏迷评分和是否存在神经系统局灶性体征为标准,结核性脑膜炎的严重程度可以分为3 期。

五、辅助检查

1.脑脊液检查 常规及生化检查:①外观。无色透明或微混,静置 24h 后约 50% 可见薄膜形成(因析出纤维蛋白所致)。②细胞。白细胞呈中度增加,大多数(10～500)×10⁶/L,个别可达 1000×10⁶/L;分类示以淋巴细胞为主,但早期可见多核细胞增多。③糖。大多明显降低,通常在 2.22mmol/L 以下。Donald 强调如 CSF 糖浓度低于血糖的 0.4 则对诊断结核性脑膜炎更有意义。④蛋白质。一般在 1～5g/L,晚期有椎管梗阻者可高达 10～15g/L，并出现 CSF 黄变。⑤氯化物。早期常明显降低，可能与患者血清中氯化物降低有关。⑥乳酸盐。CSF 中乳酸盐的含量是鉴别细菌性脑膜炎和病毒性脑膜炎的重要方法，通常以 0.3g/L（儿童）和 0.35g/L（成年人）为鉴别浓度，结核性脑膜炎患者 CSF 中乳酸盐明显增高。

　　脑脊液病原学检查：①细菌培养和抗酸染色涂片镜检。传统方法特异性高，但阳性率较低，涂片镜检阳性率仅为 15%～30%，而结核杆菌培养的阳性率仅为 30%～40%，且耗时长，很难满足临床诊断要求。Kennedy 等通过 Ziehl-Neelsen 染色显示能提高发现结核杆菌敏感性到 80%，使得病原学检查再次受到关注。②聚合酶链反应（PCR）。通过基因扩增方式检测结核基因序列，敏感性 91%～95%，特异性 100%，准确性 95%～98.4%。一项针对 PCR 诊断结核性脑膜炎的 meta 分析显示，其敏感性为 56%（95% CI 为 46～66）、特异性为 98%（95% CI 为 97～99），结果显示该方面的敏感性仍然偏低，并不明显优于病原学检查。对病原学检查和 PCR 技术进一步观察发现，治疗前应用 ZiehlNeelsen 染色和 PCR 技术诊断结核性脑膜炎的敏感性分别为 52% 和 38%，治疗 5～15d 后两种检查方法分别为 2% 和 28%。结果提示在治疗前应用 Ziehl-Neelsen 染色较为恰当，而治疗后应用 PCR 技术更合适。

　　2.X 线胸片或胸部 CT 检查　约 50% 的结核性脑膜炎患者有活动性肺结核或者陈旧肺结核征象，其中粟粒性结核强烈提示患者可能合并多脏器病灶。故怀疑该病时，应尽快完善相关检查。

　　3.影像学检查　头颅 CT 对于结核性脑膜炎的诊断无特异性。Kumar 的研究显示结核性脑膜炎常表现为颅底脑膜增强、脑积水、结核瘤及脑梗死等，并发现颅底脑膜增强加上结核瘤对于结核性脑膜炎诊断的敏感性达 89%、特异性达 100%。脑 MRI 检查比 CT 更为敏感，可以清楚的显示脑干和小脑病理改变、结核瘤、梗死及脑膜增强情况，但是亦无特异性改变。隐球菌性脑膜炎、病毒性脑炎、脑膜转移瘤、淋巴瘤等在影像学上与结核性脑膜炎有时很难鉴别。

六、诊断

　　结核性脑膜炎的诊断需要结合患者病史、头痛、脑膜刺激征及 CSF 改变等可作出诊断；但由于结核性脑膜炎患者症状常不典型，且病情进展后病死亡率高，故对于不能除外的患者应多次、多方式完善相关检查以免漏诊。

　　对结核性脑膜炎患者特点进行分析显示，有 5 项特点提示为结核性脑膜炎：①症状超过 6d；②视神经炎；③局灶性神经功能缺损；④运动异常；⑤脑脊液中性粒细胞数量低于淋巴细胞数量的 50%。符合其中 2 项时诊断的敏感性为 98%、特异性为 44%；符合其中 3 项及以上指标时特异性可达 98%。Thwaites 等亦建立了一个结核性脑膜炎诊断指标，对结核性脑膜炎的诊断敏感性达 86%、特异性达 79%。

七、鉴别诊断

　　主要和隐球菌性脑膜炎、病毒性脑膜炎、细菌性脑膜炎、脑膜癌病、淋巴瘤等相鉴别。

八、治疗

　　对于结核性脑膜炎的治疗原则是：早期治疗、联合用药、足够剂量和疗程、分阶段治疗。

　　1.抗结核治疗　联合用药应首选杀菌药、配用抑菌药，分阶段治疗指分别给予强化期治疗和巩固期治疗，总疗程 9～12 个月。常用的杀菌药有异烟肼（H）、利福平（R）、链霉素（S）和吡嗪酰胺（Z）四种；抑菌药有乙胺丁醇(E)。儿童因乙胺丁醇有视神经毒性、孕妇因链霉素有听神经毒性,故尽量不应用。目前研究认为异烟肼是不可缺少的一种抗结核药物。

一般主张应至少选用3种药物联合治疗,常用异烟肼、利福平和吡嗪酰胺。其中异烟肼在治疗前2周起主要作用,因为异烟肼主要作用于快速复制期的结核杆菌;随后利福平和吡嗪酰胺起主要作用,利福平主要作用于低复制或无复制的结核杆菌,而吡嗪酰胺则作用于对细胞内的结核杆菌。1期患者可给予3HRZ/7HR方案治疗,即应用异烟肼、利福平加吡嗪酰胺治疗3个月后,继续给予异烟肼、利福平治疗7个月。2期或3期患者则可给予3HRZS/7HRE方案,即给予异烟肼、利福平、吡嗪酰胺加链霉素治疗3个月后,继续给予异烟肼、利福平和乙胺丁醇治疗7个月。治疗过程中应注意药物副作用,包括肝功能异常(异烟肼、利福平和吡嗪酰胺)、多发性神经炎(异烟肼)、视神经炎(乙胺丁醇)、癫痫发作(异烟肼)和耳聋性(链霉素)等。为预防异烟肼引起的多发性神经炎,可治疗同时给予维生素 B_6。

2.糖皮质激素治疗 在足量应用抗结核治疗的基础上,应用糖皮质激素可降低结核性脑膜炎患者粘连性蛛网膜炎和椎管梗阻等并发症的发生率,并减轻脑水肿。既往研究结果显示能改善患者生存率,其治疗方法包括:成年人应用地塞米松治疗,用法是第1周0.3mg/(kg·d),iv、第2周0.2mg/(kg·d),iv、第3周0.1mg/(kg·d)po、第四周3g/d po,并在第5周逐渐减药到停药。儿童给予泼尼松治疗,用法是4mg/(kg·d)po,连用4周,第5周逐渐减量并停药。

重症患者还可以给予鞘内注射地塞米松5~10mg、α-糜蛋白酶4000U、透明质酸酶1500U,每周3次,以防治颅内粘连。

3.多药耐受性结核性脑膜炎的治疗 如果结核性脑膜炎患者患病之前与多药耐受性肺结核患者有密切接触史或者尽管给予足量治疗但患者临床症状几乎无变化,则应考虑为多药耐受性结核性脑膜炎。2007年的资料显示,当年全球约有50万病例为多药耐受性结核性脑膜炎患者,且在HIV感染患者中更为普遍。

九、预后

结核性脑膜炎患者的预后主要与是否能够及早规范治疗密切相关,另外受患者年龄、病情及颅内高压严重程度、脑神经受累情况以及是否合并其他部位感染等影响。Ramachandram等发现治疗起始时间不同预后差异很大,1期患者病死率为9%,2期患者病死率为25%,3期患者病死率为73%,故早期规范治疗是非常必要的。

(王维化)

第六节 脑寄生虫感染

神经系统寄生虫感染是指寄生虫病原体引起脑、脊髓和周围神经的损害。本节主要介绍几种以脑损害为主的常见中枢神经系统寄生虫感染。

一、脑囊虫病

脑囊虫病系猪肉绦虫的幼虫(囊虫或囊尾蚴)寄生于脑内引起的一种疾病,是我国中枢神经系统最常见的寄生虫病。

（一）流行病学

据估计,全球感染猪囊尾蚴的患者不少于 2000 万,每年因此病而死亡的人数不少于 5 万人。从世界分布看,脑囊虫病常见于热带和不发达地区,如墨西哥、中南美洲、东南亚、中国和印度。在我国以东北、华北、山东等地区多见,西北地区及云南省次之,长江以南少见。

（二）病因及发病机制

人既是猪肉绦虫的终宿主(猪肉绦虫病),也是中间宿主(囊虫病)。囊虫病是因食入猪肉绦虫卵所致。吞食猪肉绦虫卵为主要传播途径,其方式有:①异体感染,因摄入污染绦虫卵的食物而感染;②自身感染,包括两种方式,即内源性自身感染和外源性自身感染。前者是指猪肉绦虫病患者因恶心、呕吐使绦虫孕节反流入胃,虫卵在胃、十二指肠被消化液作用,六钩蚴逸出而致感染;后者是指因患者的手被自己粪便中的绦虫卵污染而食入胃中所致的感染。经由多种途径进入胃的绦虫卵,在十二指肠中孵化成囊尾蚴,钻入肠壁经肠膜静脉进入体循环和脉络膜而进入脑实质、蛛网膜下腔和脑室系统,以及骨骼肌和视网膜、玻璃体等部位,引起各种脑、肌肉和眼部损害。

囊尾蚴引起脑病变的发病机制主要有:①囊尾蚴对周围脑组织的压迫和破坏;②作为异种蛋白引起的脑组织变态反应与炎症;③囊尾蚴阻塞脑脊液循环通路引起颅内压增高。

（三）病理

囊尾蚴的囊内含有清亮的囊液,并有偏心存在的头节,囊的直径为 4~5mm,囊壁厚 0.05~0.1mm,头节为 2~3mm,囊虫数目不一,可累及脑实质、脑室、脑膜或同时受累,多呈圆形。脑实质内的囊虫多位于大脑灰白质交界区。脑室内的囊虫可单发或多发,吸附于脑室壁,造成室管膜炎和相邻部位胶质增生。囊虫多位于第四脑室,直径可达 3~4cm,易堵塞脑室通路,并释放毒素刺激脉络丛增加脑脊液的分泌,造成脑积水和颅内压增高。累及脑膜时多散在于软脑膜和蛛网膜下腔,常位于脑底池和外侧裂池,形状较大,直径最大可达 5cm,并引起脑膜炎症造成粘连,影响脑脊液循环。蛛网膜炎性改变亦可累及血管,导致脑梗死。

（四）临床表现

中枢神经系统囊虫病多见于青壮年。男性多于女性,男女比例为(2~5):1。脑囊虫病约占囊虫病的80%以上,临床表现复杂多样,主要取决于虫体寄生的部位、数量、囊尾蚴生存状态、周围组织反应情况以及脑脊液循环障碍的程度。通常有 3 大症状:痫样发作、颅内压增高及精神障碍。可以同时合并眼囊虫病和或皮肌型囊虫病。

中枢神经系统囊虫病据其临床表现可分为以下几种类型。

1.脑囊虫病

(1)癫痫型:最多见,脑囊虫病患者常因癫痫发作而就诊。发作类型主要有全身性强直阵挛发作(大发作)及其连续状态,部分性运动发作和复合性部分性发作(精神运动性发作)等。一名患者可有两种以上发作形式。癫痫发作多在出现皮下囊虫结节半年之后,亦可于多年后始有发作。

(2)颅内压增高型:主要表现为头痛、呕吐、视力减退、视盘水肿及脑脊液压力增高等,可伴有癫痫发作、意识障碍甚至昏迷。如出现偏瘫、偏盲、失语等局限性神经体征可称为类脑瘤型。少数患者在当头位改变时突然出现剧烈眩晕、呕吐、意识改变甚至呼吸循环功能障碍,称 Brun 综合征。囊虫寄生于脑室内的征象,称为脑室型。

(3)脑膜脑炎型:系囊虫刺激脑膜和脑弥散性水肿所致。急性或亚急性起病,主要表现为头痛、呕吐,发热,常伴有精神障碍、颈项强直,脑脊液呈炎性改变。

(4)精神障碍型:以精神错乱、幻听、幻视、语言障碍等为突出症状,严重者可出现痴呆。

(5)混合型:具有两种以上类型的表现。

2.脊髓囊虫病 脊髓囊虫病临床上较少见,囊虫在椎管内压迫脊髓而引起类似前角灰质炎或侧索硬化的症状。

(五)实验室及辅助检查

1.血常规 白细胞总数多正常,嗜酸性粒细胞增多,可达 15%~50%。

2.脑脊液 腰椎穿刺脑脊液压力常升高,白细胞数可正常或轻度增多,且嗜酸性粒细胞占多数,蛋白定量正常或轻度升高,糖、氯化物正常。

3.免疫学检查 酶联免疫吸附试验(ELISA)、间接血凝试验及补体结合试验检测血清和(或)脑脊液囊虫 IgG 抗体对诊断本病有定性意义,以 ELISA 法敏感性和特异性最高。

4.脑电图 主要在额、中央、顶、颞区出现较多量的不规则混杂慢波,有癫痫发作者可描记出尖波、棘波、棘慢综合波等。癫痫型患者阳性率较高,另外脑电图监测对观察治疗效果及判定预后有一定的价值。

5.头颅 CT 典型影像显示脑内单发或多发圆形低密度灶,为 0.5~1.5cm,病灶内可见囊虫头节,增强后呈结节状或点环状强化。囊虫死亡钙化后呈高密度灶。脑表面或脑池内可见葡萄状囊肿,脑室内为囊性病灶。

6.头颅 MRI 对本病诊断有非常重要意义,可清晰反映囊虫所在部位、病程和数目。可分为脑实质型、脑室型、脑膜型和混合型四种。

(1)脑实质型:根据脑囊虫发育的不同阶段的病理变化,可分为活动期、蜕变死亡期、非活动期和混杂期。①活动期 MRI 表现为脑实质内多个散在分布的小圆形或卵圆形长 T_1、长 T_2 囊状信号,囊壁较薄,囊壁内偏于一侧可见一点状头节,FLAIR 像头节显示清晰,Gd-DTPA 增强扫描见囊壁及头节轻度增强;②蜕变死亡期表现为稍长 T_1 和稍长 T_2 异常信号,增强后明显环状强化,病灶周边的水肿区无增强,此期头节消失,囊壁变厚,周围水肿明显;③非活动期指囊虫钙化,表现为 T_1、T_2 加权像均为低信号,增强后病灶不强化或轻度环状强化;④混杂期为上述 3 期病灶合并存在。

(2)脑室型:虫体较大,囊壁较薄,呈长 T_1、长 T_2 异常信号,FLAIR 像囊壁及头节显示清晰,常伴有梗阻性脑积水。

(3)脑膜型:表现为脑表面或脑池内葡萄串囊状信号影。增强后可见软脑膜或纤维分隔轻度强化或不强化。

(4)混合型:以上各型混合存在。

(六)诊断

2000 年 8 月,在秘鲁举行的专家研讨会上对脑囊虫病提出了严密的修订标准,包括绝对标准、主要标准、辅助标准和流行性标准等。绝对标准是脑囊虫病的确诊标准;主要标准为高度提示诊断,但不能证实诊断;辅助标准是该病常见的但并非特异性表现;流行病学标准是支持诊断的间接证据。根据以上标准可做出确定诊断或可能诊断。

我国学者一直非常重视脑囊虫病的临床与科研,分别于 1985 年、1993 年、1995 年、2001 年召开全国脑囊虫病会议,每次会议均对临床诊断标准进行修订与完善。与上述国际标准相比,我国的脑囊虫病的诊断标准临床操作性强,也更适应我国的国情,故在此推荐我国 2001 年全国脑囊虫病会议制订的诊断标准:①有相应的临床症状和体征,如癫痫发作、颅内压增高、精神障碍等脑部症状和体征,基本上排除了需与之鉴别的其他疾病。②免疫学检查阳性[血清和(或)脑脊液囊虫 IgG 抗体或循环抗原阳性];脑脊液常规生化正常,或有炎性改变,白细胞增多,特别是嗜酸性粒细胞增多。③头颅 CT 或 MRI 显示囊虫影像改变。

④皮下、肌肉或眼内囊虫结节,经活检病理检查证实为囊虫者。⑤患者来自绦囊虫病流行区,粪便有排绦虫节片或食"米猪肉"史,可作为诊断的参考依据。

凡具备 4 条以上者即可确诊;或者具备①、②、③或①、②、⑤或①、③、⑤条者亦可确诊。

(七)鉴别诊断

中枢神经系统囊虫病临床表现复杂多样,病程长,鉴别诊断范围较广。主要与以下疾病鉴别。

1.原发性癫痫及其他原因所致的继发性癫痫。

2.多发囊虫病变应与多发性脑转移瘤、多发性腔隙性脑梗死及中枢神经系统结核鉴别。

3.脑膜脑炎型脑囊虫病应与结核性、病毒性及真菌性脑膜脑炎鉴别。

4.脑室系统肿瘤及其他原因所致的梗阻性脑积水鉴别。

5.孤立脑囊虫应与巨大单发蛛网膜囊肿或脑脓肿鉴别。

6.脊髓型囊虫病应与其他原因所致的脊髓病变鉴别。

总之,根据临床特征、血清及脑脊液囊虫免疫学检查、头颅 CT 及 MRI 平扫及增强检查、皮肤肌肉及眼部有无囊虫等检查可以进行有效的鉴别。

(八)治疗

1.治疗方法

(1)病因治疗。常用的药物如下。

①阿苯达唑:广谱抗蠕虫药物。作用机制可能与其抑制虫体对糖原的吸收和抑制丁烯二酸还原酶有关。疗效确切,显效率达 85％以上,不良反应轻,为目前治疗脑囊虫病的首选药物。现常采用多疗程治疗,常用剂量为 15～20mg/(kg·d),连服 10d。脑型患者 3～5 个疗程,疗程间隔 2～3 个月。常见的毒性作用及不良反应有皮肤瘙痒、荨麻疹、头晕、发热、癫痫发作和颅内压增高。

②吡喹酮:广谱抗蠕虫药物,对囊虫亦有良好的治疗作用。常用的剂量为 180mg/kg,3d 分服。服药后囊虫可出现肿胀、变性及坏死,导致囊虫周围脑组织的炎症反应及过敏反应,严重者甚至发生颅内压增高危象。

③甲苯达唑:常用的剂量为 100mg,tid,连续 3d,常见的毒性作用及不良反应有腹痛、腹泻、皮肤瘙痒和头痛等。

④治疗中应注意的几个问题:a.脑囊虫病患者必须住院治疗;b.囊虫病合并猪肉绦虫病者,通常先驱绦治疗,以免发生严重反应而影响囊虫病的治疗;c.杀虫治疗前务必检查有无眼囊虫病,如有眼囊虫病,须先行眼科手术治疗摘除囊虫,因杀虫治疗过程中囊虫死亡所引起的过敏、免疫反应可致失明;d.为了减免杀虫治疗过程中囊虫在体内大量死亡所引起的过敏反应,应酌情应用肾上腺皮质激素等;e.根据病情脱水降低颅内压治疗,如发生严重颅内压增高,除及时停用抗囊虫药物及脱水、抗过敏处理外,还可进行颞肌下去骨片减压术,以防止颅内压增高所导致的脑疝形成。

(2)对症治疗:癫痫型脑囊虫病根据癫痫发作类型选择抗癫痫药物。不能简单地以癫痫症状存在作为持续应用抗囊虫治疗的依据,若临床和影像学检查显示病原学治愈时,应停用抗囊虫药物,仅采用抗癫痫治疗。

(3)手术治疗:确诊为脑室型者应手术治疗摘除脑囊虫。其次,对神经系统体征及影像证实病灶十分局限的患者亦可考虑手术治疗。

(4)驱绦虫治疗:对肠道仍有绦虫寄生者,为防止自身再次感染,应行驱绦虫治疗。常用的药物为南瓜子、槟榔,服药后应予泻药一次以排出节片及虫卵,应注意检查头节是否排出。

2.脑囊虫病疗效判定标准

（1）近期疗效（1～2年）

①痊愈：神经系统症状、体征消失，血及脑脊液中囊虫循环抗原转阴，脑脊液压力、常规、生化检查均正常；头颅CT或MRI检查原囊虫病灶全部消失；皮肤、肌肉囊虫结节全部消失；患者能从事正常工作。

②显著好转：癫痫发作显著减少，程度减轻，其他脑部症状显著好转；血及脑脊液中囊虫循环抗原转阴或滴度明显下降；脑脊液压力、常规及生化检查较治疗前显著好转；脑CT或MRI显示原囊虫病灶大部分消失或CT显示转为高密度影；皮肤肌肉囊虫结节消失90％以上；患者基本恢复正常工作。

③好转：癫痫发作减少，程度减轻，其他脑部症状和体征有所好转；血及脑脊液囊虫循环抗原滴度下降；脑脊液压力、常规及生化检查较治疗前好转；颅脑CT或MRI检查原囊虫病灶减少或CT显示部分转化为高密度影；皮肤肌肉囊虫结节消失50％以上；患者生活能自理或能从事一般工作。

④无效：癫痫发作不减少或加重，其他脑部症状未见好转；血及脑脊液囊虫循环抗原无改变；脑脊液压力、常规及生化检查未见好转；头颅CT或MRI检查原囊虫病灶基本同治疗前；皮肤肌肉囊虫结节消失50％以下；患者失去工作能力。

（2）远期疗效（3年以上）：脑囊虫病的远期疗效评定应以3年以上为限，其他指标同近期疗效。并需排除脑囊虫再感染的可能性。

（九）预防

脑囊虫病的传染源是猪肉绦虫，故预防囊虫病的首要措施是根治患者猪肉绦虫，以预防他人和自身感染囊虫病。

二、脑棘球蚴病

脑棘球蚴病又称脑包虫病，主要由细粒棘球属绦虫（犬绦虫）的幼虫即棘球蚴寄生于大脑和脊髓，引起颅内感染性的疾病，占整个包虫囊肿的1％～4％。

（一）流行病学

本病主要见于畜牧地区，我国好发于西北、内蒙古、西藏、四川西部、陕西、河北等地，牧民、皮毛加工者、在农牧区生活儿童多见。

（二）病因和发病机制

细粒棘绦虫的成虫寄生于犬科动物小肠内，虫卵随粪便排出体外，污染地面、水草、蔬菜等，被人、羊、马、猪、猫等中间宿主吞食后，细粒棘球蚴绦虫卵在人体肠内孵化成六钩蚴，穿越肠壁经门静脉系统，侵入肝、肺和脑等，少数随血流经椎静脉入颅。脑包虫病好发于顶叶、额叶、大脑、小脑、脑室和颅底等处。包虫偶见于脊髓马尾。

脑棘球蚴病可分2型：①原发型，幼虫经肝、肺和颈内动脉而入颅。多见于儿童，常单发。②继发型，较少见，常由原发性包虫囊肿破裂至左心房或左心室，其子节或头节经血流入颅，多发病灶多见，伴脑栓塞，多见于成年人。

（三）病理改变

包虫囊肿包膜为微白色半透明膜，囊液为无色透明，外观与CSF很相似，但含毒性蛋白。囊壁分内外两层，内层即包虫囊，含有大小不等的子囊；外层为宿主组织形成的一层纤维包膜，两者之间仅有轻度粘连，其中含有血管，供给营养。包虫死后，囊液变浊，囊壁可钙化。包虫囊大小不一，取决于寄生虫的种系及其寄住的组织与宿主等多种因素。囊肿生长速度每年为1～5cm直径。母囊可产生子囊及头节，由于虫体繁殖力强,子囊和头节可多达数百,形成巨大囊肿。

(四)临床表现

1.原发型 多为慢性进行性加重病程。常见头痛、呕吐、视盘水肿等高颅压表现,癫痫发作,肢体无力、偏瘫、截瘫、麻木、复视、共济运动障碍等局灶性神经功能缺损等表现。

2.继发型 根据病情进展情况分为3期:①原发包虫破入心内期,可出现过敏反应、呼吸急迫、心血管功能障碍等表现,部分患者在本期死亡,多数病例可恢复。②潜伏静止期:1～5年进入脑内的包虫不断发育成长,症状轻微。③颅内压升高期:因包虫长大出现高颅压症状及局灶性神经功能缺损表现。

(五)实验室及其他检查

1.血常规 多数可见嗜酸粒细胞增多。

2.脑脊液 脑脊液压力增高,嗜酸粒细胞增多,蛋白增高、糖、氯化物正常。

3.免疫学检查 包虫囊液皮内试验阳性,血清和脑脊液补体结合试验、间接血凝试验多阳性。

4.颅骨X线检查 颅骨内板变薄有弧形整齐的脑回或包块的压迹。儿童颅骨径增大、颅缝增宽,偶有钙化。

5.脑血管造影 病变区无血管,围绕包虫囊的血管极度移位、变直,环绕成球形。

6.脑CT 多为边界清楚锐利的巨大的脑内囊肿,可见囊内囊,囊内密度与脑脊液相似,囊周无明显水肿,占位效应明显。囊壁可轻度强化。

7.脑MRI 边界清楚锐利的圆形水样信号囊肿,母囊内可见子囊,囊壁多为连续性低信号,囊壁可见强化,囊周不同程度水肿,MRI对囊壁及多房性的显示较易做出诊断。

(六)诊断与鉴别诊断

根据患者来自畜牧区,有犬、羊等密切接触史,可同时患有肝、肺包囊虫病,加上脑部症状(或脊髓压迫症)即可考虑本病可能。包虫囊液皮试阳性、脑脊液和血清免疫学试验阳性具有诊断意义。头颅CT、MRI和脑血管造影具有定位诊断价值。

脑棘球蚴病需与脑肿瘤、脑脓肿、脑囊肿等占位性病变的临床表现和体征类似,结合包虫免疫学检查、头部CT、MRI可帮助鉴别。

(七)治疗

1.手术治疗 手术切除是主要治疗方法,以完整摘除囊肿为原则。若囊肿破裂,囊液外溢,不仅可引起过敏性休克反应,且囊液中的头节扩散,导致囊肿复发。因此,术前定位要准确,手术切口和骨窗要足够大,切忌用穿刺探查或抽吸囊液减压。切除时宜用加压注水漂浮法,术时一旦囊液污染切口,可用过氧化氢溶液处理。

2.药物治疗 用于术前治疗、术后复发或不能再手术者。

(1)阿苯达唑:剂量20mg/(kg·d),分2次口服,30d为1个疗程。半个月后可重复治疗,需3～4个疗程。

(2)吡喹酮:术前用药,防止囊液中头节播散所引起的继发性棘球蚴病或预防复发。治疗剂量与囊肿大小有关。

3.对症治疗 降颅压、抗癫痫等治疗。

三、曼氏裂头蚴病

曼氏裂头蚴病系曼氏迭宫绦虫幼虫-曼氏裂头蚴寄生于人眼部、皮下组织或脑、肾、肺等脏器所致的人兽共患寄生虫病。前者由寄生于小肠的成虫引起,产生的症状轻微;后者则由其幼虫-裂头蚴引起,裂头蚴可在体内移行,并侵犯多种组织器官,产生的症状远较成虫严重。

(一)流行病学

曼氏裂头蚴病多见于东亚和东南亚各国,全球均有报道,我国见于上海、广东、台湾、四川和福建等 23个省市自治区。

(二)病因及发病机制

曼氏迭宫绦虫又称孟氏裂头绦虫,成虫主要寄生在猫科动物,偶然寄生于人体。其生活史中需要 3 个宿主。终宿主主要是猫和犬,此外还有虎、豹、狐等食肉动物。第 1 中间宿主是剑水蚤,第 2 中间宿主主要是蛙、蛇、鸟类和猪等。多种脊椎动物可作其转续宿主。人可成为它的第 2 中间宿主,转续宿主甚至终宿主。

曼氏裂头蚴长带形,白色,约 300mm×0.7mm,头部膨大,末端钝圆,体前段无吸槽,中央有一明确凹陷,是与成虫相似的头节,体部不分节但具横皱褶。人体感染的途径有两种,即裂头蚴或原尾蚴经皮肤或黏膜侵入,或误食头蚴或原尾蚴。具体方式可归纳为以下 3 类。

1.局部贴生蛙肉为主要感染方式,约占患者 50%以上。在我国某些地区,民间传说蛙有清凉解毒作用,因此常用生青蛙肉敷贴伤口,包括眼、口、外阴等部位。若蛙肉中有裂头蚴即可经伤口或正常皮肤、黏膜侵入人体。

2.生食或半生食蛙、蛇、鸡或猪肉、马肉。民间有吞食蛇或蛙治疗疮疖和疼痛的习俗,或食用未煮熟的肉类,被吞食的裂头蚴即穿过肠壁入腹腔,然后移行到其他部位。

3.误食感染的剑水蚤。饮用生水或游泳时误吞湖水、塘水,使受感染的剑水蚤有机会进入人体。据报道原尾蚴有可能直接经皮侵入,或经眼结膜侵入人体。

(三)病理

病理上特征表现为:①蚴虫虫体为实体,无体腔,具特征性体壁;②蚴虫虫体内散在分布的同心圆形或椭圆形的石灰小体及单个肌纤维;③脑内有新旧不一的多发性嗜酸性肉芽肿或脓肿,内有大量坏死组织,可见窦道痕迹。对囊肿周围组织进行病理切片检查,常可见炎性细胞和较多嗜酸性粒细胞浸润。

(四)临床表现

裂头蚴寄生人体引起曼氏裂头蚴病。本病潜伏期与感染方式有关:局部侵入者潜伏期短,一般 6~12d,个别可达 2~3 年;经消化道感染者潜伏期长,多为 1 至数年。其严重性因裂头蚴移行和寄居部位不同而异。常见寄生于人体的部位依次是:眼睑部、四肢、躯体、皮下、口腔颌面部和内脏。被侵袭部位可形成嗜酸性肉芽肿,致使局部肿胀,甚至发生脓肿,囊肿直径为 1~6cm,囊腔内盘曲的裂头蚴可 1~10 条。

根据临床表现,可归纳为以下 5 型:①眼裂头蚴病;②皮下裂头蚴病;③口腔颌面部裂头蚴病;④脑裂头蚴病;⑤内脏裂头蚴病。

随着 CT、MRI 及超声检查等现代影像学技术的普及,近年来,中枢神经系统裂头蚴病的发现有逐渐增加的趋势。脑裂头蚴病临床表现酷似脑瘤,常有阵发性头痛、癫痫发作,严重时昏迷或伴喷射状呕吐,视物模糊,肢体麻木甚至瘫痪等。极易误诊。

(五)辅助检查

酶联免疫吸附试验、免疫印迹试验及金标免疫渗滤法(DIGFA)等方法都逐步用于裂头蚴病的诊断及流行病学调查,敏感性和特异性有待提高。

脑 CT 显示有相当诊断价值的三联征:白质低密度伴邻近脑室扩大、不规则或结节状强化及细小针尖样钙化,此三联征总的出现率为 67%。随访 CT 检查中发现强化结节位置改变或情况进展,则提示为幼虫存活。

脑 MRI 显示病灶多为单发病灶，多位于大脑半球表浅部位，T_1WI 显示稍低不均匀信号，T_2WI 表现为团片状不均匀高信号，伴周围脑实质不同程度水肿，可见细长通道伴串珠样改变。增强后裂头蚴病灶表现为多环、套环、不规则缠绕状强化灶，出现特征性类似"绳结样"改变。

（六）诊断及鉴别诊断

曼氏迭宫绦虫成虫感染可以用粪检虫卵确诊。曼氏裂头蚴病则主要靠从局部检出虫体作出诊断。询问病史有一定参考价值。

需要鉴别的疾病有：①细菌性脑脓肿。裂头蚴呈单环囊状时与脑脓肿无法鉴别。脑脓肿呈多环时一般数目不多，且多为环靠环，很少形成"绳结状"改变。而裂头蚴多为多个小环相套。②其他寄生虫感染。血吸虫卵可形成单环脓肿，病灶较小，患者多来自疫区，有相关病史；弓形虫感染可形成脑内多发、单环小脓肿，多分散分布；囊虫为多发脑内小囊泡，强化后为单环强化。③肿瘤性病变。胶质瘤一般发生于较深部脑白质内，低级别的一般无强化，高级别恶性胶质瘤呈不规则花环样强化；淋巴瘤常位于近中线区，且一般呈明显结节状强化。

（七）治疗

曼氏裂头蚴病最主要的治疗手段是手术摘除，术中注意务将虫体尤其是头部取尽，方能根治，也可用 40％乙醇和 2％普鲁卡因 2～4ml 局部封闭杀虫。成虫感染可用吡喹酮、阿苯哒唑等药驱除。

预防应加强宣传教育，改变不良习惯，不用蛙肉、蛇肉、蛇皮贴敷皮肤、伤口，不生食或半生食蛙、蛇、禽、猪等动物的肉类，不生吞蛇胆，不饮用生水等是预防本病的有效措施。

四、脑型血吸虫病

脑型血吸虫病是指血吸虫虫卵异位于脑而引起的中枢神经系损伤。

（一）流行病学

在我国仅有日本血吸虫病流行。国内神经系统血吸虫病的发病率占血吸虫病患者的1.74％～4.29％。

（二）病因及发病机制

日本血吸虫成虫雌雄同体，寄生于人体门脉肠系膜静脉系统。血吸虫成虫或虫卵寄生于肺、脑、脊髓、心包、皮肤、生殖系统等部位，称为异位血吸虫病，以肺和脑的损害最为常见。虫卵到达大脑的途径尚不完全清楚。可能有以下几种形式：①来自寄生于颅内静脉窦中的成虫；②来自体循环；③通过脊椎静脉系统抵达脑部。

虫卵的主要致病因子是可溶性虫卵抗原（SEA）。SEA 被巨噬细胞吞噬后，产生一系列免疫反应，使巨噬细胞、成纤维细胞聚集于虫卵周围，与嗜酸粒细胞、淋巴细胞构成虫卵肉芽肿。随着吞噬细胞对免疫复合物的吞噬和溶酶释放，引起组织坏死而形成嗜酸性脓肿。随着虫卵内毛蚴死亡，对宿主组织的刺激因素逐渐减小，坏死组织被逐渐吸收而形成假结核结节和瘢痕纤维结节。

（三）病理

脑组织内的虫卵主要沉积于大脑枕叶、顶叶及额叶。受损的脑组织均可出现局限性脑膜炎及邻近脑实质的炎性改变。镜下可见虫卵引起的脑部损害，急性期及早期均以嗜酸性及假结核性虫卵肉芽肿多见；晚期以假结核性及纤维性虫卵肉芽肿多见。血吸虫病累及脊髓者极为少见。

（四）临床表现

神经系统血吸虫病因感染的轻重、人体对感染的反应和病变部位不同，其临床表现轻重不等，症状多样,可分为急性和慢性两类。

1.急性血吸虫病的神经系统表现　多发生于无免疫力的初次感染者。患者多为青壮年和儿童,常有明确疫水接触史,好发于夏季,潜伏期 30～60d。患者多有发热,以脑膜脑炎为主要特征。轻者有嗜睡、定向力障碍、意识不清及精神异常;重者出现昏迷、抽搐、大小便失禁和瘫痪。查体可见双侧锥体束征、视盘水肿和脑膜刺激征,一般随体温恢复正常而开始好转或消失。

2.慢性血吸虫病的神经系统表现

(1)癫痫型:是脑型血吸虫病最常见的症状,多由于虫卵引起的局限性脑膜脑炎或瘢痕结节所致。癫痫发作形式多样。多数患者发作后可出现短暂性偏瘫,但无颅内压升高。

(2)脑瘤型:通常由于颅内血吸虫肉芽肿所致。其临床表现与颅内肿瘤相似,除颅内压增高症状外,常伴有明显的定位症状。

(3)脑卒中型:多由于血吸虫虫卵引起脑血管栓塞所致,有时亦可因血管的炎性变化损害管壁造成颅内出血或蛛网膜下腔出血。其临床表现与急性脑血管病相似。

(4)脊髓压迫症型:少见。由于脊髓内或脊膜酸性和假结核性虫卵肉芽肿压迫所致。临床表现与其他原因所致脊髓压迫症相似,主要为腰段脊髓症状,很少累及胸段脊髓。

(五)实验室及辅助检查

1.血常规检查　嗜酸性粒细胞显著增多,一般在 20%～40%。

2.腰穿检查　可出现颅内压力增高,脑脊液白细胞数轻度增多,一般为(10～100)×10⁶/L,以嗜酸性粒细胞增多明显,蛋白质含量正常或轻度升高。脑脊液中偶可检出虫卵。

3.病原学检查　脑型血吸虫病患者多伴有肠道病变,可取患者的粪便直接涂片检出虫卵或沉淀孵化法孵化出毛蚴。直肠镜或乙状结肠镜下取肠黏膜活检。如行手术治疗,可取脑组织进行病理检查。

4.免疫学检查

(1)皮内试验:阳性率90%,与肺吸虫患者有较高的交叉反应率。

(2)抗体检测:常用方法有环卵沉淀试验、间接血凝试验、ELISA 试验等。

(3)抗原检测:血清或脑脊液中抗原检测阳性具有确诊意义。检测循环抗原不仅能反映活动性感染,而且可以评价疗效和估计虫卵。

5.头颅 CT

(1)急性型表现类似脑炎,脑实质内大小不一、程度不同的低密度水肿区,边缘模糊,无强化效应。

(2)慢性型呈局限性肉芽肿,等密度、稍高密度或混杂密度,周边有大片"指套样"水肿,增强时明显均一强化,有时见局限性脑萎缩。

(3)虫卵堵塞脑供血动脉引起脑组织缺血性坏死出现梗死样低密度灶。

6.头颅 MRI　肉芽肿型 T_1WI 见不规则"佛手样"或"指套样"低信号水肿区,T_2WI 病变呈明显高信号,增强后病灶内见散在不规则点片状强化。其他类型病变出现类似脑炎或梗死样表现。

(六)诊断

主要依赖于流行病学调查、病史、临床表现、实验室检查和特殊辅助检查及病原治疗效果,其中流行病学调查尤为重要。凡有疫水接触史或已确诊血吸虫病,脑部症状出现在感染血吸虫后,结合外周血或脑脊液中嗜酸性粒细胞、病原学、免疫学检测及头颅 CT、MRI 等辅助检查,排除其他病因导致的神经系统症状后,临床上诊断可以成立。

(七)鉴别诊断

急性型应与病毒性脑膜脑炎、中毒性脑病和脑血管病鉴别;慢性型应与脑脓肿、脑结核球、脑肿瘤和原发性癫痫鉴别。

（八）治疗

脑型血吸虫病的治疗分为病原学治疗、对症治疗和外科治疗。

1.抗血吸虫治疗

（1）吡喹酮，为本病首选的治疗药物。本药主要作用于虫体表皮，破坏其吸收和防卫功能，显著降低血吸虫对葡萄糖的摄取。目前常用治疗方法为：①治疗急性血吸虫病，总量 120mg/kg（儿童 140mg/kg），4～6d 分服，2～3/d；②治疗慢性血吸虫病，总量 60mg/kg（儿童 70mg/kg），2d 服完，2～3/d。吡喹酮宜饭后或餐中服用。不良反应一般轻微且持续时间短，主要为头痛、头晕、肌肉酸痛、乏力、多汗等。严重心律失常、严重肝肾功能障碍者慎用。

（2）青蒿素及其衍生物蒿甲醚、青蒿琥酯，不仅可以杀灭疟原虫，也可以杀灭日本血吸虫。对不同发育期的血吸虫均有较好的杀灭作用，并可用于血吸虫传播季节及短期接触疫水的预防。

2.对症治疗　如有颅内压增高或癫痫等症状，应同时应用脱水药或抗癫痫治疗。对于脑型血吸虫病，特别是急性患者，应加用肾上腺皮质激素治疗。

3.外科治疗　下列情况可采取外科手术治疗：①有较大的血吸虫虫卵肉芽肿，造成明显的颅内压增高或脊髓压迫症状，应手术切除肉芽肿。②脑部炎症水肿反应引起急性颅内压增高，脑脊液循环受阻或形成脑疝者，应进行手术减压，手术后再行药物治疗。

（九）预防

综合预防，包括控制传染源、消灭钉螺、粪便管理、健康教育与健康促进、个人防护及监测等。

五、脑型肺吸虫病

脑型肺吸虫病是指肺吸虫（并殖吸虫）侵入人体后，移行入脑导致的中枢神经系统损害。

（一）流行病学

脑型肺吸虫病的发病率占肺吸虫病的 20%～26%。在我国东北地区和华东、华中、华南、西南等 22 个省市、自治区均有流行。

（二）病因及发病机制

人和动物因为生食或半生食含有肺吸虫活囊蚴的石蟹或喇咕而感染。肺吸虫病的致病原因主要是童虫或成虫在人体组织与器官内移行，寄居造成的机械性损伤及其代谢产物引起的免疫病理反应。

（三）临床表现

肺吸虫病常累及全身多个器官，临床症状甚为复杂。肺部主要症状有咳嗽，初为干咳，随病程进展而痰量渐增并带有血液。痰血混合常呈铁锈色或棕褐色，烂桃样血痰为本病最典型症状，系肺部坏死组织随痰咳出所致。血痰中可查见并殖吸虫卵。中枢神经系统肺吸虫病以儿童、青少年多见。

1.脑膜脑炎型　此型见于虫体刚侵犯颅内或从囊肿样病变中穿出。起病较急，表现为头痛、呕吐、颈项强直、Kernig 征阳性。脑型患者往往有蛛网膜下腔出血表现。腰穿脑脊液压力增高不明显，脑脊液细胞计数增多，特别是嗜酸性粒细胞增多明显，可见红细胞，蛋白含量轻度增高，有时脑脊液可查见虫卵。

2.假瘤型　此型见于虫体在颅内停留较久后，出现圆形或卵圆形囊肿型肉芽肿。其表现类似于脑肿瘤。表现为颅内压增高症状和局灶性损害症状。腰穿脑脊液压力轻度增高，脑脊液细胞计数增多不明显，蛋白含量轻度增高。

3.萎缩型　此型见于虫体离去或死亡较久后，病变纤维化。此时主要表现为智能减退，精神异常，癫痫部分性发作或全身性发作、偏瘫、偏身感觉障碍等局灶性脑损害症状。缺乏急性脑膜脑炎及颅内压增高症状。腰穿脑脊液压力不高,细胞计数及蛋白含量均在正常范围。

4.脊髓型　少见,早期下肢麻木、刺痛或伴有腰痛,继之发生一侧或双侧下肢瘫痪,大小便失禁等脊髓压迫症状。

(四)实验室检查

1.血常规　白细胞总数增多,一般为$(10\sim30)\times10^9/L$,急性期可达$40\times10^9/L$。嗜酸粒细胞增多,一般为$5\%\sim20\%$,急性期可达80%以上。血沉明显加快。

2.病原学诊断　检查痰液或粪便、脑脊液中的虫卵。脑脊液中的虫卵可用离心沉淀法进行检查。

3.免疫学诊断

(1)皮内试验:常用于普查,阳性符合率可达95%以上。

(2)检测抗体:常用斑点酶联免疫吸附试验、ELISA法、间接血凝试验等检测血清及脑脊液抗体。

(3)检测循环抗原:诊断结果敏感、特异,且可用于观察疗效。

4.影像学检查

(1)X线检查:胸部X线平片检查对合并肺吸虫病患者有较高诊断价值。

(2)头颅CT:脑型肺吸虫病的CT表现主要可分为脑炎型和囊肿型两种变化。前者表现为边缘模糊、大小不一的低密度区;后者表现为单发或多发性大小不等的囊性低密度区。

(3)头颅MRI:与CT表现相似且更为灵敏,但对钙化灶的发现不如CT。T_2WI见稍低信号环形囊壁,中心呈高信号坏死灶,周围见高信号水肿带。增强检查见环形及小斑絮样强化,并见多个环形"皂泡样"强化灶聚集。

(五)诊断

在流行地区有生食或半生食石蟹、喇咕或饮生溪水史,出现高颅压、癫痫发作及其他神经系统表现者,特别是早期出现咳嗽、咳铁锈色痰、游走性皮下包块者应考虑本病。血嗜酸粒细胞持续增多、肺吸虫皮内试验、血清或脑脊液抗体及循环抗原检测阳性,可确诊。

(六)鉴别诊断

本病应与蛛网膜下腔出血、脑脓肿、结核性脑膜炎、脑肿瘤、脑囊虫病等鉴别。

(七)治疗

1.病因治疗

(1)吡喹酮:为本病首选治疗药物,推荐剂量$75\sim100mg/(kg\cdot d)$,$2\sim3$次分服,$2\sim3d$疗法较好。脑型患者应治疗2个疗程。

(2)硫氯酚(别丁):成年人$3g/d$,儿童$50mg/(kg\cdot d)$,隔日用药,$25\sim30d$为1个疗程。疗效不如吡喹酮,且疗程长,不良反应较多,仅在吡喹酮药源有困难地区使用。

2.手术治疗　手术治疗指征为病变较大、重症高颅压、已经形成包囊或囊肿者及用药后病情继续发展者。

3.对症治疗　患者如有颅内压增高或癫痫等症状,应同时应用脱水药或抗癫痫治疗。

(八)预防

预防本病的关键是改进饮食卫生,革除生食或半生食石蟹、喇咕或饮生溪水的习惯。

六、广州管圆线虫病

广州管圆线虫病又称嗜酸性粒细胞增多性脑膜脑炎或嗜酸性粒细胞增多性脑脊髓膜炎。主要是因进食生的或半生的含有广州管圆线虫幼虫的螺肉而感染,幼虫寄生在中枢神经系统引起脑膜炎、脊髓膜炎、脑炎或脊髓炎主要临床表现为发热、头痛及感觉异常,脑脊液嗜酸性粒细胞增多。

(一)流行病学

本病曾在亚太中部及东南亚地区相继发现并局部暴发。在我国主要流行于台湾省,近年在东南沿海地区和北京有局部暴发。

(二)病因及发病机制

人生食或半生食含有广州管圆线虫第三期幼虫的螺肉或被其污染的蔬菜而感染。广州管圆线虫成虫寄生于终末宿主鼠类的右心及肺动脉内。雌虫产卵,卵随血流进入肺部毛细血管,孵化为第一期幼虫,由肺泡脱出,沿气管上升至咽部被咽下,经胃肠道随粪便排出体外。第一期幼虫被中间宿主(某些水生或陆生螺等)吞食,经两次蜕皮发育成第三期幼虫,第三期幼虫对鼠类及人类均有感染力。含第三期幼虫的螺被人食入后,幼虫钻入胃肠壁的血管或淋巴管并随血流散布全身,主要聚集于脑内,再蜕皮两次发育为第五期幼虫即童虫,10余日后移至蛛网膜下腔内。

(三)病理

病变主要集中于中枢神经系统,特别是小脑、脑桥及延髓。幼虫移行的机械性刺激和抗原性作用使病变部位产生炎症及过敏性反应,在脑膜、蛛网膜及脑内的虫体周围可见由嗜酸性粒细胞、夏科-雷登结晶及巨噬细胞形成的嗜酸性粒细胞肉芽肿。脑膜可见增厚粘连。

(四)临床表现

1.潜伏期　3~36d,平均2周左右。

2.前驱期　症状不典型,可见低热、头痛、头晕、乏力等,轻症患者可自愈。

3.急性期　发热、头痛为最常见的症状,可伴恶心呕吐。颈项强直感,多数患者可有不同部位的感觉异常,如麻木、疼痛、烧灼感等,为本病特征性表现。部分患者可有癫痫发作、精神异常、嗜睡等症状。病情凶险者可昏迷。此外还可出现畏光、复视、眼肌麻痹等眼部表现,咳嗽、肺部阴影等肺部表现。轻症病程1周左右,较重者可持续1周至2个月,甚至更长时间。

4.恢复期　患者临床症状逐渐缓解,本期可持续数周。感觉异常可能持续更长时间。

(五)实验室检查

1.血液检查　嗜酸性粒细胞百分比或绝对值轻至中度增高。

2.脑脊液检查　脑脊液压力升高,嗜酸性粒细胞增多,蛋白升高,氯化物可轻度降低或正常。少数病例可检出广州管圆线虫幼虫或成虫。

3.免疫学检查　常用ELISA和金标法检测广州管圆线虫IgG、IgM抗体和循环抗原(CAg)检测患者的血清或脑脊液。

4.病原学检查　从脑脊液、眼或其他部位查见本虫的幼虫或成虫,但阳性概率很小。

5.影像学检查　肺部X线片及CT可显示肺部小结节影等表现;头颅脑脊髓膜内多发长条形影或结节状强化病灶和软脑膜强化为主要表现。

(六)诊断与鉴别诊断

1.诊断标准

(1)流行病学史阳性。

(2)临床表现:起病较急,发热、头痛、颈项强直,不同部位的感觉异常,畏光、复视等。

(3)血常规检查:血液检查,嗜酸性粒细胞百分比或绝对值轻至中度增高。

(4)脑脊液检查:脑脊液压力升高,嗜酸性粒细胞增多。

(5)免疫学检查:血清或脑脊液的广州管圆线虫 IgG、IgM 抗体和循环抗原(CAg)阳性。

(6)影像学检查:肺部 X 线片及 CT 及头颅 MRI,如有前述阳性所见可支持诊断。

(7)病原学检查:从脑脊液、眼或其他部位查见本虫的幼虫或成虫,可作出病原学诊断。

以上各项,具备第(1)~(4)项可作出临床诊断,具备第 7 项为病原学确诊,第(5)~(6)项为辅助诊断项目。

2.鉴别诊断　本病需与结核性脑膜脑炎、病毒性脑膜脑炎、流行性脑脊髓膜炎、神经性头痛及其他中枢神经系统寄生虫病鉴别。

(七)治疗方案

1.病原学治疗　阿苯达唑(丙硫咪唑)20mg/(kg·d),分 3 次服用,连服 7~10d。

2.对症、支持治疗　视病情应用甘露醇降低颅内压;酌情应用肾上腺皮质激素;酌情应用镇痛药;神经营养药物。

3.需注意的问题　①杀虫治疗前需明确有无眼部广州管圆线虫寄生,如有,先行眼科治疗后再予药物治疗;②颅内压高于 300mmHg 者,须先行降低颅内压治疗,待颅内压降至一定水平后再行杀虫治疗。

(八)预后

绝大多数患者预后良好,极个别感染虫体数量多者病情严重可致死或留有后遗症。

(九)预防措施

开展卫生宣教工作;切忌生食或半生食螺肉;食品管理部门加强对螺类食物的监测和管理;加强灭鼠工作。

(张丹丹)

第七节　艾滋病的神经系统损害

一、概述

艾滋病即获得性免疫缺陷综合征(AIDS),是由人类免疫缺陷病毒(HIV)引起。该病毒是一种嗜神经病毒,可高选择性地侵袭和定位于神经系统。30%～40% 的 AIDS 患者存在神经系统受累,且其中的 10%～27% 以神经系统损害为首发症状。尸检发现,80% 以上的 AIDS 患者存在神经系统的病理改变。神经系统损害包括 HIV 自身引起的神经系统疾病、HIV 相关性肿瘤、神经系统机会性感染、HIV 相关的脑卒中和治疗药物的神经系统副作用。自 1981 年首次报道以来,HIV 感染几乎遍及全球,而且发病率逐年上升,估计目前全球约有 4000 多万人受到感染,已成为严重威胁人类健康和生存的全球性问题。截至 2009 年底,估计中国现存活的艾滋病病毒感染者和艾滋病患者总共约 74 万,女性占 30.5%;其中艾滋病患者 10.5 万。

AIDS 的分类非常复杂,美国疾病预防与控制中心(CDC)的分类系统是以 HIV 感染相关的临床症状和 CD4$^+$ T 淋巴细胞计数为基础。该系统将 CD4$^+$ T 淋巴细胞计数分为少于 $200/\mu l$、$(200～499)/\mu l$ 和大于 $500/\mu l$ 3 级,根据临床症状分为无症状、症状性和 AIDS 指示菌情况 3 类,用 9 个相互排除的类型来表示。该系统将 CD4$^+$ T 淋巴细胞计数<$200/\mu l$ 的 HIV 感染者均定义为 AIDS 患者,无论其是否出现临床症状或机会性感染。

二、病因与发病机制

AIDS 的致病因子为 HIV,该病毒属于人类反转录病毒科,慢病毒亚科。电镜显示 HIV 病毒体为 20 面体结构,包含众多的外部刺突和两个主要的包膜蛋白,为外部的 gp120 和跨膜的 gp41。HIV 有两个亚型,HIV-1 和 HIV-2。HIV-1 是全世界范围内 HIV 疾病最常见的病因。病毒一般不直接损害神经组织,而是经过包括免疫介导的间接损伤、限制性持续性的胞内感染、由受染单核细胞和巨噬细胞释放的细胞因子、兴奋性毒性氨基酸、胞内钙超载、自由基、脂质炎性介质、HIV 基因产物,如套膜糖蛋白 gp120 的间接细胞毒性等引起组织的炎症损害。促进 HIV 感染后疾病发作的因素是 HIV 的生物学变异、增强毒力的病毒株、宿主免疫机制及伴随的巨细胞病毒、单纯疱疹病毒、乙型肝炎和丙型肝炎病毒、人类单疱病毒-6 型或人类嗜 T 淋巴细胞病毒-1 型(HTLV-1)感染的相互作用。

HIV 由皮肤破损处或黏膜进入人体后,能选择性地侵犯有 $CD4^+$ 受体的 T 淋巴细胞以及单核-巨噬细胞,使其质和量进行性缺乏而导致显著的免疫缺陷。当 $CD4^+$ T 淋巴细胞数减低到一定水平,患者将极易罹患一系列机会性疾病,尤其是卡氏肺囊虫肺炎、弓形体病、病毒、真菌及分枝杆菌感染等以及 Kaposi 肉瘤和淋巴瘤等。AIDS 的主要传播途径为性接触(包括同性、异性和双性性接触)、血液及血制品(包括共用针具静脉摄毒、介入性医疗操作等)和母婴传播(包括产前、产中和产后)三种途径。

三、病理

HIV 进入颅内的确切机制仍未明确,但是至少与病毒感染的能力及免疫活化的巨噬细胞所诱导的黏附分子部分相关。虽有少见的 HIV 感染神经元和星形胶质细胞的报道,目前仍没有令人信服的证据表明,除单核细胞、巨噬细胞外的其他脑细胞能在体内产生生产性感染。HIV 感染患者表现为白质损害及神经元丢失。这可能通过病毒蛋白,尤其是 gp120 和 Tat 促发内源性神经毒素从巨噬细胞释放,少数是从星形胶质细胞释放所造成。HIV-1 感染患者可发现反应性神经胶质细胞和小胶质细胞的增生。90% 的 HIV 患者存在脑脊液异常,甚至在 HIV 感染的无症状期也有脑脊液改变,包括淋巴细胞增多(50%~65%)、蛋白增高(35%)、检测到病毒 RNA(75%);90% 的患者具有抗 HIV 抗体鞘内合成的证据。

四、临床表现

HIV 感染的临床症状是一个疾病谱,包括与原发感染相关的急性综合征到无症状期和继发性疾病,症状多种多样。患者多为青壮年,发病年龄 80% 在 18~45 岁。常有一些非特异性症状,如发热、体重减轻、盗汗、食欲减退、腹泻、消化不良、皮肤病变及持续广泛性全身淋巴结肿大等,并往往患有一些罕见的疾病如肺孢子虫肺炎、弓形体病、非典型性分枝杆菌与真菌感染等;并发恶性肿瘤,并可出现头痛、意识障碍、痴呆、抽搐等神经系统受损症状。下面主要介绍 HIV 自身引起的神经系统病变、HIV 相关性肿瘤、神经系统机会性感染、HIV 相关的脑卒中和治疗药物的神经系统副作用。

(一)HIV 感染自身引起的神经系统疾病

1.无菌性脑膜炎和脑炎 无菌性脑膜炎可见于 HIV 感染的任何时期(除极晚期外)。急性原发感染的患者可出现发热、咽炎、淋巴结病、头痛、关节痛、畏光、嗜睡和假性脑膜炎的综合征;有时可出现急性脑病;极少数可出现脊髓病变,表现为横贯性脊髓炎或神经病。脑神经可受累,主要累及第Ⅶ对,第Ⅴ对和(或)

第Ⅷ对亦可受累。脑脊液变化包括淋巴细胞增多、蛋白升高和葡萄糖正常。这些表现临床上很难与其他病毒性脑膜炎区分,通常在2~4周自行缓解。有些患者可转为慢性。无菌性脑膜炎很少与AIDS的发展相平行,这表明HIV感染所致的无菌性脑膜炎是一种免疫介导的疾病。

2.AIDS相关的神经认知障碍　HIV相关的神经认知障碍(HAND)可分为无症状性的神经认知缺损(ANI)、轻度神经认知障碍(MND)和HIV相关性痴呆(HAD)。ANI为亚临床的认知障碍,MND为轻度认知障碍,出现日常生活功能轻度受损。HAD亦称为HIV脑病或AIDS痴呆叠加,出现显著认知障碍并导致患者的日常生活功能严重受损。表现为注意力减退.健忘和执行复杂任务困难以及情感淡漠、缺乏始动性,有些患者甚至发展为植物状态。与皮质性痴呆不同,HAD很少出现高级皮质功能障碍如失语、失用和失认。HAD还可能出现运动障碍的症状如步态不稳、平衡障碍、震颤及快速轮替运动困难。脊髓受累患者可出现肌张力增高及深反射亢进。后期可合并大小便失禁。HAD通常是HIV感染的晚期合并症,数月内缓慢进展,但也可见于CD4$^+$计数350/μl者。仅有3%的HIV感染者以HAD为首发的AIDS定义疾病。HAND风险与CD4$^+$计数减少和脑脊液中病毒载量有关。

3.HIV脊髓病　AIDS性脊髓病主要有3种。①空泡样脊髓病变,其特征是亚急性起病,常表现为显著的步态不稳和痉挛状态,随后出现大小便障碍。体检可见腱反射亢进和病理反射。病理改变则与恶性贫血伴发的亚急性联合变性相似。虽然AIDS患者存在维生素B$_{12}$缺乏,但不是绝大多数患者的病因。②脊髓后索受累,表现为完全性感觉性共济失调。③感觉系统受累,表现为下肢感觉异常和感觉迟钝。20% AIDS患者出现脊髓疾病,并常作为HAD的部分症状。事实上,90% HIV相关脊髓病的患者有某些痴呆的证据,表明其存在相同的病理过程。

4.HIV性周围神经病　可发生于疾病的任何阶段,有多种形式。最常见的是远端感觉性多神经病,这可能是HIV感染的直接结果。通常表现为亚急性起病的双足和下肢的烧灼样疼痛感。体检可发现袜套样感觉缺失,包括针刺觉、温度觉和触觉,伴有踝反射消失。常见痛觉过敏。运动系统改变轻微,仅表现为足底内侧肌肉无力。电生理检查表明2/3的AIDS患者有周围神经的病变。神经传导正常或仅有轻微的轴索改变。HIV感染早期亦可发生类似吉兰-巴雷综合征的AIDP。另外一些病人表现为类似CIDP的渐进性或复发缓解性炎性神经病。患者通常表现为进行性肌无力,反射消失和轻微感觉异常,脑脊液检查有单核淋巴细胞增多,周围神经活检可见血管周围浸润,提示自身免疫为其病因。

5.HIV性肌病　HIV相关性肌病的临床和组织病理学特点与原发性多发性肌炎有显著差别,常被称作HIV多发性肌炎。该病可发生于HIV感染的任何阶段,但很少作为HIV的首发症状。HIV多发性肌炎严重程度各异,从无症状性的肌酸激酶水平升高到亚急性的近端肌无力和肌痛均可发生。无症状的患者可出现显著的肌酸激酶水平升高,尤其多见于运动后,其临床症状和实验室指标异常的病理机制不明。肌电图表现为异常的自发性电活动和短时程多运动电位。肌活检提供了免疫性肌病的最佳证据。炎性或非炎性的各种不同的病理过程均可发生于严重的肌病患者,包括肌纤维坏死伴炎细胞改变,杆状体、胞质体和线粒体异常。

(二)HIV性相关肿瘤

1.系统性淋巴瘤　淋巴瘤是HIV感染的晚期表现,随着HIV感染时间的延长和免疫功能的降低而呈指数性增加;至少6%的AIDS患者在病程中可能罹患淋巴瘤,其发生率是正常人群的120倍。其临床表现各异,可表现为不明原因的持续发热,生长迅速的口腔黏膜损害以及局灶性癫痫。至少80%的患者存在淋巴结外病变,CNS最常受累,其中约60%为原发性CNS淋巴瘤。淋巴瘤在血友病患者的发生率最高,加勒比海或非洲的异性间获得性感染的AIDS患者发病率最低。通常发生于CD4$^+$ T细胞计数200/μl的患者。其发生率并不随着高效抗反转录病毒疗法(HAART)的广泛应用而降低。

2.CNS 淋巴瘤　通常出现在 HIV 感染的晚期。各年龄组均可受累,表现为局灶性神经功能受损,包括头痛、脑神经受损和(或)局灶性癫痫。头颅 MRI 或 CT 可见数个(1~3 个)3~5cm 的病灶。典型的 CNS 淋巴瘤位于深部脑白质,常邻近脑室;呈环形增强,但增强不如脑弓形体病明显。通常 EB 病毒检测为阳性。诊断时 CD4$^+$ T 细胞计数的中位数是 50/μl。腰椎穿刺对于系统性淋巴瘤患者分级具有重要性。

(三)HIV 相关的机会性感染

机会性感染从广谱上来说包括继发于 AIDS 患者所发生的细菌性、病毒性、真菌性和寄生虫的各种感染。多数感染发生的危险与 CD4$^+$ T 细胞计数呈正相关。

1.隐球菌病　隐球菌感染是 AIDS 患者脑膜炎的首要感染原因。发生于 2% 的患者,通常发生在 CD4$^+$ T 细胞计数 100/μl 的患者。其显著特点是临床症状和体征相对缺乏,可出现发热、头痛、认知减退、嗜睡或易激惹、脑神经麻痹及步态异常以及精神异常;其他单侧体征少见。随着感染进展,可出现深昏迷和脑干受压的体征。脑膜刺激征常轻微或缺如;确诊时 1/3 病例已经出现了视盘水肿。神经影像学检查多正常。脑脊液为轻度异常,但腰穿压力升高。脑脊液白细胞数 10/μl 和压力>250mmH$_2$O 为预后不佳的标志。隐球菌脑膜脑炎若未及时治疗常常是致命的,死亡发生在症状出现 2 周至数年,病死率为 10%~30%。

2.弓形体病　是 AIDS 患者最常见的继发性 CNS 感染的病因,但随着 HAART,其发生率逐渐下降。本病最常见于加勒比海和法国。弓形体病通常属 HIV 感染的晚期合并症,常发生于 CD4$^+$ T 细胞计数 200/μl 的患者。脑弓形体病是由滞留在细胞内的寄生虫-鼠弓形虫引起的。最常见的临床表现是发热、头痛和局灶性神经功能缺失。患者可出现抽搐、偏瘫、失语或脑水肿,特征性地表现为意识模糊、痴呆和嗜睡,可发展为昏迷。血清抗体阳性者的发病率是阴性者的 10 倍以上。对于诊断为 HIV 感染的患者,应在其最初发展阶段即监测鼠弓形虫抗体。对那些血清阴性者应教育其用各种方法减少患原发感染的风险,包括避免食用未熟透的肉类,接触土壤后应仔细洗手等。脑 MRI 表现为多灶性损害及环形强化,即可怀疑该病。除弓形体病外,HIV 感染者出现单个或多个增强病灶的疾病还包括原发性 CNS 淋巴瘤及较为少见的分枝杆菌、真菌或细菌性脓肿。确定诊断需要脑活检。

3.进行性多灶性白质脑病　JC 病毒为一种人类多瘤病毒,是进行性多灶性白质脑病(PML)的病因,也是 AIDS 患者重要的机会性感染的致病因素。典型病例为慢性病程,有或无精神状态的改变,伴有多灶性神经功能受损,共济失调、视野缺失、失语和感觉障碍均可发生。它是 AIDS 的晚期合并症,可见于 4% 的 AIDS 患者。MRI 的典型改变是多发不增强的白质病灶,可融合;多发于枕叶和顶叶皮质下白质内,大脑半球、小脑和脑干均可受累。病灶在 T$_1$ 加权像上为低信号,T$_2$ 加权像上为高信号。在没有 HAART 之前,PML 患者多于症状发生后3~6 个月死亡。作为一种免疫再激活综合征,PML 可能在 HAART 开始后反而恶化。无特异性治疗。

4.巨细胞病毒感染　AIDS 患者感染巨细胞病毒(CMV)后可出现视网膜炎、脑炎或多发性神经根炎。继发于 CMV 的脊髓炎和多发性神经根炎常见于 HIV 感染的病程晚期(CD4$^+$ 计数 50/μl),起病突然,表现下肢和骶部感觉异常,行走困难,上升性的感觉减退及尿潴留。临床病程在数周内快速进展。脑脊液检查提示显著的淋巴细胞增多,脑脊液 PCR 可检测到 CMVDNA。用更昔洛韦和膦甲酸治疗迅速好转,及时应用更昔洛韦和膦甲酸治疗是减少永久性神经损害程度的重要措施。

5.Chagas 病(美国锥虫病)　再发性美国锥虫病可表现为急性脑膜脑炎,伴有局灶性神经系统体征、发热、头痛及癫痫发作。脑 CT 或 MRI 表现为单个或多个低密度区,典型者可见环形强化和水肿。病灶主要见于皮质下区域,这一特征有助于与弓形体病和 CNS 淋巴瘤的深部损害相鉴别。克氏锥虫无鞭毛体及锥虫可通过活检或脑脊液标本鉴别。其他脑脊液变化还包括蛋白增高和淋巴细胞轻度增高。血液检查可直接检出虫体。

（四）HIV 相关的脑卒中

HIV 感染可增加缺血性和出血性脑卒中的风险，并多见于青年的 HIV 感染人群。卒中多发生于 $CD4^+$ 淋巴细胞计数少于 $200/\mu l$ 的 AIDS 进展的情况下。在 40％的神经系统并发症中，仅有 1.3％为脑血管病并发症。AIDS 人群缺血性脑卒中的常见病因是炎症性脑膜炎、血管炎、血液高凝和原发性 HIV 血管病。出血性卒中多继发于凝血障碍、血小板减少、颅内肿瘤或 CNS 感染。随着广泛应用 HAART，HIV 的神经系统并发症包括脑卒中均有所减少，然而，由于高龄 HIV 人群的增加以及蛋白抑制药对血脂的副作用，HIV 合并脑卒中的变化仍不大。

（五）治疗的合并症

HIV 相关治疗最常见的神经系统并发症是多发性神经病和肌病。

1.神经病变　随着对 HIV 感染进行 HAART 治疗的不断完善，其神经系统并发症大大减少。但随生存率的提高和神经毒性药物的长期应用，HIV 感染者中周围神经疾病的发生率却大大增加了。核苷类似体反转录抑制药均可伴发剂量依赖性的多发性神经病。其临床症状与那些 HIV 相关的多发性神经病相同，表现为烧灼样疼痛和痛觉过敏，从双足开始，逐渐发展为手套、袜套样感觉异常。体检发现有针刺觉、温度觉和触觉缺失及踝反射消失。与 HIV 相关性神经病相比，治疗药物相关的神经病起病更急，进展更为迅速，疼痛更为剧烈。常用加巴喷丁对症治疗。阿米替林和拉莫三嗪亦可用于缓解疼痛。其他药物，如异烟肼、甲硝唑和氨苯砜等，亦可伴发神经疾病。异烟肼性神经病是一种远端感觉性多发性神经病，与维生素 B_6 缺乏有关，因此，应用异烟肼的患者应额外口服维生素 B_6。甲硝唑也伴发远端对称性感觉性多发性神经病。氨苯砜相关性神经病是一种远端轴索性神经病，选择性地影响运动纤维。治疗如有可能首先要停用这些药物，并对症止痛。

2.肌病　与 HIV 多发性肌炎类似的肌病，可见于长期应用核苷类反转录酶抑制药（NRTIs）齐多夫定的患者。临床表现为进行性的近端肌无力及显著的肌萎缩，常伴有肌肉疼痛。其毒副作用为剂量依赖性，与其干扰线粒体聚合酶功能相关。停用相关药物后肌病多为可逆性。血清肌酸激酶水平常升高，肌电图表现非特异性肌损害。肌肉活检对鉴别 HIV 多发性肌炎和齐多夫定肌病最为有用，HIV 多发性肌炎常伴随炎性改变，而齐多夫定肌炎的组织学特征是出现不整边红纤维。

五、诊断

艾滋病性神经系统损害的诊断需根据流行病学资料、临床表现、免疫学和病毒学检查综合判定。对认知功能减退者可用简易精神状态检查量表（MMSE）进行客观的筛查，但是 MMSE 分值的改变对早期轻度的 HAD 不敏感。脑 MRI 和 CT 显示进行性脑萎缩有助于艾滋病合并痴呆的诊断；确诊主要靠脑活检、HIV 抗原及抗体测定。脊髓病可做钆增强的脊髓 MRI 检查。腰椎穿刺可除外或确定机会性感染的存在；脑脊液细胞数和蛋白水平非特异性增高，脑脊液中可检测出 HIVRNA，并可培养出 HIV 病毒。脑脊液检查也可帮助诊断周围神经病，尤其是 CMV 所致的多发性神经病。EMG 和神经传导速度检查有助于诊断脊髓病、周围神经病和肌病，必要时辅以肌肉和神经组织活检。对隐球菌脑膜炎特异性诊断依赖组织学方法，印度兰墨汁染色发现隐球菌，脑脊液真菌培养或脑脊液及血清检出特异性隐球菌抗原可确诊。70％～90％罹患隐球菌脑膜炎的 AIDS 患者其印度蓝墨汁染色为阳性。90％的患者血清或脑脊液乳胶凝集反应可检测到包膜抗原。活检对确定 CNS 隐球菌脑膜炎有帮助。

六、鉴别诊断

AIDS 的神经系统损害表现复杂多样,临床需要与以下疾病相鉴别:长期应用免疫抑制药、血液或组织细胞恶性肿瘤等引起的获得性免疫缺陷区别;与特发性 $CD4^+$ T 淋巴细胞减少症相鉴别;其他病原微生物引发的脑膜炎、脑炎、各种亚急性进展性痴呆综合征、亚急性联合变性、其他原因导致的脊髓病、周围神经病和肌病。

七、治疗

本病治疗原则是积极抗 HIV 治疗,增强患者免疫功能和处理机会性感染及肿瘤等神经系统并发症。对许多 HAD 患者抗反转录病毒的联合治疗是有益的;而脊髓病变患者对抗反转录病毒药物反应不佳,主要为支持治疗。由双脱氧核苷终止引起的远端对称性多发性神经病很难治愈,治疗为对症性,加巴喷丁、卡马西平、三环类抗抑郁药或镇痛药可能对感觉迟钝有效。神经生长因子可能对联合 HAART 的副作用有效。血浆置换或静脉注射免疫球蛋白对有些 HIV 性周围神经病有效。由于糖皮质激素的免疫抑制作用,可用于其他治疗无效的严重 CIDP 患者。HIV 多发性肌炎的治疗与原发性肌炎相同,包括糖皮质激素、硫唑嘌呤、环磷酰胺和静脉注射免疫球蛋白。HIV 患者应慎用免疫抑制药。原发性 CNS 淋巴瘤的治疗仍面临巨大挑战。姑息治疗如放疗,可使疾病缓解。此类患者预后不佳,生存中位数为 1 年。

隐球菌脑膜脑炎治疗为静脉注射两性霉素 B,0.7mg/kg 或尿苷嘧啶 25mg/kg,qid 共两周,然后口服氟康唑 400mg/d,共 10 周,再口服氟康唑 200mg/d,直到经 HAART 后 $CD4^+$ T 细胞计数增加到 $200/\mu l$ 达 6 个月为止。

弓形体病标准化治疗是磺胺嘧啶和乙胺嘧啶及甲酰四氢叶酸合用至少 4～6 周。可替代的治疗方案包括克林霉素与乙胺嘧啶合用;阿托喹酮加乙胺嘧啶;阿奇霉素加乙胺嘧啶加利福布汀。复发感染常见,推荐既往有弓形体脑炎病史的患者接受磺胺嘧啶、乙胺嘧啶和亚叶酸钙的维持治疗。$CD4^+$ T 细胞计数 < $100/\mu L$ 及弓形体 IgG 抗体阳性的患者需接受弓形体病的一级预防。幸运的是,每日服用 1 粒用于预防卡氏肺孢子虫病的增效甲氧苄啶/磺胺噁唑(TMP/SMX)即可提供足够的保护作用。二级预防可间断进行,目标是经有效抗病毒治疗使 $CD4^+$ T 细胞计数增加至 $200/\mu l$ 达 6 个月以上。

Chagas 病的治疗方案为苯并咪唑(2.5mg/kg,bid)或硝呋噻氧(2mg/kg,qid)应用至少 60d,然后维持治疗,持续终身。治疗方案为其中一种药物 5mg/kg,每周用药 3 次。脑弓形虫病的患者应用 HAART 后,可间断治疗 Chagas 病。

八、预后

艾滋病病毒在人体内的潜伏期平均为 9～10 年。一旦出现临床症状,50% 的 AIDS 病人会在 1～3 年死亡。

(范 楷)

第九章　脊髓疾病

第一节　概述

一、脊髓的大体结构

脊髓位于椎管内,由三层结缔组织包绕,这三层结缔组织统称为脊膜。紧贴脊髓表面的一层为软脊膜,软脊膜外为延续自脑的蛛网膜,蛛网膜与软脊膜间为蛛网膜下腔,内有脑脊液循环流动;在最外层的结缔组织为硬脊膜,上自枕骨大孔水平接续硬脑膜,下至第二骶骨水平。硬脊膜外称硬膜外腔,硬脊膜与蛛网膜间称硬膜下腔。

在胚胎3个月以前,脊髓占据整个椎管,但自此以后,脊髓生长速度落后于椎管,脊髓逐渐上移,出生时,脊髓的末端对第3腰椎,至成年则相当于第1腰椎下端或第2腰椎上端。因此,通往各个椎间孔的神经根,只有在脊髓上部(颈部)是平行的,从胸髓开始,神经根便向下斜行,在脊髓圆锥以下的腰骶节段神经根,在椎管内的方向,则几乎是垂直的,构成马尾。

和脊髓的节段数相当,从脊髓发出31对运动前根,并有31对感觉后根进入脊髓,前根和后根在椎管内逐渐接近,通过位于椎间孔的脊神经节后合成一束,由两根构成的运动和感觉纤维总束从椎间孔穿出,称为根神经。脊神经的数目和名称一般与相应的椎体相对应,但由于第一对脊神经由第一颈椎的上方进出,故颈神经根节段有8个,颈1神经根从寰椎和枕骨之间进来,其余的颈脊神经在同名椎体上方进出,颈8神经从胸1椎体上方进出,在其他的脊柱节段,神经根节段以及脊神经的数目与相应的椎体完全一致,即胸神经12对,腰神经5对,骶神经5对,各神经根分别从相应椎体的下方进出,此外还可有1根或多根尾神经。

脊髓的结构大致为一扁圆形,在各椎体节段又稍有不同,在脊髓前面有前正中沟,后有后正中裂,在颈髓节段和腰髓节段分别有两个膨大,分别为颈膨大($C_5 \sim T_2$)和腰膨大($L_1 \sim S_2$)。脊髓下端逐渐变细成为圆锥,末端移行为终丝,其在硬膜囊内的部分称为内终丝,另一部分在穿出硬膜囊下界后包以终丝鞘,在髓管内呈扇状走行固定于尾椎,脊神经根在腰膨大水平纵行向下围绕终丝形成马尾神经根。

1.脊髓灰质　在脊髓横断面的大体切片上,可明显地区分出位于中央的灰质与周围的白质,灰质呈四角伸展的蝴蝶形或"H"形,其中央有一狭窄的覆以室管膜的中央管,在正常状态下,中央管常常是闭合的,中央管前面的灰质横条称为灰质前连合,中央管后面的灰质称为后连合,灰质的其余部分分为脊髓前角和后角,在前角的外侧部灰质向外突出,称为侧角(在下颈髓和上胸髓中比较明显),由此走向后角的细条灰质网,称为网状结构。

脊髓灰质由神经细胞、细胞突起以及胶质细胞组成。根据脊髓神经元的形态、大小、密度及细胞学的特征，将脊髓灰质划分为Ⅰ～Ⅹ个细胞层，除第Ⅹ层位于中央管周围外，其余大致与脊髓灰质的背侧面和腹侧面平行，第Ⅰ～Ⅳ层是皮肤感觉传入纤维的主要终止区，是节内和节间反射弧连接处，也是一些上行径路的起始区。

2.脊髓白质　脊髓白质内的上、下行纤维是脊髓与脑之间和脊髓节段间的联络纤维，前者为位于表层的长纤维，后者为位于深层的短纤维，脊髓传导通路排列为三个环行层，最中央为H形的灰质，其外为由短纤维构成的固有束或基束，周围则为长纤维。

二、脊髓内的传导通路

1.上行通路　薄束和楔束传导深感觉，薄束传递来自下半身的深感觉和识别性触觉，楔束自胸4以上出现，传导来自上半身的深感觉和识别性触觉。自下而上，薄束和楔束纤维逐渐向内加入，下半身的传导束逐渐被推向外侧。

脊髓丘脑前束在脊髓前联合处交叉于对侧前索内上行，传导触觉，脊髓丘脑侧束经前联合和灰质交叉到对侧，在后索内上行，传导痛、温觉。脊髓小脑前束及脊髓小脑后束传导来自身体深部部分本体感觉传入小脑，维持躯体平衡。

2.下行通路　主要有皮质脊髓前束和皮质脊髓侧束即所谓锥体束，与运动的执行有关。另有顶盖脊髓束、红核脊髓束、网状脊髓束、前庭脊髓束、橄榄脊髓束与运动的维持和平衡有关。

三、脊髓的节段性支配

脊髓发出和根神经有节段性支配的特点，大致有以下几个临床常用的标志。肱二头肌反射为$C_{5\sim6}$，肱三头肌反射为$C_{7\sim8}$，桡骨膜反射为$C_{5\sim6}$，膝腱反射为$L_{2\sim4}$，跟腱反射为$S_{1\sim2}$，乳头平面为T_4节段，剑突水平为T_6节段，肋缘水平为T_8节段，平脐为T_{10}节段，腹股沟为T_{12}节段，上、中、下腹壁反射的反射中枢分别位于$T_{7\sim8}$、$T_{9\sim10}$、$T_{11\sim12}$。

由于相邻神经节的皮节有重叠，故单一神经节损伤时往往不容易在临床上发现，多个神经节损伤时才会在由于支配的重叠存在，对确定损伤的上下界应当加以考虑。

四、脊髓的血液供应

1.脊髓前动脉　来自两侧椎动脉的颅内段，多在延髓腹侧合并成一支，沿着脊髓前正中裂下行供应脊髓全长，接受各节段的分支动脉供血。在前正中裂内每1cm的脊髓前动脉分出3～4支沟动脉，这些沟动脉不规则地左右交替深入脊髓，供应脊髓前2/3区域的血液，沟动脉系终支动脉，容易发生缺血性病变，上胸段血管细小容易发生缺血，引起脊髓前动脉综合征。脊髓前动脉供应的主要结构有脊髓前角、脊髓丘脑束和部分锥体束。

2.脊髓后动脉　在上颈段由椎动脉发出，在脊髓的后外侧沟内表面下行，并不形成主干，略呈网状，也接受各节段动脉血。供应脊髓后1/3区域血液，供应的主要结构为后索、后根和脊髓灰质背侧部分，吻合支尚可供应前索和侧索。由于分支吻合较好，因此较少发生血液供应障碍。

3.根动脉　颈段的来自椎动脉及甲状腺下动脉的分支，胸、腰段来自肋间、腰、髂腰和骶外各动脉的分支,因为这些分支都沿着脊神经根进入椎管,故统称为根动脉,根动脉进入椎间孔后分为根前动脉和根后动脉分别与脊髓前、后动脉吻合,构成围绕脊髓的冠状动脉环。

脊髓静脉回流通过与脊髓前、后动脉并行的根前和根后静脉回流至椎静脉丛,在胸段与胸腔内奇静脉及上腔静脉相通,在腹部与门静脉和盆腔静脉、下腔静脉有多处相通,椎静脉丛内的压力很低,没有瓣膜,常受胸、腹压力的变动而改变血流方向,成为感染和恶性肿瘤的颅内或椎管内转移的途径。

五、脊髓病变的特点

1.脊髓横贯性损害　出现损害平面以下各种感觉缺失、上运动神经元瘫痪及括约肌功能障碍等,在急性脊髓炎和脊髓外伤的急性期往往出现脊髓休克症状,包括操作平面以下呈迟缓性瘫痪,肌张力低,腱反射减弱或消失,病理反射不能引出。休克期一般持续 3～4 周,以后逐渐转为上运动神经元瘫痪,包括肌张力增高,腱反射亢进,出现病理性反射及反射性排尿。

根据脊髓损害节段不同,其临床特点亦不相同,现分述如下。

(1)高颈段($C_{1\sim4}$):四肢呈上运动神经元瘫痪,病变平面以下全部感觉缺失或减退,尿失禁,四肢及躯干常无汗,可有神经根痛,$C_{3\sim5}$ 段损害时,造成两侧膈神经麻痹,可出现呼吸困难、腹式呼吸运动减弱甚至消失,咳嗽无力,若该处受刺激,则发生呃逆,病变如损害一侧三叉神经脊束核,下端则出现同侧面部外侧痛、温觉缺失,若累及副神经核则出现胸锁乳突肌和斜方肌瘫痪、萎缩。由于该部位病变接近枕骨大孔,故可出现颅后窝病变的症状和体征,如眩晕、眼球震颤、共济失调、饮水返呛吞咽困难及强迫头位等,若病变累及下部的心血管运动中枢和呼吸中枢,会引起呼吸、循环障碍而死亡,上颈段病变常伴高热。

(2)颈膨大($C_6\sim T_2$):双上肢呈下运动神经元性瘫痪,双下肢呈上运动神经元性瘫痪,病灶平面以下各种感觉缺失,可有肩及上肢放射的根性神经痛,$C_8\sim T_1$ 节段侧角细胞受损时,可产生 Honer 综合征。上肢腱反射改变有助于病变节段的定位,如肱二头肌反射减弱或消失,而肱三头肌反射亢进,提示病损在 $C_5\sim C_6$ 水平,肱二头肌反射正常,而肱三头肌反射减弱或消失,提示病变在 C_7。

(3)胸段($T_3\sim T_{12}$):胸髓因在脊髓中最长而血液供应较差,最易发病,胸髓横贯性损害时,两下肢呈现上运动神经元瘫痪(截瘫),病变平面以下各种感觉缺失,尿便功能性障碍,出汗异常,常伴受损节段相应、腹部根性神经痛和(或)束带感,感觉障碍的平面是确定脊髓节段的重要依据,如乳头平面为 T_4 节段,剑突水平为 T_6 节段,肋缘水平为 T_8 节段,平脐为 T_{10} 节段,腹股沟为 T_{12} 节段,上、中、下腹壁反射的反射中枢分别位于 $T_{7\sim8}$、$T_{9\sim10}$、$T_{11\sim12}$,故腹壁反射消失有助于定位,病变在 $T_{10\sim11}$ 时,下半部腹直肌无力,而上半部肌力正常,口仰卧用力抬头时,可见脐孔被上半部腹直肌而向上移动,即 Beevor 征。

(4)腰膨大($L_1\sim S_2$):受损时表现两下肢下运动神经元性瘫痪,两下肢及会阴部感觉缺失,尿便功能障碍,损害平面在 $L_{2\sim4}$ 时膝腱反射消失,在 $S_{1\sim2}$ 时跟腱反射消失,$S_{1\sim3}$ 损害会出现阳痿。

(5)脊髓圆锥($S_{3\sim5}$ 和尾节)受损时无肢体瘫痪及锥体束征,表现为鞍区感觉缺失,即肛门周围及会阴部皮肤感觉缺失,肛门反射消失和性功能障碍,真性尿失禁及直肠失禁。

(6)马尾:其病变与脊髓圆锥的病变相似,但损害时症状及体征为单侧或不对称,根性神经痛多见且严重,位于会阴部或小腿,咳嗽或用力时加重,可有 L_1 以下根性分布的感觉障碍,下肢可有下运动神经元性瘫痪,尿便功能障碍常不明显或出现较晚,这些可与圆锥病变相鉴别。

2.脊髓半侧损害　表现为病变平面以下同侧肢体瘫痪,反射亢进,深感觉和触觉辨别觉障碍,对侧痛、温度觉障碍,而两侧粗触觉均保留,称为布朗——赛夸,也称脊髓半切综合征,多见于脊髓外伤、髓外肿瘤的早期,椎间盘压迫出现不完全的脊髓半节损害。

3.节段性损害　　节段性运动障碍发生于前角或前根病变,表现为肌张力低、肌萎缩、反射消失以及电生理改变,下运动神经元瘫痪,特点是体征与病变的节段一致。

节段性感觉障碍发生于后根、后角或灰质前联合病变:后根病变可出现根性疼痛,各种感觉减退或消失,后角病变可不出现疼痛或仅有感觉异常,灰质前联合病变可出现节段范围内发冷、发热感等,有深浅感觉分离。

六、脊髓病变的定位

1.确定脊髓病变的上、下界　　在确定脊髓病变的上界时神经根痛有重要意义。确定各种感觉更新换代的上界,也是确定病灶上界的重要根据;在脊髓休克解除后还可根据反射决定病灶水平,即反射消失的最高节段可能是病灶存在的节段。判定脊髓病变的下界时,首先要根据反射的变化,以反射亢进的最高节段常可推定病灶的下界;发汗试验可有助于确定病变的下界;某些内脏功能的改变有助于判定病灶下界,如膀胱功能的改变、Horner 征等。

2.髓内病变与髓外病变的鉴别　　髓内病变多起始于脊髓中央管周围,在发病后相当长的时间内,症状和体征仅限于病变的节段范围内,呈节段型感觉障碍,因不刺激神经根,很少发生根痛;髓外病变可早期出现神经痛,表现为条带样串痛,多伴脑脊液冲击征。

髓内病变与髓外病变的鉴别,见表 9-1。

表 9-1　髓内病变与髓外病变的鉴别

	髓内病变	髓外硬膜内病变	硬膜外病变
早期症状	多为双侧	一侧进展为双侧	多一侧开始
根痛	少见	早期剧烈,部位明显	早期可有
感觉障碍	早期出现分离性感觉障碍,上界可变	传导束性,一侧开始,自下向上发展	多为双侧传导束性
节段性肌无力和萎缩	早期出现明显	少见,局限	少见
锥体束征	不明显	早期出现,一侧开始	较早出现,多为双侧
括约肌功能障碍	早期出现	晚期出现	较晚期出现
棘突压痛、叩痛	无	较常见	常见
感觉过敏带	无	有	少见
椎管梗阻	晚期出现	早期出现	较早期出现
CSF 蛋白增高	不明显	明显	较明显
MRI 检查	脊髓梭形膨大	髓外占位,脊髓移位	硬膜外占位性病变

（王建平）

第二节　急性脊髓炎

急性脊髓炎是由免疫或感染等原因所诱发的脊髓急性炎症,是脊髓的一种非特异性炎性病变,而中毒、血管病、代谢疾病、营养障碍、放射性损害所引发的脊髓损伤,通常被称为脊髓病。炎症常累及几个髓节段的灰白质及其周围的脊膜、并以胸髓最易受侵而产生横贯性脊髓损害症状。临床特征为病损平面以下的肢体瘫痪,传导束性感觉缺失和自主神经功能损害,如尿便功能障碍。部分病人起病后,瘫痪和感觉障碍的水平均不断上升,最终甚至波及上颈髓而引起四肢瘫痪和呼吸肌麻痹,并可伴高热,危及病人生命安全,称为上升性脊髓炎。

【病因】

病因至今尚未明确,1975 年亚洲流感流行后,该病发病率一度明显增高,证明本病与病毒感染相关。常见于 2 型单纯疱疹病毒、水痘——带状疱疹病毒及肠道病毒,对亚洲流感后患者流感 A、B 病毒抗体滴度测定和患者脑脊液病毒抗体及特异性 DNA 的测定均显示病毒对脊髓的直接损害可能是主要原因,但尚未直接从病变脊髓或脑脊液中分离出病毒。推测病毒感染的途径可能为长期潜伏在脊神经节中的病毒在人体抵抗力下降时,沿神经根逆行扩散至脊髓而致病,或者病毒感染其他身体部位后经血行播散至脊髓。根据其病前多有上呼吸道感染、腹泻、疫苗接种等病史,目前多数学者倾向于认为本病更可能与病毒感染后所诱导的自身免疫反应有关,而外伤和过度疲劳可能为诱因。

【病理】

本病可累及脊髓的任何节段,但以胸段最为常见(74.5%),其次为颈段和腰段。病损为局灶性或横贯性亦有多灶融合或散在于脊髓的多个节段,也可累及脑干或大脑,但较少见。病变多累及脊髓灰白质及相应的脊膜和神经根,多数病例以软脊膜、脊髓周边白质为主。肉眼观察受损节段脊髓肿胀、质地变软、软脊膜充血或有炎性渗出物。切面可见受累脊髓软化、边缘不整、灰白质界限不清。镜下可见软脊膜和脊髓内血管扩张、充血,血管周围炎性细胞浸润,以淋巴细胞和浆细胞为主,有时也可见少量中性粒细胞;灰质内神经细胞肿胀、碎裂,虎斑消失,尼氏体溶解,胞核移位,白质中髓鞘脱失、轴突变性,病灶中可见胶质细胞增生。早期患者病变主要集中在血管周围,有炎细胞渗出和髓鞘脱失,病变严重者有坏死,可融合成片状或空洞,在这个过程中亦可以看到胶质细胞增生,以小胶质细胞增生为多见,若吞噬类脂质则成为格子细胞而散在分布于病灶中。后期病变部位萎缩,并逐渐形成纤维瘢痕,多伴星形胶状细胞增生,脊髓萎缩变细;脊膜多伴原发或继发改变,多表现为血管内皮细胞肿胀,炎细胞渗出,血管通透性增加,后期则可出现血管闭塞。

【临床表现】

一年四季均可发病,以冬春及秋冬相交时为多,各年龄组和职业均可患病,以青壮年和农民多见,无明显性别差异,散在发病。

患者多在脊髓症状出现前数天或 1~4 周可有发热、全身不适或上呼吸道感染或腹泻等症状,或有疫苗接种史。起病急,常先有背痛或胸腰部束带感,随后出现双下肢麻木、无力等症状,伴尿便障碍。多数患者在数小时至数天内症状发展至高峰,出现脊髓横贯性损害症状。临床表现多变,取决于受累脊髓节段和病变范围。

1.运动障碍　以胸髓受损害后引起的截瘫最常见,一方面可能胸段脊髓较长,损害概率较大;另一方面由于 T_4 为血管供应交界区,容易缺血而受到炎症损伤,因此胸髓病变以 T_4 部位多见。表现为双下肢截瘫,早期主要表现为脊髓休克现象,呈弛缓性瘫痪,病变水平以下肢体肌张力降低,腱反射减弱或消失,病理征多为阴性,腹部及提睾反射消失。一般认为该现象的产生是由于脊髓失去高级神经中枢的抑制后,短期内尚未建立独立功能,因此出现的一种暂时性的功能紊乱。休克期持续时间差异较大,从数天到数周不等,也有多达数月的情况,后者少见。一般持续 3~4 周,其时间跨度与脊髓损伤程度和并发症密切相关,脊髓损伤完全者其休克期较长,并发尿路感染、压疮者,休克期更长,甚至数月至数年无法恢复。经过积极治疗后,脊髓自主功能可逐渐恢复,并逐渐过渡到痉挛性瘫痪,即瘫痪肢体肌张力由屈肌至伸肌逐渐增高,腱反射逐渐增高,肌力恢复始于远端,如足趾,逐渐膝、髋等近端关节运动逐步恢复,甚至可恢复行走能力。

若脊髓损害完全,休克期后可以出现伸性反射、肌张力增高,但肌力恢复较差,尽管其脊髓本身神经兴奋性有恢复,甚至高于正常水平。脊髓损伤不完全的患者,下肢可表现为内收、足内旋,刺激下肢皮肤可引起肢体的抽动。严重损伤患者,在其足底、大腿内侧或腹壁给予轻微刺激,即可引起强烈的肢体痉挛,伴出汗、竖毛,甚至出现二便失禁,临床上称该现象为"总体反射"。该类型患者预后大多不良。部分患者并发症较少,但截瘫长期恢复不佳,反射消失,病理征阴性,可能与脊髓供血障碍或软化相关。

如颈髓受损则出现四肢瘫痪,并可伴有呼吸肌麻痹而出现呼吸困难。若病变部位在颈膨大,则出现双上肢弛缓性瘫痪和双下肢中枢性瘫痪,胸段病变引起双下肢中枢性瘫痪,腰段脊髓炎胸腹部不受累,仅表现双下肢弛缓性瘫痪,骶段病变则无明显肢体运动障碍和锥体束征。

2.感觉障碍　损害平面以下肢体和躯干的各类感觉均有障碍,重者完全消失,呈传导束型感觉障碍,系双脊髓丘脑束和后索受损所致。有的患者在感觉缺失上缘常有1~2个节段的感觉过敏带,病变节段可有束带样感觉异常。少数患者表现为脊髓半切综合征样的感觉障碍,出现同侧深感觉和对侧浅感觉缺失,主要是因为脊髓炎的局灶性损伤所致。骶段脊髓炎患者多出现马鞍区感觉障碍、肛门及提睾反射消失。另有一些儿童患者由于脊髓损伤较轻而无明显的感觉平面,恢复也较快。随着病变恢复,感觉障碍平面会逐渐下降,逐渐恢复正常,但恢复速度较运动功能恢复更慢。甚至有些患者终身遗留部分感觉功能障碍。

3.自主神经障碍　脊髓休克期,由于骶髓排尿中枢及其反射的功能受到抑制,排尿功能丧失,因膀胱对尿液充盈无任何感觉,逼尿肌松弛,而呈失张力性膀胱,尿容量可达1000ml以上;当膀胱过度充盈时,尿液呈不自主地外溢,出现尿失禁,称之为充盈性尿失禁或假性尿失禁。此时需给予导尿。在该期患者直肠运动不佳,常出现大便潴留,同时由于肛门内括约肌松弛,还可出现大便失禁。当脊髓休克期过后,随着脊髓功能逐渐恢复,因骶髓排尿中枢失去大脑的抑制性控制,排尿反射亢进,膀胱内的少量尿液即可引起逼尿肌收缩和不自主排尿,谓之反射性失禁。如病变继续好转,可逐步恢复随意排尿能力。随着脊髓功能恢复,大便功能可逐渐正常。在脊髓休克期,如果膀胱护理不得当,长期引流,无定期地膀胱充盈,在脊髓恢复期可出现尿频、尿急、尿量少,称为痉挛性小膀胱或急迫性尿失禁。个别患者由于脊髓损伤较重,长期弛缓性瘫痪,膀胱功能难以恢复正常。痉挛性屈曲性截瘫者常有便秘,而长期弛缓性瘫痪者结肠运动和排便反射均差。此外,损害平面以下躯体无汗或少汗、皮肤干燥、苍白、发凉、立毛肌不能收缩;截瘫肢体水肿、皮肤菲薄、皮纹消失、趾甲变脆,角化过度。休克期过后,皮肤出汗及皮肤温度均可改善,立毛反射也可增强。如是颈髓病变影响了睫状内脏髓中枢则可出现 Homner 征。

急性上升性脊髓炎少见,但病情凶险,在数小时至数日内脊髓损害即可由较低节段向上发展,累及较高节段,临床表现多从足部向上,经大腿、腹胸、上肢到颈部,出现瘫痪或感觉障碍,严重者可出现四肢完全性瘫痪和呼吸肌麻痹,而导致呼吸困难、吞咽困难和言语不能,甚至累及延髓而死亡。当上升性脊髓炎进一步累及脑干时,出现多组脑神经麻痹,累及大脑可出现精神异常或意识障碍,病变超出脊髓范围,称为弥漫性脑脊髓炎。

【辅助检查】

1.实验室检查　急性期周围血白细胞总数可稍增高,合并感染可明显增高。腰穿查脑脊髓液压力多正常,少数因脊髓肿胀至椎管轻度阻塞,一般无椎管梗阻现象。外观多无明显异常,脑脊液细胞总数特别是淋巴细胞和蛋白含量可有不同程度的增高,但也可正常,多以淋巴细胞为主。脑脊液蛋白定量正常或轻度升高,葡萄糖及氯化物正常。蛋白和白细胞数的变化多于脊髓的炎症程度和血脑屏障破坏程度相一致。

2.X 线和 CT　脊柱 X 线片常无明显异常改变,老年患者多见与脊髓病变无关的轻、中度骨质增生。CT 多用于除外继发性脊髓疾病,如脊柱病变引起的脊髓病,脊髓肿瘤等。

3.MRI　磁共振成像能早期显示脊髓病变的性质、范围、程度,是确诊急性脊髓炎最可靠的方法,其分辨率和准确率均优于 CT。急性期可见病变部位水肿、增粗,呈片状长 T_1 长 T_2 异常信号,信号均匀,增强可有斑片状强化,也可早期发现多发性硬化的病理变化。

4.视觉诱发电位、脑干诱发电位　多用于排除脑干和视神经的早期损害。对鉴别视神经脊髓炎作用明显。

【诊断和鉴别诊断】

多青壮年发病,病前两周内有上呼吸道感染、腹泻症状,或疫苗接种史,有外伤、过度疲劳等发病诱因。急性起病,迅速出现肢体麻木、无力,病变相应部位背痛和束带感,体检发现:①早期因"脊髓休克期"表现为弛缓性瘫痪,休克期后病变部位以下支配的肢体呈现上运动神经元瘫痪;②病损平面以下深浅感觉消失,部分可有病损平面感觉过敏带;③自主神经障碍:尿潴留、充盈性尿失禁、大便失禁。休克期后呈现反射性膀胱、大便秘结,阴茎异常勃起等。辅助检查发现:①急性期外周血白细胞计数正常或稍高。②脑脊液压力正常,部分病人白细胞和蛋白轻度增高,糖、氯化物含量正常。③脊髓 MRI 示病变部位脊髓增粗,长 T_1 长 T_2 异常信号。

根据急性起病,病前的感染史,横贯性脊髓损害症状及脑脊液所见,不难诊断,但需与下列疾病鉴别:

1.周期性麻痹　多有反复发作病史,但无传导束型感觉障碍及二便障碍,发病时离子检查可见血钾低于正常(＜3.5mmol/L),补钾后症状迅速缓解,恢复正常。

2.脊髓压迫症　常见的有脊髓硬膜外血肿、脓肿、脊柱转移瘤和脊柱结核。脊髓肿瘤一般发病慢,逐渐发展成横贯性脊髓损害症状,常有神经根性疼痛史,多呈进行性痉挛性瘫痪,感觉障碍呈传导束型,常从远端开始不对称减退,脑脊液细胞多正常,但蛋白增高,与椎管梗阻有关,属于髓外压迫,硬膜外脓肿起病急,脓肿所在部位压痛明显,但常有局部化脓性感染灶、全身中毒症状较明显,瘫痪平面常迅速上升,脊髓造影可见椎管有梗阻,属髓外硬膜外压迫。

3.吉兰-巴雷综合征　与急性脊髓炎休克期相似,表现为急性起病的四肢弛缓性瘫痪,不同之处在于该综合征感觉障碍应为末梢型而非传导束型,运动障碍远端重,脑脊液可见蛋白、细胞分离现象。

4.急性脊髓血管病　脊髓前动脉血栓形成呈急性发病,剧烈根性疼痛,损害平面以下肢体瘫痪和痛温觉消失,但深感觉正常。脊髓血管畸形可无任何症状,也可表现为缓慢进展的脊髓症状,有的也可表现为反复发作的肢体瘫痪及根性疼痛,且症状常有波动,有的在相应节段的皮肤上可见到血管瘤或在血管畸形部位所在脊柱处听到血管杂音,须通过脊髓造影和选择性脊髓血管造影才能确诊。

5.视神经脊髓炎　急性或亚急性起病,兼有脊髓炎和视神经炎症状,常有复发缓解,如两者同时或先后相隔不久出现,易于诊断。与急性脊髓炎相比,首次发病后脊髓功能恢复较差,胸脊液白细胞数、蛋白量有轻度增高。常规行视觉诱发电位及 MRI 检查可帮助早期明确诊断。

6.急性脊髓灰质炎　儿童多见,多有发热、腹泻等前驱症状后,出现不完全、不对称性的软瘫,无传导束型感觉障碍及尿便障碍。

7.脊髓出血　多急性起病,起病时多诉背部突发剧痛,持续数分钟或数小时后出现瘫痪,可有感觉障碍,二便无法控制,腰穿脑脊液呈血性。

【治疗措施】

针对病因制定治疗方案,有明确病原感染者,需针对病原用药;大多急性脊髓炎以炎性脱髓鞘损害为主要病理改变,因此治疗重点在于早期调节免疫,努力减轻脊髓损害,防止并发症,促进功能恢复。

1.皮质类固醇疗法　本病急性期治疗应以激素为主,早期静脉给予甲泼尼龙 1g/d,3～5d 后减量,也可选用地塞米松 10～20mg 或者氢化可的松 100～300mg 静脉滴注,10～14d 为 1 个疗程,每天一次;以后可改为泼尼松 30～60mg/d 或者地塞米松 4.5mg/d 口服,病情缓解后逐渐减量,5～6 周停用。应注意给予补充足够的钾盐和钙剂,加强支持,保证足够的入液量和营养,必要时给予抗生素预防感染,对于高血压、糖尿病、消化系统溃疡患者应谨慎使用。

2.脱水　有研究显示脊髓炎早期脊髓水肿肿胀,适量应用脱水药,如20%甘露醇250ml静脉滴注,bid;或10%葡萄糖甘油500ml静脉滴注,qd,可有效减轻脊髓水肿,清除自由基,减轻脊髓损伤。

3.免疫球蛋白　可调节免疫反应,通过中和血液的抗髓鞘抗体及T细胞受体,促进髓鞘再生及少突胶质细胞增生。一般0.4g/(kg·d),缓慢静脉滴注,连续5d为1个疗程。对急性期的危重症患者尤为适合,副作用少,偶有高黏血症或过敏反应。

4.改善血液循环,促进神经营养代谢　可给予丹参、烟酸、尼莫地平或低分子右旋糖酐或706代血浆等改善微循环、降低红细胞聚集、降低血液黏稠度;同时可给予神经营养药物如B族维生素、维生素C、胞磷胆碱、三磷腺苷、辅酶A、辅酶Q_{10}等药物口服,肌内注射或静脉滴注,有助于神经功能恢复。

5.抗感染治疗　预防和治疗肺部及泌尿系统感染。患者大多有尿便障碍,导尿常会继发泌尿系统感染。危重患者,尤其是上升型脊髓炎患者多有呼吸肌麻痹,肺部感染多见,同时由于激素治疗,进一步影响了患者的抵抗力,容易感染。因此,根据感染部位和细菌培养结果,尽早选择足量敏感抗生素,以便尽快控制感染。部分学者主张常规应用抗病毒药如板蓝根、阿昔洛韦、利巴韦林等。

6.血液疗法　对于激素治疗收效甚微且病情急进性进展的患者可应用血浆置换疗法,该法可以将患者血液中自身抗体和免疫复合物等有害物质分离出来,再选用正常人的血浆、白蛋白等替换补充,减轻免疫反应,防止损害进一步加重,改善肌力,促进神经肌肉功能恢复,但所需设备及费用比较昂贵,难以普遍使用。相对经济的方法包括新鲜血浆输注疗法,200~300ml,静脉滴注,2~3次/周,可提高患者免疫力,也可缓解患者病情,减轻肌肉萎缩,但疗效较血浆置换差。

7.中药治疗　可给予板蓝根、板蓝根、金银花、赤芍、杜仲、牛膝、地龙等药物,清热解毒、活血通络,促进肢体恢复。

8.其他　可给予转移因子、干扰素等调节机体免疫力,对有神经痛者给予镇痛对症治疗。有学者指出可给予高压氧治疗,改善和纠正病变部位的缺血缺氧损害,利于机体组织再生和修复。

【防治并发症】

1.维护呼吸功能　上升性脊髓炎常因呼吸肌麻痹而出现呼吸困难,危及患者生命.因此保持呼吸道通畅,防治肺部感染,成为治疗成功的前提,应按时翻身、变换体位、协助排痰,对无力咳痰者必要时及时做气管切开,如呼吸功能不全、可酌情使用简易呼吸器或人工呼吸机。

2.压疮的防治

(1)压疮的预防和护理:

①避免局部受压。每2小时翻身1次,动作应轻柔,同时按摩受压部位。对骨骼突起处及易受压部位可用气圈、棉圈、海绵等垫起加以保护,必要时可使用气垫床或水床等。

②保持皮肤清洁干燥,勤翻身、勤换尿布,对大小便失禁和出汗过多者,要经常用温水擦洗背部和臀部,在洗净后敷以滑石粉。

③保持床面平坦、整洁、柔软。

(2)压疮的治疗与护理:主要是不再使局部受压,促进局部血液循环,加强创面处理。局部皮肤红肿、压力解除后不能恢复者,用50%乙醇局部按摩,2~4次/d,红外线照射10~15min,1/d。皮肤紫红、水肿、起疱时,在无菌操作下抽吸液体、涂以甲紫、红外线照射,2/d。水疱破裂、浅度溃烂时,创面换药,可选用抗生素软膏,覆盖无菌纱布。坏死组织形成、深度溃疡、感染明显时,应切除坏死组织,注意有无无效腔,并用1∶2000高锰酸钾或过氧化氢或1∶5000呋喃西林溶液进行清洗和湿敷,创面换药,红外线照射。创面水肿时,可用高渗盐水湿敷。如创面清洁、炎症已消退,可局部照射紫外线,用鱼肝油纱布外敷,促进肉芽生长,以利愈合,如创面过大,可植皮。

3.尿潴留及泌尿道感染的防治　尿潴留阶段,在无菌操作下留置导尿管,每 4 小时放尿 1 次。有研究发现为预防感染,可用 1∶5000 呋喃西林溶液或 4％硼酸溶液或生理盐水冲洗膀胱,2/d,但也有学者认为该法对预防尿道感染不仅无效,有可能有害,因此不主张对膀胱进行冲洗。切忌持续开放尿管,以免膀胱挛缩,容积减少。鼓励病人多饮水,及时清洗尿道口分泌物和保持尿道口清洁。每周更换导管一次。泌尿道发生感染时,应选用抗生素。若膀胱出现节律性收缩,尿液从导管旁渗出时,应观察残余尿量,若残余尿量在 100ml 左右时,拔除导尿管。

4.直肠功能障碍的护理　鼓励病人多吃含粗纤维的食物和食酸性食物,多吃蔬菜瓜果,无法正常进食者应尽早鼻饲饮食,保证患者营养。对便秘患者应及时清洁灌肠,并可服缓泻药,防止肠麻痹。对大便失禁患者应及时识别排便信号,及时清理。

5.预防肢体挛缩畸形,促进功能恢复　瘫痪肢体应保持功能位,早期被动活动,四肢轮流进行,应及时地变换体位和努力避免发生肌肉挛缩,促进瘫痪肢体功能恢复。如病人仰卧时宜将其瘫肢的髋、膝部置于外展伸直位,避免固定于内收半屈位过久。棉被不宜过重,注意防止足下垂,并可间歇地使病人取俯卧位,以促进躯体的伸长反射。瘫痪下肢可用简易支架,早期进行肢体的被动活动和自主运动,并积极配合针灸、按摩、理疗和体疗等。

【预防及预后】

增强体质,预防上呼吸道感染或其他感染对防治本病意义重大,一旦发病应尽早就诊和治疗,鼓励患者积极配合治疗。急性脊髓炎患者如发病前有发热、腹泻、上感等前驱症状,脊髓损伤局限,无压疮、呼吸系统及泌尿系统感染等严重并发症,治疗及时有效,通常多数在 3～6 个月可治愈。如脊髓损伤较重,并发症较多,治疗延误,则往往影响病情恢复,或留有不同程度的后遗症。上升性脊髓炎如治疗不力,可于短期内出现呼吸功能衰竭。因此,患者应及时诊治。对本病的诊治专科性较强,劝告患者及其家庭应到有条件的神经疾病专科诊治。关于本病与多发性硬化的关系在疾病早期尚难肯定,有少数病者以后确诊为多发性硬化,因此,应长期进行随访观察。

(樊云峰)

第三节　脊髓压迫症

一、概述

脊髓压迫症是神经系统常见疾患。它是一组具有占位性特征的椎管内病变。有明显进展性的脊髓受压临床表现,随着病因的发展和扩大,脊髓、脊神经根及其供应血管遭受压迫并日趋严重,造成脊髓水肿、变性、坏死等病理变化,最终将导致脊髓功能的丧失,出现受压平面以下的肢体运动、反射、感觉、括约肌功能以及皮肤营养障碍,严重影响患者的生活和劳动能力。一般而论,本病若能及早诊断和治疗,其预后甚佳。因此必须普及和提高对脊髓压迫症的认识和重视。

【病因】

以肿瘤最为常见,约占脊髓压迫症总数的 1/3 以上。脊柱损伤的椎体脱位、骨折片错位及血肿,炎性及寄生虫性肉芽肿、脓肿、椎间盘突出、脊髓血管畸形以及某些先天性脊柱病变等均可引起脊髓压迫。

1.肿瘤

(1)起源于脊髓组织本身及其附属结构:占绝大多数,包括来自脊神经、脊髓膜、脊髓内胶质细胞、脊髓血管及脊髓周围的脂肪结缔组织的肿瘤。其中近半数(约47.13%)为神经鞘膜瘤,包括少数的神经纤维瘤,其次为脊膜瘤。被认为是恶性的脊髓内胶质瘤仅占10.87%左右。此外,某些先天性肿瘤,如皮样囊肿、上皮样囊肿及畸胎瘤等亦有发生。脊髓硬膜外脂肪组织丰富,因此脂肪瘤的发生亦不少见。肿瘤可发生于椎管腔的任何部位,但神经鞘膜瘤以胸段多见,先天性肿瘤则以腰骶部为多。

(2)起源于脊柱和其他器官的恶性肿瘤:亦可侵犯、转移到椎管内而累及脊髓。其中以肺、乳房、肾脏、胃肠道的恶性肿瘤为常见,亦偶见淋巴瘤、白血病侵及脊髓而发生脊髓压迫症状者。

2.炎症 周身其他部位的细菌性感染病灶经血行播散,脊柱邻近组织的化脓性病灶的直接蔓延以及直接种植("医源性")等途径,均可造成椎管内急性脓肿或慢性真性肉芽肿而压迫脊髓,以硬脊膜外多见,硬脊膜下和脊髓内脓肿则极罕见。非细菌性感染性脊髓蛛网膜炎,以及损伤、出血、化学性的如药物鞘内注射等和某些不明原因所致的蛛网膜炎,则可引起脊髓与炎性蛛网膜粘连,甚者蛛网膜形成囊肿而压迫脊髓。此外,某些特异性炎症如结核、寄生虫性肉芽肿等亦可造成脊髓压迫。

3.损伤 脊柱损伤时常合并脊髓损伤,而脊柱损伤又可因有椎体、椎弓和椎板的骨折、脱位、小关节交错、椎间盘突出、椎管内血肿形成等原因而导致脊髓压迫。

4.脊髓血管畸形 多因先天性胚胎发育上的异常所致。后天疾患如炎症、损伤、动脉硬化症等能否引起脊髓血管畸形迄今尚无有力的资料证实。脊髓血管畸形造成脊髓功能障碍的原因,除畸形血管的扩张膨胀具有压迫作用外,还因动脉短路、静脉淤血导致脊髓缺血性损害。

5.椎间盘突出 又称髓核突出,亦属较常见的脊髓压迫原因,常因过度用力或脊柱的过伸、过屈运动引起。有谓因打喷嚏或用力咳嗽而导致椎间盘突出者,此乃实属罕见。椎间盘突出亦可因髓核本身的脱水老化所致,可无明显损伤因素,多发生于颈下段,可以同时有一个以上髓核突出,病程长,症状进展缓慢,此乃属脊柱退行性病变的一部分。

6.其他 某些先天性脊柱疾患,如颅底凹陷、寰椎枕化、颈椎融合征、脊柱裂、脊膜脊髓膨出、脊柱佝偻侧突畸形以及严重的肥大性脊柱骨关节炎等均可造成脊髓压迫。

【病理生理】

脊髓深藏在骨性的椎管腔内,其组织结构和生物学特性与脑组织相类似,含水分丰富,质软而脆弱,不可压缩性,对血氧缺乏较为敏感等特性。这些特性决定了脊髓对压迫性和缺血性损害的病理变化和临床特征。不同的压迫因素及其发展速度,常决定临床表现。一般说来,任何一种压迫病因对脊髓的影响总是两方面的,一是机械压迫,二是血供障碍。机械因素引起的作用快,几乎立即出现症状,致伤性强,压迫解除后功能恢复慢,常需数小时、数天以后才能逐渐恢复。脊髓本身的各种组织对压力的耐受性亦有所不同,灰质的耐受性一般比白质大。传导束中的粗神经纤维对压迫的耐受性比细纤维差,故容易受损。触觉和本体感觉的神经纤维较粗(直径$12\sim15\mu m$),痛觉和温觉的神经纤维较细(直径$2\sim5\mu m$),故当两者同时受压时,前者出现症状较早,但解除压迫后,恢复也较快、较完全。一般而言,从脊髓受压至发生完全性功能障碍的过程越长,完全性功能障碍持续时间越短,在解除压迫后功能恢复也越快、越完全。血供障碍因素的作用慢,阻断血供需$1\sim5min$后方出现症状,恢复血供后功能恢复也快。但若供血完全阻断超过$10min$,脊髓将产生严重缺血,功能难以恢复。脊髓受压早期,血循环障碍是可逆的,但压迫程度加剧和时间过久后,即变为不可逆。动脉受压后其分布区供血不足,引起脊髓变性和软化而静脉受压后发生淤血,引起脊髓水肿,从而加剧脊髓受压和损害。在耐受缺血方面,白质比灰质耐受性强,细纤维比粗纤维强。

由于致病因素发展速度的快慢不同,脊髓压迫的临床表现可分为急性、亚急性和慢性三型。

1.急性压迫　多因损伤(此处指损伤后椎管内血肿形成或骨折片压迫脊髓而言)、转移性肿瘤、急性硬脊膜外脓肿、椎管内出血等原因引起。其占位体积在较短时间内(1~3d)便超过了压迫部位脊髓腔的储备间隙,便出现下述病理变化。通常静脉血回流首先受阻,静脉压增加导致水分过多地渗透到血管外,细胞间水分增多,受压区域的神经细胞、胶质细胞以及神经轴突水肿肿胀,脊髓体积增大,加剧了压迫。病变进一步发展招致动脉供血障碍,细胞组织缺氧。

2.慢性压迫　此为椎管内良性肿瘤以及脊柱结核和某些先天性脊柱畸形引起。由于病变发展速度缓慢、脊髓非骤然受压,在病变缓慢发展的同时,脊髓逐渐地、程度不同地获得适应和代偿能力,或因侧支循环的建立而获得足够的血液供应,并可借椎管内脂肪组织消失,椎管扩大,椎板、椎弓根和椎体的变薄及骨质受侵蚀等变化,使脊髓受压得到减轻。慢性受压的病理变化与急性受压者截然不同。压迫病因可存在相当时间,脊髓腔已完全阻塞,而脊髓仍可无明显水肿肿胀。相反,脊髓变得细小,甚者,其大小仅及原有的一半或更小。脊髓被推向一边成弓形弯曲,受压部位呈现一凹形压迹,其大小深浅随占位病变大小形状而异。其表面可见轻度充血,与蛛网膜有不同程度粘连。神经根被牵拉或压迫,此系根痛和节段性感觉或运动障碍的病理基础。上述病理变化决定了慢性脊髓受压的下列临床特征。

(1)代偿性:脊髓受压过程缓慢而逐步获得适应与代偿能力,在相当长一段时间(数个月至1年以上)可不出现临床症状。随着压迫的加剧其症状的出现亦常并然有序。髓外的压迫常首先出现神经根刺激或损害症状。亦可因压迫紧邻的传导束而出现相应的损害症状。随后则为脊髓受压侧的半切症状,最后导致脊髓功能完全障碍。全过程往往长达1~2年以上。

(2)波动性:慢性脊髓受压病程长,其临床症状总的趋势是不断加重的。但亦见某些病例在某一症状或一组症状出现之后稳定相当时期而不再加重,甚至可有缓解或减轻现象。重而复轻、轻而复重,可有反复。这种症状的波动,常见于肿瘤的囊性变,血管性肿瘤和椎间盘突出症、部分神经鞘瘤患者亦有波动性的临床表现。有的是由于接受了药物和物理治疗症状得到缓解的。此种情况应仔细与脊髓神经根炎相鉴别。但症状的波动若画曲线表示,波峰总是一次比一次高,或者还伴有新的症状或体征出现。最终必将出现脊髓功能的完全性损害。

(3)节段性:脊髓的运动和感觉神经具有节段性特点。不同节段的脊髓受压出现不同部位的运动、感觉和反射障碍。髓外压迫病变早期出现的根痛、"肉跳",是这种节段装置遭受刺激的表现和特点。这种节段性的临床表现,对脊髓受压的平面和部位的定位诊断帮助很大,因此询问病史和作体格检查时均需仔细查问察看。

(4)多发性:肿瘤引起的脊髓压迫以单发者多见。但亦偶见多发性肿瘤同时或相继压迫脊髓的不同平面,如多发性神经纤维瘤病和转移性肿瘤。此外,蛛网膜囊肿、炎性肉芽肿亦有多发者。当感觉检查发现其缺失水平与脊髓腔阻塞平面不符,相差5个以上节段时,应考虑有多发病变或病变广泛。上述情况应作细致检查鉴别,这对分析病变性质、制订手术方案、判断预后均属重要。

3.亚急性压迫　其临床表现和病程介于急性与慢性压迫之间,不再赘述。

【临床表现】

1.病程经过　急性压迫,如外伤性血肿、转移癌、硬脊膜外脓肿,起病急骤,进展迅速,在数小时至数天内脊髓功能便可完全丧失。急性脓肿患者常以高热寒战起病。慢性压迫,如良性肿瘤、先天性畸形等,起病极为缓慢,早期症状多不明显,或仅有相应部位的不适感,轻微疼痛,又非持续,往往不足以引起患者的注意。多数患者是因疼痛较剧或肢体力弱、感觉障碍出现之后才就医诊治。对症治疗后症状往往有不同程度的减轻,因此可能误诊。脊髓压迫症的自然病程大体可分三个阶段,即早期(根痛期)、脊髓部分受压期和完全受压期。

(1)根性神经痛期:亦称神经根刺激期。病变较小,压迫尚未及脊髓,仅造成脊神经根及硬脊膜的刺激现象。其主要临床表现是根性痛或局限性运动障碍。疼痛部位固定,局限于受累神经根分布的皮节区域,疼痛异常难忍,被描述为电击样、刀割样、撕裂样、牵扯样和针刺样。开始为一侧性,突然发作,突然消失,是间歇性痛。每次发作自数秒至数分钟。当用力、咳嗽、打喷嚏、大便等导致胸、腹腔压力突然增加时可触发或加剧疼痛。改变体位时可加重或减轻疼痛,因而患者常常只取一种姿势。在间歇期内可完全正常,或在疼痛部位出现感觉异常,如麻木、蚁走、虫爬、寒冷、针刺、发痒、沉重等感觉。当压迫进一步进展,疼痛加剧,变为持续性、双侧性,以致可以较广泛。神经根受压到一定程度时,其传导功能逐渐低下以致丧失,出现感觉减退或消失。由于相邻的上、下两个感觉神经根所支配的皮节有重叠,故神经根损害所出现的节段性感觉障碍,常是部分性的不完全的,若是完全性感觉丧失,提示有两个以上的感觉根受到损害。根痛并非见于所有患者,以髓外压迫者多见,髓内病变则较少见。病变位于脊髓腹侧者可无根痛症状,可产生运动神经根刺激症状,表现为相应支配肌群的肌束颤动、"肉跳"乃至痉挛,或易疲乏无力。这些早期症状的分布部位对脊髓受压的定位诊断有很大价值。

(2)脊髓部分受压期:病变在椎管内继续发展,脊髓受到压迫,出现脊髓传导束障碍,表现为受压平面以下的肢体运动、感觉和括约肌功能减弱或消失。因运动传导束神经纤维较粗,对压迫和血供影响耐受力差,因此运动障碍可先于感觉障碍。脊髓丘脑束受累产生受压平面对侧2～3节段以下的痛、温觉障碍,压迫平面高者障碍明显。可能在腰骶段脊髓丘脑束的位置已移向背外侧所致。如累及后索,则出现同侧关节运动觉、位置觉、振动觉等深感觉障碍,振动觉易受损害故表现也较早。深感觉障碍时患者在黑暗中行走困难,有如踩在棉花上的感觉。脊髓受压获得的适应和代偿功能,往往在此期间逐步建立,因此临床症状的加重和波动也就较为明显。运动和感觉障碍出现的程序髓内和髓外病变不同,髓内压迫者,运动、感觉障碍呈离心形式,即自受压平面向下、向远侧发展,可有感觉分离现象,根痛较少,括约肌功能障碍较早。髓外压迫者,运动、感觉障碍是向心形式,即自下自远侧向压迫水平发展。这是因为来自下肢痛、温觉传导纤维在脊髓内位于外侧,先于受到压迫之故。根痛较常见,括约肌功能障碍出现则较晚。脊髓受压期历时比根痛期为短,一般为数个月左右。但两期常相互重叠,不能截然分开。当出现长传导束症状之后,即应视为脊髓已遭到部分压迫。

(3)脊髓完全受压期:亦即麻痹期、横断期,属本症的晚期。压迫已遍及到脊髓的整个横断面。尽管无肉眼所见的解剖上横断,但其功能已大部或完全丧失,脊髓受压平面以下的运动、感觉,膀胱、肛门括约肌功能,以及皮肤、指(趾)甲营养等均出现障碍。

上述脊髓受压的临床发病过程,以慢性髓外压迫性病变表现最为典型。病程越长则此三期的出现越明显。分期并非绝对的,常有交叉重叠,如在脊髓完全受压期,尚存在根痛的病例,也非罕见。但分期对了解和分析脊髓受压一般规律和帮助临床早日发现、抓紧治疗时机都有意义。

2.症状与体征

(1)感觉障碍:为脊神经后根、脊髓内的各种感觉传导束受到刺激或损害所致。包括疼痛、感觉过敏、感觉减退或缺失、感觉分离和感觉异常等。根性痛最为常见而且剧烈,已于前述。此外亦偶尔可见感觉传导束性疼痛,呈某一个肢体或半身的弥漫痛或烧灼样、针扎样痛。当髓外压迫波及脊椎时,可产生脊椎椎体性痛,表现为背部肌肉深层钝痛,常合并有局部肌肉痉挛强直,用力、咳嗽或体位改变时加剧,也可因坐位时减轻,卧位时加重。感觉过敏,常在感觉减退或消失平面的上方有一条感觉减退较轻区域,再上方常存在一狭窄的感觉过敏带。感觉减退较轻区与感觉过敏带之间的界线,代表脊髓受压节段的上缘。当病变在脊髓中央区时,常损害交叉的脊髓丘脑束纤维,而一部分未交叉的触觉纤维及深感觉纤维可免受累及,产生分离性感觉障碍,即痛、温觉丧失而触觉及关节肌肉觉存在。常见于脊髓空洞症、髓内肿瘤,而髓外肿瘤则少见。白质前联合的损害则出现损害水平以下两侧对称性的痛、温觉丧失。后索受损害则产生损害平面以下的触觉、本体觉、振动觉的丧失。此外髓外压迫时出现相应节段的棘突压痛、叩痛亦较常见。感觉障碍是脊髓压迫症的重要体征。对判断髓内还是髓外压迫,特别是对压迫的定位诊断有重要的参考价值。

(2)肌肉运动障碍与肌腱反射改变:病变累及前根、前角及皮质脊髓束时,产生肌力、肌张力和反射改变。早期为乏力、精细动作困难、步行易疲劳等现象,随后出现肌力减退直至完全瘫痪,前根和前角的损害以肌无力、肌张力低、肌萎缩和肌束颤动以及腱反射消失为主要表现,即所谓下运动神经元性瘫痪。病变在颈段及腰骶段尤为明显。当皮质脊髓束以及与运动有关的其他下行传导束受损害时,以肌无力、肌张力增加、腱反射亢进,出现病理反射为主要表现,即所谓上运动神经元性瘫痪。如果病变在脊髓颈膨大部位,既累及支配上肢的前根和前角,又累及支配下肢的皮质脊髓束,因此产生上肢的下运动神经元性瘫痪和下肢的上运动神经元性瘫痪。脊髓压迫症所造成的瘫痪一般为截瘫或四肢瘫,单肢瘫少见,偏瘫更少见。缓慢进行性的完全性截瘫,早期两下肢是伸性痉挛性瘫痪,刺激病变水平以下皮肤,可引出两下肢挺直,肌张力增高。也可出现反射性屈曲,称为屈曲痉挛性截瘫。临床上可把能引出此防御反射区域的上界,作为脊髓受压平面的下缘。晚期则变为松弛性瘫痪。受压水平以下的浅反射消失、腱反射亢进和出现病理反射,则为下行的皮质脊髓束同时受到损害所致。早期仅累及患侧,随后健侧也逐渐出现改变。

(3)括约肌功能障碍:早期表现为排尿急迫、排尿困难,一般在感觉、运动障碍之后出现,尔后变为尿潴留、顽固性便秘,最终大小便失禁。病变在脊髓圆锥部位时,括约肌功能障碍常较早出现。病变在圆锥以上时,膀胱常呈痉挛状态,其容积减少,患者有尿频、尿急,不能自主控制,同时有便秘。而病变在圆锥以下时,则产生尿潴留、膀胱松弛,当膀胱充满尿液后自动外溢,呈充溢性尿失禁。肛门括约肌松弛,稀的粪便自行流出,大便失禁。

(4)营养性障碍:继发于肢体的感觉、运动障碍之后,皮肤干燥,易脱屑、变薄,失去弹性,皮下组织松弛,容易发生压迫性溃疡(压疮)。指(趾)甲失去光泽、增厚和脱落。关节呈强直状态。

(5)自主神经功能障碍:脊髓 $T_2 \sim L_2$ 的灰质侧角内有交感神经细胞,在骶段内则有副交感神经细胞。当受压时或与高级中枢失去联系时,出现多汗、无汗、血管舒缩和立毛反射异常等改变,常伴有两下肢水肿,腹胀及发热(当压迫水平较高时导致大面积体表出汗障碍)。$C_5 \sim T_1$ 的灰质侧角有睫状脊髓中枢,损害时产生 Horner 综合征,为一有价值的定位体征。

【辅助检查】

根据病史和体格检查,判断脊髓病变并不困难,但要精确地确定病变部位、程度和性质却非易事。尽管临床上某些有价值的病灶性体征可供定位诊断,但误差还是常有的,对病变程度和性质的判断与实际情况差距就更大些。因此,一般均需作进一步检查,特别是当考虑施行手术或作放射治疗之前,选择适合的辅助检查是不可缺少的。

1.脑脊液检查　腰椎穿刺测定脑脊液动力变化和常规、生化学检查是诊断脊髓压迫症的重要方法。

(1)脑脊液动力改变:当压迫性病变造成脊髓蛛网膜下腔阻塞时,颅内压不能传递到阻塞水平以下的脊髓蛛网膜下腔。因此出现阻塞水平以下的脊髓蛛网膜下腔压力低下,有时甚至测不出。脑脊液动力检查大致有三种结果:①脊髓蛛网膜下腔无阻塞;②部分阻塞;③完全阻塞。肿瘤体积的大小是导致蛛网膜下腔阻塞的主要因素,但肿瘤周围的蛛网膜是否有粘连亦有重要影响。此外,胸椎的管腔比腰段和颈下段为狭小,同样大小的肿瘤在胸段比腰段、颈段更早引起完全性阻塞。

(2)脑脊液细胞计数:一般均在正常范围,炎性病变者多有白细胞增加;肿瘤有出血坏死者红细胞和白细胞可有增加。

（3）脑脊液颜色与蛋白质含量：蛋白质含量少者无色透明，蛋白质含量高者呈淡黄至橘黄色。碳酸试验可自（＋）至（＋＋＋＋）不等，其定量每百毫升中自数百毫克至1g以上，放置一旁可自行凝固，称自凝现象。脊髓压迫症脑脊液蛋白质含量多少与脊髓蛛网膜下腔阻塞的程度、阻塞时间和阻塞水平的高低有关。一般阻塞越完全、阻塞时间越长、阻塞水平越低，蛋白质的含量也越高。肿瘤性压迫比非肿瘤性压迫蛋白质含量高，尤其是神经鞘膜瘤，其脑脊液蛋白质含量又比其他类型肿瘤为高。脊髓压迫症引起脑脊液蛋白质含量的增高，亦可因为脊髓供应血管受压迫而淤血缺氧，使血管壁的通透性增加，蛋白质渗出增加；还可因蛛网膜下腔阻塞，使远侧的脑脊液不能参与正常的循环，少量被吸收而浓缩所致。

应该指出，腰椎穿刺作脑脊液动力学检查时，由于可能引起肿瘤位置的移动（如神经鞘膜瘤），使脊髓压迫症状突然加重或疼痛加剧，事前必须估计到。在 CT 和 MRI 普及的年代，这些方法已很少应用。

2.X 线检查

（1）脊柱 X 线摄片：正位、侧位，必要时加摄斜位。脊柱损伤重点观察有无骨折、错位、脱位和椎间隙狭窄等。良性肿瘤约有 50％可有阳性出现，如椎弓根间距增宽、椎弓根变形或模糊、椎间孔扩大、椎体后缘凹陷或骨质疏松和破坏。转移性肿瘤常见骨质破坏。病程早期可无任何变化，病程越长骨质改变出现率越高、程度亦重。

（2）MRI：能清楚地显示各不同轴线的断层图像，提供较清晰的解剖结构层次。对脊髓病变的部位、上、下缘界线，位置及性质能提供最有价值的信息。MRI 是诊断脊髓病变最有价值的工具。

（3）CT：分辨率较高者肿瘤小于 5mm 便能检出，图像较清晰。CT 能确切显示肿瘤位置和肿瘤与脊髓的关系。

【诊断与鉴别诊断】

首先必须明确脊髓损害是压迫性的还是非压迫性的，通过必要的检查便可确定脊髓压迫的部位或平面，进而分析压迫是在脊髓内还是在脊髓外，以及压迫的程度，最后研究压迫病变的性质。这是诊断脊髓压迫症的基本步骤和要求。为此必须将病史、临床检查所得，结合辅助检查有关资料加以综合分析，一般均能正确作出诊断。

1.脊髓压迫与非压迫的区别　脊髓压迫症的早期常有根痛症状，因此，需与能引起疼痛症状的某些内脏疾病相鉴别，例如心绞痛、胸膜炎、胆囊炎、胃或十二指肠溃疡以及肾结石等。当出现脊髓受压体征之后则需进一步与非压迫性脊髓病变相鉴别。

（1）脊髓蛛网膜炎：本病起病缓慢，病程长，症状时起时伏，亦可有根痛但范围常较广泛。缓解期内症状可明显减轻甚至完全消失。脊柱 X 线平片多正常。脑脊液动力试验多呈现部分阻塞，伴有囊肿形成者，可完全阻塞。脑脊液白细胞增多，蛋白质可明显增高。脊髓造影可见造影剂在蛛网膜下腔分散成不规则点滴状、串珠状，或分叉成数道而互不关联。形态特殊，易于识别。

（2）急性脊髓炎：起病较急，常有全身不适、发热、肌肉酸痛等前驱症状。脊髓损害症状往往骤然出现，数小时至数天内便发展到高峰。受累平面较清楚易检出，肢体多呈松弛性瘫痪，合并有感觉和括约肌功能障碍。应与无明显外伤的急性椎间盘突出作仔细鉴别。脊髓炎者脊髓蛛网膜下腔无阻塞，脑脊液白细胞数增多，以单核及淋巴细胞为主，蛋白质含量亦有轻度增高。若细菌性所致者以中性白细胞增多为主，蛋白质含量亦明显增高。

（3）脊髓空洞症：起病隐袭，病程长。早期症状常为手部小肌肉的萎缩及无力。病变多见于下颈段及上胸段，亦有伸展至延髓者。多数病例属脊髓胚胎发育异常。病变特征是在脊髓中央管附近有一长形空洞，其周边有神经胶质增生。因此临床表现的主要特点是病变水平以下感觉分离，即痛、温度觉缺失，触觉及位置、振动觉保存。下肢有锥体束损害体征。根痛少见,皮肤营养改变常很显著。可有家族史。腰穿无阻塞现象,脑脊液检查一般正常。

(4)脊柱骨关节肥大性改变:多见于中年以上患者。病变以颈下段及腰段最常见。颈段者初期有上肢手部麻木或肩部酸痛、沉重感等症状,棘突或棘突旁有压痛。症状常因颈部位置不当而加重,严重者出现手掌肌群萎缩。弹指试验阳性。转动头位时可发生头晕或眩晕等椎-基底动脉缺血症状。X线平片可见明显骨关节肥大性改变,脊柱生理弯曲消失,呈强直状,腰椎常见侧突。脑脊液检查一般正常。部分病例可伴有椎间盘突出,蛛网膜下腔呈不完全阻塞现象,脑脊液蛋白质含量亦相应增加。

(5)肌萎缩性侧索硬化症:为一种变性疾病。病变主要累及脊髓前角细胞、延髓运动神经核及锥体束。因此以运动障碍为主,一般无感觉障碍。早期可有根痛,其特征性表现是上肢手部肌肉萎缩和舌肌萎缩,严重者有构音困难。病变以上运动神经元为主时,腱反射亢进。脊髓腔无阻塞,脑脊液常规、生化检查正常。

(6)脊髓压迫症合并几种少见的临床症状:①压迫病变在高位颈段时,常伴有脑神经麻痹,特别是枕大孔区脊颅型肿瘤,如出现声音嘶哑、吞咽困难、耸肩无力,当三叉神经脊髓束受压迫时则有头面部痛觉减退,角膜反射减弱。偶见于多发性神经纤维瘤病,脊髓肿瘤同时伴有位听神经瘤者。②水平眼震亦多见于脊颅型肿瘤,由于压迫内侧纵束(该束主要协调眼球运动,可自中脑下达 T_1 水平),或因病变影响小脑,或血循环障碍导致水肿等。③脊髓肿瘤伴有视神经乳头水肿,以腰骶部肿瘤较常见,但总发生率并不高。临床检查除发现脑脊液蛋白质增高外,颅内并无异常,肿瘤切除后视乳头水肿消失。可能原因为肿瘤影响了脑脊液吸收或同时伴有脑脊髓病理性分泌增加所致。

上述少见情况,在鉴别诊断时宜注意。

2.脊髓压迫平面定位 早期的节段性症状,如根痛、感觉过敏区、肌肉萎缩以及腱反射减退或消失,均有助于压迫平面的定位。因此必须熟悉脊髓节段与脊柱关系,脊髓与支配的肌肉、各浅反射和肌腱反射中枢的节段位置。此外感觉障碍平面对定位亦属重要。一般说,感觉减退较轻区与感觉过敏带之间的界线,代表受压节段的上缘。而能引起防御反射区域的上界常可代表脊髓受压的下缘。脊髓造影或 CT、MRI 检查则可准确作出定位诊断。

3.髓内压迫与髓外压迫的鉴别 临床症状出现的顺序可作鉴别的参考,如根痛,运动、感觉障碍的向心与离心发展,括约肌功能障碍的早晚等。但仅凭临床鉴别,有时难免出现较大误差,因此手术前还得靠 CT 或 MRI 检查来确定。

4.确定压迫病因性质 对病变性质的分析,有助于手术前准备和预后估计。一般髓内或髓外硬脊膜下压迫以肿瘤为最常见。髓外硬脊膜外压迫,则多见于椎间盘突出,腰段、颈下段多见,常有外伤史。炎性压迫,如硬脊外脓肿,发病快,伴有发热等其他炎症特征。血肿压迫,常有外伤史,症状、体征进展迅速。转移性肿瘤,如肉瘤、淋巴肉瘤等,起病较快,根痛明显,脊柱骨质常有明显破坏。综合病史、临床体检和辅助检查资料,认真分析,多数病例手术前可得出正确诊断。

【治疗及并发症的预防】

治疗原则是去除压迫病因。手术则是唯一有效的治疗方法。手术病死率极低,而效果大多良好,因此,应早期诊断,及时手术。良性肿瘤如神经鞘膜瘤、脊膜瘤、皮样及上皮样囊肿和椎间盘突出等,一般均能彻底切除。应用显微手术对髓内肿瘤如室管膜瘤、囊性变胶质瘤等,亦能全切除或大部切除。对晚期患者或肿瘤难以全切除者,作椎板减压术常可获得短期疗效。凡存在两个以上压迫病变不能一次手术切除者,原则上应先解除高位压迫,但术前对高位压迫定位不够明确或低位压迫比高位压迫严重者例外。手术后应积极辅以药物治疗、物理疗法,加强护理,以加快脊髓功能的恢复。对年迈及瘫痪患者应注意防治肺炎、褥疮和尿路感染等并发症,晚期患者多因此类并发症致死,必须有足够的重视。

【预后】

脊髓压迫症的预后取决于以下几种因素。

1.压迫病因的性质及其可能解除的程度　髓外硬脊膜下肿瘤一般均属良性,能完全切除,其预后比髓内肿瘤和不能全切除的其他类型肿瘤为好,脊髓功能可望完全恢复。对可能切除的髓内肿瘤和血管畸形,除少数术后症状加重外,多数病例手术后症状可获相当满意的恢复,单纯作椎板切除,疗效短暂,亦有术后加重者。转移性肿瘤手术效果极差。蛛网膜囊肿、椎间盘突出(胸椎间盘突出手术疗效差)以及能完全切除的某些硬脊膜外炎性或寄生虫性肉芽肿,其手术疗效亦令人满意。因外伤所致的硬膜外血肿及其他异物造成的脊髓压迫,均应尽早施行手术切除,其疗效常取决于脊髓原发损伤的性质及程度。

2.脊髓功能障碍的程度　在解除压迫之前脊髓功能尚未完全丧失者,手术效果大多良好,而术前脊髓功能完全丧失者,手术效果大多不佳。普遍认为当脊髓功能完全障碍超过半年以上者,即使压迫病变能完全解除,其功能恢复亦不满意。但亦有个别病例完全瘫痪已1年以上,手术解除压迫后,脊髓功能仍获得相当恢复。这充分说明脊髓对慢性压迫具有极好的耐受能力。因此,对那些脊髓功能已完全消失但压迫可能完全解除的病例,不应放弃治疗及失去信心。亦有认为瘫痪肢体仍处于痉挛性者,如能解除压迫均有恢复的可能。

3.脊髓受压平面的高低　一般而言,高位的压迫比低位压迫预后差。但亦曾遇到同样大小的肿瘤,在下颈段比胸段手术效果更佳者,这可能是胸段椎管腔比下颈段椎管腔狭窄,手术时脊髓遭受损伤机会较大有关。

4.压迫病因解除的早晚　病因解除越早,脊髓功能恢复越好。

5.急性压迫与慢性压迫　急性压迫,脊髓的代偿功能来不及发挥,因此比慢性压迫预后为差。

6.解除压迫后脊髓功能恢复程序　一般浅感觉恢复较快,少数病例当压迫解除,痛觉即时有一定程度恢复,或感到原有的束紧感消失。感觉恢复总是自上而下,而运动障碍的恢复往往自指(趾)端开始,括约肌功能障碍的恢复出现最晚。若术后1个月以上脊髓功能不见丝毫进步者,提示预后不良。

二、椎管内肿瘤

椎管内肿瘤也称为脊髓肿瘤,包括发生于椎管内各种组织如神经根、硬脊膜、血管、脊髓的原发性和转移性肿瘤,为脊髓压迫症的常见病因。

【发病率】

原发性椎管内肿瘤的人群每年发病率为0.9～2.5/10万人,远较颅内肿瘤为低。颅内肿瘤与椎管内肿瘤的发病比例,各家统计差别悬殊,约3∶1～12∶1。某医院自1963年到1999年,共收治脊髓肿瘤933例,与同期脑瘤比例为1∶8.7。北京市神经外科研究所报告手术治疗椎管内肿瘤773例,与同期手术治疗脑瘤的比例为1∶11.2。发病年龄,原发肿瘤以中年为多;转移性肿瘤以老年居多;10岁以下的儿童极少见,大多为恶性肿瘤。本组年龄最幼者5岁,最长者73岁,以30～49岁发病率最高,男女差异不大。

【病理类型】

脊髓肿瘤可起源于脊髓外胚叶室管膜和胶质细胞,如神经胶质瘤、神经纤维瘤;可起源于脊髓的中胚叶间质,如脊膜瘤;亦可由椎管周围组织直接侵入椎管,如淋巴肉瘤;或来自身体其他部位恶性肿瘤的转移,如肺癌、鼻咽癌、乳腺癌、甲状腺癌等。常见的椎管内肿瘤有神经鞘瘤、脊膜瘤,胶质瘤、先天性肿瘤、转移瘤等,其他病理类型少见。

1.神经鞘瘤　又名施万细胞瘤,多见于30～40岁的中年人,性别差异不大。少数患者有多发肿瘤,即同一时期有两个以上椎管内神经鞘瘤。脊神经鞘瘤的大小通常长1～3cm,有光滑完整的包膜,并可呈部分囊性变。有时肿瘤沿神经根生长,穿过硬脊膜到达硬膜外,或穿过椎间孔长到椎管外,形成葫芦状或哑铃状,造成椎间孔的扩大及破坏。

2.脊膜瘤　其发病率仅次于神经鞘瘤,居脊髓肿瘤的第2位,但远较颅内的脑膜瘤为少。脊膜瘤较多见于中年女性。好发于胸段,其次颈段,腰骶段甚少。肿瘤表面光滑,亦可呈结节状,包膜完整。其血液供应来自脊膜,故常见肿瘤附近的脊膜血管增生粗大。

3.胶质瘤　多位于髓内,以室管膜瘤、星形胶质细胞瘤为多,少突胶质瘤、混合性胶质瘤、多形性胶质母细胞瘤偶亦可见。

(1)室管膜瘤:占脊髓髓内肿瘤的60%,中年男性较为多见。自脊髓中央管发生,或自终丝长出。多见于颈胸段,其次为腰骶段,有时肿瘤可累及脊髓几个节段。

(2)星形细胞瘤:占脊髓髓内肿瘤的30%,以20～30岁女性较多见。多位于脊髓颈胸上段,外观呈梭形肿胀,有时连绵数节,质地较软,可有出血。其横断切面可见肿瘤质地中等,灰红色,有时出血囊变,与脊髓无明显的界限。

4.血管母细胞瘤　属真性血管源性肿瘤,但往往以软脊膜为基底,与脊髓组织分界清楚。多发性肿瘤也很常见。

5.先天性肿瘤

(1)畸胎瘤:脊髓的畸胎瘤甚少,肿瘤可生长在硬膜外、硬膜下或髓内,其部位以脊髓的背侧及背外侧较多。肿瘤表面不规则或分叶状,与周围组织粘连,切面上可见软骨、骨骼或毛发,常伴有并发囊变、自发性出血及中央坏死。

(2)上皮样及皮样囊肿:好发于腰骶部,可见于髓外或髓内。在中枢神经系统中,上皮样囊肿较皮样囊肿为多。

(3)脂肪瘤:约占脊髓肿瘤中的1%,男女差异不大,以20～30岁为多见,好发于胸段,可位于硬脊膜外,亦可位于蛛网膜下,后者多为髓内。约有1/3的患者伴有先天性畸形,如脊柱裂等,位于髓内者常部分露出表面。

(4)脊索瘤:起源于胚胎的脊索残余,好发于男性的骶尾部,少数可见于脊柱的其他部位。起于骶骨的脊索瘤常将骶骨大部分破坏,并向前侵入盆腔,向后压迫马尾神经根。肿瘤四周有纤维组织包围,质地较脆软,有时呈胶冻状。

6.转移性肿瘤　好发于硬脊膜外,以中老年人较多见。原发病灶最多为肺癌,其次为乳腺癌、前列腺癌、鼻咽癌、肉瘤、甲状腺癌、子宫颈癌及直肠癌等。

【肿瘤的节段分布与解剖分类】

脊髓肿瘤各节段的分布与脊髓各节段的长度大致相同。本组患者按发病率多少给以分析肿瘤部位,以胸段最高达67%,其次为颈段为23%,腰骶及马尾部占10%。不同性质肿瘤的节段分布并不相同。神经鞘瘤、脊膜瘤、星形细胞瘤和血管瘤基本按各节段脊髓长度比例分布,而先天性肿瘤好发于圆锥和终丝,血管母细胞瘤多发生于颈段。有些髓内肿瘤生长节段较长,跨颈、胸段或胸、腰段。

根据肿瘤生长的部位及脊髓、脊膜的关系,可将脊髓肿瘤分为髓内、硬脊膜下髓外及硬脊膜外肿瘤三类。

1.髓内肿瘤　占椎管内肿瘤的10%～15%,主要为室管膜瘤、星形细胞瘤,少数为血管母细胞瘤、先天性肿瘤、脂肪瘤、转移瘤或神经鞘瘤。

2.硬脊膜下髓外肿瘤　最常见，约占60%，主要为神经鞘瘤和脊膜瘤，少数为先天性肿瘤、肉瘤或转移瘤。

3.硬脊膜外肿瘤　占椎管内肿瘤的15%～25%，肿瘤的病理性质繁纷，但多为恶性肿瘤，如转移瘤和肉瘤。此外还有脂肪瘤、血管瘤、软骨瘤、骨瘤、神经鞘瘤、脊膜瘤、胶质瘤和囊肿等。

【临床表现】

脊髓肿瘤的病程长，进展缓慢。它的主要表现为进行性的脊髓压迫，包括病变节段以下的感觉障碍、运动障碍、自主神经系统症状及包括括约肌功能障碍。现将不同部位的脊髓肿瘤之临床表现，分别叙述于下。

1.髓内肿瘤　好发于中年人，以胸段及颈段多见。发病过程缓慢，首先出现的症状为感觉障碍。由于肿瘤侵及脊髓白质前连合，早期可有感觉分离现象。肿瘤沿脊髓的纵轴发展，故感觉水平的上界常不恒定，根痛少见。当肿瘤逐渐扩大侵及前角及皮质脊髓束时即出现运动障碍，且多呈离心发展，即先出现于病变节段，逐步向远侧扩展。括约肌功能障碍的出现常较髓外肿瘤为早。脑脊液检查，蛋白定量变化不大，常在正常范围内。

2.硬脊膜下脊髓外肿瘤　好发于胸段，次为颈段及腰段。除少数恶性肿瘤外，起病及病程皆极缓慢。根痛为早期较突出的症状，神经鞘瘤患者尤为显著。因肿瘤多发生于脊髓背外侧，早期刺激脊神经根后根，引起沿神经根分布区的放射性疼痛。开始时限于一侧逐渐可扩大到两侧或两侧交替出现。当神经根逐渐破坏，疼痛区出现感觉障碍。肿瘤如位于脊髓背侧，压迫或侵入后索后角，出现病变以下的位置觉丧失及感觉性共济失调。若肿瘤位于腹侧，锥体束征常较明显，并有相应节段的局限性肌肉萎缩。若肿瘤偏于一侧，压迫一侧脊髓，可无根痛，感觉症状出现亦较迟，但可出现脊髓半切综合征，不过临床上典型的脊髓半切综合征并不多见。病程的后期出现脊髓完全横贯性损害，表现为病变水平以下的肢体痉挛性瘫痪、感觉障碍、自主神经功能紊乱及营养障碍，膀胱和直肠的括约肌障碍。亦有少数患者长期不产生症状或仅有轻微的感觉障碍。由于肿瘤在蛛网膜下腔内生长，阻塞现象发生较早。脑脊液中蛋白定量增高，尤其为神经纤维瘤病例，大多在1.2g/L以上。损伤、腰椎穿刺及妊娠可使症状突然加重。

3.硬脊膜外肿瘤　以50岁以上患者最多，其次为中年人，亦有儿童。如系恶性肿瘤或转移性肿瘤，病程较短。发病初期有明显根痛，常伴有局部棘突的剧痛。患者可清楚地指出背部皮肤疼痛区，随即很快出现瘫痪。病变部位棘突有明显叩击痛。原发灶有时不易找到。脊柱平片常有明显的骨质破坏，尤为椎体。由于骨质破坏，局部穿刺可得血性液体及碎块状组织，作显微镜检查常可找到肿瘤细胞。

4.马尾肿瘤　表现的症状都是下运动神经元及后根受损症状。根痛为其典型症状，常表现为两侧性的坐骨神经痛，而无运动障碍。但由于疼痛，可影响患者行走及睡眠，往往喜向一侧半卧位，甚至彻夜不眠，只能倚椅而坐。稍后会出现会阴部马鞍状感觉丧失及两下肢无力，括约肌障碍，常伴有尿潴留、麻痹性膀胱。

关于在不同脊髓节段的定位诊断及髓内、髓外肿瘤的鉴别诊断不再重复。

【诊断及鉴别诊断】

椎管内肿瘤可根据下述线索作出诊断。

1.病史　详细的病史及完整的神经系统检查为诊断脊髓肿瘤的首要条件。一般病程较长，约1～3年，马尾肿瘤可达10年以上。发病后可出现持续性进行性脊髓受压症状。由于脊髓本身有代偿能力，有些患者可出现一定程度的缓解，然后再恶化，故病程可有波动性。但恶性病变，如肉瘤、癌肿等则于数周至数月出现瘫痪。尚有更快者，如肿瘤出血可在数小时内出现脊髓半切征或脊髓横断损害，称脊髓卒中。有恶性肿瘤史则有椎管内转移的可能。

2.体格检查　完整、反复的神经系统检查可早期作出脊髓肿瘤的诊断。感觉障碍的平面、腱反射的减弱或消失、肌肉萎缩的分布和棘突叩痛可有助于肿瘤的定位。

3.脑脊液检查　椎管内肿瘤患者进行腰椎穿刺有一定危险性,放液后可使病情突然加重,应慎重行之。脑脊液生化改变呈蛋白细胞分离现象,即蛋白含量增高,而细胞数正常。

4.脊柱平片　椎管内肿瘤有50%可于平片中见骨质变化,如椎弓向内凹入、变薄,骨质萎缩、稀疏,轮廓模糊,甚至破坏消失,椎弓根间距离增宽,椎体后缘有弧形压迹等。斜位片可见椎间孔扩大,椎板被压薄。

5.CT检查　平扫的诊断价值不大,于病变部位可见椎管膨胀、扩大,椎体后缘受压,椎管内软组织填充,脊髓被推向一侧。增强扫描可显示某些高血运肿瘤,如血管母细胞瘤。

6.脊髓血管造影　主要用于血供丰富的椎管内肿瘤,如髓内血管母细胞瘤的诊断。在血管造影中有早期血管出现,并有持续均匀的结节状染色,边界清楚,可伴有血管移位和增粗的引流静脉。

7.MRI　由于MRI可提供各个层面的清楚解剖图像,在显示脊髓及椎管内肿瘤方面最为有利,是目前最具诊断价值的方法。它不仅能显示瘤的大小、数目、位置,并可将瘤与脊髓的关系显示清楚。在注射顺磁对比剂Gd-DTPA后作增强扫描,能在T1W上显示顺磁效应,增强肿瘤的信号强度,较CT扫描更清晰地显示肿瘤及其周围的结构。

椎管内肿瘤常需与椎间盘突出症、脊髓蛛网膜炎、脊椎结核、运动神经元疾病、脊髓空洞症、脊柱肥大性骨关节炎、脊髓血管性疾病、多发性硬化及亚急性联合变性症等鉴别。

【治疗和预后】

诊断明确后,应予以早期手术治疗。手术效果与神经症状出现的时间、范围、程度及肿瘤性质、部位有关。显微外科的开展,使脊髓肿瘤切除的效果进一步提高。髓内肿瘤的手术时机最好选择在患者神经系统状态中度障碍时,这样将会取得良好的效果。髓内室管膜瘤的手术全切除率可达90%～100%,术后神经功能障碍得到满意恢复,大部分患者留有不同程度的感觉障碍。全切除后极少复发,术后不必放疗,而未能全切者应常规放疗。髓内星形细胞瘤全切除率低,仅35%～40%。预后主要与肿瘤的恶性程度有关,术后应常规放疗。髓内脂肪瘤全切除几乎是不可能的,勉强切除肿瘤会造成严重后果。大部分切除肿瘤即可达到有效减压并长期控制肿瘤生长和病情恶化的目的。髓内血管母细胞瘤需做整块肿瘤全切除,远期疗效满意。

对于椎管内的恶性肿瘤,包括转移瘤,应采用综合治疗方法。由于术后脊髓受压症状常不能得到很好的改善,预后较差,因此要掌握好手术适应证。手术原则是作充分的椎板切除减压,并尽可能切除肿瘤,以解除对脊髓的压迫。术后应积极寻找和治疗原发病灶,并进行放射治疗和化学治疗。

髓外硬膜下肿瘤多属良性,有利于全摘除,疗效较佳。与肿瘤紧密粘连的神经根应电凝切断后连同肿瘤一并切除。但在颈膨大和腰膨大部位需注意,过多切断神经根将导致上肢或下肢的部分功能障碍。极少数巨大马尾肿瘤,因与多数神经根粘连甚紧,只能作部分或大部摘除,尽量避免马尾神经损伤,以免造成严重的括约肌障碍。哑铃形肿瘤可分为椎管内部分和椎管外部分,手术可一期或二期切除。但无论是一期或分期手术,均应先切除椎管内部分,否则从椎管外向椎间孔内分离可伤及脊髓。

截瘫患者应加强术后护理,预防褥疮、呼吸道及尿路感染,并加强肢体被动活动,防止挛缩及关节畸形,并辅以康复疗法。

（范　楷）

第四节　脊髓空洞症

【流行病学】

本病为一种缓慢进展的退行性病变,男性多于女性,约为3∶1,多在20～30岁发病。

【病因】

确切病因尚不清楚。

1.先天性脊髓神经管闭锁不全　本病常伴有脊柱裂、颈肋、脊柱侧弯、环枕部畸形等其他先天性异常。

2.胚胎细胞增殖　脊髓灰质内残存的胚胎细胞团缓慢增殖,中心坏死液化形成空洞。

3.机械因素　因先天性因素致第四脑室出口梗阻,脑脊液从第四脑室流向蛛网膜下腔受阻,脑脊液搏动波向下冲击脊髓中央管,致使中央管扩大,并冲破中央管壁形成空洞。

4.继发性脊髓空洞症　罕见,继发于脊髓肿瘤、外伤、炎症等引起脊髓中央组织的软化和囊性变。

【病理变化】

空洞部位的脊髓外观可正常,或呈梭形膨大,或显萎缩。空洞腔内充满液体,通常与中央管相通,洞壁由胶质细胞和胶质纤维构成。空洞常起于颈膨大,可限于几个节段,也可上及延髓下达脊髓全长,横切面上空洞大小不一,形状也可不规则。首先侵害后角基底部及灰质前连合,呈"U"形向后角扩展,后慢慢进展,对称或非对称性侵犯前角、白质,其后再影响白质中的长束,相应神经组织发生变性、坏死和缺失。

延髓空洞症大多由颈髓扩展而来,通常位于延髓后外侧部分的三叉神经脊束核和疑核部位,以后才影响周围的长束,使之继发变性。

【临床表现】

1.发病特点　男性多于女性,约为3∶1,多在20～30岁发病。起病缓慢,渐进性加重,临床症状因空洞的部位和范围不同而异。

2.感觉障碍　突出的症状体征为节段性分离性感觉障碍。因空洞常起于一侧颈膨大后角基底部,首发表现常为同侧上肢痛温觉障碍而触觉保留;病情缓慢进展,空洞侵及灰质前连合时,影响双侧交叉的脊髓丘脑束,则出现双上肢对称性、节段性、分离性痛温觉障碍,呈短上衣样分布;脊髓后索常最后受损。

3.运动障碍　脊髓颈段空洞延伸侵及前角时出现上肢肌肉下位运动神经元损害,出现手部小肌肉无力、萎缩、肌束震颤,严重呈"爪形手",病情进展可逐渐波及上臂、肩带及部分肋间肌,引起瘫痪。如空洞累及两侧锥体束,可出现损害平面以下一侧或双侧的上运动神经元性瘫痪体征。

4.自主神经功能障碍　常见皮肤营养障碍,皮肤增厚,顽固性溃疡,严重者指(趾)末段发生无痛性坏死、脱失,称Morvan征。约20%的病人骨关节损害,常为多发性,上肢多见,关节肿大,关节面磨损,骨皮质萎缩、脱钙,但无痛感,这种神经源性关节病称为Charcot关节。下颈髓侧角损害可见霍纳综合征。

5.其他　常合并脊柱侧突、脊柱裂、弓形足、扁平颅底、脑积水及先天性延髓下疝等畸形。

6.延髓空洞症(又名球空洞症)　空洞常从脊髓延伸而来,也单独发病。空洞多不对称,症状、体征以单侧为主。常侵及延髓疑核、舌下神经核和三叉神经脊束核而出现吞咽困难,发音不清,舌肌萎缩及震颤甚至伸舌不能,面部痛温觉减退但触觉存在。如空洞侵及前庭小脑通路时出现眼球震颤、眩晕、平衡障碍、步态不稳。当损害脑桥面神经核时可出现周围性面瘫。

【辅助检查】

1.电生理检查　受累节段支配区肌肉神经源性损害,体感诱发电位潜伏期延长。

2.X 线片　可能发现脊柱侧突、颅底凹陷、脊柱裂、Charcot 关节等畸形。

3.延迟脊髓 CT 扫描(DMCT)　可显示高密度空洞影像。

4.MRI　为诊断本病最准确的方法,可在纵、横断面上清晰显示空洞大小、位置。

5.脑脊液检查　压力及成分大多正常,空洞大时也可致椎管梗阻,脑脊液蛋白含量增高。

【诊断】

青中年发病,起病隐袭,进展缓慢。临床表现为节段性分离性感觉障碍,肌肉萎缩无力,皮肤关节营养障碍,常伴有脊柱畸形、弓形足等畸形,脑脊液检查压力及成分大多正常,空洞大时也可致椎管梗阻,脑脊液蛋白含量增高,X 线摄片可证实所伴有的骨骼畸形,脊髓碘油造影可见脊髓增宽,延迟脊髓造影 CT 扫描及脊髓磁共振成像可显示空洞的部位、形态与范围。

【鉴别诊断】

1.脊髓髓内肿瘤　病变节段短,进展快,早期出现膀胱功能障碍。椎管梗阻明显。脊髓造影、MRI 可鉴别。

2.肌萎缩侧索硬化　表现为上肢下运动神经元损害及下肢上运动神经元损害症状和体征,但多不对称,且无感觉障碍的表现,MRI 无异常。

3.颈椎病　可有上肢的肌萎缩及节段性感觉障碍,但无浅感觉分离,根性疼痛多见,肌萎缩常较轻,一般无营养障碍,颈椎 X 线片可见骨质增生及椎间孔变窄等征象。

4.麻风　可引起手及前臂的痛触觉分离、肌萎缩及皮肤溃疡。但感觉障碍范围不符合节段性分布,体表皮肤可有散在脱屑和色素斑,受累神经变粗,并有麻风接触史,皮肤、黏膜及神经活检可查见麻风杆菌。

【治疗】

1.保守治疗　给予 B 族维生素及其他神经营养药物;防止烫伤、烧伤、关节挛缩。

2.手术治疗　目的是为了排出空洞内液体以减压,延缓症状发展。常用的有空洞体腔引流术、椎板切除减压、颅后窝减压术、终丝末端切开术等。

3.其他　早期采用深部 X 线治疗或放射性核素[131]I 治疗,阻止空洞扩大,效果不肯定。

【预后】

与病因、手术时机、手术方法等有关。

(王建平)

第五节　脊髓血管疾病

脊髓血管疾病分为缺血性、出血性及血管畸形三大类。发病率远低于脑血管疾病,对脊髓血管病的基础和临床研究亦滞后于脑血管病。虽然两者的疾病谱相似,都可发生出血、缺血、畸形、炎症等病变,但脊髓血液循环有着完全不同的特点,决定了它的临床表现及治疗的明显不同。

(1)脊髓循环呈节段性供血,自颈颅交界到圆锥通常有 6～8 根主要根髓动脉为脊髓提供血流,其充分的侧支循环使脊髓对缺血的耐受性明显高于脑组织。节段性供血的不利因素是在两根动脉供血区域之间存在一个血供的“分水岭”(如 T_4 和 L_2 水平),这一区域血供相对较少,因而更易受到缺血性的损害。实验证明颈段和腰段脊髓血流量明显高于胸段,特别是上胸段。

(2)根髓动脉大多起自肋间动脉和腰动脉,胸、腹腔大动脉的压力变化将直接影响脊髓血供,如手术操作、大动脉的阻断均可反应为脊髓缺血。

（3）脊髓静脉回流入胸腰腔,且回流静脉缺乏静脉瓣,胸腹腔的炎症、肿瘤等病变常能轻易侵入椎管腔静脉丛。可以理解,为什么硬脊膜外转移性肿瘤多来自胸腹腔的原发灶。胸腹腔压力的突然变化,可以直接反应为椎管内静脉压力升高,成为椎管内出血的原因之一。

（4）脊髓供血动脉均穿过骨性孔道进入椎管腔,因而这些动脉可因脊椎骨折和椎间盘突出等原因而造成供血动脉被阻断,并因此产生脊髓缺血性损害。脊髓前动脉亦可因后纵韧带钙化等机械因素造成脊髓缺血。

（5）脊髓位于骨性管道之内,且神经结构紧密,即使是较小的血管损害亦可能造成严重的神经功能障碍。近20年来,由于MRI的问世,选择性血管造影及介入治疗的广泛应用,显微外科技术的发展,特别是对脊髓显微解剖及血流动力学的研究成果,使人们对脊髓血管病有了更正确认识,使治疗更趋合理。

一、脊髓缺血

【病因】

动脉硬化是脊髓缺血的主要原因,而且近年来缺血性脊髓病的发生率趋于上升,对高龄人群的影响更明显。由于血供不足可以造成短暂的脊髓缺血的症状,严重者可发展成为永久性脊髓损害。其他病因产生的短暂性血压过低,可以使上述病理过程加重或加速发展。由于脊髓血供大多数来自肋间动脉和腰动脉,主动脉的血流障碍可直接减少脊髓供血,主动脉病变如夹层动脉瘤、损伤和主动脉手术时临时阻断,均可使脊髓缺血加重,甚至产生脊髓软化,造成永久性截瘫。

【病理】

临床及实验均证实脊髓对缺血有较好的耐受性。在实验室条件下,狗的脊髓可耐受$20\sim26$min的缺血而不致造成永久性神经损害。间歇性供血不足既可因适当的治疗和休息而得到缓解,又可因继发性缺血加重而致病情恶化。轻度神经损害在供血恢复后可完全消失。严重缺血则造成永久性的脊髓梗死。

【症状】

下肢远端无力和间歇性跛行为其特点。下肢无力情况在行走后更加明显,同时可以出现下肢腱反射亢进及病理反射。休息或使用扩血管药物可使无力现象缓解,病理反射也消失。病情继续进展则造成永久性损害,下肢无力不再为休息和药物治疗所缓解,并出现肌肉萎缩、共济失调和感觉障碍,晚期出现括约肌功能障碍。

【诊断】

虽然近年来本病的发生率有所上升,但较之其他脊髓疾病依然较低。因此,当出现脊髓功能损害时,应首先考虑其他常见的脊髓疾病,以免延误诊断。根据足背动脉搏动的存在可以与周围血管疾病所造成的间歇性跛行相区别。

【治疗】

主要针对动脉硬化治疗。轻病例早期增强心脏输出功能和服用扩血管药物都有助于症状的缓解;血压较低的患者可使用腹部束紧的办法,以改善脊髓的血液循环状况。任何原因造成的短暂性低血压均可能使症状加重,应尽量避免。

二、脊髓动脉血栓形成

【病因】

动脉硬化是老年人动脉血栓形成的主要原因。结节性动脉周围炎、糖尿病、大动脉夹层动脉瘤等也可能成为致病原因。梅毒及结核性动脉炎曾经是动脉血栓形成的主要原因。但是,脊髓动脉血栓形成的机会远较脑动脉少。从200例脑动脉硬化的尸检中,仅发现2例伴有动脉硬化性脊髓病。而235例进行性脊髓病的高龄患者中,几乎均有脊髓动脉硬化的表现。轻微损伤能够引起脊髓前动脉血栓形成已被尸检证实。但应首先考虑到椎间盘突出、脊髓肿瘤等对动脉压迫所致的闭塞或出血。轻微损伤导致脊髓血管畸形闭塞或出血的报道亦不鲜见。

【病理】

肉眼观察可见脊髓动脉呈节段性或区域性闭塞,动脉颜色变浅。病变的早期有脊髓充血水肿,可以发生脊髓前部或后部的大片梗死,这要依脊髓前或是脊髓后动脉受累而定。脊髓梗死的范围可达数个乃至十几个节段。组织学改变取决于发病时间的长短和侧支循环建立的情况。

【临床表现】

1.脊髓前动脉综合征　起病突然,亦有数小时或数日内逐步起病者。剧烈的根痛为最早出现的症状,少数病例为轻微的酸痛。疼痛的部位一般在受累节段上缘相应的水平,偶尔与受累节段下缘相符合。颈部脊髓前动脉闭塞,疼痛部位在颈部或肩部。瘫痪出现之后,疼痛仍可持续数日到数周。瘫痪一般于最初数小时内发展到顶峰,很少有延迟到数日者。个别病例瘫痪发生后旋即好转,数日后再度恶化。瘫痪可以是不对称的,早期表现为脊髓休克,肌张力减低;腱反射消失。脊髓休克过去以后,病变相应节段出现松弛性瘫痪,病变水平以下为痉挛性瘫痪,肌张力增高,腱反射亢进,并出现病理反射。早期就有大小便功能障碍。感觉分离是其特征性表现:痛觉和温觉丧失而震动觉和位置觉存在。侧支循环建立后,感觉障碍很快得到改善。

当动脉闭塞发生在胸段,则仅有相应节段的肌肉瘫痪,常缺乏感觉分离现象。

腰段受累主要表现为下肢远端的轻瘫、括约肌功能障碍,缺乏感觉分离的特征。感觉消失区有皮肤营养障碍。

如果闭塞仅累及脊髓前动脉的小分支,可能发生局部小的软化灶,临床表现为单瘫或轻度截瘫,不伴有感觉障碍。

2.脊髓后动脉血栓形成　脊髓后动脉有较好的侧支循环,因而对血管闭塞有较好的耐受性。当脊髓后动脉闭塞时,经常没有广泛的神经损伤,所以也不构成综合征。临床表现为深反射消失、共济失调、神经根痛和病变水平以下的感觉丧失,但括约肌功能常不受影响。

【诊断与鉴别诊断】

能够造成横断性或部分性脊髓损害的疾病很多,因而为脊髓动脉血栓形成的诊断带来困难。急性脊髓炎的感觉丧失是完全的,没有感觉分离现象,同时伴发热及脑脊液中炎性细胞增加等感染征象,有助于鉴别诊断。如果怀疑有脊髓肿瘤或出血,可借助于腰椎穿刺、脊髓造影、CT或MRI加以鉴别。

【治疗】

脊髓动脉血栓形成与脑血栓形成的治疗原则相同。对截瘫患者应注意防止发生压(褥)疮和尿路感染。

三、自发性椎管内出血

椎管内出血不常见。可伴发于外伤特别是脊椎骨折时,或伴发于脊髓血管畸形或椎管内肿瘤等,亦可因腰穿或硬脊膜外麻醉而起病。医源性因素(如使用抗凝药)或与凝血相关的疾病可使椎管内出血的概率明显增加。患者可因日常活动,如排便、翻身、咳嗽甚至握手等轻微动作而诱发椎管内出血。

（一）硬脊膜外血肿

【症状】

椎管内血肿大部分为硬脊膜外血肿,血肿几乎全部位于背侧。早期症状为突然发生的背痛,数分钟到数小时之内出现神经根刺激症状,并迅速出现神经损害症状,继而逐步发生脊髓圆锥受累的表现。

【诊断】

除根据典型症状外,腰穿和脑脊液检查、脊髓造影加高分辨率 CT 扫描均有助于确诊。MRI 的诊断意义最大,有条件时可作为首选诊断手段。

【鉴别诊断】

包括所有能引起急性背痛和根性损害的疾病。硬脊膜外脓肿及急性椎间盘突出,虽然症状类似,但其感染和外伤史是重要鉴别点。

【治疗与预后】

预后与脊髓损害的程度、患者的年龄及处理是否及时有关。硬脊膜外血肿多采用尽早椎板减压清除血肿的办法。术后近 50% 病例可望部分或完全恢复。

（二）硬脊膜下血肿

发病率低于硬脊膜外血肿。虽然理论上有可能性,但临床上很少有硬脊膜内、外同时发生血肿者。除损伤因素外,硬脊膜内血肿的发病大多与抗凝治疗有关,少数与腰穿、肿瘤出血有关。

【症状】

起病与临床表现和硬脊膜外血肿极其相似。急性背痛和根性症状是其特点,继之以病变节段以下的截瘫。

【诊断】

脑脊液动力学检查常显示蛛网膜下腔梗阻,甚至出现抽不出脑脊液的"干池"现象。脊髓造影、CT 及 MRI 是明确诊断的重要依据。

【治疗】

椎板减压和(或)血肿引流使 30%～50% 的患者可望恢复。

（三）脊髓型蛛网膜下腔出血

自发性脊髓型蛛网膜下腔出血的发病率很低,不及外伤性蛛网膜下腔出血的 1%。常见的出血原因为脊髓动静脉畸形、血管瘤(包括感染性动脉瘤、海绵状血管瘤等)、主动脉缩窄症及脊髓肿瘤,其中许多病例在接受抗凝治疗中发病。

【症状】

突然起病的背痛并迅速出现截瘫,当血液进入颅内时可产生与颅内蛛网膜下腔出血相似的表现。

【诊断】

症状典型者诊断不难。腰穿可获得血性脑脊液。脊髓造影和 MRI 有助于明确病因。本病需与快速累及脊髓的其他脊髓病相鉴别。

【治疗】

如有血肿存在应考虑椎板减压术,同时需注意纠正凝血功能障碍和病因治疗。

（四）脊髓内出血

脊髓内出血(又称出血性脊髓炎)很罕见。通常的致病原因有:①脊髓动静脉畸形;②血友病或其他凝血障碍性疾病;③髓内肿瘤;④脊髓空洞症;⑤其他不明原因。

脊髓内出血起病突然,以剧烈的背痛为首发症状,持续数分钟到数小时后疼痛停止,代之以截瘫、感觉丧失、大小便失控和体温升高。上颈段受累时可发生呼吸停止,重症者可于数小时之内死亡。度过脊髓休克期后出现痉挛性截瘫。轻者可于发病后数日或数周后恢复。但多半会遗留下或轻或重的神经损害,且存在复发的可能性。

急性期主要是对症处理,保持呼吸道通畅,防止并发症。同时注意病因学检查,以确定进一步的诊治方案。

四、脊髓血管畸形

脊髓血管畸形常与其他原因所致的脊髓病相混淆。其临床表现的多变性给诊断带来许多困难。近年来,对脊髓血流动力学和选择性脊髓血管造影的深入研究,使人们对这种疾病有了更正确的认识,治疗也更趋合理。

【分类】

从血流动力学角度考虑,脊髓血管畸形可分类为以下各型。

1.脊髓血管畸形Ⅰ型　即硬脊膜动静脉瘘,又称硬脊膜动静脉畸形、葡萄状脊髓动静脉血管病等,是最常见的脊髓血管畸形,占该类患者的75%～80%。其病理基础是硬脊膜接近神经根地方的动静脉直接交通。血供来自根动脉,沿软脊膜静脉丛回流。

ⅠA:由单一根髓动脉供血。

ⅠB:由多根根髓动脉供血。

2.脊髓血管畸形Ⅱ型　即血管团样髓内动静脉畸形,是由单根或多根髓动脉供应的髓内团块样血管畸形。血管团较局限,病理血管之间没有神经组织,与正常脊髓组织之间有一层胶质细胞相隔。

3.脊髓血管畸形Ⅲ型　称为幼稚型髓内动静脉畸形,是髓内巨大而复杂的血管团块状结构异常,血供丰富,与正常神经组织之间没有明确界限,且与Ⅱ型一样可与正常神经组织共享供血动脉,因而危害更大,治疗更困难。

4.脊髓血管畸形Ⅳ型　为脊髓表面动静脉畸形,亦称脊髓动静脉瘘,是脊髓软脊膜的动静脉直接沟通。血管造影时出现的粗大静脉及静脉压力增高为其特征,亦为症状产生的主要原因。多呈逐步起病,病程可长达2～25年。根据血供情况可分为3个亚型:

Ⅳ-A型:仅有一个供血动脉,血流慢,压力中等。

Ⅳ-B型:血供及引流情况介于ⅣA和ⅣC之间。

Ⅳ-C型:有多根巨大供血动脉和团块样引流静脉。

5.脊髓海绵状血管瘤　脊髓海绵状血管瘤或称海绵状血管畸形,由局限性海绵状的毛细血管扩大而构成,其间不含神经组织。

【病理生理】

脊髓血管畸形对临床的影响取决于许多因素,而且这些因素可以单独起作用或相互叠加。

1.缺血　是引起脊髓损害症状的主要因素之一,缺血可以是盗血,静脉高压所致脊髓低灌注状态的结果,缺血对神经功能的影响是长期渐进的。

2.压迫作用　常来自扩张的引流静脉或动静脉畸形血管团或海绵状血管瘤。脊髓对压迫的反应很敏感,因而导致神经损害。

3.出血　可使脊髓血管畸形呈卒中样起病或病情突然恶化。海绵状血管瘤的多次髓内小量出血,可表现为临床症状的反复发作。

4.血栓形成　血黏度升高,血流淤滞及血管损伤可能是造成血栓形成的基础。动脉血栓形成造成脊髓急性缺血,而静脉受累则加重了静脉淤滞,使脊髓低灌注和受压状况进一步恶化。

【临床表现】

1.脊髓动静脉畸形:

(1)绝大部分45岁以前发病,其中约50%16岁以前出现症状,男女之比3:1。临床特点是突然起病、症状反复再发,急性发病者系畸形血管破裂所致,出现蛛网膜下腔出血或脊髓内血肿;缓慢起病多见。逐渐加重,亦可呈间歇性病程,有症状缓解期。

(2)血管畸形出血可在该脊髓神经支配区突发剧烈疼痛、根性分布感觉障碍或感觉异常,受累水平以下神经功能缺失,如上和(或)下运动神经元性瘫,表现不同程度截瘫,根性或传导束性分布感觉障碍,以及脊髓半切综合征,少数病例出现后索性感觉障碍或脊髓间歇性跛行,括约肌功能障碍早期尿便困难,晚期失禁。少数表现单纯脊髓蛛网膜下腔出血,可见颈强直及Kernig征等。

(3)约2/3的髓内AVM首发症状是不完全性瘫,有时病前有轻度外伤史,发生AVM破裂出血,一年内复发率接近40%。血管畸形压迫和浸润脊髓可引起亚急性脊髓病变或位内病变症状体征,如分离性感觉障碍、病变节段以下运动障碍等。瘫痪常可自行好转,不久又可复发。

(4)脊髓血管畸形常伴同节段其他组织畸形,1/4~1/3的患者合并脊柱附近皮肤血管瘤、血管痣、椎体血管畸形、颅内血管畸形、脊位空洞症及下肢静脉曲张等,对脊髓血管瘤定位有一定价值。

2.髓周硬膜下动静脉瘘多发于14~42岁,无性别差异。起始症状为脊髓间歇性跛行,主要表现不对称性根——脊髓综合征,临床进展缓慢,发病7~9年可能导致截瘫。

3.硬脊膜动静脉瘘多见于男性,平均发病年龄大于髓周硬膜下动静脉瘘。病灶几乎均位于胸腰髓,常见疼痛、感觉异常、括约肌功能障碍和上下运动神经元同时受损症状,症状常在活动或改变姿势后加重。典型病例呈慢性进行性下肢瘫,有时类似脊髓肿瘤或周围神经病(如慢性炎症性脱髓鞘性多发性神经病),至今尚无该病引起出血的报道。

4.海绵状血管瘤表现进行性脊髓功能障碍,髓内海绵状血管瘤多见于中青年,常引起进行性或阶段性感觉运动障碍。

【辅助检查】

1.脑脊液检查如椎管梗阻可见CSF蛋白增高,压力低。血管畸形破裂发生脊髓蛛网膜下腔出血可见血性脑脊液。

2.脊柱X线平片可显示Cobb综合征患者椎体、椎板及附件破坏。脊髓碘水造影可确定血肿部位,显示脊髓表面血管畸形位置和范围。不能区别病变类型。可显示碘柱内粗细不均扭曲状透亮条影附着于脊髓表面,透视下可发现畸形血管搏动。注入造影剂后患者仰卧如显示"虫囊样"可提示本病。脊髓造影可显示盆周硬膜下动静脉瘘异常血管影,病变血管水平出现梗阻或充盈缺损,脊髓直径正常,也可显示Cobb's综合征脊髓膨大、髓周血管影及硬膜外占位征象。

3.CT及MRI检查对脊髓血管畸形有重要诊断价值,可显示脊髓局部增粗、出血或梗死等,增强后可发现血管畸形。CT及MRI可显示椎体呈多囊性或蜂窝状结构改变。MRI可见髓内动静脉畸形,硬脊膜动静脉瘘血管呈蜿蜒线状或脊髓背侧环绕圆形低信号血管影,海绵状血管瘤表现局部脊髓膨大,内有高低混杂信号。

4.选择性脊髓动脉造影对确诊脊髓血管畸形有价值,可明确区分血管畸形类型,如动静脉畸形、动静脉瘘、海绵状血管瘤及成血管细胞瘤等,显示畸形血管大小、范围及与脊髓的关系,可对病变精确定位,有助于治疗方法选择。脊髓血管造影能清楚显示髓内动静脉畸形的大小、供血动脉管径及引流静脉,显示髓周硬膜下动静脉瘘或硬脊膜动静脉瘘的瘘口部位、大小、供血动脉、引流静脉及循环速度等；海绵状血管瘤血管造影正常。选择性动脉血管造影并向大动脉胸部分支注射造影剂可能找到供应该畸形的动脉分支。

【诊断及鉴别诊断】

1.诊断　根据患者的病史及症状体征,脊髓造影或选择性脊髓血管造影可为诊断提供确切证据。临床诊断要高度重视突然起病及症状反复再发的临床特征,也要注意到可以呈缓慢起病的间歇性病程。急性发病时剧烈根痛,以及慢性病程中脊髓性间歇性跛行都高度提示本病,合并同节段血管痣、皮肤血管瘤对本病诊断及定位有意义。

2.鉴别诊断　此病诊断较困难,早期常被误诊为其他类型脊髓病,须注意鉴别。

【治疗】

脊髓血管畸形治疗根据患者情况可采取选择性介入栓塞治疗,血管显微神经外科畸形血管结扎术或切除术,这些技术应用极大地提高本病的临床疗效。

1.脊髓动静脉畸形治疗：①治疗前应先行 MRI 和 DSA 检查,明确病灶体积、形态及其纵向与横向延伸,血流流速、供血动脉、引流静脉方向或有无静脉瘤样扩张等,伴动静脉瘘须了解瘘口部位、大小及循环速度等,根据畸形类型选择及制定合适治疗方案。②髓内 AVM 含丰富弥散的畸形血管团,手术难度大,致残率高,临床首选超选择性介入栓塞疗法。该治疗通过动脉导管将栓塞剂注入畸形血管。③脊髓 AVM 威胁到脊髓功能时,属显微外科手术彻底切除病变适应证,是目前脊髓血管畸形标准化治疗方法,由于本病预后差,尽可能早期诊断,早期手术治疗,一旦出现严重脊髓功能损害再行手术则无裨益。

2.髓周动静脉瘘治疗可根据脊髓 DSA 显示影像,如超选择性插管可到达瘘口前端,可选择栓塞法；若供血动脉细长,导管很难到位,手术直接夹闭瘘口治愈率也相当高。

3.硬脊膜动静脉需首选栓塞治疗,不便于栓塞治疗或治疗失败者可手术夹闭。

4.椎体和椎旁动静脉畸形多伴脊髓压迫症状,术前栓塞可减少 AVM 大部分血供,减轻椎管内静脉高压,手术能有效去除占位效应,通常可选栓塞与手术联合治疗。

5.对此类脊髓血管畸形除针对病因治疗,还须使用脱水药、止血药等对症治疗。截瘫病人应加强护理,防止合并症如压疮和尿路感染。急性期过后或病情稳定后应尽早开始肢体功能训练及康复治疗。

五、脊髓血管栓塞

脊髓血管栓塞与脑血管栓塞的病因相同,但其发病率远较后者低。血凝块、空气泡、脂肪颗粒、炎性组织碎块、转移性恶性肿瘤组织和寄生虫都可能成为脊髓血管栓塞的栓子。

【临床表现】

脊髓血管栓塞常常与脑血管栓塞同时发生,因而临床症状常被脑部损害症状所掩盖。来自细菌性内膜炎或盆腔静脉炎的炎性组织块所造成的脊髓血管栓塞,除因动脉梗阻产生的局灶坏死外,还可能因炎性栓子的侵蚀造成弥漫性点状脊髓炎或多发性脊髓脓肿,临床表现为严重的截瘫和括约肌功能障碍。

减压病是高空飞行和潜水作业者的常见病,气栓栓塞偶尔成为胸腔手术或气胸者的并发症。在游离气泡刺激脊髓神经根时,可发生奇痒、剧痛等不愉快的感觉,进而产生感觉障碍,下肢单瘫或截瘫。

转移性肿瘤所致的脊髓血管栓塞,常伴有脊柱和椎管内的广泛转移、根痛和迅速发生的瘫痪为其特点。

疟疾患者偶尔伴发脊髓损害,随着体温的升高出现周期性截瘫和大、小便失禁,数小时后随着体温的恢复正常。截瘫的原因可能是由于被疟原虫寄生的红细胞阻塞了毛细血管,因而造成脊髓缺血水肿。抗疟疾治疗可制止它的再发。

【治疗】

主要治疗措施与脑血管栓塞相同。

（王维化）

第六节　脊髓拴系综合症

脊髓拴系综合征(TCS)是指由于先天或后天的因素使脊髓受牵拉、圆锥低位、造成脊髓出现缺血、缺氧、神经组织变性等病理改变,临床上出现下肢感觉、运动功能障碍或畸形、大小便障碍等神经损害的症候群。TCS可于任何年龄段发病,由于病理类型及年龄的不同,其临床表现各异。造成脊髓拴系的原因有多种,如先天性脊柱裂、硬脊膜内、外脂肪瘤、脊髓脊膜膨出,腰骶手术后脊髓粘连、脊髓纵裂畸形等原因。脊髓拴系的部位,多数是脊髓圆锥或终丝末端,但颈、胸段脊髓由于各种因素被牵拉,形成各种神经损害的症状也属于脊髓拴系综合征的范畴。

【病因】

目前关于脊髓拴系综合征的病因及分型各家报道不一。有学者根据发病年龄及是否有手术史分为原发性及继发性。原发性病因不甚明确,一般认为与终丝粗大、椎管内脂肪瘤、畸胎瘤、表皮样囊肿、脊髓纵裂等有关,常见于新生儿及小儿,常常伴有不同程度的脊柱裂。继发性常与手术,炎症,外伤后椎管内瘢痕形成,粘连有关,它好发于成年人,常见于脊髓脊膜膨出修补术后及蛛网膜炎。成年人脊髓拴系综合征分为如下5类:脊髓脊膜膨出修复术后型,终丝紧张型,脂肪瘤型,脊髓纵裂畸形型,蛛网膜粘连型。根据发病年龄分为小儿型及成年型。近年来通过回顾性分析根据病因学分为型脊髓脊膜膨出修补术后,终丝增粗及终丝脂肪瘤型,脂肪脊髓脊膜膨出及圆锥脂肪瘤型,脊髓纵裂,该分型对患者手术疗效判断有一定的帮助,目前为较多国外学者所采用。

【病理】

TCS可能是由于脊髓末端发育不良引起。脊髓脊膜膨出的患儿腰骶部神经数量明显减少,周围神经元体积变小。有报道腰骶部脊髓外翻胎儿脊髓结构中仅有灰质,不见白质,灰质中神经元的胞体和神经纤维都明显减少,后角区域内无神经元胞体。但目前关于脊髓发育不良学说的证据尚少,仅见少数个案报道。

随着动物模型的成功构建,人们对其发病机制有了更深入的了解,关于脊髓受牵拉,压迫学说也越来越受广大学者认同。TCS是由于脊髓受到异常牵拉、脊髓缺血、缺氧、氧化代谢作用受损从而引起神经功能障碍,临床手术所见也证实了这一观点。在外科手术中观察到脊髓背侧血管变细,表面苍白,搏动明显减弱。利用彩色多普勒测量了儿童患者术前术后脊髓远端血流量的变化并与对照组比较,发现外科松解后局部血流量有显著增加,而对照组则无明显变化。

【诊断】

通过临床症状和体征可以对该病进行初步诊断。X线、CT、脊髓造影、MRI等影像学检查对成人脊髓拴系综合征诊断有很大的帮助。MRI是诊断脊髓拴系综合征的有效方法,可以出现以下表现:①终丝粗大(直径＞2mm),蛛网膜下腔阻塞,提示尾部脊髓或神经根粘连;②低位、变细的脊髓圆锥;③脊髓圆锥或终丝移位;④骶管内蛛网膜下腔扩张;⑤造成拴系的因素,如脂肪瘤、皮样囊肿等;⑥脊髓脊膜膨出以及修复术后的改变。

影像学检查在诊断脊髓拴系综合征时也有一定局限性。因此，只有根据患者病史、症状和体征，仔细的观察神经症状，结合影像学检查，才能对成人脊髓拴系综合征做出正确的诊断。

【治疗】

目前唯一有效的治疗方法是手术松解，手术的目的是在尽量减少新的损伤情况下彻底松解脊髓圆锥，解除牵拉，压迫，以达到缓解患者临床症状及防止神经功能进一步恶化。

关于手术时机各家说法不一，对于小儿患者一般都主张早期手术。因为虽然神经功能损害大多数呈不可逆，但由于小儿出现症状时间短，神经功能损害一般较轻，早期积极的手术干预常常能收到显著的效果。有学者主张对脊膜膨出合并脊髓拴系的患者在手术修补时要同时探查硬膜囊，如发现脊髓张力增加，也要及时行松解术。对于成年患者，是否需要手术仍有很大争议。有学者认为，成年患者一般病程较长，大多数有脊膜膨出修补病史，手术效果不明显，手术治疗要慎重。如果患者一般情况允许，国内外大多数学者都主张早期积极手术，手术要求在切开硬膜囊后全部在显微镜下操作，手术的目的是缓解临床症状，防止神经功能障碍的进一步加重，而且收到了明显的效果。症状和体征方面，疼痛改善最为明显。

尽管各报道对于脊髓拴系综合征的预后有差异，但可以肯定的是手术对治疗脊髓拴系综合征是很有意义的。疼痛最容易得到控制。文献报道，78%～83%的患者术后腰腿痛得到改善。术前运动障碍进行性加重的患者，64%术后症状改善，27%的患者术后症状未再加重，而感觉障碍（如麻木、感觉异常等）改善不佳，50%患者没有明显改善；50%的患者术后泌尿系症状得以改善，但仍有45%的患者未改善；足畸形和脊柱侧弯等症状术后部分改善。有报道14%～60%患者膀胱功能改善，术前膀胱功能障碍持续少于3～5年的患者预后相对较好。

成人脊髓拴系综合征术后复发率较低。有报道在平均8年随访期中报道9例（16%）因复发需要再次手术。认为脊髓脊膜膨出和广泛的蛛网膜下腔瘢痕黏连被认为是预后较差的因素。

（王建平）

第七节　椎管狭窄症

【概述】

椎管狭窄症是一组慢性进行性脊髓及脊神经根疾病，主要由于脊椎骨的增生性改变，导致椎管的继发性狭窄，压迫脊髓、脊神经根、椎动脉及交感神经丛，使之发生退行性变，并出现相应的神经功能障碍。根据狭窄的部位不同，可分为中央型、侧隐窝型与神经孔型狭窄三类，而根据病因不同，又分为先天性和获得性椎管狭窄。

正常人椎管腔的大小存在着显著的个体差异，即使同一个人，各不同节段的管腔大小亦很不一致。在解剖学上每一个脊椎骨的椎管大小取决于：①椎弓根的高低；②左、右椎弓根的间距；③左、右椎板连合角的大小；④左、右椎板的厚度。此外，椎管的大小在一定程度上取决于上、下关节突的大小及周围软组织，特别是黄韧带的肥厚程度。但是单纯先天性（又称发育性）的椎管狭小，一般不致产生脊髓及神经根病变；只有在原有椎管先天性狭小的基础上，再附加有其他病变，使管腔有进一步的不规则狭窄时，才产生神经系统的病变。原有的管腔越窄，引起的神经系统病变进展越快，症状亦越重。

一般认为颈椎管腔以C₃～C₇段较狭窄，如这段椎管中它的最小矢径在16mm以上，基本上不致发生脊髓病变；如最小矢径小于14mm，则多数患者可出现不同程度的脊髓病变；如最小径被缩小至8mm以下，则将无例外地均有脊髓病变的出现。此外，椎管矢径的中径与相应椎体矢径的中径之比，也是决定椎管是否狭窄的指标,正常的比值应为≥0.91,如此比值≤0.77则表示有椎管狭窄。如测量 C_3～C_7 各椎骨的此比值,有 3 个以上椎骨管腔比值<0.75,即可诊断为颈椎椎管狭窄症。

对腰椎管来说,狭窄最多见的部位是 L_3～L_5 节段,该处的脊髓已经终止而成为马尾,故狭窄引起的影响只限于马尾神经根,可影响其一部分或全部。正常腰椎椎管的矢径应为 22～25cm,在这样大的椎管中,即使有明显的骨赘形成,将不致引起马尾神经的损害。如腰椎椎管的矢径减少到 15mm 以下,则马尾病变的发生机会将大为增加。测定腰椎椎管狭窄的指标,为椎体骨的横径与矢径的乘积与该椎骨管腔的横径与矢径乘积之比。即 C×D/A×B≤4.5,如此值>4.5 可诊断为腰椎管狭窄。

先天性椎管狭窄的主要病理改变为椎弓根缩短、椎管均匀狭窄。其病因可以是特发性狭窄,也可以由软骨发育不全、黏多糖病、脊髓骨骺发育不全、唐氏综合征等引起,多系胚胎 3 个月～3 岁之间形成,但多在成年后才出现症状。

获得性椎管狭窄的病因很多,多为退行性疾患、椎间盘突出、手术创伤及外伤所致。此外全身代谢性病变如 Paget 病、慢性氟中毒、肢端肥大症也可导致椎管狭窄。

椎管狭窄的确切发病率尚不清楚,无症状而行 CT 及 MRI 检查者中,4%～25% 可见影像学上的腰椎管狭窄。本节仅对颈椎病、后纵韧带骨化症、胸椎管狭窄症、腰椎管狭窄症和椎间盘突出临床常见的几种疾患进行综合性的介绍。而其他少见类型的疾患,如破坏性脊椎骨关节病变(DSA)、手术及麻醉过程中脊髓或马尾的意外损伤、软骨发育不良症、假性甲状旁腺功能不良症和慢性氟中毒等,请参考相关内容。

【临床表现】

单纯先天性发育不全造成的椎管狭窄,可没有任何临床症状,但继发外伤、骨质增生、椎间盘突出或韧带肥厚等因素时,椎管狭窄进一步加重后才出现症状。临床上大多数的椎管狭窄为获得性,多数表现为缓慢进展性发展。病史的长短,与受压部位、程度和有无加重狭窄的诱发因素存在关联。

临床表现根据狭窄节段的不同而有差异,主要是脊髓、神经根和血管受压后的缺血性或刺激性表现。

1.颈椎病 是一种常见病和多发病,其患病率约为 3.8%～17.6%,男女之比约为 6∶1。病变主要累及颈椎骨、椎间盘和周围韧带及纤维结构,伴有较明显的脊神经根和脊髓病变。第二届全国颈椎病专题座谈会(1992 年,青岛)明确了颈椎病的定义:即颈椎间盘退行性改变及其继发病理改变累及其周围组织结构(神经根、脊髓、椎动脉、交感神经等),出现相应的临床表现。仅有颈椎的退行性改变而无临床表现者称为颈椎退行性改变。此疾病好发于 40～60 岁之间,外伤与本病的发生有一定关系,有时可成为促使产生临床症状或使症状加重的诱因。

根据受累组织和结构的不同,颈椎病分为:颈型(又称软组织型)、神经根型、脊髓型、交感型、椎动脉型、其他型(目前主要指食管压迫型)。如果以上两种类型同时存在,称为"混合型"。

(1)颈型颈椎病:①颈项强直、疼痛,可有整个肩背疼痛发僵,不能作点头、仰头及转头活动,呈斜颈姿势。需要转颈时,躯干必须同时转动,也可出现头晕的症状。②少数患者可出现反射性肩臂手疼痛、胀麻,咳嗽或打喷嚏时症状不加重。③临床检查:急性期颈椎活动绝对受限,颈椎各方向活动范围近于零度。颈椎旁肌、T_1～T_7 椎旁或斜方肌、胸锁乳头肌有压痛,冈上肌、冈下肌也可有压痛。如有继发性前斜角肌痉挛,可在胸锁乳头肌内侧,相当于 C_3～C_6 横突水平,扪到痉挛的肌肉,稍用力压迫,即可出现肩、臂、手放射性疼痛。

(2)神经根型颈椎病:①颈痛和颈部发僵,常是最早出现的症状。有些患者还有肩部及肩胛骨内侧缘疼痛。②上肢放射性疼痛或麻木:疼痛和麻木沿着受累神经根的走行和支配区放射;具有特征性,因此称为根型疼痛;疼痛或麻木可以呈发作性,也可以呈持续性。有时症状的出现与缓解和患者颈部的位置和姿势有明显关系。颈部活动、咳嗽、喷嚏、用力及深呼吸等,可以造成症状的加重。③患侧上肢感觉沉重、握力减退,有时出现持物坠落;可有血管运动神经的症状,如手部肿胀等;晚期可以出现肌肉萎缩。④临床检查:颈部僵直、活动受限;患侧颈部肌肉紧张,棘突、棘突旁、肩胛骨内侧缘以及受累神经根所支配的肌肉有压痛;椎间孔部位出现压痛并伴上肢放射性疼痛或麻木,或者使原有症状加重具有定位意义;椎间孔挤压试验阳性,臂丛神经牵拉试验阳性。

(3)脊髓型颈椎病:①多数患者首先出现一侧或双侧下肢麻木、沉重感,随后逐渐出现行走困难,下肢各组肌肉发紧,抬步慢,不能快走;继而出现上下楼梯时需要借助上肢扶着拉手才能登上台阶;严重者步态不稳、行走困难,患者双脚有踩棉感;有些患者起病隐匿,往往是自己想追赶即将驶离的公共汽车,却突然发现双腿不能快走。②出现一侧或双侧上肢麻木、疼痛,双手无力、不灵活,写字、系扣、持筷等精细动作难以完成,持物易落;严重者甚至不能自己进食。③躯干部出现感觉异常,患者常感觉在胸部、腹部或双下肢有如皮带样的捆绑感,称为"束带感",同时下肢可有烧灼感、冰凉感。④部分患者出现膀胱和直肠功能障碍,如排尿无力、尿频、尿急、尿不尽、尿失禁或尿潴留等排尿障碍,大便秘结,可能有性功能减退;病情进一步发展,患者须拄拐或借助他人搀扶才能行走,直至出现双下肢呈痉挛性瘫痪,卧床不起,生活不能自理。⑤临床检查:颈部多无体征;上肢或躯干部出现节段性分布的浅感觉障碍区,深感觉多正常,肌力下降,双手握力下降;四肢肌张力增高,可有折刀感;腱反射活跃或亢进:包括肱二头肌、肱三头肌、桡骨膜、膝腱、跟腱反射;髌阵挛和踝阵挛阳性;上肢 Hoffmann 征、下肢 Babinski 征、Chadock 征可能阳性;腹壁反射、提睾反射减弱或消失。

(4)交感型颈椎病:①头部症状:头晕或眩晕、头痛或偏头痛、头沉、枕部痛,睡眠欠佳、记忆力减退、注意力不易集中等;偶有因头晕而跌倒者。②眼耳鼻喉部症状:眼胀、干涩或多泪、视力变化、视物不清、眼前好像有雾等;耳鸣、耳堵、听力下降;鼻塞、"过敏性鼻炎",咽部异物感、口干、声带疲劳等;味觉改变等。③胃肠道症状:恶心甚至呕吐、腹胀、腹泻、消化不良、嗳气以及咽部异物感等。④心血管症状:心悸、胸闷、心率变化、心律失常、血压变化等。⑤面部或某一肢体多汗、无汗、畏寒或发热,有时感觉疼痛、麻木但是又不按神经节段或走行分布。以上症状往往与颈部活动有明显关系,坐位或站立时加重,卧位时减轻或消失;颈部活动多长时间低头、在电脑前工作时间过长或劳累时明显,休息后好转。⑥临床检查:颈部活动多正常、颈椎棘突间或椎旁小关节周围的软组织压痛;有时可伴有心率、心律、血压等的变化。

(5)椎动脉型颈椎病:①发作性眩晕,复视伴有眼震;有时伴随恶心、呕吐、耳鸣或听力下降;这些症状与颈部位置改变有关。②下肢突然无力猝倒,但神志清醒,多在头颈处于某一位置时发生。③偶有肢体麻木、感觉异常。可出现一过性瘫痪,发作性昏迷。

2.后纵韧带骨化症(OPLL) 是日本 Tsukimoto(1960 年)首先报道,临床表现与脊髓型颈椎病相似,现已明确将它作为一种独立的疾病认识。OPLL 的主要病理变化发生于后纵韧带的颈椎上段,沿该韧带向下有不规则的异常骨化。在韧带与椎间盘附着区,骨化可中断或减少,或代之以纤维软骨整个骨化带与其相邻的硬脊膜紧密粘连,并突入硬脊膜腔内,使椎管的矢径明显缩减,造成脊髓的压迫。脊髓前动脉与正中沟动脉亦可被累及,使脊髓前部及两侧的灰质前角供血缺乏,出现两上肢运动障碍重于感觉障碍。由于骨化组织的制动作用,使病变部位的颈椎活动范围受限,而病变以下节段的活动有代偿性增加,容易导致颈椎下段的失稳、劳损,并加速下段颈椎的退行性变及骨赘形成。由此可见 OPLL 与颈椎病常可同时存在,并互相促进。

OPLL 的发展缓慢,病程很长。自出现初期症状至就诊的时间,常超过 1 年甚至可长达数十年。疼痛常不明显,一般均于颈椎过度活动时出现,只限于颈后、肩部等区。初期症状以神经根受压为主,表现有手指麻木、酸胀、伸屈不便及手指活动不灵活等。神经障碍逐渐向颈、肩、上臂等处发展,可以先在一侧扩张,也可两侧同时出现症状。继而出现两下肢麻木、酸胀、沉重,逐渐上肢无力、持物困难、下肢僵硬、步履艰难、四肢肌张力均有增高,并有阵挛。严重者卧床不起,翻身及行动都感困难,排尿功能亦有困难。神经系统的主要体征为四肢的不完全性痉挛性瘫,伴有反射亢进,病理发射阳性。感觉障碍常不规则而弥散,无明显的感觉缺失平面。颈部的伸、屈活动常受限制,如超过此限度可引起疼痛。脑脊液动力试验可以正常、部分阻塞或完全阻塞。脑脊液内蛋白质含量多数正常,但亦有增高者,其他生化指标均属正常。

3.胸椎管狭窄症 胸椎管腔是整个椎管最狭小的部位,它与脊髓之间的剩余空间亦最小,但这里发生椎管狭窄的情况却最少见。胸椎管狭窄症是临床的罕见病,其原因是胸段脊柱的活动幅度比颈、腰段要小得多。由于受两旁肋骨及前面胸骨的支撑,胸段脊柱的前后伸曲、左右侧弯及旋转运动都受到较大的限制,从而使胸椎骨的慢性劳损、骨赘的形成及后关节的退行性增生等改变都发生较迟而缓慢。另外,病变的进展慢、病程长,症状变化小,常引起患者及医师双方的忽视,导致诊断率低。

临床表现大多发病缓慢,开始时常为一侧或双侧下肢发麻、发凉,逐渐发展为无力。下肢活动僵硬不便,出现跛行。约有半数患者可伴有腰背酸痛,并可累及臀部及大腿,但多不严重。大小便障碍及性功能障碍常见,但一般发生较晚。部分病例可发展为不全截瘫或截瘫。多数患者无外伤史。神经系统检查脑神经及上肢均较正常,下肢肌力可有不同程度的减弱,行走缓慢,呈痉挛性步态。膝、踝反射亢进,病理反射呈阳性,腹壁反射及提睾反射较弱或消失。脊柱多数无明显畸形,少数可有轻度佝偻畸形,或局部压痛。

4.腰椎管狭窄 腰椎骨关节肥大性马尾病变(LSS),简称腰椎管狭窄,是在认识颈椎病的基础上才被发现的。20世纪50年代,Verbiest最早描述了腰椎管狭窄的症状,并对4例患者采用椎板切除术治疗,获得了缓解根性疼痛的疗效。

与颈椎病一样,本病是由于腰骶段椎管的先天狭小,再加上腰骶椎骨关节的肥大性改变,使马尾神经根受压及血供障碍所致。椎骨腔的狭小主要决定于矢径的减小,与椎弓根间距的宽窄关系不大。

腰椎管狭窄可分为先天性和继发性两类。前者的特点是椎弓根短且矢状面上椎管直径<10mm,最典型的先天性腰椎管狭窄为软骨发育不全;后者椎管直径最初正常,但发病后将前后径在10～12mm之间,腰椎的退行性变如椎板增厚、内侧小关节增生、黄韧带增生等可导致椎管狭窄进行性加重。此外内分泌疾病,例如帕吉特病、肢端肥大症和氟中毒等,也可导致腰椎管狭窄。

本病发展缓慢,常影响多个节段,并伴有明显的关节突粗大,椎板增厚,黄韧带肥厚内突及椎间盘后突等。腰椎管狭窄可发生在1个或2个节段,也可影响整个腰椎椎管。狭窄最常见的部位为L_4～L_5,其次为L_3～L_4、L_2～L_3、L_5～S_1,L_1～S_1较少见。

先天性者的症状出现较早,常在30岁或40岁左右发病,而继发性者常在50岁或60岁左右出现根性症状或跛行主诉。病程多较隐袭,发病缓慢。多数患者有长期下背、腰、臀及大腿后部的疼痛史。但疼痛的性质都不很严重,开始是肌肉的疲劳感,稍休息或更换体位可以好转,逐渐发展为间歇性跛行。疼痛的位置亦可逐渐下移到小腿的前外侧,有时伴有麻木及感觉异常,但很少像坐骨神经痛那样典型。咳嗽、打喷嚏通常并不加重疼痛,与负重关系亦不大。多数患者都能提供发病是与某一活动或某种体位有关,而且患者发病时可能无法行走,但却可长时间驾车。患者的临床表现,主要可分为位置性跛行及缺血性跛行两种类型。

(1)位置性跛行:发生于行走或长时间地站立不动时。发病后只要改变体位,将身体前屈或蹲下或弯腰行走,疼痛即消失。因此,患者常保持着弯腰的姿势。这种发作与腰椎的伸曲活动有关,因为腰椎背伸时不仅黄韧带的突入增加,马尾的截面积亦加大,增加了压迫的程度,有些患者不能卧下,俯卧或仰卧均可增加疼痛,只有侧卧屈膝才可使疼痛消除。对于某些不引起伸腰活动的姿势,患者仍能参与,例如骑自行车、打网球等。因此常被误诊为神经症或诈病。这类跛行占LSS的大多数。

(2)缺血性跛行:发生于行走或下肢活动时,疼痛呈肌痉挛性,以两小腿前外侧的肌群受累较多。停止行走或下肢的活动时,疼痛即消失。这种发病与腰椎的伸直无关,改变体位将不受影响,但与血内氧张力有明显关系。改变吸入气体中的氧浓度,常可直接影响发作情况。在肌肉活动时有关的脊髓血供增加,相应神经根在传导冲动时需氧量亦大为增加。马尾神经的血供都来自前、后根动脉,都是末梢终动脉,只供应自身神经根,不与其他血管发生侧枝联系。当腰椎管狭窄时,这些根动脉大多受到部分梗阻或压迫,使在活动时不能扩张,引起马尾神经的血供不足而发生症状。停止活动后症状即可改善。这类跛行占 LSS 的少数。

5.椎间盘突出症 是指椎间盘的髓核或部分软骨盘,通过环状韧带的薄弱点向外突出而言。髓核向椎管内突出,临床上都有不同程度的神经根或脊髓受压的表现。

损伤或突然的负重常为椎间盘突出的直接原因,约半数以上的患者,都可以清楚地诉说发病是与一次突然的"扭伤"有关,如发生于拎举重物、扛抬东西、长时间的弯腰活动或摔跌之后。

(1)好发部位:除 $C_1 \sim C_2$ 及骶段因没有椎间盘外,其他部位均可发生。最常见的为颈段,胸段较少见。发生于腰段的椎间盘突出,以 $L_4 \sim L_5$ 最多见,其次为 $L_5 \sim S_1$,$L_3 \sim L_4$ 再次之,$L_1 \sim L_2$ 及 $L_2 \sim L_3$ 较少见。发生于颈段的椎间盘突出以 $C_5 \sim C_6$ 和 $C_6 \sim C_7$ 最多见,其次是 $C_4 \sim C_5$ 和 $C_7 \sim T_1$。发生于胸段的椎间盘突出很少见,发生者以下胸段 $T_9 \sim T_{12}$ 的诸节段相对较多。

(2)髓核突出的程度:自上而下各椎间盘的体积是逐渐增大的。髓核的体积,一般只有整个椎间盘的15%。颈段椎间盘的平均体积约为 1.5ml,而其髓核的体积只有约 0.2ml。腰段椎间盘体积平均为 10ml,髓核的体积可达 1.5ml。由此可见同为髓核突出,发生在颈部者要比腰部者小得多,因此造成的大块突出也少得多。髓核突出不伴有环状韧带破裂者称为部分突出,髓核突出伴有环状韧带破裂,并游离于椎管内者称为完全性突出。后者多见于胸段及腰段,颈段者少见。

(3)神经组织的受压:向后外侧突出的椎间盘,可压迫到该侧的神经根。颈部的神经根走向接近水平,故突出的髓核压迫同节段的神经根;例如 $C_5 \sim C_6$ 椎间盘突出,压迫及此间隙的神经根(即 C_6 神经根);$C_6 \sim C_7$ 椎间盘突出压迫 C_7 神经根,余类推之。在腰段神经根的走向垂直,且椎间孔的位置高于椎间隙的位置,同节段的神经根都在突出的椎间盘以上离开椎管,故压迫的神经根常为其下一节段的神经根;例如 $L_4 \sim L_5$ 椎间盘突出压迫 L_5 神经根,$L_6 \sim S_1$ 椎间盘突出压迫 S_1 神经根,余类推之。

(4)常见症状和体征

1)颈椎间盘突出症:主要表现有颈、背、肩胛前胸等部位疼痛,相应节段的肌萎缩,上臂、前壁及手部有麻木或浅感觉减退,肱二头肌、肱三头肌、肱桡肌等的腱反射减退或消失,有时可出现脊髓半切综合征,严重者可有两下肢的进行性痉挛性瘫痪,双侧锥体束征阳性,及膝、踝反射亢进等。体检可见颈神经根牵引试验阳性、颈椎间盘孔压迫试验阳性。颈椎牵引试验时,可使根痛缓解。

2)胸椎间盘突出症:主要表现有神经根痛,常迅速出现下肢的痉挛性截瘫,伴有广泛的感觉、运动与括约肌功能障碍。

3)腰椎间盘突出症:主要表现为长时间的下背部疼痛病史。劳累、弯腰、负重、咳嗽等均可诱发。发作时在小腿、足背及足底等皮肤上有针刺或麻木样感觉障碍。少数者可有小便困难、尿潴留。体检:腰椎的正常前凸曲度消失,椎旁肌肉强直、弯腰动作明显受到限制,背伸动作可诱发或加重疼痛及引起下肢皮肤的麻木感,病变的两旁及棘突处有压痛及叩痛,压迫颈静脉常引起病变部位的疼痛,病侧直腿高举试验不能超过 30°及病侧下肢皮肤有感觉减退等。

【影像学检查及其他辅助检查】

1.X 线片检查 是判断损伤的疾患严重程度、治疗方法选择、治疗评价的影像学基础。X 线片上常见的异常表现包括椎体后缘骨质增生肥大、骨桥形成,椎间小关节肥大,椎管管径变小,后纵韧带骨化或钙化,椎间隙变窄等。

Tsuyama 将 OPLL 的 X 线征象分为四类:①连续型:骨化阴影呈条索状,跨越数个椎体;虽然厚薄不匀,但呈连续性;②间断型:骨化组织呈片状,都位于椎体的后面,在相当于椎间隙处骨化组织中断;③混合型:骨化组织的上段呈连续性,其下段呈间断性;④孤立型:骨化组织较短,限于颈段,且都向后凹,引起脊髓受压。

2.CT 扫描　CT 能清除显示骨赘的部位、范围和大小,以及椎管周围的软组织病变,如椎间盘突出、纤维环膨出、髓核钙化、椎体小关节的关节突骨赘和后纵韧带骨化等,有助于明确导致椎管狭窄的原因、了解脊髓和神经根受压的程度和与脊髓萎缩的鉴别。先天性椎管狭窄时,CT 扫描可见椎弓根发育短小,椎管前后径明显缩短。椎间盘突出时,CT 扫描上可显示突出的部位和程度。

CT 平扫可见椎管管径的窄小。文献报告颈椎椎管<10mm 即可确立诊断,腰椎椎管前后径≤11.5mm 时即可确诊,其面积<1.45cm² 即为异常。此外,椎管狭窄后椎管正常的形态消失,椎管内的组织结构也可发生继发性改变,如硬脊膜外脂肪层变薄或消失,硬脊膜囊受压变形,严重者可有脊髓缺血软化灶形成。

3.MRI 检查　MRI 检查则可以清晰地显示出椎管内、脊髓内部的改变及脊髓受压部位及形态改变,由于 MRI 可矢状面、冠状面和横断面三维成像,对显示软组织的改变更清晰和直接。矢状面上可见蛛网膜下腔变窄、闭塞,脊髓受压变形,以及相应神经根受压。同时,显示椎间盘突出的部位、程度以及黄韧带肥厚的形态,较 CT 扫描更清晰。但对骨质增生、小关节退行性变及韧带钙化或骨化的观察,则不如 CT 扫描。颈椎病严重者,颈髓可因继发性水肿、炎性改变和缺血性改变而发生软化及胶质增生,在 MRI 的 T1W 上表现为低信号,而在 T2W 上表现为高信号。同时,MRI 检查有助于椎管内占位性病变如肿瘤、脓肿、血肿和血管畸形等的鉴别。

4.其他影像学检查　经颅彩色多普勒(TCD)、DSA、MRA 可探查基底动脉血流、椎动脉颅内血流,推测椎动脉缺血情况,是检查椎动脉供血不足的有效手段,也是临床诊断颈椎病,尤其是椎动脉型颈椎病的常用检查手段。

5.脑脊液检查　椎管狭窄患者,腰穿脑脊液检查可见蛛网膜下腔程度不同的狭窄,脑脊液蛋白质含量常可有不同程度增高,但细胞数检查无增多。椎管造影可见狭窄的部位,但目前临床上已应用较少。

6.体感诱发电位(SSEP)　有助于术前了解脊髓受压程度和受损的状态,可为治疗策略的制定提供辅助的信息。

【诊断和鉴别诊断】

临床上缓慢起病,主要表现为脊髓、神经根受压症状者,要高度怀疑椎管狭窄的存在。结合前述的 CT 及 MRI 检查所见,不难做出椎管狭窄的诊断。

2007 年,中国康复医学会颈椎病专业委员会发布了《颈椎病诊治与康复指南》,有关不同类型颈椎病的诊断标准,请参照《颈椎病诊治与康复指南》的相关内容。

颈椎病和颈椎间盘突出症的临床表现颇多相似之处,但两者的病因及病理并不相同,治疗原则亦有出入,因此应注意加以区别。颈椎间盘突出症远较颈椎病为少见,多为外伤后急性发病,一般只影响单个椎间隙;颈椎病则多为缓慢发病,且常为多节段性病变。颈椎病尚需要与 OPLL、肌萎缩侧索硬化、脊髓空洞症、亚急性脊髓炎合并变性、脊髓肿瘤、枕大孔区脑膜瘤、颈肋、前斜角肌综合征、脊柱结核、耳源性眩晕、椎-基动脉供血不足和椎弓根发育畸形等相鉴别。

腰椎管狭窄:需要与下肢动脉闭塞性疾病做鉴别,特别是髂总动脉的闭塞。髂总动脉闭塞也可引起下背部、腰部、臀部、大腿后部的疼痛。但由于缺血,它常伴有皮肤的苍白发冷;股、腘等动脉波动消失;发作时很少有感觉、运动及反射的改变;没有肌肉痉挛;在动脉阻塞或狭窄部位,可以听到血管性杂音;腰椎 X 线片中没有椎管腔的狭小;腰穿检查见椎管通畅,脑脊液检查正常,足以与本病鉴别。下肢血管闭塞性脉管炎者,有足背及胫后动脉的脉搏消失,皮肤色泽改变,没有椎骨的变化及神经根症状,不难鉴别。本病长期以来一直与腰椎间盘突出混淆,其实这是两种完全不同的疾病。其主要区别在于椎间盘突出起病较急,有明显外伤的诱发因素,常只影响单个神经根,不伴有椎管的狭小,及对手术与非手术治疗的效果较明显的特点。其他如马尾肿瘤、脊柱结核、脊柱蛛网膜炎等,一般均不引起间歇性跛行,故亦不难鉴别。糖尿病周围神经病变,可能被误诊为腰椎神经根病或神经性跛行。倾向于糖尿病而非椎管狭窄的临床症状包括突然出现的疼痛、夜间痛、烧灼样疼痛和改变姿势无法缓解疼痛。

【治疗原则和预后】

椎管狭窄的治疗有手术和非手术之分。大部分患者经非手术治疗效果优良,仅一小部分患者经非手术治疗无效或病情严重而需要手术治疗。

1.非手术治疗 目前主要是采用中医、西医、中西医结合以及康复治疗等综合疗法。主要包括中医中药治疗(包括中医辨证处方、中药外治疗法、推拿和正骨手法、针灸疗法)、康复治疗(包括物理因子疗法、牵引治疗、手法治疗、运动治疗和矫形器具)和西医的对症、扩张血管、利尿脱水、营养神经等类药物治疗。对椎管狭窄严重者,切忌过度牵引或推拿,以免造成已受压脊髓组织的急性损害发生。

2.手术治疗 对非手术治疗无效者,依据造成椎管狭窄的病因不同,采用不同的手术入路和手术治疗策略。总体原则为解除造成椎管狭窄的致病因素,扩大椎管腔,从而缓解脊髓、神经根和相应血管的受压,同时要兼顾脊柱的稳定型,必要时给予植骨固定或(和)异体材料内固定。

主要的手术方法包括前路手术摘除突出的椎间盘、骨化的后纵韧带和骨赘后的椎体融合,后路包括椎板切除术、椎板切开术、椎管扩大成形术、髓核摘除术、椎弓根部分切除术、椎间孔扩大术等。

内镜下髓核摘除术,对部分早期椎间盘突出患者和有经验的术者来说,是种创伤相对较小的手术治疗方法选择。

3.疗效评估 随着影像诊断技术、微创手术技术、内固定材料和早期康复的发展,椎管狭窄患者早期诊断后及时治疗,手术治疗的疗效也不断提高。手术治疗的预后,与术前有无脊髓组织的永久性缺血损害密切相关,术后的早期康复治疗也是影响预后的主要因素之一。少数患者可能术后复发,而再次手术的疗效则明显差于首次手术。因此在初次手术时,要充分评估患者的临床表现和影像学的结果,考虑稳定性的同时,做到彻底和充分的减压,尽可能避免再次手术。

(张丹丹)

第十章　脱髓鞘性疾病

第一节　概述

　　脱髓鞘疾病,传统上说,仅指中枢神经系统的脱髓鞘性疾病,不包括周围神经的髓鞘脱失性疾病。本书的编写仍按传统概念描述多发性硬化、视神经脊髓炎、急性播散性脑脊髓炎以及某些代谢障碍或不明原因所致之中枢神经以髓鞘脱失为主要表现的疾病

一、髓鞘的结构与功能

（一）结构

　　髓鞘是由德国病理学家 Rudolf Virchow 于 1854 年首先描述。它是由成髓鞘的神经胶质细胞围绕神经元的轴突构成,使神经纤维具有电绝缘性。组织形态学研究发现,周围神经系统的髓鞘是由单个施万细胞的突起节段性包绕在轴突周围,形成规则的螺旋状排列的高度特化的多层膜结构。一个施万细胞只形成一个髓鞘节段,髓鞘外有完整的基膜,两个髓鞘节段之间的结构称为"郎飞结"。中枢神经系统（CNS）的髓鞘则是由少突胶质细胞包绕轴索所形成。现已清楚,一个少突胶质细胞可被数根不同节段的神经轴索,包被轴索数的多寡与少突胶质细胞类型有关。Ⅰ型和Ⅱ型少突胶质细胞,每个细胞可以包被 30 根轴索,Ⅲ型包被 5 根,Ⅳ型细胞包被 1 根轴索,平均每个少突胶质细胞包被 10 多根轴索。在周围神经中,髓鞘的面积与轴索的直径成正比,而中枢神经中,髓鞘面积与轴索直径成反比。Ⅰ型和Ⅱ型少突胶质细胞包绕数目众多的小面积的轴索,髓鞘薄,平均面积 $500\mu m^3$；Ⅲ型和Ⅳ型少突胶质细胞则包绕数目较少,直径粗的轴索,髓鞘也较厚,达 3 万 μ^3。周围神经施万细胞包被的面积可达 15 万 μm^3。

（二）成分和功能

　　髓鞘的主要成分由类脂质和蛋白质所组成,前者约占 70%～90%,蛋白质占髓鞘干重的 10%～30%。

　　1.类脂质　是髓鞘的主要成分。在中枢神经与周围神经中起轴索的保护和神经兴奋传导的绝缘作用。在中枢神经髓鞘的类脂质中有胆固醇、磷脂和糖脂,它们之间的比例为 4∶3∶2 或 4∶4∶2。除胆固醇外,髓鞘磷脂最多,其中糖基鞘磷脂,特别是半乳糖脑苷脂和它的磷基衍生物硫苷脂等是用于免疫组化的髓鞘的重要标志。除此之外,还有许多半乳糖磷脂,如脑苷脂的脂肪酯酶、神经节苷脂等。神经节苷脂,特别是 GM4 主要存在于中枢髓鞘,不存在或极少存在于周围神经髓鞘。

　　2.蛋白质　髓鞘的蛋白质称髓鞘蛋白,其中 80% 为髓鞘碱性蛋白（MBP）和蛋白脂质蛋白（PLP）及其异构体 DM20 所组成。还有量少但很有意义的髓鞘蛋白,如占 4% 的 2',3'-环核苷-3'-磷酸酯酶（CNP）,小于 1% 的髓鞘相关糖蛋白（MAG）,小于 0.1% 的髓鞘少突胶质细胞糖蛋白（MOG）。此外,还有一些非常

特殊的蛋白质,如髓鞘少突胶质细胞特异蛋白(MOSP)、髓鞘相关少突胶质细胞碱性蛋白(MOBP)、少突髓鞘糖蛋白(OMgp)Nogo,P2,转铁蛋白、碳酸酐酶和跨膜蛋白、裂隙结合蛋白(CX32,CX47)等。

(1)髓鞘碱性蛋白:约占髓鞘蛋白的 30%,主要功能是在细胞质内融合髓鞘层。髓鞘碱性蛋白是一组由位于染色体 18q22-q 的基因变异拼接而表达产生的包含 7 个成员的蛋白家族。MBP 广泛存在于中枢和周围神经系统的髓鞘结构中,甚至在原始的脊椎动物也有 MBP 成分。MBP 主要成分是包含 169 个氨基酸的多肽,是髓鞘成分的主要蛋白。在周围神经系统,MBP 被称为 P1 蛋白。测序研究发现了很多 MBP 的肽段,对其抗原性以及同实验性变态反应性脑脊髓炎(EAE)和多发性硬化(MS)的关系做过分别的研究。用这些肽段注射至实验动物,同样可以诱导出 EAE 模型。研究显示 MBP 肽段 82-100,84-130,85-99 与MS 患者表达的主要组织相容性抗原(MHC)具有相对的亲和性,因此作为 MS 候选的自身抗原。

(2)蛋白脂质蛋白:是一种疏水的整合性膜蛋白,约占成人 CNS 髓鞘蛋白成分的 50%。PLP 基因能编码 276 个氨基酸组成的多肽,带有 5 个强疏水性的跨膜区域,它与脂质双分子层嵌合,形成致密的髓鞘板层。PLP 的分子量大约是 30000,其基因的蛋白编码区在人、大鼠以及小鼠物种中呈现高度的保守性。染色体 Xq22 上 PLP 基因的突变可以引起 X 连锁隐性遗传的白质脑病也称作佩-梅病,该病是 PLP 合成缺陷所致的一种变性疾病,临床表现为协调能力、运动功能以及智能的缺陷。PLP 在 MS 免疫发病中的直接作用尚不明确。但是,随着研究发现不同的 PLP 致脑炎性的多肽可以诱发 EAE,其在 MS 发病中的作用也开始受到关注。在 SJL/J 鼠的 EAE 模型中,发现针对 PLP139-151 显著的 T 细胞反应,而随着疾病的复发表位扩散至 PLP178-191。当 PLP 肽段注射入 SJL/J 小鼠或 Lewis 大鼠后,免疫系统中 Thl 细胞介导的免疫反应占上风,导致 T 细胞进入脊髓而产生不同程度的麻痹表现。PLP 肽段 PLP104-117,PLP142-153 和PLP190-209 认为是动物的致脑炎肽段,而人类 MS 发病研究中发现它们可以作为抗原表位与 HLA-DRz结合。

(3)髓鞘少突胶质细胞糖蛋白:MOG 的基因位于染色体 6p21.3-p22。MOG 是一种跨膜糖蛋白,仅存在于 CNS 髓鞘膜和少突胶质细胞的最外层,是免疫球蛋白超家族的成员,是制作实验性脑特异性脱髓鞘病的主要抗原。MOG 含量较少,约占髓鞘蛋白总量的 0.01%～0.05%。与其他髓鞘蛋白比较 MOG 在发育过程中延迟表达 24～48h,因此可作为成熟少突胶质细胞的标记。成熟的人 MOG 由 218 个氨基酸组成,其胞外段含有 122 个氨基酸,形成免疫球蛋白样结构域,包含 35-55,67-87,104-117 肽段等多个抗原表位,可以与 T 细胞或 B 细胞结合。随着研究的深入 MOG 在 CNS 脱髓鞘病中的作用越来越受到关注。该蛋白质仅存在于中枢神经系统髓鞘外膜的表面。不存在于周围神经的髓鞘中。因此,该蛋白的免疫反应可直接证明中枢神经的髓鞘反应。

MOG 含量虽然很少,但它具有高度免疫原性。在 EAE 的研究中表现。MOG 是唯一既能引起脱髓鞘抗体反应,又能引起 T 细胞反应的中枢神经系统髓鞘蛋白成分。血清和脑脊液抗 MOG 抗体的检测发现,很多 CNS 炎症性疾病存在抗 MOG 抗体的表达,但是持续时间短暂,而 MS 患者中抗 MOGIgG 持续存在。临床孤立综合征(CIS)患者中抗 MOGIgM 抗体即升高。缓解复发性多发性硬化(RRMS)患者复发时抗MOGIgM 抗体滴度增高,另外继发进展性多发性硬化(SPMS)患者中也可检测到高滴度的抗自身 MOG抗体。由此推测,抗 MOG 抗体可能与 MS 疾病的活动相关,可以作为预测 MS 复发和 MS 进展的生物学标记。没有直接证据显示抗 MOG 抗体是导致脱髓鞘事件的发生原因,抗体的出现或升高也可能是引起脱髓鞘免疫损伤的旁路效应。

(4)髓鞘相关糖蛋白:髓鞘中的含量以中枢稍多,<1%,周围神经中含量约为 0.1%。MAG 有 2 个同构体称 L-MAG 和 L-MAG 形成的成年人的髓鞘。MAG 是一组免疫球蛋白超家族基因调节蛋白,它与神经细胞黏附分子有很好的同源性。MAG 位于髓鞘的外表,在细胞质外面的 MAG 部分有许多磷酸化点,

它与许多跨膜传导途径有关,因此是髓鞘膜中起重要的信号传导作用。此外,MAG亦抑制轴索生长,结合Nogo和OMgp受体,从而与中枢神经系统的再生有关。在临床和实验研究中,MAG亦可作为致敏抗原进行检测,但极少应用于MAG蛋白制作实验性动物模型。

(5)CNP:是一种环核酸磷酸酯酶,占髓鞘中总蛋白的4%,存在于中枢的少突胶质细胞和外周的施万细胞内,除了髓鞘的酶活性功能之外,认识尚不完整。

(6)Po:属IgCAM超家族的糖蛋白,50%以上存在于周围神经的施万细胞中,对髓鞘化的施万细胞高度特异,但亦表达于中枢的少突胶质细胞和非髓鞘化的施万细胞。Po主要功能为在髓鞘层间起黏附作用,它与PLP在中枢神经髓鞘作用相同。Po基因敲除小鼠表现为严重的髓鞘发育不良和轴索变性。Po,PMP22,CX32等基因突变是腓骨肌萎缩症(CMT)发病的主要基础。实验证明,应用Po制作实验性变态反应性动物模型,既产生周围神经病,同时亦产生脑部损害。

(7)P₂蛋白:主要存在于周围神经和脊髓,不存在于脑部髓鞘。P₂是一种碱性蛋白,属于脂肪酸结合蛋白家族,分布于施万细胞胞质中。该蛋白用作实验性变态反应性神经根神经炎动物模型的免疫抗原。

二、发病机制

脱髓鞘性疾病的病因不同,其发病机制亦不相同。遗传代谢病,常由基因突变引起髓鞘发育、形成和代谢过程障碍而发病。缺氧、外伤等多为继发于水肿,弥漫性轴索病变而致髓鞘脱失。感染性炎性脱髓鞘性疾病则由病原体的直接作用或免疫机制而致病,而非感染性炎性脱髓鞘性疾病则研究最多,认识改变最快,但仍有许多问题不能回答。例如:认为非感染性中枢神经脱髓鞘性疾病与病毒感染有关,虽然有分子模拟理论可以推测,抗原分子相似可以引起交叉免疫反应,但至今没有直接证据;非感染性中枢脱髓鞘性疾病是一种自身免疫病,但自身免疫性疾病的三个基本条件:①自身抗原是什么?②自身免疫的靶点是什么?③自身免疫的激活途径,外周免疫激活细胞如何进入中枢神经以及通过什么途径作用到髓鞘、神经元和轴索,仍不完全清楚清楚。然而,许多免疫调节性药物的临床应用和良好的反应又能侧面反映其免疫机制可能仍是非感染性炎性脱髓鞘疾病的主要发病机制。

(谭贤佩)

第二节　多发性硬化

多发性硬化(MS)是一种中枢神经系统的自身免疫性、炎性脱髓鞘疾病,常累及20～40岁的青壮年人群,具有很高的致残率。过去的十多年,多发性硬化作为一个可治性疾病,在其发病机制、诊断、病程演变及治疗方面取得了巨大的进展,一些新的治疗方法及新药的上市给多发性硬化的治疗带来了希望。但遗憾的是,MS有效治疗措施的发展受其病变某些特性的阻碍,迄今为止这些治疗方法只能改善临床症状,尚不能根治该疾病。因此,现阶段多发性硬化的治疗目标,在于最大限度地改善患者的生活质量,包括以改善急性发作期患者的症状为目标的治疗,及以减慢疾病进展、降低致残率为目标的治疗平台的建立和对症治疗。

一、临床特点与分型

MS的临床表现多样,包括各种认知功能障碍、视力的丧失、眼球运动异常、无力、痉挛、小脑功能障碍、感觉缺失或感觉异常、大小便功能障碍、疲乏及发作性症状。MS 并非是一个良性病程的疾病,尽管早期急性发作后多有临床缓解。首次发作的中枢神经系统脱髓鞘(CIS),包括视神经炎,小脑、脑干等部位独立受累的患者,在 MRI 上可能与 MS 相似,免疫学特点也与 MS 相似,这些患者有可能发展为临床确诊的 MS(CDMS)。CDMS 在临床上常分为 4 种类型:复发-缓解型 MS(RRMS)、原发进展型 MS(PPMS)、继发进展型 MS(SPMS)和进展复发型 MS(PRMS)。复发-缓解型 MS 是指复发与缓解交替,两次复发间为稳定期。约 85% 的 MS 患者在病变初期表现为复发-缓解型 MS,临床症状的复发表明病变活动,但临床缓解期并不意味着病变静止。MRI 研究表明,在临床静止期存在活动性病变。发作间期的长短无规律、不可预测,平均接近 1 年。继发进展型 MS 则指初期的复发-缓解型 MS,神经症状的渐渐恶化、加重,伴或不伴重叠的急性复发。超过 75% 的复发、缓解型 MS 患者将发展为继发进展型 MS,复发-缓解型 MS 患者治疗的主要目标是阻止其发展为继发进展型 MS。原发进展型 MS,病变初期从症状发作开始即进行性发展,原发进展型 MS 症状首发多在年龄较大的患者,40～60 岁之间,常表现为隐袭进展的痉挛性无力,平衡及括约肌功能障碍,MRI 扫描常见小的颅内病变。进展复发型 MS 是一种少见的临床类型,和继发进展型 MS 相似,只是没有病变初期的缓解复发,在疾病发生即进行性加重的基础上重叠有复发。

大多数缓解-复发型 MS 在后期将转变成继发进展型 MS,其间隔时间为 10～20 年(平均 15 年)。约在病程 15 年时,MS 患者 EDSS 评分为 4～4.5 分,20 年后,MS 患者多伴有严重的神经功能缺损。瑞典一项研究显示,MS 患者平均寿命较正常人群减少 15 年。英国和丹麦的研究结果与瑞典的研究结果相似。

二、诊断

(一)MS 的早期诊断

RRMS 在复发阶段对抗炎与免疫调节药物反应较好,继发进展型 MS(SPMS)对抗感染治疗反应较差,目前对进展型 MS 尚缺乏满意的治疗方法,不可逆性轴突损害是导致继发进展型 MS(SPMS)永久性神经功能障碍的原因。因此,早期诊断、早期治疗直接影响到患者的预后,关系到患者的生存质量。由于持续性炎症是轴突损伤的原因之一,即使在 RRMS 的临床无症状阶段,早期积极的抗感染治疗可能有间接的神经保护效果。对 MS 病情的干预应从发病时起就持续不断地进行,以防止和延缓轴突变性及其所致的神经功能损害加剧。

目前将临床上只有一次发作和一个部位受累的脱髓鞘病变称作"临床孤立综合征"(CIS)。近年来研究发现,在第一次脱髓鞘发作时,相当数量的患者已具有 MS 样改变,且随访发现超过半数的患者将在未来5～10 年发展成临床确诊的 MS(CDMS)。当患者已经有两次临床发作符合 MS 诊断标准时,已出现部分不可逆性损害。很多证据表明,早期治疗 CIS 有助于延迟 CDMS 的发生。因此,多发性硬化的早期诊断越来越受到重视。

常见的临床孤立综合征见表 10-1。然而并非所有的 CIS 都发展成为 CDMS,由于目前对临床 CIS 早期治疗的长期预后尚存在争议,因此运用辅助检查手段预测 CIS 发展成为 CDMS 的可能性尤为重要。Morrissey 等对 89 例 CIS 患者随访 5 年,发现在发病时就有脑内 T_1WI 病灶的患者中有 65%(37/57)发展成 CDMS,而无病灶者中仅有 3% 发展成 CDMS(1/32)。发病时病灶数目有助于预测是否会发展成CDMS。相关研究也发现多个脑内 T_2WI 病灶者,高度提示其 CIS 将发展成 CDMS。此外,MS 患者发病后最初 5 年内病灶总容积(病灶负载)的增加速率也有预测价值。部分发病时无脑内 MRI 病灶的 CIS 患者也发展成 CDMS,提示除发病时应该常规进行 MRI 检查外,多次随访 MRI 动态观察病灶的发展情况也很有必要。另外,脑脊液寡克隆带(OB)和 IgG 鞘内合成率也能较好地预示 CIS 发展成为 CDMS 的可能性,但一般不能作为独立的预测指标,需要结合 MRI 才能做出更好的判断,MRS 和 MRT 能对早期脑萎缩和轴突损害做出更早的判断,发现 MRI 正常的脑白质组织(NAWM)的早期改变,更有利于预测 CIS 发展成为 CDMS 的可能性。

表 10-1　MS 临床孤立性综合征

综合征	特征
视神经炎	典型的单侧;球后;典型的疼痛;可恢复;无视网膜渗出;无斑点星;视神经盘出血少见
脊髓炎	部分感觉或运动受累;感觉更常见;Lhermitte 征;大小便功能障碍常见;束带感;急性肌张力障碍
脑干或小脑	眼球运动综合征(如核间性眼肌麻痹,眼震);偏侧或交叉感觉综合征;偏瘫;三叉神经痛;偏侧面肌痉挛
小脑	小脑性震颤;急性共济失调综合征
发作性症状	强直性痉挛;发作性构音障碍、共济失调

(二)MS 的 MRI 表现

对 MS 早期的诊断和治疗可避免永久性的功能丧失。尽管目前对 MS 的诊断仍需要多项指标的综合分析,但 MRI 已成为检测 MS 病灶最敏感的方法。2000 年 7 月,国际多发性硬化诊断小组对长期以来沿用的 Poser 标准进行了修订,确立了 MRI 在 MS 中的诊断价值。

MS 病灶在 MRI 上的表现:包括以下 4 个方面:

1.T_2WI　临床确诊的 MS 患者约有 2/3 可在 T_2WI 上表现为皮质下白质的高信号。病灶大部分在白质,但皮质中也存在,T_2WI 目前所应用的多为 FSE 序列,对于脊髓病变,FSTIR 序列对病变的检测优于 FSE 序列。病灶可发生于幕上或幕下,幕上好发于侧脑室旁白质和胼胝体,幕下好发于第四脑室底部、小脑角和脑桥表面。病灶具有空间的多发性和时间的多发性。典型的表现为多发的大小不等的圆形或卵圆形病灶,因 MS 炎症倾向于沿血管走行,故表现为垂直于胼胝体,类似于手指从手掌向外辐射,故名为 Dowson 手指征。部分病灶可成斑片状,而极少数病灶较大者,表现为假肿瘤征;非常弥散的病灶则表现为"白质变脏征"。病灶多无占位效应,也不连成一片。

2.FLAIR 相　由于抑制了脑脊液信号,从而可以避免脑脊液产生的部分容积效应及流动性伪影干扰病灶的显示,而且 FLAIR 可使用较常规更长的 TE,使病变与周围背景组织的对比度有显著提高,因而比 T_2WI 更具优势,具体表现为:①能够检出较常规 T_2 相 2～3 倍多的病灶;②MRI 检测白质异常的敏感性高(皮质或皮质下);③MS 脑室旁高信号病灶成像好。但是对脑干和后颅凹病灶不敏感。

3.T_1 加权相　10%～20% 的 T_2WI 高信号患者,可同时出现 T_1WI 低信号。其中 T_1WI 低信号分为两种:急性期,T_1WI 低信号反映不伴有结构损坏的血管源性水肿,随着炎性反应的消退,T_1WI 低信号会消失;慢性期,T_1WI 低信号,称之为"黑洞",由严重的、不可逆的组织结构损伤引起,大的 T_2WI 高信号病灶更容易发展成 T_1WI 低信号灶,而弥漫的、T_2WI 轻度增高的信号发展成 T_1WI 低信号的可能性较小。大多数钆增强的活动病灶亦可出现暂时的 T_1WI 低信号病灶。约 50% 的急性 T_1WI 低信号病灶在病程后期的 T_1WI 上消失。

4.钆增强 T_1WI　此强化灶反映炎症造成的短暂的血脑屏障破坏,持续时间一般不超过 8 周,其强化形式一般由结节形强化逐渐变为环形、弓形、至最后强化消失。对比增强在检测急性活动性的病灶比较敏感,对检测药物的治疗效果有重要意义。

(三)多发性硬化的 MRI 诊断标准

2000 年 7 月,美国 MS 协会及 MS 国际联合会在伦敦召开国际会议,提出了新的 MS 诊断标准。

1.空间弥散性　该标准要求具备下述 4 条中的 3 条：

(1)至少有 1 个增强的病灶或 9 个长 T_2 信号。

(3)至少有 1 个幕下病灶。

(3)至少有 1 个皮质下病灶。

(4)至少有 3 个脑室旁病灶。一个脊髓病灶可以代替任何上述的脑内病灶。如果脑脊液中有免疫球蛋白异常,则 MRI 标准可以降低至 2 个典型的 MS 病灶即可。

2.时间弥散性

(1)如果距上一次临床发作 3 个月之后进行 MRI 扫描,发现 1 个新的增强病灶,且该病灶与上次发作无关。

(2)3 个月后扫描无增强病灶,但继续随访 3 个月后检查发现增强病灶或新的 T_2 病灶。

三、MS 免疫病理学机制

MS 患者轴索病理与神经功能缺失的关系,早期研究认为,MS 的免疫病理学机制为 T 淋巴细胞介导的中枢神经系统的自身免疫性疾病,病理改变为中枢神经系统白质多发的脱髓鞘,伴以胶质增生。随着病理学和影像学的发展,单纯的脱髓鞘已不能完全解释多发性硬化患者出现的不可逆性的神经功能缺损,目前认为神经轴突变性或损害是多发性硬化的主要病理改变之一,在病程早期已开始发生,而且可能是导致临床上出现进行性神经功能缺失的主要原因。

1.MS 早期轴索缺失的相关证据

(1)轴索的代谢障碍:N-乙酰天冬氨酸盐(NAA)由线粒体合成,并有赖于完整的线粒体能量代谢,神经及轴索缺失代谢障碍时,NAA 水平下降。磁共振波谱(MRS)分析结果显示,MS 患者的斑块及看似正常表现脑白质(NAWM)N-乙酰天冬氨酸盐(NAA)水平均有下降,且 MS 斑块内 NAA 水平的下降与轴索密度的降低平行,最近的神经病理研究进一步证实了 MS 斑块中 NAA 水平的下降与全脑轴索损伤有关,MS 患者早期弥散性 NAA 降低。因此 MS 病变早期存在轴索病变。

(2)淀粉样前体蛋白(APP):神经元中的淀粉样前体蛋白在正常组织中不易检测到,当神经元受损横断时在神经元周围聚集,它是衡量轴索损伤的敏感指标。大量的实验结果表明,APP 在 MS 患者活动期病灶及慢性活动性病灶的边缘的轴突中大量堆积,在多发性硬化早期即能检测到。说明 MS 的轴索损伤在早期就可以发生。

2.脑萎缩相关证据　尸解显示脑和脊髓的萎缩是中枢神经系统不可逆性损害。MS 患者中枢神经系统萎缩的早期研究表明,脑萎缩(局限性或全脑)的量化测定所得的数据与疾病的致残程度、智力、记忆障碍、痴呆和神经心理的评分降低均有一定的相关性。而脑干和上段脊髓的萎缩与 MS 患者 EDSS 评分有明显的相关性。侧脑室的扩大是一个持续的进程。

MRI 研究证实,临床神经功能缺损的程度与小脑、脊髓和脑组织萎缩之间存在相关性,多发性硬化的病变常常累及脑室周围的白质,并造成侧脑室进行性的扩大。在功能障碍较重且轴突丧失明显的慢性多发性硬化患者的脊髓中,平均颈髓横截面积减少了 25%,提示轴突丧失导致了脊髓的萎缩。进行性的脑萎缩同样出现在病程较短的缓解-复发型 MS(RRMS)中。在两年的观察中,轻至中度神经功能障碍的 RRMS 患者脑萎缩每年都在加剧,但其中一些病例并无临床表现。此外,在一些慢性病灶中神经胶质原纤维酸性蛋白的显著上调,提示其他一些因素如代偿性星形胶质细胞增生参与影响组织的容积,星形胶质细胞增生理论上可导致脑组织萎缩。所以,多发性硬化患者的脑组织萎缩也可能是多种因素相互作用的结果。

3.轴索丧失导致不可逆神经功能缺失

(1)急性 MS 及短病程的 MS 富含横断的轴索,意味着病变发作时即有轴索丧失存在。

(2)MRI 研究发现,临床静止的炎性损害,在缓解期其轴索横断性损害仍在继续。

(3)轴索丧失是 MS 不可逆神经功能缺失及缓解复发型向继发进展型转变的原因。

4.炎性脱髓鞘疾病轴索损害的其他分子机制

(1)毒性因子的作用:随着炎症的发展,血脑屏障(BBB)破坏的加重导致炎性水肿,细胞外压力增加,造成轴索损伤,不仅如此,在复杂的炎性病灶中,造成轴索损伤的细胞毒性因子很多,如谷氨酸盐和一氧化氮(NO),前者可直接作用于少突胶质细胞的 α 氨-甲基-异恶唑-丙酸受体(AMPA),引起兴奋毒性轴索损害,后者可引起线粒体功能障碍,导致离子动态的平衡性破坏,引起 Ca^{2+} 介导的轴索细胞骨架变性。

(2)巨噬细胞/小胶质细胞引起轴索损害:研究表明血脑屏障恢复后,由非中枢神经系统抗原诱发的迟发性超敏反应,仍会引起中枢神经系统进行性的轴索损害,激活的巨噬细胞和小胶质细胞聚集到病变部位,释放大量金属蛋白酶、细胞因子或纤溶酶原激活链成分,引起轴索损伤。这些巨噬细胞的产物也影响BBB 功能和细胞外的组织重建。在多发性硬化病灶的微环境中,组织损伤和修复的连锁反应取决于炎性细胞的活性状态,并且随时间的变化而改变。

(3)CD8+T 淋巴细胞引起轴索损害:针对轴索的直接免疫反应可能存在,因为神经元和轴索表达MHC-Ⅰ,使他们更易于受到 CD8+T 淋巴细胞介导的细胞毒性损害。在多发性硬化的活动病灶中,轴索损伤伴有大量 CD8+T 淋巴细胞,提示细胞毒性 T 淋巴细胞与脱髓鞘病灶内的轴索有直接接触。将海马神经元与 CD8+T 淋巴细胞共同培养 3h,可以观察到 CD8+T 淋巴细胞介导的轴索溶解,CD8+T 淋巴细胞与轴索之间的相互作用被证实,并且在 30min 内轴索膜病变就已经出现,但没有神经元胞体的损害。这些发现支持 CD8+CTL 穿孔素介导的细胞溶解途径而不是细胞凋亡,因为细胞凋亡出现在接触后的几小时,并且整个神经元都被破坏。

(4)脱髓鞘病变导致轴索异常变化:有证据表明,在脱髓鞘病变处的轴突膜上有感觉神经特异性(SNS)钠通道成分,并且在多发性硬化患者小脑的浦肯野细胞上也有 SNS 钠通道蛋白表达。当神经冲动沿着轴索到达时,这些通道就被激活,做出不恰当的反应,提示至少部分多发性硬化可能是一种获得性通道病。除了神经传导失败之外,多发性硬化患者皮质病灶的形态学研究显示,巨噬细胞和小胶质细胞包裹神经元树突的末端,使突触分离,造成神经元之间的传导阻滞。

四、治疗

(一)MS 急性发作期的治疗

多发性硬化的急性发作期的斑块包括原发的淋巴细胞以及由其激活的巨噬细胞,在神经元轴突附近炎症被触发并开始髓鞘剥脱。髓鞘脱失导致神经传导受阻从而引起相应的症状,在一些急性病灶中,神经冲动也能够被一些可溶性细胞因子抑制,如 NO,在对实验性变应性脑脊髓炎(EAE)的研究中发现,早期的炎症可被一些迟发释放的抗炎因子所抑制,从而引起症状的改善。此外,脱髓鞘轴突自身 Na^+ 通道的重新分配以及髓鞘再生也可导致自身症状的缓解。

多发性硬化患者病情恶化,可能系本身的脱髓鞘所致,也可能系其他原因引起,如尿路感染、发热及疲劳。值得注意的是,尿脓毒症是非常常见的引起症状加重的原因。如果伴有尿路感染,应该进行正规的抗感染治疗;如果排除上述原因,则应对临床恶化程度进行评估;如果患者存在较严重的神经系统症状,给予甲泼尼龙冲击治疗。经甲泼尼龙冲击治疗后,症状改善,其神经功能缺损减轻,接下来应进行必要的免疫调节治疗。如果患者的症状没有改善,应采取其他的治疗措施,如血浆交换等。当然,如果患者的症状较轻,仅有单纯感觉障碍、快速恢复的症状、轻微的运动障碍等可以不予甲泼尼龙冲击治疗。

甲泼尼龙两种经典的给药方式,一是静脉应用甲泼尼龙 1000mg/d、500mg/d、250mg/d、125mg/d 各3d 后,50mg/d 连续 5d 后逐渐减量至停。另一种用法为 500～1000mg/d(根据病情的轻重决定剂量),连续3～5d,继之口服泼尼松 60mg/d,7～10d 后逐渐减量至停药。

甲泼尼龙冲击治疗的患者,必须排除糖尿病或其他疾病不允许使用激素,如胃溃疡等。用药期间应该注意并发症的发生,如水钠潴留和低血钾,定期检查电解质,常规补钾,水潴留与相关高血压可以用利尿剂控制,常规保护胃黏膜防止胃出血。

循证医学研究表明,甲泼尼龙冲击疗法能够改善 MS 急性复发期患者的临床症状,但不能改变疾病发展的进程,也不能改善患者的预后。

(二)MS 治疗平台的建立

MS 的自然病程决定了它是一个病程很长的疾病,并且在这个自然病程中,存在反复发作和神经功能缺损进行性加重,严重影响患者的生活质量。因此,MS 患者除给予急性发作期的激素治疗外,缓解期治疗平台的建立更为重要,后者不但可以减少病变的复发,而且还能延缓 RRMS 转变成 SPMS,改善疾病的进程。目前国际上较为推崇的平台期治疗的药物包括:干扰素-β-1a、IFN-β-1a、IFN-β-1b、GA 商品名为 copaxone、米托蒽醌、anteg-ren™等。

1.干扰素

(1)作用机制:IFN-β 具有许多免疫调节特性:干扰细胞迁移、细胞间黏附、细胞激活以及抗原提呈。IFN-β 通过下调晚期激活抗原(VLA-4)的表达,可增加 MS 患者血清中的血管细胞黏附分子(VCAM-1)的水平,减少 T 淋巴细胞进入 CNS;通过拮抗 APC 上的 IFN-γ 诱导的 MHC-Ⅱ类分子表达,降低协同刺激分子(如 B7、CD28)的表达,抑制 T 淋巴细胞活化和克隆增生;通过降低趋化因子和 MMP-9 的表达,减少活化的淋巴细胞通过 BBB;降低小胶质细胞 APC 激活的 T 淋巴细胞产生肿瘤坏死因子(TNF-α)。

(2)三种 IFN-β 制剂疗效评估的相关证据

1)IFN-β-1a:相关的临床试验的结果显示,经利比治疗患者无论在复发次数、复发严重程度、用药后第1次再发的时间、疾病进展的速度及 MRI 的病灶数量上,rebif 均优于对照。在 PRISMS 试验中,受试者为EDSS 0～5.0 的 RRMS 患者,患者接受 22μg 或 44μg(6MIU 或 12MIU)每周 3 次的皮下注射或安慰剂,与对照组相比,两种剂量在复发次数、复发严重度、用药后第 1 次及第 2 次复发的时间、无复发的患者数、疾病导致神经功能缺失的进展及 MRI 的病灶上均有疗效。44μg 组的疗效比 22μg 组更为明显,提示较高的剂量疗效较佳。

2)IFN-β-1a:avonex 以 30μg(6MIU)每周 1 次肌内注射。301 名 EDSS 介于 1.0～3.5 的 RRMS 及RPMS 的患者接受药物或安慰剂的治疗,治疗组在疾病进展、复发次数及 MRI 的病灶体积上显示出疗效。

3)IFN-β-1b:IFNβ-1b 在北美以 betaseron 上市,而在其他地区则以 betaferon 上市。EDSS 0～5.5 分RRMS 的患者分别予隔日皮下注射 8MIU、1.6MIU、IFN-β-1b,与对照组比较,IFN-β-1b 只有在高剂量组显示出疗效。IFN-β-1b 在降低恶化次数、复发严重度,延迟用药后第 1 次及第 2 次复发及减少 MRI 上的病灶上均有疗效。

这 3 种干扰素均能有效地减少 RRMS 的复发次数,由于剂量及实验设计的不同,不容易比较彼此间的疗效。但疗效与其剂量有关,似乎较高的剂量有较佳的疗效。最近的一个研究比较 1 星期使用 3 次 rebif44μg 及使用 1 次 30μg 的疗效,在 48 周的试验期中,rebif 组复发率 avonex 更低,磁共振上的病灶也较少。

在最近的一项多中心、随机、安慰剂对照试验(CHAMPS)试验中,符合以下两个条件者为纳入病例:①临床上初发急性脱髓鞘性疾病,病变部位包括视神经(单侧视神经炎)、脊髓(不全横贯性脊髓炎)、脑干或小脑;②头颅 MRI 显示既往有亚临床的脱髓鞘病灶。符合纳入标准者被随机分为两组,一组接受 IFN-β-1a 肌内注射,1 次/周,另一组为安慰剂组。该试验在满足预期阶段性检验效能分析后即终止,按 Poser 定义的 MS 标准,符合临床确诊标准 MS 的累积概率 avonex 治疗组较安慰剂组有显著的降低,MRI 显示,接受 avonex 治疗的患者脑内病灶体积相对减小,新发病灶、扩大病灶以及强化病灶也有所减少。因此,对于初次临床发作的患者、MRI 上显示亚临床脱髓鞘证据的患者以及所有可能为 MS 的患者,予 avonex 治疗可以推迟第 2 次临床发作及转化为临床确诊 MS 的时间。另一项 ETOMS 研究也得到了相似的结论。

(3)干扰素治疗的不良反应:在接受 IFN-β-1b 治疗的 MS 患者中,产生抗 IFN-β-1b 的中和抗体(Nab)的比率显著地高于接受 IFN-β-1a 治疗者,其原因除与给药剂量与给药途径不同有关外,还可能因 avonex 本身未糖基化,使得 IFN-β-1b 相对更具免疫源性。然而,就 Nab 对 IFN-β-1b 活性的体外标志的作用是否具有长期临床后果尚存争议,尽管几项研究表明,Nab 的产生与疗效丧失有关,但在许多 MS 患者体内,Nab 的存在可能仅仅是暂时的。

除此之外,3 种 IFN-β 制剂均有相似的不良反应,如流感样症状、转氨酶轻度升高、头痛、贫血以及注射部位的局部反应。几项多中心研究并未显示临床抑郁与 IFN-3 使用相关。尽管尚无证据表明干扰素有致畸作用,但却常可造成流产,因此孕妇应避免使用。

2.copaxone(GA)　copaxone 在 1996 通过美国食品和药物管理局(FDA)批准用于临床 MS 治疗,它是人工合成的髓鞘碱性蛋白(MBP),由 L-丙氨酸、L-亮氨酸、L-赖氨酸和 L-酪氨酸组成寡肽混合物,是一个选择性多受体免疫调节剂,主要用于 RRMS 的治疗。

(1)作用机制:其作用机制可能是抑制 MBP 和 T 淋巴细胞受体的结合。GA 结合到 APC 上 MHC-Ⅱ 分子,阻止了 MHC-Ⅱ 分子与 CNS 抗原(MBP、MOG 及蛋白脂蛋白)的结合,同时可置换出已经与 MHC-Ⅱ 分子结合的 CNS 抗原。而且,与 MHC-Ⅱ 分子结合的 GA,干扰 MHC-Ⅱ 分子与 MBP 及其他髓鞘抗原特异性 T 淋巴细胞受体的结合。因而,GA 作为一种改变的肽类配体影响 T 淋巴细胞产生调节性细胞因子,使 T 淋巴细胞处于无应答状态;GA 可以诱导 GA 反应性 T 淋巴细胞由 Th1 向 Th2 转化,并且 GA 可以通过"旁路抑制"效应,促进 TH2 细胞进入 CNS 而发挥抗炎效应。

(2)GA 的临床疗效:251 例 RRMS 患者进行的多中心、随机、双盲对照 2 年研究结果显示,GA 治疗具有临床疗效;20mg 每天 1 次皮下注射治疗 2 年,可使临床发作的频率降低 29%。这些患者的 3 年随访结果显示,GA 对 MS 的复发仍有治疗作用。最初的研究时间为 1~11 年,证实了注射治疗的可耐受性及安全性。经过 6 年的评价后,GA 仍可降低临床恶化的发生率及减少临床致残的累积,具有持续疗效。一项近期的多中心、随机研究明确了 GA 对 MS 的治疗作用及疗效持续时间,这项研究监测了 MRI 上病灶的活动性,239 例 RRMS 患者,测定 MRI T_1 加权像上 Gd 强化病灶的总数,与安慰剂组相比,GA 治疗能显著降低 Gd 强化病灶的总数。

(3)GA 的不良反应:GA 是一种耐受性良好、安全的药物。GA 的不良反应比干扰素小,所以在一些症状较轻的患者以及早期的患者更倾向于用 GA。常见不良反应为注射部位轻微水肿、红斑、疼痛;另一不良反应为全身性反应,包括胸部发紧、心悸、焦虑及面红,发生率约为 15%,多为一过性。由于其潜在的致畸作用,故妊娠期妇女禁止使用 GA。

3.米托蒽醌

(1)作用机制:米托蒽醌通过氢键嵌入到 DNA,引起 DNA 交链及双链的解链;并通过抑制分裂及非分裂期细胞的拓扑异构酶Ⅱ活性影响 DNA 复制。在 MS,米托蒽醌的临床作用在于对自身反应性致脑炎性 T 淋巴细胞、B 淋巴细胞及巨噬细胞复制的抑制;体外研究表明,米托蒽醌影响抗原提呈及炎性细胞因子的分泌,包括 IFN-γ、TNF-α 和 IL-2。

（2）米托蒽醌临床疗效的有关证据:米托蒽醌是美国 FDA 批准的用于治疗 SPMS 伴有复发加重及进行性复发病程的一线药物。这项批准依据的是一项多中心随机安慰剂对照的 Ⅲ 期临床实验（MIMS）。MIMS 临床试验包括 194 例 RPMS（复发性病程,两次发作间缓解不完全）或 SPMS 患者。患者随机接受安慰剂、小剂量静脉用米托蒽醌（5mg/m²）和大剂量米托蒽醌（12mg/m²）,每 3 个月用药 1 次,随访时间 3 年。该项临床试验的主要观察指标:①依据扩展的残疾状态量表（EDSS）、行走指数、标准化神经功能状态评分确定神经功能缺失程度。②治疗后首次复发的时间。③治疗后总的复发次数。大剂量米托蒽醌治疗组疾病持续进展下降 64%,复发次数减少 69%。对脑 MRI 扫描在不同脑区进行盲法评价,结果显示与安慰剂治疗组相比,Gd 增强病灶及 T_2WI 病灶数减少。因此,广谱免疫抑制对进展型 MS 患者有益。

（3）不良反应:米托蒽醌累计剂量超过 140mg/m² 时能引起中度至重度充血性心衰。因此在应用该药前,若出现充血性心力衰竭的症状及体征或累积用量接近中毒阈值 100mg/m²,应该进行心排出量的评价。MS 患者左心室射血分数低于 50% 不应使用该药治疗;米托蒽醌若在女性受孕期或妊娠期使用可引起胎儿缺陷。当该药单独使用或与其他抗肿瘤药联合使用时,有报道引起不育,可为永久性。哺乳期妇女不主张使用;由于米托蒽醌能暂时性降低功能性淋巴细胞数目,故对免疫遭受抑制的患者不能使用;米托蒽醌尚可引起血尿、导致痛风急性发作、血小板减少。其他少见的严重不良反应包括可逆性脱发、暂时性巩膜及尿的变色、静脉窦淤血、便秘、腹泻、恶心、呕吐、头痛、痛经、颈部淋巴结病等。其细胞毒性而限制了它的应用。

（三）他汀类降脂药在 MS 中的免疫调节治疗

他汀类降脂药作为免疫调节剂应用于 MS 的治疗,目前正在受到关注,其作用已在 EAE 的实验研究中得到肯定。

1.作用机制　①他汀类药物可以通过甲羟戊酸途径抑制 IFN 诱导的 MHC-Ⅱ 反式因子 CⅡTA 的表达,抑制 MHC-Ⅱ 的表达,从而影响 APC 对髓鞘交叉反应性抗原的提呈。②结合 LFA-1、抑制 LFA-1 结合到 ICAM-1,阻断 LFA-1 介导的细胞黏附及淋巴细胞协同刺激,抑制 T 淋巴细胞激活。③他汀类药物可抑制单核细胞趋化因子（MCP-1）的产生,抑制单核细胞分泌 MMP-9。从而抑制 T 淋巴细胞向 CNS 迁徙。④抑制诱导性 NO 合成酶（iNOS）、IFN-γ、TNF-α 的表达及炎性递质 NO 的释放,因为 NO 对神经元具有细胞增生抑制及细胞毒性双重效应,因此,他汀类药物具有神经保护效应。

2.相关证据　Sawsan 等建立了 3 种 EAE 动物模型,得出阿伐他汀（立普妥）0.1mg/kg 就能够改善临床症状。Vollmer 等的最近一项研究,30 个活动性 RRMS 患者,用辛伐他汀（诺可）80mg/d 治疗 6 个月,结果 MRI 新增强病灶减少 43%,MRI 新增强病灶的体积缩小 41%。其疗效与 Copaxone 相差无几。目前,美国一个由 15 个医疗中心参加的阿伐他汀 80mg/d 治疗 SIC 双盲、安慰剂对照的 Ⅱ 期临床试验正在进行。

3.他汀类药物的不良反应　一般而言,他汀类既安全又有良好的耐受性。不常见的不良反应包括转氨酶升高以及骨骼肌炎症（肌炎）。较为罕见的不良反应有严重的肌肉疾病,甚至肌肉组织完全破坏伴有继发性肾衰竭。然而,这些较为严重的并发症的发生率,可能与患者有潜在肾脏或甲状腺疾病有关,或与服用与他汀类竞争血清蛋白结合从而抑制他汀类代谢的药物有关。

（四）抗黏附分子治疗

那他珠单抗 antegrenTM 是新近通过美国 FDA 认证,并在欧美已经上市的新的 MS 有效的治疗药物。是一类人化的整合素单克隆抗体,它能够抑制 $\alpha_4\beta_1$ 整合素（VLA-4）与其受体 VCAM-1 结合,从而抑制活化的淋巴细胞和单核细胞进入 CNS。

最近一个多中心的随机的双盲的Ⅱ期临床试验,213 例 RRMS 和 relapsingSPMS 患者,随机分成 3 组,3mg/kg、6mg/kg 和安慰剂组,每 28d 治疗一次,连续治疗 6 个月,6 个月后行 MRI 扫描。结果发现与安慰剂组相比,两个治疗组 Gd 增强病灶的数量均显著减少,3mg/kg 组平均新发病灶数为 0.7 个,6mg/kg 组平均新发病灶数为 1.1 个,安慰剂组平均新发病灶数为 9.6 个。3mg/kg 组有 13 个患者复发,6mg/kg 组有 14 个患者复发,而安慰剂组有 27 个患者复发。此外尚有 Antegren 和 IFN-β-1a 的联合治疗试验正在进行中。常见的不良反应有头痛、疲乏以及鼻咽炎。

(五)其他治疗

1.雌激素　雌激素能够缓解 MS 的进展,妊娠期 MS 患者很少复发,而且分娩后的最初几个月病情常易恶化。雌激素具有免疫调节作用,促使 TH1 向 TH2 转化,在动物实验中能够缓解 EAE 的症状。在一个 12 例非孕妇女参加的临床试验中,雌激素(8mg/d)能够显著降低炎症因子的产生。

2.造血干细胞移植　造血干细胞移植包括自身干细胞移植和同种异体造血干细胞移植。从理论上讲,同种异体造血干细胞移植最为理想,它不仅用健康的干细胞代替了自身免疫反应细胞,而且可以诱导受者自身反应性淋巴细胞凋亡。但是,同时这种移植物抗宿主反应也给受者带来很高的危险性,其病死率为 15%～30%。因此,临床上多选用自体干细胞移植,它的基本原理是去除体内具有自身免疫反应性的淋巴细胞,通过移植自身造血干细胞在"个体发生学重演"的过程中重建自身免疫耐受,而达到治疗目的,但这种移植由于没有改变自身的遗传易感性,可能会有很高的复发率。

目前用于治疗多发性硬化的造血干细胞移植,主要是自身造血干细胞移植。由于该治疗方法存在很高的风险,因此选择病例时应兼顾效益和风险,而且其确切疗效尚缺乏Ⅲ期临床试验进一步证实,因此该治疗方法不能作为首选治疗,只有当常规治疗无效,不进行积极治疗患者将有生命危险的情况下考虑使用。

3.免疫抑制剂　主要用于继发进展型 MS 的治疗。

(1)甲氨蝶呤(MTX):该药有抑制细胞免疫、体液免疫及抗炎症作用,小量口服相对无毒。一项对 65 例进展型并有中至重度残疾的 MS 患者。用 MTX 7.5mg/周治疗 2 年,其病情持续恶化程度较安慰剂组显著减轻。

(2)环磷酰胺(CTX):是一种强烈的细胞毒和免疫抑制药,能选择性抑制 B 淋巴细胞,大剂量尚能抑制 T 淋巴细胞及免疫母细胞:它可透过血-脑屏障,阻断中枢神经系统的免疫反应,保护髓鞘免受破坏或减轻脱髓鞘程度。从而逆转神经传导阻滞。适用于治疗快速进展型 MS,尤其是 MTX 治疗无效者。

(3)环孢素(CSA):是一种新型强效的免疫抑制剂,能可逆、特异性地抑制 T 淋巴细胞亚群的增殖、白细胞介素的释放和 IFN-γ 的产生,从而影响早期的免疫应答。不良反应主要有头晕、恶心、心慌及肝肾功能异常。

(六)EAE 早期轴索损害的实验性神经保护治疗

EAE 及 MS 钠通道开放增加的机制早期 MS 的轴索变性导致不可逆的神经功能缺失。因此,神经保护性干预治疗应着重于保存轴索以减少功能的缺失。研究发现,在 EAE 及 MS 患者脱髓鞘的轴突膜上钠通道蛋白表达明显上调,分子瀑布效应导致 CNS 白质 Ca^{2+} 介导的脑损害,其机制是:①ATP 耗竭(炎性介质 NO)导致 Na^+-K^+-ATP 酶衰竭,从而引起去极化和转膜离子梯度的崩溃。②Na^+ 进入轴索通过持续的钠电导,进一步导致转膜钠梯度的丧失。③细胞内钠增高去极化,触发 Na^+-Ca^{2+} 交换的逆转,细胞内 Ca^{2+} 增高,导致轴索变性。Na^+ 通道作为 MS 的治疗靶已经受到重视。有报道钠通道阻滞剂氟卡尼在慢性复发型 MS(CRMS)EAE 的治疗研究中,发现治疗后其轴突存活率为 83% 和 98%,而治疗前的轴索存活率为

62％,表明钠通道阻滞剂氟卡尼有一定的神经轴索保护作用。另外一个钠通道阻滞剂为苯妥英在对 MOG 介导的 EAE 的实验性治疗实验中,病程 27～28d 时 50％的视神经轴索丧失,苯妥英治疗组仅 12％视神经轴索丧失。苯妥英已被很好地证明是一个钠通道阻滞剂,具有轴索保护作用。

(七)对症治疗

1.疲劳　疲劳是多发性硬化患者常见的症状,有 80％～97％的患者有疲劳症状,由于疲劳是一个非特异性的症状,其他原因也能引起疲劳,所以首先要识别多发性硬化所致的疲劳,多发性硬化患者的疲劳呈周期性,随着机体生理温度的增高而加重。目前治疗包括非药物治疗和药物治疗,前者主要包括:让患者了解疲劳是疾病临床表现的一部分,给患者树立信心,轻度的体育锻炼可以减轻疲劳,良好的睡眠也能改善疲劳的症状,治疗抑郁和其他症状如贫血、疼痛和痉挛有助于改善疲劳。药物治疗主要有:金刚烷胺 100mg/d,如果无效,可以增加到 100mg,每天 2 次,治疗 1 个月如仍没有效果,应改换其他药物,如匹莫林,然而其作用最近受到质疑,有报道特异体质的人服用后会导致肝功能障碍,另报道莫达非尼也可用于疲劳的治疗。

2.痉挛　痉挛的主要治疗方法有功能锻炼和中枢肌松药的应用,如巴氯芬和替扎尼定的使用,治疗的目标是减轻痛性痉挛和增加活动性,如果单纯锻炼达不到理想的效果,那么药物辅助治疗很有必要,巴氯芬通常开始剂量为每日 5～10mg,分 3 次口服,可以逐渐加量至每日 40～80mg,分 4 次口服,其主要不良反应为嗜睡,超剂量会引起精神错乱,如果口服巴氯芬治疗失败,鞘内注射对难治性痉挛可能有效。上述治疗如无效,地西泮、丹曲林可以作为二线治疗药物。地西泮的作用机制可能是中枢性的,不良反应为嗜睡和疲劳,通常剂量每天 5～10mg。丹曲林是一种外周骨骼肌松弛药,因为其作用机制是解除横纹肌兴奋-收缩耦联,所以该药可能会引起肌无力加重,该药初始剂量一般为 25mg,经过几周后可以逐渐加量到每天 200～400mg,分 4 次口服,该药不良反应主要为肝功能损害、嗜睡、头晕、腹泻等,因此肝功能异常者慎用,并定期检查肝功能。

3.膀胱功能障碍　多发性硬化引起的膀胱功能障碍情况比较复杂,可分为单纯性尿失禁、单纯性尿潴留和两者都存在。如果尿失禁是由于无抑制性不自主逼尿肌引起,口服溴丙胺太林 7.5～15mg,每日 4 次,可取得满意疗效,然而部分患者可能矫枉过正,出现尿潴留,这部分患者可以间歇性导尿。如果尿失禁不单纯是由不自主逼尿肌收缩引起,还由括约肌障碍,那么药物治疗效果不理想,这可能需要内置导尿管和假性导尿。对于排尿障碍的患者,如果是膀胱颈部功能障碍,交感神经 α 受体阻滞剂治疗可能有效,如果是逼尿肌收缩无力,应用氨甲酰胆碱,每日 6mg,其他患者可以用克勒德或瓦尔萨尔瓦手法排尿,可能有效,在上述治疗无效的情况下,需内置导尿管,患者可以自控的间歇导尿最理想。

4.疼痛　疼痛是多发性硬化患者比较常见的症状,有些疼痛可能是由于肌肉痉挛和不舒服的姿势引起,这部分患者可以通过使用拐杖和轮椅改善症状。累及肢体末端的短暂的、间歇性、发作性强直痉挛引起的疼痛,可以用小剂量的卡马西平(每天 100～400mg)治疗,卡马西平也是治疗三叉神经痛的一线药物,但是往往需要大剂量(每天 400～1200mg)。此外,对于弥散的、持续的疼痛,可以试用一些抗抑郁药,一般用较低剂量的阿米替林 25mg/d,逐步增加到高剂量,以增加患者的耐受和减少不良反应。其他二线药物如加巴喷丁、苯妥英、托吡酯、拉莫三嗪、米索前列醇可以考虑应用。

5.震颤和共济失调　不容易治疗,可以选用普萘洛尔 40～120mg/d,地西泮 5～15mg/d,最近报道,重复丘脑刺激取得满意的疗效,但实施困难。

6.抑郁　抑郁是多发性硬化患者的常见症状,对每一个多发性硬化患者应该引起足够的重视。

7.性功能障碍　大约有 70％的患者会出现性功能障碍,其原因可能有,一是由于病灶本身引起自主神经功能障碍;二是由于继发性心理障碍。如果性功能障碍与疾病的恶化相关,那么随着疾病的好转,性功能障碍可能是暂时的,这一点应该让患者明白,以免加重患者的负担。如果性功能障碍时间较长,可服用一些治疗性功能障碍的药物,如昔多芬等。

(曹永生)

第三节　视神经脊髓炎

视神经炎指严重急性横贯性脊髓炎及视神经炎的一种综合征,又称 Devic 病(NMO)。NMO 的标准定义仅指最暴发病例的急性横贯性脊髓炎及视神经炎,同时或数周内序贯发生,单相性,部分病例可在数年内复发。病理发现为明显的炎症性病变,因其破坏性质限于脊髓及视神经,不伴脑部病损,呈现炎症及脱髓鞘、成为一种独特疾病。

近 20 年,近代神经影像、实验室检查,特别是 CSF 分析,已证明 NMO 的诊断性试验结果与 MS 不同,包括脑 MRI 扫描正常、与急性脊髓炎发作相关的不寻常长的脊髓病变,CSF 白细胞(中性较淋巴细胞多)增多,大部分有典型 NMO 综合征的患者有多次临床复发,而非单相性疾病。因此,现已认识 NMO 为一种与 MS 不同的临床疾病。NMO 特异性自身抗体的发现(NMO-IgG),其靶向水通道蛋白-4,因而已认定 NMO 的临床及神经成像表现,超出视神经炎及脊髓炎范围,故统称为 NMO 谱疾患。

虽有家族性 NMO 病例报告,大多数 NMO 病例系散发性,以非白种人较白种人(亚洲人、非洲美国人、西班牙人)多见,多数 CNS 脱髓鞘病例与 NMO 相符。90% NMO 为复发性 NMO,多为女性,全球报告 NMO 病例,女:男为(2~10):1。发病高峰近 40 岁,但可见于任何年龄,从婴儿到 90 岁,病前病毒感染可疫苗接种与起病首次发作与以后临床复发相关,某些患妇首次发作于产褥期,与 MS 相似,但 NMO 的平均起病年龄稍晚,约半数女性患者在疾病起病前已经分娩,故常无并发症。妊娠与 NMO 间关系尚无系统性研究。

NMO 是一种有明确神经病理表现的独特疾病,视神经的脱髓鞘及脊髓有炎症细胞浸润,如脊髓及视神经疏松、多形核细胞浸润、脊髓广泛脱髓鞘及破坏,病损连续多节段脊髓,脊髓的灰质、白质均受累,明显的炎症性浸润,无胶质增生,与 MS 及坏死性脊髓炎有区别。

最早期的神经病理变化以急性炎症为特征:血管周围多形核细胞为主的白细胞及浆细胞渗出。继后以组织破坏及血管周围灶性脱髓鞘为特征。小病灶汇合成较大病损,可见轴索破坏。脊髓灰质可单独受累或扩展到邻近白质。坏死性病损常见于视神经。再后以反应性微胶质增生为特点,多数小胶质细胞、常伴以满载脂质吞噬细胞内含有髓鞘,是该期的典型所见。最后阶段以星形细胞增生及胶质瘢痕形成为特点,与 MS 斑块不同的是胶质瘢痕不常见,且常仅为部分性。NMO 是其他脱髓鞘疾患的亚型。很多 NMO 的病理发现亦见于典型的 MS 病例,很多学者考虑 NMO 为 MS 的一种类型。根据暴发型 NMO 死检病理的发现,NMO 与 MS 有病理学差异,反映脱髓鞘程度不同,并非不同的病理过程。约 50% NMO 病例最终发展成 MS 一样的神经学体征,因此 NMO 是 MS 的一种表现形式,其初级病因相同,为一种神经过敏反应。

NMO 亦可能是 ADEM 的一种类型。NMO 及 ADEM 均产生灰质及白质受累,血管周嗣浸润及局灶性坏死,但 NMO 病例可有复发-缓解病程。

一、临床表现

典型的呈现 NMO 的临床综合征为视神经炎及急性横贯性脊髓炎同时发生或先后序贯发生,发生于血清NMOIgG阳性患者,伴或不伴视神经炎及脊髓炎。视神经炎可为单侧或双侧性,序贯或同时发生,视交叉亦可被累及。视觉丧失在NMO较严重,神经炎的临床症状不可能鉴别系MS抑NMO。已报道在NMO,视网膜血管异常,包括孔头周围血管减少,局灶性微动脉狭窄,眼相干断层图(OCT)亦证明NMO时视网膜神经纤维层厚度较MS减低。

NMO时脊髓炎发作常(但非经常)为临床严重,MRI上广度>3个或以上脊椎节段(纵长广泛的横贯性脊髓炎LETM)。两侧肢体麻痹、脊髓感觉综合征、大肠及膀胱功能障碍为单次发作的标志;神经病性疼痛及Lhermitte征为常见伴发症。阵发性强直性痉挛为反复、定型、痛性肌肉痉挛,与局灶脊髓脱髓鞘相关.发生于约40%的患者,小剂量抗惊厥剂治疗常可缓解。脊髓炎发作扩展到脑干可引起神经源性呼吸衰竭,可能为NMO患者死亡的潜在原因。累及脑干可导致顽固性恶心、呕吐或呃逆,由于延髓中央管周围区病变,可能影响最后区及孤束核的内、外侧部,这些症状影响多到40%~45%患者,血清NMO-IgG阳性的患者有呕吐及脑病。其他不常见临床综合征与NMO存在NMO-IgG自身抗体包括:内分泌病(可能是自身免疫性或由于正丘脑功能障碍所致)、脑病、昏迷、大脑综合征与大的局灶或多灶皮质下白质病损及PRES有关。

NMO可以是单相性视神经炎与脊髓炎同时或近期先后发生,非较后的复发,>90%病例随后为一复发过程,临床复发倾向于丛状发生,间以不定及非预料时程,初次临床呈现后,约60%在1年内复发,3年内90%复发。

复发性NMO患者的临床表现及病程相似,无论NMO-IgG自身抗体状态如何,单相性患者较可能系血清阴性者,复发频发及严重患者在血清阴性患者似较低。在原发性MS,临床复发一般为轻中度严重性,常完全或近乎完全,2/3以上复发疾病的患者,最终继以继发性进展病程,逐渐丧失神经功能,这是MS致残患者的主要机制。相反,NMO发作常严重,患者常仅获部分恢复,继发进展疾病极不常见。因此,NMO致残发生为临床发作的累积效应的结果。这提示治疗策略复发预防的强有效性(如长期的临床缓解),可能使患者维持临床稳定。

二、诊断标准

NMO的诊断标准已有建议(表10-2),但尚无一种标准得到广泛接受。

表 10-2 NMO 的诊断标准

修订的NMO诊　断标准(2006)

　需要标准:

　　横贯性脊髓炎

　　视神经炎

　　支持标准(至少以下3要素之2):

　　(1)脑MRI的发现不符合MS诊断

　　(2)脊髓MRI病变扩展≥3脊椎节段

　　(3)血清NMO-IgG阳性

美国国家MS学会特别工作组(NMSS)NMO诊断标准(2008)

　主要标准(3条均需,但可以分隔,间隔不定):

　　(1)视神经炎,一眼或两眼

　　(2)横贯性脊髓炎,临床完全或不全性,但伴脊髓病损影像证据在脊髓炎急性发作时T_2WI高信号,T_1WI低信号

　　(3)无类肉瘤或血管炎证据,无临床无表现的SLE,或舍格伦综合征,或其他综合征的解释

次要标准(至少2条之1)：

(1)大多数新近脑 MRI 扫描必须正常,或可显示异常不符合 Barkhof 标准,用于 McDonald 诊断标准,包括：非特异性脑 T_2 信号异常,不符合作为 McDonald 标准纲要中的 Barkhof 标准

背侧延髓病变,与脊髓病损连接或不连接

下丘脑性和(或)脑干病损

线性脑室周围/胼胝体信号异常,但非卵圆状及非伸展入大脑半球实质,呈现 Dawson 手指形

(2)血清或 CSFNMO-IgG/水通道-4 抗体阳性

三、发病机制

在 EAE 时,不同的髓鞘抗原用于诱导自身免疫反应,用作 CNS 脱髓鞘疾病的动物模型。在很多种动物,MOC 有高度致脑炎性,能诱导复发或进行性疾病,有突出的 CNS 脱髓鞘,酷似人类 MS,40% MOG 诱导 EAE 鼠有视神经及脊髓的选择型的重要区别,是需存在抗-MOG 抗体诱导完全的脱髓鞘表型。因此,T 淋巴细胞及 B 淋巴细胞反应在这种 MS 样病损的诱导中可能起重要作用。

抗-MOG 抗体存在于 NMO 患者,但不存在于单独脊髓炎或视神经炎患者,提示抗 MOG 自身免疫可能是某些 NMO 患者的生物学标志。但抗-MOG 抗体亦见于某些 MS 患者及某些对照个体,故不可能只对 NMO 有特异性,进一步需要证明抗-MOG 抗体在 MS 或 NMO 的发病机制中有作用,至少 MOG 自身抗体的亚型具有致病作用。

若干 NMO 死检病例显示脊髓存在异常血管,似 Marie、Foix 及 Alagouanine 综合征(MFAS),即类似亚急性坏死性脊髓炎的改变,可能是硬膜动静脉畸形坏死的结果。

近代死检研究支持脊髓血管可能是 NMO 对自身免疫炎症的靶点,NMO 病损与 MS、ADEM 及脊髓栓塞病损比较,100%NMO 活动性脱髓鞘病损伴血管玻璃样变,而未见于 MS、ADEM 或梗死病损中。免疫球蛋白、活化补体(Cq 新抗原)及巨噬细胞对髓鞘蛋白的免疫反应性,包括 MOG,共存于血管周围区域,提示脊髓血管是自身免疫攻击的靶点,补体活化的体液反应在组织破坏中起作用,这些结果与 NMO 发病初始阶段的神经病理、血管周围炎症相一致。

NMO 代表一种综合征,可有不同的基础病理病因学。识别的疾病包括胶原血管、感染及毒性病因可呈现脊髓炎及视神经炎的症状,脊髓炎及视神经炎与其他典型 MS 有明确关联。遗传因素、环境因素或两者共同影响脱髓鞘综合征,表现相对选择性脊髓及视神经疾患。

与西方人 MS 患者比较,亚洲人 CNS 脱髓鞘限于脊髓及视神经的高比例。在高加索人(美国)多病例 MS 家族,早期表现限于视神经-脊髓受累。遗传性基础影响临床表现,日本人 MS 提示 HLA 基因可能与西方型 MS 及 NMO 不同,HLA 单元型在该综合征的发病机制中起作用。为什么倾向于脊髓及视神经？因为某些 NMO 病例观察到 MOG、其他抗体及补体沉淀,提示体液介导自身免疫的发病机制。

四、治疗

对 NMO 尚无经证明有效治疗的存在,GCS 用于急性期可能有益,且呈 GCS 依赖性,GCS 的剂量与用法同 MS 急性期治疗。泼尼松龙减量时可能复发。PE 试用于对 GCS 无反应者,PE 对 NMO 可起中度或显著改善,IFN 及免疫抑制剂可预防复发,但前瞻性资料未证明其有效,长程泼尼松及硫唑嘌呤可维持疗

效 6 个月,因 NMO 患者可自发改善,不可能通过非对照试验确定治疗有任何益处。有报告用淋巴细胞血浆交换可能有益,根据最近的实验及病理学证据,免疫球蛋白及补体体沉淀在 NMO 的发病机制中起作用,应进行随机、对照试验研究抑制补体(可溶性 Cr-1)、B 淋巴细胞减少(抗-CD20)或 PE 的效果。B 淋巴细胞选择性免疫抑制药物,可溶性补体抑制剂及 PE 等治疗 NMO 可有效。

治疗临床复发用 IV 皮质类同醇治疗,如 MP 1000mg/d,共 5d,对严重发作、对激素反应不立即反应或加重,应选用 PE。标准疗程包括隔日疗法,每次交换 1.5 血容积,7 次 PE 亦适用于 NMO 发作(违拗性脊髓炎及视神经炎)的治疗。

预防性免疫抑制的指征为复发患者或已经过初次事件(LETM)及血清阳性的 NMO～IgG,标准的 MS 免疫调节治疗对 NMO 可能无效,且干扰素可加剧 NMO;或替代一般的免疫抑制剂或 B 淋巴细胞减少似乎可改善疾病的自然史,减少发作频率。

口服硫唑嘌呤(目标每日剂量 2.5～3.0mg/kg)可用作初始治疗,合用泼尼松 0.5mg/(kg·d)到 1mg/(k·d),目标是建立硫唑嘌呤单剂治疗,当硫唑嘌呤达到充分效果时,先渐减泼尼松量,典型的在 4～6 个月内完成。口服莫非替尔 100mg,2 次/d,有时用以代替硫唑嘌呤,Chlmenc 抗 CD20 单抗利妥希单抗可迅速及选择性地减低 B 淋巴细胞,在利妥希单抗治疗后临床病程较佳。需每 6～12 个月反复静脉滴注,以维持 B 淋巴细胞的减少。其他免疫抑制途径包括环磷酰胺、米托蒽酸或 IVIg。复发性 NMO 患者需长程免疫抑制治疗,但对临床稳定的患者停止继续治疗的合理性尚待确定。

(孙战风)

第四节　急性播散性脑脊髓炎

急性播散性脑脊髓炎(ADEM)是一种少见的与免疫相关的 CNS 炎性脱髓鞘疾病,主要见于儿童和青少年,病程多为单相性,迄今已经被认识 200 余年。近年来也有复发性播散性脑脊髓炎(RDEM)或多相性播散性脑脊髓炎的报道(MDEM)。ADEM 通常继发于发热感染或疫苗接种后等,又称为感染后脑炎或疫苗接种后脑炎,也可以继发于皮疹,甚至蜜蜂蜇后。ADEM 被认为是 IIDD 的一种,同 MS、急性横贯性脊髓炎、NMO 以及 Balo 同心圆硬化,特别是急性 MS(Marburg 型)等临床特征存在交叉,导致鉴别诊断的困难,目前对 ADEM 还没有一个统一的定义和诊断标准。在国内诊断的散发性脑炎、急性脱髓鞘性脑炎或急性脱髓鞘白质脑炎、脑病等名称与 ADEM 代表的临床疾病类似。

【流行病学】

ADEM 全球均有报道,估计的年发病率是 0.8/10 万。儿童和青少年是最常累及的人群,而成人甚至老年患者也有报道,但发病率相当低。与 MS 相比,ADEM 的性别差异不明显。约 46% 至 77% 的患者在疾病发作之前有病毒或细菌感染,大多为非特异性上呼吸道感染。约 0～12% 的 ADEM 患者也继发于疫苗接种。有研究表明中、小学生免疫接种后 ADEM 的患者有增加趋势。尽管 ADEM 是一种比较罕见的疾病,但因为 ADEM 可能导致严重的神经功能残疾,而且近年来免疫接种范围的扩大,需要格外警惕 ADEM 的发生。与预防接种相关的 ADEM 最常见于麻疹、腮腺炎、狂犬病、风疹疫苗接种后,也有继发于脊髓灰质炎和欧洲的森林脑炎疫苗接种后的报道。

【病因及发病机制】

感染和自身免疫是导致 ADEM 的主要因素。两种动物模型酷似 ADEM 的临床和病理。首先,实验性自身免疫性脑脊髓炎(EAE)被广泛用于研究 ADEM 的发病机制。脑组织匀浆或髓鞘蛋白成分加弗氏完全佐剂免疫动物后,可以出现四肢瘫、体重下降、尿失禁等表现且病程单相,组织病理学上可以出现炎症、脱髓鞘病变,免疫动物的大脑和脊髓中检测到相应的抗体成分。其次,Theiler 小鼠脑脊髓炎,是 20 世纪 30 年代建立的动物模型,已被用于专门研究传染病和感染相关机制,可能有助于 ADEM 的发病机制的探讨。直接 Theiler 病毒感染可以导致易感小鼠品系大脑半球广泛脱髓鞘。疾病的启动是主要组织相容性复合体 1 决定的 CD8$^+$ T 细胞对病毒抗原表位的反应,而炎症的保持则是主要组织相容性复合体 2 决定的 CD4$^+$ T 细胞对髓鞘的反应。

病毒感染产生炎症的级联反应,以及分子模拟学说是导致 ADEM 发病主要免疫病理机制。

【临床表现】

大多数病例为儿童和青壮年,在感染或疫苗接种后 1～2 周急性起病,多为散发,无季节性,病情严重,有些病例病情凶险,疹病后脑脊髓炎常见于皮疹后 2～4d,患者常在疹斑正消退、症状改善时突然出现高热、痫性发作、昏睡和深昏迷等。根据疾病累及的部位、主要临床表现以及严重程度等,有学者推荐将 ADEM 划分为三型。

1.类脑炎-脑病型　患者往往以弥漫性症状起病,首发症状为头痛、发热及意识模糊,严重者迅速昏迷和去脑强直发作,可有痫性发作,脑膜受累出现头痛、呕吐和脑膜刺激征等。类似于脑炎或脑病的表现,但仔细的神经系统检查往往会发现一些局灶的神经系统体征。

2.类 MS-NMO 型　患者往往以局灶性神经功能缺失症状起病,常见部分或完全性弛缓性截瘫或四肢瘫、传导束型或肢体感觉障碍、病理征和尿潴留等。可见单侧或双侧视力减退以及大脑半球、脑干或小脑受累的神经体征。多灶的症状和体征在短时间内(1～2 周)出现,部分患者存在认知减退、淡漠、意识水平下降等弥漫性症状,临床上与急性多发性硬化难以鉴别。

3.暴发性　急性坏死性出血性脑脊髓炎又称为急性出血性白质脑炎(AHL),认为是 ADEM 暴发型。起病急骤,病情凶险,病死率高。表现高热、意识模糊或昏迷进行性加深、烦躁不安、痫性发作、偏瘫或四肢瘫;CSF 压力增高、细胞数增多,EEG 弥漫慢活动,CT、MRI 见大脑、脑干和小脑白质不规则低密度区。

除了上述的临床类型之外,还有一些新的临床表型的报道,Dale 等报道了 10 例儿童链球菌感染后 ADEM 的患者,基底节累及是主要的临床特征,其中 50% 有肌张力障碍性的运动障碍,70% 的患者有行为紊乱,实验室检查发现抗基底节细胞的自身抗体。与风湿热和 Sydenham's 舞蹈病不同,这种类型的 ADEM 通常发生在急性咽炎、扁桃体炎后的 18d 内发生,80% 的患者 MRI 可以发现基底节病变。

传统的观点认为 ADEM 是单相性的疾病,然而一些病例队列研究提示 25%～33% 的 ADEM 患者存在复发。而在疾病初发病时无法预测哪些患者会反复发作。根据疾病复发的时间及影响复发的因素可以分成两种类型。

1.多相性播散性脑脊髓炎　往往指疾病最初呈单相性的过程,在接受抗炎或免疫治疗过程中或停药后不久发生疾病病情的加重或出现新的症状和体征。MDEM 并非代表一次新的炎症事件,而是最初的炎症事件尚未平息而发生再燃现象。

2.复发性播散性脑脊髓炎　是否存在 RDEM 的概念尚存在争议,ADEM 的复发是指一次新的疾病发作,往往存在空间的播散,时间上与前次发作间隔 1 个月以上,可以符合 MS 的诊断标准。因此,很多学者认为 RDEM 其实就是 MS,而最初诊断的 ADEM 实际上就是临床孤立综合征。

【诊断和鉴别诊断】

1.诊断

(1)血和脑脊液检查:大多数患者最初出现非特异性症状,如头痛、发烧、嗜睡等,腰椎穿刺 CSF 检查通常用于排除急性的病毒、细菌或寄生虫脑膜脑炎。CSF 可能会出现非特异性淋巴细胞增多和清蛋白升高。

寡克隆区带在儿童患者较低，约 12%，成人病例较高，约 45%（37.5%～58%）。

（2）MRI：应用最广泛的诊断工具 MRI。ADEM 在脑 MRI 上表现为广泛的、多灶性的脑白质病变，范围通常>50%总体积，病灶常常累及双侧丘脑、基底节，以及灰白质交界区域。目前还没有确定的 MRI 诊断标准，定期 MRI 随访有利于 ADEM 诊断以及与 MS 的鉴别，随访间隔至少 6 个月。如果 MRI 出现新的病灶，强烈提示 MS 的可能性。

（3）脑活检：怀疑中枢神经系统恶性肿瘤的病例需要脑活检检查。ADEM 典型的病理特征：①血管周围巨噬细胞和 T 细胞的浸润，在非常早期的阶段，可观察到多形核粒细胞；②与 MS 相比，ADEM 脱髓鞘病变限于血管周围区域，往往没有融合的脱髓鞘斑块；③疾病晚期阶段，存在星形胶质细胞增生和胶质瘢痕的形成。

2.鉴别诊断

（1）中枢神经系统感染：病毒、细菌或寄生虫感染引起的脑膜脑炎，通常不具有 ADEM 典型的 MRI 表现。可以通过特异性抗体检测、微生物培养技术，或直接通过 PCR 病原体检测来帮助诊断。单纯疱疹病毒性脑炎临床上与 ADEM 类似，患者出现发烧、头痛、意识改变等，需要进一步鉴别诊断，单纯疱疹病毒性脑炎 MRI 可见单侧或双侧颞叶信号改变往往混杂有出血，脑脊液细胞增多早期为中性粒细胞和单核细胞增多，典型的脑电图变化及高滴度疱疹病毒 IgM 抗体有助于单纯疱疹病毒性脑炎诊断。

（2）抗磷脂抗体综合征：患者的临床表现和影像学变化与 ADEM 类似。经常性动脉或静脉血栓形成、流产和特定的抗心磷脂抗体阳性以及出现多种自身抗体提示抗磷脂抗体综合征的诊断。

（3）血管炎：中枢神经系统原发性血管炎患者可以急性发作，出现头痛、意识改变以及多灶的神经系统损害表现，需要与 ADEM 鉴别。血管造影可能有助于鉴别，但阳性率不高，必要时需要做脑膜活检。风湿性疾病如系统性红斑狼疮继发的血管炎可能存在特异性血清抗体和多器官的累及，需要全面评估。

（4）中枢神经系统肿瘤：CNS 肿瘤与 ADEM 相比起病隐匿，一些临床特点包括认知改变、头痛、局灶性神经系统体征与 ADEM 类似。此外 MRI 可能类似于 ADEM，它可能会显示占位效应及灶周水肿的迹象。脑脊液细胞学、血清肿瘤标志物和放射诊断检查、脑活检可以确定诊断。副肿瘤综合征，也可以出现认知的变化、口齿不清、步态不稳以及其他临床症状和体征。副肿瘤综合征的免疫反应针对某些嗜神经癌抗原，这些抗原来源于非 CNS，包括卵巢癌、乳腺癌、小细胞肺癌和霍奇金病等。

（5）神经结节病：也应与 ADEM 鉴别。结节病通常是一种慢性疾病，常有复发-缓解临床表型。此外，有全身器官的累及。神经系统累及可以是 CNS，也可以是 PNS。化验检查血管紧张素转换酶、溶菌酶、血清 IL-2 受体及胸部 X 线摄片检查和支气管肺泡灌洗，可以帮助鉴别。

（6）人类免疫缺陷病毒相关脑病（HIV 脑病）：包括 HIV 脑炎及进行性多灶性白质脑病，也需考虑鉴别，但临床发展速度比 ADEM 慢。HIV 筛查可以帮助鉴别。

（7）MELAS（线粒体脑病，乳酸性酸中毒和卒中样发作性脑病）：会导致反复发作的偏头痛样的头痛、局灶性神经功能缺损、婴儿期有肝性脑病样的表现。影响儿童通常出现发育缺陷和耳聋。MRI 与 ADEM 相似。乳酸水平升高及线粒体 DNA 基因突变可以明确。

（8）肾上腺脑白质营养不良：是极长链脂肪酸氧化能力受损所致，5～10 岁儿童多见，临床上有行为紊乱、局灶性神经系统体征和癫痫发作。在 T2W 上出现融合的、双侧的白质异常。血清中的长链脂肪酸检查可以明确诊断。

【治疗与预后】

静脉注射高剂量的皮质类固醇激素仍然是急性期的首选治疗。虽然目前尚没有临床对照研究的证据，但已经被广泛认可并应用。通常的剂量对 30kg 以下儿童应用甲泼尼龙按 10～30mg/（kg·d），30kg

以上用 1000mg/d,静脉滴注连续 3～10d,然后根据病情逐渐减量。也可以用地塞米松 1mg/(kg·d)替代。皮质激素反应不佳的患者,通常选择血浆置换和免疫球蛋白静脉滴注,0.4/(kg·d)连续 5～7d,仍无反应可以考虑免疫抑制剂使用,如米托蒽醌或环磷酰胺等。

随着各种感染早期控制以及大剂量皮质激素的早期应用,ADEM 的发病率与死亡率已经显著降低。ADEM 长期预后与疾病发病的快慢,症状的严重程度和认知功能受损的情况相关,通常突发、重症的患者预后不佳。

（曹永生）

第五节　同心圆硬化

同心圆硬化,又称 Balo 病,是一种罕见的中枢神经系统炎性脱髓鞘性疾病。其病理特征性改变是病变区髓鞘脱失带与髓鞘相对正常带并存,呈同心圆性层状交替排列,形似树木年轮。青壮年多见,急性或亚急性起病,临床表现各种各样。由于本病临床表现缺乏特异性,以往患者生前难以诊断,往往通过死亡后病检确诊。随着 MRI 的广泛使用,使同心圆硬化的生前无创诊断成为可能。

【病因与发病机制】

有关 Balo 病的病因及发病机制仍不清楚。可能与 HHV-6 病毒感染后的免疫反应或感染后局部保护性预处理有关。

近年来,许多学者借助 MRI 及病理比对研究观察同心圆病灶,发现脱髓鞘区在 MRI T_1 加权像上为低信号、在 T_2 加权像上为高信号,而等信号区代表髓鞘相对保存的白质,增强扫描时,在 T_1 加权像上等信号区会出现增强带,于是推测在疾病的早期先有同心圆中心的脱髓鞘病灶,以后其周围出现炎症性的环,并在一定程度上能限制病变的发展,病变逐步向外发展形成新的脱髓鞘带和炎症带,从而产生脱髓鞘和相对髓鞘保存交替的同心圆病灶。

以往许多研究发现这种同心圆病灶往往和其他多发性硬化病灶同时并存;并且同心圆样病灶随着时间改变会转变为典型的多发性硬化的改变,因此有学者认为,Balo 病和多发性硬化是同一疾病的不同表现,而不是两个独立的疾病实体。

【病理】

本病特征性病理改变是同心圆病灶,它主要位于大脑白质(额叶、顶叶多见,颞叶及枕叶次之),脑干、小脑和脊髓很少受累。大体标本上这种同心圆病灶触之发软,为多个散在、大小不一的圆形或不规则形浅灰或灰黄色软化灶,呈灰白相间的多层同心圆排列。镜下,同心圆样病灶可见髓鞘脱失区与髓鞘相对正常区呈同心圆性层状交互排列;髓鞘脱失区髓鞘崩解、脱失,少突神经胶质细胞明显减少、脱失,伴有大量的吞噬细胞及小血管周围淋巴细胞浸润;这种同心圆病灶中髓鞘保存区其实也有一定的结构异常,所以说同心圆的灰白相间排列只不过是髓鞘坏变的程度不同而已。

【临床表现】

青壮年发病较多。男女均可发病。急性或亚急性发病,呈进行性病程,病死率较高。多以精神、行为异常起病,也可先有沉默寡言、头痛、头晕、疲乏无力后才出现精神、行为异常症状。

临床表现各种各样,如头痛、缄默、反应迟钝、重复语言、幻觉、失语、吞咽困难、偏瘫或四肢瘫等,严重者可以有去皮质状态。

【辅助检查】

血、尿、粪常规检查均正常。

血沉正常或轻度加快。

脑脊液压力、常规、生化检查基本正常,个别病例压力稍高,脑脊液中可以有髓鞘蛋白增高及寡克隆区带阳性。

脑电图可以出现中、高度弥漫性异常。

诱发电位检查可以正常或异常。视觉诱发电位可见一侧或双侧 P100 延长;脑干诱发电位可以出现Ⅰ-Ⅴ、Ⅲ-Ⅴ波峰间期延长。

CT 扫描显示大脑白质中多个、散在类圆形低密度灶,急性期病灶在增强扫描时可见强化。

MRI 在 T_1 加权像上是低信号和等信号交互排列的环,层次分明,在 T_2 加权像上是高信号和等信号交互排列的环。增强扫描时,在 T_1 和 T_2 加权像上等信号区会出现强化。MRI 上大脑白质内煎蛋样及同心圆层状改变是重要的诊断指标。

【诊断与鉴别诊断】

本病临床表现无特异性,难以与急性播散性脑脊髓炎和病毒性脑炎相鉴别。确定诊断需要借助头颅 MRI 或脑活检。

【治疗】

目前主要采用类固醇激素治疗,在一定程度上能够很好地稳定病情、缓解症状。

(刘 钊)

第十一章　运动障碍性疾病

第一节　概述

　　运动障碍性疾病又称锥体外系疾病,是一组以随意运动减少、肌张力异常和不自主运动为特征的神经系统疾病。包括帕金森病及其他帕金森综合征、小舞蹈病、亨廷顿病、肝豆状核变性、肌张力障碍、秽语抽动综合征、迟发性运动障碍、特发性震颤等。

　　运动障碍性疾病大多与基底节病变有关。基底节是从端脑衍生的一些皮质下核团的总称,包括尾状核、壳核、苍白球、黑质和丘脑底核。苍白球也称旧纹状体,尾状核和壳核合称为新纹状体。苍白球分内侧部和外侧部,黑质又分为致密部和网状部。苍白球内侧部和黑质网状部合称为 GPi-SNr 复合体。

　　基底节对运动功能的调节起重要作用。新纹状体是基底节接受大脑感觉运动皮质发出的投射纤维的核团。内侧苍白球/黑质网状部(GPi-SNr 复合体)是基底节发出传出纤维的核团。新纹状体接受的投射纤维经直接通路和间接通路到达 GPiSNr 复合体。直接通路是指从新纹状体直接传至 GPi-SNr 复合体,间接通路是指从新纹状体经外侧苍白球、丘脑底核抵达 GPi-SNr 复合体。GPi-SNr 复合体发出的传出纤维再经丘脑返回至大脑感觉运动皮质。直接通路可使大脑皮质产生易化作用,间接通路则使大脑皮质产生抑制作用,两者共同调节基底节环路的平衡。此外,黑质致密部发出的多巴胺能神经纤维也投射至新纹状体,它们也参与基底节输出的调节。间接通路的过度激活会使 GPi-SNr 复合体活动增强,抑制丘脑及丘脑皮质投射的活动,以至于出现运动减少。间接通路的过度抑制则可造成运动增多。反之,直接通路的过度激活或抑制则可造成运动过多或减少。

　　运动障碍性疾病的临床表现大致可分为三类:即肌张力异常,运动迟缓和异常不自主运动。肌张力异常包括肌张力增高或减低。异常不自主运动包括震颤、舞蹈症、投掷症、手足徐动症和肌张力障碍。不自主运动一般在清醒时出现,情绪激动时增加,安静时减少,睡眠时消失。肌张力减低常与不自主运动(运动过多)并存。病人表现为不规则且无节律的连续活动和缓慢复杂的不随意运动,典型病例为亨廷顿病。肌张力增高常与运动迟缓并存,典型病例为帕金森病。运动障碍疾病的肌张力增高出现于四肢的伸肌和屈肌以及躯干的屈肌,不伴腱反射亢进,在做被动运动时,肌张力增高始终保持一致,类似弯曲软铅管的感觉,故称之为"铅管样强直"。而锥体束受损所致的肌张力增高常伴腱反射亢进,病理征阳性。肌张力增高出现于上肢的屈肌和下肢的伸肌,在被动运动开始时最明显,之后迅速降低,类似关闭有弹性的小刀故称"折刀样强直"。运动障碍性疾病一般不伴有肌无力和感觉障碍。

　　运动障碍性疾病多可依据详细的病史、体格检查,结合家族史情况即可作出临床诊断,有些则需要进行相关的实验室检查作出判断。如肝豆状核变性需检测血清铜、铜蓝蛋白水平来确诊。运动障碍性疾病的病因大多未明,治疗主要是对症治疗。如帕金森病可通过左旋多巴制剂替代治疗。肉毒素可用于治疗局限性肌张力障碍。

(孙战风)

第二节　帕金森病

帕金森病(PD)又称震颤麻痹,是多发于中老年的一种渐进性中枢神经系统变性疾病。其病因和发病机理目前尚不清楚,主要病理变化是在黑质致密部、蓝斑和中缝核等处的多巴胺(DA)能神经元严重缺失,尤以黑质最明显。残留的神经元胞质内出现同心形的嗜酸性包涵体,称 Lewy 体。神经生化方面主要有纹状体多巴胺含量减少。PD 好发于 40～70 岁,发病高峰在 60 岁左右,65 岁以上人口的患病率约 2%,男多于女。该病起病隐袭,早期无特征性症状和体征,难以察觉而常被忽视,病情逐渐进展。病理证实的 PD 患者中,约 3/4 是单侧起病。主要临床症状有静止性震颤、肌强直、运动迟缓、姿势异常等运动症状;次要症状有精神症状、认知功能障碍、睡眠障碍、自主神经功能障碍、泌尿道症状、语言障碍、眼球运动障碍等。

一、诊断标准

严格地说,确诊 PD 除应具有典型临床表现外,尚需病理诊断结果。但由于在 PD 患者生前难于获得其病理资料,而目前又无特异、敏感的生化指标和影像学改变作为其诊断的依据,所以 PD 的诊断主要依靠临床。现提供 1997 年英国帕金森病协会脑库提出的诊断标准参考。

第一步:帕金森病诊断标准

(1)运动迟缓(主动运动启动缓慢、快复轮替动作的速度和幅度进行性减慢)。

(2)至少有下列一个症状:①肌强直。②4～6Hz 静止性震颤。③姿势不稳(非视觉、前庭、小脑或深感觉障碍所致)。

第二步:帕金森病排除标准

具有下列 1 项可排除 PD 诊断:①帕金森综合征(有明确病因,如卒中、头伤、脑炎、精神镇静剂、脑积水、脑肿瘤等)。②动眼危象。③症状体征有持续性缓解。④核上性凝视麻痹。⑤小脑体征。⑥早期严重自主神经功能障碍。⑦早期严重痴呆。⑧对大剂量左旋多巴(LD)反应差。

第三步:支持 PD 诊断标准

诊断 PD 需具备下列 3 条以上:①单侧起病。②静止性震颤。③症状体征逐渐进展。④症状体征持续性两侧不对称。⑤早期 LD 治疗反应好并持续≥5 年。⑥有 LD 诱发的运动障碍。⑦病程≥10 年。

PD 的每一个临床表现都无特异性,其所有症状并不是以一种固定的次序出现。大多数患者单侧起病,最常见的首发症状是震颤,其次是步态障碍,随之有行动迟缓、僵硬、肌痛和笨拙。就单个症状而言,PD 患者在其病程中一般会有过某种程度的静止性震颤。因此,静止性震颤应是诊断 PD 最可靠的体征。但有 20%～30% 的 PD 患者在病程中可无震颤或震颤很轻,有时可以仅在检查肌强直时发现齿轮样肌张力增高。在肌强直的情况下,如果诱发出齿轮样肌张力增高,常提示 PD 的诊断。肌强直本身并不引起运动减少或运动迟缓,有严重运动减少的患者可无肌强直。PD 患者在病程中(尤其在病程后期)可出现姿势不稳,但患者很少有步态基底增宽,甚至还能单足站立。PD 在使用 LD 制剂治疗后,其运动迟缓和震颤会得到明显和持久的改善。因此,观察 LD 治疗是否有效将有助 PD 的诊断。只有当 LD 的剂量达到1000mg/d,治疗 1 个月后无效才能视为诊断性治疗失败。在 PD 诊断标准中,最敏感的临床表现是震颤、临床体征不对称和明显的 LD 治疗反应。当 PD 患者具有两个主要症状时可使诊断达到很高的敏感性(99%),但得到病理证实的特异性很低(8%);有突出震颤的失用-肌强直综合征的特异性最高(96%),但敏感性较低(14%)。PD是一种无缓解的慢性进行性疾病。因此,为提高临床诊断的正确性,患者症状至少应存在一段时间,在确保无支持其他诊断的临床表现时,才能作出临床确诊诊断。

二、病因及病理

正常人大脑运动皮质和基底核之间形成环路。在该环路中,纹状体到苍白球内侧部形成直接通路;纹状体经苍白球外侧部和丘脑底核到苍白球内侧部形成间接通路。直接通路对苍白球内侧部起抑制作用;而间接通路对苍白球内侧部最终起兴奋作用。黑质多巴胺神经元抑制纹状体中D2受体,兴奋纹状体中D1受体。与基底核功能有关的最重要的神经介质有DA和乙酰胆碱(ACh)等。DA为纹状体的抑制性调节递质,而ACh为纹状体的兴奋性调节递质。不同性能的神经元及其神经调节剂相互作用,维持其功能处于动态平衡状态。在正常人,这两种神经递质是处于动态的平衡状态。在脑中的DA由单胺氧化酶(MAO-B)及儿茶酚-氧-甲基转移酶(COMT)等催化代谢,其最终代谢产物是高香草酸(HVA)。正常情况下脑中DA主要是通过MAO-B代谢。

引起PD的确切病因尚不清楚。现在只知道环境因素和(或)基因遗传是最重要的致病原因。此外,氧化应激、线粒体功能障碍、兴奋毒性、神经营养因子缺乏、免疫调节异常等一系列事件与PD患者黑质DA神经元变性有关。细胞凋亡也可能是PD神经元变性的原因。PD的主要病理变化是黑质致密部神经元严重缺失,其病理改变与PD患者纹状体中DA含量减少程度成正比。PD患者黑质变性所致的DA缺乏,引起间接通路对苍白球内侧部的过度兴奋作用,并减少直接通路对苍白球内侧部的抑制活动。最终DA显著减少,纹状体失去抑制性作用,ACh的兴奋作用相对占优势。DA与ACh之间的功能失平衡,当残存的DA神经元不能代偿时即出现临床症状。在出现临床症状时,黑质神经元和纹状体的DA水平至少减少了60%~90%。因此在临床上应用抗胆碱能药,或给予可增加DA合成与释放的药物,以补充脑中所丧失的DA,重建起纹状体的抑制作用;或者通过给予直接刺激DA能受体的药物来治疗PD。由于DA不能通过血脑屏障,而DA的前体LD可以通过血脑屏障,故LD治疗PD才能起效。但随着疾病的进展和长期使用LD制剂,患者可出现下列中枢和周围LD代谢的改变:①随疾病的进展,黑质纹状体系统变性加重,DA神经元储存神经介质的能力下降;②突触后受体等在非生理LD刺激下发生改变;③治疗窗变窄;④患者的治疗反应更加依赖血中LD浓度的变化。

谷氨酸是皮质-基底核、丘脑底核-苍白球通路中最重要的兴奋性氨基酸神经介质。PD患者中脑DA神经元变性就会引起纹状体以及丘脑底核到苍白球内侧部和核质网状部的兴奋性氨基酸介质水平升高。依次导致间接通路对苍白球外侧部的抑制增加,苍白球外侧部对丘脑底核抑制减弱,丘脑底核过度兴奋苍白球内侧部,最后引起丘脑核过度抑制。因此,兴奋性氨基酸受体(NMDA)拮抗剂,以及手术毁损或刺激丘脑底核、苍白球内侧部可以改善PD的临床症状。

除此之外,PD患者的其他DA能系统和非DA能系统也出现不同程度的损害。患者于病程中逐渐出现并发症(症状波动、运动障碍)和其他次要症状,如精神症状、认知功能障碍、睡眠障碍等。次要症状是由其他系统受到损害引起的临床表现。有些次要症状发生在主要症状之前,有些可成为运动功能障碍的主要原因,这些症状对目前的治疗反应差。

三、治疗

一旦帕金森病的诊断成立,就必须决定是否开始治疗和使用何种药物治疗。药物治疗的目的是重建神经介质功能间的平衡,尽可能长时间的控制患者的症状和体征,减少不良反应。通常药物治疗可有 4～6 年的症状良好控制期,因此在整个疗程中都必须考虑到运用当前的药物怎样才能更好地控制症状。疾病早期的药物选择、使用剂量、药物服用时间、用药先后都可能影响长期预后。而现在采用的早期治疗方案,基本上无可靠的长期临床试验的结果可供治疗选择时参考。

(一)早期治疗选择

由于 PD 纹状体多巴胺缺乏,治疗 PD 主要是增加纹状体内 DA 或 DA 激动剂的水平,或用抗胆碱能制剂减少胆碱能活性,以便尽快地减轻患者的症状,恢复患者的功能。现在疾病早期尚无最好的治疗选择。治疗的选择取决于患者的年龄和功能障碍的程度。对老年患者注重症状的控制,首选的治疗药物一般是 LD 制剂,用 LD 治疗是最有效,其不良反应又最少。但大多数患者病情仍继续进展,最终都将出现运动并发症,以及其他原因引起的晚期功能障碍(姿势不稳和痴呆)。对年轻患者则可先用 DA 激动剂,在其后期辅以小剂量(100mg)LD,预后可能会更好。目前有关早期治疗方案对长期预后的影响,虽然无明确的结论,但患者越年轻,随着病程的延长经历长期的功能障碍,越易发生症状波动和运动障碍,所以对早期治疗的选择就越应为其长期预后考虑。此外,治疗药物的选择还部分取决于功能障碍的性质和原因。如果患者的功能障碍是因静止性震颤所致,开始使用抗胆碱能药物,约 50%患者的震颤可以得到很好的控制。如果运动障碍是由于运动迟缓、肌强直、不灵活、拖曳步态所致,应选用 DA 类制剂(DA 激动剂和 LD 制剂)。对多数患者是在其症状影响生活质量时,才开始使用 LD 治疗。使用 LD 的主要适应证是运动迟缓,LD 与多巴脱羧酶抑制剂一起使用,可减少不良反应。而 LD 药物的不良反应又常常是限制药物迅速奏效的原因。

1.左旋多巴　使用 LD 治疗起到了替代 DA 神经介质的作用。目前,LD 治疗 PD 运动症状仍最有效,使用方便、起效快、不良反应较少、价格便利。LD 治疗后,PD 的主要症状和体征会迅速地改善。运动迟缓和肌强直对 LD 的反应最好,姿势障碍对 LD 一般无反应,震颤对 LD 的反应虽难以预料,但仍是最有效。LD 治疗应从小剂量开始,50mg 清晨餐前半小时服用。逐渐增量,每 3～7d 增加 50～100mg,一般在头 3～6 个月可达到 100～200mg 每日 3 次。剂量增加到最适水平必须通过一个缓慢耐心地调节过程来确定。有些患者服用 LD 几天,就可逐渐出现疗效;一些需几周;少数需几个月。LD 在外周被多巴脱羧酶(AADC)转化成 DA,因此通常服用的 LD 剂量中只有极少部分能到达脑内。将外周多巴脱羧酶抑制剂和 LD 一起使用(脱羧酶抑制剂本身不能通过血脑屏障),可减少外周多巴胺的合成,促使更多的 LD 进入脑内,大大地减少 LD 的使用剂量,降低 LD 的外周不良反应。目前临床上使用的外周多巴脱羧酶抑制剂有苄丝肼和卡比多巴(或甲基多巴肼)。苄丝肼、卡比多巴对外周 AADC 最大抑制作用所需剂量每日 75mg。它们与 LD 联合运用,可使 LD 的剂量减少 75%～80%,使其有效治疗量仅为单用时的 1/5。常用的 AADC 抑制剂与 LD 的混合制剂有:①美多巴是 LD 与苄丝肼按 4:1 的混合制剂,LD 200mg 苄丝肼 50mg 或 LD 100mg 苄丝肼 25mg。LD 在疾病早期阶段的一般用量是每次 62.5mg,每日 3 次,维持剂量每天 1～4 片。美多巴对症状和体征起效慢,一般在治疗开始后 2 周出现明显的作用,最佳的效果需要在几周以后才能达到。美多巴与 LD 的不良反应相比,其外周不良反应(胃肠道和心血管)发生的次数明显减少,程度较轻。但中枢的不良反应(不自主运动,精神障碍)和长期用药后的并发症仍可出现。②帕金宁(信尼麦)是 LD 与卡比多巴按 10:1 或 4:1 的混合制剂,LD 100mg＋卡比多巴 10mg、LD 250mg＋卡比多巴 25mg 或 LD 100mg＋卡比多巴 25mg。开始治疗可给予 LD 100mg/卡比多巴 10mg,每日 3 次。逐渐加量,每隔数日每日增加 1 片,每日最大剂量勿超过 LD 250mg/卡比多巴 25mg,3～4 片。LD 的不良反应有厌食、恶心、呕吐,严重者有低血压、心律失常、各种不自主运动(如舞蹈样动作,手足徐动症等)。单独使用 LD 治疗可频繁地出现不良反应,这种不良反应是可逆的,暂时减量即可控制。

LD替代性治疗不仅可改善PD患者的生活质量,而且可延长患者的预期寿命。在采用左旋多巴(LD)治疗之前,PD患者死亡率是正常人群的3倍,并且随病程的延长而增加。自从使用LD治疗后,PD患者的病程从9～10年延长到13～14年,患者的平均寿命从67～69岁上升到72～73岁。但对于LD制剂使用的时机问题目前还存有争议,有人认为应尽量推迟用LD制剂治疗。其理由是:①多巴胺代谢产物中的自由基,可加快黑质多巴胺神经元的死亡;②伴随LD制剂治疗出现的并发症与治疗的时程有关。但也有人认为,出现运动障碍和症状波动可能是疾病本身迅速恶化的结果,与采用LD制剂治疗的早迟无关。PD患者的发音困难、步态障碍、姿势不稳和认知功能障碍等,对LD制剂治疗的反应差,是因为这些症状是由非DA能神经元系统变性所引起,不同于DA能神经元损害所产生的症状。运动迟缓、肌强直和震颤等症状,即使在疾病晚期经过长期使用LD治疗仍可获得改善。因此,延迟LD的治疗时间,对减少并发症的发生无明显的益处,发生并发症的重要决定因素是病情的严重程度,而不是开始LD制剂治疗的早迟。

2.DA激动剂 激动剂因直接作用于突触后的多巴胺受体而起到症状性治疗作用。激动剂可用于任何阶段PD患者。最初主要作为LD制剂的辅助性用药,用于晚期PD患者的治疗。现激动剂已单独用于早期PD患者的治疗。因为其持续性刺激DA受体,较LD出现运动波动的发生率降低和运动障碍程度减轻。单用激动剂,40%～50%H-Y Ⅰ或Ⅱ级未治疗过的PD患者可在头2～3年控诉其症状;其他患者在治疗6个月～3年后需合并使用LD。单独使用DA激动剂缓解PD症状的疗效不如LD制剂,且获得较好治疗效果所需的时间较LD制剂长。激动剂从小剂量治疗开始,并根据患者的反应,于4～8周内逐渐增加剂量;如与LD联合应用时,应减少LD剂量,以避免出现运动并发症。所有激动剂产生的治疗反应都与剂量有关,只有经过缓慢调整剂量才能从激动剂的使用中获得满意的治疗效果。

(1)麦角类和非麦角类DA激动剂

1)溴隐亭:是一种麦角类D_2受体激动剂和D_1受体拮抗剂,每日平均维持剂量7.5～30mg,分3次口服,服后1～2h达血浓度高峰,半衰期3～8h。服用时,第1周1.25mg/d,小量缓慢增加剂量,每周增加1.25mg,可以减少不良反应。最佳剂量在不同患者之间差异很大,所用剂量取决于治疗反应和不良反应的轻重。溴隐亭对帕金森病的所有主要症状均有治疗作用,对震颤的效果常较弱或起效较慢。作为单药治疗PD,有延迟开始应用LD治疗和推迟出现运动并发症的作用;作为LD的辅助治疗,可减少LD剂量和改善剂末症状波动的作用。早期联合应用较晚期效果好,与LD制剂联合用药可减少所服LD制剂的剂量50%。但该药的疗效逐渐减退不能持久。不良反应以妄想、幻觉较常见,还有恶心、呕吐、直立性低血压、运动障碍等。此药对有精神症状的患者禁用。有心肌梗死、严重的周围血管病和急性消化性溃疡患者要慎用。

2)甲磺酸培高利特:是一种麦角类D_2受体激动剂和微弱D_1受体激动剂,每日剂量0.75～3mg,分3次口服,服后1.5h达高峰,半衰期16h。药效是溴隐亭的10倍,对溴隐亭不再有效的患者改用培高利特仍可获改善。在治疗的第1～2d服用起始剂量0.05mg/d,在以后12d里每3d增加0.1～0.15mg/d,再以后每3d增加0.25mg/d,平均维持量为0.25～1mg/次,每日2～3次。单药治疗时,在对新诊断的PD患者6个月治疗中,其控制症状的效果和不良反应发生率与LD一样;对于恶化的PD患者,大剂量培高利特可减少症状波动和使PD症状得到较好控制。联合治疗时,可减少LD 20%～30%的剂量。不良反应和禁忌证同溴隐亭,应注意避免迅速改变药物剂量,否则易导致幻觉或意识模糊。

3)麦角乙脲:是一种麦角类D_2受体激动剂和D_1受体拮抗剂,每日剂量<5mg,分3次口服,服后1h达高峰,半衰期1～7h,单药治疗有效,在早期PD患者,一般用麦角乙脲和LD联合治疗10年,能维持治疗反应,并延迟和减少症状波动和运动障碍的发生。

4)卡麦角林:是一种麦角类长效DA受体激动剂,为强效D_2受体激动剂,对D_2有选择亲和性,每日剂量 20mg，可一次性服用。服后 0.5～4h 达高峰，半衰期 65h。用单药治疗新诊断的 PD 患者有效，可减少单一 LD 剂量 30％，减少"关"期时间达 60％；单药治疗 1 年的效果仅较 LD 治疗稍差。对新诊断的 PD 患者 60％以上可单药治疗 1 年多；并可延迟运动并发症的出现。联合用药治疗晚期有并发症的 PD 患者，能显著减少 LD 剂量，使患者日常生活量表评分改善 23％，并能改善运动并发症。其半衰期长，可用于治疗夜间失用。

5）罗吡尼洛：是非麦角类 DA 受体激动剂，为一种强效选择性 D_2 受体激动剂。每日剂量 24mg，分 3 次口服，服后 1.5h 达高峰，半衰期 6h。用单药治疗早期 PD 患者可缓解症状约 5 年；其运动障碍发生率显著低于用 LD 治疗者。5 年后约 1/3 的患者仍可继续单药治疗；与溴隐亭的治疗效果相比，两者均能有效地缓解症状，但罗吡尼洛能使患者维持更好的功能状态。联合治疗时用于对有症状波动患者的辅助治疗，可使 65％的患者"开"期增加 30％。

6）普拉克索：是非麦角类 D_2、D_1 受体激动剂，与 D_3 受体有很高的亲和性。每日最大剂量尚未确定，每日剂量分 3 次口服，服后 2h 达高峰，半衰期 7～9h。单药治疗可改善新诊断 PD 患者的日常生活和运动功能。辅助治疗晚期 PD 患者，可减少 LD 剂量 25％，减轻临床症状的波动。在改善 PD 运动评分中与溴隐亭比较，其对晚期 PD 和有症状波动患者更有效。对 PD 患者的情感症状也有效，并可减少 LD 每日剂量约 25％。此外，普拉克索可清除 H_2O_2 和增加神经营养因子的活性而具有神经保护作用。

（2）其他 DA 激动剂

1）阿扑吗啡：阿扑吗啡是 D_2 受体激动剂，为一种稳定的水溶性制剂，可于静脉、皮下、鼻腔内和舌下使用。是一种有效的抗 PD 药物，能减少难治性"关"期的次数和严重程度。阿扑吗啡皮下注射后，一般 5～15min 起效，持续约 60min。阿扑吗啡用量 1～3mg/次，皮下注射 2～6 次/d。可间断的或持续的皮下注射，采取何种皮下注射方法主要取决于为控制关期每天所需注射的次数。在皮下注射阿扑吗啡，每日剂量平均 90.6mg 的治疗研究，平均治疗 2.7 年，可使运动障碍减少 65％，患者清醒时的"关"期从 35％减少到 10％。47％的患者可完全停止 LD 治疗，其他患者每日 LD 剂量也大大减少。即使长期使用，为维持药效也仅增加很小的剂量。阿扑吗啡与 LD 合用效果会更好。皮下注射时的常见不良反应有注射局部出现瘙痒性结节、恶心、呕吐和轻微镇静作用。偶尔可见到有患者出现神经精神症状、周围血嗜酸性细胞增多、自身免疫溶血性贫血等不良反应。鼻腔内给药起效的潜伏期、改善的时程和有效程度可与皮下注射相比，但逆转关期所需的剂量要翻倍。长期使用的不良反应是严重的鼻前庭炎和鼻痂形成。舌下和直肠用药起效慢，用药剂量大。

2）泰舒达缓释片：是一种多巴胺 D_2 和 D_3 受体激动剂。生物半衰期 17～69h。单独应用对帕金森病的主要症状均有效，对震颤特别有效，可快速持久地减轻震颤的幅度和严重程度。与 LD 制剂联合应用，可减少 LD 剂量。从小剂量开始，第 1 周 50mg/d，以后缓慢加量，每周增加 50mg/d。维持量在单用时 150～250mg/d；在联合使用时 50～150mg/d，每粒泰舒达缓释片 50mg 配左旋多巴 250mg。不良反应为恶心、呕吐，有急性心肌梗死、心血管衰竭患者禁用。

3）N-0923 是一种高度选择性 D_2 受体激动剂，经皮张贴使用，不经肝脏代谢，可获得更稳定的血浆和脑血药浓度，目前正在进行临床试验。ABT-431 和 dihydrexidine 是试验用的 D_2 受体激动剂，较少引起运动障碍，甚至可逆转运动障碍。

在作出 PD 诊断后 1～2 年内，多数患者将需要 DA 制剂（DA 受体激动剂和 LD 制剂）治疗来控制运动迟缓和肌强直。DA 制剂能很好地控制 50％患者的震颤。如果 DA 制剂只改善了患者的运动迟缓和肌强直，而震颤仍存在，可加抗胆碱能药物。在实际使用 DA 受体激动剂过程中，患者对不同激动剂的反应不同，因此当一种激动剂无效时可换另一种治疗。激动剂单药治疗在早期治疗中可达到 LD 制剂样的抗 PD

效果 6～18 个月,甚至能较好地控制症状几年。约 30％的患者治疗可维持 3 年以上。PD 的早期治疗中,开始使用激动剂较使用 LD 制剂发生症状波动和运动障碍明显减少,且出现的时间显著推迟。尚未发现激动剂治疗致使长期不良反应增加,因此在作出 PD 诊断时就应考虑开始激动剂治疗,尤其是青年患者将会从此获得更多的好处。治疗一段时间后 DA 受体激动剂的效力下降,致使治疗时所需要的剂量加大,不良反应也就相应较为严重。在疾病晚期,激动剂本身的效果很难达到满意控制症状。此时可以继续使用激动剂,加上小量 LD 制剂来控制症状。激动剂可诱导精神障碍,发生幻觉为 LD 的 3 倍。不良反应不仅限于中枢神经系统,还有许多外周的反应。

3.抗胆碱能药物　可通过阻断纹状体毒蕈碱类胆碱能神经元的作用达到治疗目的。抗胆碱能药物对震颤有效,但对肌强直效果差,对运动迟缓无效。该药主要用于治疗震颤较突出的病例。因震颤可对于某一种抗胆碱能药物有效,而对于另一种无效,所以 PD 患者对一种抗胆碱能药物效果不好时,可换另一种试用。不过,抗胆碱能药物的效果有限,其对震颤的疗效不会超过 LD,故常作为 LD 的辅助用药,或用在症状较轻的患者。常用的药物有以下几种:①安坦,6～20mg/d;②苄托品,1～6mg/d;③普罗芬胺,150～300mg/d;④开马君,75～30mg/d。

每日剂量分次口服。开始时用小剂量,逐渐增加剂量直到出现治疗作用,可减少不良反应。如因某一种药物的不良反应限制了加量,可再试另一种。不过,各种抗胆碱能药物的疗效差别不大。对有单纯肌张力障碍者用常规剂量的安坦和苄托品治疗可能有用;有症状波动患者加用抗胆碱能药物对疗效一般无帮助。

常见的抗胆碱能药物不良反应有口干、尿潴留、便秘、出汗障碍、瞳孔散大、调节障碍和记忆减退、谵妄、幻觉等。精神不良反应往往是引起停药的原因。对有精神障碍或年龄大于 60 岁的患者最好慎用,除非患者对其他抗帕金森病药物无效。

4.金刚烷胺　该药准确的作用机制不清。常用于症状和体征都较轻的早期患者,少用作单药治疗,将其与 LD 联合运用于症状波动患者,可使 LD 的用量及其不良反应减少。常用剂量 200～300mg/d,分次口服。金刚烷胺是一种安全、有用和耐受性很好的药物,对改善运动迟缓和肌强直效果较好,但对震颤作用小。由于该药疗效有限,而且疗效在几个月后会迅速下降,不宜用于长期治疗。金刚烷胺治疗症状波动患者效果差。但近年来提出,金刚烷胺可明显减轻发生于晚期 PD 患者 LD 诱导运动障碍的严重程度达 60％,而又不影响 LD 和 DA 激动剂的抗 PD 作用。

金刚烷胺的不良反应通常较轻微、短暂、可逆。一些不良反应与抗胆碱能药物的不良反应相似。常见的有口干、恶心、眩晕、尿潴留、踝部水肿、网状青斑,少数出现精神障碍,视幻觉等。金刚烷胺的不良反应与剂量有关,剂量超过 200mg/d 时不良反应发生率将会增加。药物以原形从肾脏排出,有严重肾病患者应禁用。

5.MAO-B 抑制剂　临床上常用的司来吉兰是一种选择性不可逆性 MAO-B 抑制剂,用 10mg/d 可阻止 DA 的降解,增加 DA 的蓄积,延长 DA 的作用时间,减少 LD 的用量。司来吉兰是通过选择性抑制 MAO-B 来增加脑 DA 的水平。司来吉兰宜早晨服用,以免引起夜间失眠。在疾病早期单独使用可使 PD 临床表现加重的速率减慢约 50％,可推迟 LD 的使用近 1 年;司来吉兰早期单独使用,并不影响患者以后对 LD 治疗的反应,甚至不影响 LD 治疗所诱发的症状波动和运动障碍的出现。在疾病早期将其和 LD 制剂联合使用,可使 LD 制剂所需要的每日剂量减少,并且不需要频繁地调整剂量,也较少出现症状波动。在疾病晚期,司来吉兰与 LD 制剂联合使用可改善症状,减少 LD 的剂量 10％～30％,但这些作用轻微并且只能维持数月。

PD 是一种慢性进行性变性疾病,药物治疗是一项长期的艰巨任务。采取以下原则将有助于维持患者的主要活动和保持患者的生活方式。首先,用药剂量应小,用最小的剂量达到较好的效果。不过在治疗的头几年里,刻意维持较小 LD 剂量对减少并发症的发生,并无明显的益处。其次,增加药物剂量应缓慢,慢到有时需观察几天至两周才每天加服 1/4～1/2 片药物。因此,人们用"滴定"到最佳剂量来形容加量的缓慢程度。最后,PD 的治疗应注意个体化。因为患者病程长短,症状轻重,年龄大小,对药物治疗的反应等个体差异很大,所以用药剂量应因人而异。此外,采用减少左旋多巴血浓度的波动和延长 LD 效力的方法,可延迟和降低并发症的出现。

(二)晚期治疗

LD 制剂治疗的最初几年效果很好,患者常有一种从该病中解脱出来的感觉,这种良好的初期效果常被称之为"治疗蜜月期"。但这种治疗并不能阻止疾病的进展,无论是用 LD、美多巴或帕金宁治疗,在治疗 5～10 年后,随着疾病的进展,大多数患者可出现:LD 不良反应、疗效减退、症状波动、运动障碍和精神障碍。有 30%～80% 的患者会发生症状波动;50%～75% 的患者出现运动障碍。许多晚期患者变得对血中 LD 浓度的微小变化更为敏感,致使标准 LD 制剂每剂服用后血中浓度在 2～3h 内突然升高和下降,都可能成为 LD 长期治疗中发生某些并发症的基础。为了在这些患者中达到理想的治疗效果,必须将 LD 浓度维持在狭窄的治疗窗之内。常采用的办法有:①LD 分剂给药。将 LD 的每日剂量分成多次小量服用。通过减少每次剂量和缩短给药时间,并对每日 LD 总量进行调整,将血中 LD 浓度调整到越来越窄的治疗窗内。②调整饮食。高蛋白饮食会影响 LD 的疗效和病情波动。因此至少应在餐前 30min 以前或餐后 90min 后服用 LD,以增加药物的吸收并转运到脑。③联合用药。LD 与非 LD 药物(如 DA 受体激动剂)的联合治疗能延迟症状波动的发生,并能避免某一种药物剂量过大所产生的不良反应。④剂型改良。使用药物控释产品。如美多巴 HBS,息宁(帕金宁控释片)。此外,患者还会出现引起晚期功能障碍的其他次要症状。因此晚期 PD 患者的治疗主要是限制并发症和针对次要症状的对症治疗。

1.症状波动的治疗　当症状波动成为患者的主要问题时,治疗的关键是维持突触间隙的 DA 浓度的稳定。可使用 LD 控释片。多次服用小剂量 LD 标准片(有些患者可以增加到每 2h 服用 1 次)。LD 持续静脉维持,或 LD 十二指肠滴注。以及服用 LD 速溶型制剂帮助克服症状波动。最容易和最简便的早期措施是调整 LD 的治疗;可根据反应的时程调节服用 LD 的时间;必要时增加 LD 剂量;同时需注意服药的时间和饮食中蛋白含量(中性氨基酸会影响 LD 运输到血和脑的量)会对治疗症状波动有好处。虽然也可用金刚烷胺、抗胆碱能药物、司来吉兰,但效果要差得多。COMT 抑制剂和 DA 激动剂对治疗症状波动有效。COMT 抑制剂和 DA 激动剂减少"关"期时间大约相似,只是 DA 激动剂改善运动评分的程度较大,DA 激动剂可改善运动评分 20%～30%。

(1)左旋多巴控释片:通过控制药物缓慢释放,维持药物浓度在治疗窗内,以达到在较长时间里控制疾病,控释片可减少每日服药次数,使用方便。可使患者日常生活活动得到较长时间的显著改善。治疗从小剂量开始,逐渐增加到能控制症状的剂量,多数患者的每日剂量为 400～600mg 可达到良好效果,维持 3～5 年以上。应避免过大剂量。

1)美多巴(HBS):美多巴缓释片仍然是 LD 和苄丝肼 200mg/50mg(4:1)的混合制剂,产生比标准美多巴片低的峰浓度,但能维持较长的时间,可减低许多患者的剂量依赖性症状波动以及发作次数。由于美多巴缓释剂型的生物利用度较低,剂量必须比标准型美多巴增加 30%～50%。

2)息宁(帕金宁控释片):是 LD 和卡比多巴 200mg/50mg(4:1)的混合制剂。其溶解缓慢,逐渐被吸收,使 LD 在血浆中能够维持较长的时间。因此可改善患者的症状和体征以及运动波动,改善患者的夜间状况,并减少服药次数。控释片对运动障碍的作用不一致,可改善几种类型的运动障碍,如早期使用可延迟运动障碍和症状波动发生的时间。但剂量需要比帕金宁增加 20%～30%。

控释片的首次剂量起效缓慢,甚至几小时才显效,必要时可每天加服标准片。经 LD 制剂治疗几周后,多数患者的运动迟缓和肌强直会明显减轻。但在发生症状波动和运动障碍方面,控释片与标准片则并无明显差别。LD 控释片的不良反应和标准片一样,有食欲减退、恶心、精神症状和多动。LD 控释片的使用也可使某些患者运动障碍和睡眠障碍增加,可通过改变 LD 服用的剂量,重新调整服药的时间,增加控释片的剂量来控制这些情况。

(2)美多巴弥散型:是美多巴的速溶产品,其成分不变,但分解非常迅速,其片剂在 3mm 内就可溶于 20ml 水中。在服用前已分解,胃肠道吸收快,很快达到血浆峰浓度,使运动不能的患者更快地恢复运动能力,且易被有吞咽困难的患者服用。

(3)COMT 抑制剂:单独口服 LD 时,其剂量仅有 1%～3% 的药物进入脑内;LD 和外周 AADC 抑制剂联合运用,可使进入脑内的 LD 量增加到服用剂量的 5%～10%;如果 LD 和外周 AADC 抑制剂以及 COMT 抑制剂联合使用,LD 生物利用度可再增加 2 倍,血 LD 半衰期延长 2 倍,LD 每日用量平均减少 30%～40%。COMT 抑制剂只有与 LD 制剂联合应用时才有抗 PD 作用,单独使用无效。目前临床上使用的 COMT 抑制剂有恩他卡朋和托卡朋。治疗以维持剂量开始,不需逐渐加量。恩他卡朋每次 200mg,4～8 次/d,通常与每剂 LD 同时口服。对症状波动的 PD 患者可减少每日 LD 的剂量约 100～200mg,每日"开"期增加 1～2h,"关"期减少 1～2.5h,运动评分改善约 10%。尚未发现恩他卡朋有肝毒性损害。托卡朋每次口服 50～400mg,3 次/d;推荐第 1 次与首剂 LD 同时服用,然后每间隔 6h 服 1 次。在症状波动的 PD 患者中,于开始治疗几天内即可观察到临床效果。使患者每日 LD 剂量减少 100～200mg,每日"开"期增加 0～2.5h,"关"期减少 2～3h,患者的运动功能评分和日常生活活动改善。在无症状波动的 PD 患者中,可使 LD 每日剂量减少 30～180mg,运动功能障碍明显改善。托卡朋的 DA 不良反应有:运动障碍、恶心、呕吐、嗜睡、幻觉、体位性低血压等。这类不良反应可通过减少 LD 用量而减轻或消失。非 DA 不良反应有:腹泻、便秘、腹痛、头痛、尿色异常。绝大多数不良反应可随患者逐步耐受而减轻或消失。但最严重的是其肝毒性损害,故只能作为第二线药物,在其他药物无效时才考虑使用。是否在开始 LD 治疗时,就联合使用 COMT 抑制剂来改善患者的长期预后,防止症状波动和运动障碍的发生,目前还难确定。COMT 抑制剂有加重患者运动障碍的趋向,运动障碍较突出的患者不宜用 COMT 抑制剂。

2.运动障碍的治疗 对左旋多巴诱导运动障碍(LIDs)的治疗,首先需要对其表现形式和临床类型有充分的了解。因为,对于不同表现形式和临床类型患者的处理方法常不同。表现形式为舞蹈运动或舞蹈肌张力障碍常常是药物诱导的结果,而单纯性肌张力障碍则多数反映出药物剂量不足或未进行治疗。另外,运动障碍的临床类型也是确定适当治疗的重要因素。

(1)峰剂量运动障碍的治疗:LD 是产生峰剂量运动障碍的主要原因。如果峰剂量运动障碍表现为舞蹈运动,无论是否伴有肌张力障碍,几乎都是由于 LD 剂量过量所致。减少每次 LD 的剂量可消除峰剂量舞蹈运动,但是 LD 少量减少有时可引起患者不能耐受的 PD 症状加重。如果峰剂量运动障碍表现为单纯肌张力障碍,有可能是服用 LD 药物剂量太大或者不足。肌张力障碍究竟是由于剂量不足还是剂量太大引起,可根据患者的状况来帮助判断。肌张力障碍出现在一天服用首剂 LD 之前;或者在服用标准帕金宁片 1h 后出现明显肌张力障碍,同时还伴有突出的 PD 症状,最可能的原因是 LD 的剂量不足,只需增加 LD 剂量就可使肌张力障碍消除,并改善 PD 的其他症状。痛性肌张力障碍一般是剂量不足。当出现峰剂量肌张力障碍,而患者的 PD 症状又得到了很好的控制,则可能是剂量太大,稍微减少 LD 剂量 25～50mg,肌张力障碍就可消失。若要确定这些患者的理想剂量常需要谨慎的调整。

加用 DA 激动剂,使 LD 剂量减少偶尔可以使峰剂量运动障碍程度减轻。此时用溴隐亭比培高利特更可取。实验表明,选择性 NMDA 受体拮抗剂可消除口部运动障碍,减少舞蹈样运动。金刚烷胺是可耐受

NMDA 拮抗剂药物,有中等程度抗 PD 作用。用金刚烷胺辅助治疗,即使不减少 LD 剂量也可使 LID 减少,而不会加重 PD 症状。金刚烷胺减少运动障碍的程度达 60%.明显地改善运动障碍,而不会影响 LD 抗 PD 作用。这种效果在多数患者中至少可以维持 1 年。其他抗谷氨酸制剂右美沙芬,ifenprodil 和利如太均可改善运动障碍。右美沙芬治疗运动障碍患者 3 周,可以显著改善运动障碍达 30%～50%;患者平均和最大运动障碍评分改善 50% 以上,且不影响 LD 抗 PD 的效果和持续时间。但频繁的不良反应限制了其临床应用。利如太也能有效地减轻患者的运动障碍,使每天运动障碍的时间减少约 34%。

一些有 DA 作用的辅助药物,如司来吉兰、培高利特、溴隐亭等也可引起峰剂量运动障碍。

(2)双相运动障碍的治疗:典型的双相运动障碍不常见,但处理较困难。如果双相运动障碍患者不能耐受连续多次服用 LD,可采用以下两种治疗方案。第一种方案:患者每天服用 4 次帕金宁标准片,并调整服药剂量到足以产生适当的"开"期,而服药间歇期又不产生剂末运动障碍为宜。如果剂量太小,PD 症状不仅不能得到有效控制,并且有可能出现运动障碍,一直持续到药物的峰作用时间。使用这种治疗方案,在第 4 剂 LD 作用之末患者最终将出现的运动障碍。但最终运动障碍之后会出现 LD 作用的部分恢复,足以使患者渡过夜晚到次晨。如果患者在次日正午前不能重新开始 LD 治疗,那么将会出现更严重的"关"状态。该治疗方案使患者白天有 6～8h 的良好"开"状态,一天中的其他时间是部分"开"状态,并且使发生在每天第 4 剂药效之后的最终运动障碍消失。如果患者适当安排服药时间,可以选择在家卧床时发生运动障碍。并可预先服用短效苯二氮卓类药物,让其在睡眠中度过运动障碍期。发生双相运动障碍的患者通常只对这种方案一天剂量中的头 3～5 次服药起反应,以后的剂量可能不会起作用,只会诱发运动障碍而不产生"开"期效果。后面所服用的剂量只是延长药物存在的时间,引起运动障碍不良反应,甚至出现脑病。如果双相运动障碍患者增加每日 LD 的剂量,将会经历更严重的剂末运动障碍。第二种方案:将服用的 LD 替换成 DA 激动剂单药治疗。用作用时间长的 DA 受体激动剂治疗是一种很有效的方法,但不是所有的患者都能接受。因为患者无论服用那一种激动剂都不能达到服用帕金宁所获得的"开"状态。并且因激动剂都必须以非常小的剂量开始治疗,然后经过数周逐渐增加至维持量。所以在换药期间患者的运动功能比较困难。

(3)"关"期运动障碍的治疗:控制"关"期肌张力障碍的最好方法是防止"关"期的出现。"关"期肌张力障碍通常提示药物作用消失或剂量不足。患者一夜未服药,清晨首先出现的就是肌张力障碍,伴有疼痛。如果肌张力障碍持续存在,常提示 LD 剂量不足,可以增加患者全天的 LD 剂量;如果肌张力障碍间断出现,而且"开"期症状消失,可能是由于 LD 有效作用时间缩短,则应增加每日服药次数;假如调整 LD 剂量后仍无效,可用抗胆碱能药物作为辅助治疗,改善肌张力障碍。例如,服用苯海索,开始每天 2mg,逐渐加到每天 2～3 次,偶可更大,直到能耐受。DA 受体激动剂对"关"期运动障碍非常有效。LD 控释剂对多数清晨肌张力障碍也有用。

3.精神障碍的治疗　PD 本身可出现精神症状,治疗 PD 的 LD 制剂和抗胆碱能药物也可导致精神障碍。一旦出现精神症状,应减少抗 PD 药物的剂量、改变治疗方案或加上抗精神病药物。对 PD 患者的妄想和幻觉的治疗最好是防止其发生。随着患者认知损害和夜梦增多,应考虑简化抗 PD 治疗方案。例如,依次停止下列药物的使用:抗胆碱能药物、金刚烷胺、司来吉兰、DA 激动剂和 COMT 抑制剂。多数情况下可每 4h 使用帕金宁片(25mg/100mg),3～4 次。如仍不能奏效,应采用抗精神病剂治疗,常用的药物有氯氮平。

氯氮平是一种二苯二氮卓类非典型精神安定剂,具有强烈的抗精神病和镇静作用,而又少有锥体外系统不良反应。近来,氯氮平已用于治疗 PD 精神障碍、静止性震颤、静坐不能和继发于左旋多巴治疗后的并发症(症状波动以及运动障碍)。对 LD 制剂、DA 激动剂和抗胆碱能药物治疗效果不好的震颤,可试用氯氯平治疗。氯氮平用于PD患者时,剂量宜小(6.25～100mg/d),分次口服。初始剂量应小(6.25mg/d),甚至可隔日给药,以后缓慢加量,直到症状减轻。氯氮平与LD联合应用时,LD制剂的剂量应尽可能减小。氯氮平的不良反应有:流涎、便秘、嗜睡、乏力、体温升高、头昏、直立性低血压、肝功能异常和粒细胞缺乏症等。氯氮平诱发的粒细胞减少一般出现在疗程的最初18周内,停药后大部分患者能恢复,1%～2%的患者可发生粒细胞缺乏症。因此,在治疗前应进行白细胞分类计数,开始治疗后每周进行复查,连续检查18周,以后持续服药期间每月至少检查一次。如果白细胞数降至$3×10^9/L$以下时应立即强制停药。有癫痫发作史或心血管、肾脏、肝功能不全的患者,用药时最初剂量应更小一些,加量应更缓慢。

除用氯氮平治疗患者的精神症状外,还可用喹硫平、奥氮平、瑞斯哌东等药物。

(三)神经保护治疗

神经保护治疗是为了延迟疾病的发生,减缓或阻止疾病的自然进程。要达到保护治疗的目的,首先药物必须能通过血脑屏障,并在中枢神经系统内达到必要的治疗浓度。其次,由于不同药物在保护核酸、蛋白、脂肪免遭各种损害时作用不同,而不同药物是在特定的细胞器中发挥作用,因此联合运用具有不同作用和协同作用的药物,其疗效会超过单药治疗。最后,治疗应在疾病的早期就开始进行。

1.COMT抑制剂 可增加LD的生物利用度,从而减少LD剂量和服用次数,增加"开"期,延长LD有效作用时间和半衰期,稳定血药浓度。其可增加LD血浆浓度-时间曲线下的面积约500h,但并不增加血浆最大LD浓度(C_{max})或LD到达峰浓度的时间(T_{max})。

2.MAO-B抑制剂 可抑制随DA更新率增加而发生的氧化应激反应,起到神经保护性作用。司来吉兰是一种具有MAO-B抑制剂作用,能影响PD症状和体征进展的药物。有实验发现,吸烟者的不同脑区MAO-B的水平较非吸烟或以前吸烟者平均下降40%;吸烟可通过抑制MAO-B减少MPTP的神经毒性作用。吸烟对PD的保护作用还表现在,吸烟人群中发生PD的危险性减少。但司来吉兰的这种作用仅有中等程度,并没有能够阻止PD的进展。因此,如果有更强的MAO-B抑制剂将可能会有助于减慢PD的进展。司来吉兰还可通过除MAO-B抑制作用以外的其他机制起作用,其对DA神经元有营养和挽救作用,有强抗凋亡作用。rasagiline是一种选择性不可逆MAO-B抑制剂,患者能很好地耐受,其防止MPTP诱导的帕金森综合征作用比司来吉兰强5倍。实验表明,rasagiline能挽救濒死的神经元,除了神经保护作用外,还有DA能制剂的症状性治疗作用。

3.DA激动剂 DA激动剂模拟内源性神经介质直接作用于DA受体,具有神经保护作用。DA激动剂有以下几方面作用:激动剂可刺激DA自身受体减少DA释放,降低DA更新率;激动剂不通过氧化途径代谢,不会导致自由基形成;激动剂具有抗氧化剂特性,清除H_2O_2、$OH·$、过氧基和NO等自由基,并诱导自由基清除酶SOD和其他蛋白的上调;激动剂可增加培养的DA神经元生长和存活;激动剂具有较长的半衰期,能避免LD脉冲式刺激所致纹状体和苍白球的改变。激动剂和LD联合使用可以减少LD的剂量20%～30%,并可使者运动功能障碍得到改善。

4.线粒体代谢增强剂 线粒体代谢增强剂能增加线粒体氧化磷酸化作用。PD患者黑质致密部线粒体复合物I缺乏,ATP合成减少,能量衰竭,导致机能障碍。因此,改善生物能量代谢防止继发性的损害将具有神经保护作用。

(1)辅酶Q_{10}:能增加电子传递链的活性。辅酶Q_{10}是内源性复合因子,脂溶性线粒体抗氧化剂,能通过血脑屏障,对神经变性疾病具有保护作用,可能是有价值的神经保护剂。

(2)其他制剂:可作为电子的受体或供体制剂,如维生素C、维生素K_3。Idebenone有自由基清除剂作用,用于治疗线粒体疾病患者已使其获得改善,可用来治疗PD。烟酰胺与辅酶Q_{10}联合治疗可防止丙二酸(malonate,是线粒体复合物II抑制剂)的毒性作用,以及MPTP诱导的鼠纹状体DA耗竭。

5.抗兴奋毒性制剂　抗兴奋毒性制剂可阻断谷氨酸介导的兴奋毒性。因此,凡能阻断谷氨酸受体,减少谷氨酸的释放,促进胶质细胞摄取谷氨酸的制剂均可起到神经保护作用。NMDA 受体和 AMPA 受体拮抗剂对 PD 具有神经保护作用。已证明,目前临床上使用的 NMDA 受体拮抗剂有金刚烷胺、美金刚和抗胆碱能药物,这些药物有症状性治疗作用,还起到保护神经元的作用。但这些药物易引起神经精神不良反应,使其临床应用受到限制。因而有必要发展既具有神经保护作用,又没有神经精神不良反应的特异 NMDA 受体拮抗剂。Remacemide 是具有拮抗 NMDA 作用的一种抗惊厥药物,有增强 LD 的作用,对 PD 患者的保护性治疗作用目前正在进行评价。拉莫三嗪能减少谷氨酸的释放,消除其兴奋毒性作用,而具有神经保护作用。力如太可抑制谷氨酸的释放和非竞争性阻断 NMDA 受体,因而同 NMDA 拮抗剂一样起到抗兴奋毒性作用。有预试验表明,PD 患者服用能很好耐受,且少有症状性治疗作用。NOS 抑制剂 7-硝基吲唑(7-NI)能防止 MPTP 神经毒性损害。所以,凡能清除或阻止 NO 形成的都可能具有神经保护作用。

6.营养因子　神经营养因子(BDNF、GDNF、aFGF、bFGF、EGF)能够促进和维持特异性神经元的存活和分化,反之去除营养因子就可诱导培养 DA 神经元的死亡。神经营养因子,尤其是 BDNF 和 CDNF 对 DA 神经元具有特异性、选择性保护作用。营养因子可保护 DA 神经元免遭各种毒性损害,清除致病因子。注射营养因子可增加纹状体 DA 释放,促进酪氨酸羟化酶(TH)阳性轴突增生,减轻继发于 MPTP 或 6-OHDA 的黑质变性;改善 PD 动物的临床表现,减少 LD 的不良反应。营养因子在体外能增加中脑 DA 神经元的存活,在体内能挽救变性的神经元。但由于营养因子在胃肠道易被降解,多数情况下不能通过血脑屏障,而使其不能被输送到目标区域,限制了这种方法的应用。此外,神经节苷脂 GM$_1$ 为大多数哺乳动物细胞膜的组成成分,在脑灰质中含量最高。神经节苷脂对神经元细胞的分化、生长、轴浆转运和再生起着重要作用。神经节苷脂可对抗 EAA 的毒性作用,从而减少脑损害;神经节苷脂具有加强内源性神经营养因子的作用,可促进神经功能的恢复,因此神经节苷脂 GM1 对神经系统具有保护作用。神经节苷脂 GM$_1$ 还能增加 DA 的合成和释放,改善 PD 的临床表现。

7.免疫调节剂　抗炎药物及亲免疫素配体可发挥神经保护作用。抗炎药物的神经保护作用尚未进行过临床试验。亲免疫素配体,如 FK-506、FKBP-12 和 CPI-1046 可通过血脑屏障与受体蛋白结合,抑制免疫系统。GPI-1046 口服可使残存黑质纹状体神经元轴突发芽,促进幸免于 MPTP 损害的黑质纹状体 DA 神经元的生长,其作用比营养因子更强。但其在 PD 患者中是否也可获得类似结果还有待临床试验的验证。Pentoxifylline 能调节细胞因子的产生,尤其是下调 TNF-α 的产生。

8.抗细胞凋亡制剂　抗细胞凋亡制剂可促进与细胞存活有关的蛋白和基因 mRNA 的表达。司来吉兰在 PD 患者神经保护性治疗中,除了有抗氧化作用外,还可起到抗凋亡的作用。司来吉兰通过诱导转录和合成新蛋白来阻止细胞凋亡,特别是可诱导凋亡过程中的许多基因表达的改变,防止线粒体膜电位的下降。有可能司来吉兰是通过其代谢产物去甲基丙炔苯丙胺发挥的神经保护作用。司来吉兰的这种作用与剂量有关,大剂量的司来吉兰对 PD 可能更有保护作用,但是大剂量的司来吉兰可能会出现非选择性 MAO 抑制作用,以及肠和肝 MAO-B 抑制所致的不良反应。不经胃肠道和肝脏代谢的经皮司来吉兰药物,可提高其在脑内的浓度,较少外周不良反应。经皮司来吉兰临床预试验已在 PD 和 AD 病患者中试用。司来吉兰样的小分子可以诱导细胞抗氧化和抗凋亡防御系统的上调,因此是采用保护性治疗方案治疗神经变性疾病的一种新途径。N-乙酰基半胱氨酸(NAC)也能上调蛋白合成和防止培养细胞的凋亡,并对 PD 患者进行了试治。

(四)手术治疗

PD 的手术治疗有立体定向手术(如丘脑毁损术、苍白球毁损术)、脑深部微电极刺激术(DBS)和神经移植术等。PD 患者纹状体 DA 缺乏使得苍白球内侧部和丘脑底核的神经元活动增加,而神经元过度活动会使丘脑皮质运动环路受到抑制,致使运动减慢和活动受限。进行立体定向毁损术和进行脑深部高频电刺激可逆转神经元的过度活动,阻断 PD 病理环路,重建神经环路。苍白球毁损术和丘脑底核刺激术不仅能显著改善 PD 的主要症状,而且可明显改善 LID。但在手术适应证、禁忌证维持长期疗效和减少并发症等方面还有待不断积累经验。目前,毁损术和 DBS 仅用于有选择的、药物不能控制的晚期 PD 患者。神经移植术是用移植物取代因变性减少的 DA 神经组织,目前移植术还处在试验阶段。脑移植术在成为 PD 患者的一种治疗方法以前,尚需进一步进行动物和临床试验。

1.毁损术 毁损部位的准确性可以明显地影响手术效果。丘脑毁损术仅用于治疗单侧上肢有药物难控制的震颤,而其他 PD 症状轻微的患者。此手术可使 85% 的患者手术对侧上肢的震颤明显减少或控制。震颤改善 45.8%～92%,肌强直减轻 41%～91%。成功的丘脑毁损术控制震颤和肌强直的长期效果可维持 8.8～10.9 年以上。LID 有改善,其效果不稳定,决定于毁损的部位和大小,还不清楚丘脑毁损术是否对所有类型的 LID 都有效。苍白球毁损术主要用于治疗有单侧 LID,且对药物调整反应差的 PD 患者,或者患者有不对称的震颤和其他 PD 症状。如果 PD 患者没有震颤和 LID,当出现症状波动时,手术后也可有改善,但改善程度要差得多。苍白球毁损术是目前最可靠最有效的手术治疗 LID 的方法,也是过去 10 年手术治疗 PD 患者最常采用的方法。单侧苍白球毁损术能显著减少或消除对侧肢体 LID,震颤有明显的反应,PD 其他症状也有很大地改善。在术后 6 个月时,整个"关"期日常生活和运动评分改善 25%～30%,"开"期时间增加。苍白球腹后部单侧毁损术能显著减轻 LID 的程度,对侧肢体运动障碍改善至少可维持 2 年。苍白球前内侧部毁损术对药物诱导运动障碍更有效,术后虽然没有抗 PD 药物剂量的明显减少,但对侧肢体运动障碍可减少 77.3%～83%,效果维持 2 年以上;同侧肢体可减少 43.4%～45%,其作用于 1～2 年内消失。在未发现其他更有效的治疗方法之前,这种手术仍将在 LID 的治疗中继续起着重要的作用。双侧苍白球毁损术较单侧毁损治疗运动障碍会有更好的效果,但是双侧毁损有出现认知改变和延髓症状的风险。这种手术对病例有严格的选择,很少进行,不能普遍应用。LD 难治性患者不宜手术治疗。

毁损术对基底核区结构的损伤是不可逆的,长期效果不如近期显著,因此这种手术的开展最终将受到限制。

2.深部微电极刺激术 DBS 的优点是脑损伤少,刺激参数可调节,刺激靶点可改变,双侧植入控制两侧运动症状安全,多数不良反应可逆。长期 DBS 还可干扰丘脑底核的兴奋性输出而具有神经保护性治疗的潜在作用,因此可用其替代不可逆毁损术治疗 PD。丘脑腹中间部 DBS 严格限制在震颤突出、药物治疗无效的老年患者。丘脑 DBS 可使 80%～90% PD 患者手术对侧肢体震颤减轻或完全控制,运动机能障碍有某种程度的改善,甚至肌强直和运动不能也可有明显减轻,并且不良反应少。有的 DBS 还可减少症状波动和延长"开"期时间。由于电极放置的部位不同,丘脑 DBS 对 LD 诱导运动障碍的作用不同,其中央部位深后部的刺激较腹中间核的刺激更具抗运动障碍的作用。苍白球 DBS 可以改善 PD"关"期的所有症状,明显抑制运动障碍和症状波动。双侧苍白球 DBS 安全有效.但患者仍需继续服用术前同等剂量的抗 PD 药物。苍白球 DBS 反应的效果决定于刺激的部位,刺激其腹部可阻断运动障碍,但可使患者原有的运动不能症状又出现;而刺激其背部虽可改善运动不能,但会加重运动障碍。苍白球 DBS 的长期效果尚不能确定。丘脑底核 DBS 可降低刺激电压,较苍白球 DBS 更有效,可减少抗 PD 药物剂量。双侧丘脑底核 DBS 可影响 PD"关"期所有症状,改善 PD 患者"关"期功能,减少"关"期时间。PD 患者的日常生活和运动量表评分减少约 60%:"开"期症状也有改善;震颤改善最明显:显著改善 LD 诱导的运动障碍(可能是因减少了抗 PD 药物所致)。双侧丘脑底核 DBS 可获得对 LID 最好的临床效果。双侧丘脑底核 DBS 改善 PD 症状 54%,单侧仅改善 23%;双侧较单侧丘脑底核 DBS 可更大程度改善姿势的稳定性和步态等。总之,DBS 治疗 PD 是一种有希望的治疗手段,但该治疗手段需要有实用于不同脑区的方法,这尚需进一步发展其各自独特的技术。

3.神经移植术　白 Backlund 等证明肾上腺髓质 DA 细胞移植到纹状体治疗 PD 的可行性和有效性后，在 PD 动物模型和人类患者中，人们已成功地移植了微囊化 PCI2 细胞、转基因修饰细胞等其他几种类型 DA 能细胞，来改善 PD 的症状。迄今报道临床效果最好的 DA 能细胞移植是人类胎儿中脑腹侧部组织（FVM）移植。FVM 移植治疗的优点是可持续补充 DA，因此能避免或改善长期 LD 治疗所出现的并发症。FVM 存活后可与宿主细胞形成适当的突触联系。这些细胞能调节其 DA 输出，因此是一种更符合正常生理的治疗方案。动物实验已证明，移植的胚胎黑质神经元能存活并产生 DA，与宿主的神经元形成突触联系，缓解 6-OHDA 或 MPTP 所致的运动障碍。尸体解剖证实，有大量移植神经元存活，并与宿主纹状体发生整合，形成广泛的神经支配。临床研究也证实，移植细胞可显著改善临床表现，增加纹状体氟 DA 的摄取。而且 PET（单光子发射 CT 扫描）证实，氟 DA 摄取持续增加与移植侧细胞的存活和生存一致，而非手术侧进行性下降与疾病进展相一致。单侧 FVM 移植，患者两侧肢体的症状都可获得改善，以对侧肢体改善更明显。患者的运动迟缓和肌强直改善最显著，但移植术不能改善 PD 的所有症状。在移植术后几个月开始出现临床效果。在移植治疗后 2 年，可平均减少 LD 剂量 20%，"关"期时间减少 44%，"关"期运动功能的统一 PD 评分量表评分减少达 26%。即使患者最后停服了免疫抑制剂和逐渐减少抗 PD 药物，效果可维持 10 年。这种治疗方法对运动障碍的影响还不清楚。为了确保纹状体 FVM 移植治疗的临床效果，每位 PD 患者需要 6～8 名胎儿的组织。但由于伦理道德问题和供体来源的限制，需要寻找替代组织。猪胎中脑腹侧部组织和人视网膜色素上皮细胞这两类替代组织已在患者中进行了初步临床试验，不久的将来有可能成为 PD 的治疗措施。

（曹利红）

第三节　舞蹈病

舞蹈病一词源于希腊语中描述舞蹈的词语。炼金术士 Paracelsus（1493～1541）首先将该词用于医学上描述圣维特斯舞蹈病。

舞蹈病的舞蹈样动作是一种累及面、躯体、肢体肌的异常运动。受累肌肉常过度运动而不受意识控制，各肌群的快速收缩互不协调。临床上表现为一种极快的不规则的跳动式和无目的的舞蹈样怪异动作，动作变幻不定，有一定连续性。舞蹈样动作多累及肢体近端肌或远端肌。当此异常动做出现在肢体近端时，往往幅度较大，甚至带有一定程度的投掷状，如肩、肘关节的快速收展、屈伸、举、垂等不规律活动。也有累及颅面部出现挤眉弄眼、张口舔唇等奇怪表情。舞蹈动作在静止时出现，自主运动、情绪激动时加重，睡眠时可消失，但也有报道认为睡眠中也可能会持续存在。舞蹈症常有肌张力降低、肌力减退。

舞蹈病是由许多疾病造成的一个症状。按年龄分类，可分为：儿童型和成年型舞蹈病。从病因学角度可分为遗传性和散发性舞蹈病。

常见的遗传性舞蹈病的病因包括亨廷顿病、舞蹈-棘红细胞增多症、遗传性非进行性舞蹈病（良性家族性舞蹈病）、先天性舞蹈病、脊髓小脑变性、遗传性痉挛性截瘫、毛细血管扩张性共济失调、橄榄体脑桥小脑萎缩、齿状核红核苍白球丘脑下体萎缩、先天性皮质外轴索再生障碍症、戊二酸血症 I 型、δ-甘油酸血症、苯丙酮尿症、莱-尼综合征、亚硫酸盐氧化酶缺乏症、GM_1 神经节苷脂沉积症、GM_2 神经节苷脂沉积症、肝豆状核变性、苍白球黑质红核色素变性、婴儿亚急性坏死性脑病、结节硬化症。

散发性舞蹈病常见病因：

1.脑部炎症性疾病

(1)病毒性脑炎:如昏睡性脑炎及天花、麻疹、流行性感冒、ECHO25 型、传染性单核细胞增多、HIV 等病毒性脑炎。

(2)细菌性感染:如白喉、猩红热、伤寒、结核、淋病等细菌性脑炎。

(3)螺旋体感染:如脑梅毒、莱姆病。

2.脑部血管性疾病　基底节区梗死、出血、动-静脉畸形、静脉性血管瘤、烟雾病等。

3.颅内占位性疾病　硬膜下血肿、原发性或转移性脑肿瘤、脑脓肿等。

4.中枢神经系统脱髓鞘性疾病　多发性硬化症、急性播散性脑脊髓膜炎。

5.颅脑外伤后　拳击性帕金森病。

6.以舞蹈样运动为伴发症状的全身性疾病

(1)营养不良:蛋白质-热量营养不良后(恶性营养不良病后)、婴儿维生素 B_1 缺乏症(脚气病)、维生素 B_{12} 缺乏症。

(2)代谢障碍性疾病:高钠血症、低钠血症、低钙血症、低镁血症、高糖血症(含高血糖性非酮症性脑病)、低糖血症、心肺分流术的并发症、缺氧性脑病、胆红素脑病,以及前述神经系统遗传性疾病中的代谢障碍性疾病。

(3)内分泌功能障碍性疾病:甲状腺功能亢进或减退、假性甲状旁腺功能减退、胰岛细胞(B 细胞)肿瘤、胰岛素分泌过多、肾上腺功能不足。

(4)肝病:肝性脑病、急性黄色肝萎缩、慢性肝病性肝脑退行性变。

(5)肾性脑病。

(6)结缔组织病:系统性红斑狼疮、抗磷脂抗体综合征、结节性多动脉炎、小舞蹈病、妊娠舞蹈病。

(7)血液病:棘红细胞增多症等。

(8)药源性:多巴胺能药物;抗癫痫药物,如苯妥英钠、卡马西平;类固醇类药物,如口服避孕药、合成代谢性类固醇;抗酸药如西咪替丁;降血压药,如二氮嗪(氯甲苯噻嗪)、甲基多巴、利血平;强心药,如地高辛;血管扩张药,如氟桂利嗪;抗结核药,如异烟肼;三环类抗抑郁剂,如丙咪嗪、阿米替林、氯丙咪嗪及多塞平(多虑平)等。

(9)中毒性疾病:锂、铊、铅、锰、汞中毒,一氧化碳中毒及甲苯中毒等均可能发生舞蹈样运动。

一、小舞蹈病

小舞蹈病是由 Thomas Sydenham(1624～1689 年)发现的一种儿童时期发病的舞蹈症,故称为 Sydenham 舞蹈病。

小舞蹈病又称风湿性舞蹈病、β 溶血链球菌感染性舞蹈病。常为急性风湿病的一种表现。其临床特征为不自主的舞蹈样动作、肌张力降低、肌力减弱、自主运动障碍和情绪改变。本病可自愈,但复发者并不少见。

小舞蹈病目前已趋减少。据国外统计,在 1940 年前,儿科医院的住院患者中有 0.9% 是因舞蹈病而入院的,1950 年后,降至 0.2%。

【病因和发病机制】

本病与风湿病密切相关,它往往是风湿热的一种表现。多数人有 A 组链球菌感染史。易感儿童经 A 组 β 溶血性链球菌感染后,部分患者出现血清抗神经元抗体增高。这类抗体错误地识别了尾状核、丘脑下核神经元的抗原,引起炎症反应而致病。

无并发症的急性舞蹈病很少死亡,故病理资料很少。但多数作者认为本病主要的病理变化为大脑皮质、基底节、黑质、丘脑底核及小脑齿状核等处散在的动脉炎和神经细胞变性,偶亦可见到点状出血,有时脑组织可呈现栓塞性小梗死。软脑膜可有轻度的炎性改变,血管周围有小量淋巴细胞浸润。在本病尸检的病例中 90% 可发现有风湿性心脏病的证据。

【临床表现】

多数为急性、亚急性起病。临床症状取决于病变的部位。基底节的病变时常出现本病所特有的舞蹈样动作;小脑的病变可引起肌张力降低和共济失调;皮质的病变则出现肌无力。早期症状常不明显,不易被发觉,表现为患儿比平时不安宁,容易激动,注意力涣散,学习成绩退步,肢体动作笨拙,书写字迹歪斜,手中所持物体经常失落和步态不稳等。这时父母或教师常可误认患儿有神经质或由顽皮所致。症状日益加重,经过一定时期后即出现舞蹈样动作,是一种极快、不规则的、跳动式的和无意义的不自主运动,不同于习惯性或精神性痉挛呈刻板样动作。舞蹈样动作的严重度和频度因人而异。常起于一肢,逐渐扩及一侧,再蔓延至对侧。若局限于一侧者称半侧舞蹈病。舞蹈样动作总以肢体的近端最严重,且上肢重于下肢。上肢各关节交替发生伸直、屈曲、扭转等动作;手指不停屈伸和内收。肘和肩关节的不自主运动,轻者只有轻度的痉挛,重者则出现严重的挥舞,以致常常发生撞伤。伸手时出现特殊的姿势,腕关节屈曲,掌指关节过伸,手臂旋前。两上肢平举或举臂过头时可出现手掌和前臂过度内旋,称为旋前肌征。此征于举臂过头时最为明显。与患者握手时,可发现其握力不均匀,时大时小,变动不已,称为"挤奶女工捏力征"。下肢的不自主运动表现为步态颠簸,常常跌倒。躯干亦可绕脊柱卷曲或扭转。面肌的舞蹈样动作表现为装鬼脸,颜面表情频繁皱额、努嘴、眨眼、吐舌、挤眉等。舌肌、咀嚼肌、口唇、软腭及其他咽肌的不自主运动则引起舌头咬破,构音困难,以及咀嚼和吞咽障碍。头部亦可左右扭转或摆动。呼吸可因躯干肌与腹肌的不自主运动而变为不规则。不自主运动多是全身性的,但上肢常重于下肢或面部。有 35% 的患者不自主运动以一侧肢体更重或仅限于一侧肢体。舞蹈样动作可在情绪激动或作自主运动时加剧,平卧安静时减轻,睡眠时完全消失。自主运动可因肌张力降低、共济失调或真性肌无力而发生障碍,动作不能协调,自主动作可因不自主运动的发生而突然中断,每一动作均突然冲动而出,很不自然。肌力常显得减弱,严重者俨若瘫痪,称麻痹性舞蹈病。肌张力普遍降低,各关节可过度伸直。腱反射迟钝或消失。极个别患者可出现钟摆样的膝腱反射。锥体束征阴性,全身深浅感觉均无异常。

精神改变轻重不等。多数患者有情绪不稳定,容易兴奋而致失眠,有的则骚动不安或出现狂躁、忧郁和精神分裂样的症状,亦可出现妄想、幻觉或冲动行动。周围的嘈杂声音或强光刺激均可使患者的骚动及舞蹈样动作明显加重。

曾有报道儿童舞蹈病患者合并有中央视网膜动脉梗死。多数作者认为此系患者合并有隐性心脏瓣膜病而引起视网膜动脉的栓塞所致。另一种可能为局部的血管炎而引起血栓形成。

全身症状可甚轻微或完全缺如。刚起病时可无发热,但至后期则可出现发热、皮肤苍白及低血色素性贫血等症状。伴有风湿性心脏病者可有心脏扩大或杂音,还可有急性风湿病的其他表现,如发热、关节炎、扁桃体炎、皮下结节等。可有抗"O"、血沉、C 反应蛋白升高,无并发症的舞蹈症患者,血、尿、血沉及 C 反应蛋白常可正常。部分患者可有嗜酸粒细胞增多。

脑脊液检查极少有异常,但亦有报告小舞蹈病患者的脑脊液中有轻度细胞数增多。

有 55%～75% 的舞蹈症患儿有脑电图异常。但多甚轻微,于病程高峰时脑电图异常的发生率最高,临床症状恢复后,脑电图亦逐渐恢复。这种异常改变并非特异性,包括有顶枕区高幅弥漫性慢波,α 节律减少,局灶性或痫样发放以及偶然出现的 14Hz 或 6Hz 正相棘波的发放。

【诊断】

根据起病年龄,典型的舞蹈样动作、肌张力降低、肌力减退等症状,诊断并不困难。如有急性风湿病的其他表现(关节炎、扁桃体炎、心脏病、血沉增快等)则诊断更可肯定。有 25%～30%的小舞蹈病患者,既无风湿热的其他证据,又无其他少见的可以引起舞蹈病的原因,这些患者实际上仍属风湿性舞蹈病,不过舞蹈样动作是风湿热的首现症状而已。小舞蹈病需与习惯性痉挛、慢性进行性舞蹈病即 Huntington 舞蹈病及狂躁性精神病鉴别。习惯性痉挛也多见于儿童,有时易与小舞蹈病混淆,但前者不自主运动是刻板式的、重复的、局限于同一个肌肉或同一肌群的收缩,肌张力不降低,无风湿病的典型症状或旋前肌征。慢性进行性舞蹈病多见于中年以上,有遗传史,不自主运动以面部为主,常伴有痴呆或其他精神症状。本病有典型的舞蹈样动作,不难与躁狂性精神病鉴别。

【治疗】

首现应防治风湿热。风湿热确诊后应给予青霉素治疗,一般用普鲁卡因青霉素肌内注射,40 万～80 万 U,每日 1～2 次,2 周为 1 个疗程,亦有主张长期应用青霉素以预防风湿热的发生。青霉素过敏者,可予口服红霉素或四环素。此外需同时服用水杨酸钠 1.0g,每日 4 次;或阿司匹林 0.5～1.0g,每日 4 次。小儿按 0.1g/(kg·d)计算,分次服用,于症状控制后减半用药。治疗维持 6～12 周。风湿热症状明显者,可加用泼尼松或泼尼松龙,10～30mg/d,分 3～4 次口服,以后逐渐减量,总疗程需 2～3 个月。

在舞蹈病发作期间应卧床休息,避免强光、嘈杂等刺激。床垫床围亦柔软,以免四肢因不自主运动受伤。饮食以富营养及易于消化吸收的食物为主。有吞咽困难者给以鼻饲。对不自主运动,可用硫必利,自 0.1g 开始,每日 2～3 次;也可用氟哌啶醇,自每次 0.5mg 开始,每日口服 2～3 次,以后逐渐增加至不自主运动控制为止。亦可选用氯丙嗪 12.5～50mg,苯巴比妥 0.015～0.03g,地西泮 2.5～5mg,硝西泮 5～7.5mg或丁苯那嗪 25mg,每日口服 2～4 次。但氟哌啶醇及氯丙嗪均有诱发肌张力障碍的可能,故在用药中应严密观察。个别患儿应用苯巴比妥后可有更加兴奋与不自主运动反而加剧的反常反应,应即改用他药。有严重躁动不安者,可给地西泮 10mg,静脉徐缓注射,或用氯丙嗪 25mg 肌内注射。上列各药的剂量应视儿童的年龄大小酌情增减,以达到安静为止。目前多使用非典型抗精神病药物,如利培酮,自每次 0.5mg 开始,每日 2 次。视病情控制情况调整药物剂量。

有研究发现,丙种球蛋白可缩短小舞蹈病的病程和严重度。用药剂量为 0.4g/(kg·d),5d 为 1 个疗程。也有报道认为继发于心脏移植术的舞蹈症对激素治疗有效。

部分患者舞蹈动作恢复后,经一定时日可复发,故应予定期随访观察。

【预后】

本病预后良好,约 50%的病例经 3～10 周的时间可自行恢复,但亦有持续数月或 1 年以上者。偏侧投掷运动常有很高的自发缓解率。1/5～1/3 的患者可在间隔不定的时间后再次复发。间歇期可经数周、数月或数年不等。女性患者舞蹈病可于以后初次妊娠中或口服避孕药中复发或首次发作,在妊娠期发作者称妊娠舞蹈病。伴发风湿性心脏病者预后较差。有的患者可遗传有性格改变或神经症。在小舞蹈病的患者中,如不给予适当治疗,有 55%～75%最后表现风湿热的证据,另有 25%～35%不论有无风湿热的其他表现,以后均出现心脏瓣膜的损害。

二、亨廷顿舞蹈病

亨廷顿病是一种常染色体显性遗传的神经系统变性病,由 George Huntington(1850～1916 年)首先描述,是最常见的遗传性舞蹈病患者常在成年发病。尽管也有青少年和老年人发病的报道,但其平均发病年龄为 40 岁。患者常伴有认知功能下降和精神症状,现在也以其名字命名该疾病为 Huntington 病(HD)。该病能无情地进展,通常在发病后 15～20 年死亡。西方国家患病率为 4/10 万～10/10 万,全世界均有该病的报道,是遗传性舞蹈症的最常见的疾病。

研究发现,HD 的外显率较高。HD 基因的突变率较低,约为每代 5/100 万。散发病例(既无阳性家族史)的 HD 约占整个 HD 患者的 1%。

【病因和发病机制】

1993 年 Gusella 等发现 HD 系由 4 号染色体的 IT15 突变所致。该基因包括 10366 个碱基,其中还有由 18 个 A 构成的 polyA,可读框包括了 9432 个碱基编码、3144 个氨基酸,由此构成了分子量约 34800 的蛋白质,称为 Huntington 蛋白,相应基因即 IT15 基因,称为 Huntington 基因。起始密码子位于可能的转录起始点下游等 316 碱基处,终止密码子为 UGA。

Gusella 等认为 IT15 基因是引起 HD 发生的基因,是因为在整个 IT15 基因序列编码多聚谷氨酰胺蛋白基因可读框的 5 起始端有一个 p[CAG(胞嘧啶-腺嘌呤-鸟嘌呤)]n 的三脱氧核苷酸重复拷贝。正常人重复的拷贝数都低于 30 个,而在 HD 患者则出现重复的拷贝增多,在 42～66 个或 66 个以上,或在 37～86 个,正常人与患者之间 p(CAG)n 的拷贝数无重叠现象。

HD 的一个较显著的临床特点是其遗传早发现象,是指在同一家系中,后代患者症状随着世代的传递而越加严重,发病年龄早于上一代的现象。在 HD 家系中 CAG 的重复数目与 HD 的发病年龄呈反比,因此,三核苷酸重复拷贝数的多少随世代增加,基因所编码的亨廷顿蛋白对机体产生的危害程度由拷贝数的多少来决定的。由于脱氧三核苷酸重复的扩增,增加了该区域的不稳定性,因而,发生"再扩增"的可能性也随之增加。这样在世代的传递中,拷贝数越增越多,而稳定性也越来越低,构成了恶性循环(区别于点突变的静态)。与之相关的病情严重度也就越重,发病年龄也越早。

在病理生理的发病机制中是由于基底节-丘脑-皮质环路的损害所致。

有两个投射系统连接基底神经节的传入和传出结构:①纹状体和苍白球内节及黑质网状部之间的单突触"直接"通路,此通路为抑制性的,以 GABA 和 P 物质作为神经递质;②通过苍白球外节和丘脑底核的"间接通路",在这条同路中,纹状体与苍白球外节之间和苍白球外节与底丘脑核之间的投射都是抑制性的和 GABA 能的,而丘脑底核-苍白球内节通路则是谷氨酸能的。激活直接通路可抑制输出核的活动,从而使丘脑皮质投射神经元脱抑制。反之,激活间接通路对苍白球内节和黑质网状部具有兴奋效应,从而对丘脑皮质神经元起抑制作用。

在 HD 早期,纹状体到苍白球外节(LGP)投射系统选择性的退行性变,造成纹状体神经元到苍白球外节的神经元选择性地减少,导致 LGP 神经元对 STN 抑制活动增强,结果使 STN 释放冲动减少,也即对基底神经节(MGP,黑质的 SNr 和 SNc)兴奋性冲动释放减弱,并继而引起丘脑腹外侧核(VL)对皮质反馈性抑制增强。这就可造成偏身舞蹈或偏身投掷。

【病理】

本病主要是侵犯基底节和大脑皮质。尾核及壳核受累最严重,小神经节细胞严重破坏,大神经节细胞仅轻度受侵。尾核皱缩并发生脱髓鞘改变,伴有明显的胶质细胞增生。尾核的头部因严重萎缩以致侧脑室前角的下外侧缘失去其正常的凸出形态,变成扁平甚至凹陷。脑室普遍扩大。苍白球的损害比纹状体还要轻得多,只显示有轻度的神经节细胞丧失。基底节系统的其他部分或为正常或接近正常。大脑皮质(特别是额叶)也有严重损害,其突出的变化为皮质萎缩,特别是第 3、第 5 和第 6 层的神经节细胞丧失及合并有反应性胶质细胞增生。

【临床表现】

最主要的症状为舞蹈病及痴呆。常于成年期起病后,症状不断进展。不自主运动往往比精神衰退先出现,但有些病例可恰恰相反。患者最初只诉述行动笨拙和不安,并可间歇性出现轻度的耸肩、手指的抽搐和扮鬼脸等不自主动作。随后,舞蹈样动作日益严重,此种不自主运动可侵犯面肌、躯干肌及四肢肌。舞蹈样动作是迅速的、跳动式的和多变的。不自主动作有时虽可重复,但绝不是刻板不变的。面肌受累时则患者可扮出各种鬼脸,舌肌及咽喉肌受累时则发生构语困难甚至吞咽障碍。上肢则出现不规则的屈曲和伸展,手指亦可出现指划运动,以致上肢的随意运动发生障碍。由于下肢的不自主屈伸以及躯干和头部的不自主扭转,患者失去平衡,以致不能起坐或行走,常突然跌倒。不自主运动可局限于一个肢体的其他部分。舞蹈样动作不能自行克制,可因情绪紧张而加重,静坐或静卧时减轻,睡眠时完全消失。

肌张力多为正常,但少数患者以震颤麻痹症样的肌强直为突出症状,而舞蹈症状甚轻微或完全缺如。这种强直型的慢性进行性舞蹈症被认为是苍白球受累的结果。青少年 HD 患者中少动-强直型较成年 HD 患者多见,而成年患者中少动-强直型少见。

精神衰退出现于每一个患者,显示器质性智能障碍的特征,即记忆力减退和注意力不能集中等。精神衰退多在不知不觉中进展,往往在舞蹈病出现后多年才变得明显,最后则成痴呆。在本病的终末期,痴呆多甚明显。亦可出现精神症状如情绪不稳、猜疑妄想、夸大妄想及幻觉等。病情总是不断进展,本病一般都可持续 10 至 20 年,平均于起病后 15～16 年死亡。

个别患者除了不典型的慢性进行性舞蹈症外尚可出现癫痫,包括肌阵挛性发作等。青少年 HD 患者较成人发病的患者更易发生癫痫,病情常较重,生存期较短。也可发生遗传性共济失调、偏头痛及肌病等。

血尿、脑脊液的常规检查均属正常。脑电图可有弥漫性异常。头颅 X 线平片正常。但头颅 CT 检查因尾核严重萎缩而显示脑室扩大,且侧脑室的形状呈特征性的蝴蝶状。气脑造影亦可有同样发现。用氟脱氧葡萄糖作 PET 检查可发现患者或其后代的尾核及壳核的葡萄糖代谢降低。

【诊断】

本病诊断一般都不难,主要依据是:①遗传性;②中年(35～40 岁)起病;③舞蹈症状进行性加重;④进行性痴呆。但亦可有散发性病例。有些可首先出现智能低下而无舞蹈症状,这样的病例早期诊断则甚困难,只有长期观察待其出现不自主运动时才能确诊。若首现的症状为舞蹈症状而无痴呆者,早期诊断可发生困难,往往被误诊为“神经性抽搐”或“习惯性痉挛”。若细加观察这两个病还是可以鉴别的。

基因诊断:PCR 方法检测 IT15 基因的 CAG 重复拷贝数。正常人不超过 36 个拷贝。有家族史的可疑患者,若得 40 个以上的重复扩展,则可诊断 HD;34～38 个没有诊断意义。对来自散发家系的新突变,其(CAG)n 三核苷酸重复拷贝数在 34～42 者也难以诊断;少于 34 个重复时,不能确诊 HD,但也不能完全除外。

【鉴别诊断】

HD-like 综合征(HDL):进行性舞蹈症状、认知功能下降、精神症状和常染色体显性遗传的家族史曾经是 HD 的诊断标准。但是,随着诊断性基因检测方法的出现,1% 的疑为 HD 的患者未发现 CAG 三核苷酸重复拷贝数扩增,这类患者通常被称为 HD-like 综合征。

HDL$_1$ 和常染色体显性遗传的特异性家族性 Prion 病常需与 HD 相鉴别。编码 Pr 蛋白的基因中有一个 8 肽核苷酸序列重复插入(PRNP),其他类型的 PRNP 也可产生 HD 样综合征。家族性 Prion 病可产生多种临床表现,甚至在一个家系中也可产生多种临床表现。而 HDL$_2$、HDL$_3$ 则多见于有非洲血统患者,亚洲人少见。在疑为 HD 的患者中未检出 IT$_{15}$ 基因异常时,需要检测这些疾病的基因,以防漏诊或误诊。脊髓小脑变性(SCA)-Ⅰ型、Ⅲ型及 HDL$_4$ 也可通过相应的基因检测而明确诊断。棘红细胞增多症患者除舞蹈症状和阳性家族史外,常合并有周围神经损害,外周血中棘状红细胞的比例常超过 5%。而 NBIA$_2$、NBIA/PKAN 除基因突变异常外,头颅影像检查也可见特征性改变。

本病尚应与风湿性舞蹈病和老年性舞蹈病鉴别。风湿性舞蹈病发生于儿童,且非进行性疾病,虽也可伴有精神症状,但系短暂性的,与慢性进行性舞蹈病的精神症状逐渐发展成为痴呆者不同。老年性舞蹈病发生于老年人,往往由血管性疾病所引起,故起病急骤,且非家族性,舞蹈样动作为唯一症状,不伴有智能衰退。本病尚应与重症精神病由药物诱发的迟发性多动症及棘状红细胞增多症并发舞蹈症鉴别。

【治疗】

尚无阻止或延迟 HD 发展的方法,治疗集中在对心理与神经症两方面的症状治疗,同时进行必要的支持治疗。

1.心理治疗　要让患者帮助家族中其他患者及可能得病者树立信心,相互帮助,建成富有乐观主义的家庭。对于抑郁、焦虑的患者,可用三环类抗抑郁剂如阿米替林、丙咪嗪、氯丙咪嗪与多塞平(多虑平),也可选用抗抑郁剂如舍曲林与帕罗西汀。但必须注意抗抑郁剂的抗胆碱能作用可加重患者的异常运动和认知障碍。另需注意患者或有的自杀意向。对合并有痴呆的患者,尤须加强护理与支持治疗。

2.药物治疗　宜着眼于既能减少舞蹈样动作又能改善活动质量,药物治疗宜从小剂量起用,缓慢加量,直至满意控制舞蹈样运动。

药物治疗可分为运动障碍的治疗、精神症状的治疗和行为障碍的治疗三种。

(1)舞蹈症状的治疗:可选用多巴胺耗竭剂,如丁苯那嗪和利血平。苯二氮卓类,如氯硝西泮、地西泮也可选用。有报道抗惊厥药,如苯妥英、卡马西平、丙戊酸也可试用。多巴胺受体阻滞剂,如硫必利、氟哌啶醇和匹莫齐特也可选用。

1)丁苯那嗪:可耗竭脑中神经元内的多巴胺、5-HT 和去甲肾上腺素的贮存,可逆性抑制囊泡单胺转运体(VMAT2)功能,改变大脑控制运动的电信号的传导,从而减轻 HD 的舞蹈症状。疗效优于利血平,较少产生低血压。

初始剂量:12.5mg/d;1 周后改为 12.5mg,每日 2 次;每周增加 12.5mg,直到舞蹈减轻或达最大耐受剂量——75～100mg/d,分 3 次服用。每日剂量不要超过 100mg。常见不良反应有失眠、抑郁、嗜睡、坐立不安和恶心;也可能使心情恶化,加重认知障碍,加重肌强直,生活能力下降,延长 QT 间期。一项随机、双盲、安慰剂对照的多中心研究证实了丁苯那嗪的疗效和安全性。对于 CYP2D6 代谢较差者,丁苯那嗪单次剂量不要超过 25mg,日剂量不超过 50mg,日剂量超过 50mg 者,需要行 CYP2D6 基因型分析。

2)利血平:成人初始剂量为 0.05～0.1mg/d,口服,每周逐渐增加剂量,直到疗效好转或出现不良反应。

3)抗惊厥药物:主要用来减轻舞蹈时的肌肉痉挛,丙戊酸和氯硝西泮可有效治疗舞蹈症,且相对安全,可首先选用。①丙戊酸的作用可能与增加脑中 GABA 水平有关。成人的初始剂量为口服 250mg/d,最大剂量 2000mg/d,分 2～3 次口服,不要超过 60mg/(kg·d)。②氯硝西泮能增强 GABA 的活性,对舞蹈症可能有效。不会诱发神经安定剂引起的 Parkinsonism 或增加迟发性运动障碍的发生,因此,可在使用多巴胺受体拮抗剂前试用该类药物。成人初始剂量:0.25～0.5mg/d,口服;最大剂量 2～4mg/d,分 2～3 次使用。可缓慢增加剂量,避免过度镇静作用。

4)神经镇静剂:由于可能会改善患者的舞蹈样动作,但会加重 HD 的其他症状,如运动迟缓和肌强直,进一步导致功能下降,不推荐首选。①利培酮(维思通)为 DAD$_2$ 和 5-HT 受体拮抗剂,很少出现典型神经安定剂引起的 EPS。成人初始剂量 0.5～1mg/d,口服;逐渐增加剂量直至有效或出现不良反应,最大剂量不超过 6mg/d,分两次服用。②氟哌啶醇是经典的抗精神病药物,对多巴胺受体有拮抗作用,仅在最后才考虑使用该药物来治疗舞蹈。成人初始剂量 0.5mg/d,口服;谨慎增加剂量达 6～8mg/d 后逐渐减少剂量到最低有效维持剂量并取得令人满意的疗效。

(2)对运动过缓、运动不能强直征群的治疗:可选用抗震颤麻痹药物如左旋多巴类、金刚烷胺或苯海索。用药也宜从低剂量开始。

(3)智能减退:可用多奈哌齐(安理申)、石杉碱甲(双益平)、茴拉西坦(三乐喜)等。有精神障碍者可选用氯氮平、喹硫平等治疗。

DBS对部分患者可能有效,通过报道了12例儿童舞蹈症患者经DBS治疗舞蹈症状减轻。1例患者出生时脑出血导致脑瘫。另一例11岁患者为7岁丘脑出血导致舞蹈症。通过报道苍白球刺激治疗2例继发于脑瘫的成人舞蹈症状和2例肌张力障碍者(儿童和成人各一例)。肌张力障碍显著改善,舞蹈症状改善不明显(2例轻度改善,2例无改善),通过报道双侧苍白球内侧核刺激治疗HD,可改善舞蹈症状,但刺激频率过高(130Hz)可能会加重运动迟缓,40Hz时对运动徐缓作用甚微,但能显著改善与执行和判断功能相关区域的血流。

3.细胞移植治疗　仍有争论,尚处于早期研究阶段,结论不一。有学者将胎脑神经元细胞移植到宿主纹状体后可使患者的舞蹈症状、眼球运动功能、步态和认知功能稳定或改善,但肌张力障碍加重类似于未移植患者。但这些结果仅持续5年左右,然后症状继续进展。有学者通过2例尸解发现,移植的胎脑神经元能够分化和存活,但其不能与宿主的纹状体建立连接,这就解释了为什么移植治疗不能取得临床疗效。

4.对症治疗　对于自理生活困难者,加强护理,注意营养,防止压疮等并发症。

三、妊娠舞蹈病

妊娠舞蹈病是一种少见的妊娠并发症,为一种晚发型的小舞蹈病,由妊娠所激发。对于本病的病因,曾有种种推测。有一部分患者过去有风湿热或猩红热的病史,约有40%的患者于幼年时曾有小舞蹈病病史,且本病并发风湿病的频率与小舞蹈病相似,因此较多的人认为本病的病因与风湿病有关。另有人于尸检时发现患者的大脑几乎到处都有充血和出血,还有人发现脑、肝、肾及脾都有变性和炎性的改变,但无心内膜炎的证据,因此认为本病系由妊娠高血压综合征或感染性疾病引起轻度脑炎所造成。认为妊娠高血压综合征引起本病的理由还有:患者没有感染或心脏病史,终止妊娠后,舞蹈样动作立即停止。

有少数作者认为妊娠舞蹈病可由精神因素、全身毒血症或感染所诱发。欧洲还有人认为妊娠舞蹈病是归因于胎儿的变态反应。总之,妊娠舞蹈病的真正病因尚不清楚,妊娠可能只是诱发因素,而非舞蹈病的根本原因。

本病最多见于17~23岁间的初产妇,再次妊娠可能复发,初发于30岁以上的妇女极为少见。其发生率为2000次至3000次分娩中一次。往往在妊娠的前半期特别是首3个月发病,在妊娠的后半期发病者实为罕见。

本病的临床症状与较重的小舞蹈病类似,当舞蹈样动做出现前数周往往先有头痛和性格改变,全身衰竭症状可能比小舞蹈病更早出现。有人报告,本病的病死率达13.1%,胎儿的病死率约高两倍。但足月出生的婴儿绝大多数都是正常的,仅有少数报告婴儿有畸形。患者往往发生流产,舞蹈病可于妊娠期中或分娩后1个月内自行停止,亦有人报告于人工流产后立即停止者。

本病的治疗原则与小舞蹈病相同。妊娠舞蹈病的死率较高,因此有人极力主张于全身情况开始衰竭前尽早终止妊娠,但有人主张对于轻症病例用非手术疗法。早期应用镇静剂可减轻症状和防止进展。

四、老年性舞蹈病

为发生于老年的舞蹈动作,无家族史,病情较轻,无精神症状而且病程比较良性。本病的舞蹈动作,有时只出现于舌、面、颊肌区。为与慢性进行性舞蹈病相鉴别，把它列为一个独立的疾病单元。本病的病理改变与慢性进行性舞蹈病极为相似，但无大脑皮质的变性。然而，近年来不少人指出，慢性进行性舞蹈病也可在老年发病，遗传性疾病除有家族史外，还有一部分散发病例的事实。因此，老年性舞蹈病亦被认为是发生于老年的遗传性疾病。本病的诊断要点和治疗原则同其他舞蹈病。

五、半侧舞蹈病

半侧舞蹈病为局限于一侧上、下肢的不自主舞蹈样运动。它可以是风湿性舞蹈病，慢性进行性舞蹈病的一个部分，亦可以是基底节发生血管性损害的结果。

多见于中年或老年的病例，突然起病的偏瘫或不完全性偏瘫及瘫侧肢体的舞蹈样动作。舞蹈样动作可于发病后立即发生，亦可数周或数月之后出现。偏瘫较完全者，常在偏瘫开始恢复后才出现舞蹈样动作。这种不自主运动通常以上肢最严重，下肢及面部较轻。严重的舞蹈样动作甚难与偏侧舞动症相鉴别。不自主运动持续的时间随病因不同而异，多数可随时间的延长而逐步减轻。

对于应用氯丙嗪、利血平、地西泮、氟哌啶醇等药物治疗无效的患者，采用苍白球、丘脑腹外侧核的电凝或冷冻手术可有一定帮助。

六、Meige 综合征

Meige 综合征是成年人发病的局限性肌张力障碍。本病没有家族史。Meige(1910)首先描述，主要表现为眼睑痉挛和口、下颌肌张力障碍，舌肌亦受累时称口、下颌肌、舌肌张力障碍。

【病因】

本病病因不清。虽有相当一部分患者伴感情障碍，如抑郁、焦虑，可能的病因为：①脑干上部、基底节异常，中脑及基底节过度活化，使参与眼轮匝肌反射的脑桥髓内中间神经元过度活动所致；②多巴胺受体超敏；③基底节等脑内胆碱能系过度活跃。

【病理】

通过报道的眼睑痉挛和 Meige 综合征的尸解病理无异常。通过报道 1 例 Meige 综合征在纹状体背侧有斑块状神经元缺失和胶质增生。通过报道 1 例 Meige 综合征在脑干处核群(黑质致密部、蓝斑、缝核、脑桥脚核)中有较严重的神经元脱失；在黑质和蓝斑中有少量细胞外神经黑色素着色，黑质中神经源纤维缠结较少。

【临床表现】

本病多见于老年人，一般在 50 岁以后起病，高峰发病年龄为 60 岁。女性多见，男女之比 1∶2。

Meige 综合征的临床表现可分为 3 型：①眼睑痉挛型；②眼睑痉挛合并口、下颌肌张力障碍型；③口、下颌肌张力障碍型。Jankovic 称眼睑痉挛合并口、下颌肌张力障碍型为完全型，余为不完全型。各型所占比例各家报道相差甚远，但均以眼睑痉挛型和眼睑痉挛合并口、下颌肌张力障碍型占绝大部分。

双眼睑痉挛为最常见的首发症状(占 76%～77%)，部分由单眼起病，渐及双眼。睑痉挛前常有眼睑刺激感，眼干、畏光和瞬目增多。睑痉挛的发作频率常由稀疏至频繁。痉挛可持续数秒至 20min，不经治疗可持续收缩造成功能性“盲”。患者常需用手将双上睑拉起且不敢独自出门或过马路。

口、下颌和舌痉挛常表现为张口、牙关紧咬、缩唇、噘嘴、伸舌等，致面部表情古怪特殊。重者可引起下颌脱臼，牙齿磨损，尚可影响发声和吞咽，口、下颌的痉挛常由讲话、咀嚼触发。

除眼睑痉挛及口、下颌肌张力异常外,Meige 综合征尚可伴斜颈、头后仰前屈等。一般无智能障碍,无锥体束病变、小脑病变及感觉异常。约三分之一的患者有情感障碍,如抑郁、焦虑、强迫人格、精神分裂的人格变化。

【诊断和鉴别诊断】

老年患者有典型的眼睑痉挛和(或)口、下颌肌张力异常,而无服用抗精神病、抗帕金森病药物的病史,即应考虑 Meige 综合征的可能。需要鉴别的疾病有:①迟发性运动障碍:有长期服用吩噻嗪类、丁酰苯类抗精神病药物史,受累肌常以蠕动为主而非肌肉痉挛;②偏侧面肌痉挛:常局限于一侧及面神经支配肌,不伴口、下颌肌张力障碍的不随意运动,偶可累及双侧,但双侧痉挛不同步与 Meige 综合征不同;③神经症:可发生于任何年龄,常伴情绪不稳,睡眠障碍,症状变化多,波动大,心理治疗有效。

【治疗】

目前尚无根治治疗。

国外广泛应用 A 型肉毒毒素行局部注射(BTX-A)。肉毒毒素既稳定又易纯化,注射后作用于神经肌肉接头部位,阻碍乙酰胆碱释放。方法:痉挛部位局部皮下注射,一侧 0.5～2.5U,分 4～5 处注射,总剂量 10～50U,疗效持续 3～5 个月,无全身不良反应,是目前被公认为最好的治疗方法,对 80% 以上的睑痉挛有效。舌肌注射尚可治疗不自主伸舌。

也可应用多巴胺拮抗剂、氟哌啶醇、丁苯那嗪、苯海索及苯二氮卓类中的氯硝西泮。

(曹永生)

第四节　肌张力障碍

肌张力障碍是一组由身体骨骼肌的协同肌和拮抗肌的不协调、间歇性持续收缩造成的反复的不自主运动和异常扭转姿势的综合征。多以异常的体位姿势和不自主的变换动作而引人注目。肌张力障碍大部分病因不明,称为原发性肌张力障碍,有些则继发于中枢神经系统的病变。

【肌张力障碍的分型】

肌张力障碍有许多种分类方法,临床上一般按以下三种方法分类。

1.按肌张力障碍范围分类

(1)局灶性肌张力障碍(累及身体某一部分)

1)眼睑部:眼睑痉挛。

2)口周部:口下颌肌张力障碍。

3)喉部:痉挛性构音障碍。

4)颈部:痉挛性斜颈。

5)前臂或手部:书写痉挛。

(2)节段性肌张力障碍(累及邻近数个部位)

1)颅部节段性肌张力障碍

2)纵轴节段性肌张力障碍

3)臂部节段性肌张力障碍

4)下身节段性肌张力障碍

(3)多灶性肌张力障碍(累及不相邻多个部位的肌张力障碍)

(4)偏身肌张力障碍

(5)全身性肌张力障碍

2.按病因分类　过去一般分为原发性和继发性肌张力障碍,2011 年 Fahn 等则将肌张力障碍分为以下五类。

(1)原发性肌张力障碍

1)遗传性(常染色体显性遗传、常染色体隐性遗传)如典型的原发性扭转痉挛、非典型的原发性扭转痉挛、低语性肌张力障碍等。

2)散发性

(2)肌张力障碍叠加综合征:肌张力障碍-肌阵挛综合征、快速起病的肌张力障碍-帕金森综合征、多巴反应性肌张力障碍。

(3)遗传变性性肌张力障碍:Hallervorden-Spatz 病、多系统萎缩、低 β 脂蛋白血症、神经棘红细胞增多症、Huntington 舞蹈病、遗传性共济失调、共济失调毛细血管扩张症、Lubag 病、肝豆状核变性、戊二酸血症、甲基丙二酸尿症、脂代谢障碍、异染性脑白质营养不良、维生素 E 缺乏症、神经节苷脂沉积症等。

(4)继发性肌张力障碍

1)血管性:脑血管病、动静脉畸形、围产期脑血管病。

2)感染性疾病:病毒性脑炎、昏睡性脑炎、梅毒、艾滋病。

3)外伤:颅脑外伤、颈部外伤、产伤。

4)肿瘤:基底节肿瘤。

5)代谢性疾病:核黄疸。

6)脱髓鞘性病变:多发性硬化。

7)结构畸形:Arnold-Chiari 畸形、脊髓空洞症、寰枢(椎)半脱位。

8)中毒:锰、一氧化碳、二硫化碳、甲醇等。

9)药源性:左旋多巴、多巴胺受体激动剂、抗精神病药物、甲氧氯普胺、苯丙胺、抗惊厥剂、麦角制剂、某些钙离子拮抗剂等。

(5)肌张力障碍作为其他明确的神经系统疾病的表现之一:如肌张力障碍性抽动、发作性运动障碍、帕金森病、进行性核上性麻痹、皮质-基底节变性等。

3.按起病年龄分类

(1)按年龄段:分为三型

1)儿童型:<12 岁起病。

2)少年型:12~20 岁起病。

3)成人型:>20 岁起病。

(2)按发病早晚:分为两型

1)早发性:发病年龄≤26 岁。

2)晚发性:发病年龄>26 岁。

【病因和发病机制】

原发性肌张力障碍的病因和发病机制尚不明确。从基底节环路的角度上,目前认为,肌张力障碍可能为直接通路的过度激活所致。病理生理学资料表明,肌张力障碍患者存在着神经系统基底节-丘脑-皮层环路不同水平的功能失衡,是引发肌张力障碍的主要环节。纹状体功能亢进导致了苍白球抑制功能的减低,进而导致丘脑皮层投射过度兴奋,使得皮层兴奋性增高,致使运动筹划紊乱和输出增加且不协调,继此影响脊髓和脑干中间神经元的兴奋性,使其抑制功能减弱和紊乱,最终引起肌肉的不自主过度收缩或运动的不协调。另一方面,感觉反馈功能的紊乱致使中枢神经系统不能及时调整运动的异常。

继发性的肌张力障碍有相应的病因,因此可伴有神经系统体征、影像学、生化及病理学等异常。

遗传分子生物学方面重要的进展:Ozelius等(1991)在9q32-34发现了第一个原发性肌张力障碍致病基因(命名为DYT1),其编码蛋白称为扭转蛋白A,是一个功能与热休克蛋白密切相关的新的ATP-结合蛋白。该基因的3个碱基对的缺失导致1对谷氨酸残基的缺失,进而影响扭转蛋白A的功能。此后,通过对其他家系的研究,逐渐发现了与肌张力障碍相关的致病基因。

一、扭转痉挛

(一)原发性扭转痉挛

扭转痉挛又称扭转性肌张力障碍,变形性肌张力障碍,是全身性肌张力障碍的一种。原发性扭转痉挛(PTD)是一组由于躯干、肢体、颈部或颜面肌肉协调功能失调,而出现各种姿势的异常或肢体的扭转。以年轻人发病多见,初期表现为局限性,以后波及全身。可有家族史。继发性扭转痉挛是由基底节或中枢神经系统其他部位损害所致。

常染色体显性遗传的早发性PTD是一种最常见的扭转痉挛,亦称Oppenheim肌张力障碍。东欧和Ashkenazi犹太人发病率最高。普通人群的患病率约为0.6/10万,在Ashkenazi犹太人中可高达50/10万。不同的家系中外显率差异较大。

PTD在病因上是异源的,包括临床和种族的,种族和连锁的研究表明许多亚型有不同的基因起源。1989年Ozelius和1990年Kramer将致病基因定位于染色体9q34,命名为DYT1基因。此基因编码332个氨基酸组成的扭转蛋白A。患者该部位基因保守区中GAGGAG缺失一个GAG,造成它编码的扭转蛋白A羧基末端的谷氨酸丢失。扭转蛋白A为高度保守的一组蛋白,与ATP酶和热休克蛋白具有同源性。扭转蛋白A在黑质背部高度表达,表明了这种结构在多巴能系统中的重要作用。野生型扭转蛋白A在内质网中广泛分布,而突变型扭转蛋白A在细胞核的周围,与来源于螺旋物内质网的螺旋物形成大的包涵体,干扰了内质网的完整性,导致膜和神经元滤泡运输的倾泻。1998年Augood通过mRNA探针对死亡脑组织进行研究发现,DYT1 mRNA在富含多巴胺的神经元细胞高度表达,提供基底节多巴神经能的神经支配,它的缺失表明了多巴胺功能障碍可能为早发性PTD的病理基础。

在3个西班牙的吉卜赛家系中发现的早发PTD为常染色体隐性遗传,染色体定位为DYT2。基因定位不祥。

早发性PTD绝大部分为常染色体显性遗传,即DYT1型,是最经典的扭转痉挛。发病以年长儿童和年轻人多见。病初只表现局限性的肌张力障碍症状,多自一侧上肢开始,以后波及其他肢体乃至全身,造成扭转痉挛。家族成员中或有多个同病成员或有多种顿挫型局限性症状。可长期局限于起病部位,即使发展成全身型,症状亦较轻。在Ashkenazic犹太人中有阳性家族史的多见。躯干及脊旁肌的受累则引起全身的扭转或作螺旋形运动是本病的特征性表现。常引起脊柱前凸、侧凸和骨盆倾斜,面肌受累时则挤眉弄眼、牵嘴歪唇等动作。舌肌与咽喉肌的受侵,则呈现舌头时而伸出,时而缩回或时而在口内扭动等不自主动作,并有构音与吞咽障碍。严重的患者可因不自主运动而不能从事正常的活动。肌力,反射及深、浅感觉和智力一般皆无改变,但亦可能有智能减退者。病程进度多甚缓慢。晚期病例可因骨骼畸形、肌肉挛缩而导致严重残疾。起病年龄小和下肢起病者预后不良。

早发性PTD属常染色体隐性遗传者即DYT2型,通常在儿童期起病,平均发病年龄为15岁。表现一侧或两侧下肢的轻度运动障碍,足呈内翻跖屈,行走时足跟不能着地,随后躯干和四肢发生不自主的扭转运动。病情一般进展迅速,最后几乎都发展成全身型,预后不良,多于起病后若干年死亡,但也有少数病例可长期不进展,甚至可自行缓解。

(二)多巴反应性肌张力障碍

多巴反应性肌张力障碍(DRD)在全身型肌张力障碍中也比较常见。

(三)X-连锁的肌张力障碍-帕金森综合征

本病又称 Lubag 病,同时具有肌张力障碍及帕金森综合征的特征。最早出现在菲律宾的 Panay 岛,该病为 X 连锁显性遗传,完全外显,致病基因 DYT3 定位于 Xq13.1。X 连锁的肌张力障碍-帕金森综合征发病为男性,平均发病年龄 35 岁。肌张力障碍开始为某一部位受累,大约 5 年后,全身累及,病情进行性加重。首发部位可为全身任意部位。帕金森综合征包括动作迟缓、震颤、强直、姿势反射消失,病程可超过 40年。患者常可死于喉部肌张力障碍继发的感染和营养不良。

二、痉挛性斜颈

痉挛性斜颈是由颈肌阵发性的不自主收缩,引起头向一侧扭转或阵挛性的倾斜。是颈部肌张力障碍最常见的表现形式,多为原发性,也可继发于颈椎外伤(半脱位)或心因性。原发性颈部肌张力障碍患病率大约是 9/10 万。

【临床表现】

痉挛性斜颈是由于异常的不随意肌收缩引起的颈部不随意性扭曲和转动。因颈部肌肉不随意性持续强直或阵挛性收缩,产生头和颈部的异常姿势。因颈部肌张力障碍对侧肌肉的拮抗作用,还可出现周期性头颈短暂抽搐或震颤。患肌可发生肥大。颈部深浅肌肉均可受累,但以胸锁乳突肌、斜方肌、颈夹肌和颈椎旁肌等受累所表现的症状最突出。一般头部在得到支撑时,如平卧位或靠在座椅上,症状可明显缓解,情绪激动时加重,睡眠中则完全消失。可同时伴有面部、躯干或肢体的肌张力障碍。

痉挛性斜颈有多种临床类型:①旋转型,头颈过中线以矢状面发生旋转,该型中有水平旋转型,后仰旋转型和前屈旋转型;②侧屈型;以双侧外耳和下颏三点相连组成的正中冠状面为准,患者该面向前倾称前屈型,该面向后仰,头颈过中线的矢状面侧屈向左或向右,称后仰型;③混合型,肌肉痉挛无规律,头颈姿态多变。单独一侧的胸锁乳突肌收缩时致头向对侧扭转,颈部向对侧屈曲。一侧胸锁乳突肌合并对侧斜方肌和颈夹肌同时收缩时头转向对侧并固定于此位置不伴颈部向收缩肌侧的屈曲。双侧胸锁乳突肌同时收缩头向前屈曲,为前屈型,双侧颈夹肌及斜方肌同时收缩则头向后过伸,为后仰型。肌肉呈强直性收缩者则呈现反复的阵挛样跳动式痉挛,往往两侧颈肌均有受累,但总以一侧更严重。

起病多缓慢,偶见急性起病者。颈肌的不随意运动早期症状轻微常被忽视,以后则日益严重,必须用极大力量才能把向一侧扭转的头部扳回原位。痉挛的频度因人而异。不随意运动可因情绪激动而加重,头部得到支撑(如靠在椅背上或平卧)时减轻,睡眠中完全消失。受累肌肉可有牵拉和酸痛感,一般程度不严重。反射及感觉均正常。部分患者有自愈倾向。由于姿势的异常,患者的日常生活和工作学习受到影响,往往也有各种情绪障碍,如抑郁、焦虑,更加重了疾病的严重程度。

【诊断】

根据特征性的斜颈表现诊断不难。须与以下疾病鉴别。

1.继发性颈肌张力障碍　头部外伤、脑血管意外、丘脑手术、脑炎或颅内感染后、多发性硬化、代谢性疾病(例如甲状旁腺功能减退)、药物(例如多巴胺阻滞剂、左旋多巴、麦角衍生物、抗惊厥药物)、中毒(例如一氧化碳、甲醇)。

2.假性颈肌张力障碍　这些疾病有颈部的异常姿势,但不是因为颈肌张力障碍所引起,它包括了一组的疾病和综合征。

(1)神经系统疾病:包括肿瘤在内的后颅窝和小脑结构性异常(如 Arnold-Chiari 畸形、第四脑室囊肿)、脊髓肿瘤或脊髓空洞症、神经-眼科疾病(例如同向性注视障碍,一侧眼障)、局限性痫性发作。

(2)骨骼疾病:颈椎骨折或脱位、椎间盘变性、Klippel-Feil 综合征(颈椎融合综合征)。

(3)肌肉病变:先天性斜颈、颈部肌肉外伤或血肿、颈肌纤维化、周围组织感染(例如由咽炎或痛性淋巴结病引起)。

3.心因性颈肌张力障碍　如癔症、精神病。癔症性斜颈的不自主运动呈多变性,不如器质性斜颈刻板不变,于精神刺激后突然起病,且经暗示后症状可以缓解。但器质性斜颈症状的波动也常与精神因素有关。因此癔症性斜颈的诊断必须慎重,仅在神经系统的全面检查已排除器质性疾病后方可确定。

三、手足徐动症

手足徐动又称指划运动,与肌张力障碍类似,也是一种临床综合征,并非一个独立的疾病单元,可为多种神经系统疾病的表现。其临床特征为肌强硬和手足发生慢性和不规则的扭转运动。

【病因】

1896 年 Anton 报告双侧手足徐动症脑的病理呈大理石状态,且把产后发生的双侧手足徐动症描述为脑性双侧瘫痪或 little 病。

本病可见于许多情况,如基底节大理石样变性、脑炎、出生时窒息、早产、产伤、核黄疸、肝豆状核变性等。基底节大理石变性是最常见的病因。

【病理】

双侧手足徐动症通常发生在出生后最初几个月,其病理特点为基底节(特别是纹状体中的壳核、尾核)呈大理石样变性,最可能是因脑缺氧后基底神经节的神经细胞变性,由髓鞘纤维的髓鞘过度增生所造成。丘脑、苍白球、黑质,内囊及大脑皮质亦可有变性。少数病例可能是因核黄疸后发生基底节髓鞘形成状态。脑发育不良或脑回变小亦常见到。

【临床表现】

先天性手足徐动症的临床特征通常为生后即出现不自主运动,但亦可于生后数月症状才变明显者。发育迟缓,开始起坐、行走或说话的时间均延迟。不自主运动其实早已开始,但起初皆不明显,直至患儿能作随意运动时才能显著发觉。由肝性脑病、酚噻嗪、氟哌啶醇或左旋多巴过量引起的手足徐动症可于成年以后或老年期发病。本病所特有的手足徐动性运动是手足不断做出缓慢的、弯弯曲曲的或蚯蚓爬行样的奇形怪状的强制运动。这些动作以四肢的远端较近端显著。下肢受累时,拇趾常自发地背屈,造成假性的巴宾斯基征。有时面部亦可受累,患者常弄眉挤眼,扮成各种鬼脸。咽喉肌和舌肌受累时,则言语不清,构语困难,舌头时而伸出时而缩回,吞咽亦发生障碍。尚可伴有扭转痉挛或痉挛性斜颈。这种不自主运动可因情绪紧张或精神受刺激时或作随意运动中加重,完全安静时减轻,入睡时停止。其肌张力时高时低变动无常,肌张力当肌痉挛时增高,肌松弛时正常,故本病又称易变性痉挛。约有半数患者因锥体束受累可出现双侧轻瘫或痉挛,特别是下肢。半数以上有智力缺陷。全身感觉正常。本病一般为慢性疾病,病程可长达数年或几十年之久,少数患者可长期停顿而不进展,手足徐动症运动严重且伴有咽喉肌受累者,可早期死于并发症。

【诊断】

手足徐动症有手足特殊姿势的不自主运动,故诊断并不困难。舞蹈病的舞蹈样动做出现于肢体躯干及头面部,范围广泛,且比不自主动作更迅速,呈跳动样。不同于本征的不自主动作主要局限于手足,但本征有时与舞蹈病并存则称为舞蹈手足徐动症。

【肌张力障碍的治疗】

病因治疗十分重要。但大多数原发性肌张力障碍的病因不明,因此对症性治疗是目前最常用的治疗方法。

不同类型肌张力障碍的治疗方法有所不同:头面部、手和臂部的肌张力障碍首选肉毒毒素注射,药物为辅助治疗,不选择手术方法。颈部肌张力障碍以肉毒毒素注射为主要治疗,可以辅以药物治疗。在注射和药物治疗无效时可行颈部硬膜内和硬膜外神经切断术。节段性、多灶性或全身性肌张力障碍以药物治疗为主,肉毒毒素注射和脑部立体定向手术作为辅助治疗。

1.药物治疗　除了多巴制剂对多巴反应性肌张力障碍具有良好的疗效以外,其他原发性肌张力障碍的药物疗效个体差异很大。

(1)复方多巴制剂:多巴制剂对多巴反应性肌张力障碍疗效显著,故有学者主张对所有以全身性肌张力障碍起病的儿童患者均应该试用复方多巴制剂进行诊断性治疗。所需剂量为美多巴"250"或息宁"250" 1/2片每日2次或每日3次,一般观察4~5d即可,如有疗效,则需长期服用,剂量也无需加大。

(2)抗胆碱能药物(苯海索、东莨菪碱等):抗胆碱能药物治疗原发性肌张力障碍中,50%的儿童患者和40%的成人患者可获中等程度或显著的疗效。安坦的起始量为2mg/d,逐渐加量。国外最高可达每日80mg。但此类药物中枢和周围的不良反应大,患者常常无法耐受有效的治疗剂量,而且疗效难以持久。

(3)巴氯芬:属GABA激动剂。可能通过GABA-B的激动,降低了来自脊髓上升性传导通路中感觉冲动的传入,因而改变了运动冲动的传出,从而改善肌张力障碍的症状。口服起始剂量为每日5mg,最大剂量每日100mg。国外有脊髓鞘内微泵持续注射的给药方法,起始用量为每日50μg,最大用量每日140μg。

(4)卡马西平:卡马西平对某些患者有显效,但也有其可能会加重病情的报道,且易出现皮疹等不良反应,故应谨慎使用。

(5)氯硝西泮:近20%的患者有效,起始剂量为每日0.25mg,最大剂量每日4mg。

(6)多巴胺能阻滞剂:如丁苯那嗪、氟哌啶醇、硫必利等,在以多动为主要表现的患者中可应用。起始宜小剂量,常引起嗜睡,须注意锥体外系不良反应。

2.肉毒毒素注射治疗　肉毒毒素(BTX)在神经科治疗领域的应用是近年来的一大进展。肉毒毒素对各种肌张力障碍都有效,尤其是局灶性肌张力障碍的首选治疗手段。

肉毒毒素是由肉毒梭状芽孢杆菌(肉毒杆菌)在繁殖过程中产生的嗜神经外毒素。根据血清抗原性不同,可分为A、B、C、D、E、F、G等7型。A型肉毒素(BTX-A)因其稳定性最好,易于制备和保存而普遍用于临床。肉毒毒素注射到局部肌肉后,可选择性作用于神经肌肉接头的突触前原浆膜,裂解Synap-25递质转运蛋白,抑制乙酰胆碱的释放,从而导致肌肉麻痹。BTX-A有多种制剂,如我国生产的衡力、美国的Botox、英国的Dysport等。

Scott(1979)成功地将BTX-A用于斜视的治疗。1989年美国FDA正式批准Botox作为新药用于斜视、眼肌痉挛和面肌痉挛等运动障碍疾病。1993年10月我国卫生部兰州生物制品研究所研制和生产的注射用A型肉毒毒素问世,国内也开始了广泛应用。治疗各型肌张力障碍(尤其是眼睑痉挛、颈部肌张力障碍及面肌痉挛)有较好疗效。注射后一般2~3d起效,持续数月,一般均会复发。复发后可重复注射,大多数患者仍可有满意疗效。少数患者由于体内产生自身抗体,影响了重复注射的效果,这种情况下换用B型肉毒毒素仍可奏效。目前美国已有 BTX-B 上市。

3.手术治疗　对于上述内科治疗效果均不佳的全身型肌张力障碍患者,可考虑行脑立体定向手术。方式有毁损和深部电刺激。后者以其微创、具有可逆性、双侧手术不良反应小而有取代前者的趋势。但由于手术本身都具有一定的风险,加上疗效尚不肯定,因此要严格掌握手术指征。内科治疗无效的痉挛性斜颈可行颈部肌肉或神经切断术。

4.其他治疗　包括支具治疗、生物反馈及行为治疗等。

四、多巴反应性肌张力障碍

多巴反应性肌张力障碍(DRD),是一种好发于儿童或青少年,以进行性肌张力障碍或步态异常为主要表现的遗传性疾病。DRD 的症状具有昼间波动性,以及小剂量多巴制剂疗效显著的特点。1976 年 Segawa 等首次描述该病,故又称 Segawa 病。

【病因和发病机制】

DRD 可以呈常染色体显性遗传或者常染色体隐性遗传。数个基因突变可以导致 DRD。神经递质多巴胺在体内的合成从酪氨酸开始,酪氨酸羟化酶(TH)以四氢生物蝶呤(BH4)为辅因子催化这一反应。在体内,鸟苷三磷酸(GTP)经 3 步生成 BH4。三个催化酶分别为 GTP 环化水解酶 I(GCH I),6-丙酮酰四氢蝶呤合成酶(PTS)和墨蝶呤还原酶(SR)。

GCH I 是合成 BH4 所需要的第一个酶,同时也是关键酶。GCH I 突变导致多巴胺合成减少是 DRD 的主要病因,占所有 DRD 的近 80%。GCH I 突变往往是常染色体显性遗传。突变形式包括错义突变、无义突变、剪切突变、启动子突变、片段或染色体缺失等。

DRD 患者黑质-纹状体多巴胺能神经元数量和结构正常,并无神经细胞退行性变性、缺失和胶质细胞增生,但脑内 TH 合成 DA 的活性功能减低,导致 DA 水平明显下降。病理检查证实,纹状体酪氨酸羟化酶蛋白表达下降,酶活力下降,多巴胺减少。患者脑脊液中高香草酸及生物蝶呤含量均低于正常。而 PET 检查发现纹状体 ^{18}F-dopa 摄取量正常,提示该病多巴脱羧酶及多巴胺受体是正常的,持续给予少量外源性多巴制剂,可弥补多巴胺不足,改善症状。

TH 或者 SR 突变导致常染色体隐性遗传的 DRD。TH 是合成儿茶酚胺的限速酶,TH 缺乏导致包括婴儿进行性脑病和 DRD 的系列疾病。疾病的严重程度与机体残余的酶活力相关。通常,因为 TH 缺乏导致的 DRD,残存的酶活力约 10%~20%。与 GCH I 突变相比,TH 突变导致的 DRD 患者对左旋多巴的反应延迟,且不完全,而且可能产生左旋多巴诱导的异动。因此,治疗和诊断性治疗时的缓慢滴定是必要的。

SR 催化 6-丙酮酰四氢蝶呤还原为 BH4,SR 突变造成的疾病表型更为严重,出生 6 个月内出现婴儿脑病伴发育障碍。SR 突变患儿仅部分对左旋多巴有效,且需持续补充 BH4 和 5-羟色氨酸。

【临床表现】

DRD 发病年龄为 6.9 ± 2.6 岁,占儿童肌张力障碍的 10%,少数患者成人起病。发病率女>男,男:女=1:2~4。儿童起病者,多以一侧下肢肌张力异常为首发症状,累及足趾关节、踝关节时表现为步态异常,如足尖着地行走、马蹄内翻足、躯干前屈等,累及上肢时可出现掌指关节、指间关节的过屈或过伸,并因关节挛缩而出现畸形,有时患儿仅表现学走路较迟,易摔倒。发病 10~15 年后,肌张力障碍逐渐进展,影响到其他肢体,甚至头颈部及身体中轴,出现痉挛性斜颈、扭转痉挛。患儿可有肢体震颤、肌强直及病理征,语言及智能一般不受累。成人起病者罕见,30~50 岁发病,以肢体不自主震颤、强直-少动等帕金森样表现多见。患者行动迟缓,易疲劳,肢体肌张力增高,腱反射亢进,病理征阳性。许多这样的患者,特别是家族史不明显的常被误诊为早发的帕金森病。

75％的患者症状有昼夜波动性或活动后加重现象。晨起症状轻微,下午或劳累后症状加重,稍事休息后症状减轻。这种波动现象随年龄增大会变得不明显。

【辅助检查】

PET 检查有助于鉴别 DRD 与早期帕金森病。纹状体[18]F-dopa 摄取量正常。[11]C 二羟丁苯那嗪(DTBZ)是囊泡单胺转运酶(VMAT2)的配体,DRD 患者的"C-DTBZ"摄取增加,反映囊泡多巴胺浓度下降或转运体表达代偿性增高。

【诊断和鉴别诊断】

DRD 的诊断主要依据临床表现及对小剂量多巴制剂的反应性。儿童或成人起病,以原因不明的肢体肌张力异常、震颤、步态怪异等为首发症状,昼夜波动和休息后减轻现象是主要临床特点,尤其有家族遗传背景的,应高度怀疑 DRD。

可疑患者给予口服小剂量多巴制剂,多数在 1～3d 症状缓解;若无效,可适当增加剂量,如果每日的左旋多巴剂量达到 450～600mg,并持续治疗 6 周仍无效者,可排除 DRD 的诊断。然而,左旋多巴治疗下肌张力障碍轻微进展不除外 DRD。

DRD 应与脑性瘫痪、少年型帕金森病、扭转痉挛、肝豆状核变性、痉挛性截瘫等鉴别。

1.脑性瘫痪 DRD 发病早者可能被误认为脑瘫,患儿呈现活跃或者亢进的下肢腱反射,肌张力增高,明显的伸性跖反射(肌张力障碍性趾背伸),一种类似阳性病理征的纹状体趾(通常仅表现为大足趾背屈,而不伴有其余足趾的扇形展开和同侧下肢关节的协同屈曲,以此与典型的病理征象鉴别)。患儿运动诱发电位正常,颅脑 MRI 未见明显异常。无论有无阳性家族史,应行左旋多巴试验。脑瘫患儿常以肌张力异常增高及痉挛为主要特征,有围产期的异常情况,临床症状无波动性,对多巴制剂无反应。

2.少年型帕金森病 极少发生在 8 岁以下儿童,PET 检查示[18]F-dopa 或[11]C-CFT 摄取下降,长期应用多巴制剂需逐渐增加剂量,且易出现异动、剂末效应等治疗并发症。

3.肝豆状核变性 常伴肝脏损害及智力、精神异常,角膜可见 K-F 环。

4.肌张力障碍 对于所有不明原因的从肢体起病的肌张力障碍,需进行左旋多巴试验,小剂量多巴的戏剧性反应性是最重要的鉴别要点。

5.痉挛性截瘫 通常有家族史,双侧同时发病,以锥体束损害为主要特征,表现为髌阵挛和踝阵挛,阳性病理征,左旋多巴治疗无效。

【治疗】

DRD 的首选治疗是左旋多巴制剂。目前推荐使用左旋多巴的起始剂量为 1mg/(kg・d),逐渐加量直到症状完全缓解或达到出现最小不良反应的剂量。大多数的患者小剂量显效,50～200mg/d 足以改善所有症状,罕有需要 600mg/d 以上的。而且随着治疗时间延长,患者对多巴持续有效。然而,约 15％～20％的 DRD 患者在长期使用左旋多巴后会出现异动症,这可能与多巴胺随年龄增长的代谢降低有关。多巴受体激动剂和抗胆碱药物对 DRD 同样有效。

对纯合突变和复合杂合突变的 GCHⅠ来说,需要额外补充 BH4 和 5-羟色氨酸。

五、不宁腿综合征

不宁腿综合征(RLS)最早由英国的 Thomas Willis(1685)提出,其后 Ekbom(1945)详尽描述其表现特征,命名为不宁腿综合征,故又称 Ekbom 综合征。RLS 的主要临床表现为夜间上床睡眠,双下肢的极度的不适感,迫使患者不停地移动下肢或下地行走以改善症状,导致患者严重的睡眠障碍。该病虽然不危及生命,却对患者的生活质量造成严重损害。

【病因和发病机制】

RLS 的病因和发病机制目前尚未明确,一般认为与下列因素有关。

1.遗传因素　50%以上的原发性 RLS 患者有家族史。Walters 报道,小于 20 岁发病的 RLS 患者中,81%有阳性家族史,而大于 20 岁发病的患者中阳性家族史的比例为 58%。对 30 岁以下发病的患者研究,强烈提示本病具有常染色体显性遗传特征。最近的全基因组相关研究显示,本病与 MEIS1、BTBD9 和 MAP2K5/SKOR1 基因变异相关。

2.缺铁　O'Keeffe 等研究发现 RLS 患者的血清铁较正常人低。妊娠后妇女常常有较高的患病率,有较多患者同时也有缺铁性贫血的现象。流行病学研究提示,大于 45 岁发病的患者与低血清铁蛋白密切相关。因此,铁代谢异常可能参与了不宁腿综合征的发病机制。神经生理学研究发现铁是酪氨酸羟化酶的辅助因子,该酶是多巴胺合成的限速酶,且多巴胺受体 D_2 是一种含铁蛋白,所以铁的缺乏影响多巴胺的合成和多巴胺的表达。因此,缺铁可能是通过影响多巴胺系统而参与 RLS 的发病。

3.多巴胺系统障碍　近年来多巴胺系统与 RLS 的关系越来越受到人们的关注。Montplaisir 等研究发现 RLS 患者 CSF 中多巴胺和其代谢产物高香草酸增多,Sowers 等研究发现夜间多巴胺浓度降至最低,此时正是 RLS 发作的高峰期,调查发现长期接触多巴胺受体阻断剂者,RLS 发病率较高。临床治疗证实,多巴胺类药物或多巴受体激动剂对不宁腿综合征有较好的疗效。因此,多巴胺系统异常可能在 RLS 发病机制中发挥重要作用。用 ^{18}F-Dopa 和 ^{11}C-Raclopride PET 扫描发现 RLS 患者 D_2 受体的表达较正常下降。动物实验证实间脑的多巴胺细胞有纤维投射到脊髓,该处的病灶能引发大脑类似 RLS 的发作,故推测黑质纹状体的多巴胺系统参与帕金森病的形成,而其他多巴胺系统如间脑-脊髓的多巴胺系统则介导 RLS 的发生。

4.周围神经病变　RLS 常是尿毒症、糖尿病、维生素缺乏、各种癌症等疾病的并发症,这些疾病多能引起周围神经病变。许多患者存在感觉和运动传导速度异常。

【临床表现】

虽然流行病学资料表明其患病率为总人口的 4%～29%,但至专科寻求诊断、治疗的患者比例可能只占其中的 6.2%。RLS 在整个人群中的患病率为 5%～15%,其中约 2.5%的成年人的症状比较严重,需要接受药物治疗。该病可见于各种年龄包括学龄前儿童,但是更多见于中老年人,女性多于男性(2～3：1)。而且,高纬度地区(欧洲 3.2%～18.3%)的患病率显著高于赤道附近的非洲地区(0.01%)。

RLS 的临床特征是对称性的下肢出现自发的、难以忍受的异常不适感,以小腿最常见,大腿或上肢偶尔也可以出现,患者常主诉在下肢深部有撕裂感、蠕动感、刺痛、烧灼感、疼痛或者瘙痒感。患者产生急迫、强烈要活动的感觉,并导致过度活动。症状在休息时出现,活动可以部分或者完全缓解症状。正常情况下,夜间卧床时症状变得强烈并且在半夜后达到高峰,患者被迫踢腿、活动关节或者按摩腿部,患者往往形容"没有一个舒适的地方可以放好双腿。"严重者要起床不停地走路,方可得到缓解。失眠是必然的结果,大多数患者伴发有睡眠中周期性肢体动作(PMS)。PMS 是夜间睡眠中出现的腿部刻板的、重复的屈曲运动,多发生在快动眼相睡眠期,持续 0.5～5.0s,有时呈节律性发作,间歇期 20～40s。PMS 较常见,特别在老年人,但大多数情况与 RLS 无关,或由其他疾病所致。然而,80%的 RLS 患者经历过 PMS,与 RLS 有关的 PMS 有时可将患者惊醒,但部分患者仅仅意识到睡眠差,或被一起睡的人发现。由于夜间睡眠差,导致患者白天睡眠过多,工作能力下降。

按照疾病的病因,RLS 分为原发性与症状性两大类。无明显病因的为原发性不宁腿综合征,部分有家族史,特别是年轻发病者。继发性不宁腿综合征继发于其他疾病,包括尿毒症、缺铁性贫血、叶酸缺乏、风湿性关节炎、帕金森病、周围神经病、代谢疾病和某些药物。

【辅助检查】

RLS 的诊断主要依靠病史,最重要的检查手段是多导睡眠监测,有诊断价值。RLS 患者表现为入睡潜伏期延长,总睡眠时间较短,觉醒指数较大,睡眠分期转换数较高,以及 REM 睡眠潜伏期较长。

辅助检查可以明确继发性 RLS 的病因,主要包括血清铁蛋白、转铁蛋白、血清铁结合力、肾功能、血糖等。

【诊断和鉴别诊断】

1.诊断标准

(1)最低诊断标准:国际不宁腿综合征研究组(IRLSSG)制定了一个由 4 个症状组成的最低诊断标准。

1)异常感觉:由于肢体的难以形容的不适感,导致有运动肢体的强烈愿望,主要是下肢。这些异常感觉常发生在肢体的深部,而不是在肢体表面。

2)运动症状:患者无法入睡,不停运动肢体以缓解异常感觉。主要表现为来回走动,不停晃动或屈曲伸展下肢,或者在床上辗转反侧。

3)症状休息时加重,活动可以暂时缓解。

4)症状在夜间加重,深夜达到高峰。

(2)美国睡眠医学研究会(1997)睡眠障碍国际分类中制定不宁腿综合征的诊断标准

1)患者主诉夜间腿部有不适感或夜间入睡困难。

2)腓肠肌内有一种非常不愉快的感觉,常伴有腿部出现一时性疼痛和瘙痒。

3)不舒服的感觉可以通过移动肢体得到缓解。

4)多导睡眠图显示睡眠时肢体有运动。

5)不能用内科和精神科障碍解释其症状。

6)可以有其他睡眠障碍存在。

(3)最低诊断标准:符合上述(1)+(2)+(3)

(4)严重程度标准

1)轻度:偶尔周期性发作,轻微影响患者入睡,但不会引起明显的困扰。

2)中度:一周内发作不超过 2 次,可以明显延迟入睡时间,中度干扰睡眠,轻微影响白天的功能。

3)重度:一周内发作超过 3 次,严重干扰夜间的睡眠,明显影响白天的功能。

(5)病程标准

1)急性期:2 周以内。

2)亚急性期:超过 2 周,但在 3 个月以内。

3)慢性期:3 个月以上。

2.鉴别诊断　诊断不宁腿综合征需要排除与 RLS 有相同表现的疾病,包括周期性肢动、焦虑性神经症、周围性神经病、下肢痛性痉挛、药物引起的静坐不能、老年性瘙痒症等疾病。

【治疗】

1.一般治疗　RLS 的患者应该注意睡眠卫生以及规律作息(睡前少用兴奋性食物,如咖啡、茶或酒精),避免过度劳累,加剧症状。纠正贫血状况。

2.药物治疗

(1)多巴胺能的药物:原发性 RLS 的药物治疗,多巴胺能的药物是首选,特别是多巴受体激动剂,如普拉克索或罗匹尼罗。70%～90%的患者对多巴受体激动剂疗效良好,尤其是发作频率较高的患者。罗替戈汀贴剂具有缓释作用,对白天也有症状或凌晨反跳的患者可能是不错的选择。药物应从低剂量开始,以上床或腿动发作之前1～2h用药为宜。受体激动剂可能会有恶心、嗜睡、头痛、头晕、低血压、外周水肿等不良反应。部分患者可能会有病理性赌博、购物狂、性欲亢进等冲动控制障碍(ICD)症状。激动剂较少产生"加重现象",但也可在25%的患者中出现。

(2)左旋多巴制剂:从小剂量开始,如50mg到100mg,睡前一个小时服用。左旋多巴类药物可能会出现:①反跳现象:逐渐撤药后症状加重;②强化现象:药物疗效减低,症状加重,每日出现症状的时间更长,甚至有时在下午出现,累及的范围更广;③药物耐受:原有药物和剂量不能有效改善症状。一旦出现反跳、强化现象,单纯增加药物剂量,可加重反跳、强化,停药后可消失。

如果患者对多巴胺能的药物有禁忌,如出现心律失常或者精神疾病,或者产生了严重不良反应,可以考虑换用阿片类药物。双氢可待因对严重的原发性或继发性的RLS都有很好的效果,但长期应用易产生药物依赖性。0.5mg到2mg的氯硝西泮可单独或者与多巴胺能药物或阿片类药物联合使用。

(3)抗惊厥药物:卡马西平、丙戊酸钠或者加巴喷丁等抗惊厥药物作为二线药物,添加或在上述药物无效或者因不良反应不能耐受时使用。

3.病因治疗 继发性RLS,首先是要治疗原发疾病。随着病因的消除,RLS的症状也会随之消失。如尿毒症患者的肾移植、缺铁性贫血患者的铁剂治疗,叶酸缺乏患者的叶酸补充等。

(孔 铭)

第十二章　神经-肌肉接头和肌肉疾病

第一节　概述

骨骼肌疾病的诊断和治疗需要掌握相关的基础知识,特别是疾病的临床表现、电生理和病理改变特点。最近几年,随着分子技术的发展,加深了我们对肌肉病的临床、病理以及发病机制的认识,在遗传性肌肉病基于蛋白分子的改变提出了大量新的类型,在获得性炎性肌肉病按照抗体或炎细胞亚型的改变也增加了许多疾病分类,更有利于疾病的治疗。学科间的交融使肌肉病的诊断和治疗不仅和神经科医师的工作相关,而且和其他临床学科有密切的关系,新知识的增加也是医师考试的主要内容之一。

一、肌肉病发展历史

肌学自从 19 世纪下半叶开始形成,肌肉病的形态学研究基本依靠标本的甲醛固定和石蜡包埋,由于肌纤维结构显示不清以及存在大量假象,主要用于诊断炎性肌肉病等少数肌肉疾病。肌肉电生理的发展虽然加深了人们对肌肉病的认识,延伸了定位诊断范围,只能把骨骼肌病变区别为肌源性和神经源性损害。

在 20 世纪 50～60 年代随着电镜和酶组织化学引入到肌肉病理学的研究中,出现第一次肌肉病研究的飞速发展,依据形态学改变发现了一大批新的神经肌肉病,在 20 世纪 60～70 年代生化检查开始应用于肌肉病的研究,为大量代谢性肌肉病的诊断提供了帮助,逐渐发现了多种代谢性肌肉病的酶学改变。

在 20 世纪 80 年代中期随着抗肌萎缩蛋白和抗肌萎缩蛋白基因的发现,导致了免疫组织化学和基因技术的广泛开展,形成了肌肉病的电生理、病理、蛋白和基因综合检查方法,免疫组织化学染色对蛋白聚集性肌肉病的不同蛋白、肌营养不良不同类型以及炎性肌肉病的不同炎性细胞加以分析。代谢性肌肉病在研究基因改变的同时,对不同疾病酶学的阐述更加精确。致病基因的确定并不是研究工作的终结,对不同基因编码蛋白的分析是目前遗传性肌肉病研究的中心并成为疾病分类的依据。分子生物学和免疫学的应用改变了我们对疾病临床症状的认识,不同的生化和基因改变可以出现类似临床表现,相同生化和基因改变可以出现不同的临床表现,这些都改变了我们对肌肉病临床表现的传统认识,基于基因和蛋白的分子诊断扩大了疾病的临床表现范畴。

分子学和免疫学的研究成果加深了我们对肌肉疾病的认识,促进了肌肉病治疗的发展,遗传病不再是只能诊断,不能治疗的疾病,在一些代谢性疾病已经可以采取替代疗法,完全使患者康复。在炎性肌肉病依据不同抗体和细胞亚型选择不同药物也明显提高了患者治疗效果,而对皮肌炎微血管病变的认识不再和多发性肌炎混为一团,许多结缔组织病可以伴随出现骨骼肌炎性损害,一些肌营养不良也可以出现炎细胞浸润,目前看来特发性多发性肌炎并不是常见疾病。而疾病治疗观念的改变,特别是向提高生存质量为目标的转换,使康复措施在肌肉病治疗中获得快速发展,增加了新的治疗手段。

二、肌肉病的形态学基础

人类肌纤维的正常直径,在新生儿为 $7.5\mu m$,青少年和成年人为 $30\sim80\mu m$。人类骨骼肌根据肌纤维的功能进行了不同的分化,区别为缓慢收缩而且耐受疲劳的 I 型肌纤维和快速收缩的 II 型肌纤维,II 型肌纤维又分为耐疲劳的 IIa 肌纤维和易疲劳的 IIb 肌纤维。在电镜下肌纤维由肌膜、肌浆网系统、肌原纤维、细胞骨架和亚细胞器以及细胞核组成。

在病理状态下肌肉表现为肌纤维直径变异加大、肌型分布异常、肌纤维变性坏死和再生,肌纤维的结构出现分裂、环状、涡旋状、靶样和虫噬样改变,可以看到肌纤维出现核内移或空泡形成以及异常蛋白聚集,特殊病理改变包括中央轴空、杆状体、胞质体、指纹体、降解体、管聚集和线粒体改变,出现脂肪和糖原的堆积。肌纤维之间出现间质增生、炎细胞浸润、血管和肌间神经末梢改变以及存在异常沉积物。尽管肌肉病的种类非常繁多,基本可以把相似肌肉的病理形态学改变归为五大类。

1.肌营养不良组织综合征或肌营养不良样病理改变:肌营养不良主要指遗传因素导致的肌纤维蛋白缺乏性骨骼肌疾病,共同的病理改变特点是肌纤维直径变异明显加大、间质结缔组织明显增生,可以出现肌纤维坏死和再生,一般没有炎细胞浸润。免疫组织化学检查可以发现不同类型肌营养不良的肌纤维存在特殊的蛋白缺乏。

2.肌病组织综合征或肌病样病理改变:包括存在显著病理改变或没有特殊病理改变的两大类肌病。有形态学改变的肌病是由于遗传因素导致的骨骼肌蛋白过剩而出现的骨骼肌疾病,为蛋白聚集性肌肉病,也可以是存在特殊结构改变的肌病。病理改变特点是肌纤维内出现特征性的改变,包括出现蛋白聚集或各种特殊结构,前者主要是肌原纤维肌病,免疫组织化学染色可以发现多种蛋白的聚集;后者包括中央核肌病、中央轴空病和杆状体肌病等,一般肌纤维直径变异小,肌纤维直径出现单峰分布,没有间质的增生和炎细胞浸润。

3.肌炎组织综合征或肌炎样病理改变:肌肉炎性损害可以由于肌纤维本身的炎性坏死导致,也可以是间质的血管炎性损害导致。主要病理改变为肌纤维坏死、再生以及炎细胞浸润,可以看到炎细胞浸润非坏死肌纤维,肌纤维的直径变异不明显,间质增生一般也不明显。免疫组织化学染色可以发现不同的炎细胞亚型出现在肌纤维内或周围。

4.神经源性组织综合征或神经源性骨骼肌损害:由于脊髓前角细胞或轴索损害导致,肌纤维的直径呈现双峰分布特点,部分肌纤维出现小角状萎缩,萎缩肌纤维成组分布并累及两型,可以出现群组化改变。部分肌纤维正常大小或肥大,一般没有肌纤维坏死、再生、间质增生和炎细胞浸润。

5.间质损害导致的骨骼肌病变,主要是间质内的血管存在炎性损害导致肌纤维的缺血病变,如微血管病变导致的皮肌炎,各种类型的结缔组织病伴随的血管改变导致骨骼肌的损害,也可以是间质成纤维细胞损害导致骨骼肌的病变。

三、临床表现特点

首先应当了解家族遗传史,在既往病史的询问中有过疫苗接种应当考虑患者的局灶性肌肉损害可能为单核细胞性肌筋膜炎,而长期给予丙戊酸钠可能导致骨骼肌的肉碱缺乏而出现肢体的无力,饮酒、毒品注射以及他汀类的降脂药等毒素可以导致骨骼肌急性或慢性的损害；而以前存在血管炎或系统性结缔组织病可以导致伴随或重叠出现骨骼肌炎性损害。此外骨骼肌损害叠加其他系统的损害，常常提示代谢性或细胞骨架疾病。

肌无力：首先确定不是肌肉疲劳，应当注意肌肉无力的分布和发展的规律，近端肌无力指骨盆带肌、肩带肌、大腿肌和上臂肌的无力，常出现在肌肉病和肌炎，也见于近端型的进行性脊髓性肌萎缩。远端肌无力指累及小腿、前臂以及手和足部肌肉，多见于神经源性肌萎缩，一般双侧对称出现，也可以出现在各种类型的远端性肌肉病。中轴肌无力指躯干肌肉的无力，导致屈颈无力、弯腰费力和呼吸肌的瘫痪。单肢体肌无力常出现在神经源性肌肉损害。肌无力发病迅速提示存在骨骼肌溶解或周期性瘫痪，亚急性发病提示多发性肌炎或皮肌炎，也可以出现在代谢性肌肉病，慢性发病是包涵体肌炎和肌营养不良的特点。肌无力出现周期性变化或出现波动见于周期性瘫痪和重症肌无力等离子通道病以及代谢性的肌肉病。肌疲劳指活动后肌肉的疲乏无力，一般在清晨或休息后肌无力恢复，常见于重症肌无力和肌无力综合征，也出现在慢性疲劳现象以及各种代谢性肌肉病。应当和下肢血管疾病以及椎管狭窄导致的下肢间歇性跛行进行鉴别。

肌萎缩和肥大：神经源性肌萎缩出现严重肌萎缩，而肌无力不明显，萎缩早于肌无力，多出现在四肢远端。内分泌性肌肉病、重症肌无力或肌炎出现的肌无力非常严重，肌萎缩相对不明显，儿童发病的肌营养不良由于间质大量增生也常常没有明显肌萎缩，但发病比较晚的肌营养不良常常出现四肢近端的肌萎缩。全身性的肌肥大见于先天性肌强直和家族性周期性瘫痪，局限性肌肥大出现在 Duchenne 型或 Duchenne 型样的肌营养不良，也出现在儿童型进行性脊髓性肌萎缩、高钾性周期性瘫痪以及局灶增生性肌炎，假性肌肥大硬度大，而真性肌肥大的硬度和正常骨骼肌相同，肌肉超声和 MRI 有助于鉴别两者。

肌肉不自主运动：肌束颤动是一个运动单位的肌纤维自发性短暂性快速的收缩，常常无规律反复出现在身体许多部位，表现为肌肉表面细小的肌肉跳动，出现在运动性前角细胞的变性病变以及运动神经的周围部分，通过注射胆碱酯酶抑制药可以诱发出来，健康人也可以在腓肠肌和手部肌肉出现功能性的肌束颤。对肌束颤的观察，肌肉超声检查优于肌电图和肉眼观察。肌肉颤徐表现为肌肉比较大范围的缓慢蠕动样运动。肌强直是肌肉活动后不能及时而迅速放松，常持续几秒到一分钟，一般在寒冷状态下易出现，叩击肌腹可以诱发出来。肌肉痉挛指单个肌肉不自主的疼痛性收缩，是神经兴奋性过高所致，见于周围神经、神经根和前角细胞病变，中枢运动神经系统病变也可以导致肌肉痉挛。

肌张力：肌肉病后者的肌张力正常或下降，肌张力的观察对于新生儿肌肉病诊断非常有帮助，肌张力低下提示存在神经肌肉病。肌张力增高或肌张力障碍一般不出现在肌肉病患者。

肌肉疼痛：肌肉疼痛通过脑、脊髓、周围神经、肌间神经和精神因素而引起，肌肉疼痛分为安静和活动状态下出现，结缔组织病和恶性肿瘤可以出现肌肉疼痛，严重的肌肉疼痛出现在风湿性多肌痛、病毒性肌炎和肌筋膜炎，肾性和血管炎导致的缺血性肌肉病可以伴有肌肉疼痛，进行性肌营养不良和进行性脊髓性肌萎缩也可以出现肌肉疼痛，代谢性肌肉病和肌病伴管聚集常出现活动后肌肉疼痛。甲状旁腺功能亢进症导致的肌肉和骨骼疼痛在站立状态更显著。

关节畸形和肌肉挛缩：关节畸形常常和肌肉无力以及肌张力低的发生有关，可以出现在任何慢性周围神经和骨骼肌病，多出现在先天性肌营养不良、先天性肌病以及传性运动感觉性周围神经病，关节畸形一般和脊柱侧弯畸形同时存在。脊柱强直可以伴随肌营养不良。肌肉挛缩是肌肉间质内结缔组织增生而致，不同于肌强直，一般没有肌纤维膜除极，见于不同神经肌肉病的晚期。

骨骼肌钙化：应当注意是否存在骨骼肌的钙化，弥漫性的骨骼肌钙化可以出现进行性骨化性纤维发育不良，也出现在没有正规治疗的皮肌炎患者。

其他系统：肌肉病可以伴随心脏、肺、皮肤、眼的异常以及中枢神经系统损害的症状和体征。先天性肌营养不良可以出现智力发育的异常以及严重的周围神经病；肌原纤维肌病可以伴随严重的心脏病；而在代谢性肌肉病可以出现心血管以及中枢神经系统的损害。皮肌炎或结缔组织病伴随的骨骼肌损害有可能存在肺间质纤维化以及关节和皮肤的损害。

四、辅助检查

1.常规实验室检查　对于肌肉病应当检查血清肌酸激酶，确定是否存在肌纤维损害，一般超过正常的10倍基本都是肌肉病，但肌酸激酶的升高多和骨骼肌的损害程度不平行。考虑到自身免疫性肌肉病的可能性，应当检查血沉、免疫球蛋白以及其他的自身免疫指标，肌炎患者应当检查各种肌炎相关抗体，而考虑到嗜酸性肌筋膜炎应当查全血嗜酸性细胞计数。如果考虑到代谢性肌肉病，应当检查血乳酸丙酮酸，在脂肪代谢性肌肉病应当进行血肉碱测定。

2.电生理检查　肌电图检查在多数情况下协助判断是否存在肌肉的损害，通过电生理检查确定病变的范围，以鉴别不同疾病。在肌酸激酶增加10倍以上的患者没有必要进行肌电图检查，一般都是肌源性损害。对于肌肉活检没有明显病理改变的神经肌肉接头病和以骨骼肌兴奋异常为主要表现的肌肉病，电生理检查具有重要的诊断价值，低频重频刺激出现递减现象见于重症肌无力，而在癌性肌无力综合征在高频刺激出现递增现象，骨骼肌离子通道病可以通过各种诱发试验协助诊断。

3.肌肉活检　肌肉活检适应证是先天性肌病、肌炎和线粒体肌病，某些特定的代谢性肌肉病也可以采取肌肉活检方法进行诊断。肌营养不良和神经源性肌萎缩在临床诊断不清楚的情况下，也可以选择进行。骨骼肌兴奋性异常为主的肌肉病、内分泌肌肉病和中毒性肌肉病不能发现具有病理诊断价值的形态学改变，一般不进行肌肉活检。肌肉活检首先是选择肌肉受到中度累及的部位。不应当在进行过肌电图检查或外伤的部位进行，这两种情况都可以导致假象的出现。活检方法是在局部麻醉下进行，小孩一般需要用镇静药或全身麻醉。标本可用于电镜检查、组织化学、酶组织化学、免疫组织化学检查，在特殊情况下进行肌肉生化、基因和体外电生理检查。所取的标本应尽快送到附近的神经病理实验室，一般不要超过2h。为了预防并发症的出现患者应当在活检后休息1～2d。

4.最小运动量试验　通过乳酸丙酮酸的最小运动量检查确定肌病是否存在能量代谢的异常，糖原贮积症一般存在糖的无氧酵解异常，在无氧运动时存在乳酸明显的增加，而线粒体病存在有氧代谢异常，在有氧状态下出现明显异常。

5.生化检查　需要采取活检的新鲜肌肉标本，标本需要冷冻保存或马上处理。目前采取血液也可以进行酶学检查。目前采用酶生化检查用于线粒体细胞病、糖原沉积病和脂肪代谢性肌肉病的研究，在脂肪代谢性肌肉病可以确定是否存在肉碱缺乏或戊二酸尿症。

6.基因检测　多数肌营养不良、强直性肌营养不良和周期性瘫痪、线粒体细胞病、先天性肌无力综合征可以通过基因检查加以确定诊断，对这些疾病电生理和分子遗传技术结合可以代替肌肉活检进行诊断。需要的标本是新鲜的抗凝血和骨骼肌，其他组织也可以被采用。由于目前许多疾病的致病基因改变还没有完全阐明，常规检查一般只检查几个热点突变，一些已知的致病基因出现的阳性率不高还有一些基因突变可能没有明确的病理意义，所以阳性的结果可以帮助确定诊断，而阴性的结果不能除外疾病的诊断。

7.医学影像学　计算机断层扫描、磁共振和肌肉超声检查作为非创伤性检查方法目前已经开始广泛应用于肌肉病的辅助诊断，可以确定不同肌肉病的骨骼肌损害在全身的宏观分布规律以及代谢的异常改变，指导肌电图和肌肉活检部位的确定，也指导进一步的基因检查。

五、诊断和鉴别诊断

诊断疾病的基础还是病史、家族史以及对患者的详细查体,临床资料和家族史在肌肉病的诊断中发挥不可替代的重要的作用,各种不同的辅助检查手段为最终的病理或分子诊断提供依据。不同的检查均具有其长处和局限性,其中肌肉活检、基因检查和酶学检查对肌肉病的诊断具有更为重要的价值。

通常首先需要依靠临床症状和体征确定下列几个问题。

依据肌肉无力和萎缩的分布、肌酶的增加以及肌电图的肌源性改变特点判断是否为肌营养不良、肌病、炎性肌肉病。

依据肌无力的波动性和血乳酸的增加确定是否为代谢性肌肉病,依据症状的周期性改变或肌强直现象,结合肌酶和肌电图改变确定疾病是否为离子通道病;依据肌肉无力的疲劳性和肌电图重频刺激的显著递减现象确定是否为神经肌肉接头疾病。

确定患者为非离子通道病后,进行病理检查,确定肌肉病的病理改变性质。

在遗传性肌肉病,首先确定患者的临床和病理表型.而后进一步做生化和基因检查,最后在诊断不清楚的情况下进行肌肉病理检查。

六、治疗

应当尽可能在诊断清楚的基础上进行相应的治疗,多数炎性肌肉病和部分代谢性肌肉病可以得到很好控制。炎性肌肉病可以给予调节免疫治疗,脂肪代谢性肌肉病可以进行左旋肉碱和维生素 B_2 的替代治疗。糖原累积病 2 型可以给予酶替代治疗。所有肌肉病在手术中应防止恶性高热发生。其他肌肉病缺乏有效的药物治疗方法,治疗重点放在物理治疗、矫形和心理治疗方面,通过医生、护士、患者和社会的配合来提高病人的生存质量。

骨骼肌疾病的干细胞治疗以及基因治疗是充满希望的治疗方法,但明确还没有获得满意的疗效。

（王维化）

第二节　重症肌无力

一、概述

重症肌无力(MG)是一种获得性自身免疫性神经肌肉接头疾病,患病率为(4～7)/10 万,发病率为(0.2～0.5)/10 万。其病理改变主要为神经肌肉接头的突触后膜的 AchR 受到抗 AchR 抗体的破坏,导致突触后膜破坏和 AchR 减少。主要临床特点为肌无力和活动后的肌疲劳现象,通过休息和给予胆碱酯酶抑制药可以使症状改善。

二、病因与发病机制

MG 病人的终板在突触后膜存在 IgG 和补体的沉积,在血清中发现 80%～90% 的病人存在抗 AchR

抗体,由于体内产生了抗 AchR 抗体而破坏了神经肌肉接头突触后膜的 AchR,导致突触后膜受体减少和后膜破坏,造成神经肌肉接头处的信息传递障碍,在临床上产生骨骼肌收缩易疲劳。抗 AchR 抗体由 IgG 的不同亚型构成,仅几种抗体可以结合到突触后膜 α 银环蛇毒素的结合点,所以 MG 的抗 AchR 抗体为多克隆抗体。在抗 AchR 抗体阴性的全身型 MG 患者中,15%～20%可检测到抗肌肉特异性酪氨酸激酶(MuSK)抗体,后者也可以导致 AchR 的减少。

MG 的发生推测和病毒感染有关,病毒感染胸腺上皮细胞后,通过"分子模拟"机制诱发了针对"肌样细胞"表面 AchR 的局部炎症反应,打破了正常状态下 AchR 的自身耐受,进而在辅助性 T 细胞的协助下刺激外周淋巴器官的浆细胞,产生针对 AchR 的多克隆 IgG 抗体,与 AchR 抗原决定簇结合,直接阻断 AchR 或通过补体破坏 AchR 而导致 MG 发病。MG 患者的调节性 T 细胞也存在异常,促进免疫耐受的丧失。

许多 MG 病人和 HLA 型相关,提示遗传因素也在发病中具有一定的作用,在病人健康的家族成员也发现存在电生理和免疫的异常。此外 MG 病人的睡眠受到干扰,经过糖皮质激素治疗后好转提示中枢神经系统的乙酰胆碱突触也受到部分抑制。不同的临床资料显示胸腺在 MG 发病中具有一定的作用,胸腺含有肌源性细胞,其表面 AchR,作为抗原刺激单核细胞和 T-淋巴细胞导致此病发病。

三、病理改变

少部分 MG 病人的骨骼肌出现淋巴溢现象和个别肌纤维变性改变,此外可见肌病改变、神经源性肌萎缩,神经末梢出现萎缩和终板加大。电镜检查和神经肌肉接头的形态计量分析显示神经末梢和突触后膜萎缩,突触后膜变短,AchR 抗体脱失,出现免疫复合物沉积,此外肌间神经和毛细血管也出现异常改变。在增生的胸腺可以发现淋巴生发中心增生,内有 B 淋巴细胞。在胸腺瘤可见肿瘤细胞取代整个胸腺。

四、临床表现

1.临床症状　可以出现在从显示儿童到老年的任何年龄组,女性病人的多数发病年龄在 15～35 岁,男性发病年龄比较晚,我国儿童期(<15 岁)起病者可达 30%～40%,且多为眼肌型,男女比例接近。男性在 60～70 岁达到发病高峰,女性发病多于男性(3∶2)。

(1)肌肉无力:多数病人表现为骨骼肌的病理性易疲劳现象或持续性的肌无力在活动后加重,精神负担、高热、月经、感染、刺眼的光线可以诱发肌无力反应或加重病情,开始病人常表现为眼睑下垂、复视、讲话弱带鼻音和肢体无力,症状在夜间睡眠后或长时间休息后消失或明显改善,活动后症状出现或加重。偶尔病人在早晨睡眠后症状最明显,有时面肌、舌肌、咽喉肌和咀嚼肌群单独或与其他骨骼肌一起受累及,鼓膜张肌受累导致低频范围出现听觉减退,镫骨肌受累导致听觉过敏,讲话很快出现疲劳、变弱和鼻音,长时间讲话出现完全失语。在 MG 晚期也是一定的肌群受累,常出现不同肌群交替出现症状或从一处扩展到另一处肌群。四肢肌肉的肌疲劳现象常常近端肌群重于远端肌群,双侧同时受累及多于一侧受累及,肢带肌和颈部肌肉受累及单纯从临床上很难和其他肌肉病区别,在没有眼咽部症状时很难作出正确诊断,这些患者应当特别注意病人的呼吸功能,观察最大呼气和吸气时的胸廓活动情况、随意的咳出力量,以及呼吸和心跳频率。咽喉部肌肉无力可以导致吞咽危险和窒息。吞咽困难可以通过吃凉的食品如冰激凌而得到改善。

(2)其他症状:腱反射一般存在或比较活跃,个别病人出现面手麻木感或二便失禁。个别病人出现肌肉疼痛,肌肉萎缩一般不出现在肌疲劳前,仅出现在晚期,在发病后 6 个月和 1 年后 14%的病人出现肌肉萎缩。

(3)合并其他疾病:70%的 MG 病人存在胸腺的异常,包括淋巴细胞和浆细胞增多伴随出现大量的生发中心高,提示存在慢性炎症。胸腺肿瘤出现在 10%～40%的 MG 病人中,但很少出现在儿童患者,在这些胸腺中也可以找到胸腺肿瘤的组织学改变,小部分胸腺瘤如果不马上进行手术可以浸润胸膜、心包膜和其他的纵隔结构。10%～15%的 MG 病人合并甲状腺疾病,5%伴有甲状腺功能亢进症、5%伴有甲状腺功能减退(尸体解剖发现 19%的 MG 合并出现甲状腺炎)。其他合并的疾病包括红斑性狼疮、多发性肌炎和皮肌炎、肌病伴管聚集、Sjogren 综合征、天疱疮、溃疡性结肠炎、Lambert-Eaton 综合征、Sneddon 综合征、结节病和急慢性的周围神经病。

2.临床分型　MG 分 4 个亚型,一般 I 型和 II a 型占病人的 55%,II b 型为 21%,24%为 III～IV 型。死亡率在 III 型最高,其次为 IV 和 II 型。

I 型,眼型,典型临床表现为一侧或双侧眼睑下垂,有时伴有眼外肌无力和复视,预后良好。轻度的骨骼肌无力和疲劳现象以及肌电图显示肌无力的递减现象不能除外眼肌型 MG,但可能发展为全身型,约 40%的眼肌型 MG 可以发展成全身型 MG,但如果在发病后 2 年内没有进行性加重,多数病人不会继续发展成全身型。可分为以下两型:①II a 型,轻度全身型,缓慢进展,伴随眼外肌和球部肌肉的肌无力和肌疲劳现象,死亡率极低;②II b 型,中度全身型,开始进行性发展,常常伴有眼部症状,从其他肌肉和球部肌肉的中度扩展到重度 MG,常常出现构音障碍、吞咽困难和咀嚼困难,呼吸肌一般不受到累及,病人的生活受到限制,死亡率低。

III 型,急性快速进展型,在几周和几个月内急性开始迅速发展的球部肌肉、全身骨骼肌和呼吸肌的无力,常合并胸腺瘤,出现胆碱能危象和肌无力危象,死亡率高。

IV 型,慢性严重型,开始为眼肌型或轻度全身型,2 年后或更长时间后病情突然恶化,常合并胸腺瘤,预后不好。

3.特殊类型

(1)一过性新生儿型 MG:大约 12%患 MG 的母亲生的新生儿出现一过性新生儿型 MG,临床症状在出生后 3～6 周自发消失,患病的新生儿表现为面具样面容,吸奶和吞咽无力(87%)、出现全身性肌无力(69%)、呼吸功能不全(65%)、哭泣无力(60%)、肌病面容(54%)和眼睑下垂(15%),这些症状在生后几小时到 3 天出现,在 1 周内有很高的死亡率。

(2)MG 危象:患者发生呼吸无力和(或)吞咽困难,不能维持通气功能和保护气道时,称为危象。尽管采取各种治疗,20%的 MG 患者可以出现危象。主要包括两个类型:a.MG 危象,是 MG 患者死亡的主要原因。呼吸肌和咽喉肌无力急性加重,通气不足且气道分泌物增加阻塞气道,AchE I 的剂量可改善症状。b.胆碱能危象,由 AchE I 过量所致,多见于 MG 症状加重增加抗胆碱酯酶的药物时[溴吡斯的明 6～8mg/(kg·d)以上],出现药物中毒表现,在呼吸困难加重的同时,分泌物明显增加且伴有胆碱能亢进的其他症状(瞳孔缩小、多汗、腹痛、肌肉震颤等)。

(3)抗生素和药物引起的神经肌肉接头传导阻滞:不同药物通过抑制突触前膜乙酰胆碱的释放和阻滞突触后膜乙酰胆碱的作用从而导致神经肌肉接头信息传导受阻,在临床上使无症状的 MG 表现出来严重者出现肌无力危象,此类药物也可以使明确诊断的 MG 临床症状突然恶化。

(4)其他类型的 MG:肢带型 MG 患者仅出现四肢的无力,没有眼睑下垂表现。颈臂炎性肌肉病也是 MG 的一个亚型,肌无力主要出现在上肢的近端和颈部肌肉。

五、辅助检查

1.疲劳试验　反复活动受累肌肉可诱发症状加重。疲劳试验还有助于观察病情改变,尽可能在没有给予抗胆碱酯酶药物的情况进行。一般哪块肌肉无力明显就检查哪块肌肉。

2.药物试验　先停用抗胆碱酯酶药物 6～8h,而后进行药物试验。国内常用的方法是新斯的明 0.02～0.03mg/kg 体重肌内注射,注射 20min 后开始观察主要被累及肌群的无力改善程度。至少 2 个肌群改善50%以上或 1 个肌群改善 70%以上才可以确定有意义,注射 1.5～2h 后改善的肌无力又恢复到注射前水平可判定为阳性。为防止因饥饿或过度劳累对结果判断的干扰,应在检查前让患者吃饭且适当休息。为预防抗胆碱酯酶药物的不良反应,可先肌内注射阿托品 0.5～1mg。肌疲劳试验阳性没有绝对特异性,阳性反应可以出现在肌萎缩侧索硬化、脊髓灰质炎、先天性肌无力综合征和 Lambert-Eaton 综合征。

3.神经电生理检查　以 2～5Hz 的频率进行神经刺激在正常人的波幅没有改变或轻度升高,在 MG 病人 10Hz 以上频率刺激没有改变,在 2～5Hz 重复刺激的开始阶段出现波幅递减现象,递减的幅度至少在10%以上,肌内注射新斯的明后递减现象改善为阳性。一般对 MG 的检查采取 3/s 刺激 5～6 次的方法,常用检查部位为三角肌和斜方肌,眼轮匝肌、口轮匝肌、额肌和大小鱼际肌也可以应用于检查,活动后、加热和缺血情况下可以增加阳性率。肌电图结果对 MG 无无特异性。严重的 MG 病人通过给予胆碱酯酶药物也不能改善临床症状,肌电图可以显示肌源性改变,在该情况下应当应用单纤维肌电图进行检查,单纤维肌电图是最敏感的 MG 检查方法,主要表现为颤抖增宽和(或)传导阻滞,阳性率可达 95%～99%,但特异性差,阴性时可排除 MG。

4.血清抗体检查　80%～90%的病人出现抗 AchR 抗体阳性,在缓解期仅 24%的病人阳性,眼肌型约50%阳性,轻度全身型阳性率为 80%,中度严重和急性全身型 100%阳性,慢性严重型 89%阳性。血清抗体滴度下降 50%并持续 1 年以上多数病人的临床症状可以缓解,而且在糖皮质激素、免疫抑制药、血清置换和胸腺切除后临床症状的改善和血清抗体滴度的下降相关。不同的试验方法和抗原的不同其检查结果也不同。AchR 抗体见于少数自身免疫性甲状腺疾病、服青霉胺者、胸腺瘤患者及家族性患者的无症状同胞。常规方法不能检测到抗 AchR 抗体的 MG 患者,可能有针对神经肌肉接头处低亲和力抗 AchR 或MuSK 抗体,但日本的报道阳性率只有 2%～3%。部分 MG 患者有胸腺瘤,特别是成年患者,可以出现有抗连接素抗体和抗里阿诺碱受体抗体等针对骨骼肌抗原的抗体。30%～40%的 MG 患者存在甲状腺球蛋白抗体。

5.胸部 CT 检查　25%的胸腺瘤在前后位和侧位 X 线检查阴性,CT 检查有助于胸腺瘤的诊断。胸腺瘤 CT 检查的阳性率可达 90%左右。10%～15%的 MG 患者伴胸腺瘤,60%伴胸腺增生,在 50 岁以后发病的患者的胸腺通常正常或萎缩。

6.其他检查　全身型 MG 有必要测定病人的肺活量和进行血气分析。一般 MG 患者不需要进行该检查,但在颈臂炎性肌肉病的肌肉病理检查可以发现肌纤维的坏死和炎性细胞浸润。

六、诊断和鉴别诊断

MG 的诊断主要依靠患者的病史,患者出现特殊的肌肉无力,而且活动可以加重。有这些临床特点的患者应当进行肌电图、新斯的明药物试验和血清抗 AchR 抗体测定,根据病人出现肌无力和肌疲劳、药物试验阳性、肌电图的递减现象可以诊断 MG,出现抗 AchR 抗体可以进一步证实此病的存在,但没有一项实验室检查是 100％阳性,肌电图正常和抗体阴性不能否定 MG 的诊断。为了除外其他出现肌疲劳现象的疾病和 MG 伴随疾病,需要进行其他免疫学检查、甲状腺检查和胸腺检查。肌无力症状复发时,如果原来有效的疗法没有效果,需考虑是否合并其他疾病。

除临床表现和肌电图改变象提示 MG 外,如果还有其他的肌肉病、肌炎和周围神经病的依据,应当进行肌肉活检和血清酶学检查,如果没有眼外肌受累或仅眼外肌受累及,临床症状没有晨轻暮重现象,同时出现不典型的神经系统损害的症状,在没有肌疲劳现象和抗 AchR 抗体阳性的情况下,即使肌电图显示有递减现象和依酚氯铵试验阳性,MG 的诊断不能确定。这种情况下为了诊断或除外 MG 应当进行详细的电生理和形态学检查。

眼睑下垂和眼外肌瘫痪为主要表现的患者,应当排除慢性进行性眼外肌瘫痪、Meige 综合征、动眼神经麻痹、Horner 综合征、先天性睑下垂、眼咽型肌营养不良、甲状腺眼病、眼眶内占位病变、眶肌炎和 Miller Fisher 综合征。咽喉肌无力为主要表现者应当排除脑干梗死、后组脑神经麻痹和进行性延髓性麻痹。四肢肌肉无力为主要表现的患者需要排除 Lambert-Eaton 综合征、线粒体肌病、脂肪累积肌病、多发性肌炎、运动神经元病和肉毒中毒等,还需要要与慢性疲劳现象鉴别,后者多伴随焦虑抑郁症状,一般无眼睑下垂。呼吸困难的鉴别包括运动神经元病、心功能不全等。儿童或青少年起病者还要与先天性肌无力综合征鉴别,后者没有抗体,此外药物治疗效果也不好。

七、治疗

所有患者均首先给予抗胆碱酯酶抑制药。其次是考虑病人是否适合进行胸腺切除治疗、糖皮质激素、免疫抑制药和血浆置换。通常要先达到诱导缓解,再维持这种缓解,缓解 1～2 年后可逐渐减量。胸腺瘤患者行胸腺切除。年轻的全身型 MG 患者如果 AchEI 疗效不佳,也可以进行胸腺切除,最好在发病后 1 年内完成。进展性加重的所有类型 MG 患者均要给予免疫治疗,同时给予药物预防药物的不良反应。此外,应当关注病人的精神状态。

(一)对症治疗

最常用的对症治疗药物是溴比斯的明,对球部和四肢骨骼肌无力效果好,新斯的明起效快,对四肢肌无力效果好,阿奴斯的明对四肢肌无力效果好。3,4-二氨基吡啶可促进突触前膜释放 Ach,在先天性肌无力综合征患者有效。首先应当单一用药,个别情况下联合用药。在病人躯体和精神负担加大、感染和月经期间应当加大用药剂量,怀孕时用药剂量可以升高也可以降低,此外应当根据病人的临床症状加重和缓解而调节用药的剂量,由于每个病人对胆碱酯酶抑制药的反应不同,必须对每个病人进行详细观察,而后选择最佳剂量和作用最充分的药物,应当经常对病人对药物的反应进行检查控制。

溴比斯的明,片剂为 10mg、60mg 和 180mg 三种。此药起效慢,不良反应比新斯的明小,开始从小剂量开始,一日 3 次,每次 10mg,而后逐渐加大剂量到稳定在身体可以耐受的剂量,由于此药的作用持续 3～6h,有必要一天服用 4 次和多次,并且和病人的生活习惯相适应。轻中度的 MG 每天药物总量为 120～360mg。新斯的明的片剂为 15mg,针剂为 5mg/2ml,此药发挥作用快,口服后 15～30min 显效,可以迅速扭转 MG 反应,清晨服用一次可以使病人迅速穿衣和吃早饭,如果作为常规用药应当每 2～3 小时应用一次,新斯的明引起的肌肉方面的不良反应比溴比斯的明常见。阿伯农斯的明的剂量为 10mg 片剂,作用持续 6～8h 每 6 小时服药一次。

由于胆碱酯酶抑制药抑制乙酰胆碱的水解,导致乙酰胆碱在副交感神经末梢、神经节前突触、终板和中枢神经系统堆积,出现不良反应(表 12-1)。毒蕈碱(毒蘑菇的毒素)作用在神经节后副交感神经受体,不作用在烟碱神经节和运动终板,为了描述乙酰胆碱的不同作用,习惯称作用于神经节后副交感神经受体的作用为毒蕈碱样作用,作用于神经节和运动终板称烟碱样作用。毒蕈碱样不良反应一般出现在开始应用胆碱酯酶抑制药达到治疗剂量时,应采取抗副交感神经药物进行治疗。不良反应比较轻,可以给予 L-莨菪碱一日 3 次,一次一片,严重不良反应可以给予阿托品 0.5mg 肌内注射或 L-莨菪碱肌内或静脉注射,根据经验胆碱酯酶抑制药的毒蕈碱样不良反应随着时间的延长而逐渐减轻。烟碱样不良反应和中枢神经系统的中毒表现一般出现在长期用药的病人,该不良反应常被抗副交感神经药物所掩盖,只有当出现胆碱能危象伴随呼吸肌瘫痪或中枢性呼吸麻痹时才被诊断出,可能是病人突然死亡的原因。

表 12-1　胆碱酯酶抑制药的不良反应

毒蕈碱样	烟碱样	中枢神经系统
瞳孔缩小	肌无力	不安静
分泌过多(唾液过多、大汗、气管内分泌物增多)	呼吸肌无力	恐惧
	肌疲劳现象	头晕
消化道症状(腹泻、腹部痉挛、恶心、呕吐、厌食、大小便失禁)	肌束颤	失眠
	肌肉痉挛	头痛
呼吸困难	震颤	意识障碍
心动过缓和低血压	构音障碍	或昏迷
	吞咽困难	癫痫

(二)针对免疫异常的治疗

1.糖皮质激素　作为首选药物,适于小到中等剂量的胆碱酯酶抑制药不能获得满意疗效、胸腺切除术前或术后恶化者以及不能手术者。以较大剂量开始时,MG 病情可短暂加重或诱发危象,通常发生在给药后的 4~10d。对Ⅱb、Ⅲ和Ⅳ型患者从小剂量 20mg/d 开始逐渐增加,而每后 6 天增加 12.5mg,最后增加到每 2 天 100mg 或 60~80mg/d 或 1mg/(kg·d),有时在剂量达到每 2 天 100mg 以前临床症状已经明显好转,就没有必要继续增加剂量。如果患者病情较重需要更大剂量激素,可以合用血浆置换或静脉滴注免疫球蛋白(IVIg)以减少短暂加重的风险。Ⅰ和Ⅱa 型患者可从 60~80mg/d 或 1mg/(kg·d)开始或大剂量甲泼尼龙冲击疗法。通常在 4~6 周出现改善,在此期间剂量维持在 50~80mg/2d,多数病人在临床症状改善后 3 个月抗体水平下降,为了维持好转后的状态,糖皮质激素必须缓慢减量至维持量,一般降至每 2 天 15~30mg,维持治疗 1 年后再经过数月逐渐减量停药,维持在 0.2mg/kg 一般没有任何不良反应。1 年不能减少到该剂量以下者要联合使用免疫抑制药。糖皮质激素的不良反应包括体重增加、体液潴留、电解质紊乱、高血压、糖尿病、焦虑、失眠、神经质、青光眼、白内障、胃肠道出血和穿孔、类固醇肌病、机会性感染和股骨头坏死。对此在治疗以前一定要明确告诉病人,同时应当告诉病人有 80%~90% 的病人可以获得满意的疗效。骨质疏松可用碳酸钙 1500mg/d 和维生素 D 400~800U/d。胃肠道并发症可以用制酸药物和胃黏膜保护药预防。大剂量冲击时有猝死可能,故冲击治疗期间应进行心电监护。此外病人应当低盐和高蛋白饮食,补充钾。使用糖皮质激素前应先进性肝炎病毒学相关检查,如果存在病毒肝炎,应该请传染科给予抗病毒治疗后再进行免疫抑制药治疗。

2.免疫抑制药　适于糖皮质激素疗效差及糖皮质激素依赖患者的长期治疗。骨髓抑制是此类药物常见的不良反应,白细胞低于 $4×10^9/L$,血小板低于 $100×10^9/L$ 时应该减药并使用药物提升血细胞数量。如果白细胞低于 2500/L 应当停药。其次是肝肾功能的异常,应定期复查(开始每周一次,其后改为 2~4 周一次)。肝功能>正常高限的 2 倍和肾功能>正常高限时要立即停药并给予相应治疗,肝功能异常未增高到上述水平时可用药同时联合保肝治疗,肝肾功能恢复正常后可尝试从小剂量重新开始原来的免疫抑制药。使用免疫抑制药前也应先检查是否存在病毒性肝炎,对于肝炎请传染科给予抗病毒治疗后,肝炎稳定后再进行免疫抑制药治疗。由于此类药有潜在致畸作用,所以对男女均应当避孕。所有免疫抑制药均存在致癌性的潜在风险。

硫唑嘌呤主要抑制 T 细胞的功能。硫唑嘌呤与糖皮质激素合用者的功能恢复优于单用糖皮质激素者,用于全身型 MG。一般合用两者时,先逐渐减少糖皮质激素的用量,而保持硫唑嘌呤的用量。硫唑嘌呤一般 50mg/d 开始,逐渐增加剂量到 2～4mg/(kg•d),分 2～3 次给药,起效时间为 2～6 个月,治疗应当维持至少 1～2 年。不良反应有流感样症状、胃肠道不适和胰腺炎,通常在开始治疗后的数周内出现。还有患者出现肝功能异常、白细胞减少、贫血、血小板减少或全血细胞减少,通常在减量后改善。环孢素用于硫唑嘌呤无效或不能耐受者,主要通过抑制钙神经素信号通路而抑制 T 细胞的功能,可显著改善肌力且降低 AchR 抗体的滴度。50mg,bid 开始,逐渐增加到 4～6mg/(kg•d)。不良反应主要为肾脏毒性和高血压,震颤、牙龈增生和多毛也较常见。他克莫司在其他药物疗效不佳的患者尝试,主要是在 RyR 抗体阳性患者。与环孢素一样属于大环内酯类,抑制激活的 T 细胞的增殖。他克莫司亦可作用于 RyR 受体介导的钙离子释放过程,还有加强兴奋收缩耦联的作用。3mg/d,开始 tid,不良反应与环孢素相似但明显较环孢素轻。麦考酚酸莫酯用于不能耐受硫唑嘌呤无效或不能耐受者,其代谢产物霉酚酸可以抑制嘌呤合成,从而选择性影响淋巴细胞增殖。一般 500mg,bid 开始,逐渐增加到 2000～3000mg/d。主要不良反应是腹泻,臂髓抑制作用较弱。环磷酰胺用于糖皮质激素加硫唑嘌呤、环孢素或麦考酚酸莫酯无效或不能耐受这些药物者。能够抑制 B 细胞活性和抗体的产生,在大剂量还能够抑制 T 细胞,显著改善肌力和减少糖皮质激素用量。0.2g/次,每周静脉注射 3 次;或 0.8～1.0g/次,每月一次,总剂量为 8～10g。其不良反应包括胃肠道反应、骨髓抑制、机会性感染、膀胱刺激、引起不育以及诱发恶性肿瘤的潜在可能性。甲氨蝶呤疗效不佳,每周给予 10～15mg。在上述药物治疗无效的患者可试用。

3.血浆置换和静脉滴注免疫球蛋白(IVIg)　主要用于非常严重的全身型和暴发型 MG 以及合并危象时,上述方法不能很快获得治疗效果,由于作用短暂,仅在特别危重的病人应用,协助诱导缓解和准备手术。一般血浆置换的第一周病情好转,治疗方法通常为成年人每次置换 3～5L 血浆,隔日或每日一次,共 4～6 次。作用持续 1～3 个月,经过几次置换后疗效可以得到巩固。不良反应包括低血压、血浆成分过敏、低钙血症、低蛋白血症、心功能不全、置管处感染以及传播病毒感染的潜在风险等。IVIg 的适应证与血浆置换相同,不良反应较少,因此常常被首选,在危象时血浆置换起效更快。IVIg 的有效性与血浆置换无显著性差异,与口服甲泼尼龙的疗效也没有差异,1g/kg 和 2g/kg 剂量的疗效无显著性差异。

MG 的早期治疗策略是在疾病的早期给予血浆置换或 IVIg,而后给予糖皮质激素可以获得更好的效果,糖皮质激素的不良反应更小。

4.胸腺切除　一般在Ⅱb、Ⅲ和Ⅳ型 MG 病人如果在 6 个月内症状没有缓解应当进行手术治疗,Ⅰ和Ⅱa型一般不进行手术治疗。60 岁以上的病人胸腺出现退休性改变,没有必要进行手术治疗。AchR 抗体阴性的患者胸腺切除术的疗效尚未确定,MuSK 抗体阳性患者不需要胸腺切除术治疗。对严重的 MG 通过重症监护和辅助呼吸以及泼尼松治疗,预后也比较好,手术和非手术组症状改善没有明显差别,胸腺手术只在极严重的 MG 进行。76%的病人在手术后症状消失或改善,病理检查显示许多生发中心,临床症状缓解比较缓慢,生发中心少,缓解迅速,在手术前进行放疗预后更好,单独放疗只应用于病人不能耐受手术治疗。

伴有胸腺瘤的患者均需要胸腺切除。应该在 MG 稳定后行胸腺瘤切除术。手术前调整胆碱酯酶抑制药的最小有效剂量,在手术前留有充足的时间是病人达到最佳的营养和健康状态,手术当天不给予胆碱酯酶抑制药。手术期间应当有一名有治疗 MG 经验的医生对病人进行不断的观察,手术后由于病人呼吸功能不全和分泌物阻塞应当进行气管插管,手术后在密切观察病情变化状态下可以给予胆碱酯酶抑制药,开始给予足量,几天后逐渐减量,许多病人在手术后 24h 临床症状明显改善并维持几天,在这期间胆碱能反应的危险比较高,所以病人离开手术观察室后还要密切观察病情变化,手术后效果开始出现,胆碱酯酶抑制药的剂量应当及时减量。手术后如果必须应用抗生素,一般选择合成青霉素。镇静药应用也应当小心。

5.MG 危象和胆碱能危象 无论何种危象,均要及时进行气管插管、人工辅助呼吸和停用抗胆碱酯酶药物。只有在进行了气管插管并清除了气管内分泌物后,才能开始寻找导致危象发生的原因及进行其他治疗措施。在危急状态下有时很难根据临床和药理学经验来区别是肌无力危象还是胆碱能危象,因为两种危象可以出现在同一个病人的不同肌肉,在此情况下应当停止胆碱酯酶抑制药数天。长时间应用胆碱酯酶抑制药可以引起运动终板对乙酰胆碱暂时的不敏感,在进行持续监护情况下停止所有药物 14d 会再次敏感。危象不能被马上控制,气管切开必须进行。新的治疗在应用胆碱酯酶抑制药的同时,要早期给予血浆置换或 IVIg,及时控制感染,亦可使用大剂量甲泼尼龙冲击治疗。待患者力量恢复达到一定程度,可逐渐增加胆碱酯酶抑制药的剂量,尝试脱离人工通气,应尽早常规给予口服糖皮质激素和其他免疫抑制药。

肌无力危象可以出现在 MG 病人,也可以出现在健康人感染或麻醉期间应用抗生素和肌松药的情况下,肌无力危象确诊后首先静脉注射新斯的明 0.25mg 或溴比斯的明 1mg,而后非常小心地增加剂量,从静脉注射到肌内注射剂量应当增加 1.5 倍到 2 倍,如果出现生命危险应当进行血浆置换。胆碱能危象是通过胆碱酯酶抑制药过量产生烟碱样运动终板阻断作用而引起,常常和出现严重的肌无力相关,当抗副交感神经药物治疗毒蕈碱样表现过量时,没有及时发现胆碱能危象发展的危险很大,一般先给予阿托品 1mg 静脉注射,5min 后如果有必要可以再静脉注射 0.5mg,而后的剂量必须符合毒蕈碱样表现,烟碱样表现可以通过应用双复磷(胆碱酯酶激活药)而改善。

6.避免使用的药物 有些药物通过抑制突触前膜 Ach 的释放和阻滞突触后膜 Ach 的结合而导致神经-肌肉接头传导阻滞加重,引起 MG 症状突然恶化或诱发 MG,这些药物包括:糖皮质激素、抗生素(四环素、链霉素、新霉素、庆大霉素、卡那霉素、紫霉素、妥布霉素、氨苄西林、杆菌肽、多黏菌素等)、抗心律失常药物(奎尼丁、普鲁卡因胺、利多卡因、普罗帕酮)、β 受体阻滞药(普萘洛尔)、神经精神类药物(巴比妥类、苯二氮卓类)、镇痛药(吗啡、哌替啶等)以及青霉胺、奎宁和氯喹等。

八、预后

在眼肌型 MG 患者中 10%～20% 可以自愈,20%～30% 始终局限于眼外肌,80% 的患者在发病后 3 年内逐渐发展成为全身型 MG。眼肌型 MG 给予糖皮质激素和免疫抑制药能够改善眼外肌症状,防止向全身型 MG 发展的疗效尚不肯定。患者的生活质量由于抑郁和运动的障碍而出现下降。70% 的 MG 患者在发病 1 年内达到最严重,发生危象的患者中 20%～30% 在发病 1 年内出现首次危象。随着机械通气、重症监护技术以及免疫抑制药的广泛应用,MG 死亡率至 3% 以下,预后差的主要原因是伴随恶性胸腺瘤。

(刘 钋)

第三节 炎性肌肉病

肌炎或炎性肌肉病分为自身免疫性肌炎和感染性肌炎。自身免疫性肌炎比感染性肌炎常见,年发病率为 2.18～7.7/100 万,免疫性肌炎包括皮肌炎、包涵体肌炎、多发性肌炎、免疫性坏死性肌肉病和多发性肌炎合并其他结缔组织病,少见类型包括嗜酸性肌炎、结节性肌炎、风湿性多肌痛及其他。感染性肌炎包括病毒性肌炎、细菌性肌炎、真菌性肌炎、寄生虫肌炎、病毒感染后疲劳综合征,相对少见。

一、皮肌炎

皮肌炎(DM)是一种主要累及皮肤和骨骼肌的炎性微血管病,属于特发性炎性肌肉病范畴。包括成年人皮肌炎、青少年皮肌炎、皮肌炎伴恶性肿瘤、皮肌炎叠加其他胶原血管病、无肌病皮肌炎、药物相关的皮肌炎和 Wong 型皮肌炎。皮肌炎占炎性肌肉病的 90%,儿童期发病率高峰在 5～14 岁,成人期发病高峰为 30～50 岁。本病女性患者多于男性,男女之比为 1∶1.9。

【病因和发病机制】

皮肌炎的发病主要和体液免疫异常激活有关,因补体激活和膜攻击复合物形成,导致毛细血管内皮细胞破坏和微栓塞形成,出现以骨骼肌和皮肤为主的多系统损害。在皮肌炎的肌肉组织中可检测到白细胞介素-1α、IL-1β、转化生长因子 β、巨噬细胞炎症蛋白 1d,说明促炎症细胞因子在 DM 发病中也有一定作用。遗传因素在 DM 的发病机制中也起重要作用。

【病理改变】

主要病理改变是炎细胞浸润、毛细血管坏死和肌纤维变性,束周肌纤维病变是皮肌炎的典型病理改变,其特征是 2～10 层的纤维萎缩在肌束周围。而血管内皮细胞坏死是此病的特征病理改变,导致大量的毛细血管闭塞消失,在部分残存的血管内皮细胞内可以看到管网包涵体,肌纤维的改变是由于血管闭塞导致的缺血损害,儿童皮肌炎还可以看到骨骼肌和皮肤的钙化。皮肤的表皮基底细胞层空泡变性,角质形成细胞坏死,血管扩张,出现活化的 CD4$^+$ 辅助淋巴细胞和中性粒细胞浸润。

【临床表现】

急性或亚急性发病。常呈对称性损害四肢近端肌肉,四肢远端肌肉力量相对较好,但晚期也受累及,可以发生吞咽困难和呼吸肌无力。腱反射存在,但在一些严重的肌无力或肌萎缩患者,腱反射消失。肌痛不常见,发生率不超过 30%。

皮肌炎存在特征性的皮疹,25% 的病人最先的主诉是皮疹。包括:①睑淡紫色皮疹,一侧或双侧眼睑出现,常伴发眼睑或面部水肿;②Gottron 征,位于关节伸面,多见于肘、掌指、近端指间关节处,慢性期表现为伴有鳞屑的红斑,皮肤萎缩,色素减退;③暴露部位皮疹,面、颈、前胸(V 字区)或背、肩(披肩征)红斑,暴露在太阳下红斑加重,伴随瘙痒;④技工手,手指的侧面、掌面皮肤过度角化、变厚、脱屑、粗糙伴皲裂,类似技术工人的手;⑤甲周毛细血管扩张和甲周红斑,常见于成年人皮肌炎;⑥皮肤异色病样改变,可能是淡紫色红斑区皮肤慢性活动性的结果,导致花斑状的低色素、高色素、毛细血管扩张和萎缩,伴或不伴鳞屑。罕见的皮肤改变包括获得性鱼鳞病,手掌黏蛋白样丘疹和斑块、手指掌面的皱褶、全身性水肿。不常见的皮肤损害表现包括萎缩性头皮的皮肤病伴非瘢痕性脱发、脂膜炎和网状青斑。38% 的儿童存在瘙痒,瘙痒有助于鉴别皮肌炎和系统性红斑狼疮,后者罕见瘙痒。皮下钙化出现在长期没有治疗的患者,一些病例出现皮肤溃疡形成、感染和疼痛,特别在受压部位。

皮肌炎可以伴发血管炎,出现消化道出血、胃肠黏膜坏死、胃肠穿孔或视网膜血管炎等。部分皮肌炎患者可出现关节挛缩。由于累及到口咽部骨骼肌和食管上部可出现吞咽困难。心脏损害出现房室传导阻滞、快速性心律失常、心肌炎。肺脏间质损害导致间质性肺炎、肺纤维化、弥漫性肺泡损伤。当皮肌炎伴发其他结缔组织病时,出现发热、不适、体重减轻、关节疼痛、雷诺现象。

特殊类型皮肌炎如下。

（1）无肌病皮肌炎，具有特征性的皮肌炎的皮损，持续 6 个月以上，不包括最初的 6 个月经过系统的免疫抑制药治疗连续 2 个月以上者以及使用能导致皮肌炎样皮肤损害的药物如羟基脲、他汀类降脂药。无肌无力的临床证据，肌电图、肌活检、磁共振结果正常。

（2）叠加综合征：女性明显高于男性，比例为 9：1。重叠的其他结缔组织病依次为系统性硬化症、类风湿关节炎、系统性红斑狼疮、干燥综合征、结节性多动脉炎。

（3）药物性皮肌炎：D-青霉胺、青霉素、磺胺、异烟肼、他莫昔芬、氯丙嗪、安他唑啉、克立咪唑、保泰松、干扰素-α2B 均可以导致皮肌炎样综合征。

（4）Wong 型皮肌炎：特点是红斑、过度角化、滤泡丘疹，有一些报道滤泡丘疹仅出现在膝关节和肘关节的伸侧面皮肤。

【辅助检查】

1.血清肌酶　肌酸肌酶在活动期可升高到 50 倍。虽然肌酸肌酶浓度常与疾病活动性相平行，但在某些活动性皮肌炎患者可以正常。

2.肌电图　针极肌电图显示自发电活动增多伴纤颤电位，复合重复放电，正锐波。运动单位电位为低波幅、短时限、多相电位。

3.肌肉活检　肌活检对诊断最重要，浸润的炎细胞主要在血管周围或肌束衣，此外可见束周肌纤维变性，伴随毛细血管密度明显下降。电镜检查可见血管内皮细胞内管网包涵体。

4.影像学研究　MRI 在 T_2 加权像和短 T_1 翻转复原像显示活动性病变为高信号，其信号强度与疾病活动性呈正相关。MRI 的 T_2 弛豫时间可作为检测肌肉炎症的定量指标，与疾病活动性相关。

5.肌炎特异性抗体　①抗合成酶抗体是最常见的肌炎特异性抗体，依据氨基酸的不同，抗合成酶抗体分成若干亚型，出现在 25%～30% 的特发性炎性肌肉病的患者；②抗 Mi-2 抗体，出现在 15%～20% 的皮肌炎患者；③抗信号识别颗粒抗体，在皮肌炎患者中阳性率为 2% 左右；④其他少见的肌炎特异性抗体，抗 CADM-140 抗体主要在非肌炎性皮肌炎患者表达。抗 p155/140 抗体出现在 13%～21% 的皮肌炎患者。抗 p140 抗体主要在青少年肌炎患者。抗 SAE 抗体出现在 8.4% 的皮肌炎患者表达，在多发性肌炎或重叠综合征的不表达。

【诊断和鉴别诊断】

结合患者的临床表现，即出现皮肤和骨骼肌的联合损害，皮肤改变具有 DM 的典型皮疹，在临床上就可以提出诊断。诊断按照下列标准，如果为男性，大于 45 岁，伴随恶性肿瘤的可能性加大。此外抗体的检查不仅可以进一步协助诊断，而且还可以指导进一步的治疗药物选择。

其鉴别诊断主要排除多发性肌炎、其他结缔组织病合并的多发性肌炎以及肌营养不良，这些患者的皮肤损害一般不出现 DM 的典型皮疹，此外骨骼肌病理改变一般没有典型 DM 的束周肌纤维损害特点。

【治疗】

1.皮质类固醇激素　是治疗皮肌炎的一线用药。大剂量泼尼松能改善肌力和功能，短期静脉用甲泼尼龙也有效。58%～100% 的皮肌炎患者至少有部分反应；单独应用泼尼松治疗 30%～66% 的病人恢复正常，开始治疗 3～6 个月症状改善。初始泼尼松 0.75～1.5mg/（kg·d），最高到 100mg/d，维持 3～4 周。对于重症患者或有威胁生命的系统并发症患者，可选择甲泼尼龙冲击 1.0g/d，连续 3d。在大剂量泼尼松治疗 3～4 周后，开始递减剂量，10 周可递减到隔日用药 1mg/kg，如果有效，且无严重不良反应，再进一步将隔日剂量以每 3～4 周减 5～10mg 的速度递减，当泼尼松减至 20mg 隔日 1 次以后，递减速度不超过每 2～3 周减 2.5mg。一般在治疗后 3～6 个月患者肌力和活动能力开始明显恢复。如果泼尼松治疗 4～6 个月后病情客观上无改善或者再减量期间病情恶化,则需要加二线药物。泼尼松剂量加倍,每日给药,至少 2 周,才能减量到隔日一次。一旦病人恢复肌力,再开始缓慢减量。泼尼松和其他免疫抑制药的剂量调整应该根据客观的临床检查,而不是 CK 水平或病人的主观反应。如果没有肌力恶化,不要轻易增加免疫抑制药的用量。

在应用糖皮质激素过程中要补钙 1g/d 和维生素 D 400～800U/d,必要时补钾。监测血压、血糖和电解质。建议低钠、低糖类和高蛋白饮食,控制体重增长。对有基础间质性肺病或应用糖皮质激素联合其他免疫抑制药治疗的患者,可以用复方新诺明预防肺孢子虫病的机会感染。如果在糖皮质激素减量过程中患者出现肌无力加重,并且 CK 升高,EMG 显示自发电位增多,需要考虑肌炎活动。当大剂量泼尼松治疗无反应时,应当考虑诊断是否正确。在活动性肌炎病人,皮质类固醇很少能引起近端肌无力。病人 CK 和肌电图正常,出现皮质类固醇中毒的其他表现如库欣面容,则应考虑可能是类固醇疾病。物理治疗、保持体力活动、小剂量应用皮质类固醇将有助于防止肌肉失用。

2.免疫抑制药　为治疗皮肌炎的二线用药。应用免疫抑制药的指征包括:对糖皮质激素治疗反应差、在糖皮质激素减量过程中病情复发、重症患者和有系统性威胁生命的并发症的患者,可以在开始就联合应用糖皮质激素和二线治疗;绝经后妇女和 50 岁以上男性、X 线片提示骨质疏松明显、有可能需要停用糖皮质激素的患者,也可以选择免疫抑制药。①甲氨蝶呤:对 71%～80% 的患者有效,而且起效较快。推荐方案为从 7.5mg/周开始,渐递增 2.5mg/1～4 周,最高可达 20mg/周,依据耐受性和病情需要决定剂量。如果口服剂量无效或病情严重,可以采用肌内或静脉用药。大剂量用药需要注意监测药物的不良反应,应注意甲氨蝶呤可以导致间质性肺病,所以伴有间质性肺病的患者不宜使用。②硫唑嘌呤,回顾性研究显示硫唑嘌呤对部分皮肌炎和多发性肌炎病人有效。推荐方案为开始 50mg/d,逐渐递增剂量,达到 2～3mg/(kg·d)。同样需要监测药物反应和不良反应。

3.静脉滴注入丙种球蛋白　大剂量 IVIg 对治疗皮肌炎有效,起效快,用于合并危及生命的系统并发症的重症患者,可与糖皮质激素和免疫抑制药联合应用。静脉注射连用 5d,尔后 1 个月一次,共 6 个月。不良反应包括流感样症状、无菌脑膜炎和肾功能受损等。

4.康复治疗　在急性期只能进行被动性的肢体康复训练,后期可以进行物理治疗和有规律地进行游泳,这些治疗必须在病人的稳定期逐渐进行,部分病人出现营养缺乏、体重下降、弛缓性便秘和吞咽困难,对这些病人应当进行特殊的饮食治疗。

【预后】

急性期经过治疗肌力恢复正常并处于稳定状态,可恢复正常工作的 50%,经过 2 年没有复发,可全天工作,一般 60%～70% 的病人可达标。约 2/3 的病人在病程 3 年后还有轻度的肢体活动障碍;约 10% 的病人病程超过 10 年病变还处于活动状态;25% 的病人在病后 2～3 年症状再次恶化;20%～30% 的病人在病后几年内死亡,死因多为心肌梗死、吞咽和呼吸麻痹以及恶性肿瘤,4% 死亡病人由糖皮质激素的不良反应引起。

二、多发性肌炎

多发性肌炎是一种散发性的骨骼肌免疫性炎性变性疾病,是免疫介导的炎性疾病的罕见类型,多数情况下是其他自身免疫性疾病伴随骨骼肌炎性损害。

【病因和发病机制】

多发性肌炎由 T 细胞介导,CD8-T 细胞介导的抗原定向和 MHC-I 限制性的细胞毒性反应。多种炎性趋化因子和前炎性因子参与了肌纤维局部炎性环境的形成,从而能促使 T 细胞的浸润。T 细胞浸润以肌内衣为主,可以突破肌纤维的基底膜进入肌纤维内部并释放多种可以导致肌纤维坏死的物质。而多发性肌炎患者的肌纤维不仅参与了 T 细胞的募集、抗原呈递和共刺激过程,并且可以通过释放刺激细胞因子活化 T 细胞,还可以分泌前炎性因子,促进活化的 T 细胞向肌纤维募集,维持肌内衣的炎性环境。肌纤维不仅是受到 T 细胞浸润攻击的靶单位,也可以通过分泌细胞因子来形成前炎性微环境,促使炎性反应的形成。病毒感染可以导致肌肉组织自身免疫反应。此外肌炎表型与相应的单倍型相关有研究提示多发性肌炎可能与 HLA-B7 和 HLA-DRw6 有关。

【病理改变】

肌肉的主要病理改变是炎细胞浸润和肌纤维坏死。炎细胞浸润以肌内衣和血管周围为主,浸润的炎细胞以 CD8$^+$ T 细胞为主,也可以见到巨噬细胞。肌纤维的坏死一般分散出现,伴随淋巴细胞和单核细胞的浸润,可见炎细胞侵入非坏死性肌纤维。肌纤维膜表达 MHC-I。肌纤维的肥大一般不明显,少数患者的骨骼肌存在线粒体异常,出现破碎红纤维。间质结缔组织增生也不显著。

【临床表现】

多发性肌炎多为成年人发病,发病年龄通常大于 20 岁,儿童罕见。

急性或亚急性发病,临床表现为在几周和几个月内迅速发展的肌无力,肌无力双侧对称,近端重于远端,如骨盆带、肩带肌、上肢或前臂肌肉。此外肌肉无力还可以累及躯干肌颈部肌肉和吞咽肌,极个别的病人累及面肌眼外肌。在疾病晚期,有时也在早期出现呼吸肌受累及表现,个别患者呼吸肌受累可以作为首发症状。少数病人出现面肩肱型分布,大约 1/3 的病人开始表现为远端肌肉受累及。20%～30% 的病人出现肌肉持续性钝痛和一过性肌肉疼痛,极个别病人肌肉疼痛作为首发症状出现。合并结缔组织病患者更容易出现肌痛。

多发性肌炎患者可以合并其他系统性损害,心肌受累可以出现心律失常、心肌炎;呼吸系统表现为呼吸肌力弱或肺间质纤维化,消化系统损害导致胃肠道症状和食管运动下降以及吞咽困难。

多发性肌炎可以合并红斑性狼疮、干燥综合征、抗磷脂抗体综合征和自身免疫性甲状腺炎等免疫性疾病,也可以合并恶性肿瘤,但较皮肌炎少见。对于拟诊多发性肌炎的患者还需要做必要的筛查和随诊观察。

【辅助检查】

1.血清肌酶　最敏感的肌酶化验是肌酸磷酸肌酶(CK),在活动期可升高到 50 倍。天冬氨酸转氨酶、丙氨酸转氨酶、乳酸脱氢酶也升高。

2.肌炎特异性抗体　①Jo-1 抗体出现在 25%～30% 的特发性炎性肌肉病的患者;②抗 Mi-2 抗体出现在 9% 的特发性肌炎患者表达该抗体;③抗信号识别颗粒抗体在多发性肌炎患者中阳性率为 7%～9%。

3.肌电图　出现多相电位增加、小活动电位、插入活动增多、纤颤电位、正相波、假肌强直放电,肌源性损害合并失神经现象也是肌炎的特点。

4.影像学　可以发现骨骼肌出现水肿改变,一般没有骨骼肌的钙化。

5.肌肉活检　肌活检对是诊断多发性肌炎最重要的方法,MHC-I/CD8$^+$ T 复合物是诊断多发性肌炎的重要病理表现。其中抗颗粒信号识别抗体阳性的肌炎以坏死性肌肉病为特点,可以没有炎细胞浸润。

【诊断和鉴别诊断】

首先根据患者急性或亚急性发病的特点、伴随出现四肢近端无力、血清 CK 升高和肌源性肌电图损害规律,在临床上提出多发性肌炎的诊断。肌肉活检可以进一步明确诊断。在此基础上应注意是否合并其他结缔组织病和恶性肿瘤,通过抗体检查进一步确定不同炎性肌肉病的亚型。2003 年 Dalakas 等提出的诊断标准见表 12-2。

表 12-2 Dalakas 等提出的多发性肌炎诊断标准(2003)

	确诊的多发性肌炎	可能的多发性肌炎
肌无力	有	有
肌电图	肌源性损害	肌源性损害
肌酸肌酶	升高(高于正常 50 倍以上)	升高(高于正常 50 倍以上)
肌肉病理	原发性炎症,伴有 CD8/MHC-Ⅰ复合体,无空泡	广泛 MHC-Ⅰ表达,无 CD8$^+$细胞浸润或空泡
皮损或钙化	无	无

在临床工作中不是多发性肌炎被漏诊,而是许多其他肌肉病被误诊为多发性肌炎。鉴别诊断包括下列疾病。

1.包涵体肌炎 一般在成年晚期缓慢发病,早期出现手指屈肌和股四头肌的无力,CK 轻度增加。病理检查可以发现肌纤维内出现镶边空泡、肌内衣为主的炎细胞浸润以及肌纤维内的类淀粉蛋白沉积,电镜检查可以发现肌纤维内管丝包涵体。MHC-I 在部分肌纤维表达。对糖皮质激素治疗没有效果。

2.肢带型肌营养不良 青少年慢性发病,出现进行性加重的肢带肌肉无力,CK 存在不同程度的增加,一般肌炎的免疫学检查不能发现抗体的显著增加。病理检查可以发现肌纤维肥大、萎缩和间质增生和炎细胞浸润,MHC-I 在肌纤维不表达。对糖皮质激素治疗没有效果。

3.脂肪累积性肌病 亚急性发病,出现四肢无力和恶心表现以及 CK 的增加,症状在休息后可以自行缓解,给予糖皮质激素治疗后症状迅速改善,肌肉活检可以发现肌纤维内大量的脂肪滴沉积,缺乏炎细胞浸润。

【治疗】

目前主要应用皮质激素、硫唑嘌呤及其他免疫抑制药治疗,比较科学的治疗方法是根据抗体的类型选择治疗措施,多数抗体类型的多发性肌炎可用大剂量甲泼尼龙冲击治疗,而后改为长期口服,并逐渐减少药物剂量,递减速度可视病情及血清 CK 水平而定。待减至 20mg/d 时,应稳定一段时间再逐渐减量直至停药,总疗程至少需要 2 年。

对于抗信号识别颗粒抗体阳性的坏死性肌炎,因对糖皮质激素耐药,需要采取其他免疫抑制药或丙种球蛋白静脉滴注。给予硫唑嘌呤或其他免疫抑制药治疗时应定期监测周围血象,尤其是白细胞计数和肝功能,如出现白细胞低于正常或肝功能异常时应停用。

【预后】

多发性肌炎一般没有皮肌炎合并恶性肿瘤那样常见。不同类型的多发性肌炎的预后存在差异,抗信号识别颗粒抗体阳性的多发性肌炎预后相对差。

三、包涵体肌炎

【概论】

散发性包涵体肌炎(s-IBM)是一组 50 岁以上人群最常见的慢性、进行性骨骼肌炎性疾病。韩国、南美洲、中东和南地中海地区的发病率较北欧、北美白种人和澳洲白种人人口低。已经报道的发病率在 4.9~13/100 万,而 50 岁人群的发病率在 39.5/100 万。s-IBM 占特发性炎性肌肉病的 30%。

【病因和发病机制】

包涵体肌炎是一种原发的炎性肌病还是一种变性肌病继发炎性反应还不清楚。浸润的炎细胞具有同源限制性,提示该病的发病和细胞毒性 T 细胞原发介导有关。另外有观点认为包涵体肌炎是一组肌纤维变性疾病,患者的肌纤维存在"Alzheimer 特征样蛋白",包括 β-类淀粉蛋白、β-类淀粉前体蛋白、异常磷酸化的 tau 蛋白、α-1 抗凝乳蛋白酶、载脂蛋白 E、泛素和细胞朊蛋白,推测肌纤维产生过多的 β-类淀粉前体蛋白,其被切割后所产生得异常 β-类淀粉蛋白在肌纤维聚积并对肌纤维产生毒性作用。空泡肌纤维出现硝基酪氨酸增加,提示一氧化氮诱导的氧化应激也在疾病发生中起到了一定作用。反转录病毒感染和小儿麻痹症后期综合征的患者其肌肉活检的改变可以和包涵体肌炎十分相似,也有推测此病和病毒感染有关。遗传因素也可能在疾病的发生中起到一定作用,包涵体肌炎与 HLA-DR3、8·1MHC 祖先单倍型高度相关。

【病理改变】

骨骼肌的病理改变特点是出现肌内衣为主的炎细胞浸润,以 $CD8^+$ T 细胞和单核细胞为主,可见成组分布的小角状萎缩肌纤维以及肌纤维内出现镶边空泡,在空泡肌纤维和细胞核内发现"Alzheimer 特征样蛋白"。电镜下观察到管丝样包涵体是该病主要病理特点,包括含有 Aβ 蛋白的斑片状包涵体和包含 p-Tau 蛋白的弯曲线形包涵体,前者为 6～10nm 的淀粉样原纤维及非结晶物质,后者为 15～21nm 的双股螺旋丝。

【临床表现】

发病年龄在十几岁至 80 岁,最大发病年龄可达 87 岁,绝大多数患者的发病年龄超过 50 岁。老年男性更易罹患此病,男女性别比例为 3∶1。多数患者起病隐袭,进展缓慢,出现四肢的近端和远端力弱。股四头肌和前臂屈肌(腕屈肌、指屈肌)力弱和萎缩是包涵体肌炎的特征性临床表现。踝背屈力弱也可以在疾病早期出现。80% 以上的患者肌无力为非对称性分布,以非优势侧受累为主。至少 40% 的患者因口咽部骨骼肌及食管肌肉受累出现吞咽困难。30% 的患者可以出现轻度面肌无力。此外 30% 左右的患者存在四肢感觉障碍。除膝腱反射可能因股四头肌力弱而减低外,其他腱反射很少出现异常。

5% 左右的患者存在潜在的自身免疫疾病,例如红斑性狼疮、干燥综合征、硬皮病、结节病和血小板减少症等。但与皮肌炎、多发性肌炎不同,很少出现心肌炎、肺部病变和恶性肿瘤。

【辅助检查】

1.肌酸激酶　多数患者的血肌酸肌酶水平正常或轻度升高,特别在老年病人,升高的幅度一般不超过正常的 10 倍。

2.电生理检查　肌电图检查可见自发电位和插入电活动增加,出现短小的多相运动单位动作电位和早期募集现象。在 30% 的患者也可以出现宽大的多相运动单位动作电位。30% 的患者进行神经传导速度检查可以发现轻度的轴索性感觉神经病。

3.影像学　MRI 可以显示受累肌肉由于炎性或水肿改变而出现的异常信号,也可以显示肌肉组织的纤维化改变。MRI 检查可以帮助选择进行活检的部位。

4.肌肉活检　发现包涵体肌炎典型炎性损害,许多肌纤维出现 MHC-1 的表达。发现镶边空泡和其内出现管丝包涵体为疾病诊断的金标准。

【诊断和鉴别诊断】

包涵体肌炎的诊断是在临床表现的基础上进行骨骼肌病理检查,一般在 30 岁以后发病,多数年龄＞

50 岁,缓慢发病,肌酸激酶升高,一般不超过 12 倍。其诊断标准见表 12-3。

表 12-3　包涵体肌炎的诊断标准

确定诊断	典型临床表现,年龄>30 岁,股四头肌和前臂屈肌力弱。典型病理,出现 MHC-Ⅰ/CD8$^+$T 复合物、镶边空泡、COX 阴性肌纤维、淀粉样蛋白沉积或管丝包涵体
	不典型力弱和肌萎缩,病理改变典型
可能诊断	典型临床表现和实验室检查,但病理改变特点不全
可疑诊断	不典型临床表现和不全的病理改变特点

鉴别诊断:肢体出现无力的患者不是常被误诊为包涵体肌炎,而是包涵体肌炎常被误诊为其他疾病,特别是运动神经元病、慢性炎性脱髓鞘神经病、糖尿病性肌萎缩、伴随线粒体异常的多发性肌炎,其次是酸性麦芽糖酶缺乏、遗传性包涵体肌肉病、眼咽型肌营养不良、多种远端型肌肉病和慢性萎缩性结节病肌肉病。

对激素治疗无反应的多发性肌炎提示散发性包涵体肌炎,需要重新做肌肉活检,以明确诊断。家族性包涵体肌病是一个疾病综合征,发病年龄早,具有家族性,其肌肉病理改变和包涵体肌炎类似,其不同仅在于没有炎细胞浸润。13% 的包涵体肌炎患者常被误诊为运动神经元病,出现不对称性的肢体无力和肢体远端的无力以及吞咽困难和肌肉束颤,常规肌电图检查发现纤颤电位和正锐波,但没有锥体束的体征,疾病进展缓慢和出现严重的屈指无力,肌肉活检可以帮助诊断。

【治疗】

目前尚无研究表明皮质类固醇激素或其他免疫抑制药可以显著改善包涵体肌炎患者的临床症状。但皮质类固醇激素可疑轻度或短暂改善患者症状,只有存在骨骼肌特异性抗体的患者,可以获得良好的治疗效果。

包涵体肌炎的双盲安慰剂对照试验研究证实部分患者对 IVIG 有效。

康复治疗:有报道显示家庭锻炼可以有助于肌力的恢复,但仍需进一步证实。

【预后】

包涵体肌炎患者的预期寿命不会受到影响。但不幸的是其对免疫抑制药和免疫调节药治疗均不敏感。部分患者在病程 10～15 年需要轮椅辅助。

(张丹丹)

第四节　肌营养不良

【概述】

肌营养不良(MD)是一类由遗传基因突变导致的原发性进行性骨骼肌疾病。不同类型的 MD 出现特定肌群的肌力进行性丧失,肌酸激酶呈不同程度升高。发病年龄可从新生儿至成年晚期。根据主要受累肌群的不同以及发病年龄,肌营养不良分为多个类型,比较常见的类型包括抗肌萎缩蛋白病、强直性肌营养不良、面肩肱型肌营养不良和肢带型肌营养不良,其他少见的类型还有 Emery-Dreifuss 型肌营养不良、远端型肌营养不良、眼咽型肌营养不良、先天性肌营养不良。

一、抗肌萎缩蛋白病

【概述】

抗肌萎缩蛋白病是一种性连锁隐性遗传性肌病,主要包括 Duchenne 型肌营养不良(DMD)和 Becker

型肌营养不良(BMD)。DMD 是我国最常见的 X 连锁隐性遗传性肌病,发病率约为 1/3500 活产男婴。BMD 相对少见,预期患病率约 1/17500 活产男婴。

【病因和发病机制】

DMD 是已知最大的基因,全长 2.4~3.0Mb,占整个基因组 DNA 的 0.1%,含 79 个外显子,转录成 14kb 的 mRNA,编码 3685 个氨基酸,产生 427kD 的抗肌萎缩蛋白。抗肌萎缩蛋白是肌膜下肌浆内的细胞骨架蛋白,它与肌膜上抗肌萎缩相关糖蛋白结合,形成紧密连接的抗肌萎缩蛋白-糖蛋白复合体,后者在细胞外与基质中层粘连蛋白 2 结合,在细胞内与肌动蛋白等连接,对维持细胞膜的完整性以及力量的传递具有重要作用。人类有 4 种全长的和 4 种截断的抗肌萎缩蛋白剪切体。抗肌萎缩蛋白有 4 个结构域,即 N 端肌动蛋白结合区、杆状区、半胱氨酸富集区和 C 端区。半胱氨酸富集区含钙结合部位,其 N 端和杆状区的 C 端共同参与连接膜蛋白 β-抗肌萎缩相关糖蛋白。C 端区有很多磷酸化位点,与多种膜蛋白结合。DMD 基因突变主要导致 DMD 和 BMD。90% DMD 是由框外突变所致,这些突变产生提前终止密码,导致过早停止转录信使 RNA,产生了可以被迅速降解的不稳定的 RNA,最终导致不能合成抗肌萎缩蛋白。如果突变保持翻译阅读,出现框内缺失,则产生质和量均降低的抗肌萎缩蛋白,导致 BMD。尽管最常见的遗传模式为 X 连锁隐性遗传,但该病有较高的散发突变率,占近 30%。这与 DMD 基因太大,容易发生随机突变事件有关。非家族性 DMD 患者还可能由生殖细胞的 X 染色体嵌合引起。

抗肌萎缩蛋白缺陷后引起一系列继发改变(如机械性膜损伤,钙离子通透性异常和慢性细胞内钙超载,异常免疫反应,信号转导功能异常等)而导致进行性肌纤维坏死,另外慢性炎症和肌纤维变性后出现异常纤维化,丧失再生能力,从而使临床症状恶化。在不同肌纤维中及不同年龄阶段时死亡肌纤维(凋亡和坏死)有所不同,相邻肌群中可出现完全正常和成片坏死的肌纤维。

【病理改变】

主要病理改变是肌纤维出现肥大、发育不良、坏死、再生和嗜酸性改变,伴随出现慢性炎症和结缔组织增生。其中 DMD 的肌纤维坏死和再生多为灶性分布,而 BMD 的肌纤维再生和坏死多轻微或分散出现。肌纤维的抗肌萎缩蛋白缺乏或减少。

【临床表现】

DMD 起病于儿童早期(3~5 岁),多数病人在出生后有运动发育延迟,在 3 岁前可以站立和行走,但随后出现运动发育停止并倒退,多不能正常跑步,或跑步时易跌倒。6~11 岁出现对称性持续性肌力下降,肌无力在躯干和四肢近端为主,下肢重于上肢。由于髂腰肌和股四头肌无力而登楼梯及蹲位站立困难,行走时腰椎前突,身体向两侧摇摆,形似鸭步;由仰卧站立时须先转为俯卧位,然后屈曲膝关节及髋关节,同时用手支撑躯干呈俯跪位,接着双手顺次支撑双足背、双小腿、双膝和双大腿,方能直立。肩胛带肌肉受累,出现举臂无力,因前锯肌和斜方肌无力,不能固定肩胛内缘,使肩胛游离呈翼状支于背部,出现翼状肩胛。腓肠肌假性肥大见于 90% 以上患儿。膝腱反射常在病程早期即减弱或消失,跟腱反射可存在多年。疾病早期肌萎缩多不明显,随病情发展伴随出现四肢近端肌萎缩和大关节挛缩。多在 12 岁前发展至不能独立行走。10 余岁时出现心肌病变,18 岁后均有心肌病表现。所有患者存在一定程度非进展性认知障碍。因活动减少,故骨密度减低,容易骨折。

BMD 发病在 5~19 岁,病情进展较慢,肌无力开始出现在盆带肌和下肢肌。5~10 年后发展到肩带肌和上肢肌,晚期躯干肌、胸锁乳突肌和肢体远端肌也受到累及。屈颈肌力保存。常伴腓肠肌肥大,可出现运动诱发的肌痉挛。病程晚期可出现肘关节挛缩,常合并有弓形足、心脏和智能异常。

其他少见类型:肌肉痉挛疼痛综合征,早期出现肌肉疼痛和痉挛,没有肌肉力量下降。DMD 相关扩张型心肌病,以左心室扩张和充血性心力衰竭为特点,男性患儿在 10 余岁时病情迅速进展,诊断后 1~2 年死于心力衰竭。平均死亡年龄为 30~40 岁。早期因平滑肌受累出现胃动力障碍,也可以出现巨结肠、肠扭转、肠痉挛和吸收障碍等。大部分女性携带者无症状,但由于逃避 X 染色体失活,肌纤维中超过 50% 的 X 染色体表达突变基因,可表现出不同程度的肌无力。少数女性可有典型 DMD 表型,可能是包含 Xp21.2 在内的 X 染色体的重组或缺失,X 染色体完全缺失如 Turner 综合征,或 X 染色体单亲二倍体。DMD 突变的女性携带者发生扩张型心肌病的概率较高。邻近基因缺失综合征伴其他 X 连锁疾病包括色素性视网膜炎、慢性肉芽肿病、McLeod 表型、甘油激酶缺乏症及肾上腺发育不良。

【辅助检查】

1.血生化　早期 CK 水平可达正常人的 50 倍以上,出生后即可不正常,疾病晚期逐渐下降。CK 升高的程度与病情严重性无关。

2.电生理检查　肌电图出现肌源性损害的表现,如果 CK 升高达数千,没有必要进行该检查。心电图但可以发现窦性心动过速等异常。

3.肌肉活检　骨骼肌呈肌营养不良样病理改变,抗 Dystrophin 抗体进行免疫组化染色可见 DMD 的肌纤维缺乏抗肌萎缩蛋白,在 BMD 只有部分肌纤维膜缺乏该蛋白。

4.基因检查　65%~70% 的患者基因检查阳性。DMD 基因突变包括整个基因缺失、1 个或多个外显子缺失或重复、小片段缺失、插入及单个碱基改变。在 DMD/BMD,部分缺失或重复集中在 2 个重组热点,1 个接近 5'端,包含 2~20 外显子(30%),另一个包含 44~53 外显子(70%)。多重 PCR,Southern 杂交和 FISH 可被用于检测缺失;Southern 杂交和定量 PCR 可用于检测重复;基因测序用于检测小的缺失或插入,单个碱基变化或剪切突变。

【诊断及鉴别诊断】

一般根据,5 岁前发病、缓慢发展的四肢无力、腓肠肌肥大、血清 CK 显著增高可以初步考虑 DMD,如果在 5 岁后发病,疾病发展相对缓慢和 CK 升高不显著,可以初步考虑为 BMD。在此基础上首先进行 DMD 基因检查,所有的 DMD 以及 85% 的 BMD 可以通过基因检查而明确诊断。

鉴别诊断应当除外:①肢带型肌营养不良,也出现四肢近端的肌无力,部分类型可以出现腓肠肌肥大,CK 不同程度的增加,肌肉的病理检查可以发现部分类型出现少数肌纤维的抗肌萎缩蛋白丢失。②先天性肌营养不良,出生后就出现四肢的无力,多无腓肠肌肥大,CK 轻至中度增加,肌肉的病理检查不会出现显著的抗肌萎缩蛋白丢失。DMD 基因检查正常。③近端型脊髓性肌萎缩,出现四肢近端的无力,个别患者出现腓肠肌肥大,CK 不高,肌电图为神经源性损害。

【治疗】

治疗前应行各种检查对肌肉、心脏、脑进行评估,适宜的治疗可延长生命,改善生活质量。

1.低脂肪、低糖饮食,多吃蔬菜、水果,摄取丰富的维生素,少量多餐,避免肥胖,加重运动困难。保证维生素 D 和钙剂的摄入,防止骨折。

2.物理康复:尽可能保持肌肉功能,防止肌肉萎缩和关节挛缩。热疗有助于改善局部血液循环,按摩对于防止关节挛缩有帮助。水下运动有助于克服阻力进行运动锻炼。支具的应用对防止畸形和挛缩有重要价值。严重的脊柱侧弯应行手术矫形,以改善呼吸功能,跟腱松解术有助于维持运动功能,在一定时间内可提高生活质量。呼吸肌瘫痪者早期应用呼吸机辅助呼吸可以有效延长患者的生存时间。

3.药物治疗:糖皮质激素对延缓疾病发展的作用已得到肯定,可改善肌肉力量和功能,延长行走能力 2~3 年,将 DMD 患儿的平均死亡年龄从 16 岁延长到 25 岁。一般可于 5 岁后应用,具体用法为每周用5~10mg/(kg・周),在周五和周六两天用 2.5~5mg/(kg・d),不良反应比每天用要少,也不影响生长。也可以按照 0.75mg/(kg・d)用 10d,停 10d 的方法用。更多的主张是连续用药,效果更好,在 BMD 患儿应用疗效有限。促蛋白质合成同化激素如氧甲氢龙也获得了暂时性疗效。

4.用药禁忌：DMD患者易患恶性高热，因此在给予全身麻醉前应进行适宜的评估和准备。心脏毒性药物如氟烷禁用。抗胆碱能药物和神经节阻滞药等可降低肌张力，应禁止使用。

【预后】

DMD多在9～13岁不能独立行走。在15～25岁死亡，常死于呼吸和心力衰竭，30％的患者死于心脏病。应用呼吸机可使寿命延长6～25年。BMD一般在16岁以后不能独立行走，病程可达25年以上，平均死亡年龄为45岁，50％的患者多死于心脏病。

二、强直性肌营养不良

【概论】

强直性肌营养不良（DM）是一种常染色体显性遗传性骨骼肌疾病，为第二常见的肌营养不良，属于RNA介导的疾病范畴。主要包括DM1和DM2两种类型。DM1的患病率大约是1∶7400，而DM2相对罕见。

【病因和发病机制】

DM1和DM2都由三核苷酸重复扩展引起。DM1由19号染色体长臂上一个基因的3′端非翻译区出现CTG重复扩展造成，在正常状态下该基因CTG的重复次数为4～40次，重复增加到50次以上就可以导致疾病发生。DM2则是3号染色体长臂上的锌指蛋白9基因的第一个内含子中CCTG重复扩展引起，正常人CCTG的重复扩展次数从10～30次，扩展次数超出该范围就可以导致疾病发生。重复扩展产生的"有毒RNA"可以干扰其他蛋白的合成，导致骨骼肌出现特征性的多个核内移现象和肌浆块形成，伴随肌纤维的肥大和萎缩，伴随结缔组织增生。其中先天性强直性肌营养不良类似中央核肌肉病。

【病理改变】

可见肌病组织综合征出现肌纤维直径病理性变化，如肥大和萎缩，核内移和核链形成，肌浆块和环状肌纤维。此外可见肌纤维坏死和再生、吞噬胞质体、间质出现脂肪和结缔组织增生，以及炎细胞浸润。所有改变没有特异性，在个别病人可见梭内肌纤维明显增多和出现神经源性组织综合征样的小灶状肌纤维萎缩。酶组织化学检查发现肌纤维不成熟和Ⅰ型肌纤维发育不良。

【临床表现】

1.先天性强直性肌营养不良　出生时即表现严重的全身肌张力低下和肌无力，2/3的母亲在分娩时没有临床表现，虽然有高CTG重复，但重复的程度和临床严重程度无关，因为双侧面肌瘫痪，可出现上唇呈倒置的"V"形，又称"鱼形嘴"，常伴呼吸功能不全而早期死亡。腱反射通常存在。存活者运动功能逐渐改善，可独走，但最终还是发生进行性肌病，6岁以后肌强直明显，成年期出现典型的强直性肌营养不良表现。50％～60％患儿可有智力低下。

2.DM1型　多为20～40岁起病，多有家族史，起病隐袭，缓慢进展。最常见的临床表现为肌强直、全身肌无力和肌萎缩。

肌强直是随意收缩或电刺激后肌肉延迟放松，主要累及面和颈肌，肢体肌肉以远端受累及为主，面肌、前臂肌和手部肌肉受累不如先天性肌强直明显，肌肉僵直常常在寒冷状态下明显，个别病人可能一次检查表现不出来，体检发现用力闭眼后睁眼延迟，双眼上视后突然下视眼睑处于收缩状态，握拳后不能迅速松开，反复活动出现肌强直的肌肉，肌强直反应会逐渐减轻，用叩诊锤叩击肌肉可以诱发出肌强直现象。在严重肌无力的肌肉一般无肌强直。

肌无力和萎缩：主要累及面肌、口咽肌、颞肌、胸锁乳突肌和四肢远端肌，面肌无力和萎缩出现睡眠松弛表情和张口，闭眼时睫毛外露。颞肌萎缩，瘦长脸型，称为"斧型脸"。胸锁乳突肌萎缩出现细颈，头前倾，由于相应肌肉受累及可以有构音障碍如鼻音和吞咽困难，四肢远端肌肉无力，出现前臂和手部小肌肉萎缩，导致伸指无力和足下垂，行走时有跨阈步态。多数病人远端肌肉萎缩非常明显，肌肉肥大罕见。呼吸肌也可受累，出现肺泡通气下降和睡眠过度。疾病后期累及四肢近端肌肉，多数病人保留行走能力。

其他症状：伴随中枢神经系统、内分泌系统、眼、骨骼、皮肤、呼吸器官、免疫和造血系统异常。出现白内障，应用裂隙灯检查98%的病人出现白内障，瞳孔紧张反应通过瞳孔照相可以发现，常常存在眼压下降，此外可见视网膜变性、角膜溶解和睑炎。心脏异常，表现为心脏传导阻滞、心肌病。内分泌异常，出现秃顶、糖尿病。50%～80%的男性患者睾丸萎缩和性功能减退。50%的女性出现月经紊乱，妊娠期可出现羊水过多、胎动减少、臀位、宫缩乏力致产程延长、早产及流产。胃肠道症状出现便秘和肛门括约肌松弛。骨骼改变出现胸部脊柱后突畸形。神经系统损害导致听力下降和周围神经病，少数患者出现智力下降。83%的男性和16%的女性病人出现宽额头。常可见心脏功能异常，58%～87%的病人出现心电图改变，除心脏传导异常外偶尔可见心肌病和二尖瓣脱垂。

3.DM2型　DM2通常也有肌强直，早期近端肌肉受累，面肌无力在DM2很罕见，白内障也有发生，出现前额秃顶、性腺萎缩和心脏受累。心脏功能障碍和中枢神经系统受累也不如DM1常见。常常合并自身免疫性疾病。

【辅助检查】

1.血生化　CK正常或轻度升高。

2.内分泌检查　促卵泡释放激素、绒毛膜促性腺激素升高，35%的患者糖耐量异常或胰岛素升高。

3.肌电图　肌源性损害和短电位高频放电，动作电位出现波幅大小、频率和短促爆炸样杂音的典型转换。

4.肌肉活检　肱二头肌的病理改变最明显，可见肌纤维出现肥大和萎缩，大量多核内移现象，肌浆块和环状肌纤维。

5.基因检测　发现DM1和DM2相关基因突变。

【诊断和鉴别诊断】

主要诊断标准依据包括：①DNA检查发现异常的[CTG]n重复扩增；②临床检查发现肌肉及其他系统损害表现；③肌电图证实肌强直；④裂隙灯下检查发现特征性白内障。次要的诊断标准依据包括：①血清CK水平轻度增高；②肌活检显示，中央核增加，Ⅰ型肌纤维萎缩以及环形纤维出现。可见肌浆块。

鉴别诊断首先排除：①先天性肌强直性，肌萎缩和无力不明显，CK正常，肌电图主要为肌强直放电，没有肌源性损害。肌肉病理检查一般不会发现大量的肌纤维核内移现象。②面肩肱型肌营养不良，出现面部和肢体近端的肌肉无力，少有肌强直现象和白内障。肌肉活检没有明显的肌纤维核内移现象。

【治疗】

肌强直影响日常生活及工作可服用卡马西平及苯妥英钠；肌痛可服用加巴喷丁或三环抗抑郁药；肌无力可试用改善脂肪线粒体代谢药物。白内障影响视力可手术治疗。若男性患者睾酮下降出现症状可行替代治疗。每年查空腹血糖及糖化血红蛋白，若确诊糖尿病可服控制血糖药；合并甲状腺功能低下会使部分患者肌无力加重，甲状腺功能减退症纠正后能部分恢复肌力。女性患者需定期做好产前检查；女性患者较男性患者生育出先天性强直性肌营养不良的患儿可能性大，必要时做产前诊断。麻醉问题：强直性肌营养不良患者全麻时出现肺不张、肺部感染等肺部并发症的概率较正常人增加；且需慎用新斯的明、维库溴铵、氟烷等。

【预后】

DM1 患者的寿命缩短,尤其是发病早及近端肌受累者。多数病人在 40～60 岁时出现行动和工作困难,而且由于心力衰竭、心律失常、呼吸无力、肺部感染而过早死亡。老年起病者症状较轻微,有的仅表现为白内障。

三、面肩肱型肌营养不良

【概述】

面肩肱型肌营养不良(FSHD)是第三常见的肌营养不良类型,而且有着很高的散发概率。仅次于强直性肌营养不良和抗肌萎缩蛋白病,其发病率是 1～5/10 万。在英国北部达 3.95/10 万。

【病因和发病机制】

面肩肱型肌营养不良的分子缺陷是在 4 号染色体长臂的亚端粒区 3.3kb 的 DNA 重复片断的复制缺失(D4Z4)。通过影响邻近基因的表达而发病。

【病理改变】

肌肉活检可以发现病理改变变异非常大,有的患者出现明显的肌营养不良改变,也可以表现为非常小的肌纤维分散出现在大肌纤维之间,部分患者伴随炎细胞浸润。少数患者的肌纤维出现镶边空泡或嗜酸性的沉积物。

【临床表现】

临床表现的外显率具有年龄依赖性,发病年龄在 10～50 岁,多在 20 岁以前出现临床症状。在一些家系中可以看到在 10 岁以前发病的婴儿病例。疾病进展快慢不一,有些人可能缓慢和轻微,而另一些人进行性加重。男性多见,具有遗传早显现象,即在连续几代的病例中发病年龄提前。

面部和肩带肌无力是该病标志性症状。症状的发展规律多从面肌到上肢肌肉,再到盆带肌肉,95% 的患者在 30 岁出现面肌无力,特别是眼眶周围的肌肉,睡眠的时候睁着眼,导致角膜得损害。查体发现睫毛征阳性、不能吹哨、皱嘴和鼓腮,伴随构音障碍,试图笑的时候,稍稍噘起的嘴角会出现特征性肌病面容。肩带肌肉无力会导致手臂上抬困难,出现翼状肩胛。累及躯干和骨盆的肌肉,造成严重的脊椎前弯和无法步行,特别是上下楼困难。腹部肌无力常出现在疾病的晚期。该病可以单独影响脊柱旁肌肉,导致中轴肌病和弯腰综合征。

个别患者出现心肌病。个别患者会有听力丧失、视网膜微血管病变,智力下降以及癫痫发生。

【辅助检查】

1.血生化 血 CK 正常或升高于正常高限的 5 倍。

2.肌电图 多为肌源性损害,个别患者神经源性损害。

3.MRI 可以证实该病的骨骼肌分布特点,出现中轴肌肉损害的患者可以表现为脊柱旁肌肉的显著萎缩。

4.肌肉活检 肌肉活检可以发现病理改变变异非常大,有的患者出现明显的肌营养不良改变。也有的患者仅出现个别小的肌纤维。

5.基因检查 是目前的主要确诊手段,EcoRl/Blnl 双酶切＋p13E-11 杂交已成为常规检测方法。可以诊断 95% 的病例,其中 70%～90% 遗传自父母,10%～30% 为自发新突变。少数家系与 4q 染色体没有连锁,但现在没有发现其位点。发病的患者有 50% 的可能遗传给下一代。

【诊断】

根据典型的面部和肩带肌无力表现、血清 CK 轻度升高和肌源性肌电图改变可以初步考虑到 FSHD 的可能性，通过基因检查可以确定诊断。鉴别诊断需要排除其他青少年或成年发病以累及面肌为特点的骨骼肌疾病。强直性肌营养不良也出现面肌瘫痪，但四肢远端肌肉存在显著的肌强直现象和肌无力，此外伴随秃头和内分泌异常。基因检查可以发现 DM1 和 DM2 相关基因突变。眼咽型肌营养不良以眼球运动障碍为主，伴随出现吞咽困难，但面肌无力不显著，四肢近端的无力仅出现在部分患者。基因检查可以发现多聚腺苷酸结合蛋白核 1 基因第一外显子(GCG)的异常扩增或(GCA)插入。眼咽型远端型肌营养不良以眼球运动障碍、吞咽困难和四肢远端无力为主要表现。

【治疗】

重点进行康复治疗，目前没有任何药物证明可以延缓疾病的发展，包括糖皮质激素。对于患者的闭眼困难，应当防止干燥性眼炎的发生，可以在患者睡眠时用胶纸把眼睛暂时封起来，防止角膜干燥。

对于翼状肩胛采取手术治疗，把肩胛骨固定在胸壁上可以改善上肢的活动。

此病可以进行产前诊断。

【预后】

有些患者累及躯干和骨盆带肌肉，造成严重的脊椎前弯和无法步行。腹部肌无力常出现在疾病的晚期。患者寿命一般不缩短。极个别病人发展迅速，在 20 岁即不能行走。

四、肢带型肌营养不良

【概论】

肢带型肌营养不良(LGMD)是一组以累及盆带和肩带肌为主要临床特点的遗传性肌肉病。显性遗传型被归为 LGMD1，隐性遗传型则被归为 LGMD2。每个位点按字母顺序加以后缀而命名。现在已经确定了由不同基因突变所致的 7 个显性(LGMD1A～1G)和 14 个隐性遗传类型(LGMD2A～2N)。LGMD 属于第四常见的肌营养不良类型，发病率较面肩肱型肌营养不良低。发病率在英国北部为 2.27/10 万，不同类型的 LGMDs 其发病率具有很大的差异，不同地区存在某种特定亚型的高发病率。LGMD2A 和 LGMD2B 在欧洲以及我国都是最多见类型，LGMD2I 在欧洲个别国家常见，但 LGMD2I 在我国罕见。

【病因和发病机制】

LGMD 不同亚型存在各自的突变基因，其中部分类型的编码蛋白不清楚。不同的基因突变导致各种肌纤维细胞外基质蛋白、肌膜蛋白、肌节相关蛋白、核膜蛋白及酶等缺陷，出现不同的肌纤维的发育障碍。

【病理改变】

肌纤维出现发育不良、肥大，伴随间质增生。可以存在肌纤维的坏死和再生改变，LGMD2A 存在分叶样肌纤维，LGMD2B 可以发现大量的炎细胞浸润，LGMD2I 的肌纤维可以发现许多空泡。在部分类型免疫组织化学或蛋白定量分析可以发现蛋白的缺乏，LGMD2A 的骨骼肌成长 Calpain-3 蛋白缺失，LGMD2B 存在 Dysferlin 缺乏，LGMD1C 出现 Caveilin-3 在肌膜上缺如或部分减少。但许多膜蛋白可以出现继发性脱失。

【临床表现】

所有 LGMDs 类似均起病隐匿，可以儿童或成年人发病，共同临床特征是骨盆和肩胛带肌肉的不同程度的进行性无力，表现为行走、跑步及爬楼梯困难，部分患者可见肌肉肥大，跟腱挛缩出现用脚尖走路。在

LGMD2B/Miyoshi 肌病中患者不能用脚尖行走,在 LGMD2A 和 LGMD2C-2F 中翼状肩胛最明显,在 LG-MD1A、LGMD2A 和/Miyoshi 肌病中可有腓肠肌萎缩。面部肌肉通常不受累。部分亚型可以出现多系统受累,包括心脏、呼吸系统。各种亚型的临床表现略有差异。LGMD2C-F 统称为 Sarcoglycan 肌病,部分患者的临床表现和 DMD 类似,起病于 1~15 岁,表现为不同程度的躯干以及四肢近端无力,可有腓肠肌肥大、翼状肩胛以及脊柱前突,多数病人在发病 10 年后不能行走,心脏受累常见。LGMD2N 和 LGMD2B/Miyoshi 肌病的临床表现以及病理改变类似。

【辅助检查】

1.血清 CK　呈不同程度升高。

2.肌电图　肌源性损害的特点。个别类型 LGMD 患者中呈神经源性损害。

3.肌肉 MRI　可以协助确定肌肉病变的分布特点,并对诊断加以提示。

4.肌肉活检　可以发现肌纤维出现肌营养不良改变。不同类型的 LGMD 可以通过免疫组织化学染色以及 Westernblot 检测明确缺陷蛋白。

5.基因检查　可以协助 LGMD 的诊断。但是存在相同基因缺陷因等位基因的变异而出现极端不同的临床表型。

【诊断和鉴别诊断】

患者出现缓慢进展的四肢近端无力、CK 升高和肌电图呈肌源性损害,首先应当进行肌肉活检,确定是否为肌营养不良,而后首先排除性连锁的抗肌萎缩蛋白病,再确定是 LGMD。不同 LGMD 亚型的诊断主要依靠骨骼肌的免疫组织化学或免疫荧光染色确定是那种蛋白的脱失,部分类型可以进行基因检查,肌肉活检加基因检查基本可以使 76% 的 LGMD 明确类型。不同类型的 LGMD 应当在基因检查后进行病理检查,以确定蛋白丢失的程度。

鉴别诊断包括:①抗肌萎缩蛋白病,患者发病后出现四肢近端无力,其中 DMD 存在腓肠肌肥大,基因检查可以发现 DMD 基因突变。肌肉活检发现肌纤维膜出现抗肌萎缩蛋白脱失可以明确诊断。②先天性肌病,出生后发病,出现肢带型的肌肉无力,但进展缓慢或不进展,肌电图为肌源性损害,但肌肉活检可以发现疾病特征性的病理改变。③多发性肌炎,一般发病比较急,出现四肢近端的无力。肌肉活检可以发现肌纤维坏死和炎细胞浸润,肌纤维的肥大不明显,也没有明显的间质增生。④肌原纤维肌病,出现四肢近端或远端的无力,多伴随心脏损害或周围神经病,CK 轻度增加,肌肉病理检查可以发现肌纤维内出现异常蛋白沉积,肌纤维膜没有蛋白的脱失。

【治疗】

主要在于延长寿命,改善生活质量。

一般治疗包括控制饮食防止肥胖。物理康复和伸展训练提高关节活动性和维持肌肉力量,防止挛缩。应用机械辅助装置协助行走和活动。此外还需要进行呼吸机辅助呼吸、亚临床心肌病的监测以及社会和心理支持和鼓励。关节挛缩可以进行整形外科治疗。

药物治疗,丙种球蛋白在个别患者可以增加肌肉力量和延缓疾病的发展,可能和药物的抗炎和减轻纤维化的作用有关。一水肌酸口服可以提高肌肉的力量。

【预后】

根据疾病不同的亚型其预后也有很大的差异,心肌、呼吸肌受累可能会影响寿命。LGMD2C 型和 LG-MD2F 型 20 岁前死亡。

(王鹏飞)

第五节 先天性肌无力综合征

先天性肌无力综合征(CMS)是由于突触前、突触或突触后缺陷所致的一组异质性遗传性疾病。其缺陷包括:乙酰胆碱进入突触囊泡的合成或包装、乙酰胆碱释放、乙酰胆碱引起突触后去极化的效力。

一、分类

CMS 的分类如下。

(一)突触前缺陷
胆碱乙酰转移酶缺乏(CMS 伴发作性呼吸暂停)。

突触囊泡缺乏伴释放减少。

类 Lambert-Eaton 综合征。

其他突触前缺陷。

(二)突触缺陷
终板乙酰胆碱酯酶缺乏。

(三)突触后缺陷
通道异常伴或不伴乙酰胆碱受体缺乏。

乙酰胆碱受体缺陷伴或不伴轻度通道异常。

缔合蛋白缺陷。

网格蛋白缺陷。

突触后慢通道 CMS 为显性遗传所致的不同乙酰胆碱受体亚单位功能获得性突变,其他 CMS 为隐性遗传所致的终板特异性蛋白功能丧失性突变。

典型的 CMS 临床上表现为婴儿或幼儿开始出现肌无力症状,运动功能发育正常或延迟,有时病情可进展至成人。有些类型的 CMS 患者的肌无力症状轻,但可突然加重,甚至出现呼吸无力发作。其肌无力仅累及骨骼肌,不累及心肌和平滑肌。血清抗乙酰胆碱受体抗体或抗 Musk 抗体阴性。慢通道综合征可在 10～30 岁发病。胆碱乙酰转移酶缺乏所致的 CMS 症状为发作性。有些 CMS 有特征性临床表现(见诊断部分)。

二、诊断

(一)典型患者
婴幼儿期发病的眼肌、延髓肌及肢体肌疲劳性无力。

有家族史。

肌电图检查 2～3Hz 刺激有降低反应。

抗乙酰胆碱受体抗体阴性。

(二)非典型患者
少数 CMS 起病年龄延迟。

缺乏家族史。

所有肌肉肌电图无异常或间断性异常。

无力局限于特定的肌肉。

(三)提示特征性诊断的线索

1.终板乙酰胆碱酯酶缺乏 重复复合肌肉动作电位;对胆碱酯酶抑制剂无反应;瞳孔光反应延迟。

2.慢通道 CMS 重复复合肌肉动作电位;大多数患者其颈、腕及指伸肌选择性严重受累;显性遗传。

3.终板胆碱乙酰转移酶缺乏(CMS 伴发作性呼吸暂停) 反复呼吸暂停发作,自发性或伴发热、呕吐、兴奋;发作间期没有或有程度不同的肌无力,眼球运动不受影响;10Hz 刺激 5min 出现明显的复合肌肉动作电位降低,随后缓慢恢复,休息时 2Hz 刺激肌电图无降低,10Hz 刺激 5min 后降低出现,然后缓慢消失。

对 CMS 患者进行相关的基因检测(包括产前),目前临床上已可应用。

在诊断 CMS 时,新生儿、婴儿及儿童患者需与下列疾病鉴别:脊肌萎缩、先天性肌病、先天性肌营养不良、婴儿强直性肌营养不良、线粒体肌病、婴儿肉毒中毒、自身免疫性重症肌无力;大龄患者需与下列疾病鉴别:运动神经元病、周围神经病、肢带型或面肩肱型肌营养不良、线粒体肌病、慢性疲劳综合征、自身免疫性重症肌无力。

三、治疗

由于 CMS 有多种类型,同一药物对某一种 CMS 有效,对另一种 CMS 可能为禁忌。因此,在进行合理治疗前须明确诊断。

CMS 患者对乙酰胆碱的突触反应可增加或降低。突触反应降低者可应用增加乙酰胆碱激活受体数量的抗胆碱酯酶药或增加乙酰胆碱释放数量的 3,4-二氨基吡啶,因慢通道型分子缺陷者其突触反应增加,需应用奎尼丁,它是一种长效的乙酰胆碱受体通道开放的阻断剂,禁忌用于其他类型的 CMS,抗胆碱酯酶药及 3,4-二氨基吡啶对慢通道 CMS 也有害。

(一)药物治疗

1.胆碱乙酰转移酶缺乏(CMS 伴发作性呼吸暂停) 可预防性应用溴化吡啶斯的明。因呼吸暂停可突然发生,故患者应备有充气式抢救包及面罩。并教会患者肌内注射新斯的明。有条件在家中应安置呼吸暂停监测仪。

2.突触囊泡缺乏伴释放减少 对抗胆碱酯酶药有部分反应。因 3,4-二氨基吡啶可进一步减少突触囊泡的储备,故禁用。

3.类 Lambert-Eaton 综合征 对 3,4-二氨基吡啶应有反应,但有无效的个例报道。

4.终板乙酰胆碱酯酶缺乏 此病无满意的治疗药物。部分患者应用麻黄碱(25mg,每日 2～3 次)后有主观的改善。部分患者应用泼尼松隔日疗法可获得轻微改善,但也有无效或症状加重的报道。依赖呼吸器的严重患儿,间断性应用乙酰胆碱受体阻断剂阿曲库铵,可防止乙酰胆碱受体过度暴露于乙酰胆碱,使症状得到改善,暂时脱离呼吸器。

5.慢通道 CMS 奎尼丁可缩短通道开放时间,其作用与剂量呈依赖关系。成人用法为 200mg,tid,1周后逐渐加量,维持血清水平在 2.5μg/ml(3～7.5μmol/L),血药浓度达到满意水平后可换用缓释剂。儿童剂量为每日 15～60mg/kg,分 4～6 次服用,缓释剂剂量为 10～15mg/kg,分 3 次服用。

奎尼丁不能用于其他类型的 CMS。不良反应有:胃肠道反应,高敏反应(发热、肝功能损害、溶血性贫血、粒细胞缺乏、血小板减少性紫癜、皮疹),心脏反应(房室传导阻滞、QT 间期延长、室性心律失常)。奎尼丁对细胞色素 P450IIDA 有抑制作用,可损害某些药物的代谢(如可待因、三环类抗抑郁剂、抗心律失常药及地高辛),增强华法林的抗凝作用。维拉帕米、西咪替丁及尿碱化药可升高奎尼丁的血清水平。

不能耐受奎尼丁者可应用氟西丁,逐渐加量到每日 100mg。其效果及起效时间均不如奎尼丁。不良反应有恶心、神经质、失眠、性功能障碍,老年患者可能发生低钠血症。

6.快通道 CMS   溴化吡啶斯的明与 3,4-二氨基吡啶(每日 1mg/kg 分次服用)联合治疗对快通道 CMS 有较好效果,不伴终板乙酰胆碱受体缺乏者的效果更好。

7.乙酰胆碱受体缺陷伴或不伴轻度通道异常   大多数患者对抗胆碱酯酶药有不完全的反应,加用 3,4-二氨基吡啶(每日 1mg/kg 分次服用)对 1/3 患者可产生进一步的改善。3,4-二氨基吡啶可增加肌肉的耐力,减轻睑下垂,但眼外肌的反应较肢体肌肉差。部分患者持续治疗后其效果会降低。

(二)一般治疗

严重者有呼吸受累,吞咽障碍,进行性脊柱畸形。部分婴儿出生后不能呼吸,但数月后可逐渐脱离呼吸器;而后期发生呼吸麻痹者,开始仅在夜间需辅助呼吸,以后白天也需辅助呼吸。脊柱畸形需注意监测,如进行性发展且较严重,需进行矫正手术。手术最好选择在椎骨生长停止后少年早期进行。严重的吞咽障碍者需安置胃造瘘管。

早期诊断和治疗,可缓解或避免上述威胁生命的并发症。

(李作伟)

第十三章 神经系统发育异常

第一节 脑积水

一、概述

脑积水并非是特殊的疾病,而是由于种种原因所致 CSF 分泌增加、循环障碍和吸收减少,最终引起 CSF 在脑室内积聚,脑室扩大,脑实质减少的一种病症。脑室扩大并伴有颅内压增高者称为高压力性脑积水或进行性脑积水;脑室扩大而颅内压正常者称为正常压力性脑积水或低压力性脑积水,也称为痴呆性脑积水。

脑积水可分为阻塞性和交通性两大类。阻塞性脑积水是由于各种原因导致脑室系统阻塞,CSF 循环障碍所引起的脑积水。在儿童,最常见的原因是中脑导水管发育异常和后颅窝病变;在成人,后颅窝、蝶鞍区、松果体区和脑室内的占位性病变,蛛网膜下腔出血,手术和造影后的异物残留以及颅内感染均为引起阻塞性脑积水的常见原因。交通性脑积水则是由于 CSF 分泌增加,CSF 在脑室系统外的循环障碍和吸收减少所起的脑积水。CSF 分泌增加常见的原因为脑室内脉络丛乳头状瘤和脑室内脉络丛组织增生症;而 CSF 在脑室系统外的循环障碍主要由于蛛网膜下腔出血,外伤、手术和脑室脑池造影后异物残留以及颅内感染等引起脑池系统、脑表面和脊髓的蛛网膜下腔粘连以及上矢状窦两旁的蛛网膜粒发生粘连阻塞所致。

二、病理生理

正常情况下,CSF 形成于侧脑室、第三脑室和第四脑室的脉络丛组织,其中大部分形成于侧脑室,约 25% 来源于脉络丛以外的结构,包括脑室内的毛细血管内皮、血管周围间隙、软脑膜及室管膜等结构。CSF 的分泌受自主神经系统调节,交感神经和副交感神经直接支配脉络丛组织,交感神经兴奋时,CSF 分泌减少;副交感神经兴奋时,CSF 分泌增加;正常儿童,每小时大概产生 20ml CSF;成人每小时产生 24ml CSF。CSF 的总量在婴幼儿为 50ml,在成人为 100~150ml。其中存在于脑室系统者一般不超过 30ml,大部分存在于脑室系统之外。CSF 的流动是基于脑室系统和静脉窦之间存在的压力梯度,正常情况下,脑室内的压力可达到 $180mmH_2O$,而上矢状窦的压力则为 $90mmH_2O$ 左右。CSF 由侧脑室经室间孔(孟氏孔)到达第三脑室,经中脑导水管到第四脑室,再经第四脑室双侧侧孔和正中孔出脑室系统到达脑底池。CSF 从脑底池通过脑池系统循环到脑表面和脊髓蛛网膜下腔。由于压力梯度的作用,CSF 及少部分经神经袖神经根周围的静脉丛吸收,通过室管膜及由脉络丛自身吸收,或通过淋巴管流入鼻窦。CSF 是构成颅内压的三种内容物之一,正常儿童于侧卧位时,腰穿侧压为 $50\sim100mmH_2O$,成人为 $130\sim200mmH_2O$,颅内压随血压的改变而有所波动。

脑积水时由于脑室系统内 CSF 不断增加,在脑室扩大的同时,CSF 分泌开始减少,CSF 的吸收加快,使原来无明显吸收作用的通路开放而加快 CSF 的吸收,如上面所提到的淋巴管系统,神经根周围的静脉丛系统以及室管膜和脉络丛自身。在临床和实验中均发现,急性脑积水时室管膜周围的脑白质内可见明显水肿,这些水肿液系来自 CSF,这时室管膜可能完好无损,但在重度脑积水时室管膜常有撕裂而使脑室与室管膜下白质直接相通,引起 CT 所见的脑白质水肿改变,当脑积水通过分流、外引流或病因治疗得到缓解时,这种室管膜周围脑白质内的水肿将迅速消退;而在慢性脑积水时,室管膜周围脑白质水肿大多已吸收消退,CSF 压力也趋于正常,这时可见室管膜周围有明显的胶质细胞增生,室管膜细胞变薄。脑积水时,由于 CSF 在脑室内大量积聚,加上 CSF 随呼吸血压的改变产生的波动作用,引起脑室系统逐渐扩大,脑室扩大常从侧脑室开始,逐渐累及第三脑室、第四脑室和中脑导水管。在动物实验发现,脑积水开始发生后约 3h 既可见脑室明显扩大,室管膜下层变厚,室管膜细胞变薄伴有撕裂,脑室扩大后,如 CSF 的分泌和吸收仍不相称时,既引起颅内压增高的临床表现,称为高压力性脑积水或进行性脑积水;当 CSF 的分泌和吸收达到新的平衡时,室管膜周围脑白质水肿也逐渐开始吸收消退,CSF 压力也趋于正常,最终演变为正常压力性脑积水。

三、诊断

临床表现　脑积水的临床表现呈多变性,并与多种因素有关,如发病年龄、原发疾病、ICP 增高的速度和时间等。由于脑积水的临床表现与患者年龄有密切关系,我们将按患者年龄进行叙述。

(1)婴幼儿脑积水临床表现:患儿有厌食、呕吐、嗜睡、表情淡漠、易激惹等表现。但头围迅速增大是其主要的临床特点。患儿前额宽大突出,前囟扩大、膨隆、张力增高,头皮静脉怒张:呈现日落征,即双眼球位于下视位,不伴上睑下垂,眼球下部巩膜全部或大部位于下眼睑内,而上部巩膜下翻露白。Macewen 征和透光现象呈阳性。Macewen 征即叩诊头部时呈破罐音,表示颅骨骨缝有分离;透光现象为用强光照射头部时光线可穿过头颅骨。可出现锥体束征,表现为腱反射亢进、肌张力增高、痉挛性瘫痪和 Babinski 征。另可有双眼球位置异常、视力差、眼底视神经乳头水肿。

辅助检查:超声波可以精确测量双侧额角和脑室体部的大小,胎儿宫内 B 超可早期发现脑积水。CT 和 MRI 能准确地显示各脑室的大小,也可以准确地显示脑室周围脑水肿的程度。对发现颅内占位性病变,颅脑发育畸形,寻找梗阻部位具有特别重要的临床意义。MRI 对比成像电影扫描,可分别对 CSF 在脑池内和导水管内的流体动力学进行监测。术后 CT 或 MRI 随访对脑积水治疗预后的判断具有重要的临床意义。

(2)儿童和成年脑积水临床表现:颅内压增高性脑积水以 ICP 增高征,智力下降,出现锥体束征和膀胱功能障碍为主要表现。可有表情淡漠、精神异常、脑神经受累等表现。

1)辅助检查、CT 或 MRI 同上。核素脑池扫描可以了解 CSF 循环状况。

2)正常颅压性脑积水:临床表现隐匿,病情进展缓慢。在成人以进行性智力障碍,步态不稳和膀胱功能障碍为主要表现,应注意与早老性和老年性痴呆、外伤性脑萎缩以及皮质下动脉硬化病相鉴别。在儿童以头围增大为主(可占 $80\%\sim90\%$),可有精神运动发育迟缓,轻度到中度智力障碍,鸡尾酒会人格(即语言过多),下肢强直性轻瘫等表现,应注意与静息性脑积水,巨脑室畸形、脑穿通畸形和脑发育不良相鉴别。

CT 和(或)MRI 显示脑室明显扩大。ICP 监测,ICP 在正常范围内,但有阵发性的 B 波出现;若 CSF 流出阻力升高≥12mmHg。预示患者分流效果好。腰穿灌注试验,腰穿成功后,于针内以 1.5ml/min 的速度注入生理盐水,如果 ICP 升高>20mmH₂O,有 CSFB 波出现,则预示患者分流效果较好。脑池扫描,经腰穿向腰蛛网膜下腔注入 100 微居里(μCi)的放射性同位素——碘化人血清蛋白,然后进行定时扫描检查。在正常人,30min 后放射性同位素到达颈蛛网膜下腔;1h 后到达枕大池和基底池;2h 后到达外侧裂池和胼胝体池;24h 后到达大脑表面,尤以矢状窦两旁更为明显,此时脑基底池已不再显影;48h 后颅内已无同位素存留。一般情况下,同位素不会到达脑室系统。正常压力脑积水时,则出现同位素显影延迟,脑室显影,同位素在颅内存留时间延长。乙酰唑胺应激试验,在颅内压监测中,给患者静脉缓慢注射 1000mg 乙酰唑胺,如果患者的颅内压升高大于 10mmHg,说明患者 CSF 循环较差,预示患者分流效果好;如果颅内压升高小于 10mmHg,则患者的分流效果差。对分流有效的患者,其术后乙酰唑胺应激试验时,颅内压升高应降至 10mmHg 以下。

四、脑积水治疗

(一)药物治疗

适用于脑积水轻,无临床表现者。可使部分患者病情得到控制,但必须严密观察神经系统功能的发育及变化,随访 CT。因为患者虽无临床表现,但患者脑室可呈进行性地扩大,最终影响大脑的发育和功能。而对于急性或已有 ICP 增高表现者,则只能起到暂时缓解病情的作用。

1.抑制 CSF 分泌的药物 乙酰唑胺可通过抑制脉络丛上皮细胞膜上的 Na⁺-K⁺-ATP 酶来减少 CSF 的分泌。成人 250mg,1 日 3 次,最好采用服 3~4d,停 2~3d 的间断疗法,服用期间应补钾。

2.利尿剂 呋塞米 1mg/(kg·d)。只宜短期使用,应注意补充和监测血电解质。否则容易引起血电解质紊乱。氢氯噻嗪 1~2mg/(kg·d),应同时补充 KCl 1g,3 次/日。

3.高渗脱水剂 25%甘露醇 1~2g/(kg·d),分 2~4 次用,但可引起电解质紊乱并有一定的肾毒性。5%甘油氯化钠或甘油果糖 500~1000ml/d,B-七叶皂苷钠 10mg/d,这几种高渗脱水剂较甘露醇起效缓和,也有一定的肾毒性。高渗脱水剂主要用于手术前后的治疗。

(二)外科治疗

脑积水的治疗已历经 100 多年历史,但迄今为止仍以手术为主要治疗手段,内科治疗仅限于一些轻型的脑积水。手术治疗概括起来可分成 3 类:一类为病因治疗,如颅内占位性病变切除术,中脑导水管扩张成形术,第四脑室正中孔粘连闭塞切开术,颅底畸形枕下减压术;另一类为减少 CSF 分泌的手术,即侧脑室脉络丛切除术和电灼术;最常用的一类方法为各种分流手术。自 1898 年 Ferguson 首先提出应用分流手术治疗脑积水以来,临床已采用过的分流手术方法大概有五大类二十余种方法。第一种是沟通脑室和蛛网膜下腔各脑池的方法,包括第三脑室底造瘘术、侧脑室小脑延髓池分流术、侧脑室环池胼胝体池分流术等。第二种方法是将 CSF 自脑室和蛛网膜下腔引流至各体腔中,如脑室腹腔分流术、脑室胸膜腔分流术、腰池腹腔分流术。第三种是将 CSF 引流至各体内空腔脏器和管道中,如引流至胃、胆囊、小肠、膀胱、输尿管、胸导管,乃至腮腺导管中。第四种方法是将 CSF 引流至心血管系统中,有脑室右心房分流术、脑室腔静脉分流术、脑室颈外静脉分流术、脑室上矢状窦分流术及脑室横窦分流术等。第五种方法是将 CSF 引流至体内其他部位,如脑室乳突气房分流术、脑室帽状腱膜下引流术、脊髓蛛网膜下腔硬脊膜外腔引流术。经过不断地发展、改进和淘汰,目前临床比较公认疗效确切、并发症相对不严重,且易于处理的手术方法,主要有脑室腹腔分流术、第三脑室底造瘘术及腰池腹腔分流术。临床上应根据病因、疾病的性质、部位,结合当地的条件来选择适宜的手术方法。当一种方法不成功时,也可改用其他方法。不管采用哪种手术方法,其目的都在于通过有效地降低 ICP,改善脑灌注压和脑功能。

1.脑室外引流术 是一种短期应急的治疗手段。适合于急性阻塞性脑积水病因治疗之前:后颅窝、脑室内和中线部位病变切除后,有助于引流血性 CSF.帮助患者渡过手术后脑水肿期:正常颅压脑积水分流术之前,可以判断分流术治疗是否有效。

(1)穿刺部位:①脑室前角穿刺,选眉间中点向后 12cm(或冠状缝前 2cm),旁开中线 2.5~3cm,沿双外耳道假想之连线平行于矢状面穿刺,进针 4~6cm。②脑室后角穿刺,选枕外粗隆上 7.5cm,旁开中线 2.5cm,平行于矢状面向眉弓方向穿刺,进针 4~6cm。脑室三角区穿刺选耳郭尖向上向后各 2cm,垂直于矢状面穿刺,进针约 4.5cm。

(2)并发症:感染是一常见并发症,与置管时无菌操作不严,术后对引流管和引流瓶的护理及管理不善有关,应选用合适的抗生素,早期、足量地给予治疗。出血也是一常见并发症,与穿刺时血管损伤有关,术后应严密观察病情,当患者出现高颅压反应,和新的神经体征时,应及时行 CT 检查。一旦证实有出血,量少时可观察,量大或有脑移位时,应行手术清除血肿并止血。引流管不通,则是由于患者头部运动,引流管固定不牢退出,CSF 内蛋白凝块与脑组织碎絮或血凝块阻塞有关。若发现 CSF 引流量少,不见引流管内 CSF 搏动,CSF 自引流管周围渗出,应及时调整冲洗引流管。

2.第三脑室底造瘘术 它适用于阻塞性脑积水,阻塞部位在第四脑室和中脑导水管者:侧脑室和第三脑室扩大明显,第三脑室底变薄下沉,以超过鞍背者为佳。对有颅内感染和出血者,炎症后的阻塞性脑积水,已行过脑室分流术后的脑积水,均应视为适应证。常用方法如下。

(1)脑室内镜下第三脑室底造瘘术。

(2)CT 或 MRI 导向下第三脑室底造瘘术:自神经内镜应用以来,临床已较少采用。

(3)开颅第三脑室底造瘘术:可经额下入路或翼点入路。前者于视交叉,视束上方,胼胝体嘴和前交通动脉下方之间,在终板最薄处将其切开扩大。由于此法将视交叉池打开术后局部易形成粘连,导致手术失败。有学者将此法作了改进,一是在漏口处置入带侧孔的硅胶管,一端置入第三脑室内,另一端置入蛛网膜下腔之外侧裂池中:另一方法是经终板漏口处用齿科剥离支沿第三脑室底探及鞍背,在鞍背后将第三脑室底戳穿既到脚间池中,但不要损伤大脑脚和基底动脉。后者于颈内动脉后方探查至脚间池,打开脚间池后,即见膨隆突起的第三脑室底,将其戳穿扩大即可。在打开脚间池和第三脑室底之前,应注意保护好颈内动脉和动眼神经,以免误伤。

第三脑室底造瘘常见并发症包括出血、感染、视丘下损伤以及漏口处粘连致手术失败。

3.中脑导水管扩张成形术 适用于导水管内隔膜或瓣膜样阻塞及导水管内炎性粘连,而蛛网膜下腔宽阔,无粘连者。直视下的中脑导水管扩张成形术因易造成导水管周围灰质损伤,产生高热,昏迷等严重并发症,一般已不采用。

4.侧脑室小脑延髓池分流术 适用于阻塞性脑积水,阻塞部位在第三脑室、第四脑室和中脑导水管者。方法为脑室后角穿刺置管,分流管经骨下硬膜外或帽状腱膜下引至枕下骨窗,于枕大孔后缘近中线稍上方处,将分流管下端置入小脑延髓池中。手术时应注意脑池端分流管不能置入过深,以免分流管刺激副神经和损伤延髓等重要结构,引起不良后果:分流管不能误置入硬脑膜下腔,以免发生硬脑膜下积液,压闭小脑延髓池,导致术后高颅压:硬脑膜应密封严密,以防 CSF 漏和伤口不愈。此法因操作较复杂,需打开后颅窝,而脑室腹腔分流术可达到相同效果,目前临床上已较少应用。

5.体腔分流术 适用于各种原因引起的交通性和阻塞性脑积水。脑积水伴感染、CSF 内蛋白含量较高及蛛网膜下腔有新鲜出血者,不宜行此术。

(1)CSF 分流装置及工作原理:脑脊液分流装置目前有 100 多种,通用的分流装置均用硅橡胶材料精工制成。主要结构包括脑室导管;单向自动调节、抗虹吸、抗重力压力阀;远端分流管。其基本原理为:当脑室内或脊髓蛛网膜下腔内 CSF 压力超过限压阀的设定值时,限压阀开启,CSF 通过脑室导管经限压阀系统,流向远端分流管,再经远端分流管末端之压力控制裂隙流入引流部位,吸收回体内。

根据临床需要,CSF 流量范围为 0~32ml/h,限压阀设定标准流量为 8.6ml/h。在此流量下,根据开启限压阀所需的标准压力,一般将限压阀分为:高压阀 0.74~1.8kPa(75~110mmH$_2$O);中压阀 0.4~0.75kPa(40~75mmH$_2$O);低压阀 0.10~0.39kPa(11~40mmH$_2$O);超低压阀 0~0.10kPa(0~10mmH$_2$O)。近年来,已有可调压分流系统,并得到广泛应用。使得分流术后的脑脊液流量更加可控。

(2)脑室腹腔分流术:早在 1905 年,Kausck 就开展了此手术。由于分流管材料、制造工艺和分流阀的不断改进,目前脑室腹腔分流术是治疗脑积水最常采用的方法,主要是基于其手术方法简便,手术成功率高,手术后并发症相对不严重且易于控制。

1)方法:选择脑室前角或三角区穿刺点行脑室穿刺,将脑室端分流管置入脑室内,成功后,固定分流阀。再用导针将远端分流管顺行或逆性沿皮下潜行埋置,其近端至头部皮瓣下,远端至腹部切口,分别将远端分流管和脑室端分流管与分流阀连接,见 CSF 自分流管腹腔端裂隙流出后,管置入腹腔内。

2)并发症及防治:分流导管功能障碍是脑室腹腔分流术最常见的并发症。可由于分流管系统阻塞,断裂移位,连接处脱管引起。脑室管阻塞,可由于其被脉络丛包裹,或被脑组织碎屑、蛋白质凝块、肿瘤细胞所阻塞。脱管最常见于导管连接处和游离端。导管腹腔端容易被扭曲,压扁,被大网膜包裹,或由于假性囊肿形成引起脑脊液分流术失败。导管断裂移位在分流管材料改进后,已极少见。应教会患者经常检查分流管的位置,分流阀压下后能否复位。一旦发现问题,应及时处理。感染是脑室腹腔分流术的另一个最常见的并发症,其发病率为 2.6%~38%。应做好分流管和切口的消毒处理,手术后预防性地使用抗生素,一旦有感染发生,应根据细菌学结果选用抗生素,并撤除分流系统。

(3)颅内出血和血肿:穿刺损伤可引起脑室内出血,穿刺道周围出血和血肿形成,患者出现颅内压增高、偏瘫、失语,甚至昏迷;CSF 引流过度,可引起硬膜下或硬膜外血肿,出血量较少者,可行观察和保守治疗,出血量较大者,应及时手术治疗。CSF 引流过度,患者出现低颅压反应,与限压阀的压力选择不当和分流管周皮下隧道形成有关,有时需要更换分流管或改行其他方式手术。手术切口裂开或皮肤破溃造成导管外露和感染,多为分流管埋置过浅,皮肤皮下组织对引流管的异物反应或皮肤切口部位感染所致。如果局部换药和再缝合仍不能控制,则需拔管,待感染控制后改行其他部位分流。

(4)腰椎蛛网膜下腔-腹腔分流术:此法的优点在于不穿刺脑室,不会出现由于脑组织损伤所致的并发症。适应于蛛网膜下腔无粘连的交通性脑积水。阻塞性脑积水、蛛网膜下腔和脑池内有粘连的脑积水。腹腔内有炎症、出血或粘连者及手术部位皮肤有感染者禁忌。并发症包括感染,分流导管功能障碍和分流过度等。

（三）预后

婴幼儿脑积水的预后与其病因、伴随疾病、术前神经系统功能状况有关。40%脑积水患儿的死亡与其原发疾病的恶化有关,近一半长期生存的患儿伴有不同程度的智力发育障碍;患儿年龄是影响导管寿命的最重要因素,其年龄越小,导管寿命越短;有近 50%的交通性脑积水患者有可能会演变为无须分流管状态的静息性脑积水。80%成人脑积水患者都能通过治疗得到改善;其余的患者则有出现并发症的可能,手术及其并发症所致的死亡率为 1%左右;导管的平均使用寿命为 6 年左右。而正常压力脑积水患者的预后则与患者的年龄和病因有关,只要患者的痴呆、步态不稳和小便失禁其中的任一功能得到改善,即应认为治疗有效。

（谭贤佩）

第二节　脑膜脑膨出

一、概述

脑膜脑膨出是 CNS 先天发育畸形所引起的疾病,其发病机制和脊髓脊膜膨出类似。即于胚胎发育时脑端神经孔闭合不全和中胚层发育不良,局部有颅骨发育缺损,使颅内容物通过颅骨缺损区向外膨出所致。脑膜脑膨出的发病率约为成活胎儿的 1/5000,好发于脑中线部位,以枕部、鼻根部和顶部常见。根据膨出囊内容物的性质可分为:①脑膜膨出,囊壁由头皮蛛网膜和软脑膜构成,硬脑膜常缺如,囊内容物为CSF;②脑膨出,囊内容物为软脑膜和脑组织,直接与头皮粘连,不含 CSF;③脑膜脑膨出,囊内容物为脑膜和脑组织和 CSF;④脑囊状膨出,囊内容物为脑膜和脑组织和部分脑室;⑤脑膜脑囊状膨出,囊内容物为脑膜和脑组织和部分脑室,在脑膜和脑组织之间有 CSF。

二、病理生理

神经胚形成于妊娠 18~27d,脑端神经孔闭合于第 23d,随后上皮外胚层在中线部位融合并与神经组织分离开来;此后,来源于中胚层的间质干细胞移行至上皮外胚层和神经胚之间并分化成脑膜、颅骨和皮下组织。脑的形成则是一系列相当复杂的皱褶过程,逐步形成双侧的大脑半球和小脑;每一侧的大脑半球有一个侧脑室,在侧脑室的周围开始形成胶质细胞和神经元前体,小脑融合并覆盖第四脑室。至胚胎 47d,CSF 开始产生,将包绕脑的一层实质性网分开形成蛛网膜下腔。一般原神经管闭合障碍发生在妊娠 4~6周,由于闭合障碍处常含有发育成熟的脑组织,使间质层的发育异常,导致颅骨缺损。颅骨缺损一般发生在妊娠 8~12 周,颅内容物经此缺损向外疝出。动物实验发现砷盐、氯贝丁酯和维生素 A 可引起脑膜脑膨出畸形。

三、诊断

临床分类及表现:除非在患者出生时可以看见明显地脑膜脑膨出,早期诊断极为困难。尤其是颅底和额部脑膜脑膨出,多在发现鼻内包块,鼻充血,患者打鼾,眼距过宽,眉间包块或颅面畸形时才作出诊断。这些患者神经系统正常,检查神经系统也常无异常发现。常见的临床类型有以下几个方面。

1.颅底脑膜脑膨出　包括蝶咽部、鼻内、蝶眶部和蝶上颌部脑膜脑膨出。蝶咽部脑膜脑膨出位于蝶骨与咽上部交界处,部位隐匿,较难发现,表现为通过腭裂可看见口内有一肿块,肿块可有搏动性;鼻内脑膜脑膨出经筛窦突出于鼻腔内,表现为眼距过宽,可引起鼻腔阻塞和出血;蝶眶部和蝶上颌部脑膜脑膨出临床较少见,前者为病变通过眶上裂进入眼眶内,后者则为病变经眶下裂进入翼腭窝。

2.额部脑膜脑膨出　有鼻额部、额筛部和鼻眶部脑膜脑膨出。鼻额部脑膜脑膨出位于额鼻之间的眉间;额筛部脑膜脑膨出则是通过额骨、鼻骨和筛骨向外突出,可在一侧鼻根部看见一明显地包块,患者的鼻根部显得特宽,也有眼距过宽表现;鼻筛部脑膜脑膨出则位于鼻骨和受压的鼻软骨之间,可向两侧突向两眼内眦;当脑膜脑膨出自额骨、泪骨和筛骨间突出时,就是鼻眶部脑膜脑膨出,主要影响眼眶前部。

3.颅顶脑膜脑膨出 可发生在颅盖骨的任何部位。根据颅缺损部位可分为额部、顶部(矢窦部)、枕部或枕颈部脑膜脑膨出。病变大小与颅骨缺损的大小直接相关,因常可见局部囊性包块,诊断一般不难。

4.闭锁型脑膜脑膨出 多位于顶枕中线部位,诊断较困难。顶部者又名秃头型,可在顶部中线看见一囊性病灶。常伴有其他发育畸形。枕部者又名结节型,病灶位于枕部中线,常不伴有 CNS 的其他畸形。

辅助检查:化验室检查,对妊娠 16～18 周的孕妇,检测其血清内的甲胎蛋白(AFP)含量,可早期作出诊断。影像学检查,CT 可提供颅骨缺损和囊内容物情况,对手术方案的选择和手术均有指导意义。同时也可发现其他病变,也可作为术后随访手段。MRI 能使医生准确地对脑膜脑膨出作出诊断,并提供脑膜脑膨出囊内容物的详细情况;也可对 CNS 存在的其他发育畸形作出诊断。对治疗方案地选择和手术均有极大地帮助。

四、治疗

目前治疗脑膜脑膨出的唯一办法就是手术。手术目的是从膨出的囊颈部切除病灶,修补硬脑膜和缺损的颅骨。

1.手术指征 各部位的脑膜脑膨出均可手术治疗。但伴有 CSF 漏而无感染者应急诊手术。若膨出囊内的脑组织巨大,超过颅内的脑组织者,应视为手术禁忌。伴有严重脑积水者,需先治疗脑积水,再行脑膜脑膨出手术。病变部位或颅内有感染者,需待感染控制后再手术。

2.手术方法

(1)颅顶脑膜脑膨出修补术:在保证有足够皮肤供缝合的前提下,于膨出囊顶或颈部作梭形皮肤切口。自切口处沿囊壁外和头皮帽状腱膜下向颅骨缺损处分离暴露膨出囊颈,并将其与颅骨缺损缘剥离。切开囊壁,既可见囊内容物,根据囊内容物的性质、性状及与囊壁之间的关系采用不同的方法进行处理。单纯脑膜膨出者,其内容物除 CSF 外,有时可见一些纤维粘连带连于颅内和囊壁,应将其切断;如囊内为脑组织,其膨出部分不大,外观较正常,可将其与囊壁分离后,回放入颅内;如果膨出囊内脑组织多,而颅骨缺损较小,或颅腔容积有限,或膨出脑组织已缺血变性坏死,在确定其内没有大血管和静脉窦通过的情况下,最好将其全部切除。囊壁上常有残余硬脑膜,将其从囊壁上分离下来,沿颅骨缺损处严密缝合硬脑膜,硬脑膜缝合处涂以生物胶,将多余囊壁切除,用囊壁在硬脑膜外作加强缝合,以防术后 CSF 漏。由于硬脑膜具有成骨性,随着颅骨的生长可缩小或完全长满骨缺损区。较大的颅骨缺损,可Ⅱ期行颅骨修补。

(2)额部和颅底脑膜脑膨出修补术:行冠状皮瓣,皮瓣应尽量做低至显露鼻根部。处理脑膜脑膨出可经硬脑膜外或硬脑膜下入路。硬膜外入路时,牵开硬脑膜及其内额叶后,在前颅窝底颅骨转折处或筛板处,既可见局部颅骨缺损和向外突出的硬脑膜,将膨出囊颈自骨缺损处游离出来。平骨缺损缘切断膨出囊壁,即可见囊内容物,如为外观正常的脑组织,可将其自膨出囊壁分离后送回颅内,因多数脑组织已变性坏死,可白囊颈处切断,同时清除颅骨缺损外下方的脑组织。严密缝合修补硬脑膜,用生物胶涂于缝合处,较大的颅骨缺损可用有机玻璃、钛钢板、骨水泥或自体骨移植修补。采用硬脑膜下入路时,先将矢状窦两旁硬脑膜切开,并将矢状窦前端缝合结扎,然后切断。将额叶向后牵开,直到看见膨出囊颈和骨缺损处。如脑组织膨出少且外观较正常,可将其自膨出囊壁分离后送回颅内。已坏死或无法回纳者,应自囊颈处切断,并清除突向颅外部分的脑组织。硬脑膜和颅骨修补同硬膜外法。

3.并发症 ①CSF 漏。与硬脑膜修补缝合不严或术后脑积水引起 ICP 增高有关。CSF 漏者容易发生脑膜炎,如经保守治疗无效,应尽早经原手术入路行加强修补或再修补。②脑积水。特别是颅顶部脑膜脑膨出者,其发生率高达 60％～70％。脑积水的发生是引起患者神经系统症状术后恶化的主要原因。应根据病情,随时复查 CT,及时处理脑积水。③感染。与术中消毒、操作、异物(修补材料)、CSF 漏有关,应加强抗生素的使用。④颅内出血。有形成脑内、硬膜下、硬膜外血肿可能。一旦发生,应及时处理。

五、预后

患者的智力发育与病变的大小和部位有关。尤其是病变内脑组织的多少极为重要。闭锁型患者,其智力发育几乎不受影响。囊内只有极少脑组织或无脑组织者,其预后明显好于囊内含有较多脑组织者。囊内容物为 CSF 者,60%～80%的患者其智力发育正常。20%表现为小头畸形的患儿其智力发育受到不同程度的影响。病变部位越靠后对患者的智力影响越大。位于前部的脑膜脑膨出者,约有 60%的患者其智力发育基本正常,15%～20%的患者表现为中度智力障碍,20%～35%的患者有重度智力障碍。

(孔　铭)

第三节　脊髓脊膜膨出

一、概述

脊髓脊膜膨出是中枢神经系统(CNS)先天发育畸形所引起的疾病,表现为椎管内容物通过缺损处向椎管外膨出,在背部皮下形成一囊性包块,约占新生儿出生率的 1‰,占 CNS 发育畸形的 60%～70%。根据膨出的内容物不同,可将脊髓脊膜膨出分为脊膜膨出和脊髓脊膜膨出:本节将脊髓拴系综合征和隐性脊柱裂也一并包括在内。

二、病理生理

1.髓脊膜膨出　是 CNS 发育畸形中最常见的类型。在胚胎发育中,由于一部分脊髓没能卷曲成管,神经管融合不全,皮肤外胚层未能覆盖神经管而仍旧位于神经板侧面与神经管粘连,留下一片皮肤缺损区。暴露在外的粗糙的神经板即是脊髓的内层,其周围有一层很薄的皮肤和蛛网膜,在皮肤和蛛网膜的下面是蛛网膜下腔。神经根位于神经板的下面,前根则位于后根的内侧。叶酸缺乏是其发病的重要原因之一。许多 CNS 发育畸形,如 Chiari Ⅲ型畸形、脑积水,都与脊髓脊膜膨出有关。

2.脊膜膨出　被认为是神经胚形成之后累及皮肤外胚层和间质的一种疾病。由于神经管已形成,在皮肤和间质的下面仅含有 CSF。

3.脊髓拴系综合征　脊髓圆锥被既短又粗的终丝固定于腰第 2 椎体以下使脊髓血供受累而引起的一种疾病。在胚胎发育期间,脊髓占据了整个椎管,由于脊柱生长的速度远快于脊髓,至出生时,脊髓网锥已由原来尾椎的位置上升到腰 2～3 椎体之间,到儿童期,上升至腰第 1 椎体水平。胎儿脊髓远端正常退化成一根细长的终丝系于尾椎,当脊髓网锥被既短又粗的终丝固定于腰第 2 椎体以下,就限制了脊髓的上移,导致脊髓拴系综合征的发生。由于终丝对脊髓的拴系作用,使脊髓内的血液灌注下降,尤其是在运动时更为严重,从而引起脊髓内的代谢障碍,使患者出现神经损害的表现。其常伴有脊髓纵裂或脂肪瘤。

4.隐性脊柱裂　系椎体中线部位发育缺陷,但不伴有脊髓脊膜膨出的一种常见的先天性疾病。大多数患者都没有症状和神经系统体征,也不会产生什么后果。常和其他脊髓发育畸形并存,如脊髓空洞症、脊髓纵裂和脊髓拴系综合征。

三、诊断

1.隐性脊柱裂和脊髓拴系综合征　　由于隐性脊柱裂只有棘突和椎板的部分缺如,而不伴有脊髓和脊膜的膨出,多数患者没有症状和神经系统体征。有无临床表现取决于患者是否伴有脊髓拴系、起病的早晚、脊髓拴系的严重程度以及随年龄增长脊髓拴系发展的情况。

(1)临床表现:①局部表现。常于背部腰骶中线处见到局部皮肤小凹,多毛,皮肤色素沉着,有时可见血管痣;触诊可发现局部棘突缺如。②腰腿疼痛。成年患者以严重的腰腿放射性疼痛为其特征性表现之一,在儿童则这种疼痛表现相对要轻得多,表现为背痛,偶尔向腿部放射。疼痛症状常在运动后出现,休息后缓解,患者呈现神经性跛行的特征。长时间的坐立之后,患者也可出现腰腿痛。③神经损害。绝大多数患者在出生时其神经系统无异常表现,只有极少数患者在出生时有神经功能损害的表现,可能与宫内脊髓拴系有关。患者的神经损害表现常发生在患者身体快速发育时,并随年龄呈进行性加重。表现为病儿步态不稳,下肢肌肉萎缩和(或)无力,长期遗尿或尿失禁。由于患儿感觉受损,可出现皮肤营养不良和无痛性溃疡。学步较晚,或已获得的运动技巧退步可能越来越明显。在青少年和成人,突然后伸脊柱时可出现急性的下肢无力和尿失禁;完全曲颈时,脊髓可以向上牵拉2cm,莱尔米征阳性,即当患者头前屈曲时,一突然发生短暂的电击样休克感觉,向下扩散到全身。车祸和妇科截石位有可能诱发患者的临床表现。④小便失禁。这一表现在婴儿很难作出判断。在幼儿表现为如厕不能或如厕较晚。如果一个4~5岁的儿童仍有遗尿,则应高度怀疑患者有神经源性膀胱功能障碍。在较大的儿童,膀胱功能障碍的表现则为尿急、尿频、紧张性尿失禁或遗尿。在女性,反复尿路感染可能是尿失禁的一种征象。⑤骨关节畸形是脊髓拴系患儿的常见表现。主要有足部畸形,轻者只在走路或跑步时可见有足内翻或足外翻,足畸形进一步发展则表现为马蹄内翻足畸形、外翻足畸形、锤状足等。有25%的患者可见进行性的脊柱侧弯或后凸畸形。

(2)辅助检查:①X线脊柱平片。可显示脊柱裂的部位、范围及局部椎板、棘突缺损情况,可发现同时合并的椎体畸形和脊柱侧弯或后凸畸形。②超声波检查。有学者用超声检查作为1岁以内婴儿脊髓定位和筛选脊髓拴系的手段。脊髓拴系患儿除了脊髓位置低以外,超声下脊髓缺乏运动是其特征性表现。同时超声检查还可发现椎管内的其他伴发病变如脂肪瘤、骶尾部的畸胎瘤和脊髓分裂畸形等。③CT检查。可显示详细的骨结构情况,如脊柱裂的部位、范围及局部椎板和棘突缺损情况,可发现同时合并的椎体畸形。④MRI。除能显示CT可见的病变外,MRI同时可显示脊髓末端的位置和增粗的终丝,正常终丝的厚度小于2mm,脊髓拴系者,其脊髓圆锥低于L_2水平,终丝的厚度大于2mm。并可显示脊髓的发育情况、椎管内的粘连和合并有的囊肿、脂肪瘤等。

2.脊髓脊膜膨出

(1)临床表现:①局部表现。可在脊柱中线或稍偏一侧见到一囊性或囊实性包块,其大小不一,随年龄增长而增大,包块多呈类圆形和椭圆形,包块大者常不规则;包块表面皮肤可正常,也可见异常毛发生长,色素沉着,血管痣;其基底部多数较宽,少数呈蒂状,与病变的部位直接相关。如为开放性者,应测量皮肤缺损大小,触诊棘突旁病变基底的情况。②神经损害表现。运动障碍可表现为3种方式,下运动神经元性瘫痪、上运动神经元性瘫痪及混合性瘫痪;感觉障碍一般与运动障碍的平面一致,但因脊髓背侧较前侧的暴露和变性更为严重,患儿的感觉平面常高于运动平面1~2个节段;90%以上的脊髓脊膜膨出患儿伴有膀胱功能障碍,常表现为持续不断地流尿,只有少数部位较高的半侧脊髓脊膜膨出患儿膀胱功能完好;大便排放也受支配膀胱功能相同节段的脊髓控制,检查可见肛周感觉消失、肛门反射消失和肛门括约肌松弛,脊髓脊膜膨出患儿虽然仅有 10%～20%能控制小便,但却有 50%的患儿能较好地控制大便。

（2）辅助检查:①AFP 检测和宫内胎儿实时超声检查:可于妊娠中期 3 个月时,就对脊髓脊膜膨出作出诊断。②X 线平片。可显示脊柱裂及其范围,如果膨出囊向胸腹腔发展,可见局部椎间孔扩大;如果膨出囊向盆腹腔发展,则可见骶管明显扩大。③CT 和 MRI 扫描。可详细了解脊柱裂,脊髓和神经的畸形情况。可显示囊内容,了解脊髓和神经在囊内的位置及与囊壁的关系,并发现合并的其他疾病,如脂肪瘤。

四、治疗

无论是隐性脊柱裂和脊髓拴系综合征,还是脊髓脊膜膨出,治疗的唯一方法是手术。

（一）隐性脊柱裂和脊髓拴系综合征

适应证与适应证:凡有临床表现的隐性脊柱裂及合并有椎管内其他需手术的疾病者均应采取手术治疗。对无症状的隐性脊柱裂患者以及患者双下肢瘫痪和大小便失禁时间过长,手术对神经功能改善无帮助者,均不宜手术。病变部位皮肤有感染者,需感染控制后再手术。

1.常用方法　①扩大椎板切除和局部病变清除术。切除病变上下各一个正常椎板,从正常硬脊膜处向病变区域切除椎板,同时切除病变部位的瘢痕粘连、异常骨质、增生的软骨和黄韧带,这些病理组织常引起椎管狭窄和脊髓受压。切除这些病理组织后,即解除了其对硬脊膜、神经根和脊髓的压迫。②切断外终丝。将椎板切除区扩大至骶部下端,可见增粗的外终丝,切除终丝和神经根周围的病理组织,如异常的瘢痕粘连、脂肪瘤、纤维瘤等。辨明外终丝和骶神经根后,将外终丝切断。③硬脊膜下探查术。根据手术中的情况,决定是否行硬脊膜下探查。如果术中发现有粘连带进入硬脊膜下,或切除硬脊膜外病理组织后,硬脊膜搏动不佳,应行硬脊膜切开探查。从相对正常处切开硬脊膜,以免损伤与硬脊膜和纤维带粘连的脊髓和神经根,切开硬脊膜后最好在显微镜下锐性分离神经根之间的粘连,及其与脊髓和神经根粘连之纤维带和硬脊膜。脊髓拴系患者可见脊髓圆锥位置低于常人,马尾神经根从脊髓发出后折返向上进入相应椎间孔。如见内终丝增粗并牵张脊髓,应将内终丝切断。④切除椎管内和硬脊膜下合并病变。有些患者在硬脊膜内、外合并有皮样囊肿、上皮样囊肿、脂肪瘤和畸胎瘤等病变。首先应辨明这些病变与神经根和脊髓之间的关系,如果这些病变与神经根和脊髓有粘连、包裹,应在显微镜下小心做锐性分离,尽量先作囊内容物切除,然后再切除囊壁。脂肪瘤常交错长在神经根之间,与神经根粘连紧密,即使在显微镜下也难以分离。这时,只能根据术中情况,尽量切除病变,但如果切除确有困难,决不可强求,以免造成神经功能的进一步损害。

2.并发症　①感染。与手术消毒不严格、手术时间过长、术中潜毛囊处理不当及术后 CSF 漏有关。②CSF 漏和伤口不愈。与病变累及硬脊膜造成硬脊膜缝合困难、硬脊膜缝合不够严密及患者营养不良有关。如果术中硬脊膜缝合困难或有硬脊膜缺损,应使用自体或人工生物材料修补。③神经功能障碍加重。常因分离粘连、切开硬脊膜或咬除异常骨质结构时,对脊髓和神经根损伤所致。操作应尽量轻柔、仔细;显微手术可减少此类损伤。

（二）脊膜膨出

通常采用修补术。

1.手术指征与适应证　各部位的脊膜膨出。脊膜膨出处皮肤极薄,或皮肤已破溃尚无感染者应急诊手术;局部皮肤破溃伴感染者,待感染控制后再手术;伴有严重脑积水者,应先作分流手术,再行脊膜膨出修补术,否则易发生 CSF 漏、伤口不愈和感染。伴有其他重要器官的严重畸形,已影响其生存的患者是手术禁忌。

2.手术方法　分离囊壁与周围组织的粘连,游离囊壁至其颈部,即囊壁与硬脊膜交界处,切开囊壁,探查其内有无神经组织,确定囊内无神经组织后,将大部分囊壁切除:有时可见白椎管内有少许纤维粘连带向囊内生长附于囊壁,应予以切断,以解除其对脊髓和神经根的牵拉;切除囊颈上下各一个椎板,显露正常硬脊膜,切开硬脊膜探查未见异常后,将多余囊壁切除,严密缝合硬脊膜和囊颈,局部涂以生物胶。脊膜膨出囊切除后,通常不作椎板修补,但常需修补软组织缺损区。缺损区较小者,可将椎旁肌肉稍作分离,或将肌膜切开翻转覆盖,作加强缝合;缺损区大者,需将椎旁肌肉与其外侧组织充分游离,仍不能覆盖缺损区者,应在缺损区以远,切断一端肌肉或分别于上下各切断一端肌肉,作带蒂转移肌瓣缝合覆盖缺损区。

3.并发症　①感染。术前皮肤破溃,术中皮肤切除过多致皮肤张力高,局部皮肤营养不良,手术后皮肤切口污染及手术操作都与术后感染有关。②CSF漏和切口不愈。伴有脑积水而术前未作处理者,手术中硬脊膜缝合及修补不严,局部伤口软组织修补困难或张力过高及术后感染,都可引起CSF漏。③急性脑积水。膨出囊过大或术前已有脑积水者,术后均可能出现急性脑积水和高颅压症状。需行脱水治疗,重者还应行脑室外引流或行分流术。

(三)脊髓脊膜膨出

现在已有学者开展宫内胎儿手术治疗,且主张婴儿出生后应积极的早期手术治疗。

1.宫内胎儿手术　手术可有效降低患儿小脑扁桃体下疝畸形的发病率,显著地减少分流依赖型脑积水的发生以及防止裸露神经在宫内和生产时的损伤。

(1)适应证与适应证:妊娠20~30周,确定为脊髓脊膜膨出的胎儿,不伴有其他的先天性畸形。伴有其他先天性畸形的胎儿,应视为手术适应证。

(2)手术方法:作耻骨上半月横切口,显露子宫,用消毒的超声探头探测宫内容的位置和胎儿心率。用电切法做一个1cm切口或用一个特制的中空导针于子宫底穿刺,将大部分羊水吸出并保存于消毒的热空针内。在子宫底作一个8cm切口,显露胎儿,修补方法与出生后脊髓脊膜膨出的修补方法完全相同。将神经基板与粘连的蛛网膜组织作锐性分离,使其回到椎管内。辨明硬脊膜,将其与皮肤和腰背筋膜分离,反转覆盖于神经板上缝合。羊水注入回羊膜腔。术后使用硫酸镁预防早产。

(3)并发症:包括胎儿早产、羊水过少和感染。

2.出生后脊髓脊膜膨出手术　对脊髓脊膜膨出的手术治疗一直存在争议,如对手术时机和手术适应证的选择。目前多数学者主张早期手术,即在出生后36h内进行手术,其好处为减少脑室内脑膜炎的发生,改善和保持原有的神经功能。而局部有感染或伴有较重脑积水者则应先行处理感染和脑积水,延期处理脊髓脊膜膨出。

(1)适应证:各部位脊髓脊膜膨出症。合并有脂肪瘤,伴有不全神经功能障碍,虽有CSF漏但不伴感染者,均适于手术。但伴有严重功能障碍,如双下肢弛缓性瘫痪和大小便失禁者,伴有脑膜炎尚未控制者,以及伴有其他部位严重畸形者均为手术适应证。伴有严重脑积水者,需同时行脑积水分流术或脑积水控制后再行手术。

(2)手术方法:膨出囊的游离方法与脊膜膨出症相同。神经组织的分离是关键,应在显微镜下仔细分离,从正常神经组织与硬脊膜界面间将纤维粘连带分离。显露正常脊髓和硬脊膜管尾端,仔细分离出脊髓和圆锥的下端,这时可用神经刺激方法来分辨运动神经纤维和囊壁及纤维粘连带,如果粘连带与神经无法分辨,不易分开,宁可少切除囊壁和粘连带,将其与神经一起保留,回纳于椎管内。分离显露终丝,如见其对脊髓有牵拉,应将终丝切断,防止脊髓粘连和拴系的发生。所有的神经组织都应该回放入开放的椎管内,常可见神经组织与过浅的椎管不相称的情况,这时也不能牺牲神经组织。严密修补和重建硬脊膜囊是手术成功的关键因素之一。首先确定膨出囊上端的硬脊膜,自此向病变处分离,将囊壁上的硬脊膜从两侧椎旁筋膜分离下来,直到有足够的硬脊膜可供缝合于神经板上,而又不至于产生硬脊膜下腔狭窄。如果硬脊膜不够,可取椎旁筋膜做移植,严密缝合硬脊膜。硬脊膜外可涂上生物胶,如果可能的话,将椎旁筋膜层覆盖缝于椎管之上。

(3)并发症:切口不愈、神经损害加重、CSF 漏、脑膜炎及脑积水加重是常见并发症。

(四)预后

脊髓脊膜膨出症的治疗效果和预后各不相同,难以预料。病变的位置、严重程度、手术时机的选择、有无术后并发症、术后康复治疗和随访的时间都可影响患者的治疗效果。对于不伴有其他先天畸形的婴儿,2岁以内的生存率约为 80%。影响患者生存的主要因素有病变的位置、医生的经验以及是否伴有脑积水和感染。

脊髓脊膜膨出症患者其脑积水的发生率为 80%~90%。脑积水的发生率与病变的位置有关,胸腰段和腰段病变的发生率为 90%,腰骶部位的发生率为 75%,骶部病变的发生率为 50%。病变的位置越高其脑积水发生的机会越大,并且所发生的脑积水越严重。无脑积水或已处于静止状态的脑积水患者,患者的死亡率和病残率都将大为下降。有 30% 的患者,其脑积水已发展成静止性脑积水,无须做分流手术。

患者的智力发育与病变的位置,患者所伴脑积水的情况和有无脑室内脑膜炎有关。一般说来 IQ 在 80以上为正常,IQ 测定低于 74,则其智商低下。有 30%~40% 的脊髓脊膜膨出症患者有不同程度的智力障碍。患者表现为学习困难,成绩极差。多数患者需在残疾人学校接受教育。

肢体残疾的发生与病变的位置、神经损害程度、骨关节畸形及康复训练与否有关。有约 60% 的脊髓脊膜膨出症患者需要靠轮椅生活。

80%~90% 的脊髓脊膜膨出症患者伴有神经源性膀胱功能障碍,并且终身都有尿潴留、尿路感染、尿反流、肾衰竭的危险。通过定期导尿,有部分患者能达到排尿自理。现在正在试验中的置入式膀胱刺激器,可使患者达到控制性排尿。利用餐后的胃结肠反射,辅以直肠栓剂或灌肠法,有约 50% 的患儿能达到控制性排便。如果患者不能控制排便,可能引起肛周皮肤脱落或直肠脱出。S_2~S_4 节段的病变,导致患者会阴区感觉障碍,在男性患者可能出现勃起和射精不能,如果为上运动神经源性损害,则患者可反射性的勃起但不能有效地射精;如果为下运动神经源性损害,则患者勃起和射精不能。

(刘　钊)

第四节　颅内蛛网膜囊肿

一、概述

颅内蛛网膜囊肿(IAC)是脑实质外良性非肿瘤性占位病变,占颅内占位性病变的 0.4%~1%,可见于各种年龄,多见于儿童。IAC 可生长在颅内各个部位,多发生在脑裂和脑池所在处,好发部位在中颅窝(外侧裂)、大脑半球凸面、后颅窝中线、四叠体池、鞍区、桥小脑角、大脑纵裂等。IAC 可以是封闭囊腔,亦可与蛛网膜下腔相通,IAC 与蛛网膜下腔关系密切,囊液类似脑脊液而蛋白质含量常较高,囊壁为蛛网膜。可伴有脑发育不良或合并脑穿通畸形,也可压迫周围脑组织并使之萎缩。其发生原因颇多,如先天因素、外伤、炎症、出血及寄生虫等。

二、病理生理

1.IAC的病理分类　①蛛网膜内囊肿,是真性蛛网膜囊肿,为先天性蛛网膜异常分裂成两层所致,相对多见。②蛛网膜下囊肿,由蛛网膜和软膜组成囊壁,本质上是局部的蛛网膜下腔扩大,相对少见,可继发于颅脑损伤、出血、炎症等。IAC囊液的理化特性与脑脊液相似,少数可有黄变、蛋白增高或迁移的白细胞等。

2.IAC的成因　尚未完全清楚,基本可分为原发性和继发性两类,以原发性多见。原发性(先天性)蛛网膜囊肿的成因有:①在胚胎期逐渐形成蛛网膜下腔的过程中,由于局部液体流动变化或小梁不完全断裂,形成假性通道或引流不畅的盲袋,逐渐增大形成IAC。②由胚胎发育过程中脱落入蛛网膜下腔的蛛网膜小块发展而成;室管膜或脉络膜组织异位发育成退化的分泌器官形成囊肿。③蛛网膜在胚胎期发育异常,分裂成两层,液体在其中积聚而成囊肿。④先天性异常妨碍脑脊液循环也能产生IAC。⑤由于脑发育不良,蛛网膜下腔扩大形成囊性占位。

继发性(后天性)者主要是颅脑损伤、颅内炎症等所致蛛网膜损伤、粘连,造成脑脊液循环障碍,局部有囊性变和脑脊液潴留而形成。例如,①继发于脑膜炎后,由蛛网膜粘连,造成蛛网膜下腔或脑池部分阻塞而围成,其中充满脑脊液,由于脑脊液搏动而逐渐增大。感染后蛛网膜囊肿好发部位为视交叉池、脑底池、环池或小脑延髓池等处。②头外伤后由于蛛网膜下腔出血粘连,脑脊液在蛛网膜下腔某处积蓄,并有小的通道与蛛网膜下腔相通,或由于渗透机制使囊肿逐渐增大,成为蛛网膜下囊肿。单纯创伤性蛛网膜囊肿罕见,有学者认为陈旧性硬膜下血肿的残余也可发展成为蛛网膜下囊肿。

3.IAC逐渐增大的原因　①单向活瓣机制。IAC与脑池、蛛网膜下腔间的单向阀门作用,脑脊液单向进入囊内。②囊壁分泌机制。异位的室管膜或脉络膜组织具有分泌功能。③渗透机制。IAC与脑池、蛛网膜下腔间不通,囊腔内外存在渗透压梯度。④压力机制。脑脊液搏动冲击力、静脉内压力升高可引起与脑池、蛛网膜下腔相通的IAC体积逐渐增大。动脉搏动波是沿脑主要动脉轴向生长的IAC体积逐渐增大的原因之一。

三、诊断

1.临床表现　IAC常慢性起病,有外伤或囊内出血时可突然起病。其临床表现本身没有特征性,但与其发生成因、部位、大小有关。常表现为:①没有任何症状,仅在头昏或轻度头部外伤时,偶尔经CT或MRI发现。②先天性蛛网膜囊肿患者在婴幼儿期即有头颅增大和局部颅骨隆起等慢性颅内压增高的征象。③临床症状可有波动性,与囊肿阻碍脑脊液正常循环或囊腔与蛛网膜下腔存在活瓣有关。④感染后蛛网膜囊肿因其好发部位容易阻碍脑脊液循环及吸收,所以除个别病例发生某种局灶性症状(如视交叉综合征、鞍内IAC症状与无分泌垂体腺瘤相同)外,大多易表现出颅内压增高征象,⑤常见的症状有:非进行性头痛、头昏等,局灶性神经功能缺失症状,如轻度运动和(或)感觉障碍、视力下降、共济运动失调、癫痫等。

2.影像学检查　CT、MRI是最可靠的诊断方法。IAC的CT表现:脑外低密度灶,边界清楚,囊腔周围无水肿,增强CT囊壁无强化,囊内容CT值与脑脊液相似,周围蛛网膜下腔可变形和移位,局部脑组织可有受压萎缩和被推挤征象。CT脑池造影:若IAC与脑池、蛛网膜下腔间有交通性,腰穿注射造影剂后15~30min CT扫描即可见部分造影进入囊腔,6~9h后囊腔内常被造影剂充盈,廓清比邻近脑池慢。在非交通性 IAC 中,可见薄层造影剂包绕低密度灶。

MRI 诊断 IAC 优于 CT,MRI 的特征为:脑外占位性病变,囊肿内为均匀一致的信号,无囊内出血时为脑脊液的信号,呈长 T_1、长 T_2(若囊液中蛋白质和脂类成分相对较高,则在 T_1 加权和 T_2 加权图像上可稍高于正常脑脊液),边界清楚,局部可见脑组织受压萎缩,周围脑组织无水肿,囊肿有沿脑沟、脑裂生长的趋势。

四、治疗

1.手术指征　对于囊肿小,特别是位于颅底部而无临床症状者可在严密观察下行非手术治疗。对虽无明显症状,但蛛网膜囊肿较大,产生占位效应,特别是体积大于 $10cm^3$ 者,或有临床症状者,均应考虑手术治疗。

Goniale 等提出手术的绝对指征为:①颅内高压症状明显或检测有颅内压升高,局部脑组织受压移位。②囊内出血或合并硬膜下血肿。③癫痫反复发作,药物不能控制者。④有明确的 IAC 所致的局灶性神经功能能缺失症状。

关于无症状 IAC 的治疗目前还存在争论。大多数学者认为,无症状 IAC 可不做手术,但需密切观察。理由是少数 IAC 患者由于囊肿与蛛网膜下腔存在交通口或囊肿破入周围脑池和蛛网膜下腔,使囊液自发性被吸收,症状可自行消失,且手术治疗后并非都有效,常可能复发,并且手术危险性不可避免。有些学者认为无症状 IAC 有潜在扩大和出血的可能,主张确诊此病后,还应做 CT 脑池造影,或于囊腔中注入顺磁剂 Ca-DTPA 后行 MRI 扫描,观察囊肿腔与蛛网膜下腔交通情况,若显示不通或交通不畅,应视为手术指征,以解除囊肿对脑组织的压迫。

对于症状不明显的 IAC:①可行动态颅内压监护 48~72h,如颅内压一直在正常范围则可暂不手术,如颅内压升高或出现异常波形则主张手术。②密切观察,定期 CT 检查,了解其潜在性生长情况,若囊肿进行性增大或颅内压有升高趋势者应手术治疗,若囊肿趋向于稳定或变小,颅内压正常者可免于手术。

Calassi 等根据 CT 影像将颅中窝 IAC 分为大、中、小型,大、中型需手术,小型无明显占位效应者建议随访。所谓小型,即囊肿较小,纺锤形,局限于颞窝的前一部,颞极受压后移;中型即囊肿中等大小,三角形或四边形,占据颞窝前中部,向上扩展到外侧裂;大型者体积巨大,卵圆形或圆形,占据整个颞窝,颞叶明显萎缩,额叶顶叶受压,可伴中线结构移位,脑室受压。局限于颅中窝的 IAC 宜行囊壁切除术,扩张至额(顶)叶的大型 IAC 宜行囊肿-腹腔分流术。

2.手术方法

(1)手术原则:一是消除囊液积聚产生的脑受压;二是消除囊液产生的原因;三是消除囊腔。手术目的为放出囊液,处理囊内血管,减低渗透压,疏通囊腔,使之与邻近脑池、蛛网膜下腔、脑室或与其他体腔相通。凡有颅内高压者,充分建立囊腔与周围脑池或腹腔之间的交通是手术成功的关键。

IAC 手术方法很多,目前常用的方法有:①开颅囊壁开窗(囊壁部分切除)或囊壁大部切除术,术后易复发,尤其是蛛网膜内囊肿,仅切除外层囊壁,囊肿只通向硬膜下腔,仍与蛛网膜下腔不通。②囊壁大部切除加囊肿、脑池和(或)脑室造口术,有肯定疗效。③对囊壁大部切除术仍不能解决颅内高压者,可考虑施行各种脑脊液分流术,多采用囊肿-腹腔分流术。如囊壁大部切除加囊肿腹腔分流术或囊肿-脑室-腹腔分流术等。④IAC 伴癫痫者常有脑皮质结构性异常,采用囊壁部分切除加致痫灶切除术效果较为理想。引起癫痫的 IAC 主要位于大脑凸面,尤其是颞叶。在术中可行脑皮质电图监测,以确定致痫灶的部位及范围。⑤带蒂式游离大网膜颅内移植术、带蒂颞肌和骨膜置入囊腔术。囊肿壁部分切除加颞肌填塞,可达到消除囊腔,并利用其对囊液的吸收功能,防止囊液再积聚。⑥对有症状的鞍内 IAC 可经蝶窦入路行囊壁部分切除术。

(2)手术方法的选择:对于选用哪种外科手术方法,仍有不同意见。临床上多经开颅行囊壁大部切除,并使囊肿与蛛网膜下腔连通。该方法可避免分流术并发症的危险,但有可能复发。单纯囊肿-腹腔分流术,对于囊液蛋白成分高或囊内有出血的病例,可因分流管堵塞而失败。术前或术中行囊腔穿刺,明确囊液性质,能更好地指导选择手术方式。对深部 IAC,若没有囊内出血,囊液蛋白成分不高,则只需做囊腔-腹腔分流术,既可以减少创伤,又能通过引流使囊肿消失。对深部 IAC 囊内有出血或囊液蛋白成分高,特别是囊液蛋白质超过 1.0g/L 者,则须在作囊腔-腹腔分流术或囊腔与脑池、蛛网膜下腔交通术的同时加作囊壁大部切除。幼儿 IAC 患者选择囊肿-腹腔分流术时应特别慎重,因随身体长高可能需反复更换引流管。

神经内镜技术是治疗 IAC 较理想的手术方法,以位于纵裂间、中颅窝延及鞍旁、脑室附近的 IAC 为首选,其理由是囊肿与蛛网膜下腔或脑室之间路径短,内镜下易于造瘘,对脑损伤轻。神经内镜治疗 IAC 对多房性囊肿可先在内镜下将各房打通;能在内镜下电凝烧灼囊壁内可视血管及囊壁使囊肿缩小;能作较大范围的囊壁切除;能在囊肿与蛛网膜下腔或脑室之间造瘘(瘘口直径要大于 1.5cm,并用电凝反复烧灼,使囊壁回缩,防止瘘口术后发生闭合),使之相通,解除其压迫作用。其主要优点是手术创伤小、耗时短、手术风险性小、并发症少。

3.术中注意事项　选择直接手术,大部切除 IAC 囊壁的方法,术后 IAC 复发者并不少见,其原因多与囊壁切除过少、与脑室或脑池的交通不充分等有关。为防止复发应注意:①术中尽可能在显微镜下分离囊壁,尽可能多开窗或多切除表面部分囊壁,分离四周的粘连,使原来的囊腔与蛛网膜下腔相通,但对脑侧内层囊壁(特别对于位置深、周围有重要结构、局部粘连紧密的病例,常难以做到)不强求过多切除,否则将因局部渗血以后又发生粘连。②大血管周围的内层囊壁应充分切开,广泛打开 IAC 周围脑池,如基底池、脚间池、视交叉池等,充分建立囊腔与脑池之间的交通,这是手术成功的关键。侧裂池 IAC 尽量与环池、鞍上池交通、枕大池 IAC 与第四脑室交通。③囊腔必须冲洗干净,以免囊腔与脑池之间的交通口粘连或分流管堵塞。④保护好囊腔外侧壁的桥静脉,特别是外侧裂池的 IAC,注意保护外侧裂静脉。⑤对直径大于 10cm 以上的巨大 IAC 宜缓慢放出囊液,其量以 2/3 为宜,以免病灶侧脑塌陷或中线结构突然移位,导致桥静脉断裂致同侧硬膜下血肿。⑥对多发性蛛网膜囊肿(如感染后蛛网膜囊肿)常不能也无法将其全部切除,手术只宜切除引起症状的主要囊肿。⑦囊肿-腹腔分流术中应选择低压管、非抗虹吸管,且需剪除分流管腹腔端的裂隙末端。

4.手术疗效及其可能影响因素　IAC 术后大多数预后是良好的。病程较长、神经功能已有严重损害者,术后残余症状可持久存在。术后并发症包括感染、神经功能缺失及迟发性颅内出血等。具有临床症状的 IAC,采用囊壁大部切除或分流术减少囊内液含量,有助于解除其临床症状,有效率达 70% 以上,近期效果可达 90% 以上。Cirillo 对小儿患者早期用开窗术,部分病例易复发,后改为囊肿-腹腔分流术,疗效优于开窗术,CT、MRI 随访见脑发育,囊肿缩小或消失。疗效并非与影像学变化一致,因为大部分患者囊肿部位伴有脑萎缩或脑发育不全,且囊肿越大,此处改变越重,术后影像学难有显著改善。术后复发原因系囊壁开窗术后又重新闭合或囊内液体流入蛛网膜下腔不畅等。

(孙战风)

第十四章　睡眠障碍疾病

第一节　睡眠障碍的分类

　　睡眠障碍的分类方法比较多,目前临床上常用的方法主要有国际疾病分类(ICD)、美国精神疾病诊断标准(DSM-IV)、睡眠障碍国际诊断分类(ICSD)等几种方法。2001 年,国际睡眠医学界提出重新修订睡眠障碍性疾患的国际分类.2005 年发布了新的国际睡眠障碍性疾患分类(ICSD-2)。这一次修订采用了不同于以往的结构形式,并与 ICD-9 和 ICD-10 的命名学相结合,构成一个协调的国际疾病分类体系(表 14-1)。

表 14-1　睡眠障碍分类(ICSD-2)

主要分类	详细分类	ICD-9
失眠	适应性失眠(急性失眠)	307.41
	生理心理性失眠	307.42
	异常性失眠	307.42
	原发性失眠	307.42
	精神障碍相关的失眠	327.02
	睡眠卫生不良	V69.4
	儿童行为性失眠	V69.5
	药物或物质滥用所致的失眠(乙醇)	292.85(291.82)
	内科疾病所致的失眠	27.01
	未被确定的非物质滥用或已知的生理心理性失眠	780.52
	未被确定的生理心理性(器质性)失眠	127.00
与呼吸相关的睡眠障碍	原发性中枢性睡眠呼吸暂停综合征	327.21
	陈-施呼吸	786.04
	高原周期性呼吸	327.22
	内科疾病所致的非陈-施呼吸所致的中枢性睡眠呼吸暂停综合征	127.27
	药物或物质滥用所致的中枢性睡眠呼吸暂停综合征	
	婴儿原发性睡眠呼吸暂停	770.81
	成年阻塞性睡眠呼吸暂停综合征	327.23
	儿童阻塞性睡眠呼吸暂停综合征	327.23

主要分类	详细分类	ICD-9
	原发性睡眠非阻塞性肺泡性通气不良综合征	327.24
	睡眠相关性肺通气不良综合征/肺腺细胞组织或血管性疾病所致的血氧不足	327.26
	睡眠相关性肺通气不良综合征/低通气阻塞所致的低氧血症	327.26
	睡眠相关性肺通气不良综合征/神经肌肉疾病和胸腔疾病所致的低氧血症	327.26
	其他与呼吸相关的睡眠障碍	327.20
非呼吸障碍性白天过度嗜睡	发作性睡病及睡眠猝倒	347.01
	发作性睡病没有睡眠猝倒	347.00
	内科疾病所致的发作性睡病	347.10
	未确定的发作性睡病	
	周期性嗜睡	327.13
	Kleine-Levin 综合征	
	月经相关的周期性嗜睡	
	长睡型原发性嗜睡	327.11
	非长睡型原发性嗜睡	327.12
	行为导致的睡眠不足综合征	307.44
	内科疾病所致的嗜睡	327.14
	药物及物质滥用所致的嗜睡(乙醇)	292.85(291.82)
	非物质滥用或已知的生理情况所致的嗜睡(非器质性嗜睡,NOS)	327.15
	未确定的生理性(器质性)嗜睡	327.10
昼夜节律紊乱所致的睡眠障碍	昼夜节律性睡眠障碍,睡眠时相后移型(睡眠时相后移障碍)	327.31
	昼夜节律性睡眠障碍,睡眠时相前移型(睡眠时相前移障碍)	327.32
	昼夜节律性睡眠障碍,不规则的睡眠-觉醒型(不规则的睡眠-觉醒节律)	327.33
	昼夜节律性睡眠障碍,自主运转型	327.34
	昼夜节律性睡眠障碍,时差型(时差障碍)	327.35
	昼夜节律性睡眠障碍,轮班型(轮班障碍)	327.36
	内科疾病所致的昼夜节律性睡眠障碍	327.37
	其他昼夜节律性睡眠障碍(昼夜节律障碍)	327.39
	其他药物或物质滥用所致的昼夜节律性睡眠障碍(乙醇)	292.85
异态睡眠	觉醒障碍(来自 REM 睡眠)	
	意识模糊性觉醒	327.41
	睡行症	307.46
	睡眠恐怖	307.46

主要分类	详细分类	ICD-9
	REM 睡眠行为障碍	327.42
	周期性单独睡眠麻痹	327.43
	梦魇	307.47
	睡眠相关的精神分裂障碍	300.15
	睡眠遗尿	327.49
	睡眠相关的呻吟(哼唱)	327.49
	易激综合征	327.49
	睡眠幻觉	368.16
	睡眠相关性进食障碍	127.49
	药物或物质滥用所致的异态睡眠(乙醇)	292.85(291.82)
	内科疾病所致的异态睡眠	
睡眠相关的运动障碍	不宁腿综合征	133.94
	周期性肢体运动障碍	127.51
	睡眠相关的下肢痛性痉挛	127.52
	睡眠磨牙症	127.53
	睡眠节律性运动障碍	
	未确定的睡眠运动障碍	
	药物或物质滥用所致的睡眠运动障碍	
	内科疾病所致的睡眠运动障碍	
独立症候群,正常变异及尚未明确的问题	长睡眠者	
	短睡眠者	
	原发性打鼾	
	梦呓	
	入睡期抽搐	
	良性婴幼儿睡眠肌阵挛	
	睡前脚震颤和睡眠期交替性腿部肌肉运动	
	入睡期脊髓性肌阵挛	
	片段性肌阵挛	
其他睡眠障碍	其他生理性(器质性)睡眠障碍	327.8
	其他非物质滥用或已知的生理情况的睡眠障碍	307.40
	环境性睡眠障碍	307.48

很多神经系统疾病会出现程度不等的睡眠障碍,主要表现为过多白天睡眠、睡眠分裂、失眠、睡眠相关的呼吸障碍、夜间行为异常,如 REM 期睡眠行为异常、不宁腿综合征、周期性肢动症等(表 14-2)。其机制

在于控制睡眠-觉醒的脑区病变,神经病理性疼痛,活动能力下降等。

表 14-2 神经系统疾病相关睡眠障碍

疾病名称	失眠和生物钟节律紊乱	症状性发作性睡病	REM 睡眠障碍	过多白天睡眠	其他症状
阿尔茨海默病	+++	±	++（晚期）	++	
致死性家族性失眠	+++++	±	±	+++	睡眠呼吸暂停,自主神经失调,不宁腿综合征,周期性肢动症
帕金森病	+++	+++	+++++	++++	不宁腿综合征,周期性肢动症,幻觉
路易体痴呆	±	++	+++++	+++	睡眠呼吸暂停
进行性核上性麻痹	+++++	+	+++	+++	睡眠呼吸暂停,不宁腿综合征
多系统萎缩	++	++	+++++	++	自主神经失调

注:+++++为非常频繁,±为少见或不频繁。

（李建勇）

第二节 失眠症

失眠症是指睡眠始发和维持发生障碍,导致睡眠时间或质量不能满足个体生理需要,并明显影响白天功能的主观体验。是最常见的睡眠障碍性疾病。在成人中符合失眠症诊断标准者在 10％～15％,且呈慢性化病程,近半数严重失眠可持续 10 年以上。失眠症严重损害患者的身心健康,影响患者的生活质量,甚至诱发交通事故等意外而危及个人及公共安全,对个体和社会都构成严重的负担。引起失眠的原因有生理、病理、精神、遗传、环境和药源性因素等。按照《中国失眠症诊断与治疗指南》对本节做详细介绍。

一、失眠症的定义与分类

失眠症是以频繁而持续的入睡困难和（或）睡眠维持困难并导致睡眠感不满意为特征的睡眠障碍。失眠症可孤立存在或者与精神障碍、躯体疾病或物质滥用共病,可伴随多种觉醒时功能损害。

根据 ICSD－3,失眠症分为慢性失眠症、短期失眠症及其他类型的失眠症。慢性失眠症是指频繁而持久的水面起始和维持困难,导致个体对于失眠时间或质量不满足,并存在白天觉醒期间的功能受损。该名词涵盖文献中出现过的名称有慢性失眠、原发性失眠（及其各型）、继发性失眠（及其各型）、共病性失眠、起始和维持睡眠障碍、儿童行为性失眠、睡眠发生相关障碍、条件（环境）限制性睡眠障碍。短期失眠症又称适应性失眠、急性失眠、曾称为一过性失眠症、一过性精神生理性失眠症、应急相关性失眠、通常与应激、冲突或引起情绪明显波动的心里与环境变化相关。其他类型的失眠症仅在患者不能满足慢性和（或）短期失眠症的情况下做出诊断,需慎重诊断。与慢性失眠症相比,短期失眠症的诊断不要求病程≥3 个月以及频度≥3 次/周。

二、失眠症的流行病学

1. **失眠症的现患率**　2006 年中国睡眠研究会在 6 个城市进行的一项研究表明,中国内地成人有失眠症状者高达 57%。这个比例远超过欧美等发达国家。采用相对严格的诊断标准,2003 年在北京市进行的随机抽样调查中,普通成人失眠症患病率为 9.2%。

2. **失眠的自然病程**　在 1～10 年的随访研究中,成人失眠持续率为 30%～60%,提示失眠的病程具有持续性特征。另一方面,失眠具有一定(自然)缓解性,病程呈现波动性。失眠的持续率具有年龄差异,儿童和青少年期失眠持续率约为 15.0%,而中年女性和男性则分别高达 42.7% 和 28.2%。

3. **危险因素**

(1)年龄:为失眠的显著危险因素。慢性失眠症的现患率从儿童的 4.0%、青年人的 9.3%,增加到老年人的 38.2%。

(2)性别:女性患病风险约为男性的 1.4 倍,该比率在＞45 岁人群中甚至增至 1.7 倍;对儿童(＜12 岁)的调查并未发现失眠存在女性易患性。

(3)既往史:曾经存在失眠发作的人群的再次发病率是其他普通人群的 5.4 倍。

(4)遗传因素:有家族史的普通人群的新发病率是无家族史人群的 3 倍;家系研究和双生子研究显示失眠的遗传度在 30%～60%。

(5)应激及生活事件:负性生活事件不仅是新发失眠的危险因素,也是失眠得以慢性化的维持因素。

(6)个性特征:失眠患者往往具有某些个性特征,比如神经质、内化性、焦虑特性及完美主义。

(7)对环境的失眠反应性:福特应激失眠反应测试(FIRST)量表可用来评估在 9 种常见的状态下出现失眠的可能性,得分高人群的失眠新发病率是其他人群的 3.3 倍。

(8)精神障碍:70%～80% 的精神障碍患者均报告有失眠症状,而 50% 的失眠患者同时患有 1 种或 1 种以上精神障碍。

(9)躯体疾病:慢性内科疾病患者往往报告有失眠症状,而失眠人群罹患内科疾病的发生率显著高于非失眠人群。

三、失眠症的病理机制和假说

失眠发生和维持的主要假说是过度觉醒假说和 3P 假说[3P 指的是 Predisposing(易感因素)、Precipitating(促发因素)和 Perpetuating(维持因素)]。

1. **过度觉醒假说**　该假说认为失眠是一种过度觉醒。这种过度觉醒横跨 24h 的日周期。失眠患者在睡眠和清醒时表现出更快的脑电频率、日间多次小睡潜伏期延长、24h 代谢率增加、自主神经功能活性增加、下丘脑-垂体-肾上腺轴过度活跃及炎症因子释放增加等。

2. **3P 假说**　该假说认为失眠的发生和维持是由 3P 因素累积超过了发病阈值所致。一般来说,易感因素包括年龄、性别、遗传及性格特征等,可使个体对失眠易感。促发因素包括生活事件及应激等,可引起失眠症状的急性发生。维持因素是指使失眠得以持续的行为和信念,包括应对短期失眠所导致的不良睡眠行为(如延长在床时间)及由短期失眠所导致的焦虑和抑郁症状等,尤其是对失眠本身的焦虑和恐惧。目前,广泛应用的认知行为治疗(CBTI)就是建立在 3P 假说的基础之上。

四、临床评估

睡眠状况的临床评估是临床诊断和合理治疗方案制订的基础,包括临床大体评估、主观测评和客观测评(专家共识)。

1. 临床大体评估

(1)主诉:就诊希望解决的睡眠问题。核心信息包括失眠的具体特点、日间症状及其基本表现和持续时间。重点评估失眠第一次发生时的背景、表现和演变过程,并对失眠的具体特点做出判断,即:是以入睡困难为主,还是以睡眠维持困难为主？这些表现随着时间如何演变？

(2)睡前状况:从傍晚到卧床入睡前的行为和心理活动。要评估患者的行为模式、心理活动、情绪状态,也要了解睡眠环境,包括卧室的温度、湿度、光照条件、寝具等。这是了解患者关于失眠的认知、行为特点的主要途径,也是制订心理治疗方案的基础。

(3)睡眠-觉醒节律:了解患者日常作息习惯,初步评估睡眠-觉醒规律,排除各种昼夜节律失调性睡眠-觉醒障碍。

(4)夜间症状:从入睡到清晨醒来的过程中,可能出现与睡眠相关的且可能影响睡眠质和量的某种睡眠、神经或精神疾病,需要明确病因。

(5)日间活动和功能:包括觉醒和(或)警觉状态、情绪状态、精神痛苦程度、注意力和(或)记忆力等认知功能、日常生活和工作状态的变化,以及对躯体指标(如血压、血糖、血脂等)的影响。

(6)其他病史:评估躯体疾病、精神障碍疾患及治疗情况,应激事件以及生活和工作情况。对女性患者,还应评估月经周期、妊娠期和(或)更年期。

(7)体格检查、实验室检查和精神检查。

(8)家族史:重点是一级亲属中睡眠紊乱、精神障碍、严重或慢性躯体疾病史。

2. 主观测评工具

(1)睡眠日记:以每天24h为单元,记录每小时的活动和睡眠情况,连续记录时间是2周(至少1周)。
(2)量表评估:常用量表包括匹兹堡睡眠质量指数(PSQI)、睡眠障碍评定量表(SDRS)、Epworth嗜睡量表(ESS)、失眠严重指数量表(ISI)、清晨型-夜晚型量表(MEQ)、睡眠不良信念与态度量表(DBAS)和FIRST等。

3. 客观测评工具

(1)多导睡眠图(PSG):其使用建议如下:①怀疑合并其他睡眠疾病的失眠应进行PSG以确定诊断,治疗后还应复查PSG以评估疗效;②未确定诊断,或治疗无效,或伴暴力及伤害行为的失眠应进行PSG监测以确诊;③临床确诊单纯短期失眠或慢性失眠通常不需要应用PSG;④痴呆、抑郁、纤维肌痛或慢性疲劳综合征合并的失眠鉴别通常不需要应用PSG。

(2)多次睡眠潜伏期试验(MSLT):可客观评定失眠患者日间觉醒程度和嗜睡倾向。失眠患者的MSLT表现:通常显示日间警觉性在正常范围,平均睡眠潜伏期延长表明可能存在过高警觉或者过度觉醒;少数失眠患者的平均睡眠潜伏期缩短,应考虑是否存在其他睡眠疾病;合并日间嗜睡或发作性睡病的失眠患者可出现MSLT平均睡眠潜伏期缩短,前夜PSG和MSLT中共出现≥2次以快速眼动(REM)期开始的睡眠。MSLT使用建议:①为明确诊断,日间嗜睡或猝倒的失眠患者应进行MSLT评价,治疗后应复查PSG以评估疗效;②临床确诊为单纯短期失眠或慢性失眠者通常不需应用MSLT评价;③临床确诊为单纯短期失眠或慢性失眠者通常不需应用清醒维持试验评价。

(3)体动记录检查:用来评估睡眠-觉醒节律。使用建议:①失眠包括抑郁相关失眠的昼夜节律变化或睡眠紊乱应进行体动记录检查评价,治疗后还应复查以评估疗效;②评估昼夜节律失调性睡眠-觉醒障碍。

需要注意,PSG、MSLT 和体动记录检查并非失眠的常规检查。合并其他睡眠疾病、诊断不明、顽固而难治性的失眠、有暴力行为时应考虑这些辅助方法。国内临床实践的相关数据很少,可适当放宽应用指征,以获取更多经验和更准确的结论。

五、失眠症的诊断及鉴别诊断

1.诊断(标准) 根据 ICSD-3,慢性失眠症诊断标准如下,且标准 A-F 都必须满足:

A.患者存在下列 1 条或以上睡眠异常现象(患者报告,或患者父母或照顾者观察到):

(1)入睡困难;

(2)睡眠维持困难;

(3)比期望的起床时间醒来早;

(4)在适当的时间点不肯上床睡觉;

(5)没有父母或照顾者干预难以入睡。

B.患者存在下列与夜间睡眠困难相关的 1 条或以上(患者报告,或患者父母或照顾者观察到):

(1)疲劳或萎靡不振;

(2)注意力、专注力或记忆力下降;

(3)社交、家庭、职业或学业等功能损害;

(4)情绪不稳或易激惹;

(5)日间瞌睡;

(6)行为问题(比如:活动过度、冲动或攻击性);

(7)动力、精力或工作主动性下降;

(8)易犯错或易出事故;

(9)对自己的睡眠质量非常关切或不满意。

C.失眠不能单纯用没有合适的睡眠时间或不恰当的睡眠环境来解释。

D. 每周至少出现 3 次睡眠紊乱和相关的日间症状。

E.睡眠紊乱和相关的日间症状持续至少 3 个月。

F. 睡眠紊乱和相关的日间症状不能被其他的睡眠障碍更好地解释。

2.鉴别诊断(专家共识) 失眠可以作为独立疾病存在(失眠症),也可以与其他疾病共同存在(共病性失眠症)或是其他疾病的症状之一。需要区别单纯性失眠症、共病性失眠症或失眠症状。

(1)睡眠障碍:睡眠症状的详细评估流程见图 14-1。

(2)躯体疾病:包括神经系统疾病、内分泌疾病、心血管疾病、呼吸系统疾病、消化系统疾病、泌尿生殖系统疾病、肌肉骨骼系统疾病等所致的失眠症状。

(3)精神障碍:抑郁症患者可出现情绪低落、兴趣减退、精神运动性迟滞等核心症状,双相情感障碍可出现抑郁和躁狂症状,焦虑症患者除了有典型的焦虑、恐惧、担心,常伴有心慌、呼吸加快等自主神经症状。此外,其他的精神障碍也是失眠常见的原因。

(4)精神活性物质或药物:抗抑郁药物、中枢兴奋性药物、心血管药物、麻醉性镇痛药、平喘药等药物,以及酒精和烟草等物质均可诱发失眠。

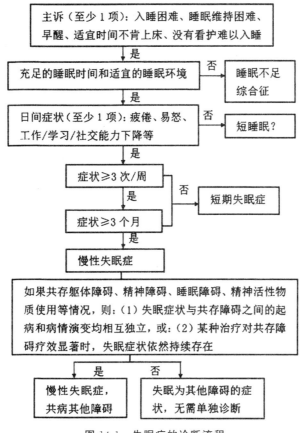

图 14-1　失眠症的诊断流程

六、失眠症的治疗

失眠症的治疗包括心理治疗、药物治疗、物理治疗、中医治疗和综合治疗等内容。

（一）治疗方案推荐强度的划分标准

本指南对治疗方案进行推荐时主要参考已有的循证医学资料,兼顾国内现有条件下的临床可操作性,对于国内常用但未通过有效循证医学模式验证的治疗方法,参照其疗效评估、风险估计、经济负担和实用性等多方面因素,经专家讨论达成共识进行推荐。推荐的强度分为 4 级（Ⅰ级最强,Ⅳ级最弱）:Ⅰ级推荐:基于循证医学 1 级证据或获得大多数认可的 2 级证据,若无禁忌可直接用于临床实践;Ⅱ级推荐:基于循证医学 2 级证据或高度一致的专家共识,适应证充分时可应用;Ⅲ级推荐:基于循证医学 3 级证据或专家共识,可在与患者讨论后采用;Ⅳ级推荐:可选择性方案,需告知患者可能的潜在风险,不用于无适应证的患者。

（二）总体目标和具体目标

1.总体目标　①增加有效睡眠时间和(或)改善睡眠质量;②改善失眠相关性日间损害;③减少或防止短期失眠症向慢性失眠症转化;④减少与失眠相关的躯体疾病或精神障碍共病的风险。

2.具体目标　①去除诱发失眠的因素可使部分患者睡眠恢复正常;②改善睡眠后达到的具体指标,如总睡眠时间>6h、睡眠效率>80%~85%、睡眠潜伏期<30min、入睡后觉醒时间<30min、降低觉醒次数或者减轻其他失眠症状;③在床与睡眠之间建立积极和明确的联系;④改善失眠相关性日间损害,如精力下降、注意或学习困难、疲劳或躯体症状、情绪失调等;⑤改善与失眠相关的心理行为学问题;⑥避免药物干

预带来的负面影响。

（三）心理治疗

心理和行为治疗是首选的失眠症治疗方法最常见的是CBTI,最常见的是CBTI,其疗效优于药物疗法。

1.睡眠卫生教育　找出失眠患者不良的生活与睡眠习惯,从而帮助建立良好的睡眠习惯,营造舒适的睡眠环境。尚无足够证据证明单独运用睡眠卫生疗法有确切的疗效,需要与其他心理行为治疗方法联合运用。

(1)一般下午4点以后避免使用兴奋性物质(咖啡、浓茶或吸烟等);

(2)睡前不要饮酒,酒精可干扰睡眠;

(3)规律的体育锻炼,但睡前应避免剧烈运动;

(4)睡前不要大吃大喝或进食不易消化的食物;

(5)睡前至少1h内不做容易引起兴奋的脑力劳动或观看容易引起兴奋的书籍和影视节目;

(6)卧室环境应安静、舒适,光线及温度适宜;

(7)保持规律的作息时间。

2.认知治疗　帮助患者认识到自己对于睡眠的错误认知,以及对失眠问题的非理性信念与态度,使患者重新树立起关于睡眠的积极、合理的观念,从而达到改善睡眠的目的。

3.睡眠限制　通过睡眠限制缩短夜间睡眠的卧床时间,增加睡眠的连续性,直接提高睡眠效率,并且通过禁止日间小睡,增加夜晚的睡眠驱动力。

(1)只有在有睡意时才上床;

(2)如果卧床20min不能入睡,应起床离开卧室,可从事一些简单活动,等有睡意时再返回卧室睡觉;

(3)不要在床上做与睡眠无关的活动,如进食、看电视、听收音机及思考复杂问题等;

(4)不管前晚睡眠时问有多长,保持规律的起床时间;

(5)日间避免小睡。

4.刺激控制　通过减少卧床时的觉醒时间来消除患者存在的床与觉醒、沮丧、担忧等不良后果之间的消极联系,重建床与睡眠之间积极明确的联系。

5.松弛疗法　放松治疗可以降低失眠患者睡眠时的紧张与过度警觉,从而促进患者入睡,减少夜间觉醒,提高睡眠质量。该疗法适合夜间频繁觉醒的失眠患者。

6.矛盾意向　该疗法假设患者在有意进行某种活动时改变了自己对该行为的态度,态度的变化使得原来伴随该行为出现的不适应的情绪状态与该行为脱离开,让患者直面觉醒(努力入睡却没有能够成功)及失眠所引起的恐惧和焦虑。

7.音乐疗法　轻柔舒缓的音乐可以使者交感神经兴奋性降低,焦虑情绪和应激反应得到缓解,也有将患者的注意力从难以人眠的压力中分散出来的作用,这可以促使患者处于放松状态从而改善睡眠。

8.催眠疗法　可以增加患者放松的深度,并通过放松和想象的方法减少与焦虑的先占观念有关的过度担忧以及交感神经兴奋。

（四）药物治疗

1. 药物治疗目标　缓解症状,改善睡眠质量和(或)延长有效睡眠时间,缩短睡眠潜伏期,减少入睡后觉醒次数,实现疗效和潜在的药物不良反应之间的平衡,提高患者对睡眠质和量的主观满意度,恢复社会功能,提高患者的生活质量。药物治疗过程中,应根据以下方面选择药物种类(专家共识):①临床症状;

②治疗目的;③既往治疗疗效;④患者的倾向性意见;⑤费用;⑥可获得性;⑦共患疾病;⑧禁忌证;⑨联合用药之间的相互作用;⑩不良反应。

2.药物治疗原则

(1)基本原则:在病因治疗、CBTI和睡眠健康教育的基础上,酌情给予催眠药物。

(2)个体化:用药剂量应遵循个体化原则,小剂量开始给药,一旦达到有效剂量后不轻易调整药物剂量。

(3)给药原则:按需、间断、足量。每周服药3~5d而不是连续每晚用药。需长期药物治疗的患者宜"按需服药",即预期入睡困难时,镇静催眠药物在上床前5~10min服用。上床30min后仍不能入睡时服用;比通常起床时间提前≥5h醒来,且无法再次入睡时服用(仅适合使用短半衰期的药物);当第2天日间有重要工作或事情时可于睡前服用;抗抑郁药不能采用间歇疗程的方法。

(4)疗程:应根据患者睡眠情况来调整用药剂量和维持时间:短于4周的药物干预可选择连续治疗;超过4周的药物干预需要每个月定期评估,每6个月或旧病复发时,需对患者睡眠情况进行全面评估;必要时变更治疗方案,或者根据患者的睡眠改善状况适时采用间歇治疗。

(5)特殊人群:儿童、孕妇、哺乳期妇女、肝肾功能损害、重度睡眠呼吸暂停综合征、重症肌无力患者不宜服用催眠药物治疗。

3.药物治疗的次序(专家共识)　推荐用药顺序为:①短、中效的苯二氮卓受体激动剂(BzRAs)或褪黑素受体激动剂(如雷美替胺);②其他BzRAs或褪黑素受体激动剂;③具有镇静作用的抗抑郁剂(如曲唑酮、米氮平、氟伏沙明、多塞平),尤其适用于伴有抑郁和(或)焦虑症的失眠患者;④联合使用BzRAs和具有镇静作用的抗抑郁剂;⑤处方药如抗癫痫药、抗精神病药不作为首选药物使用,仅适用于某些特殊情况和人群;⑥巴比妥类药物、水合氯醛等虽已被美国食品药品监督管理局(FDA)批准用于失眠的治疗,但临床上并不推荐应用;⑦非处方药如抗组胺药常被失眠患者用于失眠的自我处理,临床上并不推荐使用;此外食欲素受体拮抗剂中的苏沃雷生(Suvorexant)已被FDA批准用于失眠的治疗。

4.药物分类　FDA批准的用于失眠治疗的药物包括部分BzRAs、褪黑素受体激动剂、多塞平和食欲素受体拮抗剂等。

(1)BzRAs(标准):BzRAs包括苯二氮卓类药物(BZDs)和非苯二氮卓类药物(NBZDs)。两者都结合γ-氨基丁酸(GABA)A受体,通过作用于α亚基协同增加GABA介导的氯离子通道开放频率,促进氯离子内流。这可增强GABA的抑制作用,通过抑制兴奋中枢而产生镇静催眠作用。BzRAs对睡眠潜伏期、入睡后觉醒时间及总睡眠时间等睡眠质量指标均有不同程度改善,但大多不能优化睡眠结构(右佐匹克隆除外)。BZDs主要包括艾司唑仑、三唑仑、地西泮、阿普唑仑、劳拉西泮、氯硝西泮。对焦虑性失眠患者的疗效较好。最常见的不良反应包括头晕、口干、食欲不振、便秘、谵妄、遗忘、跌倒、潜在的依赖性、次日残留的镇静作用、恶化慢性阻塞性肺疾病和阻塞性睡眠呼吸暂停综合征症状,以及突然停药引起的戒断综合征。NBZDs包括右佐匹克隆、佐匹克隆、唑吡坦、扎来普隆。该类药物半衰期短,催眠效应类似BZDs,对正常睡眠结构破坏较少,比BZDs更安全,日间镇静和其他不良反应较少。该类药物可以缩短客观和主观睡眠潜伏期,尤其是对于年轻患者和女性患者更明显。若最初使用的BzRAs对失眠治疗无效,则优先考虑选用同类药物中的其他药物,应根据患者对最初药物治疗的反应来重新选择药物。部分BZDs并没有明确推荐用于治疗失眠,需考虑药物活性持续时间对患者的影响,或者存在共病的患者能否从此类药物中获益。

(2)褪黑素受体激动剂(标准):雷美替胺:褪黑素 MT1 和 MT2 受体激动剂,已被 FDA 批准用于失眠的药物治疗,用于治疗以入睡困难为主诉的失眠及昼夜节律失调导致的失眠症。

(3)具有镇静作用的抗抑郁药:尤其适用于抑郁和(或)焦虑伴发失眠症的治疗,失眠的治疗剂量低于抗抑郁作用所要求的剂量,这类药物包括:①曲唑酮(指南):5-羟色胺(5-HT)受体拮抗/再摄取抑制剂(SARIs),相比三环类抗抑郁药,无或只有很小的抗胆碱能活性,适合合并抑郁症、重度睡眠呼吸暂停综合征及有药物依赖史的患者;②米氮平(临床建议):去甲肾上腺素能和特异性 5-HT 能抗抑郁剂(NaSSA),通过阻断 $5-HT_{2A}$ 受体、组胺 H_1 受体而改善睡眠,可以增加睡眠的连续性和慢波睡眠,缩短入睡潜伏期,增加总睡眠时间,改善睡眠效率,尤其是对于伴有失眠的抑郁症患者,可以改善客观睡眠参数;③氟伏沙明(临床建议):具有镇静作用的选择性 5-HT 再摄取抑制剂(SSRIs),对 α-肾上腺素能、β-肾上腺素能、组胺、M-胆碱能、多巴胺能或 5-HT 受体几乎不具有亲和性,可以通过延缓体内褪黑素代谢,升高内源性褪黑素的浓度来改善睡眠,缩短 REM 期睡眠时间,同时不增加觉醒次数,延长抑郁患者的 REM 睡眠潜伏期,改善抑郁和焦虑患者的睡眠;④多塞平(标准):三环类抗抑郁药(TCAs),为 FDA 批准的唯一一种可用于治疗失眠的抗抑郁药,可阻断 5-HT 和去甲肾上腺素的再摄取而发挥抗抑郁作用,同时可拮抗胆碱能受体、$α_1$-肾上腺素能受体和组胺 H_1 受体,因其可选择性地和较强地阻断组胺 H_1 受体,这就使得多塞平仅通过低剂量就可以发挥镇静催眠作用;主要适用于睡眠维持困难和短期睡眠紊乱的患者(表 14-3)。

表 14-3　常用失眠治疗药物的特点

药物及剂型	半衰期(h)	规格(mg)	口服推荐剂量(mg)	适应证	FDA/CFDA 批准	常见不良反应/注意事项
苯二氮卓受体激动剂						
非苯二氮卓类						
佐匹克隆片剂	5	3.75,7.50	7.50/3.75[a]	入睡及睡眠维持困难。短效	否/是	口苦
右佐匹克隆片剂	6~9	1,2,3	2~3/1~2[a];肝损害者睡前 1~2	入睡及睡眠维持困难、早醒。中效	是/是	味觉异常
唑吡坦片剂	2.5	5,10	5~10/2.5~5.0[a];肝功能损害者睡前 5.0	入睡困难。短效	是/是	有睡眠相关进食障碍及睡行症报道,抑郁症者慎用
扎来普隆胶囊	1	5,10	5~20/5~10[a];肝功能损害者睡前 5	入睡困难。短效	是/是	镇静、眩晕、剂量相关的记忆障碍
苯二氮卓类						
艾司唑仑片剂	10~24	1,2	1~2/0.5[a]	入睡及睡眠维持困难。中效	是/是	口干
替马西泮胶囊	8~10	7.5,15.0,30.0	7.5~30.0/7.5~15.0[a]	入睡及睡眠维持困难。中效	是/—	镇静、疲乏、眩晕
三唑仑片剂	2.5	0.125,0.250	0.125~0.500/0.125~0.250[a]	入睡困难。短效	是/是	非一线用药
氟西泮胶囊	30~100	15,30	15~30/15[a]	睡眠维持困难。长效	是/是	次日嗜睡

续表

药物及剂型	半衰期(h)	规格(mg)	口服推荐剂量(mg)	适应证	FDA/CFDA批准	常见不良反应/注意事项
夸西泮片剂	20~40	15.0	7.5~15.0/7.5[a]	入睡及睡眠维持困难、早醒。长效	是/—	困倦、头晕、疲乏、口干、消化不良
劳拉西泮片剂	10~20	0.5,1.0	0.5~2.0/0.5~10[a]	睡眠维持困难。中效	否/否	镇静、步态不稳
褪黑素受体激动剂						
雷美替胺片剂	1	8	8	入睡困难、昼夜节律失调。短效	是/—	禁与氟伏沙明联用;肝功能受损者禁用
抗抑郁剂						
曲唑酮片剂	6~8	50	25~100	尤适用于焦虑/抑郁伴失眠者	否/否	口干、便秘、残留镇静作用、体位性低血压
米氮平片剂	20~30	30	7.5~30.0	焦虑/抑郁伴失眠者首选	否/否	口干、便秘、食欲及体重增加
氟伏沙明片剂	17~22	50	50~100	焦虑/抑郁伴失眠者	否/否	消化道症状
多塞平片剂	8~15/24[b]	3,6	3~6	睡眠维持困难、短期睡眠紊乱	是/否	无明显不良反应
食欲素受体拮抗剂						
苏沃雷生片剂	9~13	5,10,15,20	10~20	入睡及睡眠维持困难	是/否	残留镇静作用
抗癫痫药						
加巴喷丁胶囊	5~9	100,300	100~900	酒精依赖、疼痛性失眠、RLS、睡眠时相前移	否/否	头晕、共济失调、白细胞减少
抗精神病药						
喹硫平片剂	6	25,50,100	12.5~50.0	入睡困难	否/否	体重增加、QT间期延长、头痛、头晕、晶状体改变
奥氮平片剂	51.8/33.8[c]	5,10	2.5~10.0	矛盾性失眠	否/否	体重增加、代谢异常

注:FDA:美国食品药品监督管理局;CFDA:国家食品药品监督管理总局;RLS:不宁腿综合征[a]分别为<65/≥65岁推荐剂量;[b]两种形态;[c]分别为老年人/年轻人的半衰期;—:国内无此药

(4)联合使用 BzRAs 和抗抑郁剂(临床建议):联合使用这两类药物可以达到通过不同的睡眠-觉醒机制来提高疗效的目的,同时降低高剂量的单一用药带来的毒性。BzRAs 可以增加抗抑郁药的抗焦虑作用,有效地改善焦虑性失眠,作用持久且安全性高。联合此两类药物治疗的不良反应主要为轻至中度的不良反应,包括头痛、困倦、口干等。

(5)食欲素受体拮抗剂(标准):苏沃雷生是一种高选择性食欲素受体拮抗剂,是该类药物中第一个获得 FDA 批准用于治疗失眠的药物。苏沃雷生通过阻断食欲素受体促进睡眠,可以缩短入睡潜伏期,减少入睡后觉醒时间,增加总睡眠时间。

(6)其他处方药:①加巴喷丁(标准):可用于对其他药物治疗无效、对 BzRAs 禁忌的患者,对酒精依赖患者戒断后的焦虑性失眠、睡眠时相前移者有效,可用于治疗慢性疼痛性失眠和不宁腿综合征;②喹硫平(指南):第二代抗精神病药,可以拮抗组胺、多巴胺 D_2 和 5-HT_2 受体,小剂量(12.5~25.0mg)主要发挥抗组胺作用;该药通常不用于没有明显精神疾病的患者,除非其他药物治疗失败;③奥氮平(指南):第二代抗精神病药,可拮抗 5-$HT_{2A/2C}$、5-HT_3、5-HT_6 受体、多巴胺 D_1、D_2、D_3、D_4、D_5 受体、胆碱能 M_1-M_5 受体以及组胺 H_1 受体,主要通过拮抗组胺 H_1 受体发挥镇静作用,可用于治疗矛盾性失眠。

(7)不推荐使用的处方药:虽然水合氯醛和巴比妥类等药物被 FDA 批准用于治疗失眠,但考虑到这些药物的严重不良反应、疗效指数低及易产生耐受性和成瘾性,并不推荐这些药物用于失眠的治疗,仅用于某些特殊患者的特殊情况。

(8)非处方药物:如抗组胺药、抗组胺药—镇痛药合用,许多失眠患者将此类药物用于失眠的自我治疗。对于这类药物的有效性和安全性的证据非常有限,不推荐用于失眠的治疗。

(9)褪黑素(标准):褪黑素作用于下丘脑的视交叉上核,激活褪黑素受体,从而调节睡眠—觉醒周期,可以改善时差变化引起的失眠、睡眠时相延迟和昼夜节律失调引起的失眠,但不作为常规用药。

5.**药物治疗调整**

(1)换药指征:推荐治疗剂量无效;对药物产生耐受性或严重不良反应;与正在使用的其他药物发生相互作用;长期使用(>6 个月)导致减药或停药困难;有药物成瘾史的患者。

(2)换药方法:如果首选药物治疗无效或无法遵医嘱服药,可更换为另一种短、中效的 BzRAs 或者褪黑素受体激动剂。需逐渐减少原有药物剂量,同时开始给予另一种药物,并逐渐加量,在 2 周左右完成换药过程。

(3)常用减量方法:逐步减少睡前药量和(或)变更连续治疗为间歇治疗。

6.**终止药物治疗**

(1)停药指征:患者感觉能够自我控制睡眠时,考虑逐渐减量、停药;如失眠与其他疾病(如抑郁症)或生活事件相关,当病因去除后,也应考虑减量、停药。

(2)停药原则:避免突然中止药物治疗,应逐步减量、停药以减少失眠反弹,有时减量过程需要数周至数个月。

(五)物理治疗

物理治疗作为一种失眠治疗的补充技术,不良反应小,临床应用的可接受性强。

1.**光照疗法(指南)**　光照疗法可以通过帮助建立并巩固规律的睡眠—觉醒周期来改善睡眠质量、提高睡眠效率和延长睡眠时间。光照疗法是一种自然、简单、低成本的治疗方法,而且不会导致残余效应和耐受性。不良反应包括头痛、眼疲劳,也可能诱发轻躁狂。

2.**重复经颅磁刺激(临床建议)**　以固定频率和强度连续作用于某一脑区的经颅磁刺激,称为重复经颅磁刺激(rTMS)。低频(≤1HZ)rTMS 能够抑制大脑皮质的兴奋性。对健康人的研究发现其能够增加慢波睡眠的波幅,加深睡眠深度,增强记忆,有助于机体恢复,而国内已经有较多 rTMS 治疗失眠症的报道,认为该技术是治疗慢性失眠症的有效手段。

3.**生物反馈疗法(指南)**　生物反馈疗法指的是通过人体内生理或病理的信息进行自身的反馈,患者经特殊的训练后,产生有意识"意念"的控制及心理的训练,达到治疗疾病的过程和恢复身心健康的一种新型物理疗法。脑电生物反馈疗法的报道多来自于国内的小样本研究,其效果仍需要更严格的临床研究来证实。

4. 电疗法(指南)　电疗的原理是采用低强度微量电流刺激大脑,直接调节大脑、下丘脑、边缘系统及网状结构,产生镇静性的内源性脑啡肽,从而有效控制紧张焦虑,改善睡眠。电疗法在国内的研究都是小样本对照研究,仍需要更严格的临床研究来证实。主要不良反应表现为对皮肤的刺激和头痛。

5. 其他(临床建议)　超声波疗法、音乐疗法、电磁疗法、紫外线光量子透氧疗法、低能量氦氖激光都有用于治疗失眠有效的报道,但都缺乏设计严谨的临床试验来证实。美国国立卫生研究院的身心治疗强调脑、心、身、和行为间的相互作用,使用心理影响躯体功能和促进健康的实践:包括:冥想、深呼吸锻炼、指引性想象、渐进性放松、瑜伽、气功和太极。正念失眠治疗也越来越受到重视。

(六)传统中医学治疗

失眠在中医学称之为"不寐"。祖国医学认为:天地万物之气与人体之气相通,自然界的阴阳变化也有着昼夜的变化规律,即"天人合一"的理论。天人合一论是祖国医学的精髓,从理论上阐述了自然界与人体睡眠节律之间的协调。正常的睡眠需要人体阴阳气血的协调,脏腑功能的正常运转。中医治疗失眠以"整体观念,辨证论治"作为指导思想,将人作为一个整体,宏观地去看待疾病,认为邪扰心神和心神失养是导致失眠的病理机制。因此通常将失眠分为"肝郁化火"、"痰热内扰"、"阴虚火旺"、"心脾两虚"、"心胆气虚"、"心肾不交"等不同的辨证分型,采用不同的治疗法则和方药,充分体现了传统医学个体化治疗的特点。常用的药物有酸枣仁、柏子仁、茯苓、远志、五味子、首乌藤、郁金、栀子、半夏、百合、龙眼肉等等。除了中药内服外还有针灸、推拿、中药外治等方法

(七)特殊类型失眠患者的治疗

1. 儿童人群的治疗

(1)行为治疗(标准):行为治疗对儿童失眠的干预效果显著,应当作为首选方案:①标准消退法:从安置儿童上床睡觉到早上起床,除了安全和健康方面的考虑,需要忽视儿童的不当行为(如哭闹、叫喊);目标是通过撤去对不当行为的强化而使其减少或消失;②渐进消退法:在预设的一段时间内先忽视儿童的睡前不当行为(哭闹、发脾气或反复要求),然后再简短察看儿童的状况;可使用渐变时间(如先5min,再10min)或固定时间(每隔5min);与标准消退法一样,目标是培养儿童的自我安抚能力,使儿童能够不依赖外界的特定条件而学会独立入睡;③良好睡前程序:帮助儿童建立一套固定顺序、愉快、安静的睡前程序,为睡眠做好准备;可以暂时陡地推迟儿童的就寝时间,以便能在希望的时间内睡着,随后按照一定的时间表(如15min)逐渐将就寝时间提前;如果儿童不能在希望的时间内睡着,就让儿童起床,处于安静平和的环境下,待儿童想睡了再上床;④定时提前唤醒:对儿童夜醒规律进行详细记录,然后在常规夜醒时间前15~30min,轻拍唤醒儿童,再让其重新入睡,从而使常规夜醒不再出现;这一方法尽管被证明有效,但是父母接受度较低,且不适用于低龄儿童;⑤父母教育/预防:通过对家长进行宣传教育,预防睡眠问题的发生;这通常要与其他行为治疗技术结合使用;⑥其他:如睡眠卫生习惯、认知重建、放松训练、睡眠限制、刺激控制等,可参考成人部分。

(2)药物治疗(临床建议):行为治疗效果不显著时,可采用药物治疗。药物治疗通常只用于儿童慢性失眠,并与行为治疗联合使用,用药时间也不宜过长,并须严密监测。FDA至今未批准任何一种专门治疗16岁以下儿童失眠的药物,且治疗成人失眠的多数药物不推荐用于儿童。儿童失眠药物治疗的有效性、安全性和耐受性方面尚缺乏足够的循证证据支持,更多的是基于临床经验。存在药物的适应证时,建议考虑:①药物应当针对主要症状;②使用催眠药物前应先治疗其他睡眠障碍(如阻塞性睡眠呼吸暂停、不宁腿综合征和周期性肢体运动障碍等);③选择药物需权衡利弊,与儿童的年龄和神经发育水平相适应。儿童

失眠可选用的治疗药物类型包括抗组胺类、α-受体激动剂、褪黑素、铁剂、BzRAs 等。

2.妊娠期妇女　妊娠期失眠发生率为 52%～62%。引起失眠的相关因素有骨盆痛、腰痛和排尿次数增加,适应困难、呕吐和焦虑也可能导致失眠。治疗中要考虑药物治疗安全性。首选非药物治疗失眠,如CBTI(标准)、运动或冥想(临床建议)。在妊娠期合并失眠患者使用催眠药物的治疗过程中,临床医师应该注意以下几点(指南):①尽量缩短治疗疗程,以控制症状为主;尽量采用单药治疗,避免联合用药;尽量采用小剂量给药;尽量采用更安全的药物。②原则上 NBZDs 较 BZDs 安全,避免使用 SSRIs 和抗组胺药物。③药物治疗需权衡利弊,可结合非药物治疗,如 CBTI。

常见的催眠药物在 FDA 和 ADEC 的妊娠安全等级(表 14-4):

(1)BZDs(FDA 妊娠安全性分级为 D):BZDs 能透过胎盘,具有在胚胎/胎儿累积的潜力,可能造成不良影响。文献资料显示 BZDs 不会造成重大畸形,但可能会增加早产、低出生体重和小于胎龄儿的发生率,妊娠早期使用可增加低血糖风险,而妊娠晚期则可能增加呼吸相关风险。

(2)NBZDs(FDA 妊娠安全性分级为 C):尽管唑吡坦、右佐匹克隆和佐匹克隆的 FDA 分级均为 C 级,而唑吡坦在 ADEC 分级系统中为 B_3,但就目前的临床数据而言,似乎佐匹克隆比唑吡坦相对更安全,右佐匹克隆在美国更被允许用于妊娠期妇女。

(3)抗抑郁药物:米氮平、曲唑酮和阿米替林的 FDA 妊娠安全性分级为 C。尽管 SSRIs 不会增加重大畸形风险,但会增加低体重和早产风险。在妊娠晚期,10%～30%的新生儿还会出现呼吸、运动、中枢神经系统或消化系统症状。BZDs 或 NBZDs 联合使用抗抑郁药与不联用抗抑郁药相比,早产、新生儿低血糖和呼吸问题的风险增加。

(4)抗组胺类药物:苯海拉明(FDA 妊娠安全性分级为 B):常被用于妊娠期的恶心、呕吐症状,也具有催眠的作用。临床资料没有发现其对胎儿和孕妇会造成不良后果,但样本量小,仍需权衡利弊。

表 14-4　常见催眠药物在 FDA 和 ADEC 的妊娠安全性分级

药物	FDA 分级	ADEC 分级
苯二氮卓类		
阿普唑仑	D	B3
氯硝西泮	D	B3
地西泮	D	C
劳拉西泮	D	C
美达西泮	不能使用	不能使用
硝西泮	D	C
替马西泮	X	C
托非索泮	不能使用	不能使用
非苯二氮卓类		
扎来普隆	C	不能使用
唑吡坦	C	B3
佐匹克隆	C	C
右佐匹克隆	C	C
抗抑郁药		

续表

药物	FDA 分级	ADEC 分级
米氮平	C	B3
曲唑酮	C	不能使用
阿米替林	C	C
抗组胺药		
苯海拉明	B	A
多西拉敏	A	A
羟嗪	C	A
尼拉敏	不能使用	A

注：FDA：美国食品药品监督管理局；ADEC：澳大利亚药品评估委员会

　　3.老年人群　研究发现42％的65岁以上老人报告至少出现一种睡眠相关问题,其中23％～34％有失眠症状,7％～15％有清晨醒后未恢复感;睡眠相关主诉与呼吸道症状、躯体疾病、非处方药物、抑郁症状和自我健康感差有关。

　　针对老年失眠患者,首选心理和行为干预治疗,其次考虑药物治疗。

　　(1)非药物治疗:在老年人的CBTI研究中,CBTI使失眠很快得到解决,而且效果持续长达2年。循证证据仅证实其中的2种方法有效:睡眠限制-睡眠压缩治疗和多组分CBTI(指南)。

　　(2)药物治疗(临床建议):原则是减少服药种类,1次/d或2次/d,小剂量开始,注意调整剂量,充分了解所用药物的药理作用及相互作用。首选NBZDs以及结合非药物治疗。BZDs虽然短期内能改善睡眠状况,但可能会增加痴呆的风险,且会增加跌倒风险,不建议在老年人中首选(指南)。

　　4.围绝经期和绝经期患者　对于围绝经期和绝经期的失眠妇女,应首先鉴别和处理此年龄组中影响睡眠的常见疾病,如抑郁障碍、焦虑障碍和睡眠呼吸暂停综合征等,依据症状和激素水平给予必要的激素替代治疗,此部分患者的失眠症状处理与普通成人相同。

　　5.伴有呼吸系统疾病患者　BZDs由于其呼吸抑制等不良反应,慢性阻塞性肺病(COPD)、睡眠呼吸暂停低通气综合征患者中慎用。NBZDs受体选择性强,次晨残余作用发生率低,使用唑吡坦和佐匹克隆治疗稳定期的轻、中度COPD的失眠患者尚未发现有呼吸功能不良反应的报道,但扎来普隆对伴呼吸系统疾病失眠患者的疗效尚未确定。老年睡眠呼吸暂停患者可以失眠为主诉,复杂性睡眠呼吸紊乱者增多,单用唑吡坦等短效促眠药物可以减少中枢性睡眠呼吸暂停的发生,在无创呼吸机治疗的同时应用可提高顺应性,减少诱发阻塞型睡眠呼吸暂停的可能。对高碳酸血症明显的COPD急性加剧期、限制性通气功能障碍失代偿期的患者禁用BZDs,必要时可在机械通气支持(有创或无创)的同时应用并密切监护。褪黑素受体激动剂雷美尔通可用于治疗睡眠呼吸障碍合并失眠的患者,但需要进一步的研究。

（李建勇）

第三节　阻塞性睡眠呼吸暂停低通气综合征

　　美国睡眠医学会2007年提出,睡眠呼吸暂停综合征分为3型:①阻塞型,指口鼻气流下降≥90％,但胸腹式呼吸依然存在;②中枢型,指口鼻气流下降≥90％,胸腹式呼吸运动同时暂停;③混合型,指一次呼吸暂停过程中,开始时出现中枢型呼吸暂停,继而同时出现阻塞型呼吸暂停。其中以阻塞型最为常见。因为各型睡眠呼吸暂停都可能存在中枢神经系统呼吸功能调节障碍,所以确切的分型应为以阻塞为主型或以中枢为主型。

阻塞性睡眠呼吸暂停综合征(OSAS)最初定义为睡眠中反复发生上气道完全和(或)不完全塌陷阻塞,引起的呼吸暂停和通气不足、伴有打鼾、睡眠结构紊乱、频繁发生血氧饱和度(SaO_2)下降、白天嗜睡等病症,可以导致心脑肺血管并发症乃至多脏器损害,严重影响患者的生活质量和寿命。后来,OSAS 的概念开始被改为阻塞性睡眠呼吸暂停低通气综合征(OSAHS)。

根据《阻塞性睡眠呼吸暂停低通气综合征诊治指南》(2011 版)的定义,OSAHS 是指每夜 7h 睡眠过程中呼吸暂停及低通气反复发作 30 次以上,或呼吸暂停低通气指数(AHI)≥5 次/h,如有条件以呼吸紊乱指数(RDI,平均每小时呼吸暂停、低通气和呼吸努力相关微觉醒事件的次数之和)为准。呼吸暂停事件以阻塞性为主,伴打鼾、睡眠呼吸暂停、白天嗜睡等症状。

OSAHS 是临床较为常见的一种疾病,国外报道的 OSAHS 患病率为 2%～4%,男性远多于女性,发病率随年龄的增加而增加,60 岁以上人群的患病率高达 20%～40%。我国部分省市开展的 OSAHS 流行病学调查结果提示,OSAHS 患病率为 1.2%～4.81%。虽然我国肥胖率不高,但是 OSAHS 发病率并不低,可能与国人的颌面结构特点有关。目前认为 OSAHS 是多种慢性疾病的独立危险因素。而广大患者和医务工作者对本病的知晓率低,同时,OSAHS 患者对卫生资源的消耗是健康人群的 2 倍,因此,应当重视 OSAHS,正确评估病情,正确诊断及治疗。

一、OSAHS 主要危险因素

OSAHS 的危险因素包括年龄、肥胖、性别、上气道解剖异常、家族史、长期吸烟、长期大量饮酒和(或)服用镇静催眠类或肌肉松弛类药物和其他相关疾病:包括甲状腺功能低下、肢端肥大症、垂体功能减退、咽水肿、喉功能不全、声带麻痹、心功能不全、脑卒中、胃食管反流及神经肌肉疾病等。

二、OSAHS 解剖学基础和病因

上气道可以分三个解剖区,软腭后区气道(RP):白后鼻峭水平至悬雍垂下缘,是上气道最狭窄和最易阻塞的部位。舌后区气道(RG):自悬雍垂下缘至会厌上游离缘下方。会厌后区气道(EPG):自会厌上游离缘至会厌根部。通过 MRI 和纤维内镜的观察发现,OSAHS 患者上气道阻塞起始于 RP 区,主要由软腭组织后移所致,同时伴有咽侧壁组织向中线位堆积,阻塞多呈持续性,少数为间断性,可同时伴有多部位阻塞,但是 RG 和 EPG 区阻塞为间断性。

OSAHS 发病具有三个基本特征:①上气道阻塞的位置是在咽部;②咽腔的大小在于咽肌,取决于咽腔关闭压和开放压的平衡;③OSAHS 患者常有咽解剖和舌、下颌结构的异常。虽然,鼻咽部结构异常导致的上气道口径缩小是睡眠过程中气道阻塞的主要原因,但是阻塞性和中枢性因素常常并存,很多 OSAHS 患者呼吸中枢对低氧和高碳酸血症的敏感性下降,部分重症 OSAHS 患者上半夜以阻塞性呼吸暂停为主,下半夜混合性呼吸暂停次数显著增多。研究发现,健康人在睡眠开始(Ⅱ期睡眠约 5min)EEG 由 α 波向 θ 波转变时,其上气道阻力即开始增加,并在向慢波睡眠转变的过程中进一步增加。当上气道阻力增加时,机体的内负荷和呼吸做功也增加。在人和其他动物中都存在与上气道扩张肌相关的神经肌肉调节机制,可与吸气所致的萎陷作用相抗衡。如果内负荷增加不是太大,机体提供的代偿尚可维持较长,则并不出现上气道阻塞和呼吸暂停。但若内负荷增加太大,尤其是随时间呈进行性上升时,则易导致代偿机制的崩溃。一般经过1~3个伴有迅速但有限潮气量减少的气流限制性呼吸后,上气道力即可上升到某一水平,此时上气道扩张肌已不能代偿增加的吸气做功及吸气肌的"吮吸"作用,如果机体的觉醒反应正常,脑电图上便出现一个持续3~14s的短暂的α觉醒波,随即出现上气道阻力下降,呼吸做功减少及打鼾中断,并不引起呼吸暂停和SaO₂下降。但对于阻塞性睡眠呼吸暂停综合征患者,可能由于中枢对于负荷刺激的正常反应受到了损害,睡眠中觉醒反应低下,因而易出现上气道阻塞、呼吸暂停及SaO₂下降等表现。因此神经、体液免疫等因素均参与OSAHS发病,也属于呼吸调节障碍性疾患。

三、OSAHS多系统影响

OSAHS的主要病理生理基础是反复发生呼吸暂停引起低氧血症以及睡眠结构紊乱和反复微觉醒。其中最直接的变化包括:胸腔负压增加,血氧含量降低。OSAHS在吸气时发生上气道阻塞,反馈性增强呼吸中枢的吸气驱动,吸气肌兴奋性和收缩力增强,导致胸腔负压增加。呼吸暂停或低通气导致通气量下降、血氧含量降低、血二氧化碳含量升高。但血氧含量的降低可能较血二氧化碳含量升高更具临床意义。由于气道阻塞导致的频繁觉醒或缺氧状态下的昏睡,都是睡眠质量低下的成因。睡眠质量下降导致的劳累和胸腔负压增加所致的回心血量增加以及胃食管反流刺激咽部所引发的迷走性心动过缓,对高血压和心功能不全患者的影响都是显而易见的。更严重的损害可能来自血氧含量的降低。

OSAHS对多系统造成广泛的影响,特别是激素和细胞因子分泌异常。①甲状腺激素分泌减少:OSAHS患者长期的夜间缺氧可使下丘脑-垂体-甲状腺轴的调节功能紊乱,促甲状腺激素释放减少,造成甲状腺功能减低。出现甲低后,黏液性水肿进一步加重了上气道的狭窄,使得OSAHS更趋恶化,形成恶性循环。在甲状腺功能减低的患者中,约有50%合并有OSAHS。②肾上腺皮质激素:OSAHS患者血皮质醇水平升高,这是一种慢性累积的结果,经有效治疗后可降低。③儿茶酚胺、胰高血糖素、胰岛素分泌增多:夜间缺氧和频繁地夜间觉醒导致患者肾上腺素、肾上腺皮质激素、胰高血糖素升高。血清及尿中儿茶酚胺水平与SaO₂水平呈显著负相关。其结果包括心率加快,血糖升高等。心率猝然加快,尤其是在缺氧状态下的心率猝然增加,可能导致心脏急骤的严重缺氧,这或许是心源性猝死的一个主要诱因。血糖水平的升高必然导致继发性的胰岛素分泌增多,久而久之造成胰岛素抵抗,诱发2型糖尿病。④心钠素:OSAHS患者心钠素合成及释放较正常对照组明显增加,夜间最大心钠素浓度与AHI呈正相关。ADH分泌减少可能是OSAHS患者夜间多尿的原因。⑤促红细胞生成素合成增多:由于OSAHS患者长期的夜间反复低氧,促使EPO产生增多,进而使红细胞数量增加。当SaO₂降至85%以下即可刺激EPO合成及释放增加。红细胞数量的增加显然可使血液黏稠度增加,出现心脑血管血栓病的危险性大增。⑥内皮素水平升高:OSAHS患者夜间周期性缺氧和神经内分泌异常使内皮素水平升高。内皮素具有强烈的收缩血管的作用,并可促使平滑肌细胞增殖,这是OSAHS患者冠心病、脑卒中发生率增高的重要原因之一。⑦严重OSA患者的高半胱氨酸水平明显高于对照组。⑧食欲素降低:研究发现.血浆orexin-A水平在OSAHS患者明显降低,而随着症状加重,下降幅度更大,因此,orexin-A可作为判断病情严重程度的重要指标。

四、临床表现

OSAHS临床可以表现为多个脏器系统损害,引发重要器官出现功能和器质性改变,严重危害人类健康。对本病的识别和病情的判定不单纯在于呼吸暂停相关的临床表现,还在于由此引发的一系列多系统表现。

1.OSAHS 的夜间临床表现　OSAHS 最常见的症状是打鼾,在劳累、饮酒、上呼吸道感染或服用镇静安眠药后打鼾症状可以明显加重。轻症患者呼吸暂停的发生与体位存在一定关系,即侧卧位时减轻,而平卧位加重,这主要是由于平卧位睡眠时舌体后坠阻塞上气道造成的。重症患者则与体位的关系不大。OS-AHS 患者的打鼾主要合并有呼吸暂停,表现为鼾声时高时低,并可以完全中断,鼾声不规则出现,严重患者可以憋醒。憋醒后可以出现心慌、心悸、憋气等。非常严重的患者可发生昏迷甚至猝死。研究表明,重症患者的夜间病死率比轻症患者要高 5～10 倍。

呼吸暂停期间胸腹部呼吸呈现矛盾运动。观察到呼吸暂停是疑诊 OSAHS 并排除良性打鼾的重要依据。伴随呼吸暂停的出现及呼吸暂停时间过长可以出现身体的不自主运动甚至突然坐起,可有出汗甚至遗尿。患者还可以表现为睡眠行为的异常,出现睡惊症、睡行症、睡眠相关性癫痫发作、梦语症、梦魇、周期性肢体运动障碍、幻听、幻视等表现。患者睡眠过程中常表现为张口呼吸,造成咽干咽痛,多数患者早起明显,重者夜间醒来时也可出现。部分患者可表现为夜间失眠。

2.OSAHS 引起的白天继发性的临床表现　由于呼吸暂停和低通气对夜间睡眠的干扰,睡眠结构出现紊乱。患者早起可以感觉头痛、头昏、疲乏无力,白天出现脑功能的障碍,其中最为明显的症状就是白天的嗜睡,严重者可以随时入睡,甚至发生在驾驶汽车、吃饭、谈话等活动时。从事某些危险行业,例如,汽车驾驶、高空作业的人员,则容易造成严重的事故,对社会安全带来严重的危害。患者还可以出现明显的神经行为障碍,注意力、计算力、警觉性、判断力、抽象思维能力均明显减退。同时,还会影响社会行为能力。加之夜间呼吸暂停直接带来的严重不适,患者可以表现为自卑、抑郁、孤独等精神症状。

OSAHS 的患者还容易患高血压、心脏病、脑血管病。超过 30％的 OSAHS 患者有高血压病,而 33％的高血压患者合并 OSAHS,因此,OSAHS 是高血压病的独立危险因素。夜间严重低氧血症刺激交感神经系统分泌儿茶酚胺增加,可能是引起高血压的主要原因,OSAHS 严重程度与夜间血压的升高有关。OSAHS 增加冠心病患者夜间发生心绞痛的危险。OSAHS 可以出现心动过缓、房室传导阻滞或完全心脏阻滞,也有出现快速心律失常。OSAHS 患者肺动脉压高于对照组,而且不依赖患者是否存在肺疾病。OSAHS 常与慢性阻塞性肺疾病(COPD)合并出现,称之为重叠综合征。严重者由于同时伴有白天的低通气,可以出现严重的低氧血症和 CO_2 潴留,并可表现严重的右心功能衰竭。OSAHS 常合并有胃食管反流症,两者之间互相影响。患者可以表现为反酸、嗳气,尤其在夜间容易出现。可以出现睡眠中突然咳嗽,以至咳醒。提示可能出现了反流物的误吸,长期可以造成患者出现气道的慢性炎症。OSAHS 还可以导致胰岛素抵抗,出现高血糖或糖耐量异常。OSAHS 可以导致性功能障碍,表现为性欲减退和阳痿等症状。约 43％的女性患者出现月经不规律,原因不明。由于长期严重的缺氧,患者可以出现代偿性促红细胞生成素的增加,表现为红细胞增多症。另外,由于夜间长期鼾声的影响,可以造成听力减退。

3.OSAHS 的体检表现　肥胖是 OSAHS 非常重要的危险因素,但非必备因素。研究证实,由于脂肪在咽腔壁的沉积,患者可出现上气道狭窄,而且沉积量与 AHI 相关。此外,OSAHS 的发生与上气道结构和功能障碍有关。因此患者可以表现出这些部位的疾病,如鼻炎、鼻息肉、鼻甲肥大、鼻中隔偏曲、扁桃体肥大、悬雍垂粗长、软腭低、舌体肥大。另外,某些患者可以表现为颌面结构异常,如上、下颌骨的发育异常或畸形等,均可造成上气道的狭窄。在一些患者中还可以发现舌骨位置的后移。由于长期的张口呼吸,患者咽部可存在明显的充血、水肿。

五、实验室检测方法

1.初筛诊断仪检查　临床上一般先对患者进行初筛检查,多采用便携式,大多数是用多导睡眠图

(PSG)监测指标中的部分进行组合,如单纯 SaO_2 监测、口鼻气流 $+SaO_2$、口鼻气流 $+$ 鼾声 $+SaO_2+$ 胸腹运动等,这种检查简便,费用低廉,可携带回家,在更自然的睡眠条件下进行检查,主要适用于基层单位的患者或由于睡眠环境改变或导联过多而不能在睡眠监测室进行检查的一些轻症患者,用来除外 OSAHS 或初步筛查 OSAHS 患者,也可应用于治疗前后对比及患者的随访。

2.PSG 监测

(1)整夜 PSC 监测:是诊断 OSAHS 的"金标准"。对患者睡眠时整夜(不少于 7h)监测记录脑电图(C_3A_2 和 C_4A_1)、二导眼电图(EOG)、下颌颏肌电图(EMG)、ECG、热敏电阻测定口和鼻呼吸气流、阻抗或电阻式测定胸腹式呼吸、脉搏血氧饱和度计监测 SaO_2、体位、鼾声、胫前肌 EMG 等。当然 PSG 也可在患者白天睡眠时监测而确诊,但由于白天睡眠浅,REM 睡眠少,不能完全反映患者病情的严重程度。

(2)夜间分段进行 PSG 监测:在同一晚上的前 2~4h 进行 PSG 监测,之后进行 2~4h 的持续气道正压通气(CPAP)压力调定。其优点在于可以减少检查和治疗费用。

(3)多次小睡潜伏试验:对于白天嗜睡明显的患者可以试用,通常需要保证有 2~4h 的睡眠时间(包括 REM 和非 REM 睡眠)才能满足诊断 OSAHS 的需要,因此存在一定的失败率和假阴性结果。

3.嗜睡程度的评价 嗜睡主观评价:主要有爱泼沃斯嗜睡量表(ESS)和斯坦福嗜睡量表(sss)。嗜睡客观评价:检查多次小睡潜伏时间试验(MSLT),可客观评估患者嗜睡的严重程度及诊断其他嗜睡症,还可与发作性睡病等疾患作鉴别。

4.其他检查项目

(1)身高、体重、体重指数 BMI、校正颈围:其中体重指数 $BMI=$ 体重(kg)/$[$身高(m)$]^2$;校正颈围可用来估计患者睡眠监测的结果。校正颈围(cm)$=$ 实测颈围 $+$ 参数校正值。参数及其校正值为:高血压加 4cm.习惯性打鼾加 3cm,多数夜间窒息或气喘加 3cm。颈围小于 43cm 时,睡眠监测结果异常的可能性低;颈围为 43~48cm 时,结果异常的可能性为中度(为低度可能性的 4~8 倍);颈围大于 48cm 时,结果异常的可能性高(为中度可能性的 20 倍)。

(2)血压(睡前和醒后血压)、评定颌面形态、鼻腔、咽喉部的检查,心、肺、脑、神经系统检查等。

(3)血细胞计数:特别是红细胞计数、血细胞比容(HCT)、红细胞平均体积(MCV)、红细胞平均血红蛋白浓度(MCHC),主要表现为红细胞计数、血细胞比容(HCT)升高。

(4)动脉血气分析:醒后动脉血气分析大多正常,少数严重者可见异常。

(5)肺功能检查。

(6)X 线头影测量(包括咽喉部测量)及胸片;有条件可以行上气道 CT 或 MRI 测定咽腔的横断面积。头颅、颜面侧位相可显示后气道宽度、颅底的角度、下颌骨和甲状舌骨的位置等指标,可为外科手术提供确切的依据。

(7)心电图(ECG)。

(8)病因或高危因素的临床表现。

(9)可能发生的合并症。

(10)部分患者应检查甲状腺功能。

六、诊断和鉴别诊断

1.诊断依据　主要根据病史、体征和 PSG 监测结果(表 14-5)。

表 14-5　OSAHS 的诊断依据

临床表现	体征	ESS 评分	AHI(次/h)
典型的夜间睡眠打鼾伴呼吸暂停	上气道任何部位的狭窄及阻塞	≥9 分 ＜9 分	≥5 次/h ≥10 次/h ≥5 次/h 和存在认知功能障碍、高血压、冠心病、脑血管疾病、糖尿病和失眠等 1 项或 1 项以上 OSAHS 合并症

2.病情分度　根据 AHI 和夜间 SaO_2 将 OSAHS 分为轻、中、重度,见表 9-6。其中以 AHI 作为主要判断标准,夜间最低 SaO_2 作为参考(表 14-6)。

表 14-6　OSAHS 的病情分度

病情分度	AHI(次/h)	夜间最低 SaO_2(％)
轻度	5～15	85～90
中度	15～30 甚至以上	80～85
重度	＞30	＜80

3.对全身各系统脏器产生的危害　OSAHS 可能引起以下的病变或问题:①引起或加重高血压(夜间及晨起高血压);②冠心病、夜间心绞痛及心肌梗死;③夜间发生严重心律失常、室性早搏、心动过速、窦性停搏、窦房传导阻滞及房室传导阻滞;④2 型糖尿病及胰岛素抵抗;⑤夜间反复发作左心衰竭;⑥脑血栓、脑出血;⑦癫痫发作;⑧痴呆症;⑨精神异常,焦虑、抑郁、语言混乱、行为怪异、性格变化、幻视及幻听;⑩肺动脉高压、重叠综合征及肺源性心脏病;⑪呼吸衰竭;⑫夜间支气管哮喘;⑬继发性红细胞增多及血液黏滞度增高;⑭遗尿;⑮性功能障碍:阳痿及性欲减退;⑯胃食管反流;⑰神经衰弱;⑱妊娠高血压或先兆子痫;⑲肾功能损害;⑳肝功能损害;㉑肥胖加重;㉒小儿发育延迟或智力低于同龄儿童正常水平;㉓重大交通事故。

4.鉴别诊断　主要应与其他引起白天嗜睡的疾病相鉴别,如发作性睡病、不宁腿综合征、睡眠中周期性腿动综合征、原发性鼾症等。主要依据临床症状、PSG、MSLT 等,同时应注意这些睡眠障碍病与 OSAHS 合并发生的机会也很多,临床上不可漏诊。

七、治疗

1.病因治疗　OSAHS 是一种综合征,发病机制是复杂的,影响因素众多,因而治疗原则上必须是综合考虑、因人而异、标本兼治。纠正引起 OSAHS 或使之加重的基础疾病是治本,随着基础疾病的治疗和好转,OSAHS 将随之获得治疗和改善,如对合并甲状腺功能减低症患者,逐渐予以补充甲状腺素的治疗,可使睡眠呼吸暂停完全消失或显著改善,但是在甲状腺素替代治疗时应注意心脑血管并发症。对肢端肥大症患者,手术切除垂体肿瘤或服用生长激素释放抑制激素类似物的药物,可以减轻症状,避免病情发展。另外,如果基础疾病一时不能治疗和好转,治疗 OSAHS 对提高患者生活质量、减少并发症、延长患者寿命,也会有所帮助。

2.一般治疗　建议对 OSAHS 患者均应进行多方面的指导,尤其是对于轻度 OSAHS 有较好的疗效。包括:①减肥、控制饮食和体重、适当运动,如能降低体重 5％～10％,对改善症状及睡眠呼吸暂停,提高 SaO_2,有一定帮助;②右侧卧位睡眠;③适当抬高床头;④戒酒、戒烟、停用镇静催眠药物及其他可引起或加重 OSAHS 的药物,如睾酮等;⑤白天避免过度劳累。同时,对于白天嗜睡的 OSAHS 患者应告知在从事高危职业(如机动车驾驶等)有增加事故发生率的危险性。

3.药物治疗 如表 14-7 所示。

表 14-7 OSAHS 的药物治疗

治疗方法	具体方法	推荐级别	剂量及注意
减肥	饮食控制	指南	减少 OSAHS 患者 AHI
	饮食控制与 OSAHS 的基本治疗联合应用	可选	
	减肥手术	可选	推荐作为肥胖的 OSAHS 辅助治疗
药物治疗	选择性 5-HT 再摄取抑制剂 SSRI	标准	不推荐作为 OSAHS 的治疗
	普罗替林	指南	不推荐作为 OSAHS 的基本治疗
	安非他明类兴奋剂	标准	不推荐作为 OSAHS 的治疗
	雌激素	标准	不推荐作为 OSAHS 的治疗
	莫达非尼	标准	推荐作为 OSAHS 患者的日间残留过度睡眠治疗
吸氧	氧疗	可选	不推荐作为 OSAHS 的基本治疗
改善鼻腔通气	短效的鼻黏膜血管收缩剂	可选	不推荐作为 OSAHS 的治疗
	经鼻应用激素	指南	改善 OSAHS 患者的 AHI,作为 OSAHS 的基本治疗的辅助方法
体位	非仰卧位	指南	保持睡眠时非仰卧位是 OSAHS 有效的二线治疗

4.口腔矫治器 主要有软腭作用器、舌牵引器和下颌前移器 3 种,以下颌前移器应用最多。这些口器大多数固定在牙齿上,使下颌移位,颏舌肌拉向前,起到修正下颌后和舌后腔隙的作用,促使下咽腔扩大开放,增加咽部横截面积。该方法适应证是:①单纯鼾症;②轻度 OSAHS 患者(AHI<15 次/h),特别是下颌后缩者;③对于不能耐受 CPAP,不能手术或手术效果不佳者可以试用。禁忌证是:患有颞颌关节炎或功能障碍。

对于轻中度睡眠呼吸暂停患者来说,口腔矫治器是可行的,其优点是无创伤、价格低;不良反应有唾液分泌增多,晨起咬合不适和下颌关节不适等。由于各种类型口器性能不同及不同患者的耐受情况不同,效果也不同,所以该方法不作为最理想的选择。

5.经鼻供氧 从 OSAHS 病理生理基础上可知.OSAHS 患者睡眠时可发生不同程度的低氧血症,经鼻供氧,虽然可以直接减少低通气引起的低氧血症,但是削弱了低氧对呼吸中枢的刺激作用,可能延长上气道阻塞引起的呼吸暂停时间,对改善最低 SaO_2 效果不明显。一般情况下,只是对于严重 OSAHS 患者,在 CPAP 治疗的基础上给予经鼻供氧,则可明显减少呼吸暂停的次数和改善低氧 TLD 症。

6.气道内正压通气治疗 包括持续正压通气(CPAP)、双水平气道正压通气(BiPAP)和自动 CPAP 等,以经口鼻 CPAP(NCPAP)最为常用。如合并慢性阻塞性肺疾病(COPD)即重叠综合征时,可选用 BiPAP。

(1)CPAP:CPAP 对中、重度 OSAHS 患者,是一个常用的有效治疗方法,坚持应用,可改善远期预后。其治疗原理是用一空气泵,将空气滤过湿化,经鼻面罩与患者相接,提供一个生理性压力(0.2~2kPa,即2~20cmH_2O)支撑上气道,可使患者功能残气增加,降低上气道阻力,刺激上气道机械通气受体,增加上气道肌张力,防止睡眠时上气道塌陷,以保证睡眠时上气道的开放。

该方法适应证是:①OSAHS,特别是 AHI≥20 次/h 以上者;②严重打鼾;③白天嗜睡而诊断不明者可进行试验性治疗;④OSAHS 合并 COPD 者,即"重叠综合征";⑤OSAHS 合并夜间哮喘。禁忌证是:①胸部 X 线或 CT 检查发现肺大疱;②气胸或纵隔气肿;③血压明显降低(血压低于 90/60mmHg)或休克时;④急性心肌梗死患者血流动力学指标不稳定者;⑤脑脊液漏、颅脑外伤或颅内积气;⑥急性中耳炎、鼻炎、鼻窦炎感染未控制时。

选择合适的治疗压力是长期有效 CPAP 治疗的基础。如果治疗压力过低会影响疗效;如果治疗压力过高,可增加患者的不适感及影响睡眠,并可能导致患者放弃治疗。所以在接受长期 CPAP 治疗前需要确定最适压力,即在多导睡眠生理记录仪监测下找出能够消除所有睡眠分期及不同睡姿下发生的阻塞事件、鼾声以及恢复正常睡眠结构等的最低治疗压力,这一过程被称为"压力滴定"。

理想的压力水平是指:①消除睡眠期和各种体位时呼吸暂停及低通气事件,达到 AHI<5 次/h;②消除鼾声、气流受限;③消除微觉醒,恢复正常睡眠结构;④消除心律失常事件;⑤消除低血氧事件,维持夜间 SaO, >90%。压力滴定一般紧接前一天的 PSG 诊断进行,可以采用人工 CPAP 和 autoCPAP 滴定。

CPAP 机体积小,使用方便,可携机回家长期治疗。OSAHS 患者需在睡眠状态下佩戴 CPAP,每天治疗时间应>4h;重叠综合征患者在清醒状态下也可能需要佩戴。一般在连续治疗 1~3 个月后作疗效评价,酌情调整 CPAP 治疗参数。通常在无严重不良情况下,CPAP 可以长期应用甚至终生佩戴。

CPAP 治疗可能的不良反应如不及时处理会影响患者对 CPAP 治疗的依从性,短期应用 CPAP 治疗的依从性为 50%~80%,平均每夜应用 3.4~4.5h,长期应用依从性约 70%。主要不良反应是面罩相关症状、鼻部症状和压力不耐受、腹胀等。

(2)双水平气道正压通气(BiPAP):BiPAP 比 CPAP 更符合呼吸生理过程,持续气道正压在吸气和呼气期间均被维持,允许独立调节吸气压和呼气压。由于价格昂贵,主要适用于高碳酸血症呼吸衰竭和不能适应或耐受 CPAP,以及有支付能力的患者。双水平正压通气其平均面罩压低于 CPAP,因此面罩周围漏气少有报道。对那些鼻充血或鼻溢的患者,常规治疗不充分,使用 BiPAP 将有效。不良反应和合并症类似于 CPAP,气压伤少于 CPAP。治疗依从性较好。

(3)自动或智能化 CPAP:该机型可以根据患者的上气道阻力而动态改变参数,相应于压力、流速或鼾声的反射来增加或减少压力。自动 CPAP 能够根据生理变化提供最低所需压力,其疗效接近或优于 CPAP,依从性良好,但因价格昂贵,应用受到限制。

7.手术治疗 外科治疗用于解除上气道存在的结构性狭窄和(或)降低上气道软组织塌陷性,包括耳鼻喉科手术和口腔整形手术。术前应积极做好手术风险评估,包括年龄、过度肥胖、心肺功能、神经系统和内分泌系统等的评估。对合并高血压、缺血性心脏病、心律失常、脑卒中、糖尿病 2 型等相关疾病时,术前积极内科治疗,减少围手术期并发症。

由于 OSAHS 患者上气道常存在多部位狭窄和阻塞,术前口咽部检查、纤维内镜检查、X 线等影像学检查、上气道压力测定等评估方法精确定位狭窄部位,评估手术可行性,制订针对不同的解剖平面的术式组合,有助于提高手术的成功率。

(1)鼻部手术:主要通过减少鼻阻力,减少气道吸气相的腔内负压,改善张口呼吸引起的舌后区狭窄和改善口咽肌的张力。通常指鼻腔扩容手术,鼻中隔和筛窦等手术,需要联合其他手术。

(2)腭咽层面手术:适合于阻塞平面在口咽部,黏膜组织肥厚致咽腔狭小,悬雍垂肥大或过长,软腭过低过长,扁桃体肥大或腭部狭窄为主者。应强调对腭部生理功能保护。主要包括悬雍垂腭咽成形术(UPPP)及改良术式。因手术较简单,仍为目前最常用的外科治疗方法。而且,国内创建了解剖腭帆间隙、切除间隙内沉积脂肪、保留悬雍垂的一期腭咽成形术(H-UPPP),重塑气道结构,提高了手术疗效,使显效率由53.3%提高到82.4%。

(3)舌咽层面手术:主要包括颏舌肌前移术、舌骨悬吊术、舌根悬吊固定术等,适用于上气道评估显示舌后会厌区气道有阻塞者。上述手术通常需要联合UPPP。

(4)上气道低温等离子打孔消融术:可使软组织容积缩小和顺应性降低。需要在软腭、扁桃体、舌根等处进行消融治疗。单独应用适用于打鼾和轻度OSAHS患者。该方法简单,仅切除部分腭垂和相应的软腭组织,可以在门诊进行。美国睡眠医学会不推荐上气道低温等离子打孔消融术作为外科UPPP的替代术式。

(5)颌骨前移术:正颌手术,通过颌骨截骨前移,牵拉附着于颌骨的软组织,扩大气道容积和改变肌张力。适用于颌骨畸形、CPAP失败和上述其他手术无效的重度患者。

(6)辅助手术:为进一步治疗所施行的辅助性手术。气管造瘘用于严重OSAHS伴严重低氧,导致昏迷、肺心病、心力衰竭或心律紊乱的患者,由于无法适应CPAP或BiPAP,或不适于行UPPP,或为防止UPPP及其他外科术时发生意外,为解除上气道阻塞引起致命性窒息最有效的救命措施。

由于OSAHS患者因长期夜间缺氧、高碳酸血症及睡眠结构紊乱,导致机体一系列病理生理变化,手术耐受性差,其围手术期并发症发生率为10%～20%,与其病情严重程度有关。常见的并发症有:①出血;②上气道梗阻;③心、脑血管意外;④腭咽关闭不全;⑤发音异常;⑥咽腔狭窄。

OSAHS是多因素、多病因的全身系统性综合征,在严格掌握适应证的情况下,外科治疗是有效的。应该强调的是外科治疗不是唯一有效的方法,综合分析病因,进行多方位系统治疗是十分重要的。就外科治疗而言,更多侧重于治疗早期或轻度OSAHS患者方能事半功倍。

8.经皮电刺激治疗　经皮电刺激治疗的机制是刺激颏舌肌为主的上气道扩张肌使舌体向前运动而有效开放舌后气道,因此只适用于OSAHS,而对中枢性和混合性睡眠呼吸暂停综合征疗效较差。

目前多采用刺激舌下神经的方法,舌下神经主干走行最表浅部位,即下颌角内侧约1cm处;舌下神经支配颏舌肌的分支部位,即颏部中线外平均0.3cm距下颌缘前端平均1.5cm处。

当电极放置在下颌角内侧刺激舌下神经主干时,虽然可使上气道的肌肉张力增高,管腔保持一定的韧性而使上气道开放,但因同时使舌后缩的肌肉发挥作用,其效果较刺激舌下神经支配颏舌肌的分支为差;而当刺激支配颏舌肌的舌下神经分支时,选择性的使颏舌肌肌肉活性增加,舌前伸,而避免了使舌后缩的肌肉张力的增大,不会出现使舌后缩的作用。电刺激治疗OSAHS多采用单向脉冲波,采用Lilly波形刺激支配颏舌肌的舌下神经分支的方法。

9.合并症的治疗　合并高血压者应注意控制血压;合并冠心病者应予扩冠治疗及其他对症治疗。

(李建勇)

第四节　中枢性睡眠呼吸暂停综合征

中枢性睡眠呼吸暂停综合征(CSAS)特点是睡眠时因中枢驱动功能受损而引起的反复气流中断,并且出现睡眠片段(频繁觉醒)相关症状和(或)白天过度嗜睡。中枢性呼吸暂停(CSA)是睡眠中出现口鼻无气流,并且胸腹呼吸运动停止10s以上。CSAS的组成常与OSAHS并存,可能是因为阻塞事件或过度CPAP压刺激上呼吸道传入,触发吸气的反射性抑制。

临床上,CSAS远没有OSAHS常见,而且因不同病因掩盖了多数临床表现。睡眠启动性失眠是最常见于中枢呼吸暂停,集中于 NREM 睡眠相。躯体或腿抽动可以与在重新呼吸(如周期性呼吸)或呼吸用力峰时(如陈-施呼吸)同时,可使患者醒来。CSAS 的存在常先被陪睡者所发现,证明其呼吸屏气,睡眠不正常是其主诉,难以确定由昼时疾病表现所引起。

一、临床分类

按照国际睡眠障碍分类第 2 版(ICSD-2)可以将 CSAS 分为 6 种。①原发性 CSAS;②陈-施呼吸型;③高海拔周期性呼吸;④内科疾病所致的非陈-施呼吸所致的 CSAS;⑤药物和物质滥用所致的 CSAS;⑥婴儿原发性 CSAS。

二、发病机制

神经生理学研究发现,清醒状态下的呼吸控制依赖于皮质及前脑介导行为系统和非行为控制系统(代谢系统)。睡眠开始后,呼吸的控制以代谢系统为主,从周围(经舌咽神经及迷走神经)及中枢化学感受器的传入信息整合至延髓腹外部,再将传出信息至膈神经及胸脊髓运动神经元,影响呼吸的深度及频率。CSAS 的发病机制尚不清楚,可能涉及过度通气或低通气。低碳酸血症后的过度通气是充血性心力衰竭、高海拔和原发性 CSAS 导致 CSAS 的机制。这些患者在睡眠和觉醒时出现过度通气,伴随低碳酸血症,增加了中枢化学感受器的反应性和睡眠的不稳定性。

CSAS 的病因有代谢性、心源性、呼吸性或神经疾病(周围及中枢)性,呼吸性碱中毒及肾性酸中毒反应性低 CO_2 症是 CSAS 严格的代谢性病因。

心脏功能差,如充血性心力衰竭,左室射血分数(LVEF)、心搏量减小,血流速减慢,肺-化学感受器循环时间延长,使循环时间延迟,导致中枢化学感受及实时酸碱平衡间不匹配,因此在心力衰竭反复的中枢呼吸暂停被渐大渐小及幅度可变的呼吸率所间断,即陈-施呼吸。

呼吸功能差亦可导致 CSAS,血氧饱和度<80%,特别是在慢性高碳酸血症背景下(如 COPD),促清醒及不顾 CO_2 的呼吸控制,故形成过度换气、低 CO_2、无呼吸及氧去饱和的恶性循环。

CSAS 的神经源性病因包括腹外侧延髓或其传出联系损害,如腹外侧延髓梗死、后颅窝占位病变及 Arnold-Chiari 畸形,延髓呼吸控制神经元常见于强直性肌营养不良及多系统萎缩。Shy-Drager 综合征中自主神经功能障碍可能是辅助因素。下运动神经元、神经肌肉连接及肌肉疾患是较常以通气不足为特点,完全性 CSAS 则系晚期并发症。

此外,上气道不稳定性可能参与了 CSAS 的发生。陈-施呼吸型 CSA 发生时也会有上气道狭窄甚至塌陷,仰卧位时发生 CSR-CSA 的概率远较侧卧位时高。

三、诊断

应详细地检查和询问基础病史和睡眠史。如果疑为睡眠呼吸暂停(频繁觉醒、有可证实的呼吸暂停或阵发性夜间呼吸困难),需要考虑 PSG 监测。对疑为 CSAS 者须做代谢性、心脏性、肺功能或神经系统有关检查。

心力衰竭患者的 CSAS 可能有阵发性夜间呼吸困难、频繁的夜间觉醒症状。CSAS 可以表现出典型的陈-施呼吸特征。然而打鼾、白天嗜睡、肥胖等症状不如 OSA 患者常见。与没有 CSAS 的心力衰竭患者相比,有 CSAS 的心力衰竭患者年龄更大(>60 岁)、多为男性、易发房颤、动脉二氧化碳分压低($\leqslant38mmHg$)、对 CO_2 的敏感性增高、清醒及运动时易出现心力衰竭患者的渐低/渐高陈-施呼吸节律,预示同时存在 CSA 并且预后不佳。心力衰竭的患者并且有多于 1 个上述特征时,需要考虑 CSAS 的诊断。

四、治疗

常规治疗主要针对基础的代谢、心脏、呼吸或神经系统疾病的病因,加以头抬高 $30°$,辅吸低流量氧等处理(表 14-8)。

表 14-8　CSA 的治疗

分类	治疗方法	推荐级别	剂量及注意
原发性 CSAS	正压通气	可选	
	乙酰唑胺	可选	250mg qn,多至 250mg tid
	唑吡坦	可选	10mg qn
	三唑仑	可选	$0.25\sim1mg$ qn
充血性心力衰竭所致的 CSAS	持续正压通气	标准	AHI 达到正常
	双水平气道正压通气	可选	仅用于持续正压通气、匹配伺服通气、氧疗效果不佳时
	匹配伺服通气(ASV)	标准	AHI 达到正常
	夜间氧疗	标准	
	乙酰唑胺茶碱	可选	标准治疗不能耐受的替代治疗
	心脏同步化治疗	无	需要进一步评估
	心脏移植		
	心房超速起搏		
内科疾病所致的非陈-施呼吸所致的 CSAS	持续正压通气	可选	用于终末肾患者
	氧疗		
	碳酸氢盐缓冲系透析		
	夜间透析		
高海拔周期性呼吸 CSAS	乙酰唑胺	无	需要进一步评估
	茶碱		
	唑吡坦		
	替马西泮		
	扎来普隆		
药物和物质滥用所致的 CSAS	持续正压通气	无	仅有少量阿片类药物所致的 CSAS 研究,需要进一步评估

(赵红霞)

第五节　发作性睡眠

　　发作性睡病是一种慢性睡眠障碍,常在青少年期起病并持续终生,对患者身心健康影响很大。主要临床表现为发作性的睡眠增多、猝倒症、睡眠麻痹、睡眠幻觉等其他症状,合称为发作性睡病四联征。1880 年法国神经病学家 Celineau 首先对此病进行过描述;1998 年,Sakurai 等在大鼠下丘脑外侧区中,发现一类新的神经肽——orexm(食欲素)。神经病理学研究证实,orexln 系统与发作性睡病的病因直接相关。随着分子生物学和遗传学技术的进展,通过全基因组关联研究(GWAS),越来越多的新靶点发现为发作性睡病的机制和治疗奠定了基础。

　　发作性睡病并不罕见,是引起白天嗜睡的第二大病因。在美国该病的发病率为 $0.02\%\sim0.06\%$,我国香港地区发病率为 $0.001\%\sim0.04\%$,国内由于没有受到足够的重视因而发病率不详。发病年龄从儿童到 50 岁均有,以 $15\sim25$ 岁较多,5 岁前发病少见。男性较女性常见。

一、发病原因

　　病理解剖发现,发作性睡病患者出现高度选择性的下丘脑神经胶质增生,提示下丘脑病变是该病的主要原因。而且,临床上部分下丘脑受损的患者(如脑炎、颅脑外伤、颅咽管瘤术后等),也可以出现发作性睡病的症状。随着对下丘脑 orexln 系统的深入研究,发作性睡病的病因已基本清楚。下丘脑的下侧及穹隆周围的区域部分核团分布有少量 orexm 神经细胞(大鼠约有 1100 个,人也仅有 70000 个),其纤维投射范围非常广泛,如下丘脑、延髓、脑桥、中脑,大脑皮质,甚至内脏器官和脂肪组织。在生理功能上,orexln 系统对正常睡眠-觉醒周期的调控起着关键的作用。首先,orexm 可以影响下丘脑多个内稳态中心区,控制觉醒状态时下丘脑致密神经纤维投射的 DRN 区和蓝斑核的神经活动,兴奋 DRN 区 5-HT 能神经元和蓝斑核中的去甲肾上腺素(NE)能神经元,提高觉醒程度,抑制 REM 睡眠,因此,orexln 系统是内稳态和觉醒水平之间的联系纽带。其次,下丘脑 orexm 神经元有下行纤维投射到蓝斑核和脑桥抑制区,刺激蓝斑核使肌肉张力升高,而刺激脑桥抑制区则使快速眼球运动睡眠时的肌张力降低。在去大脑动物实验中,在蓝斑核中微量注射 orexln 后,产生同侧或双侧肢体肌张力增高;而脑桥抑制区微量注射 orexln 后,引起肌张力降低。与正常人相比,发作性睡病患者下丘脑 orexln 神经元数量大量减少,脑脊液中 orexln-A 水平极低,引起易化和抑制肌张力及运动异常,这可以部分解释嗜睡症的运动症状。orexln 基因敲除小鼠可产生与人发作性睡病极为相似的症状和脑电图表现,发作性睡病犬主要是由于 orexm 受体-OX2R 基因突变后产生了无活性的受体蛋白。

　　下丘脑食欲素细胞的破坏基本可以确定是一种自身免疫行为,人白细胞抗原(HLA)和 T 淋巴细胞受体的变异对遗传易感性有很大影响。几乎所有的发作性睡病/食欲素缺乏病例都携带以下 2 种特异的紧密连接的 HLA-Ⅱ类等位基因:DQAl＊01:02、DQBI＊06:02。然而,在 $12\%\sim38\%$ 的种群中这些基因是常见的并且不足以致病。其他 HLA-Ⅱ类等位基因也可以调节遗传易感性,如 DQB1＊03:01(易感性)、DQB1＊06:01、DQB1＊05:01 和 DQAI＊01(非 DQAI＊01:02)(保护性的)。T 淋巴细胞受体 α 基因(TCRA)也是发作性睡病的一个重要易感性因素.T 淋巴细胞受体与抗原肽-HLA 复合物相互作用后可以启动免疫反应。和免疫球蛋白相似.TCRA 横跨细胞膜,由 46 个功能性可变片段(v)和 49 个功能性连接片段(J)组成。J 片段的单核苷酸多态性变异型(rs1154155c)在白种人和其他种群中表现出显著的相关性。

可以假设 DQA1 * 0102/DQBl * 0602HLA 异二聚体产物和 T 淋巴细胞受体独特型(由 VJ 片段组成)相互作用与 rs1154115C 的 m 现有关(直接或间接),这或许可以导致更进一步的免疫反应,从而引起下丘脑食欲素细胞的破坏。

大多数自身免疫疾病有一系列很强的 HLA 易感因素。在发作性睡病自身免疫过程中最值得注意的其中一点是易感性区域和自身免疫靶点的高度特异性,高度选择性破坏下丘脑分泌素细胞。上呼吸道感染、链球菌感染性咽炎和流感,已被提出是导致发作性睡病的环境因素之一。这些发病因素可能直接通过表达重要的表型或非特异性地通过激活 T 淋巴细胞克隆、超级抗原反应、透过血脑屏障(如发热)进入免疫细胞通道。

全基因组关联研究发现,发作性睡病患者样本中肉毒碱棕榈酰基转移酶 1B(CPTIB)和胆碱激酶 B(CHKB)的低表达。这种相关性在另一个日本样本中被复制,但白色人种中尚没有复制的样本。同样,CPTIB 是肉毒碱的转运体,从胞浆将长链的脂肪酸乙酰辅酶 A 运送至线粒体。CPTIB 也是线粒体中 β-氧化作用通路的控制酶,该通路参与调节快速眼动睡眠的转换。这种多态性通过减少下丘脑分泌素细胞来独立调节快速眼动睡眠的可能性得到了一项发现的支持,该发现为嗜睡发作性睡病的轻度表现形式,与下丘脑食欲素缺乏无关。

嘌呤受体在白色人种发作性睡病中的作用已通过全基因组关联研究证实,嘌呤信号在免疫调节中起关键作用。单核苷酸多态性 rs2305795,位于嘌呤受体基因 P2Y11 的 3'非编码区,降低了外周单核细胞受体的表达,与发作性睡病易感性显著相关。

二、临床表现

症状首次出现往往在青春期,高峰年龄是 15～25 岁,但是也有 5～6 岁出现发作性睡病或其他症状;第二次出现的高峰年龄是 35～45 岁。发作性睡病的临床特点包括:睡眠的突然发作,白天嗜睡;阵发性肌无力、猝倒;入睡前幻觉;睡眠瘫痪和夜间睡眠不安。

首发症状通常是白天嗜睡和不可抗拒的睡眠发作,既可单独出现也可伴随一个或多个症状出现。环境高温,室内活动以及懒散可加重症状。症状可随时间减轻但不会完全终止。白天反复出现的睡眠发作,不仅仅出现在单调、静止的活动或饱餐之后,而且也出现在患者工作时、进餐时、行走时;病情较重时更是在任何场合都可发作,例如,在主持会议时,在人多拥挤之处行走时等,如在游泳或驾车时发作可危及生命。发作时自己力求保持清醒,但 1～2min 就进入梦乡,发作的时间从几分钟(如处于一种不舒服的姿势)到 1h 以上(如躺着)。醒后头脑清醒,精力充沛,而且在下次发作之前有一至几小时的不应期。除了睡眠发作之外,患者可能感觉到异常困倦,一整天都处于低警觉状态,因此,工作效率低、记忆力较差。

猝倒是一种突然的、可逆的肌肉张力的降低或丧失,50%～70%的患者有猝倒发作史。猝倒一般和异常睡眠发作一起出现,但也可在 20 年之后出现,偶然情况下出现在异常睡眠发作之前。发作频率变化较大,可能整个一生有几次,但也可能每天有一次或几次发作。猝倒常由情绪诱发,大笑或愤怒、惊异或突然紧张,都可能涉及某些肌肉或全部随意肌张力的降低或丧失。典型发作为颌部松弛,头向前垂落,双臂倒向一侧和双膝张开;轻者可仅有肢体的软弱无力。

约 30%患者有入睡前幻觉,在将睡未睡之际出现生动梦样体验。既可在白天睡眠中发作,也可在晚上。幻视包括眼前出现大小一致或变化的简单形状(彩环或物体等),或动物和人的形象突然以黑白,更多的是以彩色的形式出现。幻听也很常见。

20%～30%的患者有睡眠瘫痪发作,常于睡醒后或入睡时发生,可累及全身肌肉。患者意识虽然清醒,但突然发现他们自己不能移动肢体,不能讲话甚至不能深呼吸,这种情况常常伴随幻觉,一般历时数秒钟至数分钟而恢复。

入睡前幻觉及睡眠瘫痪并不影响每个患者而且常常较短暂,睡眠不安很少在第一阶段出现,一般随着年龄增大而出现,夜间睡眠常多梦和易醒。

发作性睡病可导致各种合并症,如交通意外以及与操作机器有关的意外,工作有困难被迫退休或被解雇、阳痿、抑郁等。

三、实验室检查

1.多导睡眠图(PSG)　多次小睡潜伏试验(MSLT):MSLT 主要记录每次小睡的潜伏期、平均潜伏期和每次小睡 REM 睡眠的有无。根据 PSG 的记录,出现在睡眠起始 15min 内的 REM 睡眠为一个睡眠 REM 期的起始。

夜间多导睡眠图:判断嗜睡患者的潜在原因,如有睡眠打鼾者,MSLT 指出该问题的严重程度。一旦夜间多导睡眠图排除了特殊疾病,并证实患者夜间睡眠正常,那么 MSLT 就可根据两个或两个以上的睡眠起始 REM 期确定发作性睡病的诊断。监测项目包括脑电图($C_3A_2C_4A_1$)、眼电图、肌电图、胸腹部运动、口鼻气流、心电图、血氧饱和度、腿动、体位及鼾声等。所有监测均在患者停用影响睡眠药物 2 周后进行。

连续 24h 或 36h 多导睡眠图监测:能够提供白天及夜间睡眠发作的类型、时间、持续时间、实际次数的资料,除此之外,这项多导睡眠图可以确认分离的 REM 睡眠抑制过程,其特点是猝倒,脑电图及眼动图为觉醒状态。

只有出现白天嗜睡和发作性猝倒并且 MSLT 和多导睡眠图证实有异常的白天警觉,该患者才能被归类为发作性睡病。

2.人白细胞抗原检测　可以采用血清学方法进行 HLA-DR$_2$ 测定。进一步还可以应用 PCR 序列特异性引物体外基因扩增(PCR-SSP)方法,进行 HLA-DR$_2$ 和 HLA-DQ$_{w6}$亚型(HLA-DQB1 * 0602)的测定。

3.脑脊液或血浆 orexm 水平测定　目前发作性睡病的诊断主要依靠临床表现辅以睡眠记录及人白细胞抗原检测,夜间多导睡眠扫描检查有助于该病与呼吸暂停和其他睡眠障碍性疾病的鉴别诊断,但比较费时且假阳性和假阴性均较高。研究报道,84.2%的发作性睡病患者脑脊液中 orexin-A 水平明显降低。正常人脑脊液中均有 orexin-A,检出浓度为 169～376pg/ml,而发作性睡病患者一般仅为 40pg/ml。大多数有其他神经病理性症状如头痛、肌无力及疼痛患者脑脊液 orexin-A 均在正常水平。因此,脑脊液 orexln 阴性将可能成为发作性睡病高特异性、高敏感性的一项指标。血浆取材更方便,但是血浆 orexin-A 的水平仅为脑脊液的 1/10,而且受时间、血糖等影响,最好在上午 8:00～9:00 时留取血标本。目前,用有商品化的 orexln-A 检测的 ELISA 试剂盒。

4.体动记录仪　actigraphy 主要利用感应腕部的加速度,记录身体运动次数、幅度,由于 NREM 睡眠深睡眠期回到浅睡眠阶段常伴随着身体的活动,由此可以作为睡眠周期鉴别的依据以及睡眠质量评估的指标。方法简单,不会干扰受试者日常就寝习惯。因为发作性睡病的猝倒是一种突然的、可逆的肌肉张力的降低或丧失,所以可以通过 actigraphy 记录每次猝倒发作。同时计算每次小睡的时间和平均时间,辅助客观评定发作性睡病的程度和治疗效果。

四、诊断与鉴别诊断

发作性睡病的诊断标准为:①或是具有嗜睡及发作性猝倒的典型临床表现;②或是具有白天嗜睡及以

下表现者:平均睡眠潜伏期<5min,2次或以上的异常REM睡眠且无其他精神神经疾患及药物能够解释嗜睡原因及有关症状者。

症状性发作性睡病的问题很难解决,尽管少见但确实有创伤后发作性睡病伴有猝倒和EDS。睡眠呼吸暂停伴有发作性睡病可能更常见。因为阻塞性睡眠呼吸暂停可能导致明显的睡眠片断。主要的鉴别诊断是同中枢神经系统嗜睡综合征进行鉴别。

1.癫痫失神发作　多见于儿童或少年,以意识障碍为主要症状,常突然意识丧失,瞪目直视,呆立不动,并不跌倒;或突然终止正在进行的动作,如持物落地,不能继续原有动作,历时数秒。脑电图可有3Hz的棘-慢综合波。

2.昏厥　由脑血液循环障碍所致短暂的一过性意识丧失。多有头昏、无力、恶心、眼前发黑等短暂先兆,继而意识丧失而昏倒。常伴有自主神经症状,如面色苍白、出冷汗、脉快微弱、血压降低,多持续几分钟。

3.Kleine-Levin综合征　又称周期性嗜睡与病理性饥饿综合征。通常见于男性少年,呈周期性发作(间隔数周或数月),每次持续3～10d,表现为嗜睡、贪食和行为异常。病因及发病机制尚不清楚,可能为间脑特别是丘脑下部功能异常或局灶性脑炎所致。

五、治疗

目前主要是采用对症治疗。

1.一般治疗　首先心理上的支持很重要,要让患者了解疾病的性质,知道不会有其他发展,使患者作好思想准备,学会带着疾病生活。应避免从事瞌睡或跌倒时可能发生危险的工作,不要单独去危险场所,要避免情绪激动,避免倒班,避免饱食和饮酒,保持规律的夜间睡眠时间。由于大多数患者在短暂睡眠之后可有1～2h的头脑清新,如能在白天照顾性的安排几次小睡,可能提高工作效率。由于本病的嗜睡症状易被家属或同事误解,医师应向他们解释本病的性质,使他们能体谅患者的表现,并给予适当的支持。学龄前儿童及学龄儿童家长应向老师讲明情况,安排几次白天小睡同时保持9h以上的夜间睡眠。

2.饮食治疗　采用严格限制糖类的"低糖类饮食"可以改善发作性睡病的症状。低糖类饮食也称Atkins饮食法,是一种减肥疗法。研究发现,经过连续8周的低糖类饮食(每天糖类限制在20g以下),发作性睡病症状的NSSQ评分,从开始低糖类饮食之前的161.9降低到133.5分(降低了18%),虽然症状没有完全消失,但得到了改善。而且,减少糖类摄取量之后,血糖值没有提高(低血糖状态),但这时控制食欲的orexm的活性上升,可能是限制食物中的糖类之后提高了orexm神经元的活性,从而改善了症状。

3.药物治疗　药物治疗主要是控制发作性睡病症状并允许患者全力参与家庭及职业的日常活动,治疗的目标不是让患者全天保持觉醒和活跃,而是在需要的时候。

1)治疗白天嗜睡的中枢神经系统兴奋剂主要采用安非他明10～20mg,不良反应晕眩、失眠、忧郁和成瘾等十分明显;哌甲酯5～10mg,易发生耐药且不良反应多。

非苯丙胺类的神经系统兴奋剂莫达非尼,在国外用于治疗发作性睡病效果显著,与常规所使用的治疗发作性睡病的兴奋剂不同,有较大的安全性,对血压和心率无影响,无活动增多、耐受性或反弹性思睡等不良反应,也无潜在的成瘾性。能提高正常人群的中枢兴奋性,口服莫达非尼后第1h～第22h的脑电图监测表明,警觉能力升高,偶发的微眠波几乎被完全抑制。对睡眠剥夺人群,睡眠剥夺会造成人的警觉能力和作业能力的下降,服用莫达非尼能有效改善这种状况。研究表明,经过一整夜的睡眠剥夺后,服用200mg莫达非尼,志愿者的心理运动能力明显高于服用安慰剂组;在长达60h的睡眠剥夺期间,每隔8h服用莫达非尼 200mg,仍能较好地维持睡眠剥夺者的中枢处于一定的兴奋状态,保持相当的警觉能力和作业能力。莫达非尼还具有一定的神经保护作用,能有效地拮抗 1-甲基-4-苯基-1,2,3,6-四氢吡啶产生的神经毒性作用,使症状得到明显缓解。莫达非尼的神经保护作用还分别在纹状体机械损伤模型和缺血损伤模型中得到证实。莫达非尼中枢兴奋作用与脑中抑制性递质 GABA 的减少有关,并受 5-HT 和去甲肾上腺素的调控。研究中发现,莫达非尼的中枢兴奋作用可能是通过增加谷氨酰胺合成酶,从而减少 CABA 的生成,并促进神经细胞的解毒功能和能量代谢活动而起作用的。临床研究也显示莫达非尼还可以改善帕金森病相关的嗜睡状况,对治疗睡眠呼吸障碍及打鼾症也有效。主要不良反应有恶心、神经过敏和焦虑.加量过快服药可出现轻至中度头痛。因而,用药宜从小剂量(每日 50~100mg)开始,每 4~5d 增加 50mg,直至最适剂量(每日 200~400mg)。严重肝损害的患者剂量减半,肾功能不全和老年患者服用剂量要酌减,左室肥大、有缺血性心电图改变、胸痛、心律失常或有临床表现的二尖瓣脱垂的患者及近期发生心肌梗死、不稳定型心绞痛或有精神病史者禁用或慎用。

2)治疗猝倒、睡眠瘫痪及入睡前幻觉的药物:根据猝倒、睡眠瘫痪及入睡前幻觉的神经生物学机制,目前主要有以下几类药物可以选用。

(1)三环类抗抑郁药(TCA):三环类抗抑郁药(TCA),为 NE/5-HT 再摄取抑制剂,主要阻止突触前膜对 NE 的再摄取,并阻滞其他受体。早在 20 世纪 60 年代,丙米嗪就开始用于猝倒的治疗。随后,其他的 TCA 也证实对猝倒的治疗有效,如氯丙米嗪、多塞平、去甲丙米嗪等。一般用药 1~2d 内开始起效,6~8 个月出现耐受性。在药理作用上,TCA 主要通过抑制 REM 睡眠改善猝倒、睡眠瘫痪及入睡前幻觉的症状,对于白天嗜睡的作用不肯定。

在所有 TCA 中,氯丙米嗪的疗效最好。可能是因为氯丙米嗪对 5-HT 再摄取抑制剂选择性更强。该药口服易吸收,$t_{max}=4h$,$t_{1/2}$ 为 1h,有效血浓度 250~700ng/ml。平均治疗剂量为口服 25~75mg/d,可渐增,最大不超过 150mg/d。在治疗猝倒发作时,多在 48h 内起效,同时也可以减少睡眠瘫痪及入睡前幻觉的症状。主要不良反应为轻微乏力、困倦、头晕、口干、口苦、便秘、食欲差、视物模糊、排尿困难。可有体位性低血压、心电图改变,偶有皮肤过敏、肝功能异常。高龄、青光眼、前列腺肥大者慎用,不宜与 MAOI、抗胆碱能药物合用。

(2)单胺氧化酶抑制剂(MAOI):单胺氧化酶(MAO)是线粒体中一类重要的酶,包括 MAO-A 和 MAO-B。而 MAO-B 主要分布于中枢神经系统,可以催化单胺(5-HT、NE、DA 等)降解。单胺氧化酶抑制剂(MAOI)能阻止降解过程。

司来吉兰是一种选择性不可逆的 MAO-B 抑制剂。该药 $t_{1/2}$ 为 40h,24h 尿中排出 520h,72h 人体总排出率为 84%,经肝脏氧化代谢后,生成 L-甲基苯丙胺、L-苯丙胺、去甲基司来吉兰。通过双盲、对照试验发现,20mg/d 司来吉兰较安慰剂组可以显著改善猝倒发作的症状,增加睡眠潜伏期、REM 潜伏期和总睡眠时间,减少 REM 睡眠和睡眠时期转换。也有研究认为,要减少猝倒发作的症状,司来吉兰的剂量应为 30~40mg/d。

(3)选择性 5-HT 再摄取抑制剂(SSRI):SSRI 代表药物氟西汀可以选择性地抑制 5-HT 再摄取,较大剂量时尤其是其代谢产物对去甲肾上腺素对再摄取有抑制作用,对胆碱能受体、组胺受体无亲和力,因而没有抗胆碱能不良反应,不引起低血压,对心脏影响小,无镇静效应。该药口服易吸收,$t_{max}=4~6h$,$t_{1/2}$ 为 1~3d。在治疗发作性睡病时,一般 1~2 周起效,与氯丙米嗪的治疗效果相当。国外资料多为氟西汀 60mg/d,早餐后顿服。国内研究认为,37% 患者选用 20mg/d,早餐后顿服,即可有较好的疗效,63% 患者需加量到 40mg/d。在治疗过程中,可以显著改善猝倒发作的症状,增加 REM 潜伏期和总睡眠时间,减少 REM 睡眠,轻度增加慢波睡眠。不良反应较氯丙米嗪等 TCA 轻微,主要为恶心、厌食、震颤、失眠、焦虑,继续治疗可逐渐适应。皮疹发生率为3%,大剂量可诱发癫痫,有时可诱发轻躁狂。长期治疗耐受性良好,药物过量较安全。与三环类药物合用时可增加后者血药浓度,导致不良反应增加。服用SSRI类药物时罕见5-HT综合征,包括焦虑、意识障碍、震颤、肌阵挛等一组症状,体温过高可能提示症状的发生。

(4)羟丁酸钠:是第一种被FDA批准用于治疗猝倒症的药物。羟丁酸钠是中枢神经抑制剂,不能和乙醇或其他的神经抑制剂合用,其有效成分羟丁酸钠为麻醉药,它的滥用可能会引起中枢神经一系列的不良临床反应,包括呼吸抑制,清醒程度严重减轻,有时会有昏迷和死亡发生。通过随机双盲安慰剂对照多中心临床研究评估了羟丁酸钠单用或与莫达非尼联用,治疗发作性睡病相关的过多日间睡眠。

(5)orexin:orexin的发现对人发作性睡病的诊断和治疗有重要意义。今后,研制开发orexln类药物或通过细胞移植或基因治疗技术,补充患者的orexln,可能会从根本上治愈发作性睡病。

(赵红霞)

第十五章　癫痫

第一节　概述

癫痫是一组由大脑神经元反复过度放电引起的发作性、突然性和短暂性大脑功能障碍的一种临床综合征。全球约有五千万癫痫患者,80%在发展中国家,其中80%～90%没有接受适当的治疗或根本没接受治疗。亚洲占全球的二分之一强,中国的癫痫患者约有900多万,而且每年还有45万余新发病例。中国目前活动性癫痫患者约有650万,其中农村地区约占2/3。

一、发病率

在发达国家,初次诊断原发性癫痫的全人群年发病率为20/10万～70/10万。其中主要的癫痫年发病率研究结果为,芬兰24/10万,瑞典34/10万,美国48/10万,英国48/10万,冰岛44/10万。而在发展中国家,智利农村地区、坦桑尼亚和厄瓜多尔的癫痫年发病率分别为114/10万、77/10万和190/10万,洪都拉斯、印度分别为92.7/10万和49.3/10万。尽管各研究所采用的癫痫的定义不尽相同,各研究之间的发病率无法比较,但发展中国家癫痫的发病率大约是发达国家的2～3倍。

我国大规模人群调查的资料显示,癫痫的年发病率农村和城市分别为25/10万和35/10万,处于中等水平。在我国农村和少数民族地区进行的调查,显示了地区之间发病率的差异,高发地区有新疆、陕西、云南等地,年发病率在60/10万左右;发病率较低的是福建、浙江、贵州等地,年发病率在10/10万以下。

许多研究报道的是特定年龄段人群的发病率,包括儿童、成人或老年人。年龄段发病率数据往往是整个人群发病率的重要组成部分。一些调查显示癫痫的年龄发病率从婴儿到青年有明显的下降,在此之后新发病例逐渐减少。而其他疾病发病率自婴儿后基本不变,或者是随着年龄的增长而增加。在发达国家,癫痫发生的高峰在生命的两端。某医院神经内科在浙江天台的癫痫流调中也发现了"双峰"的现象。各地发病率在年轻人群中一致性较高,在刚出生的几个月中最高。1岁以后发病率急剧下降,到10岁这段时间内相对稳定,并在青春期再次下降。儿童发生热性惊厥的危险性为2%,在美国和欧洲有较大差异,表现在1%～4%之间。在日本、马里亚纳群岛和巴拿马印第安人的调查显示该危险性分别为7%、11%和14%。从总体上看发热惊厥发病率男性与女性比为1.2∶1。在绝大多数的研究中,发热惊厥中有三分之一为周期性发热惊厥,而2%～4%的单纯性发热惊厥和11%的复杂性发热惊厥将转变为癫痫。

发达国家的成人期年龄别癫痫发病率是最低的。大部分西方国家的研究发现癫痫发病率在老年人中有一个高峰,且高于成人数倍之多。在美国明尼苏达州按年龄分组的癫痫的发病情况。癫痫在一岁内高发,在儿童期和青春期发病率逐渐下降,到55岁又呈上升趋势。癫痫的累积发病率在24岁前为1.2%,并逐渐增至 4.4％（85 岁）。75 岁以上人群中将近有 1.5％的人有癫痫频繁发作。在西方,约 50％的癫痫病例起病于儿童或青少年,而 70 岁以上人群的癫痫发病率明显高于 10 岁以下者。一项英国的普查提示约 25％新发症状性癫痫（非癫痫病）病例发生于 60 岁以上的人群。但发展中国家的情况却有所不同,在非洲和南美的调查中,癫痫的发病率高峰出现在青年人,且第二个高峰并不出现,提示其发病模式和危险因素不同于西方国家。

　　大部分研究发现,对大多数类型的癫痫,在所有年龄段男性发病率比女性高 15％。可能是因为男性易患脑外伤、脑卒中及中枢神经感染等危险因素。男女差异在多个研究中的一致性表明男性患原发性癫痫发作和癫痫病的危险性高于女性。但失神发作在女孩中的发病率是男孩的两倍。

　　大多数人群发病率研究的对象是欧洲世系的白色人种,在亚洲和非洲的研究人种也较单纯。种族差异仅发现于儿童发病率或队列研究。在国家围产期合作研究中,小于 7 岁者非热性惊厥的发病情况无种族差异。在针对日本东京儿童及罗彻斯特的高加索儿童研究中,年龄别发病率和各发作类型发病率在小于 14 岁者中基本是确定的。这两个研究尽管其方法学不同,癫痫的定义却相似。一个对康涅狄格州纽黑文镇儿童的研究尽管使用的定义与上述其他研究不同,仍显示 15 岁以下黑人癫痫的发病率是白人的 1.7 倍。这项研究还根据周围社会平均经济状况进行了生态学比较,控制人种因素后,显示较低社会经济阶层发病率明显增高。

　　明尼苏达州的罗彻斯特、非洛群岛及智利等地的研究表明,新发病例中部分性发作病例略高于 50％。在瑞典对成人和儿童的调查数据汇总后发现部分性发作是主要的发作类型。明尼苏达研究发现：肌阵挛发作是 1 岁内最主要的发作类型,也是 1～4 岁年龄组最常见的类型,但是 5 岁后就罕见了。失神发作常见于 1～4 岁年龄组,并且不出现在 20 岁以上的患者中。复杂部分性发作（精神运动性发作）和全身强直阵挛发作在 5～65 岁间发病情况无明显差异,大约为 5/10 万～15/10 万,同样 1～4 岁为高发年龄,而 70 岁以上发病率又急剧上升。全身强直阵挛发作的发病率曲线在原发性和继发性癫痫中大致相同。简单部分发作的发病率随年龄略有上升。

　　有关癫痫综合征的发病率数据并不多见。一项来自 Bordeaux 的研究表明：特发性局灶性癫痫和症状性局灶性癫痫的发病率分别是 1.7/10 万和 13.6/10 万,分别占所有病例的 7％和 56％。如果使用目前绝大多数发病率研究标准的话,约 60％的病例能归入部分性发作。青少年肌阵挛癫痫,觉醒期的全身强直阵挛性发作和 West 综合征各占新发病例的 1％,其中约 2％合并有失神发作。这些数据与罗彻斯特及其他全人群研究中所显示的癫痫综合征发病率的数据基本一致。在法国和美国罗彻斯特的研究中,非热性相关癫痫的发病率分别为 30/10 万和 40/10 万。单次的癫痫发作在上述两地的研究中发病率相近,为 18/10万。West 综合征在几个不同地区的研究显示,出生存活者发病率在 2/10 万～4/10 万之间。良性枕叶中央颞癫痫是多发生于儿童期的一种癫痫综合征。意大利的一项研究表明这种癫痫占 4～15 岁儿童癫痫的24％。在瑞典,良性枕叶中央颞癫痫在 15 岁以下儿童中的发病率为 10.7/10 万,占儿童期癫痫的 14％。青少年肌阵挛的年发病率在 Faeroe 岛、瑞典和罗彻斯特分别为 1.1/10 万、6/10 万和 1/10 万。

　　累计发病率随着年龄的增长逐渐上升,是年龄别发病率的总和。在丹麦,80 岁以下癫痫的累积发病率是 1.3％,低于罗彻斯特的同年龄组累计发病率（癫痫为 4％,所有原发性癫痫发作大于 5％）。罗切斯特的资料表明癫痫发生的风险从出生至 20 岁的 1％上升到 75 岁的 3％。因此,大约 3％的人在其一生中有可能罹患癫痫。累计发病率可揭示暴露在特定病因下发生癫痫的风险。如严重的颅脑外伤后,5 年内发生癫痫的风险是 15％。

二、患病率

美国、欧洲和亚洲的大多数研究报告癫痫的人群患病率为 5/1000～9/1000,而一些热带国家则较高,如巴拿马的印第安美国人社区的患病率为 57/1000。男性和黑人比女性和白人患病率更高。痉挛发作的患病率大约为 3/1000～9/1000,在哥伦比亚的波哥大,患病率高达 19.5/1000。1979～1987 年间,发作性癫痫的患病率在意大利的 Vecchiano 为 5.111000,法国的 Beziers 为 6.48/1000,芬兰的库奥皮奥为 6.3/1000,美国的罗彻斯特为 6.8/1000,厄瓜多尔北部为 8/1000。英国出生队列的随访研究显示 10 年内癫痫的患病率为 4.3/1000。

我国癫痫流行病学调查结果显示,癫痫的患病率为 0.9/1000～4.8/1000,与发展中国家相比处于较低水平。不同地区之间也存在明显差异,如在最近的一次农村六地区癫痫患病率调查显示,终身患病率为 4.7/1000～8.5/1000,宁夏、黑龙江、江苏的活动性癫痫患病率分别为 6.40/1000、5.32/1000 和 5.22/1000,而上海郊区、河南、山西分别为 3.84/1000、3.50/1000 和 3.65/1000。回、汉民流行病学对比分析结果表明,回族的患病率国际调整率为 8.48/1000,明显高于汉族 3.03/1000。

考虑到人群年龄结构的不同以至患病率有较大的变异度,因此必须应用年龄标化才能比较不同的研究结果。癫痫的年龄校正患病率变动范围从 2.7/1000 到 40/1000 以上,而大多数研究为 4/1000 到 8/1000。即使相同的研究者运用相同的癫痫定义和研究方法,活动性癫痫的患病率还是波动于 3.6/1000～41.3/1000 之间。在台湾,30～39 岁活动性癫痫的患病率为 2.77/1000,40～49 岁为 4.0/1000;在香港,活动性癫痫的患病率是 3.94/1000,在巴拿马、厄瓜多尔、哥伦比亚和委内瑞拉使用标准的 WHO 方案进行的试验研究,报道了较高的患病(14/1000～57/1000)。在中美洲、南美洲运用 WHO 方案得到的较高的癫痫患病率与方法学有关。在 Ecuador 农村运用国际人群癫痫研究组(ICBERG)方案的一项研究发现患病率(8.0/1000)明显低于同一地区运用 WHO 方案的试验研究所报告的患病率(18.5/1000)。这个差别可能与在 ICBERG 研究中病例入选更严格有关。墨西哥农村的一个人群调查显示,按照 1980 年美国人口进行年龄校正后,活动性癫痫的患病率为 5.9/1000,巴基斯坦的患病率约为 10/1000,在埃塞俄比亚农村约为 5/1000。

癫痫是一生都可能得的疾病。来自罗彻斯特和冰岛的患病率研究指出,随着年龄的增长,各年龄组中活动性癫痫患病率不断增加,老年人患病率最高。来自其他欧洲国家和 Faeroe 岛的研究报道了在成人的患病率相对稳定。在法国 Beziers,发病的第一个高峰是 20～50 岁,第二个高峰是 70～74 岁。在许多情况下,由于各年龄组的患病例数较少,患病率估计并不准确。大多数研究,尤其来自发展中国家的研究,报道了最高患病率发生在一生中的第二、第三个十年,在老年中患病率相对较低。而我国 1998 年在浙江的一个 10 万人群的流行病学调查发现癫痫的终身患病率存在"双峰"现象,主要表现在 10～40 岁和 90 岁以上两个患病高峰。

和发病率研究一样,大多数患病率研究报道男性患病率高于女性。几乎没有研究可以直接比较种族的差异。城市中黑人社区研究的初步报告的患病率为 10/1000～14/1000。在这些研究中,儿童年龄别患病率与美国其他社区相同。在 20～59 岁的人群中,黑人的年龄别患病率明显高于白人或西班牙人。

较小人群的患病率研究不可避免地受到了社会经济状况的影响。在厄瓜多尔,患病率与社区等级呈负相关。据报道,巴基斯坦农村癫痫患病率大于城市。癫痫在发展中国家特别是不发达国家较发达国家更为常见。WHO 报告,发达国家、经济转轨国家、发展中国家和不发达国家癫痫的患病率分别为 5.0/1000、6.1/1000、7.2/1000 和 11.2/1000。

三、死亡率

癫痫的死亡率据国外报告为 1/10 万～4.5/10 万,我国报告为 3/10 万～7.9/10 万。每年有 0.1％的癫痫患者因癫痫而死亡,死亡率在不同年龄组中几乎相同。英美两国关于癫痫人群死亡趋势的调查表明:从 1950～1994 年两国癫痫死亡率变化总趋势很相似:20 岁以下年轻人的死亡率大幅下降,但中年组下降幅度不大,老年人口中死亡率开始有所下降但后来又升高了,可能与医疗技术水平提高及期望寿命延长有关。

美国每年有 10.5～15.2 万患者发生癫痫持续状态。癫痫持续状态是神经科的急症,虽然治疗手段有了提高,但目前死亡率依然很高,30d 内死亡的约占 20％。癫痫持续状态后短期内死亡是由于潜在的急性病因。1965～1984 年间在明尼苏达州的人群病例一对照研究显示,40％的研究对象在癫痫持续状态后的 30d 内存活,却在 10 年内死亡。对于肌阵挛性癫痫持续状态,癫痫持续状态超过 24h 和有症状的癫痫持续状态的患者,远期死亡率就更高了。远期死亡率在先天性癫痫持续状态或隐性癫痫持续状态患者中并不增高。这些结果表明癫痫持续状态本身并不影响远期死亡率。

许多疾病的死亡率可以反映疾病的严重程度,但癫痫则不完全如此。癫痫的死亡原因有多种:第一,癫痫的病因,尤其像脑肿瘤和脑血管疾病等直接导致了死亡;第二,发作时的意外事故,如溺水以及少数的婴儿癫痫持续状态导致了死亡。最近,在一些难治性癫痫病例、手术病例、接受新抗癫痫药物(AED)或迷走神经刺激治疗病例的队列研究中发现一个难以预料和解释的死亡现象。这些死亡通常发生在睡眠时或其他正常活动时,不能用窒息或冠心病等原因来解释,推测可能是由于一次发作所引起。有严重癫痫病的成人,这种癫痫的不明原因的突然死亡(SUDEP)的年发生率是 0.2％～1％,比无发作性疾病的人群高出好几倍。Walczak 等通过 3 个中心 4578 个患者的研究得出:强直-阵挛性发作可能是突然不明原因死亡的一个重要原因,其中大多是癫痫持续状态者,但更多的癫痫持续状态是由脑出血、外伤、脑肿瘤引起,而这些疾病本身可导致死亡。国外有作者分析突然死亡有下列因素引起:GTCS、频繁发作、癫痫的初始年龄早、癫痫发作持续时间长、多药治疗/多药大剂量、频繁改变 AED 药物的剂量、死亡前的发作、低于治疗的剂量、青少年、拟行癫痫外科手术治疗、伴有其他神经科疾病、男性、依从性差、颅脑外伤史、酗酒、在家、卧床、严重的发作、有病因的发作、起始于部分性发作者等。

由于癫痫不作为单独的疾病列入死亡登记表的“死因”,有关癫痫的死亡率数据并不可靠。近年来采用标化死亡比(SMR)来比较癫痫人群与一般人群死亡的情况,能更加准确地反映癫痫的严重程度。1896—1965 年间英国癫痫的 SMR 是 2.3,在整个时期变化不显著。斯德哥尔摩市的 1980—1989 年住院的癫痫患者随访的 SMR 是 3.6。各类死因包括癫痫相关疾病(如颅内肿瘤、卒中和痴呆)、癫痫并发症(如肺炎和坠落伤)和其他原因。欧洲其他地区的研究经随访 6.5～45 年,所得的 SMR 为 1.6～9.3,而美国的研究分别随访 17～29 年,SMR 为 1.8～8.0。在冰岛原发性癫痫发作的患者中发现所有原因导致的死亡在男性中增高(SMR 2.25),而女性中却没有(SMR 0.79)。这些男性增加的死亡部分是由于车祸和自杀。在其他的研究中也显示癫痫患者的自杀率是一般人群的 5～6 倍。欧美的另一些重要的有关癫痫死亡原因的SMR:恶性肿瘤 1.47～5.2,循环系统疾病 1.3～4.0,呼吸系统疾病 1.7～4.0,消化系统疾病 5.1,外伤和中毒 2.7～5.6,自杀 1.8～3.5,SUDEP 0.5～6.0。

我国近期完成的癫痫管理示范项目中发现:癫痫患者的主要死因是伤害(30％)和卒中(30％),而恶性肿瘤、肺炎和心肌梗死分别占 15％、6％和 5％。肺炎、伤害、卒中和恶性肿瘤的 SMR 分别为 21.3、12.2、7.0 和 1.6。以 2004 年中国人口年龄构成进行标化后得出总的 SMR 为 3.85,其中 15～19 岁、20～24 岁和 25～

29 岁年龄组的 SMR 分别是 23.3、40.2 和 33.3，说明癫痫死亡在青年中非常严重。

四、危险因素

绝大多数人群发病率研究提供了关于病因假设的信息，其中新诊断的病例仅有约 1/3 有明确的病因。在儿童，先天性神经系统缺陷，如脑性瘫痪可能与癫痫有重要的病因关联，而脑血管疾病是发达国家成人中最常见的明确病因，大约占新发病例的 12%。

（一）遗传因素

像其他慢性疾病一样，癫痫发作也呈现出家庭聚集的倾向，普通人群的癫痫患病率为 0.3%～0.9%，原发性癫痫的家属中癫痫患病率为 19.8%～35%，个别高达 69%，继发性癫痫的阳性家族史为 1%～4.5%。家庭聚集现象在热性惊厥中最为明显，患病个体的一级亲属中大约有 4 倍的相对危险度和 10% 的绝对危险度。原发性癫痫，尤其是儿童时期就起病的全身强直-阵挛性发作，家庭聚集程度的总体水平的危险性在小于 20 岁的一级亲属中约为 3 倍或者 5%。老年人或者部分性发作癫痫患者的家庭聚集水平呈下降趋势，推测其相对危险度接近 1.0。通过对双胞胎的脑电图和家系染色体研究为癫痫的遗传倾向提供了一定的证据。Miller 对 16634 个双胞胎和他们的亲属研究显示，单卵双生子同时患癫痫的概率比双卵双生子的要大，且有统计学差异，但关于癫痫的遗传方式，至今尚无统一意见。近年来有多基因遗传的观点，认为致病基因无显隐区别，需在许多基因积累效应共同作用的基础上发病。也有明确定位的相关基因，如 Fletcher 等证实了定位于 19 号染色体长臂上的 CACNLIA4 基因是与失神发作有关的基因，Escayg 等报道在一些家族性癫痫和共济失调的小家系中发现钙离子通道阻亚基基因 CACNB4 存在突变，其癫痫发作类型包括青少年肌阵挛性癫痫、全面性癫痫、运动诱发的癫痫和周期性共济失调。调节神经元正常迁移的基因，如 FLN1 基因的突变可引起一种 X-连锁遗传的室周灰质异位综合征可导致癫痫发作。20q、1q 和 15q 上极少的多型性基因与夜间发作的额叶癫痫有关。γ-氨基丁酸受体和钙通道上的基因突变对儿童失神发作起作用。国内有研究观察颞叶癫痫患者和脑外伤对照患者编码内向整流钾通道蛋白的 KCNJ4 基因表达的差异，阐明内向整流钾通道编码基因下调可能是难治性颞叶癫痫发生发展的基础。癫痫表现型的家庭多样性和全身发作型癫痫较多地表现在热性惊厥患者中，提示有多种不同的具有癫痫发作素质的等位基因的存在。国内有研究探讨 GABRG2 基因的突变及多态性与全身性癫痫发作伴高热惊厥叠加综合征（GEFS⁺）之间的关系。该研究发现外显子 8 的 K289M 基因突变及外显子 5 的单核苷酸多态性（SNP）C540T 在研究人群中突变率比较低。外显子 5 的 SNPC588T 在 GEFS⁺ 病例组与正常对照之间有明显差异，可能与 mRNA 二级结构变化影响其稳定性导致功能的异常有关。由此推测，该构象的改变可能会引起相关蛋白表达水平的变化从而影响功能，并且可能为 GEFS⁺ 的病因学研究提供依据。临床上也观察到许多常见的癫痫合并有先天遗传性疾病，如：结节性硬化、神经纤维瘤病、家族性黑矇性痴呆、异染性脑白质营养不良等多基因遗传性疾病。

（二）产前及产时损伤

产前损伤主要包括：物理因素如 X 线照射，有毒物质如吸毒、吸烟、饮酒和摄入致畸药等。孕妇营养不良、高血压、心脏病、贫血和感染性疾病等都可引起胎儿发育障碍。此外风疹、疱疹、巨细胞病毒和其他可通过胎盘的病原微生物感染都可能导致胎儿出生后癫痫发作。产时损伤如：产钳助产、吸引产、产后窒息、胎位不正、产伤、早破水、过期产和吸入性肺炎等均可增加癫痫的危险性。以上因素是否与癫痫发作有直接因果关系尚需进一步证实。

（三）发育缺陷

5.5％的初发癫痫病例和 18％的有原因的癫痫病例都和发育缺陷有关,是儿童中最重要的继发性因素。每 1000 个存活的出生婴儿中有大约 3～6 个是脑瘫或（和）中重度精神发育迟滞,其中有 1/3 会发生癫痫。所以,脑瘫和精神发育迟滞应该被考虑为导致神经性残疾和癫痫的重要因素。具有脑瘫和精神发育迟滞的儿童在进入成年阶段后癫痫发生率呈现出增长的趋势。成人中的 Down 综合征,同样也可以被认为是一种退行性改变的病因,这类患者中的癫痫患病率随年龄增长迅速,从 18～29 岁人群中的大约 5％上升到 50～60 岁人群中的 50％。一项最新研究表明癫痫母亲的自发性的流产会导致其后代癫痫发生危险性上升 4～5 倍。

（四）高热惊厥史

许多研究显示了高热惊厥与癫痫之间的关系。印度的一项研究证实了高热惊厥史是癫痫的独立危险因素（OR＝6.45;95％ CI:1.45～28.66）。Slovitor 和 Pedley 提出,由遗传因素决定的隐匿型海马畸形是许多高热惊厥患儿继发海马硬化及难治性颞叶癫痫的共同病因。另有研究表明每次高热惊厥的发生都会使再发率提高 18％,体温每升高一摄氏度,再发的危险增加一倍,而年龄、性别、首发类型、首发体温、家族史都与再发率无关。

（五）脑外伤、脑瘤和颅脑手术

脑外伤和脑瘤是青壮年时期癫痫的主要病因。有研究表明脑外伤后癫痫平均发病率约为 30％（根据四次世界及地区战争的统计）。通常颅脑损伤程度越重,癫痫发生率越高。在军队服役期间头部受穿通伤者患癫痫的危险性是一般人群的 500 倍。相反,脑损伤后意识或记忆丧失在 30 分钟以下者并不增加患癫痫的危险性。据统计,闭合性颅脑损伤中轻度外伤、脑震荡及伴有神经症状者癫痫发生率为 8.5％、11.9％和 26.6％,而开放者颅脑损伤中有硬脑膜穿通而无神经症状、脑膜穿通有神经症状和脑膜穿通没有显著并发症的癫痫发生率分别为 17.4％、34.2％和 50.5％。此外与外伤部位也有关系,Cox 模型显示脑外伤早期有癫痫并有单纯的颞叶或额叶病灶者,其癫痫的发生率为 8.58％,是无上述部位病灶的 3.43 倍。1 个月内有脑电图改变的患者其危险度是无变化者的 3.49 倍。在脑瘤患者中,癫痫发病率为 18％～30％,其中以癫痫为首发症状的约占 10％左右。癫痫的发病率高低与肿瘤的部位有关,一般认为幕上肿瘤比幕下肿瘤的癫痫发病率高。癫痫是颅脑手术后的一种常见的并发症,其发生率根据病变的性质、部位、术前病情的轻重、手术入路及术后是否有后遗症等情况而异。

（六）脑血管病

脑血管病是老年人癫痫发作的主要原因。在 Rochester 和 Minnesota 的研究中发现大于 65 岁的所有的新近诊断为癫痫发作的患者中,有 55％与急性发作的脑血管疾病或其后遗症有关。脑血管疾病的发生率随着年龄的增长而增加。75 岁以后脑血管病的年发病率高于 1％,这也是老年期癫痫发生率陡增的主要原因。我国国内 1985—2003 年广州、河南、北京和江苏的病例报道卒中后癫痫的发生率为 7.2％～8.9％。

据统计,各型脑血管病的癫痫发生率为:脑出血 4.5％～17.6％,蛛网膜下腔出血 6.2％～19.2％,脑血栓 3.9％～15.6％,脑栓塞 9.3％～18.2％,短暂性脑缺血发作为 4.5％～5.5％。出血性脑血管病发病后一日内出现癫痫发作者占 80％,缺血性者占 50％以上。卒中后发生迟发性发作的比例是 3％～8％。卒中后一年内癫痫的累积发生率是 3％,五年是 5％。香港的一项研究报道了卒中后癫痫的发作类型。在早发性（＜1 个月）痫性发作中,以全身强直-阵挛性发作（43.8％）和简单部分性发作（37.5％）为主,而在迟发性痫性发作（＞1 个月）中,以全身强直-阵挛性发作（72.2％）和简单部分性发作继发全身发作（22.2％）为主。

癫痫的发生与脑卒中引起的皮质损害关系密切,且以多灶多叶损害者癫痫发生率高。CT 或尸检发现的脑皮质损害是迟发性发作的预兆。在1987年,Olsen报道了卒中后两年的癫痫发作发生率是9%。23个有皮质损害的患者中,有6个发生了癫痫,42个皮质下损害的患者中只有1个发生迟发性发作,而12个没有损害的人都没有发生迟发性发作。

(七)神经系统感染。

以前认为有1%～5%的癫痫病例与中枢神经系统感染有关,如脑囊虫、疟疾、脑炎、脑膜炎、脑脓肿等。在南美,中枢神经系统感染是癫痫最常见的病因。尽管感染经常发生在孩童时期,但也是15～64岁年龄组发生癫痫的主要因素。中枢神经系统感染后的存活者发生癫痫的危险性是一般人群的3倍,并且与发生感染的年龄无关,但是危险性却因感染类型和早期临床表现的不同而有较大的变化。

无论在发展中国家还是发达国家,在拉美、亚洲和非洲,目前普遍认为脑囊虫病是癫痫的最主要的原因。这一疾病同样也频繁出现在有大量移民的发达国家。一项美国的研究显示,有2.1%癫痫患者是由于脑囊虫病所致。在疟疾和病毒性脑炎患者中常见惊厥性发作和癫痫持续状态,病死率较高。病毒性脑炎使癫痫发作的危险性增加10倍,而且在感染后至少持续15年。对于有脑炎和早期癫痫发作的患者,在感染后的前5年发生癫痫的危险性是10%,前20年是22%。在没有早期癫痫发作的脑炎患者中,20年内的非诱发性癫痫发作的危险性是10%。国内一项对流行性乙型脑炎的长期随访研究表明,2.6%的患者在感染后有早发的癫痫发作,而10.3%的患者在患病后3～17年间出现了迟发的癫痫发作。无菌性脑膜炎后发生癫痫的危险性并没有明显增加,细菌性脑膜炎后癫痫发作的危险性大约增加5倍,而且大部分是感染后的前两年发生的。在有癫痫早期发作和没有早期发作的病例中,细菌性脑膜炎后20年内迟发癫痫发作的危险性分别是13%和2%。

(八)神经系统退行性疾病

神经系统退行性疾病的发生率随年龄的增加而增加。癫痫患者中,与退行性疾病有关的约占2%,与其他原因相关的约占6%。在70～79岁和大于80岁的人群中,每年分别有0.5%和2%的人患AD。这个疾病使癫痫发生的危险性增加了10倍,而且估计10%晚期患有AD的患者最终会发生癫痫。尽管通常认为癫痫与神经元有关,但是脱髓鞘病变的患者癫痫发作的危险性较高。近年来许多报道及临床资料表明,多发性硬化也是癫痫的危险因素。5%的多发性硬化患者有癫痫发作,其发生率是正常人群的3倍。

(九)中毒

许多外来或内生物质中毒均可以导致癫痫,如:乙醇、高浓度氧、士的宁、尼可刹米过量及某些抗精神病药使用过量。此外有报道青霉素刺激大脑皮质可以引起癫痫,使用西司他丁(泰能)等也可以致癫痫发作。内生毒物如肾功能衰竭和子痫时容易出现癫痫持续状态。此外,锗、锂中毒也可诱发癫痫,人静脉注射600mg/m²的锗即可引起癫痫全身性发作。

(十)其他

有研究表明高血压可增加癫痫的危险性,有学者认为地理环境、季节差异、社会经济因素都可成为癫痫的危险因素。癫痫还有很多诱发因素,如:发热、过量饮水、过度换气、饮酒、睡眠剥夺、过度疲劳、饥饿、低血糖、使用某些药物(如贝美格、戊四氮、米帕明、可卡因及某些抗癫痫药物等),各种感觉因素如:视、听、嗅、味、前庭和躯体的受到特定的刺激可引起反射性癫痫,此外,精神因素也可以引起癫痫的发作。体内激素水平如雌、孕激素可分别增强及降低皮层海马神经细胞的兴奋性,N-甲基-D-天冬氨酸受体1(NMDAR1)亚单位的mRNA水平使惊厥易感性增加。Timst等在海仁酸诱发的大鼠癫痫模型中,发现海马CA3区Cyclin D1 mRNA表达增多,认为Cyclin D1可能是癫痫发作后神经细胞凋亡的调节因子。有人发现有11种可诱发癫痫的植物,以桉树、茴香、牛膝草和迷迭香等有特殊气味的植物为代表。以上这些诱因都可使身体内环境发生暂时性变化造成致痫阈值的一过性降低而导致癫痫发作。

(孙战风)

第二节　癫痫的流行病学

全人群癫痫发病率的研究相对较少。在发达国家,初次诊断原发性癫痫的全人群年发病率为20～70/10万。其中主要的癫痫年发病率研究结果如下,芬兰24/10万,瑞典34/10万,美国48/10万,英国48/10万,冰岛44/10万。而在发展中国家,智利农村地区、坦桑尼亚和厄瓜多尔的癫痫年发病率分别为114/10万.77/10万和190/10万,洪都拉斯、印度分别为92.7/10万和49.3/10万。由于各研究采用的癫痫的定义不尽相同,各研究之间的发病率无法比较,但发展中国家癫痫的发病率大约是发达国家的2～3倍。

我国大规模人群调查的资料显示,癫痫的年发病率农村和城市分别为25/10万和35/10万,处于国际中等水平。在我国农村和少数民族地区进行的调查中,显示了地区之间发病率的差异,高发地区有新疆、陕西、云南等地,年发病率在60/10万左右;发病率较低的是福建、浙江、贵州等地,年发病率在10/10万以下。而患病率是发病、缓解、死亡等因素相互作用的综合结果,我国癫痫流行病学调查结果显示,癫痫患病率为0.9‰～4.8‰,与发展中国家相比处于较低水平。不同地区之间也存在明显差异,如农村六地区癫痫患病率调查显示,终身患病率为4.7‰～8.5‰,宁夏、黑龙江、江苏的活动性癫痫患病率分别为6.40‰、5.32‰和5.22‰,而上海金山、河南、山西分别为3.84‰、3.50‰和3.65‰。回族、汉族流行病学对比分析结果表明,回族的患病率国际调整率为8.48‰,明显高于汉族的3.03‰。

许多研究报道的是特定年龄段人群的发病率,包括儿童、成人或老年人。年龄别发病率数据往往是整个人群发病率的重要组成部分。一些调查显示癫痫的年龄发病率从婴儿到青年有明显的下降,在此之后新发病例逐渐减少。而其他疾病发病率自婴儿期后基本不变,或者是随着年龄的增长而增加。在发达国家,癫痫发生的高峰在生命的两端。各地发病率在年轻人群中一致性较高,在刚出生的几个月中最高。1岁以后发病率急剧下降,到10岁这段时间内相对稳定,并在青春期再次下降。儿童发生热性惊厥的危险性为2%,在美国和欧洲有较大差异,表现为1%～4%之间。在日本、马里亚纳群岛和巴拿马印第安人的调查中显示该危险性分别为7%、11%和14%。从总体上看热性惊厥发病率男性与女性比为1.2∶1。在绝大多数的研究中,发热惊厥中有1/3为周期性发热惊厥,而2%～4%的单纯性发热惊厥和11%的复杂性发热惊厥将转变为癫痫。

发达国家的成人期年龄别癫痫发病率是最低的。大部分西方国家的研究发现癫痫发病率在老年人中有一个高峰,且高于成人数倍之多。在明尼苏达州按年龄分组的癫痫的发病情况。癫痫在1岁内高发,在儿童期和青春期发病率逐渐下降,到55岁又呈上升趋势。癫痫的累积发病率在24岁前为1.2%,并逐渐增至4.4%(85岁)。75岁以上人群中将近有1.5%的人有癫痫频繁发作。在西方,约50%的癫痫病例起病于儿童或青少年,而70岁以上人群的癫痫发病率明显高于10岁以下者。一项英国的普查提示约25%新发症状性癫痫(非癫痫病)病例发生于60岁以上的人群。但发展中国家的情况却有所不同,在非洲和南美的调查中,癫痫的发病率高峰出现在青年人,且无第二个高峰,提示其发病模式和危险因素可能不同于西方国家。

大部分研究发现,对大多数类型的癫痫,在所有年龄段男性发病率比女性高15%。可能是因为男性易患脑外伤、脑卒中及中枢神经感染等危险因素。男女差异在多个研究中的一致性表明男性患原发性癫痫和癫痫病的危险性高于女性。但失神发作在女孩中的发病率是男孩的2倍。

大多数人群发病率研究的对象是欧洲世界的白种人,在亚洲和非洲的研究人种也较单纯。种族差异仅见于儿童发病率或队列研究。在国家围生期合作研究中,小于7岁者非热性惊厥的发病情况无种族差异。在针对东京儿童及罗彻斯特的高加索儿童研究中,年龄别发病率和各发作类型发病率在小于14岁者中基本是一致的。这两个研究尽管其方法学不同,使用的癫痫定义却相似。一个对美国康涅狄格州纽海文镇儿童的研究尽管使用的定义与上述其他研究不同,仍显示15岁以下黑种人癫痫的发病率是白种人的1.7倍。这项研究还根据社会平均经济状况进行了生态学比较,消除人种因素后,显示较低社会经济阶层发病率明显增高。

美国的罗彻斯特、丹麦法罗群岛及智利等地的研究表明,新发病例中部分性发作病例略高于50%。在瑞典对成人和儿童的调查数据汇总后发现部分性发作是主要的发作类型。明尼苏达研究发现:肌阵挛发作是1岁内最主要的发作类型,也是1～4岁年龄组最常见的类型,但到5岁后就罕见了。失神发作常见于1～4岁年龄组,并且不出现在20岁以上的患者中。复杂部分性发作(精神运动性发作)和全身强直阵挛发作在5～65岁发病情况无明显差异,为(5～15)/10万,同样在1～4岁间为高发年龄,而70岁以上发病率又急剧上升。全身强直阵挛发作的发病率曲线在原发性和继发性癫痫中大致相同。简单部分发作的发病率随年龄略有上升。

有关癫痫综合征的发病率数据并不多见。一项来自Bordeaux的研究表明:特发性局灶性癫痫和症状性局灶性癫痫的发病率分别是1.7/10万和13.6/10万,分别占7%和56%。如果使用目前绝大多数发病率研究标准的话,约60%的病例能归入部分性发作。青少年肌阵挛癫痫,觉醒期的全身强直阵挛性发作和West综合征各占新发病例的1%,其中约2%合并有失神发作。这些数据与美国罗彻斯特及其他全人群研究中所显示的癫痫综合征发病率的数据基本一致。在法国和美国罗彻斯特的研究中,非热性相关癫痫的发病率分别为30/10万和40/10万。单次的癫痫发作在上述两地的研究中发病率相近,为18/10万。West综合征在几个不同地区的研究显示,出生存活者发病率为(2～4)/10万。良性枕叶中央颞癫痫是多发生于儿童期的一种癫痫综合征。意大利的一项研究表明这种癫痫占4～15岁儿童癫痫的24%。在瑞典,良性枕叶中央颞癫痫在15岁以下儿童中的发病率为10.7/10万,占儿童期癫痫的14%。青少年肌阵挛的年发病率在丹麦法罗群岛、瑞典和美国罗彻斯特分别为1.1/10万、6/10万和1/10万。

美国、欧洲和亚洲的大多数研究报告癫痫的人群患病率为(5～9)/1000,而一些热带国家则较高,如巴拿马的印第安人社区的患病率为57/1000。男性和黑种人比女性和白种人患病率更高。痉挛发作的患病率为(3～9)/1000,在哥伦比亚的波哥大,患病率高达19.5/1000。在1979～1987年,发作性癫痫的患病率在意大利的Vecchiano为5.1/1000,法国的Beziers为6.48/1000,芬兰的库奥皮奥为6.3/1000;美国的罗彻斯特为6.8/1000;厄瓜多尔北部为8/1000。英国出生队列的随访研究显示10年内癫痫的患病率为4.3/1000。

我国癫痫流行病学调查结果显示,癫痫的患病率为(0.9～4.8)/1000,与发展中国家相比处于较低水平。不同地区之间也存在明显差异,如在农村六地区癫痫患病率调查显示,终身患病率为(4.7～8.5)/1000,宁夏、黑龙江、江苏的活动性癫痫患病率分别为6.40/1000、5.32/1000和5.22/1000,而上海郊区、河南、山西分别为3.84/1000、3.50/1000和3.65/1000。回、汉民流行病学对比分析结果,回族的患病率国际调整率为8.48/1000,明显高于汉族3.03/1000。

考虑到人群年龄结构的不同以致患病率有较大的变异度,因此必须应用年龄标化才能比较不同的研究结果。癫痫的年龄校正患病率变动范围从(2.7～40)/1000甚至以上.而大多数研究为(4～8)/1000。即使相同的研究者运用相同的癫痫定义和研究方法,活动性癫痫的患病率还是波动于(3.6～41.3)/1000。在中国台湾,30～39岁活动性癫痫的患病率为2.77/1000,40～49岁为4.0/1000;在中国香港,活动性癫痫的患病率是3.94/1000;在巴拿马、厄瓜多尔、哥伦比亚和委内瑞拉使用标准的WHO方案进行的试验研究,报道了较高的患病率[(14～57)/1000]。在中、南美洲运用WHO方案得到的较高的癫痫患病率与方法学有关。在厄瓜多尔农村运用国际人群癫痫研究组(ICBERG)方案的一项研究发现患病率(8.0/1000)明显低于同一地区运用WHO方案的试验研究所报告的患病率(18.5/1000)。这个差别可能与在ICBERG研究中病例入选更严格有关。墨西哥农村的一个人群调查显示,按照1980年美国人口进行年龄校正后,活动性癫痫的患病率为5.9/1000。巴基斯坦的患病率约为10/1000,在埃塞俄比亚农村约为5/1000。

癫痫的死亡率据国外报告为(1~4.5)/10万,我国报告为(3~7.9)/10万。每年有0.1%的癫痫患者因癫痫而死亡,死亡率在不同年龄组中几乎相同。英美两国关于癫痫人群死亡趋势的调查表明:从1950~1994年两国癫痫死亡率变化总趋势很相似;20岁以下年轻人的死亡率大幅下降,但中年组下降幅度不大,老年人口中死亡率开始有所下降但后来又升高了,可能与医疗技术水平提高及期望寿命延长有关。

美国每年有10.5万~15.2万患者有癫痫持续状态。癫痫持续状态是神经科的急症,虽然治疗手段有了提高,但目前死亡率依然很高,30d内死亡的约占20%。癫痫持续状态后短期内死亡是由于潜在的急性病因。1965—1984年,在明尼苏达州的人群病例对照研究显示,40%的研究对象在癫痫持续状态后的30d内存活,却在10年内死亡。对于肌阵挛性癫痫持续状态,癫痫持续状态超过24h和有症状的癫痫持续状态的患者,远期死亡率更高。远期死亡率在惊厥性癫痫持续状态或非惊厥性癫痫持续状态患者中并不增高。这些结果表明癫痫持续状态本身并不影响远期死亡率。

许多疾病的死亡率可以反映疾病的严重程度,但癫痫则不完全如此。癫痫的死亡原因有多种:第一,癫痫的病因,尤其像脑肿瘤和脑血管疾病等直接导致了死亡;第二,发作时的意外事故,如溺水以及少数的婴儿癫痫持续状态导致了死亡。最近,在一些难治性癫痫病例、手术病例、接受新抗癫痫药物(AED)或迷走神经刺激治疗病例的队列研究中发现一个难以预料和解释的死亡现象。这些死亡通常发生在睡眠时或其他正常活动时,不能用窒息或冠心病等原因来解释,推测可能是由于一次短暂的发作所引起。有严重癫痫病的成人,这种癫痫的不明原因的突然死亡(SUDEP)的年发生率是2‰~10‰,比无发作性疾病的人群高出好几倍。Walczak等通过3个中心4578个患者的研究得出:强直-阵挛性发作可能是突然不明原因死亡的一个重要原因,其中大多是癫痫持续状态者,但更多的癫痫持续状态是由脑出血、外伤、脑肿瘤引起,而这些疾病本身可导致死亡。国外有作者分析突然死亡有下列因素引起:全面强直阵挛性发作、频繁发作、癫痫的初始年龄早、癫痫发作持续时间长、多药治疗(多药大剂量)、频繁改变AED药物的剂量、死亡前的发作、低于治疗的剂量、青少年、拟行癫痫外科手术治疗、伴有其他神经科疾病、男性、依从性差、颅脑外伤史、酗酒、在家、卧床、严重的发作、有病因的发作、起始于部分性发作者等。近年的观察研究及基础研究表明,SUDEP与脑、肺、心等器官功能失调有关,但其中的因果关系如何仍有待进一步的研究发现。

(李作伟)

第三节　癫痫的病因

对癫痫病因的寻找是癫痫诊断中的重要步骤和重要内容,特别是对于新出现的癫痫发作和具有部分性发作的病例。寻找癫痫病因对于选择治疗、判断预后都有帮助。

对于癫痫的病因,一方面,病史、家族史等都能提供帮助。例如,家族的遗传背景可以提供遗传倾向,有头颅外伤的病史、有中枢神经系统感染的病史可以提供明确的病因。另外一方面,现代高分辨率的影像学对于病因也有很好的提示,能够发现结构性异常,例如,对于皮质发育畸形的发现、对于新生肿物的发现等。

一、癫痫病因的分类

传统上,从病因的角度,癫痫可以分为特发性癫痫、症状性癫痫以及隐源性癫痫。

1.特发性　是指除了存在或者可疑的遗传因素意外,缺乏其他的病因。多在青春期前起病,预后良好,但并不是临床查不到病因的就是特发性癫痫。现在的研究显示,特发性癫痫多为中枢神经系统的离子通道病。

2.症状性　由于各种原因造成的中枢神经系统病变或者异常,包括脑结构异常或者影响脑功能的各种因素。在这一类,癫痫发作是其中的一个症状或者主要症状。值得注意的是,少部分遗传性疾病,但是造成了发育的异常、代谢的异常或者其他的进行性病程,仍然为症状性癫痫的范畴。随着医学的进步和检查手段的不断发展和丰富,能够寻找到病因的癫痫病例越来越多。

3.隐源性　可能为症状性。尽管临床的某些特征提示为症状性的,但是,目前的手段难以寻找到病因。

在 2010 年 ILAE 的建议中,对于癫痫病因,进一步划分为遗传性、结构/代谢性和未知病因型。

二、与癫痫发作或癫痫综合征相关的疾病分类

与癫痫发作或癫痫综合征相关的疾病分类,见表 15-1。

表 15-1　与癫痫发作或者癫痫综合征相关的常见疾病分类

疾病分组	具体的疾病
进行性肌阵挛癫痫	蜡样褐脂质积症
	Sialidosis(涎酸沉积症)
	Lafora 病
	Univerricht-Lundborg 病
	神经轴素营养不良
	肌阵挛癫痫伴破碎红纤维(MERRF)
	齿状核红核苍白球路易体萎缩
神经皮肤病变	结节性硬化
	神经纤维瘤病
	伊藤(Ito)黑色素减少症
	表皮痣综合征
	Sturge-Weber 综合征
皮质发育异常所致的畸形	孤立的无脑回畸形
	Miller-Dieker 综合征
	X-连锁无脑回畸形
	皮质下带状灰质异位
	局灶性灰质异位
	半侧巨脑回

疾病分组	具体的疾病
	双侧大脑外侧裂周围综合征
	单侧多处小脑回畸形
	裂脑畸形
	局灶或多灶性皮质发育不良
遗传性代谢性疾病	菲酮性高甘氨败血症
	甘氨酸败血症
	丙酸血症
	亚硫酸盐氧化酶缺乏症
	果酸,二磷酸酶缺乏症
	其他有机酸尿症
	吡哆醇依赖症
	氨基酸病(枫糖尿症,苯丙酮尿症,其他)
	尿素循环障碍
	糖类代谢异常
	生物素代谢异常
	叶酸和维生素代谢异常
	葡萄糖转运蛋白缺乏病
	糖原贮积症病
	延胡索酸酶缺乏
	过氧化物体病
	综合征
	线粒体病(丙酮酸脱氢酶缺乏症,呼吸链缺陷)
其他大脑畸形	Aicardi 综合征
	PEHO 综合征
	肢端胼胝体综合征
	其他
肿瘤	胚胎发育不良神经上皮肿瘤(DNET)
	神经节细胞瘤
	神经胶质瘤
	海绵状血管瘤
	星形细胞瘤
	丘脑下部错构瘤(伴有痴笑发作)

疾病分组	具体的疾病
	其他
染色体异常	部分性 4P 单体或 Wolf
	Hirschhorn 综合征
	12P 三体征
	15 染色体倒位复制综合征
	环状 20 染色体
	其他
伴复杂发病机制的	脆性 X 综合征
	单基因孟德尔遗传病
	Angelman 综合征
	Rett 综合征
	其他
出生前或围生期缺血或缺氧性损伤或大脑感染造成的非进行性脑病	脑穿通畸形
	脑室周围白质软化
	小头畸形
	弓形虫原虫病、脑血管意外、HIV 等造成大脑钙化和其他损伤
出生后感染	脑囊虫病
	疱疹性脑炎
	细菌性脑膜炎
	其他
其他出生后因素	头部外伤
	乙醇或其他药物滥用
	卒中
	其他
其他	腹部疾病（癫痫伴有枕叶钙化和腹部疾病）
	Northern 癫痫综合征
	Coffin-lowry 综合征
	Alzheimer 病
	Alper 病

三、常见病因

（一）遗传因素

遗传因素是导致癫痫，特别是经典的特发性癫痫的重要原因。分子遗传学研究发现，大部分遗传性癫痫的分子机制为离子通道或相关分子的结构或功能改变。已经发现的主要遗传性癫痫的致病基因见表15-2。鉴于癫痫遗传学的快速发展，癫痫的诊断将有可能由表型逐步向表型十基因型诊断方向发展，癫痫的基因型诊断不仅可以进行遗传咨询，而且有可能指导临床治疗。

表 15-2 部分单基因和多基因遗传性癫痫的致病基因

癫痫类型	致病基因	基因产物
单基因遗传性癫痫		
良性家族性新生儿癫痫	KCNQ2,3	M 型钾通道 $Q_{2,3}$ 亚单位
良性家族性新生儿婴儿癫痫	SCN2A	Ⅱ 型钠离子通道 α 亚单位
全面性癫痫伴热性惊厥附加症	SCN1B,SCN1A,SCN2A,AGBAG2	钠通道 β 亚单位，Ⅰ、Ⅱ 型钠通道 α 亚单位，GABAa 受体亚单位
婴儿重症肌阵挛癫痫	SCNIA	Ⅰ 型钠通道 α 亚单位，
常染色体显性遗传夜发性额叶癫痫	CHRNA4,CHRNB2	烟碱型乙酰胆碱受体 $α_4$、$β_2$ 亚单位
青少年肌阵挛癫痫	GABRA1	GABAa 亚单位
常染色体遗传性伴听觉特征的部分性癫痫	LGI1	富亮氨基酸胶质瘤失活蛋白
多基因性全面性癫痫		
特发性全面性癫痫	CLCN2,GABRD	氯离子通道 GABAβ 亚单位
儿童失神癫痫	CACNAIH	T 型钙通道
青少年肌阵挛癫痫	BRD2	转录调控因子
	EFHC1,2	钙感受器等

（二）主要的癫痫结构性异常病因

1.海马硬化（HS） 尽管对于海马硬化是病因还是疾病的结果还存在争议，但海马硬化是最常见的癫痫性异常病理改变之一。目前通过高分辨率的头颅 MRI，已经能够在体诊断。在影像学上，表现为海马萎缩，内部细微结构丧失，在 FLAIR 相海马信号增高，脑室颞角扩大等。

组织学上，海马硬化特征表现为 CA1、CA3、CA4 区神经元脱失和胶质细胞增生，而 CA2 区神经元相对保留。对于海马硬化，可以根据神经元的脱失程度和胶质细胞增生分类，或者根据内部区域神经元脱失和胶质细胞增生的差异性分类，如可以分为 CA1 为主型（神经元脱失主要局限于 CA1 区）；经典硬化型（A1、CA3、CA4 区神经元脱失，而 CA2 区相对保留）；endfolium 型（神经元脱失主要限于 CA3、CA4 区）以及全面硬化型（CAl-4 神经元均脱失）。

2.大脑皮质发育不良（MCD） MCD 是在宫内大脑皮质形成过程中障碍而导致的皮质异常。遗传因素以及非遗传性因素干扰了神经干细胞增殖、迁移和分化的不同阶段过程，导致了不同类型的皮质异常，形成了非常广泛的疾病谱，如小头畸形、脑室周围灰质异位结节、偏侧巨脑症、脑穿通畸形、皮质下灰质异位带以及无脑回畸形等。

大脑皮质发育异常患儿，多伴有体格发育迟缓、智能发育迟缓和癫痫发作。其中，癫痫发作往往趋于难治性，也是婴幼儿期、儿童期难治性癫痫的主要病因之一。

局灶性皮质发育不良（FCD）是 MCD 中的一种类型，与癫痫关系密切。80%～90% 在 10 岁以前发病，表现为趋于药物难治的局灶性发作，病变局灶的病例手术治疗有较好的效果，是儿童难治性癫痫手术治疗最常见的组织病理发现之一。病变发生于新皮质,中央沟附近多见。影像学,可以观察到局部皮质增厚、信号增高,灰白质边界模糊以及 transtmental 征(从皮质到脑室的逐渐减少的异常信号,为神经元在发育期迁移过程中遗留所致)等。有时病变轻微,影像学难以发现。而脑电图可以呈现发作间歇期阵发性或者节律/半节律性放电。

组织学上,FCD 表现为皮质构层异常和细胞异常。皮质构层异常为皮质Ⅰ~Ⅵ呈排列紊乱,锥体神经元散在于Ⅱ~Ⅵ层或者呈现异常线性排列,Ⅰ层即分子层细胞增多。细胞异常表现出现非成熟细胞、异形细胞、巨细胞以及气球样细胞。根据 2011 年的国际分类,FCD 划分为 3 型:①Ⅰa 为皮质的垂直构层异常(神经元异常的垂直于皮质表面的线状排列);Ⅰb 型为皮质的水平构层异常;Ⅰc 型兼有上述两种特征。②Ⅱa 为伴有异形细胞;Ⅱb 为伴有异形细胞和气球样细胞。③Ⅲa 型为伴有海马硬化的颞叶皮质构层异常;Ⅲb 为胶质肿瘤或者神经胶质细胞混合瘤附近的皮质构层异常;Ⅲc 型为血管畸形附近的皮质构层异常;Ⅲd 型为其他在早期获得性病变,如外伤、缺血性损害以及脑炎等附近的皮质构层异常。

3.肿瘤 生长缓慢的低级别脑肿瘤更容易导致癫痫。而神经胶质混合细胞肿瘤,主要包括神经上皮发育不良肿瘤(DNT)、神经节细胞肿瘤等,属于发育性肿瘤,尽管从肿瘤分级的角度属于Ⅰ~Ⅱ级,但是造成药物难治的一个重要原因。特别是青少年、儿童和婴幼儿难治性患者中最常见的肿瘤类型。在影像学上,神经胶质混合细胞肿瘤多位于皮质,可有囊性改变、钙化,有轻度增强。

其他常见病因包括血管发育异常、各种原因造成的损伤等。

(李文胜)

第四节　癫痫的发病机制

癫痫发作的类型十分复杂,但其共同点,是脑内某些神经元的异常持续兴奋性增高和阵发性放电。这些神经元兴奋性增高的原因以及这些兴奋性如何扩散至今尚不清楚,但突触间兴奋性传递障碍可能与之有关,主要有如下假设。

1.神经递质的失平衡 可能是癫痫发生的原因,γ-氨基丁酸(GABA)是中枢神经系统主要的抑制性递质,GABA 型受体介导 Cl⁻跨膜通过,发生膜的去极化,抑制神经细胞的兴奋性。GABA-A 型受体还通过 K^+ 通道与细胞内三磷酸鸟苷的蛋白结合,特异性调节以增加细胞的去极化。因此皮质中许多 GABA 能神经元通过前置与反馈通路的相互作用控制神经细胞兴奋性活动。谷氨酸是脑内主要的兴奋性递质,它通过许多受体亚型而兴奋神经元。N-甲基-D-天冬氨酸(NMDA)受体是一种离子载受体,它的拮抗剂有抗痫作用,而它的受体协同剂则有致痫作用。因此,脑内 GABA 受体兴奋性与 NMDA 受体兴奋性的失平衡是致痫的主要递质基础,而这两种受体功能的失平衡又因神经元突触传递的离子通道异常所致。

2.轴突发芽 可能是神经元异常放电的形态学基础,在人和动物的各个脑区,以海马 CA3 区的锥体神经元最易发生痫样活动。而齿状回的颗粒细胞上由于存在许多抑制性突触,从而抑制痫样放电的产生。海马硬化的病理改变中发现有苔藓状纤维发芽(MFS)现象。电刺激正常海马切片的颗粒细胞不能引起痫样放电,但在有 MFS 改变的海马切片中 87%的颗粒细胞可引起痫样放电。在应用红藻氨酸处理致痫动物模型的海马切片中可以看见 MFS。若以微量谷氨酸激活齿状回的颗粒细胞,64%的细胞出现兴奋性后突触电位频率的增高,这说明 MFS 使齿状回的颗粒细胞间建立了返回性兴奋性突触回路。局部外伤或药物刺激可能促使皮质 MFS 的形成,从而在神经元间形成返归性兴奋性突触回路而促使发生痫样活动。

3.遗传因素 是癫痫发生的内因,外因通过内因起作用亦是癫痫发生的基础。众所周知,许多癫痫患者有家族倾向。许多研究已证明了某些癫痫的遗传基因和基因定位。例如，良性家族性新生儿惊厥（BFNC）系由位于 20q13.3 和 8q24 位置上的 K^+ 通道基因 KCNQ2 和 KCNQ3 基因突变所致，钾电流的减弱可诱发痫性发作。常染色体显性遗传夜发性额叶癫痫（ADNFLE）患者与位于 20q13.2 上编码烟碱型乙酰胆碱受体（nAChR）α_4 亚单位的 Ca^{2+} 通道基因（CHRNA4）突变有关。近年来又发现位于 1 号染色体上编码 nAChRβ_2 亚单位的 CHRNB2 基因的突变也与 ADNFLE 的发生有关，位于突触前膜上的有些 AChR 具有促进末梢释放 GABA 的功能，在基因突变后 Ca^{2+} 经受体通道的内流减少，使突触的 CABA 释放减少，降低了抑制性递质而诱发痫性发作。近期的研究还发现特发性颞叶癫痫与 K^+ 通道基因改变的关系也十分密切，编码内向整流 K^+ 通道的 KCNJ4 基因在特发性 TLE 患者脑内表达水平明显下调，这种改变很可能导致神经细胞对过度钾离子负荷的缓冲能力下降，细胞兴奋性增加，最终导致异常放电发生。家族性伴热性惊厥的全身性癫痫附加症（CEFS$^+$）系由 2q24-q33 位置上的 SCNIA、SDN2A、SCN3A 基因簇和 19q13.1 位置上编码 Na^+ 通道亚型 β_1 亚单位的基因（SCN1B）突变，使得 Na^+ 通道兴奋失活不能、神经元的去极化不能限制而致病。另外有研究发现该综合征还与 GABA 受体变异有关，其中，特别是编码 $GABA_A$ 受体 $\gamma 2$ 亚单位的 GABRG2 基因突变是目前较为肯定的与 CEFS$^+$ 发生有关的遗传学证据，近年来的研究在散发性 GEFS$^+$ 病例中也检测到 CABRG2 基因的多态位点 C588T 等位基因频率与正常对照组比较有明显差异，突变前后其二级结构发生明显变化，破坏了 mRNA 二级结构的稳定性，引起相关蛋白表达水平改变从而影响功能。此外，尚有家族性成年肌阵挛发作与 8q、19q SCNIB 基因突变，良性中央回发作与 16q 等部位的基因异常有关。

4.离子通道病学说　在遗传性癫痫发病机制中的重要性不言而喻。越来越多的研究表明，离子通道的改变是引起神经元内在的兴奋性不平衡的物质基础。大部分遗传性癫痫的分子机制为离子通道或相关分子的结构或功能改变，离子通道改变在继发性局灶性癫痫的发病中也起重要作用。目前研究已明确与癫痫密切相关的离子通道有以下几种。①钾通道异常；目前在人类已证实 M 型 VGKC 病变导致良性家族性新生儿癫痫，M 型钾通道由 2 个 Q2 与 2 个 Q3 亚单位组成，任何一个亚单位突变均可导致外向性钾电流减少，出现细胞兴奋性增高和癫痫。另外，A 型钾通道可产生瞬间的外向钾电流，阻断 A 型钾通道可导致严重的癫痫发作，其在皮质异位局灶性癫痫灶中的作用已被证实，A 型钾通道调节因素的作用也已逐渐在人类癫痫中证实，如 EF-HC1、EFHC2 基因与青少年肌阵挛性癫痫有关。②钠通道异常；SCNIA、SCN2A 基因的突变可使钠通道失活延缓，从而在静息状态下产生持续性钠内流，使膜电位慢性去极化，细胞兴奋性增高，SCNIA、SCN2A 的异常可导致人类的婴儿重症肌阵挛癫痫（SME）、伴热性惊厥的全身性癫痫附加症（GEFS$^+$）、良性家族性新生儿婴儿癫痫、严重的癫痫性脑病等。而钠通道的 β 亚单位本身不构成通道，但参与通道开放的调节，SCNIB 的突变可使钠电流的时程延长，从而增加细胞的兴奋性，在人类 SCNIB 的异常可导致 GEFS$^+$，另外 SCNIB 可能与失神、肌肉阵挛等多种特发性癫痫类型有关。③钙通道异常；CACNAIH 基因突变与 T 型钙通道异常在儿童失神发作中的作用已得到临床和实验证实，目前尚无钙通道基因异常导致单基因疾病的报道。④配基门控型通道；配基门控型通道又称受体，通过与外源性作用物结合，使通道开放或关闭而产生相应的离子流与兴奋性的改变，如 γ-氨基丁酸（GABA）受体亚单位突变可导致 GEFS$^+$、SME（GABRG2 突变）、JME（GABRA1 突变）、特发性全面性癫痫（IGE）（GABRD 突变）以及儿童失神癫痫（CAE）（GABRG2 突变），还有烟碱型乙酰胆碱受体基因（CHRNA4、CHRNB2）异常导致常染色体显性遗传性夜间额叶癫痫，由于烟碱受体 α_4 或 β_2 亚基的异常，使其对激活物敏感性增加而出现癫痫。

癫痫的发生机制十分复杂，除上述因素外，免疫机制亦参与其发生，可能系自身抗体与神经细胞突触传递中的受体结合，导致受体破坏、再生和轴突发芽而使兴奋通路错误传递。

（李文胜）

第五节 癫痫的诊断与鉴别诊断

癫痫的诊断对临床表现典型者来说一般并不困难,但发作表现复杂或不典型者,确定诊断也非易事。癫痫的诊断方法和其他疾病一样,主要是通过病史、体格检查与神经系统检查、实验室检查等几个方面收集资料,进行综合分析。癫痫诊断的思维程序,包括是否是癫痫,是何类型或综合征的癫痫和由何病因导致的癫痫。癫痫的诊断需要解决或回答下列问题。①其发作性症状是癫痫性的,还是非癫痫性的。②如为癫痫性的,是什么类型的发作,是否为一特殊的癫痫综合征。③是否有癫痫性病灶的证据,病因或病理变化是什么。④是否有特殊的诱发因素。

一、癫痫的诊断步骤

确定癫痫的诊断,主要依靠临床表现,脑电图波形和抗癫痫药物的效应。对一位患者来说,初步的诊断并非要求三项条件必备,但在诊断过程中,对不同的患者,三者都是重要的。尤其是最后诊断的确立,对多数患者来说,三项条件都是必不可少的。

(一)病史采集与体检

当前虽然有了良好的实验室条件,但病史采集和临床检查是无可替代的。癫痫患者就诊时均在发作以后而且体检大多数无异常所见。因此病史是十分重要的。由于患者发作时多数有意识障碍,叙述不清发作中的情况,甚至根本不知道自己有发作(如夜间入睡中的发作),因此必需详细询问患者的亲属或目击其发作的人,常需要很长时间了解患者的过去和现在。应该包括详细的发作中及发作后的表现,是否有先兆,发作次数及时间,发作有什么诱因与生理变化如月经和睡眠的关系如何,患者智力、生活能力及社会适应性如何,患者性格是否有变化等。但目击者往往由于缺乏医学专业培训,或是在目睹患者发作时由于惊慌等原因而不能提供充分、详尽、可靠的发作细节,甚至于对患者的发病情况描述错误,最终导致临床医生误诊,将痫性发作与非痫性发作相混淆,因此,对初诊断为癫痫的患者使用带录像的脑电图作较长时程的视频脑电图(V-EEG)就变得十分必要。国外还有建议对癫痫患者设立家庭录像,用以了解患者的发作情况。对病史搜集应注意的是:癫痫通常是一个慢性病的过程,患者的发作常不确定,因此在就诊时对每次发作的描述常有很大变异。因此对专科医师而言,每次与患者交谈时都应反复地询问患者及其家属对发作的描述,以便不断地修正诊断。由于移动电话的普及,可要求患者家属在发作时用其携带的摄影功能记录其发作情况,在就诊时交给医生不失为简便有效的方法。

还应了解过去患过什么病、是否有脑外伤史,母亲在怀孕期间及围生期是否有异常,以及患者的习惯、工作、营养状态等。家族史也同样重要,父母亲双方是否有癫痫或其他遗传病史。对上述细节的询问有助于临床医生进一步判断引起癫痫发作的可能病因。临床体检除可发现有无神经系统阳性体征外,还须注意患者的智能情况、心脏情况、皮肤和皮下结节、有无畸形、有无运动与协调功能障碍等。必须强调癫痫是临床诊断,如实验室报告与观察到的临床现象不符,则以后者为主。

(二)脑电检查

脑电图检查对癫痫的诊断有很大的价值,脑电图已成为癫痫的诊断和分型必不可少的检查方法,还广泛应用于指导选用抗癫痫药、估计预后、手术前定位,并用于阐明癫痫的病理生理。发作时记录的脑电图诊断意义最大,但这种机会甚少,大多在发作间歇期对患者进行脑电图检测。一次发作间歇期记录,历时

20～40min,其发现癫痫样电活动的概率约50%,故不能据此作为确诊有无癫痫的手段。发作间歇期放电与患者发作时的放电有很多不同之处,两者相比较,前者持续时间短暂(一般不超过2～3s),甚至为单个散在出现,波形整齐,不伴有临床发作而且波形可与发作时放电完全不同,出现范围也不如后者广泛。而发作时放电持续时间通常在数10秒以上甚至数分钟,包括节律性重复性成分,波形不如发作间歇期放电整齐,出现范围广泛,常合并临床发作。

脑电图可以用来鉴别发作类型和明确致痫灶部位,常规脑电图常要多次重复记录,并结合缺睡诱发和睡眠记录,可使阳性率增加至85%左右,其余15%的患者,需应用长时监测(LTM)的方法来获取更多的信息,个别复杂部分性发作的患者甚至需要做脑深部电极记录方能确诊。除去某些特殊类型如儿童失神发作和婴儿痉挛症外,由于头皮电极所记录到的癫痫样电活动可能不来自皮质,而为远处病灶的传播所致,常规记录有其性能上的局限性,应用视频监护结合脑电图记录(V-EEG)为较理想的方法。

长时脑电图监测的目的是通过延长脑电图记录时间获得更多的信息,包括发作时和发作间期的异常发放,用于确定癫痫的诊断,进行癫痫发作的分类,也可有助于对脑内癫痫源病灶的定位,有助于患者在服用抗癫痫药物的过程中监测脑电变化等。LTM的方法可根据是在医院外还是院内监测以及所采用技术的不同而分为数种。院内的LTM需要患者在监测室或监测病房内,进行24h、数天至数周的监测;而院外监测最常用的是携带式脑电图(AEEG),由患者随身携带一个电子盒及记录设备,一般包含8～16个电极。AEEG监测的优点是允许患者在正常的环境中从事一些日常活动,同时进行EEG记录,特别是对于门诊患者。但因为在24h记录过程中缺乏同步的视频监测,对可能出现的伪差需要加以识别。其中包括眼动、眨眼、吞咽、咀嚼及其他身体运动均可产生伪差,故要求患者尽量在家中安静度过监测期,另外,在缺乏视频监测的情况下,AEEG对于临床和脑电图之间关系的判断变得非常困难,不能仅仅通过AEEG的检测结果来鉴别癫痫性与非癫痫性临床发作。因此不确定的记录结果可能会给临床造成误导或误诊。24h脑电监测检查的适应证是:应选择在发作时可能有特征性的脑电图变化,发作时较少出现动作伪差并在发作后立即恢复正常状态的病例。脑电携带式监测为临床提供了有效的检查手段,用于癫痫及其相关发作性疾病的诊断,实现了脑电图在自然状态下的长时间监测。对于尚不能确定的病例应配合长时间视频脑电图监测。视频脑电图(VEEG)监测对癫痫的诊断有非常重要的意义,大多可以获得有助于诊断的信息,同时有助于鉴别非癫痫性发作及假性发作。对于反复常规EEG结果阴性的患者,长时间通过数小时、数天或数周的VEEG监测,可以对少见的发作期及发作间期的异常EEG进行分析,并通过增加电极数(包含32电极、64电极甚至更多的监测电极)来进行更为准确的癫痫灶定位。发作时的视频记录还可以获得癫痫发作时的症状学信息,并将其与当时的EEG进行对照研究。

(三)神经影像学检查

癫痫影像学检查的主要目的是寻找最可能与最重要的潜在病因,包括那些药物难治性癫痫需要接受手术治疗的患者。癫痫影像学检查方法有:常规X线摄影、脑血管造影、CT、MRI、正电子发射断层扫描(PET)、单光子发射断层扫描(SPECT),功能MRI成像、MRS等。

电子计算机X线体层扫描(CT)有助于发现肿瘤或其他可能导致癫痫发生的结构性改变,但大多数癫痫患者的CT扫描结果正常。MRI较CT有更高的软组织分辨率,对于诊断脱髓鞘病(脑白质病变)、脑炎、缺血、早期脑梗死和低度分化胶质瘤等疾病,优于CT。此外,MRI还有多方位成像的优点,一次扫描可以分别获得横断面、冠状面、矢状面和任意方向的层面图像,MRI一般没有骨骼和金属产生的伪影。而SPECT与PET则对脑的生理、生化、化学递质、受体乃至基因改变的研究具有独特作用。

新发癫痫患者进行脑部影像学检查的指征包括:病史或脑电图提示有局灶性起源的依据,于婴儿期或是成人期首次发病者,神经系统体检有局灶性阳性体征者,经典抗癫痫药物正规治疗疗效不佳者,长期应用抗癫痫药物治疗癫痫得到控制,经过一段稳定期后发作再次频繁者或发作类型改变者。重复脑部影像学检查的指征有:癫痫复发,发作情况恶化,抗癫痫药物常规治疗出现难以解释的发作类型的变化,以及神经系统体检发现体征出现变化。在所有的影像学检查方法中,MRI 技术为首选,可做颅脑或海马 MRI,应该作为诊断癫痫的常规检查内容。对于部分不能接受 MRI 扫描的,或是怀疑有脑部结构性损害、情况紧急的患者可以选用 CT 扫描。功能影像检查则多用于癫痫手术时致痫灶的定位。

1.MRI　MRI 已经成为评价癫痫患者(尤其是部分性发作的癫痫患者)最为重要的影像学检查技术。高清分辨率 MRI 能够对近 80% 行颞叶切除术的患者和近 60% 行额叶切除术的患者进行手术定位。MRI 在诊断颞叶海马硬化方面具有重要作用,典型表现为与癫痫灶同一侧的中央海马不对称变小或萎缩,受累海马在 T_2 加权上为高信号。具有内侧面海马硬化(MTS)的难治性癫痫的 MRI 检出率约为 90%,轻度的 MTS 可能不被 MRI 检出。约有 90% 颞叶癫痫的 MRI 发现与 EEG 改变相吻合,而颞叶外癫痫两者的一致性相对较低。其他能够被 MRI 成像检出的病变还包括:低级肿瘤、血管畸形、局限性损伤或胶质增生、脑皮质发育异常等。这些病变均是颞叶以外癫痫的重要病因,其中局部脑皮质发育异常较难被检出。

MRI 影像的采集技术对于能否发现异常病灶至关重要,一般高分辨率 MRI 所需的磁场强度至少要达到 1.5T,分别作冠状面、横断面和矢状面扫描(层厚≤1.5mm),T_1 加权、T_2 加权序列与 FLAIR 序列。根据解剖学特点,颞叶的 MRI 扫描取斜冠状位面的 T_1 加权像,扫描平面垂直于海马的长轴。

2.MRS　磁共振波谱仪(MRS)是一种评价体内组织和器官生化和代谢特征的非侵袭性与非损伤性检查方法,在颞叶癫痫的临床诊断方面具有越来越重要的地位。尽管许多原子核能够被 MRS 检测到,但用于颞叶癫痫的定侧诊断主要集中于 ^{1}HMRS 波谱分析。H 质子是生物界最普遍存在的原子核,具有最高的绝对敏感性,代谢物信号的相对频率位置又称化学位移,受原子核局部磁场环境的影响。^{1}HMRS 主要有 3 个共振波:Ⅳ,乙酰天冬氨酸(NAA),胆碱类物质——磷酸胆碱、甘油磷酸胆碱和乙酰胆碱,肌酸和磷酸肌酸(Cr+PCr)。其他一些更为复杂的代谢物波峰如果存在也能被检测到,如乳酸,谷氨酸,γ-氨基丁酸等。NAA 被定位于神经元内。由于总肌酸(Cr+PCr)浓度在大脑不同代谢情况下基本保持不变,所以 Cr+PCr 常作为计算比值的标准,如 NAA/Cr 比值,也有用 NAA/(Cr+Cho)比值来进行比较分析的。^{1}HMRS 用于颞叶癫痫定侧诊断的标准多种多样,有绝对浓度比较、有信号强度比值的比较,但就目前的 MRI 设备而论,只能用 NAA/(Cr+Cho)比值作为颞叶癫痫定侧诊断的标准。颞叶癫痫患者病侧颞叶 NAA 降低和(或)Cr、Cho 的升高所造成的 NAA/(Cr+Cho)比值降低较为敏感。磁共振波谱技术为颞叶癫痫的术前定位诊断提供了新的手段。

3.功能磁共振成像(fMRI)　近年来,功能性磁共振成像(fMRI)的应用已得到广泛开展,fMRI 采用自体血氧水平依赖(BOLD)的方法,了解特殊任务引起的局部脑血流和代谢的改变,从而了解局部的脑功能。fMRI 是完全非创伤性的,而且提供了足够的任务相关信号来实现脑功能的激发研究。fMRI 对癫痫的早期研究是语言功能定侧,同时对颞叶癫痫患者术前的记忆功能评价也具有价值。fMRI 对颞叶癫痫的研究具有广阔的前景,其对手术预后的评价作用令人瞩目,对手术适应证的掌握和手术方案的选择也具有参考价值。

4.PET 及 SPECT　正电子断层显像(PET)属于功能显像范畴,采用不同的正电子显像剂进行脑部 PET 显像可反映脑功能方面的信息,包括血流、代谢及受体等功能。由此,PET 脑功能显像又可分为脑血流灌注显像(血流量、血容量)、脑代谢显像(葡萄糖代谢、氧代谢、氨基酸代谢)和脑受体显像(多巴胺、5-羟色胺、阿片等各类受体)。目前常用的方法有:用 ^{15}O-H_2O 来正确地测定局部脑血流灌注,用 ^{18}F-FDG(去氧葡萄糖)测定局部脑葡萄糖代谢率,用 ^{11}C-FMZ 来测定苯二氮卓受体密度,用 ^{11}C-Diprenorphine 来测定颞叶癫痫中阿片受体的变化等。癫痫患者发作间期 ^{18}F-FDG-PET 脑代谢研究最常见的异常是局部皮质下代谢降低而呈 FDG 摄取减少,通常低代谢区与发作源的部位相一致。

单光子发射电子计算机断层扫描(SPECT)是一种核医学检查,主要也是反映脑功能(如脑血流灌注、代谢、受体等)的变化。SPECT 的基本原理是将能衰变放出 γ 光子的放射性核素标记化合物静脉注射、吸入或服人体内,然后用探头从不同方向或角度接受被检查者部位释放出的 γ 光子,利用计算机特殊软件综合处理,重建核素立体分布的三维图像,测定单位体积的放射性活性(即浓度),SPECT 在癫痫中的应用主要包括癫痫的诊断、癫痫灶的手术定位、治疗后评估等。原发性局灶性癫痫在脑血流灌注 SPECT 中大多表现为发作间期局部血流灌注减少,发作期相应部位血流灌注异常增加。特别是发作期的 SPECT,能够给予较准确的定位。

PET 或 SPECT 功能显像的最有效用途之一就是无创性帮助识别癫痫灶的定位。有一部分癫痫是难治性的,其局限性病灶需外科手术治疗,手术成功的关键在于癫痫灶的准确定位,在手术前进行 PET 或 SPECT 检查就是为了确定手术的范围。脑电图(EEG)尤其是 24h 动态 EEG 有时难以准确定位,在有限的时间能否探测到癫痫发放仍是问题;CT、MRI 定位主要反映的是形态学与脑的结构性变化,对于那些仅有脑的功能或代谢改变而无形态学改变的病灶往往不能见到异常,而 PET 及 SPECT 在这方面具有明显的优越性。另外,对于复杂部分性发作的癫痫灶的探测,CT、MRI 都不及 PET 或 SPECT。PET 及 SPECT 对癫痫灶定位较为准确,与颅内 EEG 吻合率较高。结合 EEG,综合应用 MRI、MRS、PET 等手段可以提高癫痫特别是顽固性癫痫致痫灶切除术前定位诊断的准确率。

5.脑磁图检查　神经元膜的离子流动不仅产生电场,还产生磁场,形成脑磁图(MEG)。脑磁图是测量颅外磁场的方法,这个颅外磁场主要是由大脑的细胞内电流产生,场强极其微弱,只能通过特殊的感应器(超导量子干涉仪)进行测量。尽管 MEG 信号不受硬膜、头皮与颅骨等组织的影响,但是仍然会产生信号的衰减。与脑电图(EEG)测量一样,估计需要 $6\sim8cm^2$ 的脑皮质同步放电才能产生 MEG 的信号。MEG 与 EEG 均可用于皮质偶极子定位,MEG 和 EEG 的产生基础相同,但是脑磁图信号是由磁场组成的,方向与颅骨垂直,磁场由与皮质表面呈切线方向的流动偶极子产生,而径向位辐射电流对脑磁图信号作用不大。脑电图信号是由切线位和径向位两种偶极子成分共同作用的结果。同相应的脑电波形相比,脑磁图波形活动较局限。大量研究结果表明,对癫痫起源的成功模拟在于脑电图和脑磁图各自优势的互补、联合,两者的最高灵敏度方向互相垂直,EEG 对水平、径向位偶极子敏感,EMG 对垂直、切线位偶极子敏感。但 EMG 描记要求在较短时间内完成,因为患者必须安静地躺卧或坐在杜瓦瓶下保持不动,不能像脑电描记那样可以长时间监测;另外,信号大小严重影响 EMG 的描记结果,为此采取的屏蔽措施与倾斜仪器等价格昂贵,大大限制了其使用,因此,目前脑磁图偶极子定位的应用仍具有局限性。

(四)其他实验室检查

1.催乳素(PRL)　癫痫发作,特别在强直阵挛发作后,血清 PRL 的水平明显升高,在发作后 20~30min 达到高峰,随后 1h 内逐渐降低回到基线。另外,垂体病变、药物使用、外伤、中毒等都可能影响 PRL 水平,须注意假阳性的可能。

2.神经元特异性烯醇化酶(NSE)　NSE 特异性地定位于神经元和神经内分泌细胞,主要参与糖酵解,在神经元坏死或损伤时进入脑脊液和血液。在癫痫发作后 NSE 明显升高。

(五)抗癫痫药物治疗反应

抗癫痫药物的治疗效应是癫痫最后诊断的一项根据。当然,不能认为一次药物治疗效果不好就否定癫痫的诊断。因为选药不当、药物剂量不足、代谢障碍以及患者对药物敏感性的差异等均可影响疗效。经验证明,正确的药物治疗可使 90% 以上的患者获得满意的效果。临床怀疑癫痫,但发作表现不典型,而脑电图检查又为阴性的病例,抗癫痫药物效应,往往成为确定诊断的主要依据。

二、鉴别诊断

临床上癫痫发作应与以下多种发作性疾病相鉴别(表 15-3),判断某种发作性疾病是否为癫痫,这是诊断中的重要问题,临床上要鉴别患者出现的发作性事件是否为癫痫,应注意与以下疾病相鉴别。

表 15-3　癫痫的鉴别诊断

1.脑氧利用率下降

　　青紫型屏气发作

　　反射性缺氧发作

　　晕厥

　　心律失常

2.偏头痛

3.一过性脑缺血(TIA)包括一过性全面遗忘症

　　低血糖

　　低血钙

4.睡眠障碍

　　夜间恐怖

　　梦游

　　梦话

　　梦魇

　　睡眠呼吸暂停

　　发作性肌能力障碍

　　发作性睡病

　　磨牙病

　　夜间遗尿

　　良性婴儿睡眠肌阵挛

　　睡眠肢体周期运动综合征

5.与精神障碍有关的发作

　　假性癫痫发作

　　杜撰的癫痫发作

　　过度换气综合征

　　惊恐发作综合征

　　交叉摩腿综合征

　　儿童手淫

6.运动疾患

　　婴儿良性肌阵挛

.

续表

良性阵发性眩晕

阵发性斜颈

发作性舞蹈手足徐动

战栗反应

惊恐反应

眼球运动失用症

抽动

一侧面肌痉挛

7.脑干受压的强直发作

8.胃食管反流

（李文胜）

第六节　癫痫的发作

一、大脑的功能解剖与发作症状

由于癫痫发作症状与大脑功能密切相关。一方面，对于功能解剖的属性，能够有助于解释和理解癫痫发作症状，而另外一方面，对于癫痫发作的研究和分析，也有助于加深对于大脑功能解剖的认识。特别是在局灶性发作的癫痫源定位中，更强调对神经功能解剖知识的掌握。

通过观察由于多种原因造成特定部位脑损伤而导致的神经功能缺损、神经心理学检查，以及电生理手段和功能影像学检查是研究脑功能的主要手段。Broca 和 Wernical 根据对于脑损伤患者的观察，定位了相关的语言区，而 20 世纪初，Broadman 通过病理手段，描绘了大脑皮质的细胞构层分区，为进一步研究脑功能提供了指导。20 世纪 40 年代，以 Penfield 为代表的癫痫病学家，开始运用皮质脑刺激技术对脑功能定位，对于深化脑功能解剖认识有很大帮助。目前已经识别了部分脑功能区，而仍然存在所谓的静区。相信，随着研究的深入，既往所认为的静区所负载的功能，主要是参与了高级皮质功能的过程，也逐步被认识。

癫痫发作症状即癫痫发作的具体表现。对于癫痫发作症状的全面细致的观察和描述，是深入认识癫痫、鉴别癫痫发作与非癫痫发作和分类癫痫发作的基础，特别是在定位局灶性癫痫发作的起源部位中，能够提供重要的价值。目前，随着录像脑电图记录技术的广泛应用，人们有更多的机会去观察和分析发作症状。癫痫发作涉及了大脑皮质、皮质下结构，以及局灶性或者双侧性神经网络。由于过度异常放电可以起源于不同的大脑区域，并循着复杂的神经网络途径进行扩散和传播，临床发作症状也异常复杂。癫痫发作症状既可能代表了发作起源区的异常功能表现，也可能代表了异常放电传播的结果，并反映了不同脑区通过神经网络共同作用的结果。因此，即使相同部位起源的癫痫发作，由于不同的传导，也可能出现不同的发作症状，而不同部位起源的发作，也可能传播到相同的功能区，而出现相似的症状。同时，随着发作中的时间进程，症状也往往发生改变。

在部分性发作中,产生癫痫发作症状的脑功能区域,也称之为发作症状区。但是,发作症状区,并不等同于发作起源区域。癫痫发作的起源既可以起源于脑功能区,也可能来自附近的区域,由于异常放电的传导所致。目前,主要借助于对于发作症状的观察和皮质电刺激的结果,人们已经认识到某些功能区受累出现的常见表现。

二、癫痫发作的分类

由国际抗癫痫联盟(ILAE)发布的癫痫发作、癫痫综合征的分类,将繁杂的癫痫发作症状,依照某种规律标准进行分类,为临床实践和研究提供了框架。癫痫发作多年来经历了多次修订,目前世界范围内广泛应用的癫痫发作分类方案仍是1981年由ILAE发布,在我国也已经普遍应用至今。

近年来,近来随着临床电生理、功能和结构影像学、遗传学等方面的发展,在2001年ILAE分别对癫痫发作和癫痫综合征的分类提出了新的建议,并在2006年进行修订。2010年ILAE提出了新的方案,但是癫痫发作和癫痫的分类还没有最终完善,仍然是在不断发展和完善之中。相对于2001年和2006年的建议,2010年发作方案的组织逻辑性较好,并保持了与1981年分类的延续性。

(一)1981年ILAE分类中的癫痫发作

根据发作的临床-脑电图改变特征,原则性采用二分法,即发作起源症状和EEG改变提示由于"大脑半球部分神经元首先受累"的发作为部分性或局灶性发作;而由于"双侧大脑半球同时受累"的发作,则称之为全面性发作。

全面性发作:临床的发作表现提示全面性放电,脑电图的本质特征在于无论是发作间歇期或者发作期,异常放电均是以双侧半球同步对称的方式出现。意识障碍出现并且可能是最初的表现,运动症状为全身性或者双侧性。全面性发作既可以为单纯的发作性意识障碍,如失神发作;也可以以突出运动症状为主要表现(强直、阵挛、肌阵挛、失张力)。

1.全面性发作

(1)失神发作:典型失神表现为动作突然中止,凝视,呼之不应,可有眨眼,不伴有或者仅伴有轻微的运动症状,结束也突然,持续5~20s多见,易为过度换气诱发。发作时EEG伴规律性的双侧半球的3Hz的棘慢波复合波节律。多发生于儿童和青少年,见于儿童失神癫痫、青少年失神以及青少年失神肌阵挛等。非典型失神的意识障碍发生与结束较缓慢,发作持续时间较典型失神发作长,可伴有轻度的运动症状或者自动症表现,发作时EEG提示为慢(1.0~2.5Hz)的棘慢波复合波节律。主要见于L-G综合征,也可见于其他多种儿童癫痫综合征。

(2)强直发作:表现为发作性躯体以及肢体双侧性肌肉的强直性持续收缩,躯体通常轴性伸展前屈或者背屈,持续时间在2~60s,多持续10余秒,强直发作可以导致跌倒。发作时EEG显示双侧的低波幅快活动或者爆发性高波幅棘波节律。主要见于L-G综合征、大田原综合征等。

(3)阵挛发作:为发作性全身或者双侧肢体肌肉规律的交替性收缩与松弛,导致肢体表现为节律性抽动。发作期EEG为快波活动或者棘慢/多棘慢波复合波节律。单纯的阵挛发作婴儿期多见。

(4)全面性强直-阵挛发作(GTCS):以突发意识丧失,并序贯出现全身强直、阵挛为特征,典型的发作过程可分为"强直期-阵挛期-痉挛后期"。一次发作持续时间一般小于5min,常伴有舌咬伤、大小便失禁等,并容易因窒息而造成伤害。发作期脑电活动多以全面的低波幅棘波节律或者电抑制(强直期)起始,棘波节律波幅逐渐增高,频率逐渐减慢,并出现棘慢复合波等(阵挛期)。发作后呈现电抑制现象。

(5)肌阵挛发作:表现为快速、短暂、触电样肌肉收缩,持续时间短于400~500ms,可累及全身肌肉,也可以肌群受累为主,常成簇发生,节律不规则。发作期 EEG 表现为爆发新出现的全面性多棘慢复合波,与发作具有锁时关系。肌阵挛发作既可以见于预后良好的癫痫患者,如青少年肌阵挛癫痫,也可见于预后差、有弥散性脑损害的患者,如进行性肌阵挛癫痫等。

(6)失张力发作:是由于双侧性身体肌肉张力突然丧失,导致不能维持原有的姿势,出现跌倒、肢体下坠等表现,发作时间相对短,持续时间多在 1s 以内。EEG 表现为全面性爆发出现的多棘慢复合波节律、低波幅电活动或者电抑制。同时记录的肌电图有助于诊断和与其他发作类型鉴别诊断。

2.部分性/局灶性发作　部分性发作:是指开始的临床症状和脑电图改变提示局限于一侧大脑半球的部分神经元最早受到激活而出现的发作。进一步,部分性发作依据在发作中是否有意识障碍划分简单部分性发作和复杂部分性发作,以及简单和复杂部分性发作进展为继发性全面强直-阵挛发作。

(1)简单部分性发作(SPS):发作时意识保留。简单部分发作的持续时间往往为数秒至数十秒。脑电图变化为局灶起源的异常电活动,短暂的简单部分性发作通过头皮电极有时记录不到异常放电。简单部分发作内容丰富多样,根据发作起源的部分不同,包括运动性、感觉性、自主神经性和精神性发作。

①运动性发作:发作累及躯体的某一部位,相对局限或伴有不同程度的扩散。

A.仅为局灶性运动性发作:指局限于身体某一部位的发作,其性质多为阵挛性,即局灶性抽搐。身体任何部位均可见到局灶性抽搐,但多见于面部或者手部,因其在皮质相应的功能区面积较大。

B.杰克逊发作:开始为身体某一部分抽搐,随后按照一定的次序逐渐向周围扩散。其扩散的顺序与大脑皮质运动区所支配的部位有关。如异常放电在原发性运动区由上至下传播,临床发作表现为从拇指向躯体、面部扩散。

C.偏转性发作:眼、头甚至躯干向一侧偏转,有时身体可旋转一圈。发作往往累及了额叶的眼区。

D.姿势性发作:也称为不对称强直发作。发作呈现特殊的姿势,如击剑样姿势,表现为一侧上肢外展,一侧上肢屈曲,头眼偏转注视外展的上肢。发作往往累及了上肢外展对侧的辅助运动区。

E.发音性发作:可表现为重复语言、发出声音或者言语中断。其发作可以起源于额叶或者颞叶区。

②感觉性发作:发作起源于相应的感觉皮质,其性质为躯体感觉性或者特殊感觉性发作。

A.躯体感觉性发作:其性质为体表感觉异常,如麻木感、针刺感、电击感以及烧灼感等。发作可以局限于身体某一部位,也可以逐渐向周围部位扩散(感觉性杰克逊发作)。放电起源于对侧中央后回皮质。

B.视觉性发作:可以表现为简单视觉症状,如视野中暗点、黑蒙、闪光等症状,发作起源于枕叶皮质。

C.听觉性发作:多表现为重复的噪声或者单调声音,如蝉鸣、嗖嗖以及嗞嗞声等。发作起源于颞上回。

D.嗅觉性发作:常表现为不愉快的嗅幻觉,如烧橡胶的气味等。放电起源于钩回的前上部。

E.味觉性发作:以苦味或金属味常见。单纯的味觉性发作少见,放电起源于岛叶或者周边。

F.眩晕性发作:常表现为坠入空间的感觉或者空间漂浮的感觉。放电多起源于颞顶叶交界皮质区。因单纯的眩晕性发作临床较少见,而眩晕的原因众多,对于诊断眩晕性发作必须谨慎。

③自主神经性发作:症状复杂多样,常表现为上腹部不适感或者压迫感、气往上涌感、肠鸣、恶心、呕吐、口角流涎、面色或者口唇苍白或潮红、出汗以及竖毛等。其放电起源于岛叶以及边缘系统多见。

④精神性发作:主要表现为高级皮质功能障碍,很少单独出现,多为继发或者作为复杂部分性发作的一部分。

A.情感性发作:常表现为愉悦或者不愉悦的感觉,如欣快感、恐惧感、愤怒感等。恐惧感是最多见的症状,发生突然,患者突然表情惊恐,甚至因为恐惧而逃离。发作常伴有自主神经症状,如瞳孔散大,面色苍白等。放电多起源于边缘系统以及颞叶基底以及外侧。

B.记忆障碍性发作:是一种记忆失真,主要表现为似曾相识感、似曾不相识感、记忆性幻觉等,放电起源于颞叶、海马等。

C.认知障碍性发作:常表现为梦样状态、时间失真感、非真实感等。

D.发作性错觉:由于知觉歪曲而使客观事物变形。如视物变大或者变小,变远或者变近,物体形态变化;声音变大或者变小,变远或者变近等。放电多起源于颞叶以及颞顶枕交界处。

E.结构性幻觉发作:表现为一定程度整合的认知经历,为复杂性幻觉。幻觉可以是躯体感觉性、视觉性、听觉性等,发作内容复杂,包括风景、任务以及音乐等。

(2)复杂部分性发作(CPS):发作时伴有不同程度的意识障碍,意识障碍可以是最早的临床症状,也可能是简单部分发作进展为复杂部分性发作(出现意识障碍)。尽管大多数的复杂部分性发作均起源于颞叶内侧或者边缘系统结构,但是复杂部分发作并不等同于颞叶发作,也可以起源于其他部位,如额叶等。发作期的脑电图变化为脑局部的异常放电,并可以扩散到附近脑区以及对侧大脑。

复杂部分性发作可以仅表现为简单部分性发作后出现意识障碍,或者突发的意识障碍。复杂部分性临床表现类似失神发作,但是,成年人的"失神样发作"往往均为复杂部分性发作,EEG可提供鉴别。

自动症:是一种癫痫发作的特殊的临床表现,是在意识障碍的状态下,出现的不自主、无目的的动作或行为,多出现在复杂部分性发作中或者发作后,也可以出现于其他的状态,例如,全面性强直阵挛发作后、非典型失神发作。常见的自动症包括①口咽自动症:最为常见,表现为不自主的舔唇、咂嘴、咀嚼、吞咽或者进食样动作,有时伴有流涎、清喉等动作;②姿势自动症:表现为躯体和四肢的大幅度扭动,常伴有恐惧面容和喊叫,容易出现于睡眠中,多见于额叶癫痫;③手部自动症:简单重复的手部动作,如摸索、擦脸、拍手、解衣扣等;④行走自动症:无目的地走动、奔跑等;⑤言语自动症:表现为自言自语,语言多为重复简单,或者单个词语或者不完整句子,语义不清。

(3)继发性全面强直阵挛发作(SGTCS):简单或者复杂部分性发作均可以继发全面性发作。最常见的为继发全面性强直-阵挛性发作。发作时EEG可见局灶性异常放电迅速泛化为双侧半球全面性放电。SGTCS本质上是部分性发作的全面化,患者发作前多有先兆或其他形式的发作。

3.不能分类的癫痫发作　由于资料的缺乏或者不完整而不能分类,或者发作表现不符合现有的分类方案的癫痫发作,考虑为不能分类的癫痫发作,包括许多新生儿发作,例如节律性眼球运动、咀嚼和游泳样运动。

4.反射性发作　反射性发作是指癫痫发作具有特殊的触发因素。每次发作均可以由某种特定感觉刺激所诱发,诱发因素包括视觉、思考、音乐等非病理性因素。可以是单纯的感觉刺激,也可以是复杂的智能活动刺激,如我国特有的麻将性癫痫。而病理性因素,如发热、酒精戒断等因素诱发的发作则不属于反射性发作。类似于自发性发作,反射性发作可以表现为全面性或者部分性。

(二)2010年ILAE分类中的癫痫发作

癫痫的分类很大程度上取决于临床观察和专家意见。而随着录像脑电图监测的普遍应用、现代影像学进展、基因技术和分子生物学的进展,分类的变迁也反映了这种趋势。目前,一个固定的分类并不现实,而随着研究的进一步深入,2010年ILAE的分类在今后也会进一步的修订。

在新的分类建议中,引入了神经网络的概念,重新阐述了全面性和局灶性发作:①全面性发作定义为发作起源于双侧分布网络中的某一点,并快速扩散至双侧神经网络。这种双侧性的网络可以包括皮质和皮质下结构,但并非意味着包括整个脑皮质。尽管个体发作可以表现为局灶或者偏侧特征,但在发作与发作之间,并不固定。全面性发作可以不对称。②局灶性发作定义为发作起源于一侧半球的网络。这种网络可以是明确的局灶性或者弥散性,局灶性发作也可以起源于皮质下结构。对于每一种发作类型,发作起源在发作之间保持固定,并存在可以累及对侧半球的优先传导模式。然而,部分患者可以有多于一种发作类型和神经网络,但每一发作类型都有一个固定起始点。

与1981年发作分类方案相比,主要有以下变化:①新生儿发作不再作为一个单独的实体。新生儿发作也应在目前的框架中分类诊断。②对既往失神发作的亚分类做了简化和改动。肌阵挛失神和眼睑肌阵挛类型现在得到公认。③这次分类包括了痉挛,由于痉挛可以延续到或者在婴儿期以后发生,"癫痫性痉挛"的概念代替了"婴儿痉挛",但是,目前的知识并不能将"婴儿痉挛"明确划分为局灶性或者全面性。癫痫性痉挛:表现为突然、短暂的躯干肌和双侧肢体强直性屈性或伸展性收缩,多表现为发作性点头,偶有发作性后仰,肌肉收缩在0.5~2s松弛,常成簇发作。常见于婴儿痉挛,偶见于其他癫痫综合征。④取消了局灶性发作的不同亚型之间的区分。但是,对个体患者以及特殊的目的(如癫痫性和非癫痫发作的鉴别、随机临床试验以及手术治疗等),认识到意识或警觉性障碍以及其他特征,仍然非常重要。⑤肌阵挛-失张力发作类型被认可。

三、癫痫持续状态

癫痫持续状态(SE)是一种以持续的癫痫发作为特征的病理状态,是神经科的常见急症,持续的癫痫发作不仅可导致脑部神经元死亡,还可由于合并感染、电解质紊乱、酸碱平衡失调、呼吸循环衰竭、肝肾功能障碍等因素导致患者死亡。幸存者也常常遗留严重的神经功能障碍。根据是否有惊厥,可以分为惊厥性癫痫持续状态(CSE)和非惊厥性癫痫持续状态(NCSE)。其中,CSE的死亡率和致残率更高。

既往国内沿用的定义为出现两次以上的癫痫发作,而在发作间歇期意识未完全恢复;或者一次癫痫发作持续30min以上。ILAE在2001年建议,癫痫持续状态是"超过这种发作类型大多数患者发作持续时间后,发作仍然没有停止的临床征象或反复的癫痫发作在发作间期中枢神经系统的功能没有恢复到正常基线"。而基于癫痫持续状态的临床控制和对脑的保护,对于发作持续时间也有较多的争议,发作持续5min以上可以考虑为癫痫持续状态是较为积极的观点。

四、局灶性发作中的定位体征

癫痫发作是发作性脑功能异常的结果,而局灶性发作的症状能够提示相对应的脑功能异常区域。因此,在局灶性发作中,对于发作症状的仔细分析,能够获得发作症状的脑皮质功能区域定位信息(发作症状区)。目前,在长期的临床实践中,人们已经陆续识别了较多发作症状的定侧、定位价值,这对于难治性癫痫手术治疗的癫痫源定位有很大帮助。

五、癫痫发作的鉴别诊断

临床上存在多种多样的发作性事件,既包括癫痫发作,也包括非癫痫发作。非癫痫发作比较癫痫发作在各个年龄段都可以出现,其发病机制与癫痫发作完全不同,并非大脑的过度同步放电所致,脑电图不伴有与发大脑的异常放电。但非癫痫性发作症状与癫痫发作一样,在临床上,都有发作性的特点,发作的表现与癫痫发作有时也非常类似,并非常容易混淆。

非癫痫发作也包括多种的原因,其中一些是疾病状态,如晕厥、精神心理障碍、睡眠障碍等,另外一些是生理现象,多在婴儿或者儿童出现。鉴别发作性事件是否癫痫发作,一方面依靠临床的表现特征,既要对癫痫发作的特征,如发作的一过性、刻板性以及反复性,发作常见的持续时间有充分理解,同时也要掌握癫痫发作症状的表现,注意区分临床发作现象的细节和表现。另外一方面,EEG 检查对于区分能够提供关键的信息。

常见的非癫痫发作如晕厥、短暂脑缺血发作(TIA)、癔症性发作、睡眠障碍、偏头痛、生理性发作性症状等。其中发作性运动障碍是近年来新认识的疾病,多于青少年期发病,于突然惊吓或者过度运动诱发,多出现手足一侧肢体肌张力障碍,舞蹈样不自主运动,意识正常,持续时间短暂,既往认为是运动诱发性癫痫,现在认为不属于癫痫的范畴。

(王立法)

第七节　癫痫的治疗

症状性癫痫者如能明确病因则应针对病因治疗,本节所讨论的是针对癫痫发作的治疗,主要的治疗手段包括药物治疗和手术治疗,此外还有生酮饮食与迷走神经刺激术等辅助治疗手段,除少数患者的发作情况外,大多数患者均需要长期使用抗癫痫药物治疗。患者对战胜疾病的信心、积极乐观的情绪,有规律的工作、学习和生活,周围和社会的理解、支持与关心,都是使治疗取得成功的重要条件。此外,尚需注意适当的体育锻炼,避免烟酒等刺激物,不要从事高空或水上作业,驾驶、在高速转动的机器旁等工作,以免发生危险。除脑部本身已有病损者,未给予及时治疗,未按照发作类型选用药物,药物虽然选择恰当但剂量不足,服药不规则或经常更换药物,过早地停用药物或减量等,常是发作控制不佳的主要原因,均应设法避免及纠正。

抗癫痫药物治疗的目标是:①尽可能地控制发作;②最大限度地减少使用抗癫痫药物而产生的不良反应;③提高患者的生活质量。

癫痫诊断的建立需要至少两次非激发性的发作,一般而言,已建立癫痫诊断者均应开始治疗,但以下情况:某些外界因素引起的激发性发作,某些药物引起的偶尔发作,或某些疾病如脑血管病等引起的急性期单次发作,发作频率稀疏如 1～2 年有一次发作,以及某些类型的癫痫如良性儿童中央区-颞叶棘波灶癫痫等,可以权衡治疗利弊包括经济负担等因素,在与患者及家属充分沟通后,采取随访观察,可以暂不予药物治疗。

一、发作时的处理

1.全身性强直-阵挛发作　注意防止跌伤和碰伤,应立即使患者侧卧,尽量让唾液和呕吐物流出口外,不致吸入气道。在患者张口时,可将折叠成条状的小毛巾或手帕等塞入其上下臼齿之间,以免舌部咬伤。衣领及裤带应该放松。抽搐时不可用力按压患者的肢体,以免造成骨折。发作大都能在几分钟内终止,不必采取特殊的治疗措施,亦不要采取所谓“掐人中”的方法,因为此举不仅不能终止发作,还有可能对患者造成新的伤害。对自动症发作的患者,在发作时应防止其自伤、伤人或毁物。

2.癫痫持续状态的治疗　癫痫持续状态是一种严重而紧急的情况,必须设法于最短时间内使其中止,并保持 24～48h 不再复发。应保持气道的通畅和正常换气。在积极治疗病因的同时,选用以下药物之一进行静脉注射(均为成人剂量)。这些药物对呼吸循环功能都有不同程度的抑制,使用时必须严密观察。

(1)地西泮:10mg,于 5～10min 内静脉注射,由于分布快,血浓度很快下降,故作用持续时间较短,可以每隔 15～20min 重复应用,总量不超过 100～200mg。地西泮注射偶可产生呼吸抑制,呼吸道分泌大量增加或血压降低。应注意观察并及时采取相应措施。

（2）苯妥英钠：文献报道，因地西泮作用时间较短，故在静注地西泮后应给予作用较持久的药物，一般用苯妥英钠0.5～1.0g静脉注射，目标总量至少13mg/kg甚至18mg/kg，每分钟注射不超过50mg。有心律不齐、低血压和肺功能损害者应谨慎。用苯妥英钠对局部刺激明显，国外现已有新一代制剂磷苯妥英钠（FDPH），可以减少这一不良反应。

（3）氯硝西泮：1～4mg静脉注射，但此药对心脏、呼吸的抑制作用均较地西泮为强。

（4）氯羟西泮：4～8mg静脉注射。于2min内注完，亦有较佳效果，作用较地西泮持久，对心脏和呼吸系统抑制较地西泮为弱。

（5）丙戊酸钠：静脉注射，5～15mg/kg推注，1次注射以3～5min推完。每天可以重复2次。亦可静脉维持，0.5～1.0mg/(kg·h)。

（6）异戊巴比妥：0.5～0.75g，溶于注射用水10ml内缓慢静注，根据患者的呼吸、心律、血压及发作情况控制注射速度，如出现呼吸抑制现象时应立即停止用药。但目前国内无此药物。

（7）咪达唑仑：先予0.1mg/kg静脉注射后予0.1mg/(kg·h)静脉持续滴注，如癫痫再发作，加用咪达唑仑0.1mg/kg静脉注射并以0.05mg/(kg·h)幅度加量，直到惊厥控制，如果给药剂量达0.6mg/(kg·h)时，癫痫未控制考虑无效，不再加大用药剂量。如持续24h无癫痫发作，予逐渐减量，每12h以0.05～0.1mg/(kg·h)减量直至停用。静脉注射后，有15%患者可发生呼吸抑制。特别当与阿片类镇痛剂合用时，可发生呼吸抑制、停止，部分患者可因缺氧性脑病而死亡。

少数患者如仍难以控制，则可应用利多卡因甚至全身麻醉。在发作基本被控制后，根据患者的意识状态采用口服或鼻饲给药，用间歇期的药物剂量。

反复的全身强直-阵挛发作会引起脑水肿，后者又能促使癫痫发作，可静脉注射20%甘露醇等以消除脑水肿。还应注意维持患者的呼吸道畅通，防止缺氧，必要时作气管切开并人工辅助呼吸。还应保持循环系统的功能、预防和治疗各种并发症，如使用抗生素治疗继发感染等。

二、发作间歇期抗癫痫药物的应用

抗癫痫药物的应用必须遵循下列原则：①有2次非激发性发作以上开始用药；②单药，小剂量开始，逐步达到有效浓度；③服药后不应随意更换或停药，换药应逐步进行；有良好控制并持续3～5年没有发作者方可考虑逐步撤减药物直至停药；④药物选择必须依发作类型或癫痫综合征而异，药物选择不当不仅不能控制癫痫，有时反能加剧发作，如卡马西平用于肌阵挛发作；⑤合并用药应当选用作用机制不同的药物；⑥不选用有相同不良反应的药物；⑦不选用同一类型的药物，如扑痫酮和苯巴比妥，丙戊酸钠与丙戊酸镁以及癫痫安等；⑧合并用药以二药联合为宜，除某些状态如换药外，不要同时使用三种以上药物。

抗癫痫药物的血清浓度测定有助于调整剂量和了解患者是否按要求服药。所有药物均与血清蛋白结合，但比例不同，起抗痫作用的是不与蛋白结合的这部分"游离"药物。常规测定的血药浓度为药物总浓度，是间接了解药物是否达到治疗范围的方法。但肝、肾功能差的患者可能与蛋白结合的这部分药物异常减少而"游离"药物浓度相对较高。在血浓度很低的情况下就能出现毒性反应。偶尔也可发生相反的情况，血浓度已经很高，患者却依然发作如旧，连药物的"生理性"不良反应也不出现。然而，所有的抗癫痫药物都有它的毒性、允许剂量和它一定的有效浓度及严重不良反应。

1.全身强直-阵挛性发作　具体根据患者对哪个药的不良反应为最轻而选用，一般首选丙戊酸钠。

（1）丙戊酸钠：常用剂量为0.2～0.4g，3次/d，最大剂量为1.8～2.4g，分次口服。主要不良反应为食欲缺乏,少数出现肝功能损害,尤其是年龄较小者。有效血浓度为 60～100μg/ml。

(2)苯妥英钠:优点为安全,可以控制发作而不引起镇静或智力影响,缺点是该药的代谢遵循饱和代谢动力学,且治疗剂量与中毒剂量接近,存在较大的个体差异。常用剂量为 0.3～0.4g/d,3 次/d 分服,口服吸收需要 8～12h,有效血浓度为 10μg/ml。与血清蛋白结合率高,与 VPA 竞争同一结合位点。部分患者在剂量偏高时使失神或大发作增多。主要不良反应为齿龈增生,毛发增生,偶有粒细胞减少。长期过大剂量可有中毒性小脑损害。

(3)苯巴比妥:一般无上述全身反应,但有产生镇静和反应迟钝的缺点。扑痫酮为去氧苯巴比妥,在体内代谢为苯巴比妥,体内代谢产物为苯巴比妥与苯乙基二酰胺(PEMA),最大的不良反应也为镇静,常使患者因此而不能依从医嘱。若以小剂量(扑痫酮62.5mg,1/4 片,1 次/d)开始,逐渐增加剂量,可达到治疗目的而无镇静不良反应。苯巴比妥在儿童可能引起活动增多、过度兴奋或失神发作增多。该药另一缺陷是对认知功能尤其是儿童和青少年影响较明显。

(4)卡马西平:常用剂量为 0.1～0.2g,3 次/d 服用,最大剂量为 1.2g/d,分次口服。主要不良反应为皮疹、粒细胞减少,罕有再生障碍性贫血。有效血浓度为 4～12μg/ml。

2.其他全面性发作　失神可选用乙琥胺或丙戊酸,但前者目前国内无药。苯妥英钠、苯巴比妥、卡马西平、扑痫酮等均可加重失神发作。

非典型失神和肌阵挛发作较难控制,选用丙戊酸钠,也可应用氯硝西泮,但易于产生耐药性,氯硝西泮若与丙戊酸同用可能会触发失神发作持续状态,应当慎重。

3.部分性发作　卡马西平、奥卡西平为治疗首选药物,苯妥英钠、扑痫酮、苯巴比妥也可能有效。丙戊酸钠的反应不一。复杂部分性发作一般难以控制,单药治疗常常无效而需合并用药,常用的组合有卡马西平、奥卡西平与丙戊酸钠,或者使用新一代抗癫痫药如拉莫三嗪、左乙拉西坦、托吡酯等。

这些药物在大剂量时都有神经毒性,在治疗范围血浓度常会出现眼球震颤,更高血浓度时可出现共济失调、眩晕、震颤、健忘、精神错乱、意识障碍等。

4.婴儿痉挛症　常规抗癫痫药中多选用 VPA,口服,50mg/kg,2 次/d 口服,10～14d 后无效则增至100mg/kg,分 2 次口服,10～14d 后如仍无效则代之以激素治疗,泼尼松每晨服 30～40mg,4～6 周后减至5mg,以后每 2～4 周减 5mg,达隔日 5mg,总疗程 10～12 个月。也可同时激素和氯硝西泮合用。口服维生素 B₆ 300mg,3 次/d,部分患儿可获显效。对伴结节硬化病者非氨酯效果较好,可惜国内无此药物。

5.新型抗癫痫药　近十多年已有十余种新药上市,部分如托吡酯、拉莫三嗪、奥卡西平、加巴喷丁、左乙拉西坦等,在国内已用于临床,其余如唑尼沙胺等,已在国内完成临床试验并即将上市,不久即可应用于临床。

(1)非氨酯:口服吸收好,经过肝脏代谢。抗癫痫谱广,对 Lennox-Gastaut 综合征的非典型失神、强直性发作、肌阵挛发作、失张力性发作等也有效,还能减少复杂部分性发作、继发性全身性强直-阵挛发作。动物实验显示毒性较低,远高于控制发作的剂量在动物中无致畸作用。但 5%～10% 的患者因不良反应而终止用药。

(2)加巴喷丁:结构与 γ-氨基丁酸(GABA)相近,但未发现它对经由 GABA 介导的抑制过程有何影响。与其他抗癫痫药物不同,在体内不代谢,以原型经肾脏排出体外,不与蛋白结合。与其他抗痫药无相互影响。半衰期短,必须服用 3～4 次/d。以添加治疗复杂部分性发作或继发性全身性强直-阵挛性发作。但近年来多个国际性临床试验的结果发现其疗效一般,故已有用于治疗神经痛的趋势。

(3)拉莫三嗪:为广谱抗癫痫药,口服吸收好,经肝脏代谢。对复杂部分性发作、原发或继发性全身强直-阵挛发作有效。单独应用时半衰期为 24h,与苯妥英钠或卡马西平共同使用时半衰期为 15h。丙戊酸能抑制其代谢,合用时半衰期延长至 60h,故必须将拉莫三嗪剂量减少 50％以维持原来的血浓度。

(4)氨己烯酸:口服后很快吸收,它不与血浆蛋白结合,也无代谢产物。血浆半衰期为 5～7h。对部分性发作的疗效较好。但因有引起视野缺失的不良反应而使其应用受到限制。

(5)托吡酯:它能阻断钠离子通道,在 GABA$_A$ 受体上增强 CABA 活性,又可以抑制红藻氨酸/AMPA 受体,并可部分抑制碳酸酐酶活性,是一种有效的抗癫痫新药。国内常用剂量从 25mg/d 开始,逐步增加,每 2～4 周增加一次,多数在 200mg/d 分次服用时有效,最大剂量可达 400～800mg。主要不良反应为嗜睡、头昏、少数有找词困难、认知功能障碍与体重减轻。

(6)奥卡西平:为卡马西平的 10-酮基衍生物,口服吸收完全,生物利用度达 96％,半衰期仅为 1～2h,故达稳态快,无药物代谢自身诱导作用,并极少出现药物动力学相互作用,作用机制和临床特征同卡马西平。

(7)唑尼沙胺:作用于钠离子通道及 T 型钙通道,口服吸收好,生物利用度高,半衰期为 27h,非线性药物动力学,临床上用于部分性发作、全身强直-阵挛性发作、失张力发作、不典型失神及肌阵挛发作。

(8)替加宾:选择性抑制神经元及神经胶质细胞对 GABA 的重吸收,使突触间隙部位的 GABA 浓度增高。口服吸收快,生物利用度为 95％,肝中代谢但不影响肝酶,蛋白结合率 96％,半衰期为 4～8h,可应用于复杂部分性发作及继发性 GTC。但该药也因为有视野缺失的不良反应而使其应用受限。

(9)左乙拉西坦:口服吸收快,进食不影响其生物利用度,为线性动力学,半衰期 6～8h,蛋白结合率低,不被细胞色素 P450 代谢,66％以原型从肾脏排泄,主要不良反应为嗜睡、乏力、头昏,另外还见行为异常、激动、焦虑、不安、抑郁、幻觉、健忘、共济失调等。

(10)普瑞巴林:是一种与抑制性神经递质 γ-氨基丁酸(GABA)结构相类似的物质,可与中枢神经系统中电压门控钙通道辅助性亚单位结合,使钙离子在神经末梢处的内流减少,从而使一些神经递质(谷氨酸、去甲肾上腺素、5-羟色胺、多巴胺及 P 物质)的释放减少,通过这些活性和效应可起到抗惊厥、抗焦虑和止痛作用。

近年来随着循证医学的理念不断被接受,一些癫痫治疗的指南如 AAN、NICE、ILAE 等常被临床用以指导临床选药,中国抗癫痫协会(CAAE)综合上述指南也编制了《癫痫诊治指南》。

三、癫痫的外科治疗

频繁的癫痫发作经规范抗癫痫药物治疗 2 年而控制发作,影响生活质量且无器质性脑病的患者,可进行包括颅内埋藏电极的详细 EEG 检查。若能明确为起源自一侧颞叶深部结构的致痫者,手术切除该侧颞叶可在 60％以上的患者中获得发作终止或明显改善。致痫灶始自额叶或其他新皮质者,手术切除也有助于发作的改善,但效果不如前者显著。

四、生酮饮食治疗

生酮饮食最早是由模仿饥饿时产生酮病状态设计发展而来,是指高脂肪、低蛋白质和低碳水化合物的一种饮食,使患者体内产生酮体并维持酮酸中毒,从而控制癫痫发作。目前主要有 3 种类型。最常用的是传统类型,即脂肪主要以长链三酰甘油饮食为主。第 2 种为中链三酰甘油饮食,脂肪以中链三酰甘油为主,由于其对肠道刺激而不常用。第 3 种是改良型中链三酰甘油饮食,30％为中链三酰甘油,40％为长链三酰甘油。

作为当药物单独控制无效时的另一种手段,生酮饮食多用于儿童,大量临床报道证实其对儿童癫痫,包括 Lennox-Gastaut 综合征在内的多种形式发作的综合征及难治性癫痫,尤其是肌阵挛发作、失张力发作或猝倒发作以及不典型失神发作最为有效。以往认为生酮饮食用于成人不易获得持久稳定的酮病状态,但近年来也开始不断有关于生酮饮食治疗成人难治性癫痫的报道。临床应用需特别注意其禁忌证:各种脂肪、酮体代谢障碍性疾病或线粒体病,成人糖尿病,心脑血管疾病等。此外,一些抗癫痫药物可能加重生酮饮食的某些不良反应,它们包括乙酰唑胺、托吡酯、唑尼沙胺,它们都可能导致酸中毒以及肾结石。

（王立法）

第十六章　神经系统遗传性疾病

第一节　遗传性共济失调

小脑共济失调指一类以小脑性共济失调为主要临床特征的疾病。其命名和分类比较混乱,根据病因和遗传学分类在目前较为公认,大体上分为非遗传性小脑共济失调和遗传性小脑共济失调,后者又根据遗传模式分为:常染色体显性(ADCA,即 SCA)、常染色体隐性(ARCA)、X 连锁和线粒体遗传四大类型,在每一大类下又根据致病基因的不同分为不同的亚型。本节讨论遗传性共济失调,将重点介绍 SCA 和常见的ARCA,尤其是临床特征和分子生物学研究进展,对小脑性共济失调的诊治思路有一些讨论。

在诊断遗传性小脑共济失调前,我们需要详细询问病史、全面细致地进行体格检查,并需结合相应的实验室检查,在没有明确家族史的患者中,非遗传性病因必须被逐一排除(表 16-1)。变性疾病以多系统萎缩多见,常在 55 岁以后发病,而原发性晚发小脑共济失调在 40～55 岁发病。酒精中毒是最常见的中毒导致小脑共济失调病因,典型症状是下肢重于上肢。谷蛋白共济失调与循环抗麸朊抗体有关,易感个体摄入谷蛋白后出现进行性小脑共济失调,以发病徐缓的步态共济失调为特征,50％的患者有感觉运动性轴索神经病,可发生于不伴有小肠谷蛋白敏感性肠病(表现为乳糜泻)的患者,HLA-DQ2 在患者中高表达。副肿瘤性小脑变性常亚急性起病,最常见于小细胞肺癌、乳腺癌、卵巢癌和淋巴瘤,小脑变性可在发现肿瘤前出现,影像上小脑进行性萎缩,血液和脑脊液中检测到相应抗体(如抗-Yo 抗体,抗-Hu 抗体,抗-Ri 抗体等)有助于诊断。

获得性共济失调多数是可治疗、部分或全部可恢复的,中毒和内分泌疾病对特异的治疗起反应,早期的共济失调伴甲状腺炎对肾上腺皮质激素治疗有反应,补充维生素 B_1 推荐用于酒精性小脑变性,戒酒可避免小脑进一步的变性,无谷蛋白饮食治疗相关的肠病患者有良好疗效,但还没有足够的研究证明这种饮食治疗对于神经系统症状的效应,静脉注射免疫球蛋白可以改善不伴肠病的谷蛋白共济失调,在严格限制了谷蛋白摄入后,如果共济失调在 1 年后不改善或是快速恶化,免疫抑制药治疗应当被考虑。一旦诊断患者是副肿瘤性小脑变性,就必须仔细寻找潜在的肿瘤,治疗肿瘤可以稳定小脑变性。

表 16-1　非遗传性小脑共济失调的常见原因

变性性共挤失调

　多系统萎缩(MSA)

　原发性晚发小脑共济失调(ILOCA)

获得性共济失调

　卒中(梗死,出血)

　中毒

　　　　　乙醇

　　　　　药物(抗癫痫药物,锂盐,抗肿瘤药物,环孢素,甲硝唑)

　　　　　重金属

　　　　　有机溶剂

　　　免疫介导性

　　　　　多发性硬化 Multiplesclerosis

　　　　　小脑共济失调伴抗-氨基戊二酸脱羧酶(GAD)抗体

　　　　　谷蛋白共济失调

　　　　　Miller-Fisher 综合征

　　　　　系统性红斑狼疮

　　　　　干燥综合征

　　　　　Cogan 综合征

　　　　　甲状腺炎

　　　　　副肿瘤小脑综合征

　　　感染/感染后疾病(脓肿,小脑炎)

　　　外伤

　　　新生性疾病(小脑肿瘤,转移性肿瘤)

　　　内分泌(甲状腺功能减退症)

　　　结构性疾病(Chiari 畸形,发育异常)

一、常染色体显性遗传小脑性共济失调

　　常染色体显性遗传共济失调(ADCA)是一组以小脑性共济失调为主要表现的、符合常染色体显性遗传模式的疾病,ADCA 更多被称为脊髓小脑共济失调(SCA),尽管有些亚型、有些家系表现单纯的共济失调,并不伴有明确的脊髓损害表现。基于人群基础的研究显示在日本人中脊髓小脑变性达 4.53/10 万,荷兰的 ADCA 患病率估计为 3/10 万。根据临床表型的不同,ADCA 可分为三类,ADCA I 在共济失调基础上伴有锥体系、锥体外系等广泛损害,SCA_1,SCA_2,SCA_3 属于此类;ADCA II 是单纯的小脑性共济失调,以 SCA_6 为代表;ADCA III 指伴有视神经损害的共济失调,较少见,以 SCA_7 为典型。

　　多数 SCA 在 20～40 岁发病,但也可见于儿童和老年人。在临床表现和遗传学上 SCA 都具有高度的异质性,特征的临床表现是小脑性共济失调,包括步态不稳、肢体笨拙、构音障碍;一些亚型会伴随有锥体系、锥体外系体征、眼肌麻痹和认知障碍。小脑和脑干萎缩是 SCA 突出的特征,也可能有广泛的神经系统损害而出现复杂多样的表型。

　　SCA 目前命名的已达 30 余种(表 16-2),根据分子遗传机制的不同,可分为以下三类:第一类为多聚谷氨酰胺扩增 SCA,占患者的大多数,SCA_1,SCA_2,SCA_3,SCA_6,SCA_7,SCA_{17} 和 DRPLA(齿状核、红核、苍白球、路易体萎缩症)都属于此列;第二类为基因非编码区扩增 SCA,包括 SCA_8,SCA_{10},SCA_{12},SCA_{31};第三类为常规突变的 SCA,目前已确定的有 SCA_5,SCA_{11},SCA_{13},SCA_{14},$SCA_{15/16}$,SCA_{20},SCA_{27} 和 SCA_{28}。此外,相当多的 SCA 亚型已经被命名,在某些家系完成了染色体定位或连锁分析,但致病基因及突变还不清楚,随着研究的进展,这部分亚型的分子遗传机制正逐渐被阐明。

表 16-2　导致常染色体显性遗传小脑性共济失调的基因和突变（根据基因的位点和突变类型）

致病基因及定位区间		突变	除小脑性共济失调外的特征症状
多聚谷氨酰胺扩展的脊髓小脑共济失调			
SCA$_1$	ATXN$_1$	CAG 重复	
SCA$_2$	ATXN$_2$	CAG 重复	慢眼动
SCA$_3$	ATXN$_3$	CAG 重复	
SCA$_6$	CACNA1A	CAG 重复	
SCA$_7$	ATXN$_7$	CAG 重复	视力下降
SCA$_{17}$	TBP	CAG 重复	痴呆
DRPLA	ATN$_1$	CAG 重复	癫痫
非编码区扩展的脊髓小脑共济失调			
SCA$_8$	ATXN$_8$ 和 ATXN$_{80}$S	CTG 重复	
SCA$_{10}$	ATXN$_{10}$	ATTCT	
SCA$_{12}$	PPP2R2B	CAG 重复	
SCA$_{31}$＝16qlinked	BEAN-TK2	TGGAA 重复	
传统突变形式的脊髓小脑共济失调			
SCA$_5$	SPTBN2	错义突变,框内缺失	
SCA$_{11}$	TTBK2 移码突变		
SeA$_{13}$	KCNC3	错义突变	精神发育迟滞
SCA$_{14}$	PRKCG	错义突变	肌阵挛
SCA$_{15/16}$	ITPR1	错义突变,缺失突变	
SCA$_{20}$	11p13-q11	重复	构音障碍
SCA$_{27}$	FGF14	错义突变,移码突变	
SCA$_{28}$	AFG3L2	错义突变	眼睑下垂
位点（基因未知）			
SCA$_4$	16q22.1		感觉神经病
SCA$_{18}$	7q22-q32		感觉神经病
SCA$_{19}$	1p21－q21		
SCA$_{21}$			精神发育迟滞
SCA$_{22}$	与 SCA$_{19}$ 同-等位基因?		精神发育迟滞
SCA$_{23}$	20p13-p12.3		
SCA$_{25}$	2p21-p13		感觉神经病
SCA$_{26}$			
SCA$_{30}$	4q34.3-q35,1		

　　SCA 的诊断主要依据典型的临床表型,包括以小脑性共济失调为核心的症状、体征,可能有多系统受累证据,常染色体显性遗传家族史,影像上可能有小脑、脑干萎缩证据,而生化检查常无阳性发现,最终确

诊依赖于基因检测确定突变。神经系统遗传变性疾病常有表型的交叉和重叠,如 SCA$_3$ 患者可能表现为痉挛性截瘫或全身性肌张力障碍,SCA$_2$ 可能表现突出的轴索性周围神经病,SCA$_2$ 可能呈现典型帕金森病表现,SCA$_{17}$ 与 Huntington 病相似,这时候鉴别诊断以决定进行何种基因检测就很重要。这有赖于医师的临床经验,全面细致的查体能提供初步的线索,详尽的实验室检查有助于确认病变的主要部位,对家族内其他患者的问诊和查体或全面的家系调查常能帮助确定家系的临床分类,甚至是明确的临床分型。

文献报道有接近 50% 的共济失调患者没有明确的家族史,在临床工作中我们也发现类似的现象:相当多的患者否认家族史,虽然进行了细致地问诊和查体以寻找获得性病因,但仍有很多患者病因不明,这部分患者的诊断更加困难。在"散发性共济失调"中,部分患者经基因检测最终证实属于 SCA,有如下原因造成这种情况:患者与父母离散(如被收养者);父母在发病年龄以前因故死亡(突出的例子是 SCA$_6$,平均发病年龄大,很多患者报告无亲代患病);父母为轻症患者或中间型患者,不自觉有病(经问诊查体及基因检测可明确);患者为新生突变。所以,对缺乏家族史的共济失调患者进行针对表型的基因检测也是必要的,而在进行遗传咨询时也应慎重,这些患者的致病突变有以显性遗传的方式下传的可能性。

(一)多聚谷氨酰胺扩增 SCA

在已知突变的 SCA 中,相当部分是由基因编码区异常的三核苷酸 CAG 重复扩增导致的,这些突变基因编码出延长的多聚谷氨酰胺链,在细胞内形成包涵体,影响细胞的生理功能,导致神经元丧失,所以这些疾病也被称为多聚谷氨酰胺扩增 SCA。当基因内 CAG 重复的次数超过某个阈值时(通常为 37～40 次重复),就会表现出相应的临床疾病。CAG 重复有代间传递不稳定性,当重复较长且未中断时,CAG 链不稳定,在亲代向子代传递时容易导致进一步延长,尤其是父系传递时。在多聚谷氨酰胺扩增 SCA 的表型与基因型相关性研究中发现,CAG 重复长度影响疾病的进展、严重程度,或是某些临床差异(表 16-3)。这种关联在非编码区扩增性 SCA 中也存在,如 SCA$_{10}$,SCA$_{12}$ 和 SCA$_{31}$。

表 16-3 多聚谷氨酰胺异常重复导致的脊髓小脑共济失调的临床特征(根据 CAG 重复数目)

	短重复	中等重复	长片段重复	极长片段重复
SCA$_1$		小脑性共济失调,锥体束征	类肌萎缩侧索硬化症	发育迟缓
SCA$_2$	姿势性震颤	小脑性共济失调,腱反射减弱	小脑共济失调,舞蹈,痴呆	肌阵挛,肌张力障碍,心力衰竭,视网膜变性
SCA$_3$	轴索神经病,多巴反应性肌张力障碍	小脑性共济失调,复视	肌张力障碍,锥体束征	极少出现,主要症状为肌张力障碍
SCA$_6$	发作性共济失调		病程 10 年后很少出现相关症状	
SCA$_7$	不伴有视力下降的小脑性共济失调	小脑性共济失调,黄斑变性	小脑症状出现前视力下降	心力衰竭
SCA$_{17}$	亨廷顿舞蹈病表型,帕金森样表现	共济失调,痴呆,舞蹈和肌张力障碍,锥体束征	共济失调,痴呆,强直痉挛,癫痫发作	生长迟缓
DRPLA	手足徐动、共济失调和精神症状		进行性肌阵挛,癫痫发作,发育迟缓,轻度共济失调	肌阵挛样癫痫发作,舞蹈,认知障碍

SCA:脊髓小脑共济失调;DRPLA:齿状核红核苍白球路易小体萎缩

【临床特征】

多聚谷氨酰胺扩增 SCA 是广泛神经系统功能障碍的疾病,最终因脑干衰竭而死亡,平均发病年龄在

20~40岁,主要受到基因内 CAG 重复次数的影响。CAG 重复次数必须超过某个阈值才会发病,而重复次数在很大程度上与发病年龄呈负相关,即重复次数越大,发病年龄越低。据统计,SCA_7 的重复长度导致88%的发病年龄变异,在 SCA_2 为 57%。而 SCA_1,SCA_3,SCA_6 的正常等位基因内重复次数对发病也有较小但很重要的影响。其他非致病基因内的正常 CAG 重复次数也对疾病有较小的作用,如 SCA_6 基因内的 CAG 重复次数对 SCA_2 的发病年龄变异有 5.8% 的作用。体细胞镶嵌(指脑内多聚谷氨酰胺链长度的异质性)在 SCA_1 和 SCA_3 起关键性作用,有报道在外周血 CAG 重复次数相同的两个 Huntington 舞蹈病患者的脑皮质内不同的重复次数导致发病年龄的差异。

步态异常是 2/3 SCA 患者的首发症状,复视、构音障碍、书写困难、发作性眩晕在 4% 的患者早于步态异常。疾病进展期,症状变得复杂,取决于受累及的部位,同发病年龄一样,临床特征依赖于多聚谷氨酰胺链的长度(表 16-3)。例如,DRPLA 较长的重复导致进行性肌阵挛、癫痫和痴呆,而较短的重复导致舞蹈样运动和精神症状。SCA_3 患者的锥体束征和振动觉减退相伴于重复次数的增多,SCA_7 患者的视力减退、眼外肌麻痹和 Babinski 征相伴于重复次数增加。

多聚谷氨酰胺扩增 SCA 常有多样化的眼球运动障碍,SCA_1 眼球快速扫视幅度加大(眼急动)导致平滑追踪异常和眼辨距过度,SCA_2 眼球扫视速度大为减慢(慢眼动)、眼震不明显,SCA_3 凝视诱发眼震和扫视时辨距不足常存在,平滑追踪也明显下降,SCA_6 常有下降式眼震,其他特点与 SCA_3 相似。

应用多因素逻辑回归分析,腱反射亢进和强直状态可预测 38% 的 SCA_1,33% 的 SCA_7,26% 的 SCA_3,然而,对于其他 SCA 亚型,锥体束征仅是弱预测因子(4% SCA_2),或非预测因子(SCA_4、SCA_5、SCA_6、SCA_8)。在大样本、多中心研究中,锥体束征(67%)和脑干眼球运动异常(74%)在是 SCA_1 最常见,周围神经病最多见于 SCA_2(68%),24% 的 SCA_3 患者伴肌张力障碍,视力(83%)和听力(24%)下降最多见于 SCA_7。没有哪项临床测试能鉴别开多聚谷氨酰胺扩增 SCA,但可以与其他 SCA 亚型鉴别。

【遗传早现】

在显性遗传疾病的连续传代中,后代的发病年龄逐代提前、病情严重程度逐代加重的想象被称为遗传早现。预期发病年龄逐代下降被认为是多聚谷氨酰胺扩增 SCA 的标志,代间传递时 CAG 重复长度的改变——即生殖系镶嵌是该现象的分子解释,正常的等位基因在传递给子代时没有修饰,而纯粹的 CAG 扩增则不稳定,在传递时倾向于增加长度(如在 SCA_3 增加 0.5 CAG/代,在 SCA_7 增加 12 CAG/代)。父系的扩增更不稳定,这种父系偏好可能归因于雄性配子形成前经历了更多的有丝分裂,或与 DNA 修复蛋白的浓度及活性有关。

青少年发病相关于更长的 CAG 重复,多数与父系传递有关,这种提示了代间不稳定性和遗传早现的 CAG 重复进一步扩增的频率,在 DRPLA 为 45%,在 SCA_7 为 43%,在 SCA_2 为 35%,在 SCA_{17} 为 30%,在 SCA_1 为 15%,在 SCA_3 为 8%,在 SCA_6 则没有进一步扩增的报道。

在多聚谷氨酰胺扩增 SCA 中,观察到的遗传早现常常大于通过 CAG 重复数和发病年龄关联曲线获得的预测值,例如,在 26 个 SCA_2 亲-子对中,观察到平均增加 3.7 次重复,平均早现 20 年,远大于通过回归曲线斜率计算出的 12 年。遗传早现在 DRPLA 和 SCA_7 最突出,在 SCA_7,在大的正常等位基因出现新生扩增也有记载。与多聚谷氨酰胺扩增 SCA 不同,非编码区扩增 SCA 亚型之一 SCA_{10} 也特征性表现发病年龄提前,但却是因为重复数减少。因此,遗传早现既与分子不稳定有关,也与不可避免的观察偏倚有关,因为 SCA 病程漫长,在父母与子女估计发病年龄时可能出现较大偏差,由于 CAG 重复的进一步扩增导致的遗传早现可能被高估了,就如同在常规突变 SCA 亚型 SCA_5 中观察到的一样。

【SCA 的治疗】

SCA 目前仍缺乏有效的治疗,尤其是没有能够阻止疾病恶化的治疗,受限于多数治疗试验样本小、观察时限短、患者病情的差异、观察药物不针对疾病机制等因素,试验结果的效力不佳、难以被广泛认可和推广。有报道 5-羟色胺、丁螺环酮、坦度螺酮、磺胺甲噁唑/甲氧苄啶、拉莫三嗪治疗 SCA$_3$ 有效,乙酰唑胺对SCA$_6$ 有益。虽有转基因或干细胞治疗的尝试,但迄今为止还没有能够稳定或逆转疾病进展的试验报告。多数治疗是对症性的,能一定程度缓解患者的症状,改善患者的生存质量,如 NMDA 调制药或拮抗药、深部脑刺激可改善 SCA$_2$ 的震颤,苯海索、左旋多巴、多巴胺能激动药可改善 SCA$_2$/SCA$_3$ 的锥体外症状,巴氯芬、替扎尼定可改善痉挛状态,肌张力障碍可用肉毒毒素治疗,不安宁腿和夜间周期性腿部运动常对多巴胺能治疗起反应,SCA$_3$ 的痉挛疼痛可能对镁剂、奎宁或美西律起反应,尿急迫可应用解痉药或肾上腺素 α 受体阻滞药。

1.SCA$_1$　也被称为 Menzel 型橄榄-脑桥-小脑萎缩,分类为 ADCA Ⅰ,占 ADCA 家系的 3%～41%,是意大利人中最常见的遗传性共济失调亚型,在意大利北部可高达 ADCA 的 50%,在印度人和澳大利亚东南部人群中也很常见,分别为 22% 和 30%。国内的研究报道,广东等南方地区 SCA$_1$ 占 ADCA 的 4.9%,中南大学湘雅医院的报道为共济失调患者的 7.9%,中日友好医院的报道为 7%。

SCA$_1$ 患者常在成年发病(20～40 岁),常染色体显性遗传,表现为进行性的小脑共济失调,断续语言、辨距不良,交替运动障碍,肌张力低下,构音障碍、吞咽困难等延髓性麻痹症状,锥体束征如腱反射亢进、病理反射阳性。眼球运动障碍明显,出现眼震,核上性眼肌麻痹,扫视运动减慢,追踪运动过度,可能伴视神经萎缩。常伴锥体外系表现,有舞蹈样运动、括约肌障碍和轻度认知障碍的报道。后期,脊髓和周围神经损害加重导致腱反射消失、肌肉萎缩,电生理检查符合感觉-运动神经元神经病或轴索神经病。SCA$_1$ 家系的遗传早现在很多研究被证实,尤其是在父系传递的家系中,患者(尤其是男性患者)的后代如果受累,则发病年龄提前,病情较重,生存时间缩短。

SCA$_1$ 的致病基因为 ATXN$_1$,定位于 6p24-p23,与 HLA 基因座位有连锁。正常状态下 ATXN$_1$ 内含 6～36 次三核苷酸 CAG 重复,患者则达到 39～83 次,36～39 次重复携带者(所谓的中等突变)则可能表现为正常、轻症者(不完全外显)或典型患者,取决于 CAG 重复链内是否有 CAT 插入。

2.SCA$_2$　是古巴最常见的 SCA,患病率达到人群的 41/10 万,各个国家报道 SCA$_2$ 占 SCA 的比例变动较大,为 5%～33%,意大利人和韩国人中 SCA$_2$ 较常见,我国较大宗的报道为 6.5%,7.4% 和 8.8%。

在临床表现上,SCA$_2$ 与 SCA$_1$ 和 SCA$_3$ 鉴别困难,都表现小脑性共济失调,合并脑干、锥体系、锥体外系、周围神经损害表现和眼球运动障碍,可能伴有智能的衰退。SCA$_2$ 较突出的是眼球运动异常的缓慢,快速眼球扫视运动消失,追踪运动时辨距不足,而眼震可能被掩盖。多位学者发现 SCA$_2$ 可以表现为典型帕金森病样表现:不对称性发病、面具脸、瞬目减少、强直、运动迟缓,伴轻度共济失调和眼球运动迟缓,对左旋多巴治疗反应良好,符合常染色体显性模式,SCA$_2$ 基因检测发现患者的 CAG 重复数异常。对比以帕金森综合征为主要表现的 SCA$_2$ 和以共济失调为主要表现的 SCA$_2$,前者平均发病年龄 45.8 岁,而后者为 26.9 岁,平均 CAG 重复数前者 36.2 次,而后者为 43.1 次。相比于较早发病的帕金森病,SCA$_2$ 更可能是晚发型帕金森病(发病年龄＞50 岁)的病因,据估计超过 1/10 的家族性帕金森病属于 SCA$_2$。SCA$_2$ 的遗传早现也被广泛地观察到,CAG 重复的代间不稳定性导致子代多聚谷氨酰胺链的迅速延长,引致少见的婴儿和儿童发病。

SCA$_2$ 的致病基因 ATXN$_2$ 定位于 12q24,CAG 扩增位于基因编码区 5′ 引发末端,正常等位基因重复数为 17～31 次,患者为 34 次以上,在婴儿发病的患者重复数可达 200 次以上。近来有报道 ATXN$_2$ 基因的中间突变(27～33 次)在肌萎缩侧索硬化 ALS 患者中比例显著升高(4.7% 对应于正常对照 1.4%),蛋白水平的研究发现 ATXN$_2$ 的多聚谷氨酰胺链可能导致了应激下 ALS 相关蛋白 TDP43 的错误定位。

3.SCA$_3$　也称为马查多-约瑟夫病(MachadoMJD),是世界范围内最常见、也是研究得最充分的一种共济失调。1972年,最初被报道的患者都是来自亚述尔群岛的葡萄牙人William Machado的移民后裔,1977年起源于西班牙犹太人的Joseph家系也在同一群岛被发现,该病的名称即来自于这两位"奠基者"。此后,MJD/SCA$_3$在世界各国、各种族、各民族被广为报道。国内以王国相为首的研究团队对该病有充分的临床、影像、生化、电生理和分子机制研究,开创了国内SCA研究的新时代。世界各地的统计资料显示在ADCA中SCA$_3$/MJD的比例多在20%以上,占比最高的是巴西,达到84%,或全部人群的3.5/100000。MJD/SCA$_3$也是中国人最常见的ADCA,在南方汉族人中占42%,湖南的比例为54.6%,中日友好医院诊治的ADCA患者中MJD/SCA$_3$也达到50%以上,中国台湾的报道为32%~47.3%。

MJD/SCA$_3$是高度表型变异的遗传疾病。起病隐袭,确切起病时间常不明确,多在成年发病,平均发病年龄36.37岁,也可早至学龄前儿童发病。主要表现为小脑性共济失调,小脑性语言,肢体辨距不良、意向性震颤,指鼻、跟膝胫试验不稳准,步态异常等。伴锥体系统损害患者表现肌张力增高,腱反射亢进和病理征。伴锥体外系损害患者肌张力异常,呈齿轮样增高或强直,运动迟缓,后期肢体屈曲挛缩,偶可见肌张力障碍样表现。脊髓、后跟节及周围神经损害明显患者表现腱反射减低,肌肉萎缩,轻度的浅感觉减退和明显的本体觉障碍。MJD/SCA$_3$患者的步态特点取决于患者哪些系统受累明显,多有步基宽、摇晃不稳、似酒醉样的小脑性步态特点,在同时伴有锥体系、锥体外系、脊髓和周围神经损害患者中,可能为典型的小脑共济失调步态,也可能混合了帕金森综合征的前冲步态、锥体束损害的痉挛性步态、感觉性共济失调步态或周围神经疾病步态的特点。典型MJD/SCA$_3$常伴有睑肌退缩(眼球相对突出,为所谓的"突眼征"),面舌肌肌束颤动,眼球震颤和眼球运动异常。MJD/SCA$_3$患者有显著的眼外肌运动障碍,表现为自发或凝视诱导的眼球震颤、持续性,眼球追踪分裂和扫视运动振幅增大也常能发现,这与脑桥网状盖核的神经元减少和星形细胞胶质化有关。

感觉、运动神经元神经病和轴索神经病在超过50%的MJD/SCA$_3$患者可以通过神经电生理检查得到诊断。MJD/SCA$_3$患者的高级神经功能存在障碍,表现为视、听记忆缺陷、语言流畅度下降、视空间和结构障碍,以及抑郁和焦虑障碍,这被认为与弥漫的大脑皮质功能障碍和(或)小脑皮质回路障碍有关。慢性疼痛是MJD/SCA$_3$患者常常抱怨的症状,多为背痛,躯干和肢体肌肉痉挛疼痛,尤其下肢明显,可能与周围运动神经损害和芽生、超兴奋性有关,尤其在疾病早期阶段。严重的全身性肌张力障碍、帕金森病样表现和痉挛性截瘫国内外有报道,提示对有家族史或可疑家族史的类似表现患者进行ATXN$_3$基因检测有一定价值。少部分患者也可以出现视网膜变性。

根据主要的临床特征,MJD/SCA$_3$分为四型:1型以Joseph家系为代表,小脑症状较轻,可有面部、舌肌的肌束震颤以及由于眼睑退缩所致的突眼,多于45岁左右死亡。2型以Thomas家系为代表,20~45岁发病,有明显的小脑、锥体束或锥体外系症状,病情相对较轻,在60岁左右死亡。3型以Machado家系为代表,40~65岁发病,表现为小脑症状,远端肌肉萎缩、无力,感觉减退,深反射低下或消失,病情进展较慢。4型伴有周围神经病和帕金森综合征。

对大宗病例的统计发现,MJD的平均寿命为63.96岁,远低于未受累亲属(平均78.61岁),发病后生存21.18年,发病时间提前、CAG重复次数多预示更短的总生存时间。

MJD/SCA$_3$的致病基因定位于14q24.3-q32,由ATXN$_3$基因内的三核苷酸CAG重复异常扩增导致。正常人的CAG重复数低于44次,MJD患者介于52~86次,45~51次重复者出现不完全外显。

4.SCA$_6$　在SCA中的比例变化较大,由于发病年龄大,表现相对轻微,不少家系患者被误认为是散发性的,尤其是父母表面看起来正常的患者,例如,在德国30%的家系患者被误为散发。SCA$_6$在SCA中的比例在法国仅为2%,在德国为22%,在澳大利亚为30%,韩国为19%,由于奠基者效应,在某些地区其患病率可能更高,如日本的报道为5.9%,但在北海道则达到31%。中国台湾的报道SCA$_6$占家系患者的

10.8%,散发患者的 4.1%,大陆地区的比例在 2%~3%,可能与患者病情轻、就诊意愿不高有关。

SCA_6 是 SCA 中发病较晚的亚型,文献报道发病年龄 20~65 岁,最高可超过 70 岁发病,由于进展缓慢,很多患者在发病多年以后才意识到自己有平衡、协调运动障碍,20~30 年后患者可能因步态障碍而不能站立行走。初始症状轻微,仅表现短暂的不平衡或在快速转身、运动时头晕,典型表现为轻度的肢体和步态共济失调、构音障碍和眼震,眼震以凝视诱发水平性眼震为多,有垂直性眼震的报道,眼-前庭反射异常,轻度振动觉和本体觉丧失,肌张力低下,腱反射正常或轻度增强,一般缺乏小脑外的症状和体征。神经影像上显示单独的小脑萎缩,但中国台湾宋炳文应用正电子发射断层成像技术研究 SCA_6 的代谢时发现,不仅是小脑,脑干、基底节和大脑皮质某些区域代谢都显著下降,尽管这些患者并无相应的脑干、基底节症状和体征,这提示 SCA_6 的损害可能并不仅限于小脑。

SCA_6 也呈现遗传早现,早期的观察注意到发病年龄与 CAG 重复数呈负相关,但对家系患者的分析发现,CAG 重复在家系内非常稳定,既没有传代时的不稳定性,也没有正常等位基因的不稳定性。对 CAG 重复数为 19 次的中间突变家系的研究发现,纯合的中间突变携带者都表现出共济失调,而杂合的中间突变携带者则完全正常,这提示 SCA_6 的中间突变有基因剂量效应。日本对 140 例患者的分析发现,SCA_6 两个等位基因上 CAG 重复的总和是预测发病年龄的更好参数,这种关联对纯合子也适用,非扩增的正常等位基因与发病年龄的关联在 SCA_1 也存在。

SCA_6 由 CACNA1A 基因(电压依赖性钙通道蛋白 α-1A 亚单位)的 47 号外显子的 CAG 重复异常扩增导致,该基因位于 19p13,正常等位基因含 4~18 次 CAG 重复,而 SCA_6 患者含 19~33 次重复。CACNA1A 基因内 CAG 重复致病的阈值在不同的观察有分歧,有报道携带 21/21 重复的纯合子无临床表现者。SCA_6 和家族性偏瘫性偏头痛及发作性共济失调 2 型是等位基因疾病,后两者一般是 CACNA1A 基因内的点突变所致,而 SCA_6 主要由于 CACNA1A 基因的重复扩增所致。有文献报道,同一家族内不同成员分别出现进行性共济失调、偏瘫性偏头痛或发作性共济失调,检测发现由 CACNA1A 基因的点突变导致。

5.SCA_7 是相对较少的共济失调亚型,特征性地表现色素性黄斑变性,分类为 ADCA Ⅲ。在斯堪的纳维亚地区较常见,占法国 SCA 的 6%,澳大利亚为 3%,国内为 1.4%~3.7%。

SCA_7 发病年龄受 CAG 重复数的影响,平均发病年龄在 22 岁左右,可早至婴儿期发病,有导致流产的报道,多以隐袭的双眼视力下降、色觉下降为首发症状,缓慢进展,终至全盲,眼底出现特征性改变:黄斑部位奇特的、反光的苍白区域内散落的细小色素颗粒,这种改变随病情发展可扩展至周边区域。另一早期症状是眼球扫视运动减慢,病情晚期眼外肌可完全麻痹。但眼部症状并不是在所有患者都出现。在视觉症状出现数年后,小脑性共济失调和其他表现逐渐显现,构音障碍突出,多伴有锥体系、锥体外系表现,可伴神经元神经病或轴索神经病,部分病例伴认知功能受损。婴儿期发病的患者更多的表现生长发育延迟,肌张力低下、共济失调,病程较长者被观察到眼底黄斑变性,多在 2~3 岁死亡。

SCA_7 的致病基因 ATXN7 位于 3p21.1-p12,正常等位基因含 4~19 次 CAG 重复,而致病等位基因为 37 次以上,最高可达 200~300 次。ATXN7 具有显著的代间不稳定性,尤其是父系传递时,平均增加 12 次重复,而遗传早现也是多聚谷氨酰胺 SCA 中最突出的,发病年龄提前达到 20 岁/代,病情严重程度和预期寿命也与多聚谷氨酰胺链的长度呈负相关,CAG 重复数少于 49 次的患者倾向于神经系统表现少、病程延长。28~35 次的中间突变在正常人群罕见,不导致 SCA_7 表型,但在传代时可能进一步扩增成为致病等位基因,对不同家系的单倍型分析证实了 ATXN7 的多点起源,这解释了 SCA_7 不因显著的遗传早现被自然淘汰,而是持续稳定地存在于人群中。

6.SCA_{17} 是少见的常染色体显性遗传神经系统疾病,在 SCA 中的比例<1%,在国内仍未有报道。临床以共济失调、锥体系和锥体外系表现、认知障碍和抽搐为特征,其临床表现类似于 Huntington 舞蹈病

（HD）。SCA$_{17}$的平均发病年龄在 20 余岁，文献报道有 3 岁早发的患者，也有 50 岁以后发病者。临床表现有可变性，主要的表现有小脑共济失调、构音障碍、吞咽困难、眼球运动异常、锥体束征等，锥体外系症状如运动迟缓、肌张力障碍、震颤、舞蹈运动，疾病缓慢发展，可出现痉挛、强直、抽搐发作，疾病后期出现括约肌障碍、尿失禁。SCA$_{17}$的精神症状较突出，如抑郁、定向障碍、攻击性、偏执、行为异常等，几乎所有患者发展到痴呆状态，早发的患者伴精神发育迟滞。

　　脑 MRI 显示患者皮质和小脑萎缩，神经电生理检查提示周围神经和视神经未受累，而锥体束有受累表现，脑干诱发电位多异常，体感诱发电位的异常符合脑干感觉通路受损。正电子发射断层成像（PET）和单光子发射计算机断层成像（SPECT）显示壳核和小脑糖代谢减少，基底节区多巴胺转运活性下降，尤其是壳核明显，壳核的这种代谢下降与在 Huntington 病患者中观察到的十分类似。

　　神经病理研究发现患者的脑重下降，尾状核、壳核神经元减少、胶质增生，较轻的类似改变也见于丘脑、下橄榄核、额叶皮质、颞叶皮质等区域，小脑浦肯野细胞减少、胶质细胞增生，抗泛素抗体和抗 TBP 抗体染色显示神经元核内包涵体，用识别多聚谷氨酰胺链的 1C2 抗体染色，多数神经元显示弥散的着色。回归分析显示共济失调和小脑萎缩相关，痉挛状态/锥体外系体征与基底节萎缩相关，神经精神评分下降与伏隔核受损有关，人格改变与额叶皮质和边缘系统损害有关。

　　位于 6q27 的 TBP（TBP）基因三核苷酸 CAG/CAA 扩增（都编码谷氨酰胺）是导致 SCA$_{17}$的分子病因，正常人群的重复数是 25～44 次，而患者达到 47～66 次，45 次和 46 次重复者部分外显。SCA$_{17}$的遗传早现在某些家系内可观察到，但不普遍，可能与重复等位基因内有 CAA 插入有关。有学者分析了体细胞的三核苷酸不稳定性，将三核苷酸编码链分成两组：（CAG）3（CAA）3（CAG）n1 CAA-CAG-CAA（CAG）n2 CAA-CAG（重复次数 n1＝7～11，重复数 n2＝9～21），该组为有中断的复杂型；（CAG）3（CAA）3（CAG）n1 CAA-CAG（重复数 n1＝42～47）为无中断的单纯型。发现突变频率与 CAG/CAA 的比值相关，但无统计学差异；而 CAG/CAA 构象与不稳定性强相关：有更多 CAA 中断的形式有更高稳定性，没有或少 CAA 中断的显示更高的不稳定性，这种变化与代间不稳定性和遗传早现也相关。值得注意的是，纯 CAG 重复既可能进一步扩增，也可以缩短，而中断的重复多数显示低频率的缩短。因此，重复结构可能是不稳定性的关键，CAA 的中断可能在 SCA$_{17}$基因座位 CAG 重复进一步扩展中起限制性元件作用。

　　7.DRPLA　齿状核、红核、苍白球、路易体萎缩症（DRPLA）是一种日本较多、而世界各地罕见的神经系统遗传病，占日本各种类型共济失调的 2.5%，在某些地区（本州中部）占三核苷酸重复共济失调的比例接近 20%，而欧洲、北美少见，中国迄今未有报道，这可能与这些地区人群中相应致病基因中等突变的比例极低有关。

　　DRPLA 临床变异很大，常在 20 余岁发病，也有 6 个月婴儿和成年后期发病的报道，主要表现是肌阵挛癫痫、痴呆、共济失调和舞蹈手足徐动，而某些患者（所谓的 Haw River 综合征）则表现为 15～30 岁发病的共济失调、抽搐、舞蹈样运动、进行性痴呆，在发病 15～25 年死亡，这些患者缺乏肌阵挛性发作，却有一些典型 DRPLA 所没有的特点：皮质下白质广泛脱髓鞘、基底节钙化、轴索营养不良。DRPLA 常需与 Huntington 舞蹈病相鉴别。

　　DRPLA 由位于 12p13.31 的 ATN$_1$ 基因 CAG 重复扩增导致，正常人群的重复次数为 7～23 次，而致病等位基因含 49 次以上重复，最高可达 90 次以上。但也有携带 57 次重复的杂合子不发病的例子，提示 DRPLA 可能有与 SCA$_3$ 相似的基因剂量效应。DRPLA 有遗传早现，后代的发病年龄提前、病情程度加重，与 CAG 重复次数逐代增多相关，在父系传递时，重复次数增加 4.2～5 次，而母系传递时重复减少或略有增加。

(二)非编码区扩增 SCA

在 CAG 重复扩增疾病以外,非编码区的重复扩增也可能导致疾病,这些扩增通过获得额外功能的机制而起作用,含有扩增的 CUG 或 CCUG 的产物集聚激发了 RNA 获得额外的作用,其他的机制也可能起作用。

SCA_8 是第一个被描述的非翻译 CTG 扩增导致的 ADCA,患者表现小脑共济失调,轻度痉挛步态,全小脑萎缩。双向表达的 CUG 和 CAG 引起了疾病,在浦肯野细胞和脑桥神经元发现了和多聚谷氨酰胺 SCA 一样的核内包涵体。CTG 重复和外显没有关联,在正常人和其他疾病患者中也发现有重复扩增,所以,基于重复扩增的诊断还有争议,对有风险的家系成员进行遗传咨询时应该考虑到这种不确定性。

SCA_{10} 表现不伴脑干损害的缓慢进展共济失调,由位于 22q13.3 的 $ATXN_{10}$ 基因的第 9 个内含子内的 ATTCT 五核苷酸重复导致,致病重复数为 28~4500 次。体细胞杂交细胞系的实验显示重复扩增没有干扰转录或 RNA 加工,这一发现不支持简单的功能获得或丧失的机制,近来的实验聚焦于突变的基因组效应,扩增的五核苷酸重复导致在酵母和人类细胞系 DNA 复制时产生异位复制起点、导致基因组不稳定,引起 DNA"不配对"。因此,SCA_{10} 应该是与重复扩增导致的染色质结构异常有关,而非异常的 $ATXN_{10}$ 基因或单倍体不足(指对于 2 倍体生物而言,一个等位基因突变而失活,只有单一拷贝的功能基因,不能产生足够的基因产物,从而导致异常或疾病状态)。

SCA_{12} 由 PPP2R2B 基因非编码区的 CAG 重复扩增导致,PPP2R2B 基因编码 $B\beta_2-\alpha$ 神经元特异性蛋白磷酸化酶 2A PP2A 调节亚单位。线粒体形态发生调节障碍是潜在的致病机制。患者的发病年龄 8~55 岁,多数在 40 岁后起病,上肢震颤多年后出现头部震颤,步态共济失调,辨距不良,快速轮替运动笨拙,腱反射亢进,运动迟缓,眼球运动异常,老年患者出现痴呆。SCA_{12} 仅见于印度人。

SCA_{31} 以前被称为 16q22.1 连锁的 ADCA,胸苷激酶基因上的插入组成了含有长 TGGAA 链的复杂五核苷酸重复,不含 TGGAA 重复的较短插入(1.5~2.0kb)也被观察到。SCA_{31} 表现晚发(平均 60 岁)的小脑共济失调,伴听力障碍,小脑浦肯野细胞显著受累。

(三)常规突变 SCA

近年在 SCA 研究方面进步最明显的是常规突变 SCA 的研究。筛选这些基因耗时耗钱,而解释所发现的基因变异、证明其致病意义也很困难,完成了突变鉴定的只有少数家系,基因型和表型的关联还难以建立起来。

对美国的一个大家系(美国总统林肯祖父的后裔,对于林肯总统是否患病有争议)的研究认为 SCA_5 与 11 号染色体的着丝粒区相关,欧洲有报道经遗传分析证实的 SCA_5 家系。该家系发病年龄在 10~68 岁,表现缓慢进展的小脑共济失调,在发病 20 年后仍能行走,小脑半球和蚓部都萎缩,但无脑干和大脑受累。编码 β-Ⅲ血影蛋白的 SPTBN2 基因的三种突变被证实导致 SCA_5:39bp 的 Glu532-Met544del 缺失导致血影蛋白一个重复结构域的读码框结构内的缺失,15bp 的 Leu629-Arg634delins Trp 缺失位于同一结构域 14 号外显子,外显子 7 的 758T→C 错义突变位于钙调蛋白同源结构域。

一个英国 SCAll 家系被报道携带 TTBK2 基因突变,该家系患者小脑浦肯野细胞几乎完全丧失,基底节、中脑和延髓呈现 tau 病理改变,患者在 15~70 岁发病,在超过 20 年病程的患者中无人有痴呆或行走困难,主要表现良性小脑症状,轻度腱反射增强和垂直性眼震,在无关的两个家系内发现了 1306~1307delGA 移码突变。

SCA_{13} 由电压门控钾通道 KCNC3 的突变导致,在两个大家系分别鉴定了两种突变,10767T→C (Phe448Leu)在法国的早发性共济失调家系被确认,突变蛋白位于细胞质的通道孔的末端,增加了孔开放构象的稳定性从而影响通道门控。KCNC3 突变的表型多变:从发育障碍到成年发病的神经系统变性,有基于通道动力学的基因型和表型相关性,儿童发病的共济失调和轻度精神发育迟滞(IQ62-76)、抽搐及面部畸形有关。

SCA$_{14}$发病年龄变动大,表现进行性小脑共济失调,可变地伴有腱反射亢进,轴性或周围性肌阵挛,局灶肌张力障碍,认知衰退。SCA$_{14}$的座位为染色体19q的PRKCG基因,编码属于丝氨酸、苏氨酸激酶亚组的蛋白激酶Cγ(PKCγ),后者在小脑浦肯野细胞高表达,在信号转导、细胞增殖和突触传递中起重要作用。错义突变、缺失和剪接位点突变都有报道。

SCA$_{15}$和SCA$_{16}$是同一疾病,表现慢性进展的纯小脑共济失调,编码1型inositoltriphosphate受体的基因ITPR1的缺失突变导致该病。该缺失首先在3个SCA$_{15}$家系被报道,此后在以前被认为是SCA$_{16}$的日本家系被发现,基因内的错义突变在另一日本家系被鉴定。

SCA$_{18}$表现20～40岁发病的小脑共济失调和感觉运动神经病,与染色体7q22-q32连锁,对该区域基因组的完整分析发现IFRD1基因(IFRD1)的错义突变可能是导致SCA$_{18}$的病因。

SCA$_{20}$在19～64岁,特征性表型为发声困难和上腭肌阵挛,类似于Alexander病,齿状核钙化是该病的特点,在与该病连锁的染色体11q12发现了260kb重复的致病突变。

SCA$_{27}$表现儿童发病的姿势性震颤、成年早期的缓慢发展的共济失调,小脑中度萎缩、智商低于正常,记忆缺陷和执行功能障碍是特征性表现。位于染色体13q34的FGF14基因突变导致SCA$_{27}$,无义突变和错义突变都有报道。

SCA$_{28}$在成年早期至中期发病,表现小脑共济失调、下肢腱反射亢进、眼外肌麻痹和上睑下垂。与染色体18p11.22-q11.2连锁,AFG3L2被鉴定为SCA$_{28}$的致病基因,该基因编码线粒体金属蛋白酶,与paraplegin同源蛋白一起组装成m-AAA六聚体复合物。

目前有多种常染色体显现遗传的共济失调仅仅通过在特定家系进行连锁分析而予以命名为一个SCA亚型,迄今,寻找致病基因和致病突变的工作仍在进行中。鉴于重复扩增检测技术的发展,这些亚型应该都属于常规突变SCA,表中简要列出了这些SCA亚型的特征性表型和相应的染色体位置(表16-4)。

表16-4　主要的发作性共济失调

发作性共济失调	表型	发病时间	诱发因素	基因突变/基因座位
EA$_1$	发作间肌纤维颤搐	儿童早期	运动、情绪应激、惊恐	KCNAl(12q13)
EA$_2$	发作间眼震	儿童期或青春期,极少出现在成年期	运动、精神紧张	CACNA1A(19p13)
EA$_3$	发作性眩晕、耳鸣和共济失调,无基线缺陷			与1q42关联
EA$_4$	发作性眩晕、发作间眼震、对乙酰唑胺无反应	晚发		
EA$_6$	偏瘫、偏头痛发作			SLC1A3(5p13)
EA$_7$	癫痫发作、眩晕、无力及言语不清	20岁之前	运动、兴奋	19q13

(四)发作性共济失调

遗传性发作性共济失调(EA)是一组以反复发作性眩晕和共济失调为特征的单基因病,可伴进行性共济失调,EA的表型和基因型的数量仍在增加(表16-4),所涉及的基因主要为离子通道基因,到目前为止,几乎所有突变被确认的EA都是早期发病。

EA$_1$患者在儿童晚期到青春期早期发病,表现为短暂的发作性共济失调、持续的肌纤维颤搐。共济失调发作常为突然的活动、情绪应激等诱发,持续1～2min。肌纤维颤搐在随后数年发生,头面部、手、臂、腿都可受累,可伴疼痛,神经电生理检查提示持续的自发电活动,部分患者可仅表现肌纤维颤搐而无共济失调,苯妥英钠治疗可能有效。

EA₂ 是最常见的发作性共济失调,是家族性偏瘫性偏头痛 1 型和 SCA₆ 的等位基因肌病。精神紧张、运动、疲劳、胃肠道刺激、应激状态、酒精、咖啡等因素可触发,多与惊吓无关。发作期主要特征包括:发作性共济失调、平衡障碍、构音障碍,50%以上的患者伴有眩晕和恶心,约有 50%的患者出现偏头痛、约 1/3 的患者出现特征性的自发性眼震,此外可有复视、耳鸣、眼睑下垂。少数患者可伴精神发育迟滞、癫痫发作、感觉异常、肌强直。通常不伴有肌纤维颤搐。发作间期出现特征性的凝视诱发性眼震,下视、外视时明显。某些病例在发作间期出现全身性无力,或者在发作开始之前的数年之内有过发作性无力,部分患者后期可出现进行性小脑性共济失调,伴小脑萎缩。EA₁ 的发作持续时间更短(数秒至数分钟),EA₂ 和 EA₇ 则持续时间延长到数小时至数天。

EA₃ 表现为发作性前庭性共济失调、眩晕和耳鸣,发作间期有肌纤维颤搐发作,发病年龄可变。

EA₄ 的 2 个家系都在美国北卡罗来纳被报道,20~60 岁发病,表现反复发作性的眩晕、复视和共济失调,某些患者共济失调进行性发展,眼球运动异常(水平追踪缺陷、凝视诱发眼震)是 EA₄ 的特征。

EA₆ 发病在 20 岁以前,表现为发作性躯干、步态共济失调,伴偏头痛样发作,有恶心、呕吐、畏声、畏光、复视、语言含糊等症状,可伴轻偏瘫,疲劳、情绪应激、摄入酒精或咖啡因可能诱发。

EA₇ 在 20 岁前发病,症状持续数小时至数天,伴无力和构音障碍,可伴眩晕,运动和兴奋可诱发,发作频率较低,每月或每年发作,且随年龄增长而减少,发作间期无阳性体征。

发作性共济失调主要使用乙酰唑胺进行治疗,剂量为 125~500mg,每日 2 次,或可达到负荷剂量,也可选用 4-氨基吡啶 15mg/d。

(五)共济失调的发病机制概述

基因突变通过什么途径导致了临床上可观察到的共济失调,这一直是神经科学研究的难点和热点,近 10 年的研究大为增进了我们对于小脑神经元生存所需关键途径的理解。小脑神经元对多种导致 DNA/RNA 缺陷的因素易感,常见的机制如:DNA 修复或转录失调、毒性蛋白的集聚或清除异常蛋白能力的下降、氧化应激、NMDA(N-甲基-D-天冬氨酸)介导的兴奋毒性、半胱天冬酶激活、凋亡等。例如,扩增的谷氨酰胺链与蛋白错折叠、异常构象形成有关,导致核内不可溶物质的聚集,进一步导致神经元功能障碍和最终死亡。核内不可溶包涵体含有分子伴侣和泛素-蛋白酶系统的组分,这提示错折叠的蛋白可能激发了减少突变蛋白数量的应激反应。各种突变基因常通过多种途径干扰神经元的正常功能,从不同路径共同作用导致神经元功能障碍。

二、常染色体隐性共济失调

常染色体隐性小脑共济失调(ARCA 或 ARA)是一组由不同原因导致的神经系统疾病,既累及小脑、脑干、小脑脊髓束等中枢神经系统,也累及周围神经系统,有时伴有其他系统和器官损害。通常在 20~25 岁以前发病,表现平衡异常,不协调,动作性或姿势性震颤,构音障碍。ARCA 有多种分类法,从病理生理改变的角度,缺陷基因产物主要在以下环节致病:小脑和脑干的发育、线粒体能量生成、中间代谢、DNA 修复和小脑完整性保持,由此,将 ARCA 分为五组:先天性共济失调、线粒体能量代谢相关性共济失调、代谢性共济失调、共济失调伴 DNA 修复缺陷及变性性共济失调(表 16-5)。目前认识的 ARCA 超过 20 种。

表 16-5 常染色体隐性遗传小脑性共济失调

	基因（位点）	蛋白	蛋白功能
先天性			
Cayman 共济失调	ATCAy(19p13.3)	Caytaxin	颗粒细胞和浦肯野细胞之间的突触
Joubert 综合征（家族性小脑蚓部发育不全）	AHI1(16q23.3)	Jouberin Nefrocistin-1	小脑发育缺陷；纤毛缺陷和纤毛运动障碍
	NPHP1(2q13)	Nefrocistin-6	
	CF,P290(12q21.34)	Meckelirin	
	TMEM67(8q21.1-q22.1)	Proteinphantom	
	RPGRIP1L(16q12.2)		
与 VLDL 受体相关的小脑发育不全线粒体能量生成缺陷性	VLDLR(9p24.2-3)	VLDL 受体	成神经细胞迁移的信号传导
弗来德里希共济失调（FRDA）	FRDA(9q13)	Frataxiri	线粒体铁离子代谢
COQ10 缺乏导致的小脑性共济失调	PDSS1(10p12.1) 和 PDSS2(6q21)	聚十异戊烯焦磷酸合成酶 le2 亚基	CoQ10 生物合成
	COQ2(4q21-q22)	OH-bertzoate polyiprenyl 转移酶	CoQ10 生物合成
	ADCK3(CABC1)(1q42.2)	ADCK3（线粒体蛋白）	CoQ10 生物合成
聚合酶 γ 基因突变导致的共济失调	POLG(15q22-26)	DNA 聚合酶 γ	保护线粒体 DNA
婴儿期起病的脊髓小脑共济失调代谢性	C10orf2(10q24)	Twinkle	修护线粒体 DNA
共济失调伴维生素 E 缺乏症	α-TTP(8q13.1-13.3)	α-生育酚转运蛋白	VLDL 上 α-生育酚合成
血 β-脂蛋白缺乏症	MTP(4q22-24)	微粒甘油三酯转运蛋白	脂蛋白代谢
雷夫叙姆病	PHYH(10pter-11.2)	植烷酸辅酶 A 羟化酶	脂肪酸的 α 氧化
	PEX7(6q21-22.2)	过氧化物酶体生物合成因子 7	过氧化物酶体蛋白质运输
脑腱性黄瘤症	CYP27(2q33-ter)	固醇 27-羟化酶	胆汁酸合成
DNA 修复缺陷			
共济失调毛细血管扩张	ATM(11q22.3)	Ataxia telangiectasia mutated	DNA 双链断裂修复
类共济失调毛细血管扩张	MRE11A(11q21)	减数分裂重组 11	DNA 双链断裂修复
共济失调伴眼动失用 1 型	APTX(9p13)	Aprataxin	DNA 单链断裂修复
共济失调伴眼动失用 2 型	SETX(9q34)	Senataxin	DNA 和 RNA 修复
脊髓小脑共济失调伴轴索神经病变性病	TDP1(14q31-32)	氨基酰 DNA 磷酸二酯酶 1	DNA 修复
痉挛性截瘫 CS 型	SACS(13q11)	Sacsin	分子伴侣介导的蛋白折叠
Marinesco-Sjogren 综合征	SIL1(5q31)	BiP 相关蛋白	新合成多肽链的稳定和折叠

隐性遗传共济失调的诊断是相当复杂的,主要依据准确的临床病史、家族史和体征收集,在此基础上针对性地进行神经影像、生化检查,最终确诊也依赖于基因检测发现相应的致病突变。需要注意的是,有些未报告家族史的患者并不属于隐性遗传共济失调,而是特殊的显性遗传共济失调。

(一)小脑和(或)脑干畸形导致的共济失调

此类疾病表现非进行性的共济失调,神经影像检查能确定小脑和(或)脑干的畸形。主要有三种疾病。

1.Cayman 共济失调　Cayman 共济失调(CA)的特点是发育延迟,早发的肌张力低下,非进展性轴性共济失调,伴眼震、意向性震颤和构音障碍,MRI 提示小脑发育不全,CA 仅见于 GrandCayman 岛,由 AT-CAY 基因突变导致,所编码的蛋白 caytaxln 涉及谷氨酸的合成、小脑颗粒细胞和浦肯野细胞突触生成,该岛上 ATCAY 杂合频率达 18%。ATCAY 含一个 CRAL-TRIO 结构域,结合小的脂肪族分子,相似于导致共济失调伴维生素 E 缺乏的 α-生育酚转运蛋白。

2.Joubert 综合征　Joubert 综合征(JS)是一种少见的基因异质性的遗传疾病,在美国患病率估计为 1/10 万。JS 特点是先天性共济失调、肌张力低下、发育延迟,并伴有以下特征之一:新生儿呼吸失调、异常眼球运动(眼震或眼球运动失用)。在部分患者可伴 Leber 先天性黑矇、色素性视网膜病、肾脏和肝脏异常。由于小脑中线蚓部发育不全、脚间窝加深、小脑上脚延长,使 MRI 中脑水平轴位相呈特殊的"臼齿征"。将"臼齿征"作为必要诊断标准,JS 可分为 6 种临床亚型:①纯 JS;②JS 伴视网膜异常;③JS 伴肾脏异常;④CORS(小脑-眼-肾综合征);⑤COACH(小脑蚓部发育不全/不发育,智力障碍,共济失调,眼残缺和肝纤维化);⑥口-面-指综合征Ⅵ型或 JS 伴口面异常和多指(趾)畸形。到目前,7 个基因座位和 5 个基因已经被确认,但发现突变的患者仅占一小部分,未来必将有更多的基因和突变被发现。AHI1 突变更多与纯 JS 相关,而近 50%的 CORS 发现 CEP290 突变,在大样本研究中,AHI1 突变占 10%~15%,CEP290 突变占 10%。

3.相关于 VLDL 受体的小脑发育不全　相关于 VLDL 受体的小脑发育不全[CHVR],临床特征为严重的发育延迟,非进展性的全小脑共济失调,平足,斜视,中度到重度的精神发育迟滞,癫痫和短身长偶见。MRI 显示对称的小脑发育不全,尤其是下部,可伴脑干和胼胝体发育不全、皮质脑回平坦。CHVR 由编码 VLDL 受体的基因突变所致,这种跨膜蛋白是络丝信号通路的成分,在小脑和大脑皮质发育中起引导成神经细胞迁移的作用。

(二)线粒体能量生成缺陷导致的共济失调

1.弗里德赖希共济失调　弗里德赖希共济失调(FA)是世界范围内最常见的隐性遗传共济失调,在高加索人群中的患病率为 1/3 万~1/5 万,携带者频率为 1/85,但在我国,迄今没有经基因检测证实的 FA。FA 常于 10~20 岁发病,可变动于 2~25 岁,临床以感觉和小脑症状的结合为特征,步态不稳定通常是初始症状,病情无情地进展,于发病 10~15 年后,病人常需坐轮椅,构音障碍是另一个早期失能的症状,导致完全不可理解的发音,振动觉和位置觉受影响,昂伯征阳性,腱反射消失同时存在病理反射,可观察到眼球运动异常、凝视缺陷,认知功能保留,但交流能力受损,系统性异常包括肥厚型心肌病、心脏传导异常和糖尿病可伴发,随疾病进展,弓形足和脊柱侧弯常出现。尽管发病年龄和进展速度有差异,平均死亡年龄据报道为 38 岁,变动于 5~70 岁,死亡常因进行性心肌病。脑 MRI 常正常,应用多梯度回声序列有时可发现小脑齿状核铁沉积,脊髓 MRI 提示颈段轻度萎缩,反映了病程早期背根节初级感觉神经元大量丧失。神经传导研究特异性提示感觉轴索神经病。不典型的 FA,如晚发型或腱反射保留型,目前明确是由同一基因突变导致的。

FA 由编码 frataxin 的 FRDA 基因突变导致,基因产物涉及线粒体铁离子的调节,当 frataxin 缺乏时,线粒体铁-硫中心减少,线粒体呼吸链功能受损,线粒体铁增加、氧化损伤加重。几乎全部患者都是 FRDA 基因内含子 1 的 GAA 三核苷酸扩增纯合子,长而不中断的 GAA 链形成螺旋结构,抑制了转录过程。正常个体含不超过 40 次 GAA 重复,患者的重复数为 70～90 次,可高达 1700 次重复。存在两等位基因扩增可确定诊断,将近 2% 的患者是复合杂合突变:一个等位基因 GAA 重复扩增,另一个等位基因点突变。

辅酶 Q_{10} 及其人工合成类似物艾地苯醌、维生素 E 和铁离子螯合剂去铁酮已被用于治疗 FA,显示出有希望、但还很初级的效果。艾地苯醌起保护心肌病的作用,但不能改善成年人的神经系统功能。去铁酮作为非典型的铁离子螯合剂,可以减少毒性铁离子在患者线粒体的集聚,避免铁超载,但推荐剂量和治疗效果仍未确定。高剂量 β 受体阻滞药对有心脏病的患者有益。重组型人促红素(EPO)治疗 FA 是基于 EPO 增加 frataxin 蛋白的表达。

2.共济失调伴辅酶 Q_{10} 缺乏　原发性辅酶 Q_{10} 缺乏是遗传异质性疾病,具有高度的临床变异性,涉及包括中枢神经系统在内的多系统表现,目前有 5 种临床亚型:①脑肌病 Encephalomyophatic,伴线粒体肌病、复发性肌红蛋白尿和中枢神经系统症状和体征;②小婴儿多系统,伴严重内脏和脑表现;③Leigh 综合征;④纯肌病;⑤共济失调。共济失调亚型是辅酶 Q_{10} 缺乏最常见的表现,特征是进行性共济失调、小脑萎缩和肌肉辅酶 Q_{10} 减少,早期的症状可能包括发育延迟、肌张力低下和频繁的跌倒,全小脑的进行性共济失调和构音障碍在青春期前出现,痫样发作、近端或远端肌无力、吞咽困难、眼外肌麻痹、眼震、轴索神经病、锥体束征和脊柱侧弯都可能存在,有时也伴精神发育迟滞或认知衰退。成年人发病的共济失调伴辅酶 Q_{10} 缺乏常伴高促性腺激素的性腺功能减退。

辅酶 Q_{10}(也称为泛醌)是一种脂肪族化合物,参与线粒体呼吸链复合体 Ⅰ、Ⅱ 到复合体 Ⅲ 的电子转移,辅酶 Q_{10} 缺乏导致质子穿越线粒体内膜的转运不足,继而导致 ATP 生成减少。辅酶 Q_{10} 主要为内生合成,涉及迄今未阐明的复杂机制,已知 4 个基因参与辅酶 Q_{10} 的合成:PDSS1 和 PDSS2,和 ADCK3(起分子伴侣作用)。

辅酶 Q_{10} 缺乏的诊断依据肌肉内辅酶 Q_{10} 含量的下降,而血浆内辅酶 Q_{10} 水平常正常,肌肉组织病理学正常,脑 MRI 提示全小脑萎缩。口服辅酶 Q_{10} 的治疗剂量应根据治疗反应来调整,可能介于 300～3000mg/d,治疗效果差异很大,有些患者病情稳定,而另一些可能持续进展。治疗反应可能取决于潜在的生化缺陷和疾病发展的阶段。

3.线粒体隐性共济失调综合征(聚合酶 γ 突变导致的共济失调)　聚合酶 γ(POLG)是核编码基因,其产物在线粒体 DNA 复制中起聚合酶作用,负责保持线粒体 DNA 的完整性。POLG 的突变导致多种表型,如 Alpers 病、帕金森病和进行性眼外肌麻痹。两种相似的常染色体隐性共济失调与 POLG 突变有关:线粒体隐性共济失调综合征(MIRAS)和 SANDO(SANDO)。MIRAS 是芬兰患病率最高的隐性遗传共济失调。发病于 5～40 岁,表现小脑性共济失调、眼震、构音障碍、眼外肌麻痹、震颤、认知衰退和肌阵挛,振动觉和位置本体觉丧失是共同的特征,癫痫在 MIRAS 常见,在 SANDO 少见,部分性和全面性发作都可出现,有时对抗癫痫药物抵抗而发展为癫痫连续状态。脑 MRI 提示小脑萎缩,丘脑、齿状核和下橄榄核 T2 高信号。肌肉活检不具有诊断价值,但 Southern 杂交可发现线粒体 DNA 多重缺失。诊断依据 POLG 的序列分析,2 种突变(p.A467T 和 p.W748S)是多数高加索人种患者的致病突变。

4.婴儿发病的脊髓小脑共济失调　婴儿发病的脊髓小脑共济失调(IOSCA)目前仅在芬兰被确认,其特征为 1 岁左右发生的、非特异感染触发的急性或亚急性小脑病变,临床表现和 MIRAS 类似,张力低下,手、面徐动,共济失调和腱反射消失是该病早期症状,到学龄前,眼外肌麻痹和感音神经性耳聋出现,不伴痛温觉异常的触觉、本体觉和振动觉障碍见于 10 岁以后,同时出现严重的远端肌萎缩、弓形足、轻中度的认知障碍和无明显视力下降的视神经萎缩,患者常需坐轮椅。难治性癫痫和癫痫连续状态可能对神经功能快速恶化以至于死亡起作用。其他异常包括自主神经可能障碍和女性原发性性腺功能减退。

IOSCA 没有生化标记,神经传导研究和神经活检显示严重的、感觉为主的轴索神经病,感觉神经节较运动神经元受累严重。疾病早期,神经影像提示小脑半球缩小,疾病进展,广泛的橄榄、脑桥、小脑萎缩可见。肌肉活检是非诊断性的,但可观察到线粒体耗竭。病理研究发现脊髓萎缩(后索显著)、小脑和脑干萎缩,周围神经有髓纤维显著减少。

IOSCA 由 C10ORF2 基因突变导致,该基因编码 twinkle,一种特异的线粒体 DNA 解旋酶,twinkle 对于复制和保持线粒体 DNA 十分重要,一种"奠基者"突变(p. Y508C)在多数典型芬兰患者被发现。C100RF2 的突变也和其他表型相关,如 Alpers 病(早发的脑病、难治性癫痫、mtDNA 耗竭伴肝衰竭)和常染色体显性进行性眼外肌麻痹。

(三)代谢性共济失调

代谢性共济失调是可治疗的疾病,所以,提高对这些疾病的认识,做到早诊断、早治疗十分重要。主要包括的疾病有共济失调伴维生素 E 缺乏症,无 β 脂蛋白血症或低 β 脂蛋白血症,Refusm 病和脑腱性黄瘤病。

1.共济失调伴维生素 E 缺乏症　共济失调伴维生素 E 缺乏症(AVED)的表现与 FA 相似,发病年龄介于 4~20 岁,但可变动于 2~52 岁,临床表现进行性躯干和肢体共济失调、构音障碍,下肢振动觉和定位觉障碍,腱反射消失,病理征存在,脊柱侧弯和弓形足常见,视网膜病变少见,张力障碍(13%)和头部颤动(28%)在 AVED 比 FA 更常见,心肌病和急性心脏事件与 AVED 患者过早死亡有关。

AVED 由 α-生育酚转运蛋白(TTPA)基因突变导致,基因产物负责将 α-生育酚从乳糜微粒转运到 VLDL,TTPA 功能障碍导致循环 α-生育酚低浓度、组织缺乏 α-生育酚。一些致病突变已经被报道,两种突变(c.r44delA 和 c.486delT24,25)被认为与严重表型有关,在欧洲、北非和北美多见,突变 p.H101G 则仅见于日本人,其特点是晚发和伴色素性视网膜病。患者的发病年龄、临床表现和进展速度变异很大,通常认为导致 TTPA 蛋白耗竭的突变(即无义突变或读码框架突变)导致更严重的表型,而导致氨基酸取代的突变(即错义突变)与较轻的表型相关。

对症状性个体的诊断依据血清维生素 E 的浓度始终低于 2.5mg/ml(参考值:5~15mg/ml)。脑 MRI 常正常,可看到轻度小脑萎缩,感觉轴索神经病在神经传导研究中常被证实。

AVED 的治疗为口服维生素 E 600~2400mg/d。血清维生素 E 水平可作为剂量调整的根据。α-生育酚原发缺乏应与小肠脂肪吸收不良和无 β 脂蛋白血症相鉴别。一般而言,血清维生素 E 水平应该在所有临床表现类似 FA、未确定突变基因的患者中进行检测。

2.无 β 脂蛋白血症、低 β 脂蛋白血症　无 β 脂蛋白血症(ABL)是脂蛋白代谢缺陷导致的多系统疾病,特征性表现棘红细胞增多症、非典型色素性视网膜病和脊髓小脑变性。从出生 1 年始,患者表现慢性腹泻和生长延迟,在 10 岁以后神经系统表现包括腱反射消失、深浅感觉障碍、肌无力和共济失调显现,随疾病进展,非典型色素性视网膜病出现,表现为视网膜不规则的、小白斑或小白点,夜盲和色盲。ABL 的临床表现继发于脂溶性维生素 A、维生素 D、维生素 E、维生素 K 的吸收缺陷。

脂蛋白 B(ApoB)是 VLDL 和 LDL 的主要蛋白,它们的组装依赖于微粒体三酰甘油转运蛋白(MTP),MTP 基因内编码大亚基(88kD)的突变导致 LDL 和 VLDL 胆固醇极低水平,从而出现 ABL。实验室检测可发现血清维生素 A、维生素 K、维生素 E 低水平,贫血,红细胞沉降率增快,纤溶酶原时间延长,肌酸激酶升高;MTP 缺陷也导致脂质渗入小肠黏膜和肝脏脂肪变性;神经传导研究提示感觉轴索性神经病。

ABL 的治疗主要是及时补充维生素:维生素 A 100~400U/(kg·d),维生素 E 2400~14400U/(kg·d),维生素 K 5mg/d,同时,建议进低脂饮食,同时补充必需脂肪酸。血凝试验用于监测维生素 K,血清维生素 A 和维生素 E 水平应经常监测,以此确认维生素是否补充充足。

低 β 脂蛋白血症(HBL)表现相似于 ABL,由编码脂蛋白 B 的 APOB 基因突变导致,APOB 基因杂合突变导致血清 ApoB、VLDL 和 LDL-胆固醇水平低下,而 MTP 的杂合突变不导致这些成分减少,只有纯合

MTP 突变才导致血液脂蛋白成分显著下降。

3.Refsum 病　Refsum 病(RD)是一种过氧化物酶疾病,临床特征是色素性视网膜病、小脑共济失调、混合性感觉——运动神经病和脑脊液蛋白升高,通常在 20 岁前发病,夜盲,继以视野缩窄、视神经萎缩、白内障、玻璃体混浊和眼震,其他临床表现有嗅觉缺失、耳蜗性耳聋、鱼鳞癣、骨发育异常和心脏异常,而精神疾病少见。如不予以恰当治疗,RD 可因心脏疾病早亡。

血清植烷酸水平升高(>200mmol/L,参考值<30mmol/L)提示 RD,但不是特异性的。植烷酸是一种长链分枝脂肪酸,不能内在合成,存在于乳制品和红肉中,是叶绿素分解代谢的副产品。确诊依据成纤维细胞中植烷酸-CoA 羟化酶活性检测或发现致病基因突变。

RD 是一种遗传异质性疾病,多数病例由 PHYH 基因(编码植烷酸-CoA 羟化酶,phytanoyl-CoA hydroxylase)突变导致,其产物是一种过氧化物基质酶,催化分枝脂肪酸的氧化。PEX7(编码 peroxin-7,参与输入某些酶,如植烷酸-CoA 羟化酶)的缺陷也导致 RD 表型。PEX7 突变也导致严重的过氧化物生物合成疾病如斑点状软骨发育异常。

RD 的治疗主要是限制植烷酸的摄入,必要时血浆交换可降低血清植烷酸水平。通过治疗,RD 症状可以稳定,共济失调和鱼鳞癣可以改善,但对视网膜病的效果不确定。

4.脑腱性黄瘤病　脑腱性黄瘤病(CTX)是一种少见的胆汁酸合成疾病,其主要临床表现是青少年白内障、慢性腹泻和腱黄瘤,在新生儿期,潜在致死的胆汁淤积综合征已经被报道,在 20 岁以后,进行性神经系统变性发生,认知衰退、精神症状、小脑共济失调、进行性痉挛性截瘫、吞咽困难常出现,痉挛和周围神经病发生较少。特殊的是,某些患者神经系统表现仅限于脊髓。CTX 家系内、家系间临床变异度大。不伴胆固醇升高的冠心病在成年人发病率高,是重要的死亡原因。脑 MRI 有与众不同的异常发现,在 T_2 和 FLAIR 相显示双侧齿状核和邻近小脑白质不均一的高信号,此外,小脑、脑干和大脑萎缩、大脑白质的弥散高信号病灶可能被发现。MRS(磁共振波谱成像)显示 N-乙酰天冬氨酸减少,而乳酸增多。

CTX 由 CYP27A1 基因突变导致,该基因编码甾醇 27-羟化酶,主要在肝脏表达,是胆汁酸(包括鹅去氧胆酸)合成必不可少的。当甾醇 27-羟化酶缺乏时,酶的底物在 7α-羟化酶作用下转化为胆甾烷醇,升高的血清胆甾烷醇是 CTX 的生物化学标记,尿排泄胆乙醇葡糖苷酸也可发现。通过口服鹅脱氧胆酸,CTX 可以得到治疗,鹅脱氧胆酸抑制了 7α-羟化酶,从而减少了胆甾烷醇的生成,口服他汀类药物如普伐他汀可抑制 HMG-CoA 还原酶,对 CTX 也有效。肝移植是可选择的治疗。推荐对患者的无症状同胞进行胆甾烷醇检测。

(四)共济失调伴 DNA 修复缺陷

本组疾病具有共同的发病机制:DNA 单链或双链修复缺陷,眼外肌运动和共济运动经常受累。共济失调→毛细血管扩张症、类共济失调→毛细血管扩张症、共济失调伴眼肌运动失用和脊髓小脑共济失调伴轴索神经病 1 型属于该组疾病。

1.共济失调→毛细血管扩张症　共济失调→毛细血管扩张症(AT)估计在美国患病率为 1/4 万,在英国携带一个 ATM 突变基因的比例为 0.5%。进行性共济失调于 3 岁前发病,作为该病标志的毛细血管扩张在 2~8 岁出现,至少 90%患者出现,常见于眼结合膜、耳、面和颈部。各种眼球运动异常易于发现:视动性眼震(81%患者)、凝视诱发眼震(29%)、眼球辨距不足或扫视延迟(76%)、追踪运动延迟(63%)、斜视(38%)、眼球失用(30%)。在 5 岁以后,构音障碍、吞咽困难、面部表情缺乏、全身性肌张力障碍、周围神经病、运动障碍如震颤或舞蹈手足徐动可能显现。而认知水平通常正常,尽管严重的构音障碍和不协调会给人留下精神发育迟滞的印象。独立行走能力在 10 岁以前丧失。免疫缺陷(主要是体液免疫缺陷)所导致的慢性窦肺炎和升高的肿瘤易感性是 AT 的另一重要特征,淋巴增殖性疾病在 AT 显著增高。因为 AT 患者的高放射敏感性和对化疗药物的明显不良反应,治疗 AT 的癌症是极其困难的事。与一般人群比较,携带突变基因的女性患乳腺癌风险增高 3～4 倍。

ATM 基因编码的 ATM 丝氨酸/苏氨酸激酶是一个有 3056 个氨基酸的大蛋白,这种蛋白是磷脂酰-肌醇-3-激酶(P13-K)复合体的一部分,在细胞周期中负责 DNA 修复,以避免有害突变整合到染色体。ATM 含 66 个外显子,十分庞大,应用目前的技术虽可完成序列分析,但显得吃力、烦琐。多数患者是 ATM 基因复合杂合突变,大量的序列变异已经被发现,因此,对结果作出解释也是很困难的。所以,虽然 AT 患者在国内并不罕见,有关 AT 遗传分析的报道在国内却罕见。致病性突变大多是无义突变(85%),少数(15%)是错义突变。

一些实验室检测有助于诊断 AT:血清甲胎蛋白(AFP)在 95% 患者升高,IgA、IgE 低水平,外周血淋巴细胞计数减少、B 淋巴细胞正常或升高。染色体组型分析显示 7 号染色体和 14 号染色体易位,放射敏感性测试可证明染色体断裂倾向。因为增高的放射敏感性,AT 患者应避免接受 X 线检查,X 线平片和 CT 扫描都要避免。头部 MRI 显示小脑萎缩,从小脑半球和上蚓部开始,发展到广泛小脑萎缩,大脑形态、结构一般正常。

偶有报道成年人 AT,多在儿童期出现锥体外系表现,以后出现小脑共济失调,血清甲胎蛋白升高,染色体 7/14 重排,伴肿瘤易感性,表型决定于基因型所导致的酶蛋白活性丧失程度。

2.类共济失调→毛细血管扩张症　类共济失调→毛细血管扩张症(ATL)是一种罕见的、以 1～7 岁发病的慢性进展性共济失调、眼球失用和构音障碍为特征的疾病,认知能力保留。与 AT 不同,ATL 不伴眼、面部毛细血管扩张。初期,腱反射活跃,但随后减退。在疾病进展期,舌、面运动迟缓、舞蹈手足徐动、肌张力障碍等症状提示基底节受累。ATL 进展到青春期,此后稳定不再进展。不同于 AT,ATL 没有增高的感染或肿瘤风险,但偶有小头畸形。

脑 MRI 显示小脑萎缩,而实验室检查没有指示性结果,放射敏感性通常存在,但比 AT 程度要轻。

ATL 由位于 11q21 的 MRE11 基因(与 ATM 相邻)突变导致,基因产物是 MRN 复合体的组成部分,该复合体起识别 DNA 双链断点的作用,错义突变和无义突变都有报道,疾病严重程度取决于分子缺陷的类型,多数被报道的病例来自于沙特阿拉伯。

3.共济失调伴眼动失用 1 型　共济失调伴眼动失用 1 型(AOA1)以不自主运动(舞蹈、肌张力障碍)和(或)进行性小脑共济失调、构音障碍、头部和手震颤为特征,症状在 1～20 岁初发,发育延迟可在神经症状前出现。随疾病进展,运动障碍逐渐减退,而周围神经病的表现如远端肌萎缩、弓形足、深浅感觉障碍、腱反射低或消失变得明显。AOA1 最与众不同的体征是眼外肌运动的异常:凝视诱发眼震(见于所有患者)、眼球运动失用(86% 患者)、扫视性追踪运动、辨距不足的扫视运动、凝视不稳定和过度的瞬目。疾病晚期,眼球运动失用可能被进行性眼外肌麻痹掩盖(以上视麻痹起始)。视神经萎缩和视网膜渗出性病变偶有报道,不同程度认知功能损害可出现,精神发育迟滞不常见。

实验室发现有低白蛋白血症和高胆固醇血症,肌酸激酶偶升高。神经传导速度眼肌显示感觉运动轴索神经病。MRI 显示显著的小脑萎缩、轻度脑干萎缩,晚期患者大脑皮质萎缩。腓神经活检提示有髓纤维减少,而无髓纤维保留。

AOA1 由编码 APTX 基因(编码 aprataxln)突变导致,基因产物是一种在单链 DNA 修复中起作用的核蛋白,其作用途径与 ATM 蛋白相同。一些突变已经被报道,主要位于外显子 5、6、7 内。AOA1 最早在日本被报道,是日本最常见的隐性遗传共济失调类型,在世界各地也都有发现,是葡萄牙第二常见的隐性遗传共济失调。

4.共济失调伴眼动失用 2 型　共济失调伴眼动失用 2 型(AOA2)发病于 8～25 岁,以进行性共济失调为特征,构音障碍、运动轴索神经病和眼球运动失用至少见于50%的患者,扫视性追踪见于所有患者,凝视诱发眼震见于89%患者,双侧外周受限伴斜视见于61%患者。肌张力障碍、头部和姿势性震颤、舞蹈、弓形足和脊柱侧弯偶见。认知功能通常保留,但执行功能障碍有时可观察到。卵巢功能早衰在部分患者中发现。疾病进展缓慢,多数患者发病10年后需要坐轮椅。

实验室检查显示几乎所有患者甲胎蛋白增高,部分患者肌酸激酶、胆固醇和免疫球蛋白IgG和IgA升高、白蛋白降低。脑MRI显示小脑弥散性萎缩,蚓部更突出,偶伴脑桥萎缩。神经传导研究显示感觉运动轴索神经病,神经活检显示大的有髓鞘纤维比薄髓纤维受损严重。

AOA2由SETX基因(编码senataxin)突变导致,基因产物具有DNA和RNA解旋酶活性,在RNA加工和DNA修复中起作用。肌萎缩侧索硬化4型(ALS4)有senataxin的显性突变导致。

5.共济失调伴眼球运动失用3型　共济失调伴眼动失用3型(AOA3)在最近被报道,临床表现相似于共济失调→毛细血管扩张症,但发病在8岁以后,临床表现包括共济失调步态、构音障碍、眼球运动失用和大脑萎缩,但没有毛细血管扩张、生化异常或神经传导异常。成纤维细胞的研究证实DNA修复缺陷,细胞对于导致单链DNA断裂的试剂敏感。分子分析排除了AOA1和AOA2,但基因座位仍不清楚。

6.脊髓小脑共济失调伴轴索神经病1型　脊髓小脑共济失调伴轴索神经病1型(SCAN1)是一种罕见疾病,2002年在一个沙特阿拉伯大的近亲结婚家系中发现,发病年龄在14岁左右,以中度共济失调、构音障碍、肌无力、远端肌萎缩、弓形足、振动觉和位置觉减退为特征,癫痫可发生,但无认知衰退或眼球运动异常,神经传导研究提示感觉运动轴索神经病,低白蛋白和胆固醇升高偶可见,但实验室检测结果没有诊断价值。在MRI上可发现轻度小脑和大脑萎缩。SCAN1由TDP1基因突变导致,编码酪氨酰DNA磷酸二酯酶(TDP1),这种蛋白参与单链DNA修复。

(五)变性性共济失调

变性性共济失调的共同特征是所涉及的蛋白作为分子伴侣在蛋白折叠中起作用。包括以下两种疾病。

1.Charlevoix-Saguenay痉挛性共济失调(SACS)　最早在加拿大魁北克省Charlevoix-Saguenay地区被发现,该地区新生儿的SACS发病率估计为11/932,每22个居民中就有一个是突变携带者。SACS在世界各地已陆续被报道,最多的仍在加拿大。

临床上,SACS以幼儿走路延迟、频繁摔倒和步态不稳为特征,疾病缓慢进展,步态共济失调、构音障碍和痉挛性截瘫是20岁前的主要表现,稍后,下肢周围神经病显现,锥体束征可能被周围神经病所掩盖,但病理征在疾病后期持续存在,有些患者的眼底出现纤维的过度髓鞘化,由视盘放射植入到视网膜血管,这是SACS独特的表现。水平眼震、平滑眼球追踪时出现快速眼动、尿急迫可以出现,轻度精神发育迟滞和认知衰退偶有报道。在患者30、40岁时常需坐轮椅,预期寿命因卧床而缩短,女性患者怀孕期间病情进展显著加快。

神经传导速度研究通常显示轴索神经病伴轻度脱髓鞘,感觉纤维较运动纤维受损严重,神经影像的一致发现是小脑蚓部萎缩,尤其是上蚓部,颈、胸脊髓变细或有报道。

疾病早期,SACS常被误诊为脑性瘫痪,诊断依据临床特征和位于13q11的SACS基因突变分析,基因产物被称为sacsin,作为分子伴侣以帮助蛋白折叠,但sacsin缺陷究竟通过什么机制导致神经系统变性还不清楚,已有报道发现sacsin与ataxin-1相互作用,后者是常染色体显性遗传SCA₁的病因。

2.Marinesco-Sjogren综合征　Marinesco-Sjogren综合征(MSS)是一种罕见的多系统疾病,特征是先天或早发的白内障、发育延迟、小脑共济失调和轻到中度精神发育迟滞。小头畸形、眼震、短身长、脊柱侧弯、高促性腺激素性性腺功能减退和肌病是常见的表现,周围神经病、耳聋、视神经萎缩、斜视、痉挛状态和抽搐可出现，疾病进展缓慢，可长期生存。脑 MRI 常显示小脑萎缩或发育不良，其他不常见的发现包括皮质萎缩和白质脑病，血清肌酸激酶常升高，肌活检显示慢性肌病、镶边的肌膜下液泡。

MSS 由 SIL1 基因突变导致，SIL1 为热休克蛋白 70 家系成员 HSPA5 编码一个核苷酸交换因子，热休克蛋白 70 家系成员是高度保守的分子伴侣，辅助稳定和折叠新合成多肽，SIL1 基因产物的减少导致内质网蛋白合成减少。

三、性连锁共济失调

脆性 X-震颤共济失调综合征(FXTAS)是该类疾病的代表，常在 50 岁以后发病，表现意向性或动作性震颤、步态或肢体共济失调、认知衰退(以额叶皮质下痴呆为特点)，以及帕金森综合征、自主神经障碍(尿失禁、阳萎等)、多发性周围神经病，而女性患者痴呆少见，可能有卵巢早衰。MRI 显示小脑中脚 T_2 像高信号，可有小脑白质病变。有限的神经病理研究发现神经元和星形细胞核内包涵体。FXTAS 由 Xq27.3 的 FMR1 基因(编码 fragile Xmentalre tardation 蛋白)内 CGG 三核苷酸重复扩增导致，正常人群的重复数为 5~40 次，200 次以上重复导致脆性 X 综合征，55~200 次重复被称为前突变(premutation)导致 FXTAS，40~60 次重复被称为"灰色地带"也有可能导致 FXTAS 或导致子代 CGG 重复扩展，但有分歧。FXTAS 导致 FMR1 的 RNA 获得了一种毒性功能，而脆性 X 综合征导致 FMR1 功能丧失(表现为 X-连锁显性的精神发育迟滞)。50 岁以上 FXTAS 携带者的外显率在男性为 33%，女性为 5%~10%。FXTAS 的发病年龄与重复长度呈负相关。

在某些单独的家系内发现了一些以 X 连锁隐性模式遗传的共济失调，以早发的共济失调和系统性表现为特征，被命名为 SCAX，这些疾病多未能确定基因座位和致病基因，此处从略。

四、线粒体综合征伴共济失调

线粒体是机体能力代谢的中心，线粒体的数量和(或)功能出现异常时 ATP 的供应不足、有害物质堆积，细胞凋亡、损失，出现多系统、多器官功能障碍，共济失调是其中常见表现之一。线粒体数量/功能的异常可由核基因突变导致，如前述，也可由线粒体 DNA(mtDNA)的突变导致，通常所说的"线粒体病"指后者。常见的线粒体综合征如 Kearns-Sayre 综合征、Leigh 综合征、MEERF、MELAS、MNGIE、NARP 等都可伴小脑共济失调，但这些综合征都有其他特征性表现，有助于诊断和鉴别。

线粒体 DNA 不同于核基因，在诊断线粒体病时应考虑到这些重要的特殊性：mtDNA 顺序只能通过母亲传递给子代，从而呈现特殊的"母系遗传"；mtDNA 在体内以"混合物"的形式存在，每个细胞内有多种 mtDNA 存在，因此，外周血的 mtDNA 序列不一定反映受累器官的真实情况；线粒体突变具有显著的"量效关系"，细胞内突变 DNA 的比例只有高于某一阈值时才出现功能异常。

线粒体病患者可能报告有母系遗传家族史，但多数患者为"散发"。血液和脑脊液乳酸、丙酮酸水平异常可以提示能量代谢障碍，但非诊断依据，肌肉活检发现不整红毛纤维(RRF)具有较高诊断价值，在 MELAS、MERRF 和 Kearns-Sayre 综合征阳性率较高，SDH 和 COX 染色异常也有诊断意义，但在 Leigh 综合征、MNGIE 等患者肌肉病理诊断价值较低。电子显微镜下线粒体内可发现晶格状包涵体。确诊依赖于呼吸链酶活性检测和 mtDNA 突变分析。mtDNA 的突变以点突变为多，大片段的 mtDNA 重排(即缺失或重复)是 Kearns-Sayre 综合征的主要机制。

(李建勇)

第二节　糖原沉积病

糖原沉积病系一组由于遗传性糖原代谢障碍致使糖原在组织内过多沉积而引起的疾病。根据引起糖原代谢障碍的酶缺陷和过量糖原在体内沉积的组织不同,可区别为 11 个亚型,其中除Ⅸa 型为性连锁隐性遗传以外,均为常染色体隐性遗传。0、Ⅰ、Ⅲ、Ⅵ和Ⅸ五型主要为糖原分解调节血糖水平的过程发生缺陷,在新生儿时期经常发生低血糖而引起惊厥等神经症状;0 和Ⅲ型尚有先天性肌无力和肌张力过低。Ⅴ、Ⅶ、Ⅷ和Ⅹ型则系因剧烈运动时供应肌肉能量的糖原无氧分解过程的缺陷而引起症状。第Ⅱ型主要为肌无力的表现,可伴有心脏症状。

一、Ⅰ型糖原沉积病

Ⅰ型糖原沉积病亦称 von Geirk 病,系由葡萄糖-6-磷酸酶缺乏所引起。临床特征为低血糖、肝肿大、酸中毒、高脂、高尿酸血症、凝血功能障碍和发育迟缓等。

(一)临床表现

本病为常染色体隐性遗传,两性均可罹病。婴儿多见,亦可见于儿童及成年。症状随发病年龄而异。其主要症状包括:

1.肝、肾肿大。在 1 岁时即可发现肝肿大,但脾脏不大,肾肿大,但肾功能正常。

2.低血糖,婴儿反复发生惊厥、抽搐、昏迷,并继发智能减退。严重者可发生酮症酸中毒和继发感染。

3.生长发育迟缓,体态矮胖,或瘦小。全身不同部位可有过多脂肪沉积而使脸、臀部及乳房大量脂肪沉积。肥胖原因可能与糖原异生增强有关。

4.肢体极易疲劳,以下肢尤为明显,严重者步履困难。

5.高尿酸血症,10 岁以下儿童发生痛风,常为本病的早期症状。系由尿酸、乳酸及丙酮酸生成增高而影响尿酸的排泄所致。

6.出血倾向,鼻出血、牙龈出血等为本病的常见症状,出血原因与血小板内葡萄糖-6-磷酸酶的缺乏有关。

7.高脂血症,包括胆固醇、β-脂蛋白、三酰甘油均见异常增高,以致出现奶油状血浆、乳化视网膜(视网膜表面似一层奶油)、臀部及四肢出现黄色瘤病等。

(二)诊断

空腹血糖极低,三酰甘油、胆固醇和 β-脂蛋白等含量极高,尿酸增高及临床检查肝、肾肿大者可以提示诊断。凡拟诊者可做特异性极高的果糖或半乳糖耐量试验予以确诊。方法为果糖(0.5g/kg)或半乳糖(lg/kg)配成 25％的溶液于静脉内注射,注射前后的 1 小时内每 10 分钟取血测定其葡萄糖、乳酸、半乳糖、果糖的含量。若葡萄糖正常而乳酸升高者当可诊断。

(三)治疗

本病的治疗应以维持要儿的血糖水平、防止低血糖和低血糖性中枢神经系统损害为原则,可予少量多餐进食和补充葡萄糖。少用水果、牛奶,以免过多摄入半乳糖而产生酸中毒。肠外营养疗法,寡多糖氨基酸和维生素混合饮食治疗,有望使症状好转。理想的进食方法,防止酸中毒和继发感染,可使病期延长,或许能达到自动纠正之可能。

(四)预后

本病预后差,多数在 2 岁前天折。若能生存至 4 岁以后者,多数可望通过某些调节而逐步改善症状。

二、Ⅱ型糖原沉积病

Ⅱ型糖原沉积病(Pompe 病),由酸性麦芽糖酶缺陷而引起糖原在溶酶体内沉积、溶酶体增生、破坏、甚至释放不正常的溶酶体酶而致一系列的血细胞结构破坏。

(一)临床表现

本病为常染色体隐性遗传,亦有散发。根据临床表现可分为婴儿型、儿童型和成年型。

婴儿型患者常在出生后 1 个月至数月后出现呼吸窘迫,进食后发绀、全身肌无力、肌张力降低,心脏扩大、巨舌等症状和体征。少数婴儿可有肝脏肿大。心电图检查可有 P-R 缩短,S-T 段抬高,T 波倒置、心律失常等改变。婴儿病者的中枢、周围神经和肌肉、心脏同时受累。临床上很难与婴儿型脊肌萎缩症相鉴别。

儿童型患者以四肢肌无力为主,主要表现为类似肢带肌营养不良症。常伴心脏扩大、心力衰竭和呼吸困难。肢体有假肥大、血清 CPK 升高,GOT、Gyr 正常,血液涂片可见泡沫细胞。此型病者进展缓慢,常因反复呼吸道感染而致命。

成年型患者常在 30~40 岁出现症状,表现为缓慢进行的四肢肌肉萎缩、力弱,近端较远端重,以躯干肌和骨盆带肌肉萎缩更为明显。50%患者影响呼吸肌。此型病者易被误诊为多发性肌炎或肌营养不良症。预后良好。

(二)诊断

本病诊断依照于典型的临床症状,心脏和肌肉的体征,成年起病者需行肌肉活检,于切片中见到较多的糖原沉积;周围血白细胞的糖原染色阳性以及成纤维母细胞培养及肌肉活组织检查中酸性麦芽糖酶活力测定予以肯定诊断。

(三)治疗

本病尚缺乏特效治疗。有人试用纯化 α-糖苷酶后,肝内糖原有所减少。

三、Ⅴ型糖原沉积病

第 Ⅴ 型糖原沉积病又称 McArdle 病,由磷酸化酶缺乏所引起。主要临床特征为肌肉剧烈收缩后出现疼痛、痉挛和无力。

(一)发病机制

肌肉收缩需要消耗能量,能量主要由肌肉中的糖原分解成葡萄糖并进行,有氧分解产生大量的 ATP 而提供。静息时,肌肉中贮存有少量的磷酸肌酸和 ATP,在数次肌肉收缩以后即消耗完毕。当糖原分解的第一步中所必需的磷酸化酶缺乏时,糖原不能还原成葡萄糖而进行代谢。因此,所贮存的有限磷酸肌酸和 ATP 消耗完毕之后,肌肉即处于尸僵的强直样痉挛而不能放松。

(二)临床表现

按发病年龄不同可分为儿童或少年期发病者,常表现为肌肉易疲劳或间歇性肌红蛋白尿;成年早期起病者,特征为运动后肌痉挛和偶伴一过性肌红蛋白尿;晚发型病者,在 40~50 岁起病,特征为进行性肌无力,但少有肌红蛋白尿。不管何种类型的 McArdle 肌病,一般均有下列数组临床症状。

1.运动性肌痉挛 在剧烈运动,如奔跑、跳跃、爬山、登高之后出现剧烈肌肉疼痛,以下肢为明显。重者可伴大汗淋漓。肌肉疼痛于休息后好转。肌肉疼痛持续时间从数分钟至数小时,偶可达数天之久。间歇期症状完全消失。

2.继减现象 系指肌肉痉挛或肌肉疼痛一旦发生后,仍坚持轻度至中度的肢体活动,肌肉痉挛反而逐步减轻或消失的现象。产生这种继减现象的原因尚不清楚。

3.肌疲劳和肌无力 剧烈运动后出现的肌肉疲劳和无力可持续存在。严重发病时可出现四肢不能活动,甚至眼肌亦出现疲劳,但此时伴有肌红蛋白尿,肌无力的分布酷似肌营养不良症。

4.运动后肌红蛋白尿 见于 1/2~1/3 患者。在剧烈运动后 1 至数小时出现,持续时间在 48 小时之内。晚发病者很少出现肌红蛋白尿。

5.肌肉萎缩和肌肉肥大 腓肠肌轻度肥大大约占本组病例半数以上,系由糖原于肌纤维内沉积所致。肌肉萎缩见于疾病晚期。

6.实验室检查 可见心电图上 QRS 增高,R-P 延长和 T 波倒置。血清 CPK、LDH 正常或轻度升高。血和尿中肌红蛋白含量增高。肌电图检查正常或肌原性改变,重复电刺激后诱发电位下降和肌肉痉挛。肌肉活组织检查可见肌纤维肿胀、变性和局限性坏死,肌膜核增多,间质中有多形核细胞和吞噬细胞。电镜下可见肌膜下、肌纤维间、肌丝间有许多糖原颗粒沉积,线粒体肿、退变,朋纤维被大量糖原堆积,但形态正常;肌纤维组化染色可见磷酸化酶缺乏或完全消失。

(三)诊断和鉴别诊断

根据运动后肌肉痉挛、疼痛、肌力减退等临床特点可以拟诊本病。

前臂缺血运动试验有助本病之诊断。方法为:将血压计袖带扎于患者上臂,充气后气囊内压力维持在 26.6kPa 以阻止血流,然后令患者做远端肢体运动(握拳,捏握力计等)1 分钟,此后在第 3 和第 10 分钟取静脉血测其中乳酸含量。凡运动后血液中乳酸含量较运动前增高 3 倍以上者为正常,McArdle 病者则无变化。该方法的阳性率可达 92.5%。然而,诊断中仍需与酒精中毒性肌病、缺血性肌病和肌红蛋白尿等相鉴别。亦需与神经性肌强直症出现的痛性肌强直、僵人综合征等鉴别。

(四)治疗

避免剧烈运动和剧烈肌肉收缩。在进行剧烈或长期运动之前应服用少量葡萄糖、果糖和乳糖可以预防或减轻发作。

(李建勇)

第三节 脊髓小脑性共济失调

【流行病学】

脊髓小脑性共济失调(SCA)患病率为 8/10 万~12/10 万,多呈常染色体显性遗传,也可呈常染色体隐性遗传或 X-连锁遗传。根据是否伴眼肌麻痹、锥体外系症状及视网膜色素变性可分为三型:ADCA Ⅰ、ADCA Ⅱ、ADCA Ⅲ。基因型分型至少可以分为 14 型,SCA 发病与种族有关,$SCA_{1\sim2}$ 在意大利、英国多见;SCA_3 约占 SCA 的 50%,常见于中国、德国及葡萄牙。

【病因】

SCA 具有遗传异质性,最具特征性的基因缺陷是扩增的 CAG 三核苷酸重复编码多聚谷氨酰胺通道;其他类型突变包括 CTG 三核苷酸(SCA_8)和 ATTCT 五核苷酸(SCA_{10})重复序列扩增,在许多病例中这种扩增片段的大小与疾病严重性有关,且发病年龄越小,病情越重。SCA$_5$基因突变改变蛋白的性质,使之无法被正常加工,异常加工的片段与一种参与非溶酶体降解的缺陷蛋白泛素结合,共同以蛋白酶体的复合体形式转运至核内,推测这种核内蛋白聚集可影响细胞核的功能。病例扩增的多聚谷氨酰胺链对神经细胞产生毒性作用,引起细胞凋亡,并引起神经细胞胞质内和(或)核内蛋白沉积、包涵体形成。

【病理变化】

主要是小脑、脑干和脊髓变性和萎缩。

肉眼可见:小脑半球和蚓部萎缩,小脑重量减轻;脑干萎缩变小,以脑桥及下橄榄核萎缩明显;脊髓的颈段和上胸段萎缩明显。

镜下可见:小脑皮质 Purkinje 细胞、颗粒细胞脱失,齿状核细胞也受累。橄榄核细胞、舌下神经核细胞变性脱失。脊髓 Clarke 柱细胞脱失,脊髓前角细胞也受累。

各亚型也有其特点:SCA$_1$ 主要是小脑、脑干的神经元丢失,脊髓小脑和后索受损,很少累及黑质、基底节及脊髓前角细胞;SCA$_2$ 以下橄榄核、脑桥、小脑损害为重;SCA$_3$ 主要损害脑桥和脊髓小脑束;SCA$_7$ 的特征是视网膜神经细胞变性。

【临床表现】

SCA 是一种高度遗传异质性疾病,各亚型症状相似,症状相互重叠。但遗传早现现象是 SCA 的典型现象,表现为一家系发病年龄逐代提前,症状逐渐加重。

1.共同症状及体征　大多中年起病,少数可于儿童期或老年期起病,男女无差别,缓慢起病,逐渐进展。首发症状多为下肢共济失调,表现为行走不稳、步态蹒跚、动作笨拙、辨距不良、突然跌倒、构音障碍、意向性震颤、眼球震颤、眼肌麻痹、慢眼活动、腱反射活跃、亢进、巴宾斯基征阳性、痉挛状态、音叉振动觉及本体觉丧失等。

2.各亚型各自的特点　SCA$_1$ 眼肌麻痹,上视不能较明显;SCA$_2$ 可见周围神经病变,上肢腱反射减弱或消失,肢体无力,眼球慢扫视运动较明显;SCA$_3$ 肌萎缩、面肌及舌肌纤颤、眼睑退缩形成凸眼;SCA$_5$ 病情进展非常缓慢,症状也较轻;SCA$_6$ 早期大腿肌肉痉挛、下肢震颤、复视和位置性眩晕;SCA$_7$ 视力减退或丧失、视网膜色素变性,心脏损害也较为突出。SCA$_8$ 常有发音困难;SCA$_{10}$ 纯小脑征和癫痫发作。

【辅助检查】

1.头部 CT 或 MRI 可发现小脑萎缩和(或)脑干萎缩。

2.SPECT 提示某些 SCA 有局部脑缺血改变,如小脑、枕叶及颞叶区域。

3.脑干诱发电位可异常。

4.肌电图显示周围神经损害。

5.脑脊液检查正常。

6.有条件者可行 PCR 分析,用外周血白细胞检测相应基因 CAG 扩增,证明 SCA 的基因缺陷。

【诊断】

根据阳性家族史,共济失调、构音障碍、锥体束征等典型症状,以及伴眼肌麻痹、锥体外系及视网膜色素变性等表现,病情逐渐进展,结合头部 CT 或 MRI 显示小脑和(或)脑干萎缩,排除其他累及小脑和脑干的变性疾病即可诊断。可用 PCR 法准确判定亚型及 CAG 扩增次数,进行基因诊断。

【治疗】

本病尚无特殊治疗，主要是对症和支持疗法。

1.药物治疗　左旋多巴可缓解强直等锥体外系症状；毒扁豆碱或胞二胆碱促进乙酰胆碱合成；氯苯胺丁酸可减轻痉挛；金刚烷胺可改善共济失调；共济失调伴肌阵挛首选氯硝西泮；ATP、辅酶 A、肌苷和 B 族维生素等神经营养剂可试用。

2.手术治疗　可行视丘毁损术。

3.康复训练、物理治疗及辅助行走器械　可能有效。

（李建勇）

第四节　类脂沉积病

类脂沉积病是一组类脂质代谢障碍引起类脂于体内细胞中沉积而致的遗传性疾病。随着对病理组织的组织化学和酶学、分子生物学的研究，对由类脂代谢障碍所引起的遗传病认识逐步增多。由鞘磷脂降解过程中不同酶的缺陷所引起的不同代谢产物于组织内沉积，产生不同的临床症状和不同的疾病。

类脂沉积病所引起的神经系统病变大致可归纳为三种情况：①主要损害脑白质的类脂沉积病，如异染色性脑白质营养不良，球状细胞脑白质营养不良（Krabbe 病）。这组疾病的共同特点为脑白质髓鞘脱失和类脂质于全身组织异常沉积。另外一组嗜苏丹性脑白质营养不良，包括 Schilder 病、Pelizaeus-merzbacher 病，虽然酶的缺失尚不清楚，但亦属遗传性疾病；②白质和灰质同时受累的类脂沉积病，如 Nimann-Pick 病、Gaucher 病，共同特点为类脂质于脑和内脏的严重沉积。脑内有神经元的肿胀、空泡形成，亦有广泛的斑块性髓鞘脱失。肝、脾、淋巴结和骨髓中有大量类脂沉积而致脏器肿大和骨髓功能低下；③灰质的类脂沉积病，GM_1、GM_2、GM_3 类脂沉积病均属此类。病理中以广泛的神经元中类脂沉积，节细胞肿胀和消失，晚期继发髓鞘脱失。临床上惊厥、异常惊吓反射、肌阵挛样抽搐和智能减退为本组疾病之共性。随着分子生物学的进展，以往称为家族性黑矇性痴呆的 TAY-SACKS 病，实际包括 GM_1 型和 GM_2 Ⅰ、Ⅱ型两种类脂沉积病。现将 GM_2 Ⅰ型称为 Tay-Sacks 病，其他予以单独命名。

一、脑苷脂沉积病

脑苷脂沉积病（Gaucher 病，葡萄糖脑酰胺沉积病），为常染色体隐性遗传性疾病。根据起病年龄可区分为婴儿型、少年型或成年型。所有病员均有肝、脾、淋巴结肿大和长骨受累。婴儿型患者可伴智能发育迟钝和进行性加重的痉挛性瘫痪。

（一）病因病理

葡萄糖脑苷脂主要来源于正常人白细胞的脑酰乳酸苷和衰老红细胞的基质葡萄糖脂-红细胞糖苷，经脾脏中非常活跃的葡萄糖脑苷酶分解为葡萄糖和脑酸胺。婴儿型患者的脾脏和神经元中缺乏这种酶，成年型 Gaucher 病的脾脏中，该酶活性仅占正常人的 15%。因此，正常红、白细胞死亡后分解的葡萄糖脑苷将无法进一步分解而被单核-吞噬细胞系统丰富的肝、脾、淋巴结、骨髓等吸收，并沉积于这些器官。其次亦沉积于胸腺、甲状腺、肾和中枢神经组织（大脑、小脑、脊髓）。由于葡萄糖脑苷脂的沉积，相继产生内脏肿大、病理骨折和神经症状。

（二）临床表现

根据起病年龄不同可区分为婴儿型和成年型。婴儿型者可于出生后 6～12 个月之内出现症状。多数于 3 个月大小的婴儿即有脾肿大，同时表现发育停滞，神情淡漠。至 6 个月大小时，患儿可呈现头后仰、神情淡漠、眼球活动受限、喉肌痉挛、吞咽困难、四肢肌张力增高、或牙关紧闭、四肢抽搐等。晚期病孩则呈痉挛性过伸姿态，眼球斜视，流泪，腹部膨隆而肝、脾巨大。多数病孩于 3 岁前死于呼吸道感染或全身衰竭。

成年型病者，起病隐匿。无特殊原因的脾脏肿大、贫血、血小板减少和病理性骨折为其常见的表现形式。几乎不表现神经症状。病程进展速度个体差异很大，可活至 60 岁以上。贫血、血小板减少和继发感染是本病的主要死亡原因。X 片中呈现皮质变薄，骨髓腔变大，骨小梁断裂或呈蜂窝样变；骨髓穿刺见到大量 Gaucher 细胞，正常骨此细胞抑制，但是肝功能正常。

少年神经型极为罕见，主要表现为进行性发育迟钝，智能减退，眼球运动不灵，肢体多动，共济失调，吞咽困难，或伴抽搐发作。体格检查可见肝、脾肿大。脑电图检查提示异常脑电图。

（三）诊断

病因不明的脾肿大儿童和不明原因的成年人病理性骨折均应想到本病之可能。血清中酸性磷酸酶活力增高，骨髓中发现大量 Gaucher 细胞；骨骼 X 片提示典型 Gaucher，细胞侵蚀性变；以及白细胞或经组织培养的成纤维细胞中的葡萄苷酶活力降低等，即可确立诊断。

二、神经鞘磷脂沉积病

神经鞘磷脂沉积病是由神经鞘磷脂酶缺乏所起的遗传性疾病。

（一）病因病理

神经鞘磷脂为神经髓鞘和其他细胞膜的组成成分之一，在神经鞘磷酯酶的作用下水解成脑酰胺和磷酸胆碱。当神经鞘磷酯酶活性不足时，引起鞘磷脂的水解不全和在细胞内的沉积，致使细胞肿胀、变性和泡沫细胞形成。细胞侵及之处即可引起内脏肿大、神经细胞死亡、髓鞘脱失等。

主要的病理改变为单核-吞噬细胞系统丰富的内脏器官，如肝脏、脾、骨髓、肾脏以及肺组织中可以见到特异的直径在 20～90μm 的泡沫细胞。A 型病者可有严重的神经系统损害，以小脑、脑干和脊髓受累较明显，大脑皮质较轻。神经元或神经核（如齿状核）的类脂沉积引起神经元明显减少，星形细胞或胶质细胞增生。脑白质正常，或发生严重的脑髓鞘性改变。

（二）临床表现

根据发病年龄和有无神经症状，Crocker 将本病分为 A、B、C、D 四个类型。

A 型：为急性婴儿型，最常见。常于婴儿出生后数月之内进行性肝、脾肿大，体重减轻、呕吐，运动和智力功能减退；体格检查可见全身肌张力降低，腱反射减弱，智能低下，黄斑区有樱桃红斑点。病孩常因反复呼吸道感染而于 1～4 岁之前死亡。极少数病例于起病后相对稳定，可活至 10 岁左右。

B 型：神经鞘磷脂沉积病为慢性内脏型。此型患儿除肝、脾肿大之外，生长发育正常，不伴神经系统体征和智能障碍。

C 型：为亚急性少年型，常于 1～6 岁出现症状。步态不稳和共济失调为常见的首发症状。随后发现肝、脾肿大，肌张力降低，腱反射异常等。数年后出现智能减退，神经症状逐步突出，表现为抽搐、痉挛步态、构音障碍、易惊和尿失禁等症状和体征。部分患者可有眼球上视不能，表现为核上性眼肌麻痹和进行性智能减退。

D型:类似于C型病者,常于出生后不久发病,肝、脾肿大,数年之后出现进行性智力减退,严重病者表现为淡漠、抽搐。最终常因继发感染于儿童后期死亡。

(三)诊断

新生儿或儿童中肝、脾肿大和智能低下,共济失调者应考虑本病之可能性。骨髓涂片中见到泡沫细胞有重要参考诊断价值。周围血白细胞和组织培养的成纤维细胞中神经鞘磷脂酶活力测定具有特异诊断意义。

三、半乳糖脑苷类脂沉积病

半乳糖脑类苷脂沉积病亦称婴儿家族性弥散性硬化,系由半乳糖脑苷-β-半乳糖苷酶缺乏所引起的,为主要累及脑白质的遗传性疾病。十分罕见,新生儿发生率均为1/5万。

(一)病因病理

病因为半乳糖脑苷-β-半乳糖苷酶的缺乏。主要病理改变局限于中枢神经系统白质,表现为受累白质中有大量的球状细胞,细胞内有许多半乳糖脑苷的沉积,胞浆不规则,数个细胞核,有光面内质网和许多游离的核糖体。此外,白质中明显的髓鞘脱失,继发星形细胞和胶质增生。中枢神经白质受累同时,周围神经施万细胞亦可受累,出现节段性髓鞘脱失、间质增生等病变。视神经可以同样受累。但是周围神经轴突常可保持完善。

(二)临床表现

本病于1916年由丹麦儿科医师Krabbe首先报道,因此常称Krabbe病。婴儿Krabbe病的共同点为出生后数周至数个月内,患儿极易兴奋、受惊,频繁哭叫,全身僵硬,无故发热、呕吐,进行性智能及活动减退,发育缓慢。此后逐步出现肌张力增高、交叉腿、身体侧扭、踝阵挛,对听、视、触觉等刺激反应过度,伴有抽搐和进行性精神运动恶化。晚期患儿进一步发展成盲、聋,有痉挛性发作和去大脑强直,但对周围无任何反应。少数患儿可伴脑积水,高热和多汗、多毛等征。晚发病者少见,可于5~6岁之后出现抽搐、进行性小脑性共济失调,视神经萎缩。早期痴呆和锥体束征阳性。

本病预后极差。婴儿型者常于1岁之内病故。晚发者可至1岁左右。

(三)诊断

典型的症状为临床诊断提供参考。患者血白细胞、血清、培养的成纤维母细胞中测定半乳糖脑苷-β-半乳糖苷酶活性为诊断确定的主要依据。

四、异染色性白质脑病

异染色性白质脑病(MLD)亦称异染色性白质萎缩或营养不良。1910年由Alzheimer首先报道。系由芳基硫脂酶-A缺乏所引起的常染色体隐性遗传性疾病。发病率为11(4~13)万。

(一)病因病理

硫酸脑苷脂分布于神经组织髓稍、肾小管上皮细胞等细胞膜中。正常情况下,芳基硫酸脂酶A催化硫酸脑苷脂水解,将半乳糖硫酸脑苷脂分解为半乳糖脑苷脂和硫酸。此酶缺乏时引起硫酸脑苷脂于体内沉积。主要的病理改变为中枢神经系统髓鞘脱失,周围神经受累轻微。病理切片中,以甲苯染色时,可见神经细胞、神经胶质和巨噬细胞中有红黄色的异染物质沉积。肝、肾组织亦可同时受累。

（二）临床表现

根据起病年龄可以区分为晚期婴儿型（1～2岁起病）、少年型（4～15岁起病）和成年型（16岁以后起病），以晚期婴儿型最为常见。典型者其病程可分为下列数个时期。

1.第一期　为1～2岁之间发病，病前婴儿发育正常；起病后患儿逐步出现运动减少、肌张力降低，步态蹒跚，维持姿势困难，不能独立站、坐，甚至竖头困难。体格检查可见肌张力降低，腱反射降低或消失，视神经乳头苍白，锥体束征阴性。脑电图正常或有慢波增多。脑脊液压力正常，可有轻度蛋白质增高。此期持续数周致数月。

2.第二期　患儿进行性智能减退，语言减少到消失，对周围环境逐步反应减少，尖叫而卧不起。体格检查可见瞳孔光反应迟钝，视神经乳头苍白萎缩，面无表情，吞咽动作缓慢，四肢张力增高。肢体伸直，膝反射亢进，病理锥体束征阳性，但躯干和颈肌肌张力正常或偏低。脑脊液压力、细胞正常，蛋白质明显升高。脑电图出现弥散慢波灶。此期病程可持续1年至数年。

3.第三期　为晚期病症。患儿对外周极少反应，常有抽搐和肌阵挛发作。呈现特殊的去大脑强直体位，头后仰，颈强直，肌强直，四肢腱反射极难引出，两侧病理锥体束征阳性。瞳孔大而对光反应极差，眼球游动或呈"玩偶"眼征。吸吮和吞咽严重障碍。脑电图出现弥散性慢波和散在的多棘波综合波。脑脊液蛋白质进一步增高，达1g/L以上。多数患儿多次继发感染而于5岁左右病故。

少年型和成年型病者起病晚，进展缓慢。常有周围神经感觉缺失。晚期可有精神和行为异常。

（三）诊断

本病临床症状与Krabbe病没有什么区别，诊断十分困难，特别是成年型病者诊断更为困难，需与Pick病、Alzheimer病等鉴别。尿、血液白细胞中芳基硫酯酶A活性降低为诊断本病的依据。患者皮肤成纤维细胞培养更为敏感。周围神经活检、直肠黏膜活组织检查中发现异染色性类脂质颗粒可为本病确诊。

（四）治疗

无特效治疗。曾有人应用牛脑提取的芳基硫脂酶A 1000万U静脉或鞘内注射，虽然在治疗以后肝脏组织中酶的活性恢复正常，但脑内酶活性和脱髓鞘性变仍无任何改善。

五、神经节苷脂沉积病

神经节苷脂沉积病为一组常染色性隐性遗传性疾病。神经节苷脂水解代谢中不同酶的缺乏引起不同物质在神经组织中的沉积而致病，90%见于犹太人。

（一）病因病理

神经节苷脂为脑酰胺与一个低聚糖分子和涎酸结合而组成的葡萄糖脂，分布于神经组织的神经细胞膜上。酸性-β-半乳糖苷酶的原发性缺乏产生婴儿性家族性黑矇性痴呆，称为GM₁沉积病。此型病者小脑损害较重，视网膜变性，脊髓和周围神经均有不同程度的髓鞘脱失。氨基己糖酶的缺乏引起GM₂沉积病。其中Ⅰ型为婴儿型，称为Tay-Sachs病，Ⅱ型为急性早期婴儿型，称为Sand hoff病。主要病理改变为大脑皮质中神经细胞内有大量类脂沉积，细胞变性、消失，晚期有髓鞘脱失和胶质细胞增生。电镜检查可见沉积物为圆形分层结构，称为膜状细胞质小体。除大脑受累外，小脑和脑干均有普遍萎缩，脑室扩大。

（二）临床表现

1.GM₁神经节苷脂沉积病者又可分为Ⅰ型和Ⅱ型。Ⅰ型亦称全身性神经节苷脂病，假性Hurler病。患儿外貌特异：凸前额、凹鼻梁、低耳、巨大舌、牙龈增生、人中特长、角膜混浊、关节挛缩、肝、脾肿大、眼底黄斑区有樱桃红点。新生儿时期蛙形体位、面部水肿、哺乳不良、智力发育极差。6～7个月时,患儿对外周仍无反应,吞咽无力,不能竖头,肌张力降低,自主活动减少,膝反射亢进。听觉过敏,惊吓反射极为明显。惊厥频繁发作,抗惊厥药物治疗往往无效。随病程进展,逐步出现去大脑强直状态。极少活过2周岁。Ⅱ型者新生儿期大致正常,外貌正常,但听觉过敏、惊吓反射明显,常于6个月内出现全身抽搐、肌阵挛发作,发育落后等。可伴轻度肝、脾肿大,无黄斑樱桃红点。

2.GM_2神经节苷脂沉积病由氨基己糖酶缺乏引起,其中Ⅰ型为婴儿型,即典型的Tay-sachs病,Ⅱ型为急性早期婴儿型,称为Sand hoff病。Tay-Sachs病者,于初生时正常,出生后4～6个月开始出现对周围注意减少,运动减少,肌张力降低,听觉过敏、惊跳、尖叫、肌阵挛发作或不自主发笑可能为首发早期表现。起病后3～4个月内病程迅速发展,头围增大,视力下降而逐步出现黑矇,视神经萎缩。体检可见瞳孔光反应差,肝、脾不大,90%以上患儿可见黄斑樱桃红斑点。1岁以后出现肢体肌张力增高,去大脑强直样角弓反张体位,痛苦尖叫病容但叫不出声音。2岁之后完全痴呆,全身频繁肌阵挛和抽搐发作,反应消失。吸吮和吞咽能力消失而需要鼻饲。平均病程2年左右。多数患儿在4岁之前夭折。Sand hoff病与Tay-Sachs病表现相似,但前者伴有肝、脾肿大和进展更急为其特点。Ⅱ型病者起病晚,以进行性精神、运动衰退为特点。脑、肝、脾、肾内均有GM_2沉积,但程度较轻,因此进展较慢,可活至10～15岁不等。

(三)诊断

特殊外貌和临床症状可为诊断提供参考。黄斑区樱桃红斑点为常见体征,但亦可见于Nimann-Pick病和Gaucher病而无特征意义。X线中椎体发育不良,长骨中骨皮质厚薄分布异常,掌骨楔形,蝶鞍鞋形,肋骨薄片状,髂骨外张等可为诊断提供佐证。约有50%的周围血淋巴细胞中有空泡,骨储组织细胞中空泡形成等均可支持诊断。人工底质鉴定血清和皮肤成纤维细胞的酶活力是诊断神经节苷脂沉积病并进一步分型的唯一方法。

(李建勇)

第五节　Friedreich型共济失调

【流行病学】

Friedreich型共济失调(FRDA)为常染色体隐性遗传,患病率1/10万～2/10万,近亲结婚发病率高达5.6%～28%,在欧洲及美国占遗传性共济失调的50%,在我国约占遗传性共济失调的10%通常4～15岁起病,男女无差别。缓慢起病,逐渐发展。

【病因】

FRDA是9号染色体长臂(9q13-12.1)frstsxin基因非编码区GAA三核苷酸重复序列异常扩增所致。正常GAA重复扩增42次以下,病人异常扩增(66～1700次)形成异常螺旋结构可抑制基因转录。FRDA基因产物frataxin蛋白的表达有组织特异性,在脊髓和心脏中表达最高,肝脏、骨骼肌及胰腺中呈中度表达,而在其他组织中表达极少。frataxin定位于细胞线粒体膜可能参与调节线粒体内或细胞内铁的水平,铁硫蛋白的合成与组装、线粒体抗氧化等。因此,FRDA基因基因突变,frataxin功能异常可引起铁硫蛋白失活,铁在线粒体内聚集,产生自由基,破坏线粒体功能,导致FRDA。重复扩增愈多,发病年龄愈早。

【病理】

脊髓受损比脑干、小脑明显。

肉眼可见:脊髓变细,以胸段明显。

镜下显示：轴索变性、髓鞘脱失、胶质细胞增生的改变主要在脊髓后索中的薄束、楔束及侧索中的皮质脊髓束、脊髓小脑束，也可见于脊神经节、后根及脊神经；Clarke 柱细胞消失，脊髓前角细胞基本完好。心脏因心肌肥厚而扩大。

【临床表现】

通常 4～15 岁起病，男女无差别。缓慢起病，逐渐发展。

1.症状　首发症状为进展性步态共济失调，行走不稳，步态蹒跚，站立不稳，左右摇晃，易跌倒。2 年内出现双上肢共济失调，表现为动作笨拙，辨距不良，意向性震颤，构音障碍，爆发性言语，视听力减退。

2.神经系统检查　可见眼球震颤，眼球运动障碍，肢体肌张力低，膝、踝反射消失，振动觉和位置觉减退或消失，指鼻试验、跟膝胫试验和闭目直立试验不稳。后期可出现锥体束征和巴宾斯基征阳性，肢体肌肉萎缩或感觉异常。少数患者可有视神经萎缩，括鮀肌功能障碍。75％有脊柱侧弯、弓形足等骨骼畸形。25％有视神经萎缩。85％伴心肌肥厚、心律失常或心脏杂音。30％伴糖耐量异常或糖尿病。

【辅助检查】

1.X 线片　脊柱和骨骼畸形。

2.CT 或 MRI　可见脊髓变细、萎缩。

3.心电图　常见 T 波倒置、心律失常和传导阻滞。

4.超声心动图　左心室肥厚。

5.视觉诱发电位　波幅下降。

6.DNA 分析　FRDA 基因 18 号内含子 GAA＞66 次重复。

【诊断】

根据儿童或少年期起病，自下肢向上肢发展的进行性共济失调，明显的深感觉障碍如下肢振动觉、位置觉消失，腱反射消失等，通常可以诊断，如有构音障碍、脊柱侧凸、弓形足、心肌病、MRI 显示脊髓萎缩和 FRDA 基因 GAA 异常扩增可确诊。

【治疗】

本病无特效的治疗，轻症病人可用支持疗法和功能训练，矫形手术如肌腱切断术可纠正足部畸形。抗感染治疗的进展使感染已不常见。

【预后】

心肌病变为较常见的死因，患者可在出现症状后 5 年内不能独立行走，10～20 年卧床不起，有症状者平均患病期约为 25 年，平均死亡年龄约为 35 岁。

（李建勇）

第十七章　神经内科疾病康复治疗

第一节　脊髓损伤的康复治疗

一、概述

脊髓损伤(SCI)是指由于各种原因引起的脊髓结构、功能的损害,造成损伤水平以下运动、感觉、自主神经功能障碍。颈脊髓损伤造成四肢瘫痪时称四肢瘫;胸段以下脊髓损伤造成躯干及下肢瘫痪而未累及上肢时称截瘫。脊髓损伤分外伤性和非外伤性脊髓损伤。

(一)流行病学

外伤性脊髓损伤的发病率因各国情况不同而有差别,发达国家比发展中国家发病率高。美国发病率为 20/100 万～45/100 万,患病率为 900/100 万。中国北京地区的调查资料显示,年发病率为 68/100 万左右。各国统计资料显示脊髓损伤均以青壮年为主,年龄在 40 岁以下者约占 80%,男性为女性的 4 倍左右。国外 SCI 的主要原因是车祸、运动损伤等,我国则为高处坠落、砸伤、交通事故等。

(二)病理生理

不完全性脊髓损伤伤后 3 小时灰质中出血较少,白质无改变,此时病变呈非进行性、可逆。至 6～10 小时,出血灶扩大不多,神经组织水肿 24～48 小时以后逐渐消退。完全性脊髓损伤伤后 3 小时脊髓灰质中多灶性出血,白质尚正常;6 小时灰质中出血增多,白质水肿;12 小时后白质中出现出血灶,神经轴突开始退变,灰质中神经细胞迟变坏死;24 小时灰质中心出现坏死,白质中多处轴突退变。完全性脊髓损伤脊髓内的病变呈进行性加重。所以脊髓损伤的急救治疗是很重要的。通常脊髓损伤后 6 小时内是抢救的黄金时期。

(三)临床特征

脊髓损伤的主要临床特征是脊髓休克、运动和感觉障碍、体温控制障碍、痉挛、排便功能障碍、性功能障碍等。不完全性损伤具有特殊的表现。

1.中央束综合征　常见于颈脊髓血管损伤。血管损伤时,脊髓中央先开始发生损害,再向外周扩散。上肢的运动神经偏于脊髓中央,而下肢的运动神经偏于脊髓的外周,造成上肢神经受累重于下肢,因此上肢障碍比下肢明显。患者有可能可以步行,但上肢部分或完全麻痹。

2.半切综合征　常见于刀伤或枪伤。脊髓只损伤半侧,由于温痛觉神经在脊髓发生交叉,因而造成损伤同侧肢体本体感觉和运动丧失,对侧痛温觉丧失。

3.前束综合征　脊髓前部损伤,造成损伤平面以下运动和痛温觉丧失,而本体感觉存在。

4.后束综合征　脊髓后部损伤,造成损伤平面以下本体感觉丧失,而运动和痛温觉存在。

5.脊髓圆锥综合征　主要为脊髓骶段圆锥损伤,可引起膀胱、肠道和下肢反射消失。偶尔可以保留骶段反射。

6.马尾综合征　指椎管内腰骶神经根损伤,可引起膀胱、肠道及下肢反射消失。马尾的性质实际上是外周神经,因此有可能出现神经再生,而导致神经功能逐步恢复。马尾损伤后神经功能的恢复有可能需要2年左右的时间。

7.脊髓震荡　指暂时性和可逆性脊髓或神经生理功能丧失,可见于只有单纯性压缩性骨折,甚至放射线检查阴性的患者。脊髓并没有机械性压迫,也没有解剖上的损害。另一种假设认为,脊髓功能丧失是由于短时间压力波所致,缓慢的恢复过程提示反应性脊髓水肿的消退。此型患者可见反射亢进但没有肌肉痉挛。

二、康复评定

(一)关于损伤的评定

1.神经平面的评定　神经平面是指身体双侧有正常的运动和感觉功能的最低脊髓节段。例如 C_6 损伤,意味着 $C_6 \sim C_1$ 节段仍然完好, $C_7 \sim S_5$ 节段有损伤。确定损伤平面时应注意:

(1)脊髓损伤神经平面主要以运动损伤平面为依据,但 $T_2 \sim L_1$ 节段,运动损伤平面难以确定,故主要以感觉损伤平面来确定。

(2)运动损伤平面和感觉损伤平面是通过检查关键肌的徒手肌力和关键感觉点的痛觉(针刺)和轻触觉来确定。美国脊髓损伤学会(ASIA)和国际脊髓学会(ISCoS)根据神经支配的特点,选出一些关键肌和关键感觉点,通过对这些肌肉和感觉点的检查,可迅速地确定损伤平面,关键肌和关键感觉点见表17-1。

(3)确定损伤平面时,该平面关键肌的肌力必须≥3级,该平面以上关键肌的肌力必须正常。如脊髓C7节段发出的神经纤维(根)主要支配肱三头肌,在检查SCT患者时若肱三头肌肌力≥3级, C_6 节段支配的伸腕肌肌力5级,则可判断损伤平面为 C_7 。

(4)损伤平面的记录:由于身体两侧的损伤水平可能不一致,评定时需同时检查身体两侧的运动损伤平面和感觉损伤平面,并分别记录(右-运动,左-运动;右-感觉,左-感觉)。

2.损伤程度评定　根据 ASIA 的残损分级来判定(表17-1)。

表 17-1　损伤平面的确定

运动平面	感觉平面
C_2	枕骨粗隆
C_3	锁骨上窝
C_4	肩锁关节顶部
C_5 屈肘肌(肱二头肌、肱肌)	肘前窝外侧
C_6 伸腕肌(桡侧伸腕长和短肌)	拇指近节背侧皮肤
C_7 伸肘肌(肱三头肌)	中指近节背侧皮肤
C_8 中指屈肌(指深屈肌)	小指近节背侧皮肤
T_1 小指展肌	肘前窝内侧
T_2	腋窝顶部

续表

运动平面	感觉平面
T_3	第 3 肋间
T_4	第 4 肋间(乳线)
T_5	第 5 肋间(在 $T_4 \sim T_6$ 的中点)
T_6	第 6 肋间(剑突水平)
T_7	第 7 肋间(在 $T_6 \sim T_8$ 的中点)
T_8	第 8 肋间(在 $T_6 \sim T_{10}$ 的中点)
T_9	第 9 肋间(在 $T_8 \sim T_{10}$ 的中点)
T_{10}	第 10 肋间(脐)
T_{11}	第 11 肋间(在 $T_{10} \sim T_{12}$ 的中点)
T_{12}	腹股沟韧带中点
L_1	$T_{12} \sim L_2$ 之间的 1/2 处
L_2 屈髋肌(髂腰肌)	大腿前中部
L_3 伸膝肌(股四头肌)	股骨内髁
L_4 踝背伸肌(胫前肌)	内踝
L_5 趾长伸肌(踇长伸肌)	足背第 3 跖趾关节处
S_1 踝跖屈肌(腓肠肌和比目鱼肌)	外踝
S_2	腘窝中点
S_3	坐骨结节
$S_{4 \sim 5}$	肛门周围

表 17-2　ASIA 残损分级

损伤程度	临床表现
A 完全性损伤	$S_4 \sim S_5$ 无感觉和运动功能
B 不完全性损伤	损伤平面以下,包括 $S_4 \sim S_5$,有感觉功能但无运动功能
C 不完全性损伤	损伤平面以下存在运动功能,平面以下一半以上关键肌肌力<3 级
D 不完全性损伤	损伤平面以下存在运动功能,平面以下至少一半关键肌肌力≥3 级
E 正常	感觉和运动功能正常

损伤是否完全性的评定以最低骶节($S_4 \sim S_5$)有无残留功能为准。残留感觉功能时,刺激肛门皮肤与黏膜交界处有反应或刺激肛门深部时有反应。残留运动功能时,肛门指检时肛门外括约肌有自主收缩。完全性脊髓损伤:$S_4 \sim S_5$ 既无感觉也无运动功能。不完全性脊髓损伤:$S_4 \sim S_5$ 有感觉或运动功能。

3.脊髓功能部分保留区　完全性脊髓损伤患者在脊髓损伤平面以下大约 1~3 个脊髓节段中仍有可能保留部分感觉或运动功能,脊髓损伤平面与脊髓功能完全消失的水平之间的脊髓节段,称为脊髓功能部分保留区。

4.脊髓休克的评定　球海绵体反射是判断脊髓休克是否结束的指征之一,此反射的消失为休克期,反射的再出现表示脊髓休克结束。但需注意的是极少数正常人不出现该反射,圆锥损伤时也不出现该反射。

具体检查方法:用戴手套示指插入肛门,另一手刺激龟头(女性刺激阴蒂),阳性时手指可以明显感觉肛门外括约肌的收缩。脊髓休克结束的另一指征是损伤水平以下出现任何感觉运动或肌肉张力升高和痉挛。

(二)运动功能的评定

1.运动评分　脊髓损伤的肌力评定不同于单块肌肉,需要综合进行。ASIA 和 ISCoS 采用运动评分法(MS),所选的 10 组肌肉和评分法见表 17-3。

表 17-3　运动评分法

右侧的评分	平面	代表性肌肉群	左侧的评分
5	C_5	屈肘肌群	5
5	C_6	伸腕肌群	5
5	C_7	伸肘肌群	5
5	C_8	中指屈肌群	5
5	T_1	小指展肌群	5
5	L_2	屈膝肌群	5
5	L_3	伸膝肌群	5
5	L_4	踝背伸肌群	5
5	L_5	长伸趾肌群	5
5	S_1	踝跖屈肌群	5

评定时分左、右两侧进行。评定标准:采用 MMT 法测定肌力,每一组肌肉所得分值与测得的肌力级别相同,从 1 分至 5 分不等。如测得肌力为 1 级则评 1 分,5 级则评 5 分。最高分左侧 50 分,右侧 50 分,共 100 分。也可将上肢、下肢分开计分,上肢双侧最高 50 分,下肢双侧最高 50 分,共 100 分,这是 ASIA 和 ISCoS 2006 版推荐的运动评分方法。评分越高表示肌肉功能越佳,据此可评定运动功能。

2.痉挛评定　目前临床上多用改良的 Ashworth 量表。评定时检查者徒手牵伸痉挛肌进行全关节活动范围内的被动运动,通过感觉到的阻力及其变化情况把痉挛分成 0~4 级。

(三)感觉功能的评定

采用 ASIA 和 ISCoS 的感觉评分(SS)来评定感觉功能,选择 $C_2 \sim S_5$ 共 28 个节段的关键感觉点,分别检查身体两侧各点的针刺和轻触觉,感觉正常得 2 分,异常(减退或过敏)得 1 分,消失为 0 分。每侧每点每种感觉最高为 2 分。每种感觉一侧最高为 56 分,左右两侧为 2×56-112 分。两种感觉得分之和最高可达 224 分。分数越高表示感觉越接近正常。

(四)ADL 能力评定

截瘫患者可用改良的 Barthel 指数,对四肢瘫患者用四肢瘫功能指数(QIF)来评定。QIF 评定的内容有转移、梳洗、洗澡、进食、穿脱衣服、轮椅活动、床上活动、膀胱功能、直肠功能、护理知识,共 10 项,评分采用 0、1、2、3、4 分的 5 级制,每项最高得分为 4 分,经权重处理后得出总分。

(五)其他

对脊髓损伤的患者,还需进行神经源性膀胱的评定、性功能障碍的评定、心肺功能的评定、心理障碍的评定。

三、康复治疗

脊髓损伤的康复治疗包括急性期的康复治疗和恢复期的康复治疗,采用物理治疗、作业治疗、康复工程、心理治疗等康复措施,并需注意及时处理合并症。

(一)急性期的康复

急性期一般指患者伤后在脊柱外科(骨科)住院时,当临床抢救告一段落,患者生命体征和病情基本平稳、脊柱稳定即可开始康复训练。急性期主要采取床边训练方法。主要目的是及时处理并发症、防止废用综合征,如预防肌肉萎缩、骨质疏松、关节挛缩等,为以后的康复治疗创造条件。训练内容包括以下几个方面:

1.良肢位训练　患者卧床时应注意保持肢体处于功能位置。

2.关节被动运动　对瘫痪肢体进行关节被动运动训练,1~2次/天,每一关节在各轴向活动 20 次即可,以防止关节挛缩和畸形的发生。

3.体位变换　对卧床患者应定时变换体位,一般每 2 小时翻身 1 次,以防止压疮形成。

4.早期坐起训练　对脊髓损伤后脊柱稳定性良好者应早期(伤后或术后 1 周左右)开始坐位训练,每日 2 次,每次 30 分钟~2 小时。开始时将床头摇起 30°,如无不良反应,则每天将床头升高 15°,一直到 90°,并维持继续训练。一般情况下,从平卧位到直立位需 1 周的适应时间,适应时间长短与损伤平面相关。

5.站立训练　患者经过坐起训练后无体位性低血压等不良反应即可考虑进行站立训练。训练时应保持脊柱的稳定性,佩带腰围训练起立和站立活动。患者站起立床,从倾斜 20°开始,角度渐增,8 周后达到 90°,如有不良反应发生,应及时降低起立床的高度。

6.呼吸及排痰训练　对颈髓损伤呼吸肌麻痹的患者应训练其腹式呼吸,咳嗽、咳痰能力以及进行体位排痰训练,以预防及治疗呼吸系统并发症并促进呼吸功能。

7.大、小便的处理　SCI 后 1~2 周多采用留置导尿的方法。每天进水量达到 2 500~3 000ml,并记录出入水量。之后可采用间歇清洁导尿术。便秘可用润滑剂、缓泻剂与灌肠等方法处理。

8.临床处理原则　急性期临床处理原则,如药物的使用等。

(二)恢复期的康复训练

恢复期的康复训练指患者进入康复医学科住院或门诊,依患者病情,进入恢复期的时间可以更早一些或迟一些,此时骨折部位稳定、神经损害或压迫症状稳定、呼吸平稳后即可进入恢复期治疗。

1.肌力训练　完全性脊髓损伤患者肌力训练的重点是肩和肩胛带的肌肉,特别是背阔肌、内收肌、上肢肌肉、腹肌。不完全性脊髓损伤,残留肌肉一并训练。肌力 3 级的肌肉,可以采用主动运动;肌力 2 级时可以采用助力运动、主动运动;肌力 1 级时只有采用功能性电刺激、被动运动的方式进行训练。肌力训练的目标是使肌力达到 3 级以上。脊髓损伤患者为了应用轮椅、拐或助行器,在卧床、坐位时均要重视训练肩带肌力,包括上肢支撑力训练、肱三头肌和肱二头肌训练和握力训练。

对使用低靠背轮椅者,还需要进行腰背肌的训练。卧位时可采用举重、支撑,坐位时利用支撑架等。

2.垫上训练　治疗垫上可进行:①翻身训练,适用于早期未完全掌握翻身动作技巧的患者继续练习。②牵伸训练,主要牵伸下肢的腘绳肌、内收肌和跟腱。牵伸腘绳肌是为了使患者直腿抬高大于 90°,以实现独立坐。牵伸内收肌是为了避免患者因内收肌痉挛而造成会阴部清洁困难。牵伸跟腱是为了防止跟腱挛缩,以利于步行训练。牵伸训练可以帮助降低肌肉张力,从而对痉挛有一定的治疗作用。③垫上移动训练。④手膝位负重及移行动训练。

3.坐位训练　可在垫上及床上进行。坐位可分为长坐位(膝关节伸直)和端坐位(膝关节屈曲 90°)。进行坐位训练前患者的躯干需有一定的控制能力或肌力，双侧下肢各关节需要一定的活动范围，特别是双侧髋关节活动范围需接近正常。坐位训练可分别在长坐位和端坐位两种姿势下进行。实现长坐才能进行穿裤、袜和鞋的训练。坐位训练还包括坐位静态平衡训练，躯干向前、后、左、右侧以及旋转活动时的动态平衡训练。在坐位平衡训练中，还需逐步从睁眼状态下的平衡训练过渡到闭眼状态下的平衡训练。

4.转移训练　转移是SCI患者必需掌握的技能。包括帮助转移和独立转移。帮助转移有3人帮助、2人帮助和1人帮助。独立转移则由患者独立完成转移动作。转移训练包括床与轮椅之间的转移、轮椅与坐便器之间的转移、轮椅与汽车之间的转移以及轮椅与地之间的转移等。在转移训练时可以借助一些辅助器具，例如滑板。

5.步行训练　步行训练的目标是：

(1)治疗性步行：佩带骨盆托矫形器或膝踝足矫形器，借助双腋拐进行短暂步行，一般适合于$T_6 \sim T_{12}$平面损伤患者。

(2)家庭功能性行走：可在室内行走，但行走距离不能达到900m，一般见于$L_1 \sim L_3$平面损伤患者。

(3)社区功能性行走：L_4以下平面损伤患者穿戴踝足矫形器，能上下楼，能独立进行日常生活活动，能连续行走900m以上。

完全性脊髓损伤患者步行的基本条件是上肢有足够的支撑力和控制力。不完全性脊髓损伤者，则要根据残留肌力的情况确定步行能力。步行训练分为平行杠内步行训练和拐杖步行训练。先在平行杠内练习站立及行走，包括摆至步、摆过步和四点步，逐步过渡到平衡训练和持双拐行走训练。助动功能步行器ARGO的出现使SCI患者步行功能得到更大改善。行走训练时要求上体正直、步伐稳定、步速均匀。耐力增强之后可以练习跨越障碍、上下台阶、摔倒及摔倒后起立等训练。目前减重步行训练装置应用使脊髓损伤患者步行训练变得更易。

6.轮椅训练　伤后2~3个月患者脊柱稳定性良好，坐位训练已完成，可独立坐15分钟以上时，开始进行轮椅训练。上肢力量及耐力是良好轮椅操纵的前提。轮椅训练包括向前驱动、向后驱动，左右转训练，前轮跷起行走及旋转训练，上斜坡训练和跨越障碍训练，上楼梯训练以及下楼梯训练，越过马路镶边石的训练，过狭窄门廊的训练及安全跌倒和重新坐直的训练。注意每坐30分钟，必须用上肢撑起躯干，或侧倾躯干，使臀部离开椅面减轻压力，以免坐骨结节处发生压疮。

7.矫形器的使用　配用适当的下肢矫形器为很多截瘫患者站立步行所必需。通常腰髓平面损伤有踝关节不稳，但腰、腹肌功能存在，尚能控制骨盆者可用膝踝足矫形器(KAFO)；下胸髓水平损伤，腰腹肌受损时须用带骨盆托的髋膝踝矫形器(HKAFO)。KAFO与HKAFO的踝关节宜固定在背屈10°的位置，使站立时下肢稍前倾，以便利用髋过伸姿位保持髋部稳定及平衡。支具的各节段应牢固固定于各节段肢体，使应力分散，防止压疮形成。

8.日常生活活动能力的训练　SCI患者特别是四肢瘫患者，训练日常生活活动能力尤其重要。自理活动，如吃饭、梳洗、上肢穿衣等，在床上可进行时，就应过渡到轮椅上进行。洗澡可在床上或洗澡椅上给予帮助完成。借助一些自助器具有利于动作的完成。环境控制系统及护理机器人可极大地帮助四肢瘫患者生活自理。此外，ADL训练应与手功能训练结合进行，包括手功能重建后。

9.功能性电刺激　可克服肢体不动的危害，使肢体产生功能性活动。SCI后下肢易发生深静脉血栓，电刺激小腿肌肉可减少发生危险。FES可产生下肢功能性活动，如站立和行走。

应用超短波、紫外线等物理因子治疗可减轻损伤部位的炎症反应、改善神经功能。

10.心理治疗　脊髓损伤给患者在精神上带来了难以描述的痛苦，但大多数患者经过一段时间的心理治疗会勇敢的面对现实。康复的目的是帮助患者重新回到尽可能正常的生活中去。康复工作绝不仅限于功能训练,还要强调患者在心理社会方面的适应,这包括在悲伤的时候提供必需的社会支持和帮助重塑自身形象,形成新的生活方式和对世界的重新认识,重新设计未来的计划,帮助患者在社会中找到自己应有的位置。

11.其他　SCI患者根据条件和恢复情况,可进行文体训练及职业康复训练。

(三)并发症的处理

脊髓损伤后两种最严重的并发症为压疮并发败血症、尿路感染并发肾功能不全。痉挛、深静脉血栓形成、异位骨化也不少见,因此对并发症的处理很重要。

1.深静脉血栓　据报道,脊髓损伤患者中,深静脉血栓的发生率为40%～100%,但具有诸如大腿或小腿肿胀、体温升高、肢体局部温度升高等临床表现的只占15%。未发现和未处理的深静脉血栓可导致肺栓塞和突然死亡,因此需要早期诊断采取治疗措施。

2.异位　骨化异位骨化通常指在软组织中形成骨组织。在SCI后发生率为16%～58%不等。发病机制不明。SCI后的运动治疗与此病的发生无多大关系,因此休息不动并不能减少异位骨化的发生。此症好发于髋关节,其次为膝、肩、肘关节及脊柱,一般发生于伤后1～4个月,通常发生在损伤水平以下,局部多有炎症反应,伴全身低热,任何SCI患者如有不明原因的低热应想到此症。治疗措施有:应用消炎止痛药和其他药物、冷敷、手术。著骨化限制关节活动则需手术摘除。

(李建勇)

第二节　脊髓病变的康复治疗

一、概述

脊髓属于中枢神经系统,通过上行纤维束联络大脑引起大脑冲动,又通过脊髓下行纤维束下传,支配身体其他部位的功能。当脊髓受到损伤时可引起其控制水平以下的四肢和躯干的瘫痪,同时合并有膀胱、直肠功能障碍。

分类:根据损伤的水平面的高低可分为四肢瘫和截瘫;根据损伤程度的轻重可分为完全性瘫痪和不完全性瘫痪。

脊髓损伤分级(IS):

1.完全性损伤　S_4～S_5无感觉及运动功能,肛门指诊无肛门括约肌收缩。

2.不完全性损伤　保留感觉,但无运动。

3.不完全性损伤　保留运动,神经平面以下有一半的关键肌肌力小于三级。

4.不完全性损伤　保留运动,神经平面以下有一半的关键肌肌力大于三级。

5.运动感觉功能正常,但肌张力增高　目前临床上主要针对不完全性瘫痪进行康复治疗,主要目的是预防和治疗并发症,充分利用残存的功能,提高生活自理能力,重返职业、家庭和社会。

二、脊髓病变患者的康复评定

(一)感觉障碍

感觉障碍包括痛觉、触觉、温度觉、关节的位置觉、震动觉等感觉的减退或消失。损伤部位在前时痛觉、温度觉障碍,损伤部位在后时触觉、关节的位置觉障碍。

(二)反射障碍

牵张反射、屈肌反射、血压反射、膀胱反射、排便反射等均消失。

(三)脊髓损伤平面的确立

临床上诊断脊髓损伤平面指脊髓的最低水平功能,即脊髓具有功能支配的身体双侧感觉、运动的最低节段。脊髓损伤的评定按美国脊髓损伤学会 2000 年标准。

1.感觉损伤平面的确定 用针刺觉和轻触觉检查身体两侧各自的 28 对皮区感觉关键点来确定感觉平面,分为 3 个等级。0:缺失;1:障碍,指部分障碍或感觉异常;2:正常。正常者总积分为 112 分(双侧)。

2.运动损伤平面的确定 是最低的正常运动平面,该平面支配的肌力(徒手肌力)在 3 级以上,该平面以上节段支配的关键肌的肌力应在 4~5 级。正常者总积分为 100 分(双侧),每侧各测 10 组肌肉:上肢 C_5~T_1;下肢 L_2~S_1 支配的肌肉。

3.对残留感觉功能界定 刺激肛门周围的皮肤、黏膜交界处的反应或刺激肛门深部的反应。对残留运动功能界定:肛门指诊时外括约肌有随意收缩。

(四)Berg 平衡评价(表 17-4)

表 17-4 Berg 平衡评价表

1.从坐位站立:手有无辅助

2.无支持站立:2 分钟或 30 秒

3.无靠背坐位:2 分钟或 30 秒或 10 秒

4.从站立位坐下:是否需要用手帮助控制身体的下降,是否需要他人的帮助

5.转移:用手扶转移的程度,是否需要他人的帮助

6.无支持闭目站立:10 秒或 3 秒

7.双脚并拢无支持站立:1 分钟或 30 秒或 15 秒,有无他人辅助

8.站立时上肢向前伸展并向前移动:能够向前伸出 25cm 或 12cm 或 5cm,向前伸展并向前移动是否失去平衡或需外部支持

9.站立位时从地面捡起东西:能否捡东西如鞋子,如不能捡起,伸手向下达 2~5cm,能否独立地保持平衡

10.站立位转身向后看:从两侧向后看,体重转移情况,从一侧转向后看,身体的平衡维持情况

11.转身 360°:在小于等于 4 秒,是否能安全的转身 360°

12.无支撑站立时将一只脚放在台阶或凳子上:能否安全的独立站 20 秒内完成 8 次,有无辅助完成四次或两次

13.一脚在前的无支持站立:能否独立地将双脚一前一后地排列(无距离)(或有距离)并保持 30 秒,能否独立向前迈一小步并保持 30 秒或多或 15 秒,有无辅助

14.单腿站立:能否独立抬腿并保持 5~10 秒或 3 秒,是否需要辅助

(五)排泄障碍

1.排尿障碍 高于脊髓 T_{11}~S_4 节段的损伤,都会有不同程度的膀胱功能障碍。包括被动性尿失禁、反射性膀胱、自主性膀胱。

2.排便障碍 便秘、排便失禁(弛缓性大肠)。

(六)并发症

泌尿系统感染、呼吸系统感染、深静脉血栓的形成、关节的挛缩、肌肉的痉挛、压疮等。

三、脊髓病变患者的康复训练与护理

（一）保持肢体的功能位

1.仰卧位　上肢:双肩下各一个靠垫,使双肩向前,防止肩后缩。双上肢放在身体两侧的枕头上,肘关节伸展,前臂旋后,腕关节背伸,手指自然屈曲。下肢:髋关节伸展、轻度外展位。膝关节下各垫一个小软垫,防止膝关节过伸。双足可佩戴踝关节矫形肢具,防止足下垂。没有肢具的应在双足下放楔形垫,使踝关节处于背屈位。注意禁止将被子强行压在床垫下面,可在床尾放一个支架,将被子支撑起,以防被子的重量压迫双足,加重足下垂。

2.侧卧位　上肢:下方肩向前,呈屈曲位;肘关节伸直,前臂旋后;上方的上肢可放在胸前的枕头上或放在自己的身体上。腕关节处背伸位,手指自然屈曲。躯干:背后可放一个枕头,给予支持。下肢:下方下肢的髋关节.膝关节伸展;上方下肢髋关节、膝关节屈曲跨过对侧肢体放在枕头上,但注意足不能悬空于枕头边缘,也应放在枕头上。

（二）翻身、起坐和移动训练

1.翻身　向左(右)翻身时,将右(左)腿放在左(右)腿上,双上肢放在胸前,躯干向左(右)侧翻转,这样反复练习可增加躯干肌的力量)。患者可利用上肢的甩动所引起的惯性翻身。

2.起坐

(1)急性期:摇起床头,逐渐增加床头的角度和时间,每隔 1～2 天增加 15°。如患者感觉不适,立即放平床头,防止直立性低血压或跌倒。

(2)恢复期:加强坐位平衡训练。让患者取长坐位,即髋关节屈曲 90°,膝关节伸展,双手支撑。①让患者取长坐位,一只手支撑,另一只手抬起。②让患者取长坐位,双手抬起保持平衡,治疗师或护士在后方保护。患者可进行向前、后、左、右倾斜,加强坐位平衡。③让患者取长坐位,治疗师与患者可进行投球、接球训练,训练患者的动态平衡。起坐的顺序:靠坐-扶坐-自坐-床边坐。

3.床上移动

(1)侧方移动:仰卧位下,患者向侧方移动时,先将头肩移向一侧,双手抱自己腰同侧移动,再分别抱左右腿向同侧移动;长坐位下,患者将手移向将移动的侧方,然后双手支撑,将臀部抬起向侧方移动。

(2)向前移动:患者长坐位,双手支撑髋关节的侧前方,肘伸直,前臂旋后;提起臀部;头、躯干向前屈,使臀部向前移动。

（三）轮椅转移

轮椅转移分为直角转移和 45°角转移。

1.在直角转移中要嘱患者自己驱动轮椅到床边,轮椅要与床成直角,进行刹车后,先用上肢将双腿抬至床面上,双腿伸直,用上肢撑轮椅两侧扶手进行向前方转移到床上。

2.45°角转移指将轮椅推至与床边呈 45°角,进行刹车后,打开一侧扶手、一手撑床,一手撑扶另一侧扶手,将身体撑至床面上。

（四）关节的被动活动

1.被动活动的目的在于防止关节挛缩。做关节活动度训练时手法要轻柔、无痛,每个关节都要做,一天至少两次,尤其注意肩、肘、腕、手指、髋、膝、踝等关节活动度的保持。

2.根据损伤部位的不同,可进行针对性训练,尤其要充分发挥上肢的残余功能。

(1)C_5 损伤的患者利用肱二头肌的屈肘功能进行床上翻身训练。

(2)C$_6$损伤的患者增加了伸腕功能,能完成更多的日常生活活动。

(3)C$_7$损伤的患者增加了伸肘功能,大大提高了功能的独立性,能够支撑身体做减压运动。

(五)压疮的预防

对于四肢瘫和截瘫的患者来说,预防压疮是非常必要的。应当注意的是剪切力与摩擦力的危害。当患者坐姿或卧位不正确时易产生剪切力,当患者移动时拖拽肢体造成摩擦力,均易形成患者皮肤的破溃。因此,预防压疮是脊髓患者的长期工作。

预防的方法:

1.定时更换患者的体位,尽早学会自我翻身变换体位。翻身后将骨关节突出的部位加以保护,可用垫圈垫起。

2.坐位时可用移动躯干进行减压,以缓解骶骨、尾骨、坐骨的压力。

3.勤换床单,保持床单平整、干燥。

4.在转移和活动患者时,注意不要碰伤患者。

(六)呼吸及排痰的训练

1.呼吸训练 高位截瘫的患者,由于呼吸肌的无力,造成肺功能和咳嗽反射降低,易引起肺炎和肺不张。因此呼吸功能的训练是十分必要的。呼吸训练包括胸式呼吸训练和腹式呼吸训练。

(1)对肋间肌无力者,治疗师双手张开放在患者双侧肋部,在患者吸气后用力挤压帮助呼气,吸气时松开双手。

(2)对腹肌无力者,治疗师用单手或双手在患者的上腹部施压帮助呼气,在呼气快要结束时突然松手,代替腹肌的功能。

(3)对能随意支配呼吸的患者,进行缩口呼吸训练(吹蜡烛)等,以增加呼气阻力,使气体缓慢呼出,压力增大,肺泡扩张。

(4)上肢上举,进行呼吸训练和扩胸训练。

2.排痰训练

(1)手叩击排痰:手指并拢微屈,手掌心形成空心。沿着脊柱的两侧从第12肋缘开始,由下往上进行叩击,震动肺纤毛促进痰液排出。

(2)震动法:治疗师双手放在患者双侧肋缘处,在患者进行深呼气时震动双手,使粘在气管壁上的痰松动并排出。

(七)排尿的训练

1.间歇导尿或连续引流 在脊髓损伤后脊髓休克期的患者常伴有大量残余尿或尿潴留者,如肾功能正常,可用间歇导尿术。间歇导尿每4~6小时导尿1次,保持膀胱容量在500ml以下。初时由医护人员操作。如患者全身情况较好,可训练病人自行导尿。间歇导尿在女性较为适宜。如各种手术疗法均无效果,可终生进行自行间歇导尿。如病人全身情况不佳或肾功能有损害,应用留置导尿管连续引流。

2.增加膀胱内压及膀胱收缩的训练

(1)用手挤压下腹部或用屏气法可使压力达到4.9kPa(50cmH$_2$O),使尿液排出。

(2)另外也可使用促进或引发反射性逼尿肌收缩,寻找触发点,如通过牵拉阴毛、挤压阴茎,刺激肛门、轻叩下腹部等诱发排尿。

(3)电刺激:将微电极放置膀胱壁或直接刺激骶髓、骶神经运动支引起逼尿肌收缩,产生排尿。

(4)针灸疗法:针灸治疗糖尿病所致的感觉麻痹性膀胱有较好效果,对于早期病变疗效尤其显著。

（八）排便的训练

1.反射性大肠　首先判断直肠内有无粪便,有应进行刺激。坚硬的粪便用手抠出;软便则戴上手套,涂上润滑剂,手指轻柔插入直肠做环形运动,顺时针刺激直肠壁 30～60 秒。另外可用开塞露帮助排便。如患者能坐直 90°,应让患者在坐便器或便椅上靠重力协助排便。

2.迟缓性大肠　因排便反射消失,训练更加困难。定期检查直肠内有无粪便,反馈患者信息,让患者配合指令,训练排便。这种直肠检查在患者很好地控制排便时方可取消。

四、脊髓损伤平面与功能预后

1.C_4 平面　可用口或气控开关,控制环境系统或电动轮椅。

2.C_5 平面　可用生活辅助具自己进食,操纵轮椅,窗与轮椅间的转移。

3.C_6 平面　独立穿衣,自己完成身体转移。

4.C_7～T_2 平面　独立身体转移,使用轮椅。

5.T_3～T_{12} 平面　穿戴矫形器,用腋拐可治疗性站立和步行。

6.L_1～L_2 平面　利用矫形器和拐杖做家庭功能性步行。

7.L_3 以下平面　利用矫形和拐杖进行社区功能性步行。

（赵红霞）

第三节　周围神经病损的康复治疗

一、概述

周围神经由神经节、神经丛、神经干、神经末梢组成,分为脊神经、脑神经、内脏神经。周围神经多为混合性神经,含有感觉纤维、运动纤维及自主神经纤维。周围神经病损一般可分为周围神经损伤和神经病两大类。周围神经损伤是由于周围神经丛、神经干或其分支受外力作用而发生的损伤,如挤压伤、牵拉伤、挫伤、撕裂伤、切割伤、火器伤、医源性损伤等,主要病理变化是损伤远端神经纤维发生瓦勒变性;神经病是指周围神经的某些部位由于炎症、中毒、缺血、营养缺乏、代谢障碍等引起的病变,旧称神经炎,轴突变性是其常见的一种病理改变,与瓦勒变性基本相似。

周围神经损伤按 Seddon 方法可分为:神经失用:神经轴突和神经膜均完整,传导功能暂时丧失;神经轴突断裂:神经外膜、神经束膜、神经内膜和施万细胞完整,神经轴突部分或完全断裂,出现瓦勒变性,运动和感觉功能部分或完全丧失;神经断裂:指神经的连续性中断,导致运动和感觉功能完全丧失。神经失用多由挤压或药物损害引起,一般可在 6 个月内完全恢复。神经轴突断裂多为挤压或牵拉伤所致,可自行恢复,但轴突需自损伤部位向远端再生,再生速度约为 1～2mm/d,故需时较久。神经断裂多为严重拉伤或切割伤所致,必须手术修复,术后神经功能可恢复或恢复不完全。按 Sunderland 方法可将周围神经损伤分为5 度。

周围神经病损的主要临床表现:

1.运动障碍　出现弛缓性瘫痪、肌张力降低、肌肉萎缩。

2.感觉障碍　表现为感觉减退或消失、感觉过敏,主观有麻木感、自发疼痛等。

3.反射障碍　腱反射减弱或消失。

4.自主神经功能障碍　皮肤发红或发绀;皮温低;无汗、少汗或多汗;指(趾)甲粗糙变脆等。

常见的周围神经病损有臂丛神经损伤、桡神经损伤、正中神经损伤、尺神经损伤、坐骨神经损伤、腓总神经损伤、胫神经损伤、腕管综合征、糖尿病性周围神经病、三叉神经痛、特发性面神经麻痹(又称 Bell 麻痹)、肋间神经痛、坐骨神经痛等。

二、康复评定

通过详细的病史采集和体格检查,可初步判断神经受损的部位和程度。为了进一步确定神经受损的性质、作出预后判断、确定康复目标、制订康复计划、评价康复疗效,还必须进行一系列的康复评定。

(一)运动功能评定

1.肌力评定

2.关节活动范围测定

3.患肢周径的测量用尺测量或容积仪测量受累肢体周径并与相对应健侧肢体比较。

4.运动功能恢复等级评定 由英国医学研究会(BMRC)提出,将神经损伤后的运动功能恢复情况分为六级,简单易行,是评定运动功能恢复最常用的方法(表 17-5)。

表 17-5　周围神经病损后运动功能恢复评定表

恢复等级	评定标准
0 级(M_0)	肌肉无收缩
1 级(M_1)	近端肌肉可见收缩
2 级(M_2)	近、远端肌肉均可见收缩
3 级(M_3)	所有重要肌肉能抗阻力收缩
4 级(M_4)	能进行所有运动,包括独立的或协同的运动
5 级(M_5)	完全正常

(二)感觉功能评定

周围神经病损后感觉消失区往往较实际损伤小,且感觉消失区边缘存在感觉减退区。还可以做 Von Frey 单丝压觉试验。周围神经病损后感觉功能恢复的评定可参考英国医学研究会的分级评定表(表 17-6)。

表 17-6　周围神经病损后感觉功能恢复评定表

恢复等级	评定标准
0 级(S_0)	感觉无恢复
1 级(S_1)	支配区皮肤深感觉恢复
2 级(S_2)	支配区浅感觉和触觉部分恢复
3 级(S_3)	皮肤痛觉和触觉恢复、且感觉过敏消失
4 级(S_{3+})	感觉达到 S 水平外,两点辨别觉部分恢复
5 级(S_4)	完全恢复

（三）反射检查

反射检查时需患者充分合作,并进行双侧对比检查。常用反射有肱二头肌反射、肱三头肌反射、桡骨骨膜反射、膝反射、踝反射等。

（四）自主神经检查

常用发汗试验,包括 Minor 淀粉-碘试验、茚三酮试验。

（五）电诊断检查

对周围神经病损,电诊断检查具有重要意义,具有诊断和功能评定的价值,常用方法有:

1.直流感应电测定　应用间断直流电和感应电刺激神经、肌肉,根据阈值的变化和肌肉收缩状况来判断神经肌肉的功能状态。

2.强度-时间曲线　是一种神经肌肉兴奋性的电诊断方法。通过时值测定和曲线描记判断肌肉为完全失神经支配、部分失神经支配及正常神经支配,并可反映神经有否再生。

3.肌电图检查　对周围神经病损有重要的评定价值,可判断失神经的范围与程度以及神经再生的情况。由于神经损伤后的变性、坏死需经过一定时间,失神经表现伤后 3 周左右才出现,故最好在伤后 3 周进行肌电图检查。

4.神经传导速度的测定　对周围神经病损是最为有用的。可以确定传导速度、动作电位幅度和末梢潜伏时。既可用于感觉神经也可用于运动神经的功能评定,以及确定受损部位。正常情况下,四肢周围神经的传导速度一般为 40～70m/s。神经损伤时,传导速度减慢。

三、康复治疗

康复治疗的目的早期是防治各种并发症(炎症、水肿等);晚期促进受损神经再生,以促进运动功能和感觉功能的恢复,防止肢体发生挛缩畸形,最终改善患者的日常生活和工作能力,提高生活质量。康复治疗应早期介入,介入越早,效果越好。治疗时根据病情的不同时期进行有针对性的处理。

（一）早期

早期一般为发病后 5～10 天。首先要针对致病因素去除病因,减少对神经的损害,预防关节挛缩的发生,为神经再生作好准备。具体措施有:

1.受累肢体各关节功能位的保持　应用矫形器、石膏托,甚至毛巾将受累肢体各关节保持在功能位。如垂腕时将腕关节固定于背伸 20°～30°功能位,垂足时将踝关节固定于 90°功能位等。

2.受累肢体各关节的主被动运动　由于肿胀、疼痛、不良肢位、肌力不平衡等因素,周围神经损伤后常易出现关节挛缩和畸形,故受累肢体各关节早期应做全范围各轴向的被动运动,每天至少 1～2 次,以保持受累关节正常活动范围。若受损程度较轻,则进行主动运动。

3.受累肢体出现肿胀的处理　可采用抬高患肢、弹力绷带包扎、作轻柔的向心性按摩与受累肢体的被动活动、冰敷等措施。水肿与病损后血液循环障碍、组织液渗出增多有关。

4.物理因子的应用　早期应用超短波、微波、红外线等温热疗法,既有利于改善局部血液循环,促进水肿、炎症吸收,又有利于促进神经再生。有条件时可用水疗。

5.受累部位的保护　由于受累肢体的感觉缺失,易继发外伤,应注意对受累部位的保护,如戴手套、穿袜等。若出现外伤,选择适当的物理因子进行物理因子治疗,如紫外线,促进伤口早期愈合。

（二）恢复期

早期炎症水肿消退后,即进入恢复期,早期的治疗措施仍可有选择地继续使用。此期的重点是促进神经再生、保持肌肉质量、增强肌力和促进感觉功能恢复。

1.神经肌肉电刺激疗法　周围神经病损后,肌肉瘫痪,可采用神经肌肉电刺激疗法以保持肌肉质量,迎接神经再支配。失神经支配后头一个月,肌萎缩最快,宜及早进行神经肌肉电刺激,失神经后数月仍有必要施用神经肌肉电刺激治疗。通常选用三角形电流进行电刺激。此外还可选用直流电、调制中频、温热等进行治疗。

2.肌力训练　受累神经支配肌肉肌力为0~1级时,进行被动运动、肌电生物反馈等治疗;受累神经支配肌肉肌力为2~3级时,进行助力运动、主动运动及器械性运动,但应注意运动量不宜过大,以免肌肉疲劳。随着肌力的增强,逐渐减少助力;受累神经支配肌肉肌力为3~4级时,可进行抗阻练习,以争取肌力的最大恢复。同时进行速度、耐力、灵敏度、协调性与平衡性的专门训练。

3.ADL训练　在进行肌力训练时应注意结合功能性活动和日常生活活动性训练。如上肢练习洗脸、梳头、穿衣、伸手取物等动作;下肢练习踏自行车、踢球动作等。治疗中不断增加训练的难度和时间,以增强身体的灵活性和耐力。

4.作业治疗　根据功能障碍的部位及程度、肌力及耐力的检测结果,进行有关的作业治疗。上肢周围神经损伤患者可进行木工、编织、泥塑、打字、修配仪器、套圈、拧螺丝等操作,下肢周围神经损伤患者可踏自行车、缝纫机等练习。

5.感觉训练　先进行触觉训练,选用软物(如橡皮擦)摩擦手指掌侧皮肤,然后是振动觉训练。后期训练涉及对多种物体大小、形状、质地和材料的鉴别,可将一系列不同大小、不同形状、不同质地、不同材料制成的物体放在布袋中让患者用手触摸辨认,如钥匙、螺钉、回形针、扣子、硬币、橡皮块等。训练原则是:由大物体到小物体,由简单物体到复杂物体,由粗糙质地到纤细质地,由单一类物体到混合物体。

6.促进神经再生　可选用神经生长因子、维生素 B_1、维生素 B_6 等药物,以及超短波、微波、红外线等物理因子,有利于损伤神经的再生。

7.手术治疗　对保守治疗无效而又有手术指征的周围神经损伤患者应及时进行手术治疗。如神经探查术、神经松解术、神经移植术、神经缝合术等。

(赵红霞)

第十八章　神经内科疾病中医治疗

第一节　脑病的中医诊断

脑病是指由于情志所伤、禀赋不足、年老体虚、久病失养等，引起脑的阴阳气血失调和功能失常的一类病证。

一、证候学要点

证候学是应用中医理论，分析疾病的特征、性质、部位及其形成原因和发展变化趋势，从而为辨证治疗提供依据的一个学科领域。脑病的诊断和辨证皆从分析证候入手，证候包括症状和体征，是脑病的主要诊断线索。脑病中常见症状与体征如下。

1.头晕　即病人自感头部晕眩，轻者闭目自止，重者视物旋转，不能站立，若兼目眩者称为眩晕，常伴有恶心呕吐，汗出耳鸣等。头晕病位在脑，病机主要涉及肝肾，与风、痰、瘀、虚有关。根据头晕的不同情况，可以鉴别疾病的不同性质。头晕胀痛，兼见面赤耳鸣，口苦咽干者，为肝阳上亢所致；头晕昏沉，兼见胸闷呕恶痰多者，属痰浊中阻所致；头晕眼花，过劳或突然起立则甚，兼见面白舌淡，心悸失眠者，多为气血不足所致；头晕耳鸣，兼见遗精健忘，腰膝酸软者，为肾精亏虚所致；头晕目眩，多在头项运动时发作，颈僵肩沉，甚则活动转侧受限，为三阳脉阻之项痹。

2.头痛　是由于外感或内伤，致使脉络拘急或失养，清窍不利所引起的以病人自觉头部疼痛为特征的症状。它可以发生在多种急慢性疾病中，有时也是某些相关疾病加重或恶化的先兆。头痛病位在脑，涉及肝、脾、肾等脏腑，风、火、痰、瘀、虚为致病的主要因素。根据头痛的部位，可确定病在何经。头痛连项者，属太阳经；两侧头痛者，属少阳经；前额连眉棱骨痛，属阳明经；巅顶痛者，属厥阴经。头痛由外感引起，多起病较急，痛势较甚；如头痛伴见目眩，心烦易怒，口苦，夜眠不宁，脉沉弦，多为肝阳上亢所致；头痛昏蒙，胸脘满闷，呕恶痰涎，苔腻，为痰浊上扰所致；头痛经久不愈，固定不移，舌紫有瘀点瘀斑，为瘀阻脑络所致；头痛而空，伴见腰膝酸软，神疲乏力，耳鸣，多为肾虚所致。

3.乏力　主要由气虚或湿困所致，肝为罢极之本，脾主肌肉四肢，所以乏力与肝脾关系最为密切，脾气虚，肝血虚，湿困脾胃，容易导致乏力。乏力伴汗出，气短，舌淡脉弱者，为气虚所致；乏力兼见身重头重，纳呆脘痞，苔腻脉濡者，为湿困所致；乏力劳则加重，身重体倦，面色萎黄，大便溏薄，食少腹胀，多为脾虚夹湿所致；乏力劳则加重，腰膝酸软，腹胀不舒，头晕目眩者，多为肝肾亏虚所致。

4.不寐　以经常不易入睡，或睡而易醒不能再睡，甚至彻夜不眠为特征，常并见多梦。不寐是阳不入阴，神不守舍的病理表现。如不寐伴有急躁易怒，头晕头胀，目赤耳鸣，便秘溲赤，多为肝火内扰所致；不寐伴见心烦心悸,头晕健忘,五心烦热,为阴虚火旺,心肾不交所致;不寐伴见面色少华,肢倦神疲,四肢倦怠,为心脾两虚所致;不寐伴见躁扰不宁,口舌生疮,小便短赤,多为心火亢盛所致。

5.耳鸣、耳聋　都是听觉异常的症状,病人自觉耳内鸣响,如闻潮声,妨碍听觉的称耳鸣;听力减弱,妨碍交谈,甚至听觉丧失的,称为耳聋,症状轻者称为重听。凡风热所致者,多突然耳鸣或耳聋,兼有表证;肝火所致者多表现为耳窍轰鸣,攻逆阵作,怒则加重,口苦咽干,便秘溲赤,痰浊所致者多耳鸣眩晕,时轻时重,痰多,烦闷不舒,苔腻脉滑;肾虚所致者则耳鸣声细,如蝉声持续,伴见腰膝酸软,遗精;气虚所致者多表现为耳鸣时作,将息稍轻,劳则加重,神疲乏力;耳鸣由阴虚所致者多午后加重。

6.神昏　即神志昏迷,不省人事,是脑病危重病的临床表现。在中风、厥脱等脑病发展到严重阶段时都可出现,是疾病危重的重要指征。情志所伤、劳倦内伤等导致阴阳气血逆乱,浊邪上扰于脑,清窍闭塞,神明失守,即发为神昏。神昏有轻重之分,一般分为神志恍惚,神志迷蒙,昏迷,昏愦由轻至重的四个阶段。神志恍惚可先见情感淡漠,而后辨知事物不清,精神恍惚,但强呼其可应,回答问题欠准确。神志迷蒙表现为嗜睡朦胧状态,强呼可醒,旋即昏昏入睡。昏迷为呼之不应,不省人事,二便不能自制。昏愦即昏迷之甚,呼之不应,或口张目合,在昏迷的基础上可见脏腑功能衰竭的表现,如舌卷囊缩,汗出肢冷,手撒遗溺,鼻鼾喘促等症。

神昏呈似清非清,时清时昏的状态,咳逆喘促,痰涎壅盛,苔腻脉濡者,为痰蒙清窍所致;神昏以谵语烦躁为主,伴腹满而痛,舌黄而燥,脉沉实者,为阳明腑实,邪热扰神所致;神昏以谵语如狂为特点,伴少腹满硬急痛,唇爪青紫,舌强,脉沉而涩者,为瘀热交阻,脑窍闭塞所致;神昏以突然昏倒,不省人事,伴肢体偏瘫,鼾声痰鸣为特征者,多为肝阳暴涨,引动肝风,脑脉瘀阻,清窍被蒙所致;神昏伴见黄疸日深,斑疹,或腹胀如鼓,舌强苔腻,脉弦者,为湿热上蒸,热毒内陷肝胆所致。

7.抽搐　多由热极生风、阳亢化风、虚风内动或风毒内袭经脉所致,以四肢不自主地抽动,甚则颈项强直,角弓反张为特征,多由风、火、痰引起。抽搐有外感、内伤之分,虚实各异,病因不同。一般四肢阵发抽搐,或持续抽搐,常伴壮热谵语神昏,甚至角弓反张者,属实。抽搐呈手足蠕动,热势不甚,神怠或迷蒙者,属虚。抽搐若见于急性热病中期,四肢抽搐,伴有壮热,汗大出,渴欲饮冷,神昏,为邪热内盛,热极引动肝风所致;若见于急性热病后期,手足蠕动,偶有抽搐,伴有低热,心烦不宁,口干舌燥,精神疲乏,为邪热久稽,气阴亏耗,虚风内动所致;若疫毒入脑或外伤感受风毒,侵袭肝之经脉而抽搐,则多见阵发性四肢抽搐,颈项强直,甚至角弓反张;若肝阳上亢,肝风内动之抽搐,则常并见剧烈头痛,呕吐,神昏,偏瘫,面红气粗等症。

二、诊法

人体是一个统一的有机整体,局部的病变可以影响全身,内在脏腑及各个组织器官的病理变化,可以通过视听闻嗅,举止言行,颜面色泽和喜怒哀乐等的外在表现反映出来。通过望、闻、问、切等诊察手段,即可得知疾病显现在各个方面的症状和体征,了解疾病发生的原因,掌握疾病的性质和归属,分析其内在的联系,从而为临床辨证论治提供可靠的依据。

(一)望诊

望诊是医师运用视觉观察病人的神色形态,局部表现,舌象,分泌物和排泄物色质的变化来诊察病情的方法。望诊的内容包括全身望诊(望神、色、形体、姿态),局部望诊(望头面、五官、躯体、四肢、二阴、皮肤),舌诊(望舌体、舌苔),望排出物(望痰涎、呕吐物、粪便、尿等),望小儿指纹五个部分。其中望神、望体态、望头、望面、望目、望舌等方面,对脑病的诊察有其特殊意义。

1.望神　神是指机体脏腑组织功能活动和精神意识状态的综合。望神是通过观察人体生命活动的整体表现来判断病情的方法。神的表现,通过对患者精神意识、思维活动、面色眼神、形体动态、语言呼吸及对外界的反应等各个方面的观察,了解病人的精神活动、肢体运动及知觉等方面正常与否,以此来判断脑病的性质和程度。按照神的旺、衰和脑病的轻、重可划分为得神、少神、失神、假神和神乱等。

(1)得神:即有神,主要表现为神志清楚,双目灵活,炯炯有神,面色荣润,表情丰富自然,呼吸平稳,反应灵敏,记忆力强,语言清晰,动作自如等。是精充气足神旺的表现,或虽病而正气未伤,精气未衰,属脑病轻。

(2)少神:即神气不足,其临床表现为精神不振,两目乏神,面色少华,肌肉松软,倦怠乏力,少气懒言,动作迟缓等,是正气不足,精气轻度损伤,机体功能较弱的表现,多见于脑病轻病或恢复期病人。

(3)失神:即无神,是脑病精亏神衰或邪盛神乱的重病表现。因精亏神衰而失神者,其临床表现为精神萎靡,面色无华,动作迟缓,反应迟钝,视物不清,或目光晦暗呆板,息微语弱,甚则神志昏迷,或言语失常,循衣摸床,撮空理线,呼吸异常,大肉已脱等,多见于脑病慢性久病病人,属病重;因邪盛神乱而致失神者,其临床表现为壮热烦躁,神昏谵语,四肢抽搐,或猝然神昏,两手握固,牙关紧闭等,提示邪气亢盛,热扰神明,或肝风夹痰蒙蔽清窍,多见于脑病急性病人,属于病重。

(4)假神:假神是脑病危重病人出现的精神暂时好转的虚假表现。其临床表现为久病、重病本已失神,突然神志清醒,目光转亮而浮光外露,言语不休,欲进饮食,想见亲人,两颧泛红如妆等。其局部症状的好转与整体病情的恶化不相符合,提示病人脏腑精气极度衰竭,正气将脱,阴不敛阳,虚阳外越,是阴阳即将离决之象,是脑病重病病人临终前的表现,古人比作回光返照。

(5)神乱:即神志失常。神志失常包括兴奋、抑郁状态、紧张状态、情感障碍等方面的失常表现。如癫证表现为精神呆痴,淡漠寡言,闷闷不乐,喃喃自语,哭笑无常等,多由脑神虚乏,或痰瘀交阻所致;狂证多呈兴奋状态,其临床表现为狂呼乱叫,气力倍常,登高而歌,弃衣而走,不避亲疏,打人毁物等,多由痰火扰心,脑神受挫所致;痫证多表现为突然昏倒,不省人事,四肢抽搐,口吐白沫,醒后如常等,多由脏气失调,肝风挟痰上逆,闭阻清窍所致;卑慄证临床表现为惕怵不安,惊恐害怕,如人将捕之,独居一所,喜卧暗室,或倚于门后等,多由心神、脑神不足、肝胆失调所致;其他如百合病如寒无寒、如热无热,脏躁喜悲伤欲哭,数欠伸等都有神志失常的表现。

上述望神是指对神的综合性诊察,临床要结合患者病情发生发展,务求精细入微的诊察。

2.望体态　望体态包括望患者的形体和动态,通过望体态,可以诊察脏腑的虚实,气血的盛衰,抗病能力的强弱,以及某些疾病易感性和好发性,是诊察脑病的重要方面。

(1)望形体:体质强壮,表现为骨骼粗大,肌肉充实,皮肤润泽等,说明内脏坚实,气血旺盛,抗病力强,脑病易治,预后较好;体质衰弱,表现为骨骼细小,肌肉瘦削,皮肤枯槁等,说明内脏脆弱,气血不足,抗病力弱,脑病难治,预后较差;体胖能食,肌肉坚实,神旺有力者,多属形气有余,为精充气足,身体健康之征;体胖食少,肉松皮缓,神疲乏力者,多为形盛气虚,乃阳气不足,多痰多湿之故,易患痰饮、中风等。

(2)望动态:病人的动静姿态与机体的阴阳盛衰、病性的寒热虚实关系密切。阳证、热证、实证多表现为躁动不安;阴证、寒证、虚证多表现为喜静懒动。肢体的异常动作常与一定的疾病有关,如唇、睑、指颤动见于外感热病,多为动风先兆,见于内伤虚证,多为气血不足,筋脉失养;颈项强直,两目上视,四肢抽搐,角弓反张者,多属肝风内动,常见于热极生风或小儿惊风;卒然跌倒,不省人事,口眼㖞斜,半身不遂者,属中风病;若逾垣上屋,躁扰不宁,登高而歌,弃衣而走者,多属阳火亢盛的狂证;若见突然昏仆,全身震颤,四肢抽搐者,多为肝风内动的痫病;突然瘫软,不能步履,为肝血虚,血不荣筋,癔症性运动障碍为多见;老年或有外伤史患者,行走呈前趋步态,多属肾虚髓海不足;肢体软弱,行动不便多为痿证;关节拘挛,屈伸不利,多属痹证;小儿手足伸屈扭转,挤眉眨眼,努嘴伸舌,状似舞蹈,不能自制,多为气血不足,风湿内侵所致。

3.望头　头居人体最高位,为五体之尊,百骸之长。头为诸阳之会,又为元神之府,望头对脑病的诊断非常重要。望头主要包括望头之外形和望头之动态。

(1)望头之外形:小儿囟门下陷,称为"囟陷",多见于吐泻伤津或久病缠绵,津亏或先天发育不良,脑髓不足。小儿囟门高突,称为"囟填",多为实热,火毒上攻。囟门迟闭,骨缝不合,称为"解颅",多属肾气不足或发育不良,多见于佝偻病患儿,常兼有"五软"(头软、项软、手足软、肌肉软、口软),"五迟"(立迟、行迟、发迟、齿迟、语迟)等。囟门早闭,头顶尖小,前额窄,智力迟钝,多为先天发育不良。

(2)望头之动态:头摇不能自主,多为肝风内动之兆,或为老年气虚血弱,脑神失养所致。头部低垂,无力抬举,多因中气不足或髓海空虚所致。髓海空虚者,多伴有耳鸣耳聋,腰膝酸软,遗精滑精等症。小儿急惊风患者可见仰头不下,目睛上吊。

4.望面　望面包括望面色和望面部形态。

(1)望面色:面色分为常色和病色两类。常色即正常的、无病的面色,特点是明润、含蓄;病色是因病而发生异常改变的面色,特点是晦暗、暴露。面色青白,伴精神抑郁,手指麻痛,小腿转筋,多属虚风内动之证;面目青黑,突然不能说话,四肢软弱甚至不能站立者,多属肝虚内寒,肝阳不升,疏泄无权的脑病。小儿高热,眉间、鼻柱、唇周发青者,多为惊风之证,多因邪热亢盛,燔灼筋脉,筋脉拘急,致使面部血行瘀滞所致,急病中突然面色苍白,伴冷汗淋漓,多为阳气暴脱,面黑干焦,属火热内伤,肾精久耗;狂证患者,多面色红赤;癫证患者,多面色青白。

(2)望面部形态:一侧口眼㖞斜而无半身瘫痪,患侧面肌迟缓,口角下垂,为风邪中络;若口眼㖞斜兼见半身不遂者,为中风,多因肝阳上亢,风痰闭阻经络所致;惊恐貌,多见于小儿惊风等;苦笑面容多见于新生儿脐风、破伤风等患者;"面具脸"多为帕金森病等。

5.望目　五脏六腑之精气,皆上注于目。其目系内连于脑,故脑之精明必外应于目,所以望目对脑病的诊断极有帮助。脑病诊察中望目的重点在于观察两目的眼神、瞳仁,以及眼睑、眼珠的形态和运动的异常改变。

(1)望眼神:眼睛黑白分明,精采内含,视物清晰,是谓有神;白睛混浊,黑睛色滞,目无光彩,视物模糊,是谓无神。若目视无光,昏暗眩晕,多为水亏血少,髓海不足,或肝肾亏乏。在脑病学范围所见视力障碍者,多因脏腑内损,真气耗伤,不能上奉于目,真气不足而元神失用所致,如脑占位性病变,脱髓鞘病所致暴盲,都属于这一类型。

(2)望瞳仁:脑病患者的瞳仁形态变化对于诊断很有帮助。瞳仁缩小,是指瞳仁紧缩,甚则细如针孔,失去展缩功能,多为风热之邪,或肝胆实火上犯于目,侵及于脑所致,亦可见于中毒患者。瞳仁不圆,边缘如锯齿或虫蚀,或状如梅花者,多是肝肾阴亏,虚火上炎所致。瞳仁开大,不能敛聚,可见于热毒壅盛,火扰神明或元气耗散,见于重症昏迷病人。瞳仁极度扩大,常见于外伤瘀血阻于脑络。瞳仁歪斜,常见于肝肾阴精消灼所致的脑病。

(3)望眼睑、眼珠的形态及运动:脑病过程中常出现眼睑、眼珠形态与运动的病变,如重症肌无力出现上眼睑下垂,不能随意抬举;帕金森病常有眼睑不自主的抽搐颤动;小儿多动症常见小儿眼睑频频眨动。风邪入脑或风痰阻络,可出现黑珠突然偏斜,转动受限,伴有视一为二;黑珠斜翻于一侧,欲转而不能运,轻者可见黑珠,称之"神珠将反",重则黑珠不见,仅露白睛,称之"瞳神反背",乃因风热攻脑,筋络被其牵缩拘急所致。若两侧目珠不自主地向左右或上下不停地有节奏地颤动或旋转,多由腠理不固,为风邪所袭,或肝经积热,兼受风邪,风邪热毒,攻冲于脑,筋脉拘急,牵引目珠所致。若眼珠骤然突出,或包于眼睑内,或突出眶外,多系火热亢盛,上行空窍,或暴怒气悖,气血并于上所致。若目珠大小正常,向眼眶内陷,多为外伤及脑,或五脏虚极,精膏损涸所致。

6.望舌　望舌主要分为望舌体和望舌苔。望舌体包括望舌的颜色、形质和动态,望舌苔包括诊察苔质和苔色。脑病中望舌体重点在察脏腑虚实,气血盛衰,察舌苔在于分析病邪的深浅,邪正的消长。

(1)望舌体:主要包括观察舌色、舌形、舌态等。

1)望舌色

红舌:舌色较正常舌色红,甚至呈鲜红色者,称为红舌。红舌主热证。舌尖红为心火炽盛,舌中红为热蕴脾胃,若兼见粗糙、干燥,为内热燔炽,常见于兴奋躁动,狂言怒骂,不识亲疏,伤人毁物的狂证患者。

绛舌:舌色比红舌颜色更深或略带暗红色者为绛舌。外感热病中绛舌多为热伤营血或逆传心包,上扰脑神所致;内伤脑病中绛舌多为津液已伤或极虚之候。

青紫舌:全舌呈均匀青色或紫色,或在舌色中泛现青紫色者,均为青紫舌。其成因主要是气血运行不畅之故。舌色淡紫或紫暗而湿润,多为阳虚阴盛,气血运行不畅所致;舌色紫暗或舌上有斑点,多为瘀血内阻;舌紫红或绛红,舌苔少而干,多为营血热盛所致。从青紫的深浅干润可以判断脑病的轻重和吉凶,脑外伤、中风等病中尤为多见。

2)望舌形:舌形是指舌体的形状,包括胖瘦、老嫩、大小及一些特殊病态形状等。老和嫩是疾病虚实的标志之一,舌质坚敛苍老,多见于实证,舌质浮胖娇嫩,多见于虚证。痫病患者多见舌体胖嫩,边有齿痕;舌体瘦薄,多为阴血不足,常见于脏躁、百合病、卑惵等脑病。

3)望舌态:舌态是指舌体的动态,包括软硬、歪斜、震颤、吐弄、短缩等异常变化。中风患者,肝肾阴亏风动之暗痱,多见舌体强硬,运动失灵;风邪中络或风痰阻络之中风,可见舌体偏向一侧;舌体短缩甚至难以伸出口外,多与热痰阻络,内夹肝风有关;弄舌多见于动风先兆或小儿脑发育不全;舌体颤抖,不能自主,多为热极动风,上冲于脑,或疫毒攻心之兆,或为肝血亏虚。

(2)望舌苔:包括望苔色和望苔质两个方面,苔质即舌苔的质地、形态,主要观察舌苔的厚薄、润燥、腻松、腐霉、剥脱等方面的改变。苔色的变化主要有白苔、黄苔、灰黑苔。辨舌苔厚薄可测邪气的深浅,脑病初起,病情轻浅,多见薄苔,舌苔厚,多提示胃肠内有宿食,或痰浊停滞,病位在里,病情较重。舌苔润燥主要反映体内津液盈亏和输布情况,润苔多提示脑病津液未伤,滑苔为水湿之邪内聚的表现,主寒、主湿;腻苔多与痰浊、湿热扰乱脑神有关。痫证初期多见舌苔薄白而腻或白厚而腻;烦躁多见舌苔黄腻;狂证患者则多见舌苔厚、黄腻而干;阴痫证之木僵状态常见舌苔灰黑而润;痫证日久化火伤津,或狂证日久邪热伤阴,则出现舌苔黑而起芒刺。

(二)闻诊

闻诊是通过听声音和嗅气味来诊断疾病的方法。通过医生的听觉去察知脑病患者声音的轻重、高低、强弱、语言的多少、或哭笑的状态,以及患者口气、分泌物、排泄物的异常气味,以测知患者的感知、记忆、思维、智能等损伤程度以判断脑病的轻重和预后转归,从而为脑病的辨证论治提供依据。

1.听声音　听声音是指听辨患者言语气息的高低、强弱、清浊、缓急变化以及咳嗽、呕吐等反映脏腑病理变化的异常声响,来判断疾病寒热虚实性质的诊病方法。声音的发出是肺、喉、舌、齿、唇、鼻等器官协调活动,共同发挥作用的结果。声音的异常变化与肺肾密切相关,与其他脏腑也有一定的联系。因此,听声音不仅可以诊察与发音有关的器官的病变,对脑病的诊断也有帮助。

(1)听声音的强弱有无:语音高亢,声调洪亮,狂喊恶叫,多言善语,高谈阔论,口若悬河,兼有躁动不安者,多属实证、热证、阳证,多见于狂病患者;语言低微,沉默寡言,对一般简单的询问反应迟钝,再三追问才能回答,或喃喃独语而又伴见孤独离群,倦怠欲寐,多为虚证、寒证、阴证,多见于癫证患者;若患者突然呼喊一声即止,音似畜类,且伴抽搐昏仆等症,则为虚实夹杂的痫证;如患者言语简短,词汇贫乏,平时不主动讲话,提问时反应迟钝,欲讲话时常以手拍头,多见于中风后遗症或髓海不足的痴呆患者;若患者口张无语,对任何询问概不回答,目视不瞬,触而不动者,多为气虚痰郁,常见于痴呆、精神分裂或脑部广泛病变的患者;强制性哭笑,不为外界环境变化引起而无故哭或笑,多见于癔症、老年性痴呆等患者;对病前发生的一切往事不能回忆,均不能作出回答,常见于颅脑损伤后的患者,多为髓海不足,或脑络受损。

(2)听语言的流畅与条理:语言謇涩,多为风痰蒙蔽清窍,或风痰阻络所致,为中风先兆或中风后遗症;神志不清,语无伦次,声高有力为谵语,多属热扰心神之实证;神志不清,语言重复,时断时续,声音低弱,为郑声,属心气大伤,精神散乱之虚证。自言自语,喋喋不休,见人则止,首尾不续,称为独语,多因心气不足,神失所养或气郁痰结,闭阻心窍所致;语言错乱,说后自知,称作错语,其证有虚实之分,虚证多因心气不足,神失所养,实证多为痰湿、瘀血阻碍心窍所致;言语低微,气短不续,欲言不能复言者,是为夺气,是中气大虚之证;神志昏迷,不知言语者,多属中风。

2.嗅气味　嗅气味是指嗅辨与疾病有关的气味,包括病室、病体、分泌物、排出物,如口气、汗、痰、涕、二便、经、带、恶露、呕吐物等的异常气味。如中风腑实患者大便干结,小便黄赤,气味臭臊腥秽;虚寒之阴癫,大便稀薄,小便清长,少有气味,重症肌无力患者亦然。癫病、痴呆患者多痰浊清稀,与寒邪客肺有关;阳明发狂,口气臭秽,带下臭秽,多为胃有积热。

总之,闻声音以诊断脑病,可以帮助我们辨清脑病的阴阳寒热虚实的不同性质,从而有利于提高疗效。

(三)问诊

问诊是临床诊察脑病的内容,在四诊中占有重要地位。脑病的很多情况,如患者的病史、个人生活情况、自觉症状、既往健康状况和家族史等只有通过问诊才能获得。了解上述方面的情况可为医生分析病情,判定病位,掌握病性,辨证治疗提供可靠的依据,特别是对于那些只有自觉症状而缺乏客观体征的疾病和因情志因素所致的疾病问诊就显得更为重要。同时,询问患者的主要病状,又可为医生有目的、有重点地检查病情提供线索。

1.问一般情况　包括患者的姓名、年龄、性别、籍贯、民族、职业、婚姻等。

(1)性别:男女之间在生理特性与心理素质方面有着较大的差异,所以在脑病中有些证型和症状表现有所不同。女性常因气郁情伤而致脏躁、梅核气、奔豚气等,男性则易出现狂躁和外伤引起的精神障碍。有些脑病则只见于男性或女性,如热入血室发狂、子痫、月经周期性精神病等为女性独有,而遗精、阳痿所诱发的痴呆、癫病为男性特有。

(2)年龄:老幼年龄有异,病证也常不同。五迟、五软、解颅、急惊风、慢惊风见于小儿;而更年期综合征、中风、痴呆,则多见于中老年患者。

(3)职业:从事职业不同,脑病的表现也有所不同。长期接触毒气、毒液及化学物质者,多出现中毒性精神病;脑力劳动和体力劳动的差异,导致其脑病具有虚实不同,脑力劳动者所患脑病多虚;体力劳动者所患脑病多实。

(4)病前性格:通过询问患者平素个性,可以了解病人的思想状况,有利于分析病情的转归。如患病前的性格是孤独离群,沉默寡言,心胸狭窄,多愁善感,则多为气机郁滞或阴血耗损;性格倔强,喜于社交,好谈喜笑,或稍不如意即发脾气者,则易致阳亢。

2.问家族史　某些脑病与遗传因素有一定的关系,通过询问患者直系亲属的健康情况,可以了解所患脑病是否与遗传有关,从而推测其预后情况。如幼年患者,精神发育不全者,或痫证患者,应特别了解父母健康状况和母亲妊娠期间的情况,以及婴儿出生前后的生长发育情况,这对诊断极有价值。

3.问既往病史　了解患者的既往健康情况和曾患过的疾病,有无精神病史和其他传染病史,了解是原发还是继发,曾经采用过何种治疗,可以为制定切合病情的治疗方案提供依据。

4.问起病 问起病,即问此次疾病发生、发展、治疗等全过程。这对诊察疾病具有重要意义。问发病原因可以了解疾病的性质,详细询问患者起病时有无明显诱因,包括精神因素、人际关系、有无特殊遭遇等。长期精神抑郁,气血失调,则多患精神情感疾病。问病程长短可以了解脑病的虚实。问治疗经过和治疗效果,可以作为脑病辨证用药的参考。所以,只有问清疾病的全部经过,才能对脑病的诊断与治疗作出正确的判断。

5.问现在症状 问病人的现在症状,是辨证论治的重要依据。明代医学家张景岳在总结前人问诊要点的基础上写成《十问歌》,其内容言简意赅,可作为问诊的参考。但在脑病实际问诊中,还必须根据病人的具体病情灵活而重点的询问,不能千篇一律的机械套用。

(1)问寒热:通过询问患者有无寒热的感觉以及寒热的不同表现,可为确定脑病的表里寒热虚实提供依据。如暑温引起的脑病,往往出现高热神昏,热极生风的痉挛、震颤等;脾肾阳虚所致的脑病,则多见体寒畏冷、嗜卧倦怠、自语神呆等。

(2)问汗:汗是津液的组成部分,由阳气蒸化津液从玄府出于体表者谓之汗。正常的出汗,有调和营卫、滋润皮肤的作用。询问了解病人汗出异常的情况,对于诊察病邪的性质以及人体阴阳盛衰有着重要的意义。询问时,应注意了解病人有汗无汗,出汗的时间、多少、部位以及主要伴随症状。如病人仅半侧身体有汗,而另一侧无汗,属患侧(无汗一侧)经络阻闭,气血运行不畅所致,多见于中风、痿病患者。

(3)问头身:问头身包括问头部和问周身。

1)问头部:头为诸阳之会,精明之府,脑为髓海,因此脑病多出现头部症状,如头痛、头晕、头胀、脑鸣等。根据头痛部位的不同,可分辨脑病在何经。前额部连眉棱骨痛,属阳明经头痛;头侧部疼痛,属少阳经头痛;后头部连项痛,属太阳经头痛;巅顶部痛,属厥阴经头痛。根据头痛、头晕的性质,可辨别脑病的寒热虚实。头痛绵绵,过劳则甚者,属气虚头痛;头痛隐隐,面色苍白,属血虚头痛;头中空痛,腰膝酸软,属肾虚头痛;偏侧头痛,疼痛剧烈,属肝胆郁热所致。头晕眼花,过劳则甚,兼见面色苍白,心悸失眠,属气血亏虚;头晕昏沉,兼见胸闷呕恶,属痰湿内阻、清阳不升所致;头晕胀痛,兼见面赤耳鸣,口苦咽干,腰膝酸软,健忘遗精等,为肝阳上亢所致肾精亏虚之头晕。头部发热,在脑病中多为虚火上炎所致。自觉头部发胀如裂,称为头胀,多起于恼怒,如见昏沉闷热,头筋突起,口干口苦,多为肝火上炎所致;头胀沉重,如物裹头,腹胀泛呕,身体困重,为湿阻清阳。以头重而言,头部沉重,忽忽悠悠,面色不华,神疲乏力,纳呆便溏,为中气不足。自觉头部有声音鸣响,谓之脑鸣,主要是髓海空虚,头脑失充,常伴见腰酸腿软,遗精,耳鸣等症。

2)问周身:外感风、寒、湿邪导致经络气血阻滞,或内伤脾肾亏虚,四肢、肌肉失养,都可引起四肢、肌肉等周身发生病变。所以询问周身方面的异常表现,亦可有助于诊察脑病的不同属性。如患者肌肤感觉减退,甚至消失,称为麻木,多因气血亏虚,或肝风内动,或痰湿瘀血阻络所致,多见于中风等证;肢体关节疼痛,多为气血不通,经络痹阻所致,多见于痹证;肢体筋脉迟缓,软弱无力,甚至肌肉萎缩,多见于痿证。

(4)问耳目:耳为宗脉之所聚,肝开窍于目,五脏六腑之精气皆上注于目,故询问耳目情况有助于脑病的诊断。耳部常见病变有耳鸣、耳聋、重听等。脾湿过盛,清阳不升,清窍失养,可致耳鸣;肾虚精亏,髓海不充,也可出现耳鸣,以手按耳则鸣声减弱。以耳聋而言,暴病多实,如邪热蒙蔽清窍,阴精不能上达者;以重听而言,听声音不清而产生错觉,伴腰膝酸软者为肾虚,伴头晕目眩,脑胀痛,浮肿酸麻者,多为湿阻清阳不升所致。

眼部常见症状有目痛、目眩、目昏、视歧、偏盲等。若感目痛如锥,头痛如劈,甚至眼前昏黑,是谓雷头风,多因痰火内盛,上乘清窍,或风邪外客,循目系入脑所致。眉棱骨和眼眶骨部疼痛而昼轻夜剧,伴目珠胀痛,谓之眉棱骨痛,多由风热之邪,上扰清窍,脉道受阻所致。目眩兼见头晕头胀,面赤耳鸣,腰膝酸软者,为肾阴亏虚,肝阳上亢所致;目眩兼见头晕胸闷,体倦肢麻,恶心苔腻者,多为痰湿内蕴,清阳不升所致。

（5）问饮食：问饮食多少，可知脾胃的盛衰；问口味好恶，可察脏腑的虚实。癫病患者精神委靡，食少纳呆，甚至数日不进饮食；狂病患者多见食欲亢进，多食易饥，或嗜食异物，或暴饮暴食。口渴不欲饮水，多为湿热；饮水则吐则为停饮；饮水作呛，中风偏瘫病人多见。

（6）问二便：询问二便的情况，不仅可以直接了解消化功能和水液代谢正常与否，对脑病诊断也有一定的意义。各种急性脑病、癫痫大发作，可见小便失禁并有神志昏迷；脾胃虚寒之中风后遗症、自主神经功能紊乱患者多大便稀溏不成形；神志昏迷病人可出现大、小便失禁。

（7）问睡眠：睡眠情况与人体卫气的循行和阴阳的盛衰密切相关，还与气血的盈亏相关。阴阳失调，阳不入阴则产生不寐，阳不出表则产生嗜睡。温病邪入心包的患者常见神疲困倦，睡意浓浓，经常不自主入睡，甚者昏睡谵语。情志郁结，化火生痰，痰热内扰者，则睡中时时惊醒；兼见眩晕胸闷，胆怯心烦，口苦恶心，闭目蜷卧，不能入睡，时时怔忡，为心气不足；卧后思虑多想，不能入睡，为心脾两虚；夜间烦躁，不能安卧，时时起床行走，为心肝火盛；欲睡突然清醒，再无睡意，为心肾不交；将入睡突然瘛疭而醒，为肝血虚不能养筋；睡后多梦惊醒，为肝不舍魂，眠后遗精而醒，为肾阴不足，精关不固的梦遗。

（8）问月经：在脑病诊断中，问月经有一定的参考价值。如青春期精神病多在月经期发病；热入血室发狂，多处在月经期；更年期精神病多伴有月经紊乱。

（9）问出生与发育情况：通过询问患者属顺产、难产、早产，有无手术、脐带绕颈、受惊等情况，有助于脑病的诊断。出生时难产，可致脑部受伤，气血瘀阻，络脉不和，发为痫证。

综上所述，可见问诊对脑病的诊断非常重要，但在问诊中要注意以下问题。脑病患者常有神志异常的病理特征，临诊时问诊有时常不合作，或答非所问，必要时可向家属详细了解；要善于抓住主要症状，不要被次要的症状所掩盖；围绕主要症状以及比较重要的症状进行询问，全面了解疾病发生、发展演变的全过程，以利于提高脑病辨证论治的水平。

（四）切诊

切诊，包括脉诊和按诊两部分。脉诊是按脉搏，按诊是对患者的肌肤、手足、胸腹及其他部位的触摸按压。

1.脉诊　脉象是脉动应指的征象。脉象的产生有赖于心脏的搏动，心气的盛衰，脉道的通利和气血的盈亏。人体的血脉贯通全身，内联脏腑，外达肌表，运行气血，周流不休，所以，脉象成为反映全身脏腑功能、气血、阴阳的综合信息。切脉以寸口脉为主，分寸、关、尺三部，成人的正常平脉，是一息脉四至，和缓有力，从容有节，不快不慢，不大不小，不浮不沉。反之，则为病脉。脑病常见的病脉有：

（1）浮脉：轻取即得，重按反减，举之有余，按之不足，一般主表证。浮而有力为表实，多见于感染性脑病初期；浮而无力为表虚，常见于气虚发狂的患者。

（2）沉脉：轻取不应，重按始得，举之不足，按之有余，为里证的主脉。沉而有力，兼见狂躁心烦，多见于狂病；沉而无力，兼见精神恍惚，多见于失志、卑慄等；沉弦为肝气郁滞，常见于梅核气、气郁发狂等；沉弦而滑，多见于中风后遗症；沉滑则多为痰涎壅盛，多见于癫病、痫病等。

（3）迟脉：脉来迟缓，一息不足四至，为寒证的主脉，亦可见于邪热结聚的里实证。迟而有力为冷积寒滞，多见于奔豚；迟而无力为阳气虚弱，多见于癫病和痉病患者的木僵状态，血虚寒凝之脑疝亦常见之。

（4）数脉：脉来急促，一息五至以上，是热证的主脉。数而有力为实热，阳明发狂及狂病，脉数而有力；数而无力为虚热，脏躁、百合病多脉数而无力。

（5）虚脉：举之无力，按之空豁，应指松软，主虚证，多见于气血两虚。各种脑病后期均可见虚脉。

（6）实脉：脉来充盛有力，其势来盛去亦盛，举按皆然，主实证。瘀血、痰饮、火热、毒气以及外邪入里所致的各种脑病在急性发作期均可见实脉。

（7）滑脉：往来流利，如珠走盘，应指圆滑，主痰饮、食滞、实热等证。沉滑有力，为痰涎壅盛，狂、癫、痫及中风均可见到；弦滑脉，多为痰气交阻，痰迷清窍所致，多见于意识障碍，气郁痰结者。

（8）涩脉：往来艰涩不畅，应指如轻刀刮竹，主伤精、血少、痰食内停、气滞血瘀等证。中风后遗症半身不遂的患者多脉涩而无力；脑外伤患者多脉涩而有力。

（9）弦脉：端直而长，如按琴弦，主肝胆病、痰饮、痛证。脉弦数多见于肝阳上亢，肝风内动，肝郁不舒所致的各种脑病。

（10）洪脉：脉形宽大，来盛去衰，应指浮大有力，状如波涛汹涌，主热甚。气盛发狂者，脉多洪滑有力；脉洪而无力，多为虚阳上越所致。

2.按诊　按诊的手法大致分为触、摸、按三类。按诊应用的范围较广，在脑病的诊断中，以按头颅、按肌肤、按手足、按腹等最为常用。

（1）按头颅：包括检查头颅有无缺损、肿块、压痛等，必要时测量头颅大小。按小儿囟门骨缝不合，即可诊断为解颅；头痛剧烈，眼珠按压，坚硬如石，多为雷头风。

（2）按肌肤：按肌肤是为了了解全身肌表的寒热、润燥以及肿胀等情况。如肌肤不热，红肿不明显者，多为阴证；皮肤灼热而红肿疼痛者，多为阳证；瘀血阻窍脑病，多见肌肤甲错，晦暗无光；阴邪内结的厥证多见肌肤发冷。

（3）按手足：按手足主要是为了探明寒热。如脏躁、百合病，多见手足心热；脑病后期、阴癫，多见手足发冷，着衣欲卧；外邪侵袭所致的脑病多出现手足俱热且伴有躁热。诊手足的寒温还可测知阳气的存亡，这对于确定脑病中某些阳衰病证预后相当重要。阳虚之证，四肢犹温，是阳气尚存，尚可治疗，若四肢厥冷，则其病多凶，预后不良。

（4）按腹按：腹部主要是通过了解腹部的温度、胀满、压痛等情况，以协助脑病的辨证论治。根据腹部温度以判断虚实，腹部按之灼热为热证、实证；按之不温为寒证、虚证；危重病人少腹冰冷者，为阳气欲绝，预后不良；治疗后脐下转温，为阳气回复。其他如腹部的软硬、胀满、压痛，积块的有无等，对诊断都有一定的参考价值。

总之，望、闻、问、切四诊是诊察疾病的四种方法，各有特点与局限，因此，在临床运用上，必须将它们有机地结合起来，做到四诊合参，才能全面而系统地了解病情，作出正确的诊断。西医学关于神经系统的各种检查如神经反射，病理反射，自主神经检查以及头颅、眼底、脑神经检查、脑脊液、脑电图、脑CT、磁共振成像等，都应该酌情使用。这样不仅有利于辨病，还可以帮助判断临床疗效。

三、诊断思路

1.病证结合（中医病、西医病与中医的证）

（1）中医的病和证相结合：中医对疾病的治疗，既辨病又辨证。病是有特定病因、发病形式、病机、发展规律和转归的一个完整过程。证是疾病发展过程中的某一个阶段的病理概括。辨证论治是中医诊疗过程中将四诊收集的资料、症状和体征，通过分析、综合，辨清疾病的原因、性质、部位以及邪正关系，概括判断为某种形式的证，根据辨证的结果确定相应的治疗原则与方法。辨证论治能辩证地看待病和证的关系，既可以看到一种病中可以包括几种不同的证型，又可以看到不同的疾病中出现相同的证型，在治疗上就有"同病异治"、"异病同治"的情况。

（2）现代医学中的病和中医的证相结合，可弥补传统中医辨证之不足。如临床上遇到有的高血压患者，除了血压检查升高以外，并没有其他临床自觉不适症状，在这样的情况下，就可根据患者的血压高的程度进行现代医学的高血压分级诊断，然后根据患者的舌、脉进行中医的辨证，以指导临床治疗。

　　2.病病结合（中医的病与西医的病）　中医的常见脑病有中风、头痛、眩晕、痿病、痴呆、痫病、颤振病、面瘫、不寐等；中医的单个病包括西医的很多疾病；中医的病不能等同于同名的西医病。

　　在临床工作中，应该将中医的病名、证型以及西医的病名诊断正确，指导临床治疗。

（邵子杰）

第二节　眩晕

一、椎-基底动脉供血不足

　　椎-基底动脉供血不足现又称后循环缺血，是由于脑动脉粥样硬化、颈椎病等原因所导致的椎-基底动脉系统供血障碍，从而出现其供血区包括内耳，脑（中脑、脑桥、延髓、小脑、间脑、枕叶、颞叶）等各组织的一过性局灶性神经功能障碍，如眩晕、视觉障碍、头痛、运动障碍、感觉障碍、内脏性障碍等相应的症状和体征。

　　本病大多发生于中年以上，青壮年也可罹患，其临床表现多种多样，相当复杂，发作无明显规律（但颈椎病所致者与头颈转动有密切关系）。本病多突然发病，每次发作多持续数分钟，多不超过 24h，后遗不适可持续数天。椎-基底动脉供血不足主要属于中医学的"眩晕"范畴。

【病因病机】

　　中医学认为眩晕的病位在脑，与肝、脾、肾三脏有关。前人指出如"诸风掉眩，皆属于肝"、"无风不作眩"、"无火不作眩"、"无痰不作眩"、"无虚不作眩"、"髓海不足"、"上气不足"等致眩晕的学说，眩晕的发病与体质、环境、饮食、劳倦等因素有关，以气、血、阴阳虚为本，以风、火、痰、瘀为标，发作期以实证表现为主，缓解期以虚证表现居多，但标实皆出于本虚，临床上呈现虚多实少，虚实错杂之象。

　　肝肾阴虚，脾肾阳虚是眩晕之病根，肝肾阴精亏虚，或素体阳盛，水不涵木，肝阳上亢，风火升动，脑窍受扰；脾胃为后天之本，气血生化之源，运化失司，气血虚弱，清阳之气不能上荣；脾主运化，若脾虚运化失职，则痰浊内生；肾虚不能化气行水，水泛为痰，痰阻经络，清阳不升，浊阴不降，脑窍失利；此外，肾藏精，生髓充脑，脑为髓海，精足则髓充，肾精亏虚，则髓海失养；更因精血髓相互滋生，一荣俱荣，一损俱损，而致精髓不足，脑海失养，发为眩晕，久病致瘀或气虚血停成瘀，阻滞经络，气血不能上荣，清窍失养亦发眩晕。

　　"年四十而阴气自半"，脏腑功能衰退，故而眩晕大多发生于中年以上，可反复发作。部分患者阴虚阳亢，阳化风动，血随气逆，风痰夹火，横窜经络，蒙蔽清窍，可进展为眩仆、中风。

【临床表现及诊断】

（一）临床表现

　　主要表现是内耳、脑干（中脑、脑桥、延髓）、小脑、间脑、枕叶、颞叶等各组织的功能缺损。临床表现大致可分为下列各项。

　　1.眩晕　是最常见的症状，眩晕的性质可为旋转性，浮动性，摇摆性，或下肢发软，站立不稳，地面移动或倾斜等感觉，这些表现可单发或先后出现，不少病人可有上述几种感觉综合的体验。部分病人则仅有头晕眼花的感觉，如病人转换体位（转头、起座、翻身等）头颈过度伸屈或侧转时更易诱发眩晕，或使之增剧；情绪因素、劳累、乘车、走路等也可以诱发，有些患者诱因不明，有时眩晕成为本病早期的唯一症状，但在疾病发展过程中常夹杂其他症状与体征。

2.视觉障碍　较常见,病人突然弱视或失明,持续数分钟渐恢复;复视也不少见,还可有闪光、暗点、视野缺损,甚至幻视等。

3.头痛　大约1/3或1/2病例有头痛,头痛主要位于枕部或顶枕部,或局限于颈部,也可放射至两颞侧的深部,其性质多为跳痛,胀痛,头痛常伴有恶心,呕吐,出汗等自主神经功能紊乱症状。

4.运动障碍　如讲话含糊不清,吞咽困难,喝水反呛,软腭麻痹等;面神经的核下性轻瘫,核上性瘫痪较少见;单瘫,偏瘫或四肢瘫,其程度多为轻瘫,完全瘫痪少见;躯体位置及步态的平衡失调、倾跌、Rombeg征阳性等,不少病人有眼球震颤。

5.感觉障碍　如面部感觉异常,有针刺感或麻木感,口周或舌部发麻感,单肢、双肢或四肢可有麻木或感觉减退,疼痛则少见。少数病人可出现幻嗅或幻听。

6.内脏性障碍　恶心,呕吐,上腹部不适,出汗,以及血管舒缩功能紊乱,呼吸节律失调等。

7.意识障碍　可表现晕厥乃至昏迷,发作性意识障碍偶可见于头颈部转动时。

8.精神症状　主要是记忆障碍及定向障碍。

(二)辅助检查

1.颈椎X线摄片:最常见是颈椎关节增生,椎体前后缘变尖,骨刺形成,椎间盘变性,颈椎的生理性前凸改变等。

2.脑电图检查:脑电图检查时,压迫双侧颈总动脉,可出现普遍性慢波,此时病人可有意识模糊或晕厥。

3.椎动脉造影:椎动脉及基底动脉可有狭窄、闭塞、扭曲、变形、移位、先天异常等改变。

4.还可根据需要作电测听、重振试验、前庭功能试验、视野、颅底摄片等。

5.其他检查如经颅多普勒超声(TCD)、磁共振血管造影(MRA)、磁共振成像(MRI)、单光子发射计算机体层摄影(SPECT)、眼震电图(ENG)、听觉诱发电位(BAEP)等也已逐步用于其临床辅助诊断。

(三)诊断要点

1.在同一病人身上出现一个以上的上述临床表现。

2.症状的特点是发作性,可逆性,有复发倾向,每次发作的症状有时不尽相同;发作时神经系统检查多有阳性征,但也可正常。

3.发病大多在中年以上,若病人同时患有动脉粥样硬化或颈椎病时,则进一步支持本病的诊断。

4.椎动脉造影发现异常改变时对本病的诊断帮助较大,但造影所见正常也不能除外。

5.病人作脑电图检查的同时进行压迫颈总动脉试验,出现上述改变者,也较有力支持本病的诊断。

【治疗】

眩晕临床表现较为复杂,因病因不同症状表现不一,且急性发作期和缓解阶段的主要表现和病机也不同,临床上需详察辨明,随证施药。发作期重症宜以驱邪治标救急为主,缓解期宜用扶正固本之原则,急性发作期结合患者情况,应用西药对症处理。

(一)中药内治

1.辨证论治　眩晕发作期轻症及缓解期宜治本为主,或标本兼治。治疗原则主要是虚补实泻,调整阴阳。虚者以精气虚居多,精虚者宜填精生髓,滋补肾阴;气血虚者宜益气养血,调补脾肾。实证以风、痰、火、瘀为常见。肝阳上亢,化火生风者,则宜清镇潜降;痰浊上扰者,宜燥湿祛痰;肝火偏盛者,则当清肝泻火。本病发生多以阴虚阳亢者居多,治疗当清火滋阴潜阳。

(1)肝阳上亢

证候:眩晕耳鸣,头痛且胀,遇劳、恼怒加重,肢麻震颤,失眠多梦,腰膝酸软,或颜面潮红,舌红苔黄,脉弦细数。

治法:平肝潜阳,滋养肝肾。

方药:天麻钩藤饮加减。天麻 10g,钩藤 12g,石决明 15g,牛膝 10g,杜仲 12g,桑寄生 15g,黄芩 9g,栀子 12g,首乌藤 12g,茯神 12g,甘草 6g。

眩晕较剧烈,为风甚,加龙骨 30g、牡蛎 30g 以镇肝息风;偏于火盛,口苦咽干,舌红苔黄,脉弦数者,加龙胆草 6g、丹皮 12g 以增强清肝泻热作用;呕吐甚者,可加竹茹 12g、法半夏 10g。

(2)肝火上炎

证候:头晕且痛,目赤口苦,胸胁胀痛,烦躁易怒,寐少多梦,舌红苔黄腻,脉弦数。

治法:清肝泻火,清利湿热。

方药:龙胆泻肝汤。龙胆草 12g,栀子 12g,黄芩 15g,柴胡 10g,木通 6g,泽泻 15g,车前子 15g,生地黄 15g,当归 6g,甘草 7g。

若肝火扰动心神,失眠,烦躁者,加磁石 20g、龙齿 20 个、珍珠母 20 个、琥珀末 3g(冲服),清肝热且安神;肝火化风,肝风内动,肢体麻木,颤震,欲发中风者,加全蝎 9g,蜈蚣 3 条,地龙 9g,僵蚕 9g,平肝息风、止痉;热盛伤阴者,加知母 12g,龟甲 18g,旱莲草 15g,养阴清热。

(3)痰浊上扰

证候:头重如蒙,视物旋转,胸闷作恶,呕吐痰涎,苔白腻。

治法:燥湿祛痰,健脾和胃。

方药:半夏白术天麻汤加减。半夏 12g,白术 12g,天麻 12g,陈皮 6g,茯苓 12g,甘草 12g,蔓荆子 15g,白芷 15g,生姜 3 片,大枣 3 枚。

若呕吐频繁,加代赭石 20g、姜竹茹 12g 和胃降逆止呕;脘闷、纳呆、腹胀者,加白蔻仁 9g,砂仁 6g 等理气化湿健脾;肢体沉重,苔腻者,加藿香 12g,小佩兰 12g,石菖蒲 12g 等醒脾化湿;耳鸣、重听者,加升麻 6g,泽泻 15g,郁金 12g,石菖蒲 9g 等涤痰开窍;痰浊郁而化热,痰火上犯清窍,眩晕,苔黄腻,脉弦滑,用黄连温胆汤清化痰热;痰热腑实证者,痰热上蒙,眩晕,腑气不通,苔黄腻,脉弦滑可服黄竹清脑颗粒。

(4)髓海空虚

证候:眩晕,耳鸣,腰膝酸软,遗精滑泄,神疲健忘,少寐多梦,偏于阴虚者,五心烦热,颧红咽干,舌嫩红少苔,脉弦细数;偏于阳虚者,形寒肢冷,面色㿠白或黧黑,舌质胖嫩,脉沉细。

治法:填精补髓充脑,偏于阴虚者滋阴,偏于阳虚者温阳。

方药:①偏于阴虚者用左归丸。熟地黄 12g,山药 4g,山茱萸 12g,枸杞子 12g,菟丝子 12g,鹿角胶 10g(烊化),牛膝 15g,龟甲胶 15g,何首乌 30g。

若阴虚生内热,表现为五心烦热,舌红,脉弦细数者,可加炙鳖甲 15g,知母 10g,黄柏 10g,牡丹皮 10g 等滋阴清热;心肾不交,失眠,多梦,健忘者,加阿胶 9g(烊化),鸡子黄 2 个、酸枣仁 20g、柏子仁 30g 等交通心肾,养心安神;若子盗母气,肺肾阴虚,加沙参 12g,麦冬 12g,玉竹 12g 等滋养肺肾;若水不涵木,肝阳上亢者,可加清肝、平肝、养肝之品,生地黄 20g,栀子 12g,白芍 15g,墨旱莲 15g。

②偏于阳虚者用右归丸。熟地黄 12g,山药 24g,山茱萸 12g,枸杞子 12g,菟丝子 12g,肉桂 3～5g,鹿角霜 10g,当归 12g。

本方中附子、肉桂刚燥,不宜久服。可改用巴戟天 12g,淫羊藿 12g 等温润之品,以期助阳而不伤阴。若遗精频频,可加芡实 15g,桑螵蛸 12g,覆盆子 15g 以固肾涩精;若眩晕较甚,无论阴虚、阳虚均可加用龙骨 20g、牡蛎 20g、磁石 20g 以潜镇浮阳。

(5)气血虚弱

证候:眩晕,动则为甚,劳累则发,神疲懒言,气短声怯,心悸怔忡,健忘少寐,纳谷不香,面色㿠白或萎黄,唇甲无华,舌质淡嫩,边有齿痕,脉细弱。

治法:补气养血益脑。

方药:归脾汤加味。黄芪 30g,党参 20g,白术 12g,茯苓 15g,酸枣仁 12g,远志 6g,当归 12g,龙眼肉 15g,木香 6g,升麻 6g,石菖蒲 12g,甘草 12g,生姜 3 片,大枣 5 枚。

若气虚卫阳不固,自汗时出,重用黄芪 45g,加防风 12g,浮小麦 30g,益气固表敛汗;泄泻或便溏者,加薏苡仁 20g,泽泻 20g,炒白扁豆 30g,当归 10g(炒用)健脾利湿;兼见畏寒肢冷,腹中隐痛等阳虚症状,加桂枝 9g,干姜 6g,温阳暖中;心悸怔忡,不寐者,加柏子仁 30g,合欢皮 12g 等安心定志;血虚较甚,面色㿠白无华,加熟地黄 20g,阿胶 12g,紫河车 10g 等益阴补血;若中气不足,清阳不升,表现眩晕兼见气短乏力,纳差神疲,便溏下坠,脉象无力者,可用补中益气汤补中益气,升清降浊。

(6)瘀血阻窍

证候:眩晕头痛,兼见健忘,失眠,心悸,精神不振,耳鸣耳聋,面唇紫暗,舌有瘀点或瘀斑,脉弦涩或细涩。

治法:祛瘀生新,通窍活络。

方药:通窍活血汤加减。赤芍 12g,川芎 12g,桃仁 12g,红花 6g,当归 15g,黄芪 18g,水蛭 3g,通草 10g,大枣 5 枚,鲜姜 3 片,酒少许。

方中可酌加其他活血药及虫类药,如全蝎 9g,蜈蚣 3 条,地龙 9g 等搜剔之品,更增活血通窍之力;若兼寒邪阻络,可加用桂枝 9g,细辛 3~5g 温经通络。

2.中成药

(1)天麻密环片:每次 3~4 片,每日 3 次。适用于肝风、肝阳上亢之证。

(2)全天麻胶囊:每次 2~3 粒,每日 3 次。适用于肝风、肝阳上亢之证。

(3)晕复静:每次 2~3 片,每日 3 次,适于风阳上扰证或痰浊上蒙证。

(4)正天丸:每次 6g,每日 3 次,15 天为一疗程。适用于气血虚夹瘀之证。

(5)脑心舒口服液:每次 1~2g,每日 3 次。适用于气血亏虚,瘀血阻络之证。

(6)六味地黄丸:每次 6g,每日 2 次。适于髓海不足偏阴虚证。

(7)益肾丸:每次 6g,每日 2 次。适于髓海不足证。

(8)清开灵注射液:每次 40~60ml,加入 5% 葡萄糖注射液 250~500ml 静脉滴注,每日 1 次。适于风阳上扰、肝火上炎证。

(9)参麦注射液:每次 40~60ml,加入 5% 或 10% 葡萄糖注射液 250~500ml 静脉滴注,每日 1 次,15 天为 1 疗程。适用于气血亏虚证或年老久病者。

(10)川芎嗪注射液:每次 120mg,加入 5% 葡萄糖注射液 250~500ml 静脉滴注,每日 1 次,15 天为 1 疗程。适于瘀阻脑络证或痰瘀阻络证。

(11)眩晕宁片:每次 4 片,每日 3 次。适用于痰浊上蒙证。

(12)醒脑通络片:每次 4 片,每日 3 次。适用于气虚血瘀证。

(13)黄竹清脑颗粒:每次 10g,每日 3 次。适用于痰热腑实证。

(二)单方治疗

1.夏枯草 30g,水煎服,每日 2 次,适用于肝阳上亢之证。

2.草决明 30g,海带 2 尺,水煎服,适用于肝阳上亢之证。

3.芹菜根适量,洗净捣取汁,每次 3～4 匙,每日 3 次,适于肝阳上亢证。

(三)针灸治疗

1.辨证治疗

(1)肝阳上亢:针刺太溪、肾俞、京门、三阴交、肝俞以滋阴,侠溪以平肝潜阳,用泻法。

(2)痰浊中阻:针刺足三里、丰隆、解溪、太白以健脾化痰,用平补平泻法;太渊、中脘、内关、章门以健胃理脾,用补法,且针刺中脘穴后予悬灸法。

(3)髓海不足:针刺肾俞、太溪、绝骨、三阴交、脾俞、足三里以益精补髓,用补法;命门可助阳化气,用平补平泻法;交替点刺头维、太阳穴以祛风止眩。

(4)气血亏虚:针刺膈俞、血海、心俞、脾俞、肝俞、足三里以益血生精,用补法,膻中、百会补气血,用平补平泻法。

(5)兼证:并发眼昏蒙花黑,视物不清:针刺膻中、膈俞、肾俞、肝俞以益气补血,填精明目,用平补平泻法点刺攒竹放血 3～5 滴;大骨空、小骨空用麦粒灸 3～5 壮。并发耳蒙闭塞:针刺翳风、中渚、听会、侠溪、太冲、丘墟以疏导少阳经气,用泻法。

2.电针　取穴同针刺穴位。在钉刺穴位出现针感后,接电针机,选择疏密波形,1 次 15～20min。

3.刺血

(1)肝阳上亢:取百会、头维,以三棱针或消毒弹簧刺血针,点刺令每穴放血 10 余滴,同时对双侧大敦穴进行点刺放血,令每穴出血 5～6 滴。

(2)风火上扰:取太阳、风池,点刺放血,令每穴出血 6～7 滴。风火甚者放血 10 余滴能泻火;眩晕重者,加刺足窍阴,放血 5～6 滴,可增泻火之功。

(3)痰浊眩晕:取头维、印堂、厉兑、隐白点刺放血,每穴放血 3～5 滴。

4.耳针

(1)肝阳上亢:选耳穴肝、胆、高血压点、目 1、目 2。

(2)肝火上炎:选耳穴肝、胃、肺、眼。

(3)痰浊上蒙:选耳穴脾、胃、肺、耳尖等。

(4)气血虚弱:选耳穴肾上腺、皮质下、脾、胃。

(5)髓海空虚:选耳穴肾上腺、肾、内分泌、皮质下、胃。

5.头针　眩晕伴耳鸣,听力减退者,取晕听区:于耳尖直上 1.5cm 处,向前后各引 2cm 的水平线即是此区。针与头皮呈 15°,进针达帽状腱膜下,捻转 2～3min,留针 5～10min,反复 2～3 次即可起针。

(四)穴位敷贴

1.中药　选取桃仁 12g,杏仁 11g,栀子 3g,胡椒 7 粒,糯米 14 粒,捣烂,用一个鸡蛋清调成糊状分 3 次,每晚睡前敷贴涌泉穴,晨起除去,每天 1 次,每次贴一足,交替贴敷,6 次为一疗程,适于肝阳上亢眩晕。

2.磁贴　选取曲池、内关、外关、足三里、合谷、风池穴,用表面磁通密度为 80～200mT 的磁片贴放在所选定的穴位上,每周观察 1 次,酌情休息 1 天,1 个月为 1 疗程。

(五)按摩

1.眩晕实证

取穴:涌泉、大椎、囟会。

手法:泻法,即用力较重,逆经脉循环方向。

操作:涌泉穴掐(用手指在空处用力掐压)、擦(用手指或手掌在皮肤穴位处摩擦,其方向是从太溪到涌泉)各 100 次。大椎穴(从大椎向胸道方向)、囟会穴(从上星向囟会方向)分别掐、擦各 60 次。

2.眩晕虚证

取穴：百会、囟会

手法：补法，即用力较轻，方向是顺经脉循行方向。

操作：百会穴（从哑门到大椎方向）掐、擦各 100 次；囟会穴（从囟会到上星方向）掐擦各 60 次。

（六）拔罐

肝阳上亢选太阳、肝俞等拔罐；痰浊中阻选取肺俞、脾俞拔罐；气血亏虚选气海、血海等拔罐；髓海不足选脾俞、肾俞拔罐。均应选择瓶口与拔罐部位相宜的火罐，用闪火法或投火法吸拔均可，一般留罐 3～5min，以局部红晕或发紫为度。

（七）牵引

由于颈椎病引起者，可根据其情况选择使用牵引方法。

【预后】

眩晕病情轻者，治疗护理得当，预后多属良好；病重经久不愈，发作频繁，持续时间较长，病情重笃，则难以获得根治。尤其是中年以上风火上扰，肝阳上亢，夹痰夹瘀，上蒙清窍，横窜经络，可形成中风，轻则致残，重则致命。若眩晕属肝血、肾精耗竭，日久可致失明、耳聋等后遗症。

【防与调摄】

应提高身体素质，适当锻炼，增强体质，劳逸结合，避免体力和脑力的过度劳累，避免强烈、突然的头部运动，少作或不作颈部旋转、弯腰动作，特别已发现某一体位容易引发眩晕时，更应避免以免诱发眩晕；同时要结合调情志，保持心情舒畅、乐观，忌暴怒、惊恐等刺激；饮食宜清淡，富于营养，结合适当的饮食方法；忌暴饮暴食，过食肥甘。

【结语】

眩晕是椎-基底动脉供血不足的主要症状，但由于引起眩晕的病因很多，也可以是某些疾病的主要表现，因此给诊断带来困难。另外该病以突发性、反复发作为特点，严重者可合并不可逆转的脑缺血等危急征象，均成为临床治疗的难点，应针对眩晕急性发作期或缓解期采取"急则治标，缓则治本"的原则，确立治疗的重点。

二、梅尼埃病

梅尼埃病（MD）是一原因尚无明确定论，可能是由于自主神经功能失调，引起迷路动脉血管痉挛，促使膜迷路内淋巴液产生过多或是吸收障碍，致使膜迷路内水肿，以膜迷路积水为主要病理特征的内耳疾病。为与其他疾病引起的膜迷路积水相区别，MD 的膜迷路积水又称为特发性膜迷路积水。MD 的临床表现为反复发作性眩晕，感音神经性聋、耳鸣，可有耳内胀满感。可经药物治疗后缓解或自行缓解。

【病因病机】

中医本病多为先天不足，由于饮食、情志、劳倦等因素诱发，风、痰、虚共为而作眩，故有"诸风掉眩，皆属于肝"、"无痰不作眩"、"无虚不作眩"之说，与肝肾脾关系密切。

外风侵袭，与因血亏精虚所致之内风相合，充斥清窍而作眩。饥饱劳碌，害胃伤脾，脾虚失健，聚湿生痰，痰气交阻，清阳不举，脑窍失濡而眩。思虑劳作，内伤心脾，化源不足，或失血过多，血虚不能上荣于脑而作眩。肾主骨生髓而通于脑，髓海不足则眩。先天不足，或房劳过度极易造成肾虚，肾虚不能涵养肝木，肝阳上升而眩。

【临床表现与诊断】

(一)临床表现

1.发作期

(1)眩晕:眩晕是 MD 的主要症状,患者常以此主诉就诊,眩晕发作急,常在耳鸣后发生,可为自身或周围物体的旋转、翻滚、摇摆或颠簸感,一般睁眼时感到环境的运动,闭眼时则感到自身的运动。不能站立,常以手紧握某件物体,闭眼并倾向某种体位,重则有恶心、呕吐、面色苍白、出冷汗,个别可突然晕倒在地,但神志清楚是其特点。MD 眩晕发作时间一般为数秒、数分,最多数小时,很少超过数日者。眩晕结束有两种方式,一是眩晕瞬息即逝,或一觉醒后豁然而愈;二是剧烈眩晕消失后,仍有头晕及步态不稳,持续数日之久。眩晕可发生于任何时间、任何体位,但夜间静卧,特别在熟睡时所发生的旋转性眩晕有重要的临床价值。眩晕严重时,患者常畏光,惧怕嘈杂声,喜静卧,不断呻吟或辗转反侧。发作性眩晕、耳鸣、耳聋称为"三联征"。

(2)耳鸣:耳鸣可能是 MD 的最早症状。间歇期减轻或消失,耳鸣的性质表现不一,早期为低声调耳鸣,随后变为高声调,持续性,似发电机鸣声,发作眩晕前多以耳鸣加重或性质改变为先兆。早期双侧耳鸣者较少,仅占 10%~15%。晚期多累及双耳;耳鸣、耳聋的轻重与病程长短成正相关。

(3)听力减退:听力减退也是 MD 的主要症状之一,早期听力在 1 次发作时减退,随眩晕的消失,听力有所恢复或恢复正常,久病后听力不再恢复,听力总的趋势是随着屡次发作而每况愈下。个别病人 1 次发作后听力即完全丧失。

(4)眼震:发作期可有自发性水平眼震,亦可有水平旋转型,早期眼震方向向患侧,闭眼时尤为明显,发作后期眼震方向转向健侧,以后逐渐消失。

(5)其他症状:患耳闷胀感或压迫感常被列为 MD 的第四主症,约 40%的病人发病前感耳内胀满和有压迫感,胀满的程度与积水的多少成正相关。恶心、呕吐、出汗及面色苍白等自主神经反应是剧烈眩晕发作时的伴随症状。

2.间歇期　间歇期长短常因人而异,短者数日,长者数年,在间歇期可无任何症状,少数患者可于严重发作后,有轻度平衡功能障碍,在间歇期患耳多遗留程度不同的听力障碍,耳鸣可有可无。

(二)诊断要点

采用 1996 年 10 月召开的全国梅尼埃病和突发性聋诊断标准及疗效评定标准。

1.反复发作的旋转性眩晕,持续 20 分钟至数小时,至少发作 2 次以上。常伴恶心、呕吐、平衡障碍,无意识丧失,可伴水平或水平旋转型眼震。

2.至少一次纯音测听为感音神经性听力损失。早期低频听力下降,听力波动,随病情进展听力损失逐渐加重,可出现重振现象。

3.耳鸣间歇性或持续性,眩晕发作前后多有变化。

4.可有耳胀满感。

5.排除其他疾病引起的眩晕,如位置性眩晕、前庭神经元炎、药物中毒性眩晕、突发性耳聋伴眩晕、椎-基底动脉供血不足和颅内占位性病变等引起的眩晕。

6.甘油试验、重振试验可呈阳性。

【治疗】

(一)中药内治

1.辨证治疗　本病多因于风、痰、虚所致。本虚标实是 MD 的特征,本虚多为肝肾亏虚,髓海不足,或心脾两亏等。标实多见于痰浊中阻、肝阳上扰或寒水上泛。发作时以邪实为主,缓解后则主要是脏腑虚损。

本病可分为发作期和缓解期分别进行治疗,发作期重在祛邪,缓解期重在扶正。

(1)发作期

1)肝阳上扰

证候:眩晕每因情绪波动而发,急躁心烦,面赤目红,头痛,口苦咽干,胸胁苦满,少寐多梦,舌质红,苔黄,脉弦数。

治法:平肝息风,滋阴潜阳。

方药:天麻钩藤饮加减。天麻10g,钩藤12g,石决明15g,牛膝10g,杜仲12g,桑寄生15g,黄芩9g,栀子12g,首乌藤12g,茯神12g,甘草6g。

眩晕较剧烈,为风甚,加龙骨30g、牡蛎30g以镇肝息风;偏于火盛,口苦咽干,舌红苔黄,脉弦数者,加龙胆草6g、牡丹皮12g以增强清肝泻热作用;呕吐甚者,可加竹茹12g、法半夏10g以止吐。

2)痰浊中阻

证候:眩晕而觉头额胀重,胸闷不舒,呕吐恶心症状较剧烈,痰涎多,心悸,纳呆倦怠,舌质淡红,苔白腻,脉濡滑或兼弦。

治法:健脾燥湿,涤痰息风。

方药:半夏白术天麻汤加减。法半夏10g,天麻10g,白术15g,茯苓15g,橘红15g,生姜10g,大枣10g,甘草6g。

倦怠,痰白,苔白腻,湿重者,加法半夏至15g、泽泻15g以增强健脾燥湿作用;眩晕较甚者,加白僵蚕9g、胆南星10g以加强化痰息风之效;痰黄,苔白腻,脉滑数,有火者,加黄芩9g、竹茹9g、枳实12g等以清化热痰。

3)寒饮上泛

证候:眩晕时心下悸动,恶寒,肢体不温,咳痰稀白,腰痛背冷,精神委靡,夜尿频而清长,舌质淡,苔白润,脉沉细弱。

治法:温壮肾阳,散寒利水。

方药:真武汤加减。熟附子10g,茯苓12g,白术15g,白芍15g,生姜10g,炙甘草6g。

若见背冷,四肢不温,小便清长者,加花椒10g、细辛3g、桂枝6g、巴戟天10g以增强温阳散寒之功;若见痰多稀白,气促者,可加白芥子10g、五味子6g敛气化痰。

(2)缓解期

1)气血虚弱

证候:眩晕,动则为甚,劳累则发,神疲懒言,气短声怯,心悸怔忡,健忘少寐,纳谷不香,面色㿠白或萎黄,唇甲无华,舌质淡嫩,边有齿痕,脉细弱。

治法:补气养血益脑。

方药:归脾汤加味。黄芪30g,党参20g,白术12g,茯苓15g,酸枣仁12g,远志6g,当归12g,龙眼肉15g,木香6g,升麻6g,石菖蒲12g,甘草12g,生姜3片,大枣5枚。

若气虚卫阳不固,自汗时出,重用黄芪45g,加防风12g、浮小麦30g,益气固表敛汗;泄泻或便溏者,加薏苡仁20g、泽泻20g、炒扁豆30g、当归10g(炒用)健脾利湿;兼见畏寒肢冷,腹中隐痛等阳虚症状,加桂枝9g,干姜6g,温阳暖中,心悸怔忡,不寐者,加柏子仁30g、合欢皮12g等安心定志;血虚较甚,面色㿠白无华,加熟地黄20g、阿胶12g、紫河车10g等益阴补血。若中气不足,清阳不升,表现为眩晕兼见气短乏力,纳差神疲,便溏下坠,脉象无力者,可用补中益气汤补中益气,升清降浊。

2)髓海不足

证候:眩晕发作较频繁,发作时耳鸣较甚,听力减退较明显,伴有精神委靡,腰膝酸软,心烦失眠,多梦遗精,记忆力差,手足心热,舌质红,苔少,脉弦细数。

治法:滋阴补肾,填精益髓。

方药:杞菊地黄丸加减。熟地黄 20g,山茱萸 12g,山药 15g,牡丹皮 12g,泽泻 12g,茯苓 15g,枸杞子 15g,菊花 9g,石决明 20g,煅牡蛎 30g,白芍 12g,制何首乌 12g。

若精髓空虚较甚者,精神委靡,四肢乏力,腰酸,可加鹿角胶 15g 以填补精髓;恶心、呕吐甚者,可加法半夏 10g、生姜 12g、竹茹 12g 等以止吐;失眠多梦者,加酸枣仁 30g、柏子仁 20g 以安神。

2.中成药

(1)归脾丸:每次 1 丸,每日 2 次。补益心脾,适用于气血不足者。

(2)杞菊地黄丸:每次 1 丸,每日 2 次。滋养肝肾,适用于髓海不足者。

(3)全天麻胶囊:每次 2~3 粒,每日 3 次。适用于肝风、肝阳之证。

(4)晕复静:每次 2~3 片,每日 3 次。适于风阳上扰证或痰浊上蒙证。

(5)正天丸:每次 6g,每日 3 次,15 天为一疗程。适用于气血虚夹瘀之证。

(6)益肾丸:每次 6g,每日 2 次。适于髓海不足证。

(7)清开灵注射液:每次 40~60ml,加入 5% 葡萄糖注射液 250ml~500ml 静脉滴注,每日 1 次。适于风阳上扰、肝火上炎证。

(8)眩晕宁片:每次 3 片,每日 3 次。适用于痰浊上蒙证。

(9)醒脑通络片:每次 4 片,每日 3 次。适用于气虚血瘀证。

(10)黄竹清脑颗粒:每次 1 包,每日 3 次,适用于痰热腑实证。

(二)单验方

1.木槿花 30g,豆腐 100g,炖服。

2.茯苓 30g,泽泻 30g,酸枣仁 20g,煎服。

3.代赭石 45g,夏枯草 18g,法半夏 18g,车前草 18g,每日 1 剂,水煎服,早晚各服 1 次。

4.优质白果仁 30g(有恶心、呕吐者加干姜 6g),上药研细末,分 4 等份,每次 1 份,温开水送下,早晚饭后各服 1 次。

5.仙鹤草 60g,水煎服。

(三)针灸治疗

1.辨证治疗

(1)肝阳上亢:针刺太溪、肾俞、京门、三阴交、肝俞以滋阴,侠溪以平肝潜阳,用泻法。

(2)痰浊中阻:针刺足三里、丰隆、解溪、太白以健脾化痰,用平补平泻法;太渊、中脘、内关、章门以健胃理脾,用补法,且针刺中脘穴后予悬灸法。

(3)髓海不足:针刺肾俞、太溪、绝骨、三阴交、脾俞、足三里以益精补髓,用补法;命门可助阳化气,用平补平泻法;交替点刺头维、太阳穴以祛风止眩。

(4)气血亏虚:针刺膈俞、血海、心俞、脾俞、肝俞、足三里以益血生精,用补法。膻中、百会补气血,用平补平泻法。

2.电针

取穴:同针刺穴位

操作:在针刺穴位出现针感后,接电针机,选择疏密波形,1 次 15~20min。

3.头针

取穴:眩晕伴耳鸣,听力减退者,取晕听区:于耳尖直上 1.5cm 处,向前后各引 2cm 的水平线即是此区。

操作:针与头皮呈 15°,进针达帽状腱膜下,捻转 2～3min,留针 5～10min,反复 2～3 次即可起针。

（四）推拿

1.眩晕实证

取穴:涌泉、大椎、囟会。

手法:泻法,即用力较重,逆经脉循环方向。

操作:涌泉穴掐(用手指在空处用力掐压)、擦(用手指或手掌在皮肤穴位处摩擦,其方向是从太溪到涌泉)各 100 次。大椎穴(从大椎向胸道方向),囟会穴(从上星向囟会方向)分别掐、擦各 60 次。

2.眩晕虚证

取穴:百会、囟会。

手法:补法,即用力较轻,顺经脉循行方向。

操作:百会穴(从哑门到大椎方向)掐、擦各 100 次;囟会穴(从囟会到上星方向)掐、擦各 60 次。

【预后】

本病预后良好,但是常难以迅速减轻病痛,且易复发。

【预防与调摄】

1.发作期间,要卧床休息。注意预防离床时突然发作而跌倒。

2.卧室保持安静,防止噪音及强光,光线要柔和。

3.卧室空气要畅通,但同时还要注意不宜过于温暖。

4.不宜多饮茶水饮料,宜低盐食物,忌食生冷、油腻腥膻、酸辣、过甜,以免加重恶心呕吐。

5.汤药宜温服,一般在 40～45℃左右为宜。如有呕吐泛恶者,可分多次服下。

6.要重视精神护理。本病常因情志不畅、忧思恐惧、过度疲劳而诱发,所以要注意使病人保持精神舒畅。

7.患者尽量不做转体活动,以免诱引晕眩。

【结语】

梅尼埃病经过了一种循序渐进的发展过程,从内耳出血到膜迷路积水以至于到特别的界定,使得我们对于这种疾病有了更为具体的了解,避免了那种"眩晕就是梅尼埃病,而梅尼埃病就是膜迷路积水"的认识方面的偏差,本病病因病机和治疗还有待于进一步深入研究。

三、高血压脑病

高血压脑病(HE)是由于血压骤然急剧升高引起的一种一过性急性全面脑功能障碍综合征。其主要临床表现为起病急骤,头痛、恶心、呕吐、黑矇、视物模糊、烦躁、意识模糊、嗜睡和癫痫发作等,还可出现一过性偏瘫、半身感觉障碍,脑神经瘫痪、失语等神经系统局灶体征,及时降血压治疗后所有症状在数分钟至数日内完全消失,不留后遗症。

【病因病机】

1.肝阳上亢　素体阳盛,肝阳上亢,发为眩晕,或因长期忧郁恼怒,气郁化火,使肝阴暗耗,风阳升动,上扰清空,发为眩晕。或肾阴素亏,肝失所养,以致肝阴不足,肝阳上亢,发为眩晕。

2.气血亏虚　久病不愈,耗伤气血,或失血之后,虚而不复,或脾胃虚弱,不能健运水谷以生化气血,以致气血两虚,气虚则清阳不展,血虚则脑失所养,皆能发生眩晕。

3.肾精不足 肾为先天之本,藏精生髓,若先天不足,肾阴不充,或老年肾亏,或久病伤肾,或房劳过度,导致肾精亏耗,不能生髓,而脑为髓之海,髓海不足,上下俱虚,发生眩晕。

4.痰湿中阻 嗜酒肥甘,饥饱劳倦,伤于脾胃,健运失司,以致水谷不化,聚湿生痰,痰湿中阻,则清阳不升,浊阴不降,引起眩晕。

眩晕的病因虽如上述,但往往彼此影响,互相转化。如肾精亏虚本属阴虚,若因阴损及阳,可转为阴阳俱虚之证。有如痰湿中阻,初起多为湿痰偏盛,日久可痰郁化火,形成痰火为患。失血过多每使气随血脱,出现气血两亏的眩晕。

【临床表现与诊断】

(一)临床表现

1.发病年龄与病因有关,平均为40岁左右,急性肾小球肾炎引起者多见于儿童或青年,慢性肾小球肾炎引起者则以青少年及成年人多见,子痫常见于年轻妇女,恶性高血压30~50岁最多见。

2.成人舒张压>140mmHg,由于儿童、孕妇或产后妇女的初始血压较低,当血压>180/120mmHg即可发病。眼底检查可见呈Ⅳ级高血压眼底改变,视乳头水肿,视网膜出血。

3.起病急骤,病情发展十分迅速,一般出现高血压脑病需经12~48h,短则数分钟。主要临床表现为剧烈头痛、呕吐、黑矇、烦躁等先兆症状。发病后以脑水肿症状为主,大多数病人具有头痛、抽搐和意识障碍的高血压脑病三联征。头痛常是HE的早期症状,多数为全头痛或额枕部疼痛明显,咳嗽、活动用力时头痛加重,伴有恶心、呕吐,当血压下降后头痛可得以缓解。随着脑水肿进行性加重,于头痛数小时至1~2天后多出现程度不同的意识障碍,如嗜睡、昏睡、意识模糊、木僵、躁动不安、谵妄、定向力障碍、精神错乱,甚至昏迷。若视网膜动脉痉挛时,可出现视物模糊、偏盲或黑矇。有时还可出现一过性偏瘫、半身感觉障碍、脑神经瘫痪,甚至失语;亦可见全身性或局限性抽搐等神经系统症状。有些患者可有阵发性呼吸困难。少数病例于脑病后出现肾功能不全、尿毒症。及时降血压治疗后所有症状在数分钟至数日内完全消失,不留后遗症;否则可导致严重损害,发生昏迷和循环衰竭而死亡。

4.头颅CT可见脑水肿所致的弥漫性脑白质密度降低,脑室变小。CT和MRI显示的顶、枕叶水肿是高血压脑病的特征,偶见小灶性缺血或出血灶。脑电图可显示双侧同步的弥漫性慢波活动,但无特异性。

(二)诊断要点

按照1995年全国第四届脑血管病学术会议通过的《各类脑血管疾病诊断要点》制定标准。

1.有原发或继发性高血压病史,血压骤然升高(舒张压>140mmHg)。

2.出现颅内压增高症状及癫痫样发作,或有短暂的神经系统局灶体征。

3.眼底可见高血压视网膜病变,头颅CT或MRI显示特征性顶、枕叶水肿。

4.降压治疗后症状和体征在数小时内消失。

【治疗】

(一)中医治疗

1.辨证论治 本病在临床上可分为急性期和恢复期。急性期主要是指起病急骤,病情在短时间内明显加重,经及时合理治疗,一般在3天至1周明显好转者;恢复期指急性期过后的一段时间,此时症状相对较轻,病情趋于恢复,时间长短因人而异。病机属性总以内生诸邪,邪实壅盛为标,肝脾肾亏虚,尤以肝肾阴虚为本。治疗上,前者重在祛邪,后者重在扶正,兼顾通络、利络、护络等。

(1)急性期

1)肝阳上亢

证候:头胀痛而眩,遇劳、恼怒加重,心烦易怒,失眠多梦,胁痛,口苦,或颜面潮红,舌红苔薄黄,脉沉弦有力或脉弦细数。

治法:平肝潜阳,降气舒络。

方药:天麻钩藤饮加减。天麻 10g,钩藤 12g,石决明 15g,代赭石 15g,黄芩 9g,栀子 9g,川牛膝 10g,杜仲 10g,桑寄生 15g,茯神 15g,首乌藤 15g,益母草 10g。

若见胁痛时作,伴口苦、恶心欲吐者,可配伍茵陈 10g,柴胡 9g,青皮 9g,以理气疏肝,宣气通络。

2)气火上逆

证候:头痛且胀,因情绪因素加重,面红目赤,口苦咽干,心中烦热,急躁易怒,失眠多梦,耳鸣嗡响或耳内如窒,或胸闷胁痛,便干尿黄,舌红苔黄,脉弦数有力。

治法:平肝顺气,降火宣壅。

方药:龙胆泻肝汤加减。龙胆草 6g,栀子 12g,黄芩 10g,玄参 10g,赤芍 10g,牡丹皮 10g,车前子 9g,泽泻 9g,当归 6g,生地黄 9g,柴胡 6g,甘草 6g。

头痛甚者,可酌加天麻 10g、钩藤 10g 以平肝气,潜肝阳,止头痛;烦躁明显者,可酌加石决明 15g 以镇肝潜阳,重坠肝气,降逆平冲,并重用黄芩 15g、栀子 15g 以清肝泻火,直折气火上逆;大便干结者,系气火有余,充斥三焦,内灼大肠,耗伤津液所致,可酌加大黄 9g、芦荟 6g 以清热泻火,导滞开结。

3)痰热腑实

证候:头痛较重,面红目赤,躁扰不宁,神昏或昏愦,半身不遂,鼻鼾痰鸣,肢体强痉拘急,项背身热,频繁抽搐,舌质红绛,舌苔黄厚腻,脉弦滑数。

治法:清热化痰,通腑醒神。

方药:黄连温胆汤加减。黄连 6g,枳实 10g,竹茹 12g,陈皮 10g,茯苓 15g,黄芩 9g,栀子 9g,大黄 6g,赤芍 10g,天竺黄 10g,石菖蒲 9g,草决明 10g,夏枯草 12g,神曲 15g,生甘草 3g。

躁扰不宁或神昏者,应紧急配合灌服或鼻饲安宫牛黄丸;若鼻鼾痰鸣持续不减,可加竹沥 10～20ml、胆南星 6g、全瓜蒌 15g 以增强豁痰之力;神昏重者加郁金 10g 以加强开窍醒神之功。

(2)恢复期

1)痰瘀互阻

证候:头痛如蒙如刺,经久不愈,时有眩晕,视物黑矇,胸脘满闷,时有呕恶,兼见健忘,失眠,心悸,精神不振,耳鸣耳聋,面唇紫暗,舌暗淡或紫或有瘀斑、瘀点,苔白腻,脉弦滑、沉细或细涩。

治法:通窍活络,祛痰化瘀。

方药:通窍活血汤合半夏白术天麻汤加减。当归 9g,赤芍 6g,川芎 6g,桃仁 9g,红花 9g,郁金 6g,制半夏 9g,天麻 9g,茯苓 12g,老葱 6g,生姜 3g,大枣 6g,甘草 3g,人工麝香 0.3g,黄酒 20ml。

病程较长,头痛经久不愈者,可加入全蝎 1g、蜈蚣 1g 等虫类药搜逐络道,活络止痛;痰湿阻遏中气而现脘闷,纳呆,腹胀者,宜加白术 9g\砂仁 6g 以理气化湿健脾;若伴见神疲乏力、少气自汗等气虚证者,加用黄芪 30g 以补气行血。待病缓,可以四君子汤善后调服,以健脾益气,阻断生痰之源。

2)肝肾阴虚

主证:头痛目眩,隐隐不舒,绵绵不愈,两目干涩,视物昏花,或有黑矇,耳鸣,少寐健忘,心烦口干,神疲乏力,腰酸腿软,舌红苔薄或少苔,脉弦细或沉细无力。

治法:滋养肝肾,养阴填精。

方药:左归丸加减。熟地黄 12g,山茱萸 9g,山药 15g,枸杞子 12g,菟丝子 12g,鹿角霜 15g,怀牛膝 10g,龟甲胶 10g。

若阴虚生内热,五心烦热,舌红,脉弦细数者,可加炙鳖甲 9g、知母 9g、盐黄柏 9g、牡丹皮 9g 以滋阴降火;若心肾不交,失眠,多梦,健忘者,加阿胶 9g、鸡子黄 1 个、炒酸枣仁 12g、柏子仁 12g 以交通心肾,养心安神;若子盗母气,肺肾阴虚,而见形体消瘦,时有干咳,心烦盗汗者,可加沙参 12g、麦冬 12g、玉竹 12g 以滋养肺肾;若水不涵木,肝阳上亢者,可加清肝、镇肝之品,如石决明 12g、钩藤 9g、地龙 12g。

2.中成药

(1)培元通脑胶囊:每次 3 粒,每日 3 次。适用于肾元亏虚,瘀血阻络证,症见偏身麻木,眩晕耳鸣,腰膝酸软,脉沉细者。

(2)醒脑静注射液:20ml 加入 0.9％氯化钠注射液 250ml 中,静脉滴注,10 天为 1 个疗程,适用于火壅毒盛,脑神受损者。

(3)牛黄清心丸:每次 1 丸,每日 1～2 次。适用于神志混乱,言语不清,痰涎壅盛,头晕目眩,癫痫惊风,痰迷心窍,痰火痰厥者。

(4)灯盏花注射液:50～100mg 加入 0.9％氯化钠注射液 250ml 中,静脉滴注。10 天为 1 个疗程,适用于脑络结滞,瘀象明显者。

(5)丹参酮注射液:20～60mg 加入 0.9％氯化钠注射液 250ml 中,静脉滴注。10 天为 1 个疗程,适用于脑络结滞,伴有心血瘀阻者。

(6)血塞通滴丸:每次 10 丸,每日 3 次。适用于脑络瘀阻者。

(二)针灸治疗

1.体针

(1)急性期采用醒脑开窍针法

取穴:人中、内关、极泉、三阴交、十二井穴、太冲、丰隆、劳宫。

操作:人中穴强刺激,至患者落泪为佳,余穴采用泻法,或点刺井穴放血,针刺时每次留针 20min,每日 1 次,直至病情缓解。

(2)恢复期

1)肝肾阴虚:针刺太溪、肾俞、京门、三阴交、肝俞以滋阴补水,侠溪以平肝潜阳,用泻法。

2)痰瘀互阻:针刺足三里、丰隆、解溪、太白以健脾化痰,血海、三阴交活血化瘀,用平补平泻法;太渊、中脘、内关、章门以健胃理脾,用补法,且针刺中脘穴后予悬灸法。

2.刺血疗法

取穴:大椎、百会、十宣、委中、太阳、降压沟。

操作:将三棱针和欲刺部位常规消毒,局部皮肤绷紧,拇食中三指持针,露出针尖,迅速、平稳、准确地点刺穴位,深度 1～2 分,大椎、太阳点刺出血加拔罐,十宣、降压沟点刺挤压出血,委中点刺缓慢放血,放血量 10～15ml,共治疗 1 次。

3.耳针

取穴:神门、肾、脾、心、肝、胆、耳尖、降压沟。

操作:每次取 3～5 穴,用毫针中等刺激,配合耳尖放血,留针 15min,每日 1 次,直至病情缓解。

【预后】

本病预后较好,及时降压治疗,一般不遗留后遗症,注意生活调理均可痊愈。

【预防与调摄】

控制血压是治疗高血压脑病的关键,积极加强高血压普查与教育工作是预防高血压脑病发生的有效途径。合理的饮食习惯,健康的社会心理,良好的生活环境将有利于预防本病。

【结语】

高血压脑病属脑病急症,一旦诊断明确,西医采取紧急降压,常能收到较好的治疗效果。急性期缓解后,应采取中西医结合综合治疗来加强恢复期的巩固治疗。

（邵子杰）

第三节　中风

【定义】

中风病是在人体气血内虚的基础上,多因劳倦内伤、忧思恼怒、嗜食厚味及烟酒等诱发,以脏腑阴阳失调,气血逆乱,直冲犯脑,致脑脉痹阻或血溢脑脉之外为基本病机,临床以突然昏仆、半身不遂、口舌㖞斜、言语謇涩或不语、偏身麻木为主症,具有起病急、变化快的特点,好发于中老年人的一种常见病、多发病。

【病因病机】

（一）病因

1.气血亏虚　高年之体,阴气自半,气血亏虚,或见消渴等大病久病之后,元气耗伤,脏腑阴阳失调,气虚则血运不畅,虚气流滞,脑脉瘀滞不通;阴血亏虚则阴不制阳,阳亢于上,阳化风动,夹痰湿、瘀血上扰清窍,致脑脉受损;或再遇诱因则气血逆乱,直冲犯脑,发为本病。

2.劳欲过度　烦劳过度,阳气升张,亢奋不敛,引动风阳,内风旋动;或纵欲伤精,水亏于下,火旺于上,肝阳亢奋发为本病。

3.情志所伤　七情失调,肝失调达,肝气郁结,气机郁滞,血行不畅,瘀结脑脉;五志过极,大怒伤肝,肝阳暴亢,或心火暴盛,风火相煽,血随气逆,上冲犯脑。临床以暴怒伤肝为多见。至于忧思悲恐、情绪紧张等常为本病的诱发原因。

4.饮食不节　嗜食肥甘醇酒,脾胃受损,脾失健运,聚湿生痰,郁久化热,引动肝风,夹痰上扰,可致病发。尤以酗酒诱发最烈。

5.气候变化　本病一年四季均可发生,但发病常与气候骤变有关。入冬骤冷,寒邪入侵,血瘀寒则凝,易致血瘀于脑脉而发病;或早春骤然转暖之时,厥阴风木主令,内应于肝,风阳暗动,亦可导致本病发生。

（二）病机

1.发病　多呈急性发病,活动状态（尤在用力不当或情绪激动时）、安静或睡眠状态均可发病。发病后多病情变化迅速,在短期内病情发展至严重程度,亦有呈渐进性加重或阶段性加重。部分患者有头晕、头痛、手足麻木或无力、一过性言语不利等先兆症状。

2.病位　在脑髓血脉,与心、肝、脾、肾有密切关系,可引起全身多脏腑功能紊乱。

3.病性　为本虚标实,上盛下虚。急性期,多以标实为主,恢复期及后遗症期,多虚实夹杂,或以本虚为主。标实不外乎风、火、痰、气、血;本虚为气血阴阳不足,以阴虚、气虚较多见,肝肾阴虚为其根本。

4.病势　若初起时,仅见半身不遂、口舌㖞斜、舌强言謇,神志清醒,则清窍尚未蒙塞,病情尚轻,经治疗可好转或痊愈;若病情进一步发展渐至神昏,或初起即有神昏,清窍不开,则病情危笃,经有效治疗,有可能好转或痊愈;若随病情自然进展,神昏日重,甚或合并呕血、便血、厥脱、高热、抽搐等变证、坏证,多难救治。

5.病机转化　在疾病的发展过程中,病机转化迅速是中风病的主要特点。其病机转化决定于内风、邪热、痰浊、瘀血等病邪与人体正气相争及其消长变化的结果。急性期,邪气盛,脑脉痹阻或血溢于脑脉之外,清窍蒙塞,如果正气不衰,经辨证论治,内风息、邪热清、痰浊化、瘀血祛,神明逐渐恢复,半身不遂诸症亦可逐渐减轻。如平素体弱,正气先衰,或邪气过盛,气血逆乱,窍闭不开,脏腑功能紊乱,则正气耗伤,终至元气败脱,阴阳离绝。恢复期,虽然病邪大减,但正气亦大伤,已无神昏窍闭,但由于正气虚衰,其半身不遂诸症仍然存在,尤其是年老体衰、肾精大伤、髓海空虚之人,易见呆痴之症。

中风初起时,内热征象多不明显,但内风煽动,痰浊、瘀血内蕴,阳气郁积,多有化热趋势。内热既盛,一则灼伤正气,二则炼液为痰,三则化风迫血,从而加重气血逆乱上冲之势。这在中风的病机转化中是值得重视的问题。

在中风病的发病和演变过程中,风和火是体现中风病疾病层面的证候要素,其发展变化与疾病的变化密切相关,而痰、瘀是体现证候层面的证候要素。

【诊断与鉴别诊断】

(一)诊断标准

参照1995年国家中医药管理局脑病急症科研协作组起草制订的《中风病诊断与疗效评定标准》(试行)。

1.病名诊断

主症:偏瘫、神识昏蒙、言语謇涩或不语、偏身感觉异常、口舌㖞斜。

次症:头痛、眩晕、瞳神变化、饮水发呛、目偏不瞬、共济失调。

急性起病,发病前多有诱因,常有先兆症状。

发病年龄多在40岁以上。

具备两个主症以上,或一个主症两个次症,结合起病、诱因、先兆症状、年龄即可确诊;不具备上述条件,结合影像学检查结果亦可确诊。

根据中风病的病理特点,中风分为缺血性中风和出血性中风,前者主要指缺血性脑血管病;后者主要指出血性脑血管病。

2.病类诊断

(1)中络:偏身麻木或一侧手足麻木,或有一侧肢体力弱,口舌㖞斜,言语不利者。

(2)中经:半身不遂,口舌㖞斜,舌强言謇或不语,偏身麻木,而无神志昏蒙者。

(3)中腑:半身不遂,口舌㖞斜,舌强言謇或不语,偏身麻木,神志恍惚或迷蒙者。

(4)中脏:神昏或昏愦,半身不遂,口舌㖞斜。神志清醒后,多有舌强言謇或不语。

临床多按有无神志昏蒙而分为中经络和中脏腑两大类证候辨证论治。

3.分期分级

(1)分期

1)急性期:发病后2周以内,中脏腑者最长至1个月。

2)恢复期:发病2周或1个月至半年以内。

3)后遗症期:发病半年以上。

(2)分级

1)轻度:中络、中经。

2)中度:中腑。

3)重度:中脏。

4.证候诊断

(1)证候分类标准

1)风痰火亢证

主症:半身不遂,口舌㖞斜,言语謇涩或不语,感觉减退或消失,发病突然。

次症:头晕目眩,心烦易怒,肢体强急,痰多而黏,舌红,苔黄腻,脉弦滑。

2)风火上扰证

主症:半身不遂,口舌㖞斜,言语謇涩或不语,感觉减退或消失,病势突变,神识迷蒙。

次症:颈项强急,呼吸气粗,便干便秘,尿短赤,舌质红绛,舌苔黄腻而干,脉弦数。

3)痰热腑实证

主症:半身不遂,口舌㖞斜,言语謇涩或不语,感觉减退或消失。

次症:头痛目眩,咯痰或痰多,腹胀便干便秘,舌质黯红,苔黄腻,脉弦滑或偏瘫侧弦滑而大。

4)风痰瘀阻证

主症:半身不遂,口舌㖞斜,言语謇涩或不语,感觉减退或消失。

次症:头晕目眩,痰多而黏,舌质黯淡,舌苔薄白或白腻,脉弦滑。

5)痰湿蒙神证

主症:半身不遂,口舌㖞斜,言语謇涩或不语,感觉减退或消失,神昏痰鸣。

次症:二便自遗,周身湿冷,舌质紫黯,苔白腻,脉沉缓滑。

6)气虚血瘀证

主症:半身不遂,口舌㖞斜,言语謇涩或不语,感觉减退或消失。

次症:面色㿠白,气短乏力,自汗出,舌质黯淡,舌苔白腻或有齿痕,脉沉细。

7)阴虚风动证

主症:半身不遂,口舌㖞斜,言语謇涩或不语,感觉减退或消失。

次症:眩晕耳鸣,手足心热,咽干口燥,舌质红瘦,少苔或无苔,脉弦细数。

(2)证候量化诊断标准

1)风证

a.起病:48小时达到高峰(2分);24小时达到高峰(6分);病情数变(6分);发病即达高峰(8分)。

b.肢体:两手握固或口噤不开(3分);肢体抽动(5分);肢体拘急或颈项强急(7分)。

c.舌体:舌体颤抖(5分);舌体㖞斜且颤抖(7分)。

d.目珠:目珠游动或目偏不瞬(3分);正常(0分)。

e.脉弦:是(3分);否(0分)。

f.头晕头痛:头晕或头痛如掣(1分);头晕目眩(2分)。

2)火热证

a.舌质:舌红(5分);舌红绛(6分)。

b.舌苔:薄黄(2分);黄厚(3分);干燥(4分);灰黑干燥(5分)。

c.大便:便干便难(2分);便干三日未解(3分);便干三日以上未解(5分)。

d.神情:心烦易怒(2分);躁扰不宁(3分);神昏谵语(4分)。

e.面目呼吸气味:声高气粗或口唇干红(2分);面红目赤或气促口臭(3分)。

f.发热:有(3分);无(0分)。

g.脉象:数大有力或弦数或滑数(2分)。

h.口中感觉:口苦咽干(1分);渴喜冷饮(2分)。

i.尿短赤:有(1分);无(0分)。

3)痰证

a.痰:口多黏涎(2分);咯痰或呕吐痰涎(4分);痰多而黏(6分);鼻鼾痰鸣(8分)。

b.舌苔:腻或水滑(6分);厚腻(8分)。

c.舌体:胖大(4分);胖大多齿痕(6分)。

d.神情:表情淡漠或寡言少语(2分);表情呆滞或反应迟钝或嗜睡(3分)。

e.脉象:滑或濡(3分)。

f.头昏沉:有(1分);无(0分)。

g.体胖臃肿:是(1分);否(0分)。

4)血瘀证

a.舌质:舌背脉络瘀张青紫(4分);舌紫黯(5分);有瘀点(6分);有瘀斑(8分);青紫(9分)。

b.头痛:头痛而痛处不移(5分);头痛如针刺或如炸裂(7分)。

c.肢体:肢痛不移(5分);爪甲青紫(6分)。

d.面色:脸下青黑(2分);口唇紫黯(3分);口唇紫黯且面色晦黯(5分)。

e.脉象:沉弦细(1分);沉弦迟(2分);涩或结代(3分)。

【附加分】高黏滞血症(5分)

5)气虚证

a.舌质舌体:舌淡(3分);舌胖大(4分);胖大边多齿痕或舌痿(5分)。

b.体态声音:神疲乏力或少气懒言(1分);语声低怯或咳声无力(2分);倦怠嗜卧(3分);鼻鼾息微(4分)。

c.汗:稍动则汗出(2分);安静时汗出(3分);冷汗不止(4分)。

d.二便:大便溏或初硬后溏(1分);小便自遗(2分);二便自遗(4分)。

e.肢体:手足肿胀(2分);肢体瘫软(3分);手撒肢冷(4分)。

f.心悸:活动较多时心悸(1分);轻微活动即心悸(2分);安静时常心悸(3分)。

g.面色:面白(1分);面白且面色虚浮(3分)。

h.脉象:沉细或迟缓或脉虚(1分);结代(2分);脉微(3分)。

6)阴虚阳亢证

a.舌质舌体:舌体瘦(3分);舌瘦而红(4分);舌瘦而红干(7分);舌瘦而红干多裂(9分)。

b.舌苔:苔少或剥脱苔(5分);光红无苔(7分)。

c.神情:心烦易怒(1分);心烦不得眠(2分);躁扰不宁(3分)。

d.热象:午后颧红或面部烘热或手足心热(2分)。

e.头晕目眩:有(2分);无(0分)。

f.盗汗:有(2分);无(0分)。

g.耳鸣:有(2分);无(0分)。

h.干燥:咽干口燥或两目干涩或便干尿少(2分)。

i.脉象:弦细或细微(1分)。

评分:每一证候的得分是将诊断这一证候的各项所得最高分相加而成,满分均为30分。得分≥7分为证候诊断成立。7~14分为轻度,15~22分为中度,≥23分为重度。

(二)鉴别诊断

1.痫病　起病急骤,突然昏仆倒地,但痫病之神昏多为时短暂,移时自行苏醒,醒后如常人,多伴有肢体抽搐,口吐白沫,四肢僵直,两手握拳,双目上视,小便失禁,而一般无半身不遂,口舌㖞斜等后遗症,发病者以儿童、青少年居多,且有多次相似发作的病史可寻。中风昏仆倒地,其神昏症状重,持续时间长,多难以自行苏醒,多遗留明显后遗症。但应注意的是少数中风先兆发作的患者,与痫病的发作表现相似,如年龄在 40 岁以上,首次发作者,应注意观察,并进行脑电图、头颅 CT 等必要的检查,以资鉴别。

2.厥病　突然昏仆,不省人事,但厥病之神昏时间短暂,同时常伴有四肢逆冷,一般移时苏醒,醒后无半身不遂,口舌㖞斜,言语不利等后遗症。中风神昏症状重,持续时间长,多难以自行苏醒,醒后多遗留后遗症。

3.痫病　四肢抽搐,项背强直,甚至角弓反张为主症,病发中亦可伴有神昏,但痫病之神昏多出现在抽搐之后,中风病多病起即有神昏,而后出现抽搐;痫病者抽搐时间长,中风病抽搐时间短,痫病者无半身不遂、口舌㖞斜等中风特有的症状。

4.痿病　肢体瘫痪,活动无力,但痿病之瘫痪多起病缓慢,以双下肢瘫或四肢瘫多见,或见有患肢肌肉萎缩,或见筋惕肉瞤,中风病的肢体瘫痪起病急骤,且以偏瘫不遂为多见;痿病起病无神昏,中风病常有不同程度的神昏。

5.口僻　口眼㖞斜、目不能闭、口角流涎为主要临床表现,起病突然,一年四季均可发生,春秋两季多见,青壮年多发,发病前多有明显的局部受凉、风吹等诱因。与中风的发病年龄、病因、临床表现等明显有别。中风也有以口眼㖞斜为主要表现者,但多以中老年人为主,且多伴言语謇涩或不语、偏身麻木或神昏等症。

【辨证论治】

(一)辨证要点

1.辨病期　发病后一个月内为急性期;发病一个月以上至半年以内为恢复期;发病半年以上为后遗症期。

2.辨轻重　偏身或一侧手足麻木,或兼有一侧肢体力弱,或兼有口舌㖞斜者为中络证;以半身不遂,口舌㖞斜,舌强言謇不语,偏身麻木为主症,而无神识昏蒙者为中经证,中络证、中经证病情均属轻度。以半身不遂,口舌㖞斜,舌强言謇或不语,偏身麻木,神识恍惚或迷蒙为主症者为中腑证,病情属中度。以半身不遂,口舌㖞斜,舌强言謇或不语,偏身麻木,神昏或昏愦者为中脏证,病情严重。

3.辨闭脱　凡见神昏或恍惚,牙关紧闭,口噤不开,两手握固,大小便闭,肢体拘紧属闭证。闭证而见面赤身热,气粗口臭,躁扰不宁,舌苔黄腻,舌质红绛,脉弦滑数,属阳闭;闭证而见面白唇黯,静卧不烦,四肢不温,痰涎壅盛,舌苔白腻,舌质淡黯,脉滑缓,属阴闭。凡见昏愦,目合口张,鼻鼾息微,手撒遗尿,脉象虚弱无力或脉微欲绝,属脱证。

4.辨病性　急性期多以标实证候为主。若素有头痛、眩晕等症,突然出现半身不遂,甚或神昏,抽搐,肢体强痉拘急,属内风动越;若病后咯痰较多,或神昏而喉中痰鸣,舌苔厚腻,属痰浊壅盛;若面红目赤,口干口苦,甚或项强身热,躁扰不宁,大便秘结,小便黄赤,则以邪热为主;若见肢体拘挛疼痛,痛处不移,舌质紫黯,有瘀斑瘀点,面色黧黑,多属血瘀。恢复期及后遗症期多属本虚标实、虚实夹杂,若见肢体瘫软,手足肿胀,气短自汗多属气虚;若兼有畏寒肢冷,多为阳气衰微的表现,若心烦少寐,口干咽干,手足心热,舌红少苔,多属阴虚内热。

(二)治疗原则

中风急性期标实突出,急则治其标,当以祛邪为主。常用醒神开窍、平肝息风、清化痰热、化痰通腑、活血通络等治疗方法。闭证当以祛邪开窍醒神法治疗;脱证则以扶正固脱为法;内闭外脱者,醒神开窍与扶正固脱可以兼用。恢复期与后遗症期多为虚实夹杂,治宜扶正祛邪,常用育阴息风、益气活血等法。

(三)分证论治

1.风痰火亢证

症舌脉:半身不遂,口舌㖞斜,言语謇涩或不语,感觉减退或消失,头晕目眩,发病突然,心烦易怒,肢体强急,痰多而黏,舌红,苔黄腻,脉弦滑。

病机分析:由于肝肾阴虚,肝阳偏亢,阴阳失衡,上盛下虚,平素出现头晕头痛、耳鸣眼花、少眠多梦、腰腿酸软等症,或表现为面部烘热、心中烦躁、易怒、走路脚步不稳等,若遇诱因触动即使肝阳暴涨,内风动越,风盛化火,风火上扰清窍,横窜经络。风火相煽,上扰清窍,可见眩晕头痛、面红耳赤、口苦咽干、心烦易怒等症;邪热充斥三焦,可见尿赤便干;风火内窜经络,气血逆乱,可见半身不遂、口舌㖞斜、舌强言謇或不语、偏身麻木等症。舌质红或红绛是阴液不足的表现,舌苔薄黄系风阳化热,脉弦有力则为肝风内盛的象征。

治法:平肝泻火通络。

方药运用:

(1)常用方:

清开灵注射液:40ml加入0.9%氯化钠注射液250ml中,静脉滴注,每日1~2次,10~14天为1个疗程。适用缺血性、出血性中风病急性期有风痰火亢表现者。

苦碟子注射液:40ml加入5%葡萄糖注射液或0.9%氯化钠注射液250ml中,静脉滴注,每日1~2次,10~14天为1个疗程,用于缺血性中风病急性期有风痰火亢表现者。

天麻钩藤饮加减。药用天麻,钩藤,石决明,夏枯草,黄芩,栀子,川牛膝,杜仲,桑寄生,甘草。

方中天麻、钩藤平肝息风为君药,石决明镇肝潜阳助君药以平息肝风,为臣药;栀子、黄芩、夏枯草清肝泻火,杜仲、桑寄生补益肝肾,以滋水涵木,僵蚕息风通络,川牛膝引亢逆之血下行,共为佐药;甘草调和药性,为使药。

(2)加减:头痛头晕者,加菊花、桑叶;心烦易怒者,加丹皮、赤芍;便干、便秘者加大黄。一般可根据病情调整其用量,于急性期可每日1剂,分2次服,或每日2剂,分4次服用。

(3)临证参考:本证以邪热、痰浊、瘀血等邪实为主,故以祛邪为先。病情重者,多需采用综合措施积极抢救。患者窍闭神昏、口噤不开者,口服汤剂困难,则需用静脉滴注、鼻饲、灌肠等多途径给药,进行救治。

2.风火上扰证

症舌脉:半身不遂,口舌㖞斜,言语謇涩或不语,感觉减退或消失,病势突变,神识迷蒙,颈项强急,呼吸气粗,便干便秘,尿短赤,舌质红绛,舌苔黄腻而干,脉弦数。

病机分析:本证多表现为阳闭轻证。平素多有眩晕、麻木之症,是由肝肾阴虚,风火上扰,风痰阻络而成,本证在阴虚阳亢的基础上,遇激烈的情绪变化,风火相煽上扰清窍,即见神识恍惚、迷蒙;风火炽盛夹痰浊、血瘀窜扰经脉故见半身不遂而肢体强痉拘急;风火上攻而清浊升降失常,以致胃肠腑气不畅故见便干便秘。舌质红绛是阴虚火旺的表现,舌苔黄腻而干可知风火痰浊亢盛,脉弦滑大数是邪实病重、风火痰瘀猖獗之征象。

治法:清热息风,开窍醒神。

方药运用:

(1)常用方:

清开灵注射液:40ml加入0.9%氯化钠注射液或5%的葡萄糖注射液250ml中,静脉滴注,每日1~2次,10~14天为1个疗程。适用于缺血性、出血性中风病急性期有风火上扰表现者。

苦碟子注射液:40ml加入5%葡萄糖注射液或0.9%氯化钠注射液250ml中,静脉滴注,每日1~2次,10~14天为1个疗程,用于缺血性中风病急性期有风火上扰表现者。

羚羊角汤合天麻钩藤饮加减。药用羚羊角,天麻,钩藤,石决明(先下),黄芩,栀子,天竺黄,川牛膝,丹参,生大黄(后下)。

方中羚羊角为清肝息风之要药,是为君药;天麻、钩藤平肝息风,石决明镇肝潜阳,助君药以平息肝风,为臣药;栀子、黄芩、天竺黄清肝泻火,牛膝引亢逆之血下行,丹参凉血活血,共为佐药;甘草调和药性,为使药。诸药清热息风,使风降火息,气血下归,清窍得开,病情转稳。

(2)加减:夹有痰浊者,加石菖蒲、远志、郁金;头痛甚者,加菊花、夏枯草;呕吐者,加半夏、旋覆花、代赭石。

(3)临证参考:风阳火邪上扰神明是本证的基本病机。邪热上扰神明,进一步发展有邪闭心窍之趋势。因此,祛邪以防闭窍是治疗的关键。待病情稳定,神志恢复,治疗重点则当调理气血,以促进半身不遂等症的好转。风火之邪易夹血上逆,每加用凉血降逆之品,以引血下行。

3.风痰瘀阻证

症舌脉:半身不遂,口舌㖞斜,言语謇涩或不语,感觉减退或消失,头痛目眩,咯痰或痰多,腹胀便干便秘,舌质黯红,苔黄腻,脉弦滑或偏瘫侧弦滑而大。

病机分析:中年以后,阴虚则内风易动,气虚则痰湿内生,风痰相搏,进而壅滞经脉,致使血行不畅而生血瘀,此属风痰瘀血痹阻脉络发为中风,头晕目眩之症,可于未发之前即有,发病之后加重,或发病以半身不遂为主,自觉症状较少。舌质黯乃血瘀之象。舌苔黄腻为内蕴痰湿,脉弦为肝阳亢肝风动的表现,脉弦滑为中风常见的脉象。

治法:活血祛瘀,化痰通络。

方药运用:

(1)常用方:

醒脑静注射液:20ml加入0.9％氯化钠注射液或5％葡萄糖注射液250ml中,静脉滴注,每日1次,10～14天为1个疗程。适用于缺血性、出血性中风病急性期有风痰瘀阻表现者。

化痰通络汤加减。药用茯苓,半夏,天竺黄,胆南星,天麻,丹参,香附,酒大黄。

方中天麻平肝息风,半夏、茯苓、天竺黄、胆南星清化痰热,丹参活血化瘀,共为主药,辅以香附舒肝理气,调畅气机,行气活血,助脾化湿,大黄通腑泄热,以防腑实形成而加重病情。

(2)加减:若半身不遂重者可加天仙藤、伸筋草、鸡血藤以增强活血通络之力;或言语謇涩明显者可酌加石菖蒲、玉蝴蝶。痰多质黏者加浙贝母、黄芩等;瘀血重,舌质紫黯或有瘀斑者,加桃仁、红花、赤芍以活血祛瘀;舌苔黄腻、烦躁不安等有热象者,加黄芩、栀子以清热泻火;头痛、眩晕者,加菊花、夏枯草以平肝泻火。

(3)临证参考:可据症、舌、脉,以分辨内风、痰浊、瘀血的轻重程度,决定平肝息风、化痰通络、活血化瘀等药物的使用,一般以化痰、活血化瘀为主。风痰互结,瘀血阻滞,日久易从阳化热,故临证时用药不宜过于燥烈,以免助热生火。如病久体虚者,又当佐以扶正之品。

4.痰热腑实证

症舌脉:半身不遂,口舌㖞斜,言语謇涩或不语,感觉减退或消失,头痛目眩,咯痰或痰多,腹胀便干便秘,舌质黯红,苔黄腻,脉弦滑或偏瘫侧弦滑而大。

病机分析:本证以突然半身不遂为主症,兼症、舌苔、脉象对判别证候的属性极为重要。素有血瘀又蕴痰湿、气血不足,遇情志劳累等诱因使气机逆乱于心胸,进而痰湿郁积中焦而化热,痰热阻滞,升降失职渐致腑气不通;或见于肝阳素盛又兼饮食不节、嗜酒过度或劳倦内伤致使脾失健运,聚湿生痰,痰郁化热,内蓄痰热,遇到情志火极,内风动越,则内风夹痰夹火窜扰经脉,痰热阻滞使胃肠气机失于顺降而成腑实,进而影响气血的运行布达。风夹痰浊、瘀血窜扰经脉,而引起半身不遂,偏身麻木,口舌㖞斜;痰热夹滞阻滞中焦,传导失职,升清降浊受阻,腑气不通而便干便秘;脾运力薄清阳不升可见头晕、眩晕,并见痰多等症。

舌苔黄、黄腻、脉弦滑均属痰热。偏瘫侧脉弦滑而大,说明偏瘫侧痰湿阻络,正邪交争。

治法:化痰通腑。

方药运用:

(1)常用方:

清开灵注射液:40ml加入0.9%氯化钠注射液250ml中,静脉滴注,每日1～2次,10～14天为1个疗程。适用于缺血性、出血性中风病急性期有痰热内盛表现者。

苦碟子注射液:40ml加入5%葡萄糖注射液或0.9%氯化钠注射液250ml中,静脉滴注,每日1～2次,10～14天为1个疗程,用于缺血性中风病急性期有痰热内盛表现者。

星蒌承气汤加减。药用大黄(后下),芒硝,胆南星,全瓜蒌,天竺黄,丹参。

方中大黄泻热通腑,荡涤肠胃,为君药;芒硝软坚通便,助君药急下通腑之功,为臣药;瓜蒌化痰通便,胆南星、天竺黄清热涤痰,丹参活血通络为佐药。

(2)加减:热象明显者,加栀子、黄芩;年老体弱津亏者,加生地黄、麦冬、玄参。

(3)临证参考:正确掌握和运用通下法是治疗本证的关键。针对本证腑气不通而采用化痰通腑法,一可通畅腑气,祛瘀通络,敷布气血,使半身不遂等症进一步好转;二可清除阻滞于胃肠的痰热积滞,使浊邪不得上扰神明,气血逆乱得以纠正,达到防闭入脱之目的;三可急下存阴,以防阴竭于内,阳脱于外。掌握通下的时机,也是很重要的,一般认为,腑气不通即可使用本法治疗,不必等到痰热腑实已成,痞、满、燥、实、坚诸症悉备才用。舌苔黄腻、脉弦滑、便秘是本证的三大主要特征。芒硝、大黄剂量一般以10～15g为宜,以大便通泻、涤除痰热积滞为度,不宜过量,待腑气得通,再改用其他治疗方法。

5.痰湿蒙神证

症舌脉:半身不遂,口舌㖞斜,言语謇涩或不语,感觉减退或消失,神昏痰鸣,二便自遗,周身湿冷,舌质紫黯,苔白腻,脉沉缓滑。

病机分析:本证患者多素体阳虚阴盛,正气不足内蕴湿痰,再遇肝风触动,导致风夹湿痰上壅清窍而成内闭之证。因湿痰属阴,邪从阴化故成阴闭,症见痰涎壅盛、面白唇黯、四肢不温、半身不遂而肢体松懈瘫软,舌质黯淡是血瘀滞涩,正气不足的象征。

治法:温阳化痰,醒神开窍。

方药运用:

(1)常用方

参麦注射液:40ml加入25%葡萄糖注射液40ml中,静脉推注,15分钟1次,直至厥脱恢复。可同时灌服参附汤。

涤痰汤加减。药用石菖蒲,远志,半夏,陈皮,枳实,茯苓,竹茹,胆南星。

方中石菖蒲辛苦而温,芳香而散,豁痰辟秽,开窍醒神为君药;半夏、陈皮、茯苓健脾燥湿化痰,助君药豁痰开窍之功,远志豁痰利窍。辅助君药共为臣药,枳实、胆南星、竹茹行气化痰清热,可防痰浊郁而化热为佐药;甘草调和诸药为使药。

(2)加减:寒象明显者,加桂枝以温阳化痰;若汗出不止者,加山萸肉、黄芪、龙骨、牡蛎以敛汗固脱;兼有瘀滞者,加丹参。

(3)临证参考:中风若发病急、病情重,或治疗不当,表现为元气败脱,神明散乱的脱证,属中风危候,当采用综合治疗措施进行抢救。痰湿属阴邪,非温阳通达不能除之,治疗多选辛开温化之剂,但不可过用温燥及辛香走窜之品。如有化热倾向者,当佐清泄之剂。脱证常由闭证转化而来,若治疗及时,正气渐渐恢复,正邪交争也能使脱证转化为闭证。在闭、脱转化的过程中,常可见到闭、脱互见的证候。若闭证中出现了汗出、遗尿等脱证症状,是病情有转重的趋势。若脱证经急救出现肢体强痉、脉转弦滑,是正气渐复正邪相争的征象。

6.气虚血瘀证

症舌脉:半身不遂,口舌㖞斜,言语謇涩或不语,感觉减退或消失,面色㿠白,气短乏力,自汗出,口角流涎,心悸,便溏,手足肿胀,舌质黯淡,舌苔白腻或有齿痕,脉沉细。

病机分析:本证所见气短、乏力、自汗出,通常被称为气虚的三大主症。面色㿠白是中气不足,不能荣华于颜面的表现;口角流涎,既因脾虚湿盛,又有气弱唇缓的缘故;心悸为心气虚,便溏为脾气虚;手足肿胀多在中风2周后出现,此因气虚血阻,手足筋脉、肌肤失于气血的温煦、濡养。舌质黯淡为气虚血瘀之象,脉沉为阳气不足的征象。

治法:益气活血。

方药运用:

(1)常用方

参麦注射液合丹参注射液:参麦注射液40ml加入5％葡萄糖注射液或0.9％氯化钠注射液250ml中,静脉滴注;灯盏花素50mg加入5％葡萄糖注射液或0.9％氯化钠注射液250ml中,静脉滴注,每日1次,14天为1个疗程。适用于缺血性中风病急性期有气虚血瘀表现者,也适用于缺血性、出血性中风病恢复期有气虚血瘀表现者。

补阳还五汤加减。药用炙黄芪、当归、红花、川芎、桃仁、赤芍、地龙。

方中重用黄芪补益元气为君药;当归养血和血,取血为气母之意,助君药补益气血为臣药;红花、桃仁、川芎、赤芍活血化瘀通络,赤芍性寒,亦可防诸药甘温太过而伤血,地龙搜剔经络之邪共为佐药。

(2)加减:气虚明显者,加党参、太子参;言语不利者,加远志、石菖蒲、郁金以祛痰利窍;心悸喘息,加桂枝、炙甘草;肢体麻木者,加木瓜、伸筋草、防己以舒筋通络;肢体瘫软无力者,加川断、桑寄生、杜仲、牛膝;小便失禁者,加桑螵蛸、益智仁;血瘀重者,加莪术、水蛭等破血通络之品。

(3)临证参考:本证多见于恢复期和后遗症期。根据气虚的程度决定黄芪的用量,一般用量在15~45g,重者可用至75g。如急性期仅有气短乏力之症,而血瘀络阻突出,且有血瘀化热之趋,暂不宜重用黄芪,可改用太子参、生山药、茯苓等甘平益气之品。本方尤多用于风痰瘀血、痹阻脉络证经调治转化为气虚血瘀证,此类证的治疗除服用益气活血方药外,应配合针灸、推拿疗法和加强肢体功能锻炼,以促进偏瘫恢复。

7.阴虚风动证

症舌脉:半身不遂,口舌㖞斜,言语謇涩或不语,感觉减退或消失,眩晕耳鸣,手足心热,咽干口燥,舌质红瘦,少苔或无苔,脉弦细数。

病机分析:本证是由肝肾阴虚,肝阳偏亢形成上实下虚之证,又因情志刺激,化火灼阴,进而内风旋动,夹痰窜扰脉络而致半身不遂诸症。头晕耳鸣、失眠烦躁、手足心热是心、肝、肾阴液不足,虚火妄亢所致。舌质红绛少苔、无苔当属阴虚,黯红者属阴虚血虚,脉弦主肝风,脉细主血少,数脉为里热。

治法:育阴息风。

方药运用:

(1)常用方:

生脉注射液:60ml加入0.9％氯化钠注射液或5％葡萄糖注射液250ml中,静脉滴注,每日1次,14天为1个疗程。适用于缺血性、出血性中风病急性期或恢复期有气阴虚表现者。

镇肝熄风汤加减。药用牛膝、代赭石、生龙骨、牡蛎、龟甲、白芍、玄参、天门冬、明天麻、钩藤、白菊花、甘草。

方中重用牛膝引血下行,折其亢阳,并能补益肝肾,是为君药;代赭石、龙骨、牡蛎皆质重性降之品,助善降逆潜阳,镇息肝风,与君药合用,则镇肝潜阳息风作用更强,故为臣药;佐以龟甲、玄参、天冬、白芍滋养阴液,养阴配阳,使阴能治阳而肝风平息,天麻、钩藤、菊花平肝息风,甘草调和诸药为使药。

(2)加减:夹有痰热者,加天竺黄、竹沥、川贝母以清化痰热;心烦失眠者,加黄芩、山栀子以清心除烦,加夜交藤、珍珠母以镇心安神;头痛重者,加生石决明、夏枯草以清肝息风;口角抽动,手足拘挛抽搐,或恢复期有肢体强痉拘急者,加全蝎、天麻、僵蚕息风止痉。

(3)临证参考:风动之因在于阴液不足,故急当治其标,待标实一去即当扶正,滋阴敛阳以固其本。还需注意肝为刚脏,性喜条达而恶抑郁,故临床证时宜加麦芽、茵陈以顺应肝胆升发之性。因滋阴潜镇之品易碍胃气,故宜适当选用健脾养胃之品。本证可见于急性期,也可见于恢复期。在急性期若及时给予滋阴息风之剂,迅速平息内风,于1～2周后即可进入恢复期,并且预后较好。恢复期见阴虚风动证多由肝阳暴亢,风火上扰证转变而来,也有少数病例由痰热腑实证经治腑气已通,痰浊渐消,而邪热更炽,灼伤阴液,致使内风旋动转化为阴虚风动证。恢复期的阴虚风动证,精神护理最为重要,遇有情志刺激,心肝火旺即可触动内风,发为复中,若反复中风2次以上,预后不佳,致残率高。

(四)其他治疗

1.中成药

(1)神昏:中脏腑属痰热内闭清窍者,用清开灵注射液40～80ml加入5％葡萄糖注射液或0.9％氯化钠注射液250ml中静脉滴注,或用醒脑静注射液10～20ml加入5％葡萄糖或0.9％氯化钠注射液250ml中,静脉滴注,或用安宫牛黄丸、局方至宝丹鼻饲,每次1～2丸,每6～8小时1次。中脏腑属痰湿蒙塞清窍者,以苏合香丸1～2丸鼻饲,每6～8小时1次。中脏腑属元气败脱,神明散乱证者,急以参附汤灌服,或用参麦注射液40ml加入5％葡萄糖注射液或0.9％氯化钠注射液250ml中静脉点滴。必要时需结合西医学手段积极抢救。

(2)痰多:用竹沥水,每次10～100ml,每日2～3次。清热镇惊,润燥涤痰。用于咳嗽痰多,脑卒中舌强,气喘胸闷,以及小儿痰热惊风等症。

(3)腑实

新清宁片:每次3～5片,每日3次。清热解毒,活血化瘀,缓下。用于内结实热,喉肿,牙痛,目赤,便秘,下利,感染性炎症,发热等症。

复方芦荟胶囊:每次1～2粒,每日1～2次。清肝泻热,润肠通便,宁心安神。用于心肝火盛,大便秘结,腹胀腹痛,烦躁失眠。

(4)高血压:用牛黄清心丸,每次1丸,每日1次。清心化痰,镇惊祛风。用于神志混乱,言语不清,痰涎壅盛,头晕目眩,癫痫惊风,痰迷心窍,痰火痰厥。

(5)半身不遂、肢体麻木、语謇、口歪。

1)属血瘀证者

血栓心脉宁胶囊:每次4粒,每日3次。芳香开窍,活血散瘀。用于中风属气滞血瘀证者。

灯盏花素注射液:50mg加入5％葡萄糖注射液250ml中,静脉滴注,每日1次。活血祛瘀,通络止痛。用于瘀血阻滞,脑卒中偏瘫,肢体麻木,口眼㖞斜,言语謇涩等。

脉络宁注射液:10～20ml加入0.9％氯化钠或5％葡萄糖注射液250ml中,静脉滴注,每日1次,10～14天为1个疗程。清热养阴,活血化瘀。用于中风及后遗症等。

2)属痰热证者

清开灵注射液:40～80ml加入葡萄糖250～500ml静脉滴注。清热解毒,化痰通络,醒神开窍。用于热病神昏,脑卒中偏瘫,神志不清。

苦碟子注射液:40ml加入5%葡萄糖注射液或0.9%氯化钠注射液250ml中,静脉滴注,每日1～2次,10～14天为1个疗程,活血止痛,清热祛瘀。用于治疗中风痰热、风火、瘀热证。

3)属气虚血瘀证者

生脉注射液:60ml加入0.9%氯化钠或5%葡萄糖注射液250ml中,静脉滴注,每日1次,14天为1个疗程。益气养阴固脱。用于中风急性期气阴亏虚,阴气欲脱之证。

参麦注射液:40ml加入0.9%氯化钠或5%葡萄糖注射液250ml中,静脉滴注,每天1次。补气生津,止渴固脱。用于各种原因所致的气虚、津亏,表现为眩晕、晕厥、自汗、心悸、口渴、脉微等厥证、虚证。

消栓再造丸:水蜜丸每次5.5g,大蜜丸每次1～2丸,每日2次。活血化瘀,息风通络,补气养血,消血栓。用于气虚血滞,风痰阻络引起的中风后遗症。

2.针灸

(1)神昏:属闭证可针人中,或十宣放血;属脱证可灸关元、气海、神阙20分钟。

(2)半身不遂:上肢:针肩髎、曲池、外关、合谷等;下肢:针环跳、委中、阳陵泉、足三里、太冲等,亦可针头部运动区的相应部位。

(3)言语謇涩或不语:针刺廉泉、哑门等。

(4)口歪:针刺迎香。

3.推拿 推拿适用于中风急性期或恢复期的半身不遂,尤其是半身不遂的重证。其手法为推、擦、按;捻、搓、拿、擦。取穴有风池、肩井、天宗、肩髃、曲池、手三里、合谷、环跳、阳陵泉、委中、承山。以患侧颜面、背、四肢为重点。

4.外治法 中药煎汤熏洗,直接作用于患侧肢体,有舒筋活络、缓解疼痛、减轻肿胀等多种作用,对缓解痉挛同样有很好的效果。

(1)适应证及方药:熏洗疗法主要适用于中风偏瘫的恢复期和后遗症期。根据患肢肌张力的不同选用不同的药物。对于肌张力增高手足拘挛者,选用伸筋草、透骨草、稀莶草、白芍、生甘草、木瓜、萆薢、汉防己、桑桂枝、红花、川乌、川椒等;而肌张力低下手足弛缓者,选用生黄芪、小茴香、鸡血藤、紫石英、苍术、红花、透骨草等。

(2)熏洗方法:对于中风偏瘫的患者主要以熏洗患侧局部为主,分上肢熏洗和下肢熏洗。在药液温度较高时,先以蒸气熏患肢,或以药液浸湿毛巾敷于患肢,主要是肩、肘、腕、手及髋、膝、踝关节等处。当药液温度下降到能浸浴时(一般为37～44℃左右),再将患侧主要是手足浸浴。浸浴的时间为20～30分钟。一剂药液可反复加热使用5～6次。

5.功能锻炼

(1)肢体训练:急性期即应把患者的肢体置于功能位,并定期翻身,做被动运动。随着恢复,应循序渐进地进行综合训练。

(2)语言训练:应当鼓励患者讲话,按照语言发育的顺序依次耐心的练习,要持之以恒,循序渐进。

(3)唇角流涎者,应每日坚持鼓腮、示齿等动作,并自我或由他人按摩患侧面颊。

【转归与预后】

中风病患者的转归与预后取决于其体质的强弱、正气的盛衰、病情的轻重以及诊疗的正确及时与否、调养是否得当等。

中风病位在脑髓血脉。起病即见神昏者多为邪实窍闭,病位深,病情重;如昏愦不知,瞳神异常,甚至出现呕血、抽搐、高热、呃逆等,则病情危重,若正气渐衰,多难救治;以半身不遂、口舌㖞斜、言语謇涩为主症而无神昏者病位较浅,经治疗可逐渐恢复。但大约3/4的中风患者遗留言语不利、半身不遂、偏身麻木、饮水呛咳等后遗症。如毒损脑络,神机失用则可渐致反应迟钝,神情淡漠而发展为痴呆。若治疗不当,或阴血亏虚,阴不敛阳可再发中风。

（邵子杰）

第四节　不寐

【定义】
不寐是指外邪扰动,或正虚失养,导致神不安舍,临床以经常性不能获得正常睡眠为特征的一种病证。

【病因病机】
人的寤寐,由心神控制,而营卫阴阳的正常运行是保证心神调节寤寐的基础。《灵枢·营卫生会》云:"阴阳相贯,如环无端……营卫之行不失其常,故昼精而夜瞑"。凡影响营卫气血阴阳的正常运行,使神不安舍,都会成为不寐的病因病机。

（一）病因

1.感受外邪　《灵枢·邪客》云:"邪气之客人也,或令人目不瞑,不卧出"。外邪中以火热为直接原因较多,其他如阴寒、水湿、风寒等多是形成不寐的间接原因。

2.情志失常　喜怒忧思悲恐惊等情志过极是不寐常见的直接病因,而思虑劳倦是长期不寐的重要原因。

3.饮食不节　暴饮暴食是不寐的原发病因。《素问·逆调论》:"阳明者胃脉也……胃不和则卧不安"。有些饮料如酒、咖啡、浓茶也是造成不寐的直接原因,长期嗜食肥甘厚味亦可成为不寐的间接原因。

4.体虚不足　或因禀赋不足,心胆虚怯;或因年老体衰,阴阳亏虚。如明代《证治准绳·杂病·不得卧》云:"年高人,阳衰不寐"。

5.久病之人　不寐常继发于各种疾病过程中或疾病之后。病久或因耗伤正气而致体虚不足,或因痰火内扰,致心神失舍而不寐。

（二）病机

1.发病　凡因外感火热之邪,或饮浓茶,或大喜大悲大惊大恐等因素直接影响心神者,发病多较急;凡因体虚不足,或他病之后等以内伤为主者,发病一般较缓。

2.病位　本病病位在心,总因心神失舍而成。但与肝（胆）、脾（胃）、肾有关。

3.病性　总属营卫失和,阴阳不交,心神失守,虚多实少之证。因饮食、火热、痰饮所致者为实,但实中有虚;因气血阴阳亏虚,心神失养,或阴虚火扰所致者为虚,但时有虚中夹实。

4.病势　本病为心不藏神,神不安其宅,其病势总是由外向内,由其他脏腑向心主发展。

5.病机转化　本病的根本病机在于外邪侵袭、饮食不节、情志所伤、体虚劳倦等因素所致,造成脏腑功能失调,产生火（实火、虚火）、湿、痰等病邪及气、血、阴阳亏虚,互相联系,相互转化,最终形成邪气扰动心神,或心神失其濡养温煦,致使神不安宅而成为不寐。

【诊断与鉴别诊断】
（一）诊断依据

按照1995年国家中医药管理局发布的中医药行业标准《中医病证诊断疗效标准》。

1.轻者入寐困难或寐而易醒,醒后不寐,重者彻夜难眠。

2.常伴有头痛,头昏,心悸,健忘,多梦等症。

3.经各系统和实验室检查未发现异常。

（二）鉴别诊断

喘息不得卧《伤寒论·辨少阴病脉证并治》曰:"少阴病,得之二三日以上,心中烦,不得卧"中的"不得卧",是指烦躁不眠,辗转反侧的病证。《素问·评热病论》"诸水病者,故不得卧,卧则惊,惊则咳甚也"、《金匮要略·痰饮咳嗽病脉证治》"咳逆倚息不得卧"、《金匮要略·胸痹心痛短气病脉证治》"胸痹不得卧"等虽病不同,亦或出现不寐,但所指的"不得卧",均是因其病出现气息不匀,呼吸困难,不能平卧的征象,与不寐的"不得卧"有别。

【辨证论治】

（一）辨证要点

1.辨中心证候　本病的证候特征为经常不能获得正常睡眠,表现为睡眠时间的减少或睡眠质量不高,或不易入睡,或睡眠不实,睡后易醒,醒后不能再睡,或时寐时醒,甚至彻夜不寐。

2.辨虚实　一般病程较短,舌苔腻,脉弦、滑、数者多以实为主;而病程较长,反复发作,舌苔较薄,脉细、沉、弱或数而无力者,多以虚为主。

（二）治疗原则

不寐病证有虚实之分及有邪无邪之别,治疗上总以祛邪扶正,补虚泻实,调其阴阳以安心神为大法。虚者宜补其不足,益气养血,滋补肝肾;实者宜泻其有余,疏肝泻热,消导和中,清火化痰。实证日久,气血耗伤,亦可转为虚证。虚实夹杂者,应补泻兼顾为治。

（三）分证论治

1.肝郁化火证

症舌脉:心烦不寐,性情急躁易怒,不思饮食,口渴喜饮,目赤口苦,小便黄赤,大便秘结,舌红,苔黄,脉弦而数。

病机分析:本证多因恼怒伤肝,肝失条达,气郁化火,上扰心神,则心烦不寐。肝气犯胃,则不思饮食;肝郁化火,肝火乘胃,胃热则口渴喜饮;肝火偏旺则急躁易怒;火热上扰,故目赤口苦,小便黄赤,大便秘结,舌红,苔黄,脉弦而数,均为热象。

治法:疏肝泻热,佐以安神。

方药运用:

(1)常用方:龙胆泻肝汤加减。药用龙胆草、黄芩、栀子、泽泻、车前子、当归、生地、柴胡、茯神、龙骨、牡蛎、甘草。

方中龙胆草能清肝胆实火而除湿热,以防肝旺克脾,脾虚而生湿热,为本方君药;黄芩、栀子助龙胆草清泻肝火,车前子、泽泻协助龙胆草利水渗湿,使湿热从小便而去,共为臣药,与君药共奏清热除湿之效;木郁达之,火郁发之,气郁化火,故用柴胡达之发之,肝为藏血之脏,火郁须防损伤肝血,故生地、当归以顾护其阴血,肝火扰心,心神不安则以茯神、龙骨、牡蛎以镇心安神,共为佐药;诸药苦难下咽,寒凉害胃,故用甘草调和诸药,为使药。

(2)加减:如胸闷胁胀,善太息者,加郁金、香附之类以疏肝开郁;如大便秘结,二三日不解者,加大黄、芒硝之类通便泻热;如心烦甚者,加朱砂安神丸。

(3)临证参考:本证重点在肝郁化火,肝郁较甚者可与柴胡疏肝散合用。

2.痰热内扰证

症舌脉:不寐心烦,多梦易醒,痰多胸闷,头重目眩,口苦恶食,嗳气吞酸,舌质偏红,舌苔黄腻,脉滑数。

病机分析:本证多因宿食停滞,积湿生痰,因痰生热,痰热上扰,则不寐心烦,多寐易醒。因宿食痰湿壅遏于中,故而胸闷;清阳被蒙,故头重目眩;痰食停滞则气机不畅,胃失和降,故见恶食、嗳气;痰郁化火则见口苦、吞酸;痰盛则见痰多;舌偏红、苔黄腻、脉滑数,均为痰热内扰,宿食内停之征。

治法:清化痰热,宁心安神。

方药运用:

(1)常用方:温肝汤加味。药用黄连、栀子、陈皮、半夏、茯苓、竹茹、枳壳、琥珀粉、丹参、远志、神曲、甘草、大枣。

方中黄连、栀子清热降火,陈皮、半夏、茯苓、竹茹、枳壳理气燥湿化痰除烦,共奏清化痰热除烦之功为主药;辅以琥珀粉宁心安神,丹参养心安神,远志祛痰宁心安神,神曲消食和中;大枣和胃养心,甘草调和诸药,共为使药。

(2)加减:心悸惊惕不安者,加入珍珠母、朱砂之类;痰热较甚者,加黄芩、瓜蒌、胆南星、贝母;若痰热重而大便不通者,加大黄或与礞石滚痰丸并用;若食积重者,加鸡内金、焦山楂等。

(3)临证参考:本证痰热内扰,应以清热化痰为主,一般不选用五味子、酸枣仁、夜交藤之类养心安神药物,因这类药具有酸收敛邪之功,不利于化痰清热。

3.胃气不和证

症舌脉:睡卧不安,胃脘不适,纳呆暖气,腹胀肠鸣,大便不爽或便秘,苔黄腻,脉沉滑。

病机分析:本证多因饮食痰浊壅滞胃中,妨碍阴阳上下交通,浊气循胃络上逆扰心而致睡卧不安;痰食停滞,中焦气机升降失和,则见胃脘不适,纳呆嗳气,腹胀肠鸣,大便不爽或便秘;苔黄腻、脉沉滑均为痰食停滞之象。

治法:消食导滞,和胃安神。

方药运用:

(1)常用方:保和丸合越鞠丸加减。药用神曲、莱菔子、焦山楂、香附、苍术、陈皮、清半夏、栀子、连翘、茯神木、远志、合欢花、炙甘草。

方中山楂消肉食油腻,神曲消酒食陈腐,莱菔子消谷面之积,共奏消食导滞之功为君药;半夏、陈皮、苍术理气和胃化痰,除湿消痞,香附疏肝理气,调和肝胃,共为臣药;连翘、栀子清热解郁除烦以安神,茯神木、远志、合欢花化痰宁心以安神,共为佐药;炙甘草亦能和中,且调和诸药,是为使药。

(2)加减:食滞较甚者,加焦麦芽、焦谷芽;脘腹胀满者,选加厚朴、枳壳、槟榔;腹胀便秘者,可与调胃承气汤合用,亦可用枳实导滞丸。

(3)临证参考:如积滞已消而胃气未和,仍不能入睡者,用半夏秫米汤以和胃气。本证为食滞痰浊壅塞,治疗重点在消食导滞以决渎壅塞,调和阴阳,故应慎食肥甘厚味以免助邪。因暴饮暴食所致者,应节制饮食,其对治疗尤为重要。

4.心脾两虚证

症舌脉:不易入睡,或多梦易醒,醒后难于入睡,心悸健忘,头晕目眩,肢倦神疲,饮食无味,食少腹胀或便溏,面色少华,舌淡苔白,脉细弱。

病机分析:本证因心脾气血亏虚,心神失养,神不安舍所致,故不易入睡,或多梦易醒,醒后难于入睡;血不养心则心悸健忘;气血亏虚,不能上奉于脑,清阳不升,则头晕目眩;血虚不能上荣于面,故面色少华;脾失健运,则饮食无味,食少腹胀或便溏,血少气虚,故肢倦神疲;舌淡、苔白、脉细弱均为气血两虚之象。

治法:补益心脾,养血安神。

方药运用:

(1)常用方:归脾汤加减。药用炙黄芪、党参、白术、当归身、茯神、远志、酸枣仁、龙眼肉、炙甘草。

本证是由于脾胃虚弱,气血生化乏源,致心脾气血亏虚,心神失养,神不安舍所致,故当益气健脾,补益气血生化之源为治病之本。方中炙黄芪、党参、白术健脾益气,补益后天之本为君药;当归助君药益气生血为臣药;龙眼肉、酸枣仁、茯神、远志养血安神为佐药;炙甘草既能和中,又能调和诸药,为使药。

(2)加减:心悸,倦怠,脉沉细无力,气虚甚者,应重用参、芪;纳呆,便溏,苔厚腻,脾虚有湿者,重用白术加苍术、茯苓燥湿健脾;心悸,头昏,面色少华,此为心血不足,重用黄芪、当归,加阿胶以补血养心。

(3)临证参考:本证重点在补益气血以养心。若气血亏虚较甚者,可与八珍汤、人参养营汤等合用。脾虚健运能力差,运用补益药时不要碍脾,应在处方中佐以少量醒脾运脾药,如归脾汤原方中的木香之类。煎煮方药时宜文火久煎。

5.心肾不交证

症舌脉:心烦不寐,入睡困难,睡梦纷纭,心悸不安,头晕耳鸣,腰膝酸软,潮热盗汗,五心烦热,口舌生疮,或梦遗滑精,月经不调,舌红少苔,脉细数。

病机分析:本证因肾阴不足,不能上交于心,心肝火旺,火性炎上,虚热扰神,心神不安则心烦不寐,入睡困难,睡梦纷纭,心悸不安;肾精亏耗,髓海空虚,故头晕耳鸣;腰府失养则腰膝酸软;精关不固则梦遗滑精;精亏血少则月经不调;口舌生疮,五心烦热,潮热盗汗,舌红少苔,脉细数,均为阴虚火旺之象。

治法:滋阴清热,交通心肾。

方药运用:

(1)常用方:天王补心丹合黄连阿胶汤加减。药用生地黄、黄连、阿胶、白芍、天冬、麦冬、玄参、丹参、当归、茯神木、五味子、远志、柏子仁、酸枣仁。

本证是由于水亏火炽,肾水不能上济,心火不能下交,阴阳失调而成,故治当滋阴清热,壮水制火,交通心肾,协调阴阳。方中生地黄滋阴壮水以制火,黄连清心泻火,防心火亢盛而不下交于肾,二药使心肾交通,共为君药;玄参、麦冬、阿胶、白芍、天冬滋阴养血,助君药壮水制火,为臣药;丹参、当归补血活血,使诸药补而不滞,茯神木、五味子、远志、柏子仁、酸枣仁养心以安神,共为佐药。

(2)加减:心火甚者,加连翘、竹叶;便秘口干阴伤较甚者,加知母、何首乌、夜交藤;心烦不寐、彻夜不眠者,加朱砂、磁石、龙骨、牡蛎重镇安神。

(3)临证参考:本病重者水亏火炽,心肾不交,应合交泰丸滋阴清热为重点,佐以养心安神,其引火归元的肉桂用量宜轻,一般3~6g,且该用上肉桂,可以为末冲服。用重镇之朱砂安神,只可暂用,不宜久服。本类方药宜文火久煎。

6.心胆气虚证

症舌脉:虚烦不眠,胆怯易惊,惕惕然不可终日,心悸善太息,或面色不华,胸胁不适,呕恶,舌淡胖,脉细弱。

病机分析:本证因心胆气虚,谋虑不决,触事易惊,神魂不安,故虚烦不眠,胆怯易惊,惕惕然不可终日,心悸不适;肝气不舒,则善太息,胸胁不适;肝胃不和则呕恶;舌淡胖,脉细弱,均为气血不足的表现。

治法:益气镇惊,安神定志。

方药运用:

(1)常用方:安神定志丸加减。药用人参、茯苓、茯神木、远志、石菖蒲、酸枣仁、五味子、生龙齿、生牡蛎。

方中人参、茯苓益心胆之气,使心胆气旺,神有所养,魂有所依,共为主药;再辅以茯神木、远志、石菖蒲、酸枣仁、五味子养心安神;生龙齿、生牡蛎镇惊以定志。

(2)加减:心肝血虚,惊悸汗出者,重用人参,加白芍、当归;胆虚不疏土,胸闷善太息,纳呆腹胀,加柴胡、陈皮、吴茱萸、山药、白术。

(3)临证参考:本证为心胆气虚,益气常须健脾,故非气阴两虚者,滋阴之药应慎用,以免腻脾。

(四)其他疗法

1.中成药

(1)天王补心丹:每次 1 丸,每日 2 次。适用于心阴不足,心肾不交所致不寐。

(2)朱砂安神丸:每次 1 丸,每日 2 次,不宜久服。适用于心血不足,心火亢盛,心肾不交所致不寐。

(3)柏子养心丸:每次 6g,每日 2 次。适用于心脾两虚不寐。

2.单验方

(1)酸枣仁 15g,炒香,捣为末,每晚临睡前服,温开水或竹叶煎汤调服。

(2)炒酸枣仁 10g,麦冬 6g,远志 3g,水煎后,晚上临睡前顿服。

(3)酸枣树根(连皮)30g,丹参 12g,水煎 1～2 小时,分 2 次,在午休及晚上临睡前各服 1 次,每日 1 剂。

3.针灸

(1)体针:神门、三阴交平补平泻,留针 30 分钟,每日 1 次。

(2)耳针:取心、神门、脑、交感、肝、脾、肾、皮质下等,交替使用。

4.按摩　每晚睡前温水泡脚 30 分钟,揉双侧涌泉穴各 36 次。

【转归与预后】

不寐病证除部分病程短、病情单纯者治疗收效快外,大多病程较长,病情复杂,治疗难以速效。且病因不除或治疗失当,又易产生变证和坏证,使病情更加复杂,治疗更加困难。心脾两虚证者,如饮食不当或过用滋腻之品,易致脾虚加重,化源不足,气血更虚,食滞内停,往往致虚实错杂,如温燥太过,易致阴虚火旺。心肾不交证,如病因不除或失治易致心肾阴虚,心火更盛,如过用寒凉则易伤阳,致阴阳两虚;亦可因治疗不当,阴损及阳而致阴阳俱损。痰热扰心证者,如病情加重有成狂或癫之势。肝郁化火证治疗不当,病情加重,火热伤津耗气,由实转虚,病程迁延。心胆气虚日久不愈,亦有成癫之虑。

本病证的预后因病情不一,结果有别。但一般无严重不良后果,病情单纯,病程短者多易治愈。而病程长且虚实夹杂者,多难以短期治愈,且与病因是否祛除关系密切。

(邵子杰)

第五节　痴呆

【定义】

本节主要讨论老年期痴呆,是指在衰老过程中因肾精亏虚、髓减脑消,或痰瘀阻窍、毒损脑络所致神机失用而出现的一类以呆、傻、愚、笨为主要临床特点的疾病。本病病程较长,早期轻度认知障碍阶段不易被发觉,多呈波动性或阶梯样发展加重。

【病因病机】

(一)病因

1.年老精气虚衰　年老体衰,肝肾精血日亏,久病气血不调或脾胃功能减退,气血生化乏源,脾肾不足,髓海空虚,脑神失养而致痴呆。或由于脏腑功能失调,气血津液运化失常,气血瘀滞,痰浊内阻,蒙闭清窍,亦可发为痴呆。

2.中风或他病　中风后或癫病、痫病反复发作,由于脑络为风痰瘀血痹阻,气血津液难以上输,或正气大虚,清窍失养,脑髓消减,神机失用,亦可发为痴呆。

3.感受疫疠毒邪　暑湿、湿温、湿热疫毒之邪袭入,毒热痰瘀内陷心包,经治疗后热退阴伤,痰毒瘀滞包络脑窍,灵机失用,发为痴呆。

4.外伤与中毒　头部外伤,血脉瘀阻,清窍失养,及中毒后痰瘀阻滞,血行不畅,痰浊瘀血壅塞脑络,清窍失养,灵机失用而发为痴呆。

5.情志失调　若郁怒愤恚隐含不泄;或久思积虑;或多疑善猜;或惊恐志意怯懦,气机郁结,久必风痰瘀血阻于脑络,或兼肾精亏耗,脑髓不足,发为痴呆。

(二)病机

1.发病　本病的发病急缓有别。因于头部外伤、感受疫疠毒邪及中毒、中风所致者,可在遭受伤害后,较快出现痴呆;因于年高体衰,精气亏虚,或久生他病、情志失调所致者,发病较缓。

2.病位　病位在脑,与心、肝、脾、肾密切相关。

3.病性　病性为本虚标实,虚实夹杂。虚者多为肝肾精亏,脾肾俱虚,髓海不足;实者以痰浊、瘀血、气滞为主,蕴积日久则酿化成毒,毒损脑络。

4.病势　一般多较徐缓,渐进加重,病程较长。因于中风所致者,病情活动变化,可呈阶梯样进展,根据病情可将痴呆分为平台期、波动期和下滑期。因于年高体衰,病情缓慢进展,终致髓海空虚,呆傻而废。

5.病机转化　初期常由肝肾阴亏,脾肾不足,心肾不交,精气亏虚,髓海失充,或兼风火痰瘀郁所致,若调摄不适,或失治误治,进一步可出现因虚致实,而邪盛壅积,蕴化浊毒,又更耗伤气血阴精,出现虚虚实实、虚实夹杂之变,进而导致心肝脾肾功能俱损,阴阳气血失调,痰瘀浊毒壅塞脑络,脑髓消减之势更甚,终可致五脏形神俱损,气衰魄离,髓海空虚,神机失用而为难治之候。

【诊断与鉴别诊断】

(一)诊断依据

参照1990年中国中医药学会老年医学会和内科学会在全国老年痴呆专题学术研讨会上讨论和修订的《老年呆病的诊断、辨证分型及疗效评定标准》。

1.主症

(1)记忆:记忆近事及远事的能力减弱。

(2)判定:认知人物、物品、时间、地点等的能力减退。

(3)计算:计算数字、倒述数字的能力减退。

(4)识别:识别空间位置和结构的能力减退。

(5)语言:理解别人语言和有条理地回答问题的能力障碍;文化程度较高者阅读、书写能力障碍。

(6)个性:性情孤僻,表情淡漠,语言罗嗦重复,自私狭隘,顽固固执,或无理由的欣快,易于激动或暴怒,或拾破烂视珍品等。

(7)思维:抽象思维能力下降,例如不能解释谚语,不能区别词语的相同点和不同点,不能给事物下定义等。

(8)人格:性格特征改变,道德伦理缺乏,不知羞耻。

(9)年龄:60岁以上,亦可在50～59岁之间。

(10)病程:起病隐袭,渐进加重,病程较长。

上述前 8 项中有记忆、判定、计算和另 5 项中的 1 项者,在 6 个月内功能有明显减退或明显缺损者,参考年龄、病程即可诊断。在诊断检查时应排除患者的意识障碍和注意力不集中情况。可以结合神经心理学检测,存在智能障碍及社会生活能力减退;脑电图及头颅 CT、MRI 等影像学及相应辅助检查确定有关疾病存在,作为诊断参考依据。

2.或有证　近 6 个月内性格脾气有明显改变者,或有眩晕、消渴、真心痛、胸痹、小中风、中风等病史者。

(二)鉴别诊断

1.健忘　健忘是以记忆力减退、遇事善忘为主症,患者神识如常,明晓事理,告知可晓其事,且不伴其他智能因素减退。而痴呆轻者以遇事善忘为主症,但多同时可见神情呆滞,反应迟钝,不明事理,告之不晓其事,且伴有计算力、定向力等智能减退。

2.郁证　两者均有记忆力的下降。郁证是以心情抑郁,情绪不宁,胸闷太息,胁肋胀痛或咽中如有异物,咽之不下,吐之不出等为主症,重者可见神情淡漠、反应迟钝,但无智能障碍,会随着郁病的恢复而减轻,多见于中青年女性。痴呆初期常伴有抑郁的表现,和郁证有相似之处,但是痴呆以智力障碍为主,常伴有情志障碍,多见于老年人。

3.癫病　两者皆可表现为情志障碍或性格异常。癫病以精神抑郁、情感淡漠、呆愣少语或喃喃自语、静而少动、妄见妄闻、哭笑无常等为主症,常由所求不得、过思不解、肝气不舒而致病,多见于青壮年。痴呆则以呆傻愚笨等智力障碍为主症,见于老年人。

【辨证论治】

(一)辨证要点

1.辨病位　痴呆病位在脑,与心肾肝脾密切相关,其中与肾的关系尤为密切。临床常累及多个脏腑。病位不同,其证候特征各异,当根据主症及兼次症辨明病位。

2.辨病性及虚实缓急　本虚是痴呆发病的内在因素,以肾之精气阴阳、肝阴、脾阳之虚衰为主,标实是导致病情波动下滑加重的重要因素,以痰、瘀、火、郁、毒为主,除见智能减退外,还可见痰浊、瘀血、风火、气郁、浊毒等诸实邪引起的相应证候。虚实常互相夹杂,在不同发展阶段又各有偏重。

(二)治疗原则

当根据标本之缓急轻重,予以祛邪通络降浊,或补肾精气血,或通络降浊、补虚扶正并用之治。治疗时应把握通降祛浊不伤正,滋补养正不致邪壅。

(三)分证论治

1.髓海不足证

症舌脉:智能减退,头晕耳鸣,懈惰思卧,齿枯发焦,腰酸腿软,步行艰难,舌瘦色淡,苔白,脉沉细弱;或仅有遇事多忘,近记忆力减退,舌脉兼症无异者。

病机分析:脑为元神之府,灵机记性皆出于脑。脑为髓海,肾主骨生髓而上通于脑,若年老体衰,肾元精血不足、亏乏耗损,则髓海失养,神机失用,记性皆失而为痴呆;齿枯发焦,腰酸腿软,步行艰难,皆为肾精不足,不能主骨生髓固齿荣发之征;舌脉亦为肾精气虚之象。

治法:补肾填精,益髓增智。

方药运用:

(1)常用方:补肾益髓汤加减。药用熟地、山萸肉、紫河车、龟甲胶、续断、骨碎补、补骨脂、远志、菖蒲。

方中熟地、山萸肉甘微温补益肝肾之阴精,用以为君;伍以紫河车、龟甲胶血肉有情之品补益肝肾精血,补骨脂补肾助阳,续断、骨碎补补益肝肾,强骨益髓,活血通脉,上药共用为臣;远志益心气,助心阳,可使肾气上济于心,功擅安神益智,菖蒲有开心窍、增智慧之功,两药合用,共起涤痰开窍,益智醒神之效,共用为佐。方中诸药以补肾填精益髓为主,但补中有通,补而不滞,且补阴剂中伍以助阳之品,有阳中求阴之义,全方共奏补肾填精,益髓增智之功。

(2)加减:若兼言行不经,心烦溲赤者,可于上方减熟地、紫河车,加丹参、莲子心、知母、黄柏等;若舌红,苔黄腻者,宜减熟地、紫河车、龟甲胶、山药等,加黄芩、瓜蒌、胆南星等。

(3)临证参考:此证多见于高龄老年患者或老年呆病中晚期,但病情可在一定时期仍保持相对平稳,在辨证用药基础上,可加重血肉有情之品,除紫河车外,还可加用海龙、海马、阿胶、鹿角胶等补益亏损之精血。但也应注意寒热偏重,不可过于滋补,以防有碍脾胃、酿生痰浊、或化火生风而加重病情。本证型虚可受补者效佳。

2.肝肾亏虚证

症舌脉:神情呆滞,反应迟钝,静默寡言,记忆力减退,理解、计算力差,头晕目眩或耳鸣,或肢麻、举动不灵,腰膝酸软,舌质黯红,苔薄白或少苔,或舌体瘦小,脉沉细弱或脉沉细弦。

病机分析:年高体衰,肝肾阴精渐亏,或长期精神抑郁或性情暴躁,郁火暗耗肝阴,肝肾阴精亏损,或邪气久羁,劫伤肝肾之阴,肝肾阴精亏虚,不能上通于髓海,荣于脑窍,则灵机、记性渐失;阴精亏虚,水不涵木,则阳亢易化风上扰清窍致头晕目眩,耳鸣;肝主筋脉,腰为肾府,精血亏乏不能荣润,则腰膝酸软;若阳亢化风,风夹痰瘀痹阻经脉,则见肢麻、举动不灵,风痰瘀血阻于脑络,可使记忆力、理解力等智能减退加重;舌体瘦小,舌红少苔,脉沉细为肝肾阴精亏虚之征。

治法:补益肝肾,佐以潜阳息风。

方药运用:

(1)常用方:左归饮加减。药用何首乌、山萸肉、枸杞子、山药、牛膝、天麻、钩藤、赤芍、白芍、郁金。

方中何首乌性温,苦甘微涩,入肝肾二经,有补益精血,强脑髓之功,山萸肉甘温,亦为补益肝肾精血之佳品,上药共用为君;枸杞子甘平入肝肾经,功专滋肾补肝明目,山药入脾肾肝经,既可填精益髓,又可健脾益阴,有补土生金,金助水生之义,牛膝可补益肝肾精血,又可活血通络,引瘀浊下行,三者共用为臣,助君药滋水涵木之功;天麻、钩藤平肝潜阳息风,赤白芍、郁金有养血和血通络及理血中气滞之功,共用为佐药。上药同用,滋水益髓兼以潜阳息风,并柔肝理气以防郁火伤阴,有防其未病,既病防变之意,务使水滋木涵,精髓得养以收功。

(2)加减:夜眠梦多或失眠者,加珍珠母、生龙齿;肢麻或举动不灵者,加丹参、鸡血藤;眩晕头痛,肢麻或肢体强痉者,加珍珠母、生龙牡、龟甲等;心烦不寐,手足心热,舌红少苔者,加远志、酸枣仁、柏子仁、五味子、麦冬、菖蒲;若兼见急躁易怒,心烦失眠,胸脘满闷,痰多色黄,口苦纳呆,苔黄腻者,宜去山萸肉、山药、赤白芍,加黄芩、瓜蒌、胆南星、菖蒲、柴胡;阴虚明显者,加玄参、麦冬、五味子;注意力不集中伴心悸易惊者,加百合、远志。

(3)临证参考:此证多见于发病早期或痴呆前轻度认知障碍阶段,多数患者未给予重视或积极治疗。也可见于病情波动期,多兼见痰瘀,病情明显不稳。

据临床表现又可细辨为肝之阴血不足为主及肾精不足为主两型。治疗亦有以六味、杞菊地黄丸加减及以左归饮加减之不同。也可选用具有益智养肝,活血化浊作用的复方苁蓉益智胶囊,多用于脑血管病后出现的智能减退,思维迟滞,善忘记忆差,以及老年期血管性痴呆治疗。同时,肝肾阴亏易致阳亢火旺,临床上可见心肝虚火旺盛及心肝火盛两种,当据舌脉症(注意大小便)辨之。虚火治以知母、黄柏、丹皮、生地、黄连、鸡子黄等;而实火则以黄连解毒汤加减,必须注意此所谓心肝实火亦为本虚患者之标实表现,服药宜中病即止,勿过用伤正。此外,阴虚阳亢,水不涵木常有阴虚风动之势,故在滋养同时,常须酌加潜镇、息风之品,如天麻、钩藤、石决明、生龙骨、生牡蛎、川牛膝之类。

3.脾肾不足证

症舌脉：表情呆滞，沉默缄言，记忆力减退，失认失算，口齿含糊，伴腰膝酸软，肌肉萎缩，倦怠流涎，四肢欠温，纳呆乏力，腹胀便溏，舌淡体胖，苔白或白滑，脉沉细弱，双尺尤甚。

病机分析：久病体弱，气血不调，后天脾胃功能衰减，不能化精微生气血，不能充养先天之本致使肾之精气渐亏损，进而脑髓失荣，清窍失养，元神失用，灵机记性衰减，故症见表情呆滞，沉默缄言，记忆减退，失认失算，口齿含糊；肾之精气亏虚不能温脾阳，助脾运，脾之气虚阳微，运化水谷之力衰减，气化温煦四肢百骸不力，则见纳呆乏力，倦怠流涎，四肢欠温，腹胀便溏；肾主骨，腰为肾之府，脾主肌肉，脾肾不足不能强腰膝、健肌肉，则见腰膝酸软、肌肉萎缩；舌淡体胖，苔白滑，脉沉细弱，双尺尤甚，均为脾肾不足，气弱阳微之征。

治法：补益脾肾，生精益智。

方药运用：

(1)常用方：还少丹加减。药用熟地、枸杞子、肉苁蓉、巴戟天、杜仲、牛膝、益智仁、山药、远志、菖蒲。

方中熟地、枸杞子甘微温，甘平，功擅补肾填髓益精增智，用以为君；肉苁蓉、巴戟天助命火补肾气而不燥，且可益肝肾之精血，与杜仲、牛膝同用补肾益肝，强腰膝壮筋骨力强，共用为臣，益智仁与山药同用有补脾肾，摄津液，助阳益气，收涩固津之功，远志、菖蒲交通心肾，化痰开窍，共用为佐。诸药合用，补脾益肾，温而不燥，滋阴填精补髓而不腻脾碍胃，补不呆滞，温运之中有开有合，务使浊痰祛而津液精微留。实为双补脾肾，益精增智，延缓衰老之良方。

(2)加减：食少纳呆，苔腻者，可减熟地用量，加炒白术、炒薏苡仁、陈皮；若肌肉萎缩，气短乏力较甚者，可加紫河车、阿胶、续断、首乌、生黄芪等；若纳呆食少，脘痞少苔者，可减肉苁蓉、巴戟天、益智仁用量，加天花粉、玉竹、石斛、生谷芽、生麦芽；若四肢不温，腹痛喜按，鸡鸣泄泻者，加干姜、伏龙肝、肉豆蔻等；若头沉如裹，时吐痰涎，头晕时作，舌苔腻者，可减熟地、山药，加天麻、半夏、白术、泽泻、党参、陈皮。

(3)临证参考：此证既可见于发病早期，也可见于病情波动期，多兼见痰瘀，病情明显不稳。常以气弱阳微或有湿痰浊邪蒙窍内阻为特征，临床用药在补益脾肾同时常酌情加用温阳助运，化湿利水之品。如以脾肾阳虚为主者，可选金匮肾气丸加减，并酌情加入干姜、黄芪、伏龙肝、白豆蔻、砂仁或与五苓散合方加减。此外配伍用藿香、佩兰、石菖蒲等芳香化湿、醒脑开窍常可收到满意效果。必须注意，本证虽以阳虚气弱为主，但气弱阳微输布水津之职失健，水津不能四布，而反停为湿浊痰饮，故阴津亦显不足，因而温燥之品中病即止，勿过用伤阴耗正。

4.心肝火盛证

症舌脉：神情恍惚，记忆、判断错乱，急躁易怒，焦虑不安，心烦不寐，伴眩晕头痛，面红目赤，咽干舌燥，尿赤便干，舌红苔黄，脉弦数。

病机分析：年老之人肾阴亏虚，一方面肾水不能上奉于心，心火独旺，神明被扰，表现为神情恍惚，记忆错乱，心烦不寐；另一方面水不涵木，肝失调达，气郁化火，表现为急躁易怒，焦虑不安，眩晕头痛；火性炎上，故面红目赤；热灼津伤，故咽干舌燥，尿赤便干；舌红苔黄脉弦数亦为心肝火盛之征。

治法：清热泻火，安神定志。

方药运用：

(1)常用方：黄连解毒汤加减。药用黄连、黄芩、黄柏、栀子、大黄、生地黄、夏枯草、醋柴胡、酸枣仁、合欢皮、石菖蒲、远志。

方中以大苦大寒之黄连清泻心火，为君药；黄芩苦寒清肺热泻上焦之火为臣药；黄柏苦寒泻下焦之火为佐药，栀子苦寒通泄三焦之火导热下行为佐使药；其余药物共促清热泻火，安神定志之功。

(2)加减:偏心火旺者可用牛黄清心丸加减;偏肝火旺者可用龙胆泻肝汤加减。头痛者可加川芎、赤芍以祛风活血、清热凉血;眩晕者可加天麻、钩藤以平肝熄风。

(3)临证参考:此证多因情绪波动或感冒、感染以及小中风为诱因,在近期内出现原有症状时有加重,病情明显不稳定,呈波动状态,甚或呈急性下滑趋势,多因痰瘀内蕴,化火生风,诸邪壅滞,蕴积体内日久而成毒,直接败坏脑络脑髓,导致痴呆加重,病情下滑。此证常是本虚患者的标实表现,周期较短,而苦寒之品的应用以驱邪为目的,属权宜之计,及病即可,不宜久服,以防伤阴。

5.痰瘀阻窍证

症舌脉:表情呆钝,智力低减,或哭笑无常,喃喃自语或终日无语,呆若木鸡,伴有不思饮食,倦怠嗜卧,脘腹胀痛或痞满,口多涎沫,头重如裹或头痛如刺,肌肤甲错,双目晦黯,肢体麻木,舌质黯紫有瘀斑(点),苔白腻,脉细滑或细涩。

病机分析:肝郁脾虚,气滞气虚而血瘀,气郁气虚又可生痰涎,血瘀则气壅,气壅复聚液成痰,痰瘀郁结留为邪气,痹壅于五脏,影响心神则哭笑无常,喃喃自语或终日无语,呆若木鸡;痰浊中阻,气机不畅,清阳不升,浊阴不降,脾胃受纳运化失常则见头重如裹,口多涎沫,倦怠嗜卧,脘腹胀痛或痞满,不思饮食;气血运行不畅,肌肤失养则肌肤甲错;瘀血阻于脉络,则头痛如刺或肢体麻木不遂;舌质黯紫有瘀斑(点),苔白腻,脉细滑或细涩亦为痰瘀内阻之征。

治法:健脾化痰,活血开窍。

方药运用:

(1)常用方:指迷汤合通窍活血汤加减。药用党参、生白术、清半夏、陈皮、白豆蔻、赤芍、川芎、桃仁、红花、当归、胆南星、石菖蒲、炒枳壳、生姜、老葱。

方中以甘温之党参、白术培补中气,健脾化湿,共用为君;半夏、陈皮、白豆蔻理气祛痰,化湿畅中,赤芍、川芎、桃仁、红花、当归可活血祛瘀,通达脉络,共用为臣;胆南星清热涤痰开窍,石菖蒲宣窍祛痰,二者与半夏、陈皮、豆蔻共用祛痰降浊宣窍力胜,可使痰浊中阻、蒙窍诸症减除,且胆南星性寒可佐制半夏、豆蔻之温燥太过,炒枳壳与陈皮均可理气消胀助运,与君臣相伍增强补中助运、健脾气、化湿浊之功,上药共用为佐药。诸药相伍,健脾胃,化痰浊,活血瘀,浊散窍清,脑髓得养。

(2)加减:体丰腹胀,口多痰涎者,可加厚朴、川贝母;健忘失眠者,加远志、枣仁;脾虚明显者,重用党参,并加黄芪、茯苓、山药、麦芽等;若伴肝郁化火,灼伤肝血心液,症见心烦躁动,言语颠倒,歌笑不休,甚至反喜污秽,或喜食炭,宜用转呆丸加味;若口苦口臭,便干烦躁者,加生大黄、瓜蒌等;若四肢不温,口中流涎,舌淡紫胖,苔腻或滑者,可于补阳还五汤中加益智仁、补骨脂、山药;若瘀血内阻较著,症见肢麻、面色晦黯、舌黯紫或有瘀斑者,加桑枝、乌蛇、豨莶草等。

(3)临证参考:痰瘀等标实因素,既是脏腑功能失调产物,又可作为痴呆致病的基础。应该说气血失调,肝脾肾虚损等本虚因素,决定了病情的轻重程度。而痰瘀等因素蓄积蕴化,胶结难解,日久变生浊毒,是导致痴呆波动下滑,病情加重的重要原因。因此治疗时应注意扶正、化痰、活血乃至解毒并用。

(四)其他疗法

1.中成药

(1)复方苁蓉益智胶囊:每服4粒,每日3次。益智养肝,活血化浊。健脑增智。用于脑血管病后出现的智能减退,思维迟滞,善忘记差,言语紊乱,兼有腰膝酸软,头晕耳鸣,目涩咽干,少寐多梦等肝肾亏虚,痰浊瘀血,闭阻脑络的老年期血管性痴呆。

(2)安神补脑液:每次1支,每日2次。健脑安神,生精补髓,益气养血。用于肾精心血不足之健忘、失眠等症。

（3）天王补心丸：水蜜丸每次 1 丸,小蜜丸每次 9g,大蜜丸每次 1 丸,浓缩丸每次 8 丸,每日 2 次。滋阴养血,补心安神。用于心阴不足,心悸健忘,失眠多梦,大便干燥。

（4）六味地黄丸：水蜜丸每次 6g,小蜜丸每次 9g,大蜜丸每次 1 丸,每日 2 次。滋阴补肾,用于肾阴亏损,头晕耳鸣,腰膝酸软,骨蒸潮热,盗汗遗精,消渴。

（5）清开灵注射液：40ml 加入 0.9％氯化钠注射液 250ml 中静脉滴注,每日 1 次,7～14 天为一疗程。清热解毒,化痰通络,醒神开窍。适用于血管性痴呆属心肝火盛、痰浊阻窍、气滞血瘀等实证者。

（6）银杏叶片：每次 2 片,每日 3 次。或银杏叶胶囊每次 1 粒,每日 3 次。或银杏叶口服液每次 10ml,每日 3 次。活血化瘀,通脉舒络。用于脑血管病及血管性痴呆的防治。

2.食疗方

（1）核桃芝麻莲子粥：核桃仁 30g,黑芝麻 30g,莲子 15g,大米适量,加水煮粥服食。适用于髓海不足。

（2）小麦大枣粥：小麦 100g（浸软压片）,大枣 10 枚,加适量水,共煮粥食。用于气血虚弱者。

（3）山药核桃粥：山药 100g,核桃 30g,大米适量,加水煮粥服食。用于脾肾不足者。

（4）鳖鱼骨髓汤：鳖 1 只,猪脊髓 150g,调料适量。将鳖宰杀洗净,与猪脊髓放入锅内,入调料,加适量清水煮至肉烂熟为止,吃肉饮汤。

（5）猪脑炖怀杞：猪脑 1 个,怀山药 15g,枸杞子 10g,加适量水炖熟服食。

（6）羊肉炖栗枸：羊肉 90g,枸杞子 15g,栗子 15g,调料适量,将羊肉洗净切块,与其他一起炖熟服食。

（7）鹌鹑蛋炖核桃枸杞子：鹌鹑蛋 5 个,核桃肉 15g,枸杞子 10g,将鹌鹑蛋用文火煮熟去壳,再一起炖熟服食。

（8）女贞子煎：女贞子 15g,黑芝麻、草决明、枸杞子各 10g,水煎服,每日 1 剂。用于肝肾阴虚者。

（9）增智益肾糕：核桃仁 30g,莲子肉 20g,黑芝麻、枸杞子各 10g,玉米、山药粉各 200g,加红糖适量做糕。用于脾肾俱虚者。

3.针灸　适用于老年期痴呆患者

（1）百会、强间、脑户、水沟、神门、通里、三阴交,针刺并留针 20 分钟。

（2）神庭,百会、风池、神门、丰隆、太冲、太溪、足三里、三阴交,针刺并留针 20 分钟。

4.穴位注射

（1）以哑门、肝俞、肾俞为主,注射乙酰谷胺,每穴 0.5ml。

（2）以大椎、风池、足三里为主,注射乙酰谷胺,每穴 0.5ml。

（3）两组穴位交替使用,治 15 次为 1 疗程。

【转归与预后】

一般情况,血管性、中毒性、外伤性痴呆患者经积极和良好护理,病情可有不同程度的改善,智能可有部分恢复之可能。老年性痴呆患者治疗及时,症状可有不同程度减轻,但不能阻止其进展。由精神因素诱发者,经暗示、劝导等恰当心理并配合药物疗法,效果较好,一般均可恢复如初。

（邵子杰）

第六节　痿病

【定义】

痿病是肢体的皮、肉、筋、骨、脉受到外邪浸淫,或因五脏内伤而失养引起的,以筋脉弛缓,软弱无力、不能随意运动为特征的一种难治病。感受温热病邪,灼伤阴液;脾胃虚弱,肝肾亏虚,肌肉筋脉失养;或湿热浸淫,瘀阻脉络等,是本病常见的病因病机。本病可突然发病,也可缓慢形成。轻者肢软无力,重者四肢痿废不用。

【病因病机】

(一)病因

1.感受外邪　感受温热毒邪,高热不退,或病后余热燔灼,伤津耗气,皆令"肺热叶焦",不能输布津液以润泽五脏,遂致四肢筋脉失养,痿弱不用。此即《素问·痿论》"五脏因肺热叶焦,发为痿躄"之谓也。久处湿地,感冒雨露,湿淫经脉,营卫运行受阻,郁遏生热,湿热阻滞,久则气血运行不利,筋脉肌肉失却濡养而弛纵不收,成为痿病。即《素问·痿论》"有渐于湿,以水为事,若有所留,居处相湿,肌肉濡渍,痹而不仁,发为肉痿"之谓也。

2.脏腑内伤　饮食不节,过食肥甘,嗜酒成癖,多食辛辣,贪杯饮冷,损伤脾胃,内生湿热,阻碍运化,导致脾运不输,筋脉肌肉失养,发生痿病。或脾胃素虚或久病致虚,中气不足,则受纳、运化功能失常,气血津液生化之源不足,无以濡养筋脉,而产生肢体痿弱不用。七情内伤,或劳役太过,或房室过度,或久病耗损,或先天禀赋不足,致肝肾精血虚耗,导致筋脉失养,亦可发为痿病。

3.跌仆损伤　跌打损伤,瘀血内阻,络脉不通,筋脉失养,发为痿病。

(二)病机

1.发病　外感温热邪气,肺热津伤及跌仆损伤,瘀阻脉络之痿,发病多急骤;湿热浸淫,脾胃虚弱,肝肾亏虚之痿,起病多缓慢。

2.病位　痿病病位在筋脉、肌肉,与肺、脾(胃)、肝、肾关系密切。

3.病性　有虚、实、和虚实夹杂之证。但总以脏气虚损为主,也有温热、湿热、痰瘀等实邪为患者。

4.病势　本病因外感温热邪气,湿热浸淫者,病情发展多由筋脉、肌肉及脏腑;因脏腑内伤,气血津液不足,肢体失养者,病热多由脏腑及筋脉、肌肉。

5.病机转化　早期以温热、湿热、瘀血实邪为主的多属实证。久则热盛伤津,或瘀血内阻,新血不生,终致阴血耗伤,脾胃虚弱或肝肾不足,从而病性由实转虚,出现虚证。正气虚弱,又易感受外邪,或脾胃虚弱,运化失司,痰湿内生,郁而化热,或阴虚无以制阳,虚热内生,或久病入络,络脉瘀阻,或实邪日久伤正,致正虚邪恋,均可形成虚实夹杂之证。病凡由实转虚,由脾(胃)肺及肝肾,为病情逐渐加重。若五脏俱损,出现胸闷气短,发音嘶哑,呼吸及吞咽困难,为脾肺之气将绝之候,病情危重,预后不佳。

【诊断与鉴别诊断】

(一)诊断依据

参照 1995 年国家中医药管理局发布的中医药行业标准《中医病证诊断疗效标准》。

1.肢体经脉弛缓,软弱无力,活动不利,甚至肌肉萎缩,弛纵瘫痪。

2.可伴有肢体麻木、疼痛,或拘急痉挛。严重者可见排尿障碍,呼吸困难,吞咽无力等。

3.常有久居湿地、涉水淋雨史。或有药物史,家族史。

4.可结合西医相关疾病做相应理化检查,如有条件应做 CT、磁共振等。

(二)鉴别诊断

1.痹病　痹病是以肢体关节肌肉疼痛、重着、麻木、屈伸不利、关节畸形,甚或引起脏腑病证为主要表现的病。后期由于肢体关节疼痛,不能运动,肢体长期废用,亦有类似痿病之瘦削枯萎之症。以肢体关节疼痛与痿病相鉴别。痿病虽肢体痿弱无力,患肢枯萎瘦削,但肢体关节一般不痛。

2.偏枯　偏枯临床表现为一侧肢体不用,即一侧的上下肢同时不用,或左或右。且常伴有口舌㖞斜、语言謇涩、肢体麻木、突然昏仆等症。而痿病为四肢不用,左右肢体同时不用,尤以双下肢不用为多见,与一侧肢体不遂的偏枯不难鉴别。

3.痉病　痉病是以肢体抽搐为主症的一种病证。表现为角弓反张,两目上吊,牙关紧闭,神志不清,四肢抽搐而不用。有些痉病患者,发病缓慢,症状较轻,但见四肢或手足不时震颤、拘急,手不能持物或持物不稳,步履蹒跚,不能随意动作。但是痉病的肢体不用与肢体或手足的震颤、抽搐并见。而痿证无肢体震颤、抽搐的表现,仅以肢体痿弱不用为特征,两者不难鉴别。

【辨证论治】

(一)辨证要点

1.辨虚实　凡起病急,发展快,病程短,起于热病、外伤、久卧湿地、感冒雨露之后,病多属实;凡起病缓,发展较慢,病史较长,或因七情内伤,或劳役太过,或房事过度,或久病耗损者,病多属虚,或虚实夹杂。凡症见发热,咳嗽,咽痛,肢体肿胀、麻木、疼痛,舌红或黯,有瘀斑、瘀点,苔黄或白腻,脉滑、数、涩而不畅,多属实;凡症见面色不华,疲乏无力,腰膝酸软,筋脉驰纵不收,脉虚无力多属虚。临证亦有虚实夹杂,虚中夹实,实中夹虚,孰多孰少,孰轻孰重,孰急孰缓,需仔细分辨。

2.辨病位　起病时见发热,咳嗽,咽痛,在热病中或热病后出现肢体软弱不用者,病位多在肺;凡见四肢痿软,食少便溏,面浮,下肢微肿,纳呆腹胀,病位多在脾胃;凡以下肢痿软无力较重,甚不能站立,腰脊酸软,头晕耳鸣,遗精阳痿,月经不调,咽干目眩,病位多在肝肾。

(二)治疗原则

《素问·痿论》有"治痿者独取阳明"之说。所谓独取阳明,系指一般采用补益后天为治疗原则。迄今在临床治疗时,不论选方用药,针灸取穴,一般都重视调理脾胃这一治疗原则。但不能拘泥于此,临床仍须辨证论治。实邪突出者,宜清热、化湿、祛瘀等法以祛邪实;正虚突出者,宜健脾益气、滋补肝肾等法,以恢复正气;若虚实夹杂,当扶正与祛邪兼顾。一般在邪实祛除之后,当以补虚养脏,调和气血,濡养筋脉为治。

(三)应急措施

1.有高热不退者,可采用物理降温。或服瓜霜退热灵,每次4～6粒,每日3次,小儿酌减。

2.咯痰困难,呼吸不畅,面色青紫者,可用超声雾化吸入,或用吸痰器吸痰,以防痰阻窒息。呼吸表浅无力者,可予吸氧。甚者呼吸肌麻痹,危及生命者,宜尽早行呼吸机辅助呼吸,必要时行气管切开,不得延误病情。

(四)分证论治

1.肺热津伤证

症舌脉:病起发热,或热后突然出现肢体软弱无力,皮肤枯燥,心烦口渴,咳呛少痰,咽干不利,小便黄少,大便干燥,舌质红,苔黄,脉细数。

病机分析:温热之邪犯肺,肺脏气阴受伤,津液不足以敷布全身,遂致筋脉皮肤失养而肢体痿软,皮肤干燥;热邪伤津,故心烦口渴,小便黄少,大便干燥;肺津不能上润肺系,故咽干不利,咳呛少痰;舌质红、苔黄、脉细数均为阴伤津亏,虚热内炽之象。

治法:清热润燥,养肺生津。

方药运用:

(1)常用方:清燥救肺汤加减。药用生石膏、桑叶、麦冬、阿胶、火麻仁、杏仁、枇杷叶、甘草。

本证病位在肺,为温热之邪犯肺,燥热伤津,故急需清热润燥,养肺生津。方中石膏甘、寒,清肺金燥热,桑叶清宣肺热,二药清热宣肺救金为主药;再辅以麦冬、阿胶、火麻仁润肺养阴,以防燥热耗津伤阴,杏仁、枇杷叶宣肺利气以布津液于周身,共为辅药;炙甘草调和药性,是为使药。诸药使肺热得清,肺燥得润,则可截断病情发展,使病向愈。

(2)加减:高热口渴,汗多者,可加重石膏用量,并加金银花、连翘清热祛邪;咳呛少痰者,酌加瓜蒌、桑白皮、川贝母等清肺化痰;咽干口渴重者,加天花粉、玉竹、沙参、百合、芦根等养阴生津。

(3)临证参考:若身热退净,食欲减退,口燥咽干较甚者,证属肺胃阴伤,宜用益胃汤加薏苡仁、山药、谷芽之类益胃生津。本证痿病,起病较骤,多有外感化热,热邪伤津灼营的病史,病之初期内热明显,故治应清热救津,甘寒清上,俾肺金清肃而火自降,切勿乱用苦寒燥湿辛温之品重亡津液。肺热伤津,不免灼耗胃液,务须结合养胃清火,胃火清则肺金肃,这也是"治痿独取阳明"的临床体现。本证久延则肺热耗津,五脏受灼,转为肝肾阴亏,脾胃津伤者,亦常屡见,故需早期正确治疗。

2.湿热浸淫证

症舌脉:肢体逐渐出现痿软无力,以下肢常见,或兼见微肿、手足麻木、扪之微热、喜凉恶热,或有身重面黄、胸痞脘闷、小便短赤涩痛,舌红苔黄腻,脉滑数。

病机分析:湿热浸淫经脉,气血阻滞,筋脉失养,故肢体痿软无力;因湿性重浊,下先受之,故以下肢为常见;湿热浸渍肌肤,故见肢体困重,或微肿,扪之微热,喜冷恶热,或面黄;湿热不攘,气血运行不畅,则见手足麻木;湿热阻滞气机则胸痞脘闷;湿热下注,则小便短赤涩痛;舌红、苔黄腻、脉滑数均为湿热内蕴之征。

治法:清利湿热,通利筋脉。

方药运用:

(1)常用方:加味二妙散加减。药用黄柏、苍术、薏苡仁、萆薢、汉防己、木瓜、木通、晚蚕砂、牛膝、炙甘草。

湿热浸渍肌肤,浸淫经脉,致气血阻滞,筋脉不利,肢体痿软,故须清热利湿治其本。方中黄柏苦寒,清热燥湿为君药;苍术、薏苡仁燥湿健脾,辅助黄柏清热除湿,使湿热得除,为臣药;萆薢、汉防己、木通导湿热从小便而去,给邪以出路,晚蚕砂、牛膝、木瓜清热除湿,通利筋脉,以行气血,共为佐药;甘草缓和药性,为使药。诸药可使湿热得除,筋脉气血流畅,则可截断病情发展,病可向愈。

(2)加减:胸脘痞闷,肢重且肿者,加厚朴、茯苓、泽泻理气化湿;足胫发热,心烦,舌红或舌苔剥脱者,加生地黄、麦冬、沙参、砂仁养阴清热而不碍胃助湿;肢体麻木,舌质紫黯者,加赤芍、红花、桃仁等活血通络。

(3)临证参考:本型因湿热浸淫所致,故不可急于填补,以免助湿。湿热易伤肺肾金水之源,故除湿之外,兼施清养;湿热不去,下流入肾,肾被热灼而阴亏,可成为标本虚实夹杂者,所以去湿务要慎用辛温苦燥;若湿热伤阴,则应转清滋善后。

3.脾胃虚弱证

症舌脉:初起四肢无力,活动后加重,逐渐痿软不用,食少便溏,气短乏力,神疲懒言,面色不华,舌淡,苔薄白,脉细。

病机分析:脾胃虚弱,气血生化不足,筋脉失荣,故肢体痿软,逐渐加重。脾不健运则食少便溏;脾胃虚弱,气血化生不足,周身失充,则气短乏力,神疲懒言,面色不华;舌淡、苔薄白、脉细亦为脾胃虚弱,气血不足之象。

治法:健脾益气,补中升阳。

方药运用:

(1)常用方:补中益气汤加减。药用炙黄芪、人参、生白术、当归、升麻、北柴胡、陈皮、甘草。

脾胃为后天之本,脾胃虚弱,气血化源不足,筋脉失荣,五脏失濡,故当健脾益气治其本,《内经》有"治痿独取阳明"之论。方中黄芪、人参大补元气,益气健脾,助气血生化之源,是为君药;白术助君药加强益气健脾之功,当归养血和血,助君药益气养血,共为臣药;陈皮理气和胃,调理脾胃气机,使脾胃升降之枢正常,升麻、柴胡升举脾气,以顺脾气主升之性,使气血得以输布筋脉五脏,共为佐药;甘草健脾和中,又调和药性,是为使药。本方使脾胃虚弱得补,气血生化之源得充,则日久筋脉得荣,五脏得濡,病可向愈。

(2)加减:食少腹胀者,加山楂、枳壳、砂仁、谷麦芽等理气消食;便溏者,加薏苡仁、山药、莲子肉健脾除湿;心悸者,加龙眼肉、远志;气短汗出重者,加重黄芪用量。

(3)临证参考:本证虽痿在四末,病实发于中焦。脾胃虚者,最易兼夹食积不运,当导其食滞,酌佐谷麦芽、山楂、神曲;脾虚每兼夹湿热不化,补脾益气之时,当结合渗湿清热;脾主运化,脾虚则五脏失濡,脾为后天之本,他脏之伤,久亦损脾,本证每与其他各证掺见,治法总宜扶脾益胃以振奋后天之源,这也是"治痿独取阳明"的体现。

4.肝肾亏损证

症舌脉:起病缓慢,下肢痿软无力,腰脊酸软,不能久立,或伴目眩发落,咽干耳鸣,遗精或遗尿,或妇女月经不调,甚至步履全废,腿胫大肉渐脱,舌红少苔,脉细数。

病机分析:肝肾亏虚,精血不能濡养筋骨经脉,故渐成痿病。腰为肾之府,肾主骨,精髓不足,故腰脊酸软,不能久立;目为肝之窍,耳为肾之窍,发为血之余,肝肾精血亏虚,不能上承则见目眩发落,咽干耳鸣;肾司二便,主藏精,肾虚不能藏精,故见遗精遗尿;肝肾亏虚,冲任失调,故见月经不调;久则髓枯筋燥,而腿胫大肉消脱,遂成痿废不起,步履全废;舌红、少苔、脉细数均为阴亏内热之象。

治法:补益肝肾,强壮筋骨。

方药运用:

(1)常用方:壮骨丸加减。药用熟地黄、龟甲、豹骨或狗骨、怀牛膝、当归、生白芍、黄柏、知母、陈皮、干姜、锁阳、炙甘草。

病久损伤肝肾,肝主筋,肾主骨,肝肾亏虚,精血衰少,则五脏失濡,筋骨失荣,日久筋纵骨软,痿废不起,故当补益肝肾,强壮筋骨。方中熟地入肝肾,滋阴养血,填补精血,配以龟甲滋阴养血、补益肝肾,共为君药;豹骨或狗骨、怀牛膝强筋健骨,助君药补益肝肾,强壮筋骨为臣药;芍药、当归补血养血以柔筋,黄柏配知母清肝肾之虚热而坚阴;锁阳温肾益精,启动肾中之一点真阳,有阳中求阴之意,陈皮配干姜理气温中健脾,使滋补之品补而不腻,干姜并制黄柏苦寒以防败胃,亦有重视后天之本之意,共为佐药;炙甘草调和诸药为使药。

(2)加减:热甚者,去锁阳;面色不华,心悸气短者,加黄芪、党参;腰脊酸软者,加狗脊、川续断、补骨脂;眩晕者,加枸杞子、菊花;遗尿者,加桑螵蛸、覆盆子;阳虚畏寒,脉沉者,右归丸加减治之。

(3)临证参考:临床上本证比较常见,各种痿病无论肺热津伤,湿热下注,脾虚不运,久均伤及肾元,水愈亏则火愈炽,而伤阴愈甚,故补肾清热为主要治疗手段。本证痿病须分清有热无热,虚火当滋肾,无火专填精,阳虚要温煦,但总的说来,仍以阴虚夹热者为多。临证补阴填精,还应考虑阳中求阴,启动一点真阳,以获良效。

5.瘀阻络脉证

症舌脉:外伤之后突然下肢痿软或四肢痿软,肌肤麻木,伤处疼痛,舌质黯,脉细涩。

病机分析:跌仆损伤,劳力过猛,瘀血留内,络脉不通,气血被阻,肢体失养,故肢体麻木,痿软无力;瘀血内阻,故伤处疼痛;舌黯或有瘀斑,脉细涩均为瘀血内阻之象。

治法:活血化瘀,行气养营。

方药运用:

(1)常用方:圣愈汤加减。药用当归、川芎、熟地黄、生白芍、桃仁、红花、川牛膝、炙黄芪、党参、甘草。

因外伤跌仆,损伤经脉或积血不消,阻碍气血循行,或久病入络,瘀血不去,新血不生,血不养筋,故须活血化瘀治其本。方中当归、川芎养血活血,行气通络,为君药;熟地、白芍滋阴填精生血,使血充脉畅,桃仁、红花、川牛膝活血化瘀通络,加强君药之功.共为臣药;再佐以黄芪、党参益气养血,使气旺血畅,瘀去新生,筋脉得养,痿弱渐愈;甘草调和诸药,是为使药。

(2)加减:手足麻木,舌苔厚腻者,加橘络、木瓜;下肢痿软者,加锁阳、肉苁蓉、巴戟天;病情重者,加乳香、没药、穿山甲等增强活血祛瘀之力。

(3)临证参考:对于瘀血较重者,宜在辨证论治的基础上加水蛭、地龙、蜈蚣、全蝎等虫类药搜剔经络,加强活血通络之功。

(五)其他疗法

1.中成药

(1)六味地黄丸:每服 6g,每日 2 次。适用于肝肾亏虚者。

(2)健步壮骨丸:每服 1 丸,每日 2 次。适用于肝肾不足,筋骨软弱不用。

(3)大黄䗪虫丸:每服 1 丸,每日 2 次。适用于瘀阻脉络较重者。

2.单验方

(1)石斛、怀牛膝、桑白皮各 30g,甘草 6g,水煎服,每日 2 次。治肺热伤津痿病。

(2)鹿角片 300g,酒浸 1 夜,熟地 120g,附片 45g,用大麦米和蒸熟,焙干为末,大麦粥和为丸,每日 3次,每次 7g,米饭送服。治肝肾不足痿病。

(3)烤干牛骨髓粉 300g,黑芝麻 300g,略炒香,研末,加白糖适量合拌,每服 9g,每日 2 次。

(4)紫河车粉,每服 3g,每日 2 次。

(5)大麦米(去皮)60g,薏苡仁 60g,土茯苓 90g,同煎为粥,煮熟后去土茯苓常服。治湿热浸淫痿病。

(6)加味金刚丸:萆薢 30g,杜仲 30g,肉苁蓉 30g,菟丝子 15g,巴戟天 30g,天麻 30g,僵蚕 30g,蜈蚣 50条,全蝎 30g,木瓜 30g,牛膝 30g,乌贼骨 30g,精制马钱子 60g(严格炮制,以解其毒),蜜丸 3g 重,每服 1～2粒,日服 1～2 次。或单用或与汤合用,白开水化服。若见早期马钱子中毒症状,如牙关紧闭可即停药,并服凉水。

3.针灸　针灸治疗,以调治气血,补益后天为主。通治法,可选足阳明和手阳明等经穴,如髀关、阴市、足三里、解溪、肩髃、曲池、手三里、合谷等。

(1)肺热伤津者:选肺俞、鱼际、尺泽、曲池、合谷、足三里、太溪、照海、解溪等,以清热润燥,养肺益胃。

(2)湿热浸淫者:选脾俞、曲池、合谷、足三里、解溪、内庭、阴陵泉、三阴交等穴,以清利湿热。

(3)脾胃虚弱者:选脾俞、胃俞、中脘、章门、天枢、气海、足三里、商丘、太白等穴,以健脾益气。

(4)肝肾亏虚者:选大椎、膈俞、肝俞、脾俞、肾俞、志室、腰阳关、阳陵泉、悬钟、三阴交、太溪、太冲等穴,以补益肝肾,育阴清热。

4.推拿

(1)上肢:拿肩井筋,揉捏臂臑、手三里、合谷部肌筋,点肩髃、曲池等穴,搓揉臂肌来回数遍。

(2)下肢:拿阴廉、承山、昆仑筋,揉捏伏兔、承扶、殷门部肌筋,点腰阳关、环跳、足三里、委中、犊鼻、解溪、内庭等穴,揉搓股肌来回数遍。手劲刚柔并济,以深透为主。

【转归与预后】

(一)转归

痿病各证候常可兼夹转化。肺热津伤日久不愈,热盛伤津,可致肺胃阴虚,又可伤及于肾,致肺肾阴亏之候;湿热浸淫,邪延日久,累及于肝,可形成肝经湿热之候,湿热日久不除,又可损伤脾胃,致脾胃虚弱之候,亦可湿热下注,伤及肝肾,成虚实夹杂之候;脾胃虚弱日久伤及肝肾,致脾肾两亏之候;肝肾不足,阴亏日久,又可阴损及阳出现阳虚证候或阴阳两虚之候,日久伤及五脏,亦可出现脾肺气绝之危候。久病入络,痿病日久又可致瘀阻脉络之候。

(二)预后

痿病患者的预后与感邪的轻重和正气的强弱有密切关系。以感受病邪为主的痿病,发病较快,但通过治疗,邪气逐渐祛除,正气得以恢复,经数周或数月,机体可获得痊愈或基本痊愈。若经数月治疗仍不恢复,治疗更加困难,痊愈的可能性变小。以正气虚弱为主的痿病,发病缓慢,经治疗可中止病情发展或可望机体痊愈,但病程一般较长,须坚持治疗,方能取效。若正气不复,日益虚损,肢痿逐渐加重,四肢俱痿,则患者预后较差,恢复困难。

痿病过程中若出现呼吸困难,面色青紫或昏迷,需积极抢救,否则预后极差,危及生命。

(邵子杰)

第七节　癫病

【定义】

癫病是以精神抑郁,表情淡漠,沉默痴呆,语无伦次,静而少动等为特征。多由禀赋不足、七情内伤等因素导致脏腑功能失调,气滞痰结血瘀,蒙塞心神,神明失用而成。

【病因病机】

(一)病因

1.禀赋不足　禀赋素虚,心胸狭隘,患得患失,性格内向,遇有人事拂意,意志不遂,则易七情内伤,阴阳失调,痰气郁结,蒙蔽心窍而发为本病。患者家族中往往有类似病史。如若禀赋素足,体质健壮,阴平阳秘,性格活泼开朗之人,虽受七情刺激亦只有短暂的情志失畅,并不易发本病。

2.情志内伤　精神紧张刺激,忧思郁结,或气郁不行,气滞湿郁,痰气交结上蒙清窍;或忧思伤脾,脾失健运,聚湿成痰,痰浊蒙蔽心神脑窍均可发为本病。此外情志失节,所愿不遂,突受惊恐以及其他情志过极,可成为癫病发作的诱发因素。

3.饮食失节　嗜食肥甘膏粱,一方面可化生痰浊,内伏于心,另一方面损伤脾胃,水谷运化失司,聚湿成痰,痰浊内盛,若遇情志不遂,痰浊与气滞相搏,阻蔽神明而发为本病。

(二)病机

1.发病　起病多缓慢,呈渐进发展。

2.病位　本病病位在心(脑)、肝、脾,亦可涉及肾。

3.病性　属阴证、本虚标实之证。本虚主要表现在心脾两虚,标实主要表现在气滞、痰阻。

4.病势　本病初起可表现为实证,但可转为虚实夹杂证,迁延日久,反复发作,正气更伤,致心脾及肾损伤,表现以虚证为主。

5.病机转化　初期主要由七情内伤,郁怒伤肝,肝气郁滞;进而木克脾土,运化失司,水湿不化,聚生痰浊;气血运行不畅,气滞血瘀。久病则脾虚生化乏源,气血不足,心脾两虚,致邪未去而正已伤,气虚而痰瘀互结。日久不愈,伤及肝肾,病机复杂,病体难愈。

【诊断与鉴别诊断】

(一)诊断依据

参照 1995 年国家中医药管理局发布的中医药行业标准《中医病证诊断疗效标准》。

1.有精神抑郁,多疑多虑,或焦急胆怯,自语少动,或悲郁善哭,呆痴叹息等不正常表现。

2.多有情志刺激,意欲不遂等诱发因素,或有家族史。

3.排除药物原因导致者。

4.排除药物原因导致者。

5.头颅 CT 及其他辅助检查无异常发现。

（二）鉴别诊断

1.郁病　癫病与郁病的临床表现有相似之处,并均与五志过极、七情内伤有关。但郁病多见易怒善哭、胸胁胀痛、喉中如有异物、失眠等症,以自我感觉异常,自制力差为主要表现,但神志尚清,多为情志不舒,气机郁滞所致。癫病亦见喜怒无常、多语或不语等症,一般已失去自制能力,神明逆乱,神志不清,多为素体禀赋不足或后天失养,七情所伤,气滞、痰浊扰乱神明,或心血不足,神明失养而成。但两者亦有联系,郁病日久,病情进一步加重,致气郁痰结,蒙蔽神明则可转为癫病。

2.痴呆　癫病和痴呆症状表现亦有相似之处,但痴呆者以智能活动障碍为突出表现,以神情呆滞,愚笨迟钝为主要证候特征,其部分症状可自制,其基本病机为髓减脑消,神机失用,或痰浊瘀血,阻痹脑脉,头颅CT、核磁共振检查常有脑萎缩等器质病变。而癫病临床多以性格和行为异常为主要表现,症状表现多不能自制,基本病机为气郁痰结,蒙蔽心窍,或心脾两虚,心窍失养,辅助检查多无阳性发现。

【辨证论治】

（一）辨证要点

1.辨证候特征　精神抑郁,表情淡漠,沉默呆痴,对生活丧失信心,甚有自杀念头等性格情绪异常;以及静而少动,或口中喃喃,语无伦次,秽语不知,不知羞耻等行为异常;可伴有失眠、纳呆、胸闷脘胀、叹息、呕吐痰涎等症状。

2.辨别病性　癫病早期多实证,中期多虚实夹杂,后期多虚证。精神抑郁,哭笑无常,喜太息,胸胁胀闷,此属气滞;神情呆滞,沉默呆痴,胸脘痞满,多属痰阻;情感淡漠,昏昏愦愦,气短乏力,多属气虚;沉默少动,善悲欲哭,食少便溏,肢体乏力,纳差,面色少华,病多属脾虚;神思恍惚,多疑善忘,心悸易惊,面色苍白,口唇色淡,女子月经量少且色淡,多属血虚。

（二）治疗原则

癫病的病性特点为本虚标实,虚实夹杂。初期多以邪实为主,治疗当根据气滞、痰浊之偏重,而应用理气开郁、化痰开窍之法;中期以虚实夹杂居多,治疗则当扶正祛邪;后期多正虚,或心血不足,或心脾两虚,故治疗又当补益心脾、养血安神为法。

（三）分证论治

1.痰气郁结证

症舌脉:精神抑郁,表情淡漠,神志呆痴,语无伦次,或喃喃自语,喜怒无常,胸闷叹息,忧虑多疑,不思饮食,或恶心呕吐痰涎,舌苔白腻,脉弦滑。

病机分析:由于思虑太过或所求不得,肝气被郁,脾气不运,气郁痰结,阻蔽神明,故见精神抑郁,表情淡漠,神志呆痴,语无伦次,或喃喃自语;肝气不舒,则喜怒无常,胸闷叹息,忧虑多疑;痰浊中阻,则脾胃失和,不思饮食,或恶心呕吐痰涎,舌苔白腻,脉弦滑。

治法:理气解郁,化痰开窍。

方药运用:

(1)常用方:顺气豁痰汤加减。药用半夏、陈皮、胆南星、茯苓、川贝母、竹沥、枳壳、木香、香附、菖蒲、郁金、远志。

本证由肝郁脾虚,气滞痰结,痰气交阻,心窍被蒙而成。故应理气化痰治其本。方中半夏、陈皮、胆南星、茯苓利气化痰,川贝母、鲜竹沥涤痰散结,香附、木香、枳壳舒肝理气,调理肝脾,诸药共奏理气化痰,均为主药;辅以菖蒲、郁金、远志化痰解郁开窍。

(2)加减:病情较甚者,可用控涎丹以除胸膈之痰浊;倘痰浊壅盛,胸膈瞀闷,口多痰涎,脉象滑大有力,形体壮实者,可暂用三圣散取吐,劫夺痰涎,惟药性猛悍,自当慎用,吐后形神俱乏,宜以饮食调养;如神思迷惘,表情呆钝,言语错乱,目瞪不瞬,舌苔白腻,为痰迷心窍,治宜豁痰宣窍,理气散结,先用苏合香丸芳香开窍,继用四七汤加陈胆星、郁金、菖蒲、远志之类,以化痰行气;如出现不寐易惊、躁烦不安、舌红苔黄、脉滑数等证,系痰郁气结化热,痰热交蒸,上扰心神所致,有转化为狂病的趋势,宜清热化痰,可用温胆汤加黄连合白金丸;若神昏志乱者,用至宝丹以清心开窍;若逐渐出现高声吵闹,动手毁物,则为火盛欲狂之征,当从狂病论治。

(3)临证参考:本证多见于病之始发,以实证为多,及时涌吐痰涎,夺其痰浊,病可速愈或好转。但本证又容易出现本虚标实,虚实夹杂之征,故涌吐之剂不可久用,仅为权宜之计,以防伤正。另在药物治疗的同时,配合开导谈心等心理治疗也十分重要。

2.气虚痰结证

症舌脉:癫病日久,神情淡漠,不动不语,甚则呆若木鸡,目瞪如愚,傻笑自语,思维混乱,甚则妄见、妄闻、自责自罪,面色萎黄,气短无力,食少纳呆,舌质淡,苔薄白,脉细弱无力。

病机分析:癫病日久,正气已虚,脾失健运,痰浊益甚,蒙塞心神,神机失用故见神情淡漠,呆若木鸡,目瞪如愚,甚至灵机混乱,妄见妄闻,自责自罪等;痰浊为阴邪,渐耗阳气,脾气日衰,则见面色萎黄,气短乏力,食少纳呆,舌淡,脉细弱。

治法:益气健脾,涤痰开窍。

方药运用:

(1)常用方:涤痰汤合四君子汤。药用党参、茯苓、生白术、清半夏、陈皮、胆南星、枳实、竹茹、石菖蒲、郁金、炙甘草。

本证由于脾虚失运,痰浊内生,痰浊阻于心窍而成。故应健脾益气涤除痰浊治本。方中党参、白术、茯苓益气健脾为扶正培本之法,半夏、陈皮、胆南星、枳实、竹茹以涤除痰浊,诸药共奏健脾益气涤除痰浊,均为君药;石菖蒲、郁金既可理气化痰,又可宣开心窍,共为臣药;炙甘草调和诸药,为使药。

(2)加减:气虚日久,心血不足者,可加当归、熟地黄以养血补血,或改四君子汤为八珍汤;兼有血瘀,见面色晦黯,舌质紫黯,脉涩者,可加川芎、丹参、桃仁、红花以活血化瘀。

(3)临证参考:本证属虚实夹杂之证,邪未去而正已伤,治时当以扶正祛邪兼顾,但更应重视扶正,不可妄用催吐之法,以免更伤正气。

3.心脾两虚证

症舌脉:病程漫长,迁延日久,面色苍白无华,少动懒言,神思恍惚,心悸易惊,善悲欲哭,意志衰退,妄想妄见妄闻,夜寐多梦,不思饮食,便溏,舌质淡,舌体胖大且边有齿痕,苔薄白,脉沉细而弱。

病机分析:癫病迁延日久,中气渐衰,气血生化乏源,则可见面色苍白无华,少动懒言;心血内亏,心神失养,则见神思恍惚,心悸易惊,意志衰退;气血俱虚,神明失养,灵机混乱,故可出现幻觉、妄见妄闻及妄想,夜寐多梦,善悲欲哭等;脾气虚弱,运化失司则见不思饮食,便溏,舌淡胖边有齿痕,脉细弱。本证总由癫病日久,心脾两虚,血少气衰,心神失养所致。

治法:健脾益气,养心安神。

方药运用:

(1)常用方:养心汤化裁。药用人参、炙黄芪、当归、川芎、茯苓、炙远志、柏子仁、酸枣仁、五味子、肉桂、甘草。

方中人参、黄芪、茯苓健脾益气,助气血生化之源,当归、川芎以养心血,补而不滞,共为君药;辅以远志、柏子仁、酸枣仁、五味子以宁心安神;肉桂可引药入心,炙甘草可调和诸药共为使药。

(2)加减:若兼有畏寒蜷缩,卧姿如弓,小便清长,下利清谷,属脾肾阳虚,宜加入温补脾肾之品,如补骨脂、巴戟天、肉苁蓉、干姜等,或改用右归饮加减。

(3)临证参考:本证多因病程日久,耗伤正气而成,属虚证,病已往往属晚期,治疗重在调理,不可急于求功。

(四)其他疗法

1.中成药

(1)人参归脾丸:每次 1 丸,每日 2 次。适用于癫病日久,心脾两虚者。

(2)安神补心胶囊:每次 4 粒,每日 3 次。适用于癫病日久,心神失养出现失眠、头晕、健忘等症。

2.单验方　以生铁落 30g,牡蛎 30g,石菖蒲 15g,郁金 15g,胆南星 20g,法半夏 10g,礞石 20g,黄连 9g,竹叶 10g,灯心草 10g,赤芍 10g,桃仁 10g,红花 10g 组方,先加水煎生铁落、礞石 30 分钟,去渣留水加其他药物煎煮 30 分钟,取汁,作保留灌肠,每日 1 次。功能化痰开郁,主要用于痰浊蒙窍之癫病。

3.针灸

(1)体针:以开窍化痰安神为主,针法视病人体质而定。一般实证当用泻法,虚实夹杂宜平补平泻,虚证用补法,且可加灸。取穴为肝俞、脾俞、神门、人中、百会、内关、间使、足三里、涌泉、翳风等可分组选用。

(2)耳针:神门、交感、脑干、内分泌、心、脾、肾、肝。

4.精神疗法　与病人促膝交谈,尽可能寻找发病根源,从而避免不利的环境刺激,理解、关心、劝导、鼓励病人,使其增强战胜疾病的信心。亦可采用以喜胜悲忧等情志相胜方法,以取得较好效果。

【转归与预后】

痰气郁结之证属于癫病的实证,治疗当投以豁痰开窍之剂,俟痰去窍清,病情可稳定,预后尚好;若失治或误治,痰浊伤阳,成气虚痰结证,转为虚实夹杂证候,或痰浊日久化热,痰火扰心,又可转为狂病,从而使病情进一步加重。

气虚痰结之证属于虚实夹杂证候,多见于癫病中期,治以补攻兼施,积极治疗,可使痰浊渐化,正气渐复,则病可向愈;如治不及时或妄用吐泻,更伤正气,致痰浊日盛,正气日衰,终使灵机混乱,病情缠绵反复,久可成为废人。

心脾两虚之证属虚证,多见于癫病的晚期,病程较长,不可速效。若能扶正固本,用补养心脾之法坚持治疗,耐心调理,可使病情平稳,预后可较好,但部分病人易复发,且即使病情好转,也多灵机迟滞,工作效率不高;若失治、误治,或急于求功,正气日衰,伤及肝肾,又可转为肝肾阴虚之证及脾肾阳虚之证,而使病体难以治愈,变成废人。

(孔　铭)

第八节　痫病

【定义】

痫病是一种发作性神志异常的疾病。其特征为发作时神情恍惚,甚则仆倒,昏不知人,口吐涎沫,两目上视,四肢抽搐,或口中有猪羊般叫声,移时苏醒,醒如常人。多因先天禀赋受损,气血瘀滞,或惊恐劳伤过度,肝脾肾三脏功能失调,使痰壅风动,上扰清窍而致。

【病因病机】

(一)病因

1.七情失调　主要责之于惊恐。《素问·举痛论》云:"恐则气下"、"惊则气乱"。由于突受大惊大恐,造成气机逆乱,进而损伤脏腑。肝肾受损,则易阴不敛阳而生热生风;脾胃受损,则易致精微不布,痰浊内聚,经久失调,一遇诱因,痰浊或随气逆,或随火炎,或随风动,蒙闭心神脑窍,形成痫病。小儿脏腑娇嫩,元气未充,神气怯弱,或素蕴风痰,更易因惊恐而发为本病。同时情志失调亦常为痫病发作的诱发因素之一。

2.禀赋不足　此为先天致病因素,以儿童发病者为多见,多由母患此病,传之于子;或胎产之前,母受惊恐,导致气机逆乱,或精伤而肾亏,所谓"恐则精却";或在胎产非正常分娩中,伤及胎气,禀赋受损,脏腑失调,痰浊阻滞,遇诱因则气机逆乱,风阳内动而成本病。

3.脑部外伤　由于跌仆撞击,或出生时难产,均能导致颅脑受伤,外伤之后,气血瘀阻,脉络不和,痰浊瘀血内伏于脑,遇有诱因则气机逆乱,痰瘀蒙闭清窍发为本病。

4.其他疾病之后　如温热病出现高热,熬津成痰,或邪热灼伤血脉,血脉瘀滞不畅,痰瘀内伏于脑;或中风之后痰瘀壅塞脑脉,遇有诱因则气机逆乱,痰瘀蒙闭清窍可发为本病。

总之,本病常由多种原因造成痰浊或瘀血内伏于脑窍,复因七情郁结、六淫之邪所干、饮食失调、劳作过度、生活起居失于调摄等诱发因素相激,遂致气机逆乱而触动积痰、瘀血,闭塞脑窍,壅塞经络,而发为本病。故本病常为发作性疾病。

(二)病机

1.发病　常有七情郁结、六淫外侵、饮食劳倦等诱因而发。起病急骤为特点。临床上多有先兆症状,但亦可无先兆症状,可反复发作。

2.病位　痫病的病位在心(脑)、脾、肝、肾。虽病机不同,病位中心亦有不同,但大多均影响于心(脑)而发病。

3.病性　在初期虽可见到实证,但一般以虚实夹杂证为多见。发作期以邪实为主,间歇期以脏腑失调为主。

4.病势　总的发病趋势是由实转虚,虚实夹杂。初起肝风、痰浊、痰火、瘀血等实邪阻滞,继则伤及心、脾、肝、肾,致本虚标实,虚实夹杂,日久不愈,病机复杂,以成痼疾。

5.病机转化　本病的病机转化取决于正气的盛衰及痰邪深浅。凡发病初期,多正盛邪实,日久损伤正气,痰浊、瘀血等邪实沉固,形成虚实夹杂。如肝风痰浊证,日久不愈,可致肝郁化火,痰郁化热而成肝火痰热证;亦可影响气血正常运行而致瘀血内阻等,此即实证之间可互相转化或兼夹。肝风痰浊日久亦可木旺克脾土,致脾虚水湿失运或致脾虚痰盛证;肝火痰热证日久不解,火热灼伤肝肾之阴,致肝肾阴虚证等,此即实证转虚证。脾虚痰盛证日久,气血生化乏源,则可致心血不足证;心血不足日久,精血同源,则伤及肝肾之阴精,而成肝肾阴虚证等,此即虚证之间亦可互相转化。凡脾、心、肝、肾功能失调,气血运行失畅,则可致痰浊、瘀血等邪实因素,此即因虚致实而成虚实夹杂证,使病机越发复杂,病情越发加重。

【诊断与鉴别诊断】

(一)诊断依据

按照1995年国家中医药管理局发布的中医药行业标准《中医病证诊断疗效标准》。

1.全面性发作时突然昏倒,项背强直,四肢抽搐。或仅两目瞪视,呼之不应,或头部下垂,肢软无力。

2.部分性发作时可见多种形式,如口眼手等局部抽搐而无突然昏倒,或幻视,或呕吐,多汗,或言语障碍,或无意识的动作等。

3.起病急骤,醒后如常人,反复发作。

4.多有家族史每因惊恐、劳累、情志过极等诱发。

5.发作前常有眩晕、胸闷等先兆。

6.脑电图检查有阳性表现,有条件做CT、磁共振检查。

（二）鉴别诊断

1.中风病　中风病以突然昏仆,半身不遂,口舌㖞斜,语言不利,偏身麻木为主症,与本病起病急骤,突然昏倒相似。但本病是以突然昏仆,伴有四肢抽搐,项背强直,两目上吊,口吐痰涎,或有口中如作猪羊叫声,移时可醒为主症。中风病常留有半身不遂等后遗症。而本病醒后如常人,无后遗症,且反复发作,每次发作情形相似。必要时行脑电图、头颅CT以资鉴别。

2.痉病　痫病与痉病都具有时发时止、四肢抽搐等相同症状,但痫病除四肢抽搐外,还有口吐涎沫及类似猪羊叫声,且醒后与常人无别;而痉病发时则四肢抽搐,角弓反张,身体强直,一般需经治疗方可恢复,无口中类似猪羊叫声,恢复后往往还有原发疾病的存在。必要时行脑电图、脑脊液等辅助检查以资鉴别。

3.厥病　痫病与厥病都为突然昏倒,移时可醒,醒如常人。但厥病以发作时突然昏倒、不省人事、四肢厥冷、冷汗出为特征,与痫病的项背强直、四肢抽搐、口吐白沫或口中有类似猪羊叫声有别。且厥病脑电图检查多无阳性发现,而痫病有特征改变,不难区别。

【辨证论治】

（一）辨证要点

1.辨中心证候　卒然仆倒伴尖叫声,昏不知人,口吐涎沫,两目上视,肢体抽搐,移时苏醒并反复发作为本病的特征。其轻者发作次数少,瞬间即过,间歇期一如常人;重者发作次数多,持续时间长,间歇期常有精神不振、思维迟钝等。

2.辨病位　卒然昏仆倒地,四肢抽搐,牙关紧闭,或有尖叫声如猪羊,醒后如常人,病变部位在心与肝,以心为主;若四肢抽搐不止,眼睑上翻,两目上视,或一侧肢体抽搐,继则延及对侧,而意识尚清醒,或平素或醒后有痰多、善欠伸症状,病变部位在心与肝,以肝为主;若口吐白沫或喉中痰鸣如拽锯,平素体胖,或醒后多痰,病位在心与脾,以脾为主;若突然神志不清,少倾即醒,醒后如常人,而无四肢抽搐,发作时可有两目直视,似痫似呆,频频翻眼,时时低头或有上肢瘫痪,或有口角抽搐,或见神志障碍突然发作,弃衣高歌,登高跳楼,醒后如常人,全然不知发作情况,或有无节律、不协调等怪异诸症,如吮吸、咀嚼、寻找、叫喊、奔跑、挣扎等,病变部位在心与脾,以心为主;若发作时小便失禁,平素或醒后有腰酸腰痛,背项疼痛,病位在心和肾,以肾为主。

3.辨病性　凡来势急骤,神昏卒倒,不省人事,口噤牙紧,颈项强直,四肢抽搐者,病性属风;凡发作时口吐涎沫,气粗痰鸣,发作后或有情志错乱、幻听、错觉,或有梦游者,病性属痰;凡发作时呆木无知,呼之不应,扎之不知痛,平素或发作后有神疲胸闷、纳呆、身重者,病性属湿;凡卒倒啼叫,面赤身热,口流血沫,平素或发作后有大便秘结,口臭苔黄者,病性属热;凡发作时面色潮红、紫红,继则青紫,口唇紫绀,或有脑外伤、产伤等病史者,病性属瘀。凡病之初起多属实证,日久多虚实夹杂。凡发作时见面色潮红,手足温,舌红脉弦滑者,属阳痫。凡发作时见面色苍白,唇色青黯,手足清冷,舌淡苔白,脉沉迟或沉细者,属阴痫。

（二）治疗原则

痫证治疗宜分标本虚实,频繁发作时以治标为主,着重豁痰顺气,息风开窍定痫。平时以治本为重,宜健脾化痰、补益肝肾、养心安神等以调理脏腑,平顺气机,杜其生痰动风之源。

（三）应急措施

1.控制发作　是针对痫病发作时而言,以开窍复苏与息风定痫为重点。

（1）开窍复苏

1）通关开窍：以通关散少许，吹入鼻内，取喷嚏而开窍。此散用于昏仆抽搐之实证者。脱证者禁用，孕妇慎用。

2）取嚏开窍：若无通关散，可用棉签、鹅毛或消毒导管等，徐徐插入病人鼻孔内，令其取嚏复苏。

3）针刺开窍：取人中、风池、内关、照海等穴，强刺激以复苏。

4）药物复苏

定痫丸，每次1～3丸，化后吞服或鼻饲。此为清化热痰，息风定痫的有效成药。

痫证镇心丹，每次1粒，化后吞服或鼻饲。此为祛痰开窍，清心安神之验方。

（2）息风解痉

1）医痫丸：1次6g，化后吞服或鼻饲。此丸对痫病昏仆抽搐者有效。

2）紫雪散、至宝丹：化后鼻饲或冲服，每次各1丸。

2.救治变证　痫病发作，常见多种变证，对此类患者应积极救治处理。

（1）昏仆跌伤：痫发昏仆者，常有跌伤，故应详察跌伤部位，记录脉息的强弱与节律，观察意识和活动有无异常。凡出现头部或孔窍出血、神识昏蒙、呕吐痉挛、运动障碍等症者，应请有关科室会诊，协同救治，必要时行头颅CT检查。

（2）痰阻气道：痫病发作，痰涎壅塞，反入气道，气道不通，致气息异常，唇指发绀，此为痰阻气道的证候，应使患者仰卧，吸出痰涎以保持气道通畅。

（3）并发厥脱：痫发日久不得解，或因跌伤，或因大吐大汗之后，常可见厥脱之变证。此时当以益气固脱、回阳救逆为原则，选用独参汤、参附汤、生脉散等，口服或鼻饲，以防其变。

（四）分证论治

1.肝风痰浊证

症舌脉：发则卒然昏仆，目睛上视，口吐白沫，手足抽搐，喉中痰鸣；也有仅为短暂精神恍惚而无抽搐者。发作前常有眩晕、胸闷等症。舌质淡红，苔白腻，脉弦滑。

病机分析：素有痰浊内蕴，深伏于脑，复因肝气郁结，肝阳暴涨，阳亢化风，风阳夹痰浊上蒙清窍则卒然昏仆。肝风内动则见目睛上视，手足抽搐；痰湿内盛则口吐白沫，喉中痰鸣，苔白腻，脉滑；病起肝气郁结则发作前常有眩晕、胸闷之象。

治法：涤痰息风，开窍定痫。

方药运用：

（1）常用方：定痫丸加减。药用竹沥、石菖蒲、胆南星、清半夏、天麻、全蝎、僵蚕、琥珀、辰砂、茯神、远志、炙甘草。

病由痰浊素盛，肝阳化风，痰随风劝，上蒙清窍所致，故宜涤除顽痰以开窍，平息肝风以解痉。方中竹沥、石菖蒲、胆南星、半夏豁痰开窍，天麻、全蝎、僵蚕平肝息风镇痉，共奏涤痰息风开窍之功是为主药；再辅以琥珀、辰砂、茯神、远志镇心定神；炙甘草调和诸药为使药。

（2）加减：胁胀嗳气者，加柴胡、枳壳、青皮、陈皮疏肝理气；眩晕、目斜风动者，加龙骨、牡蛎、磁石、珍珠母重镇息风。

（3）临证参考：基本方中全蝎、僵蚕等虫类搜剔药可研粉吞服，但因其有一定的毒性，宜从小量开始，逐渐增量，切不可骤用重剂。

2.肝火痰热证

症舌脉：卒然仆倒，不省人事，四肢强痉拘挛，口中叫吼，口吐白沫，烦躁不安，气高息粗，痰鸣漉漉，口臭。平素情绪急躁,心烦失眠,咯痰不爽,口苦而干,便秘便干,舌质红,苔黄腻,脉弦滑数。

病机分析:素有痰浊内蕴,深伏于脑,肝火偏旺,复因将息失宜则气机逆乱,肝火夹痰热上蒙清窍,流窜经络而成卒然仆倒,不省人事,口中叫吼;肝火内盛,热盛风动,肝风内动则四肢强痉拘挛;痰火互结,上扰神明,则烦躁不安;热盛于内则气高息粗,口臭;痰浊内盛则口吐白沫,痰鸣漉漉;平素肝火旺则见情绪急躁,心烦失眠,口苦而干,便干便秘;痰浊素蕴则咯痰不爽;舌质红、苔黄腻、脉弦滑数皆为一派肝火痰热互结之象。

治法:清肝泻火,化痰开窍。

方药运用:

(1)常用方:龙胆泻肝汤合涤痰汤加减。药用龙胆草、石菖蒲、黄芩、栀子、橘红、清半夏、茯苓、胆南星、炙甘草。

肝气久郁则化火,痰浊长蕴则化热,肝火夹痰热上蒙清窍而成本证,故宜清热以泄火,化痰以开窍。方中龙胆草苦寒清泄肝胆实火,石菖蒲化痰开窍,共为君药;栀子、黄芩助龙胆草清肝泻火之功,半夏、橘红、茯苓、胆南星助石菖蒲化浊涤痰之力,共为臣佐药;炙甘草调和诸药,是为使药。

(2)加减:火盛伤津出现口干欲饮,舌红少苔者,宜加麦冬、南沙参养阴生津;便秘不通者,宜加生大黄通腑泻热。

(3)临证参考:本证往往由邪滞体内,久郁化热,或火热炽盛所引发,故治以清郁热,泻肝火,清郁热尚可予丹皮、赤芍、柴胡、大黄等,泻肝火尚可予黛蛤散。

3.瘀血内阻证

症舌脉:发则卒然昏仆,瘛疭抽搐,或仅有口角、眼角、肢体抽搐,颜面口唇青紫。平素多有头晕头痛,痛有定处。多继发于颅脑外伤、产伤、颅内感染性疾患后遗症等。舌质暗红或有瘀斑,苔薄白,脉涩。

病机分析:因颅脑外伤、产伤或久病入络,瘀血内阻,深伏于脑,遇将息失宜,气机逆乱,则蒙闭清窍,故卒然昏仆;瘀血阻滞,气血运行不畅,经络失养则瘛疭抽搐,或仅有口角、眼角、肢体抽搐;脑窍失养,脑神受损,故平素头晕头痛,痛有定处;颜面口唇青紫,舌质黯红或有瘀斑,脉涩,均为瘀血内阻之象。

治法:活血化瘀,息风通络

方药运用:

(1)常用方:血府逐瘀汤加减。药用桃仁、红花、当归、川芎、赤芍、川牛膝、桔梗、柴胡、枳壳、生地黄、甘草。

瘀血阻窍,脑络闭塞,脑失所养,脑神受损而成本证,治当活血化瘀通络治其本。方中当归、桃仁、红花活血祛瘀通络为君药。川芎为血中之气药,助君药行气活血化瘀以通络,赤芍凉血活血以通络,共为臣药。生地清热凉血,配当归养血润燥,使瘀去而阴血不伤;牛膝祛瘀而通血脉,又能补肾生精;柴胡疏肝解郁,调畅气机;桔梗、枳壳一升一降,开胸行气,可使气机条达,气行则血行,取气为血帅之意,共为佐药。甘草调和药性,是为使药。

(2)加减:夹痰者,加半夏、胆南星、竹茹;伴抽搐重者,加钩藤、地龙、全蝎;瘀血重者,可加水蛭、虻虫等虫类药。

(3)临证参考:本证由外伤或久病所致,若遇劳累、情绪波动及气候变化等常易诱发。故患者应避免过度劳累及精神紧张等,遇气候突变宜在家静养。

4.脾虚痰盛证

症舌脉:痫病发作日久,神疲乏力,食欲不佳,面色不华,大便溏薄或有恶心呕吐,舌质淡,苔薄腻,脉濡弱。

病机分析:痫病发作日久,损伤正气,脾胃运化失司,痰浊内生;或素有伏痰,复加饮食所伤,故发作日久,神疲乏力,食欲不佳,面色不华,大便溏薄或有恶心呕吐;舌质淡、苔薄腻、脉濡弱亦为脾虚痰湿内盛之征。

治法:健脾和胃,化痰降逆。

方药运用:

(1)常用方:六君子汤加味。药用党参、生白术、茯苓、陈皮、姜半夏、姜竹茹、炙甘草。

脾虚则水湿不化,酿湿生痰,痰浊上蒙清窍,形成本证,治当补益脾胃以运化水湿为主,佐以化痰降逆开窍。方中党参、白术健脾益气,治其本,故为君药;茯苓、陈皮健脾理气化湿,助君药调和脾胃,以运化水湿,为臣药;半夏、竹茹和胃化痰降逆以开窍,是为佐药;炙甘草和中缓急,调和诸药为使药。

(2)加减:痰浊盛而恶心呕吐痰涎者,可加胆南星、瓜蒌、菖蒲、旋覆花等加强化痰降逆之力;便溏者,加薏苡仁、炒扁豆、炮姜等健脾止泻。

(3)临证参考:补气健脾,可杜绝生痰之源,故本证患者平时宜常服六君子汤、参苓白术散等方药以调理,并注意药物、饮食、劳逸等结合调治。

5.心血不足证

症舌脉:平素失眠多梦,心悸气短,头晕健忘,发时则突然从工作或睡眠状态中站起徘徊,或出走,舌质淡,苔薄白,脉细或细数。

病机分析:忧思伤脾,气血生化乏源,心血不足,神无所附,故突然从工作或睡眠中站起徘徊,或出走,或意识混乱,精神失常,表现出怪异诸症;心血不足,心神失养则失眠多梦,心悸气短,头晕健忘;舌质淡,脉细或细数亦为血虚之象。

治法:益气养血,宁心安神。

方药运用:

(1)常用方:酸枣仁汤加减。药用酸枣仁、川芎、当归、生地黄、知母、党参、茯神、远志、甘草。

方中重用酸枣仁养肝益心,补血安神为君药;臣以川芎、当归、生地养血活血,补而不滞;知母清热滋阴除烦,且可制川芎之辛燥,党参益气生血,茯神、远志宁心安神,共为佐药;炙甘草调和诸药为使药。

(2)加减:经常夜游者,加生龙骨、生牡蛎、生铁落镇心安神;头晕健忘较甚者,加胡桃子、胡麻仁、制何首乌、紫河车补养精血。

(3)临证参考:本证常由后天之本失于调养所致,故平时应重视健脾益气生血,可常服八珍汤、归脾汤等方药。

6.肝肾阴虚证

症舌脉:痫病频发,神思恍惚,头晕目眩,两目干涩,面色晦暗,耳轮焦枯不泽,健忘失眠,腰膝酸软,大便干燥,舌质红,脉细数。

病机分析:痫病反复发作或肝火亢盛,必然耗伤肝肾阴液,以致全身失于濡养,心神失养,故神思恍惚,失眠健忘;精血衰耗,气血亏虚则面色晦暗,头晕目眩,两目干涩,耳轮焦枯不泽;肾精不足,腰府失充,则腰膝酸软;血亏肠燥则大便干燥;舌质红、脉细数亦为肝肾阴虚,虚热内扰之象。

治法:滋补肝肾,潜阳安神。

方药运用:

(1)常用方:左归丸加减。药用熟地黄、山药、山萸肉、枸杞子、鹿角胶、龟甲胶、菟丝子、牛膝、远志、炙甘草。

方中熟地、山药、山萸肉、枸杞子补益肝肾,滋阴填精,龟甲胶、鹿角胶为血肉有情之品,龟甲胶补阴,鹿角胶养阳,两药协力峻补精血,共为主药;菟丝子配鹿角胶温柔养阳,助阳生阴,体现了"阳中求阴"的理论法则;牛膝补益肝肾,强壮筋骨,活血祛瘀,引血下行,以潜亢阳,远志宁心安神,共为辅药;炙甘草调和诸药,为使药。

(2)加减:神思恍惚,持续时间长者,可选用生牡蛎、鳖甲滋阴潜阳,柏子仁、磁石、辰砂宁心安神,贝母、天竺黄、竹茹清热除痰。心中烦热者,可加焦山栀、莲子心清心除烦;大便干燥者,可加玄参、天花粉、火麻仁、郁李仁养阴润肠通便。

(3)临证参考:本证患者常因反复发作,久病伤肾,故须处处顾护肾脏精血,不可过分应用刚燥之品,并需因势利导,以柔克刚。若神疲面㿠,久而不复,为阴精气血俱虚,当大补精血,宜常服河车大造丸。

(五)其他疗法

1.中成药

(1)安宫牛黄丸:每次 1 丸研服。适用于阳痫急性发作期见有神志障碍者。

(2)紫雪散:每次 1.5g,口服或鼻饲。适用于痫病急性发作期有四肢抽搐者。

(3)苏合香丸:每次 1 丸,研服或鼻饲。适用于阴痫急性发作期有神志障碍者。

(4)人参归脾丸:每次 1 丸,每日 2 次,可长服。适用于痫病缓解期以脾虚为主者。

(5)六味地黄丸:每次 6g,每日 2 次。可长服。适用于痫病缓解期以肾虚为主者。

2.单验方

(1)惊痫汤:丹参 30g,赤芍 12g,红花 4.5g,夜交藤 30g,酸枣仁 15g,地龙 9g,珍珠母 30g,水煎服。治疗瘀血阻滞,心神不宁之惊痫。

(2)气痫汤:丹参 30g,赤芍 12g,红花 4.5g,川楝子 9g,青、陈皮各 9g,白芷 6g,合欢皮 30g,水煎服。治疗气滞血瘀之痫病。

(3)风痫汤:丹参 30g,赤芍 12g,红花 4.5g,葛根 9g,薄荷 3g,大青叶 30g,地龙 9g,珍珠母 30g,水煎服。治疗肝阳化风,瘀血阻络之痫病。

(4)痰痫汤:丹参 30g,川芎 9g,红花 4.5g,半夏 9g,胆南星 6g,地龙 9g,僵蚕 9g,夜交藤 30g,珍珠母 30g,水煎服。治疗痰瘀交阻,肝风内动之痫病。

3.针灸

(1)肝风痰浊证者,针刺心俞、肝俞、鸠尾、间使、丰隆、神门。

(2)肝风痰热证者,针刺风池、太冲、曲池、足三里。

(3)癫痫反复频发者针印堂、人中,灸中脘,也可针会阴、长强。

【转归与预后】

痫病的转归与预后取决于患者的体质强弱、正气的盛衰与邪气的轻重。由于本病有反复发作的特点,病程一般较长,少则一两年,甚则终身不愈。因而,体质强、正气尚足的患者或病之初发或病程在半年以内者,如治疗恰当,防止痫病的频繁发作,一般预后较好,部分仅可控制发作,但仍难根治;若体质较弱,正气不足,痰浊沉固者,往往迁延日久,缠绵难愈,预后较差;若反复频繁发作,少数年幼患者智力发育受到影响,出现智力减退,甚至成为痴呆,或因昏仆跌伤造成长期后遗症,或因发作期痰涎壅盛,痰阻气道,造成痰阻窒息,或变生厥脱变证而危及生命。

(樊云峰)

第十九章 神经内科疾病药物治疗

第一节 老年性痴呆用药

老年性痴呆症大致可分为阿尔茨海默病(AD)、血管性痴呆和两者的混合型。阿尔茨海默病是一种与年龄高度相关的,以记忆和认知功能进行性损害为特征的、多病因相关的神经退行性疾病。阿尔茨海默病占老年性痴呆症患者总数的70%左右,患者表现进行性认知功能下降,记忆、抽象思维和日常生活能力的丧失;晚期患者甚至不能识别家庭成员;病理学特征为弥漫性脑萎缩、特征性神经原纤维缠结、脑组织内老年斑沉积以及脑动脉淀粉样变性等。美国一项调查结果显示:阿尔茨海默病的发病率在65~74岁老年人群中为3%,在85岁以上老年人群中高达47%。我国阿尔茨海默病患者可能不少于500万人。

临床病理学研究显示,阿尔茨海默病患者脑内胆碱能神经元明显减少;随后的研究进一步证实,患者尚有胆碱能神经纤维退变,ACh合成减少,M_2受体数量减少以及M_1受体与药物的亲和力降低等。因此,目前临床主要使用胆碱酯酶抑制剂治疗阿尔茨海默病。但是随着病情加重,能释放ACh的神经元越来越少,胆碱酯酶抑制剂的效果降低。此时,由于突触后膜M_1受体的数目变化不大,所以选择性M_1受体激动药具有良好的开发前景。此外,β分泌酶抑制剂、非甾体抗炎药、自由基清除剂和阿尔茨海默病疫苗等药物也正在研究之中。

他克林是美国FDA批准的第一个治疗AD的药物,属选择性中枢AChE抑制药,因其不良反应较为严重,现已下市。

一、AChE抑制药

多奈哌齐(安理申)

多奈哌齐为第二代可逆性中枢乙酰胆碱酯酶(AChE)抑制药,对中枢神经系统AChE的选择性和专属性高,对丁酰胆碱酯酶无作用。多奈哌齐口服吸收完全,3~4h达血浆峰浓度,不受食物影响。药物主要由肝药酶代谢,代谢产物中6-0-脱甲基衍生物的体外抗AChE活性与母体药物相同。代谢产物主要经肾排泄,少量原形药物经肾排出,半衰期约为70h,故可每天服用1次。临床用于轻、中度阿尔茨海默病患者的治疗,可改善患者的认知功能以及延缓病情发展。相对于同类药物他克林的普遍且严重的肝毒性及外周抗胆碱副作用,多奈哌齐更具优越性。不良反应可见腹泻、肌痛、肌肉痉挛、疲乏、恶心、呕吐、失眠和头晕。少数患者出现血肌酸激酶轻微增高。

对本品过敏者禁用。室上性心脏传导疾病患者、哮喘病史或阻塞性肺疾病史、癫痫病史者慎用,妊娠及哺乳期妇女慎用。拟胆碱作用可能引起尿潴留及惊厥,用药时应注意观察。与琥珀胆碱类肌松剂、抗胆碱能药有拮抗作用,故不能并用。

石杉碱甲

该药系我国学者从石杉科植物千层塔中提取的生物碱,是我国首创的可逆性 AChE 抑制剂,对 AChE 具有高选择性,可显著改善记忆功能和认知功能。临床用于老年性记忆功能减退及阿尔茨海默病患者,对改善记忆功能有良好作用,效果优于国外同类产品,可用于各型阿尔茨海默病患者的治疗。尚可用于治疗重症肌无力。石杉碱甲口服吸收迅速、完全,$10\sim30$min 可达血药峰浓度,吸收率为 96.9%,药物易透过血脑屏障,主要通过尿液以原形及代谢产物形式排出体外。少数患者用药后出现恶心、出汗、腹痛、肌肉震颤、视物模糊和瞳孔缩小等不良反应。心绞痛、哮喘、肠梗阻以及重症心动过缓和重症低血压患者慎用。

加兰他敏

加兰他敏属第二代 AChE 抑制药,对神经元中的 AChE 有高选择性,其对神经元中 AChE 的抑制力比血中丁酰胆碱酯酶强 50 倍,是 AChE 竞争性抑制药。用于治疗轻、中度阿尔茨海默病,有效率为 $50\%\sim60\%$。用药 $6\sim8$ 周后疗效显著,疗效类似他克林,但没有肝毒性。治疗初期($2\sim3$ 周)有恶心、呕吐及腹泻等不良反应,连续用药可逐渐消失。

卡巴拉汀(利斯的明)

卡巴拉汀系第二代中枢性 AChE 抑制药。卡巴拉汀对大脑皮质和海马的 AChE 具有选择性抑制作用,而对纹状体和心脏的 AChE 几无影响。可以改善阿尔茨海默病患者胆碱能神经介导的认知功能障碍,提高记忆力、注意力和方位感;尚可减慢淀粉样蛋白前体(APP)的形成。卡巴拉汀口服迅速吸收,约 1h 达到峰浓度,血浆蛋白结合率约为 40%,易透过血-脑屏障。临床用于治疗轻、中度阿尔茨海默病型痴呆。主要不良反应有恶心、呕吐、乏力、眩晕、精神错乱、嗜睡、腹痛和腹泻等,继续服用一段时间或减量一般可消失。国内临床试验资料显示,除消化道不良反应发生率略高于多奈哌齐,其他不良反应与多奈哌齐相似。禁用于严重肝、肾损害患者及哺乳期妇女。病窦综合征、房室传导阻滞、消化性溃疡活动期、呼吸系统疾病、尿路梗阻、癫痫、肝或肾中度受损患者慎用。

美曲膦酯(敌百虫)

1952 年开发美曲磷酯作为杀虫药使用,直到 20 世纪 80 年代才被试用于治疗阿尔茨海默病。美曲膦酯是目前用于阿尔茨海默病治疗的唯一以无活性前药形式存在的 AChE 抑制剂,服用数小时后转化为活性的代谢产物而发挥持久的疗效。与毒扁豆碱和他克林相比,本药能显著提高大鼠脑内 DA 和 NA 的浓度(不提高 5-HT 的浓度),易化记忆过程,既有益于改善早老性痴呆患者的行为障碍,也可以提高患者的认知功能。本药可使人体红细胞 AChE 活性平均下降 52% 左右。高剂量服用能显著提高患者的认知能力,患者的幻觉、抑郁、焦虑、情感淡漠症状亦有明显改善。

不良反应较少,偶见腹泻、下肢痉挛、鼻炎等症状,继续治疗会自行消失。

二、NMDA 受体的非竞争性拮抗药

美金刚(美金刚胺)

美金刚为 NMDA 受体的非竞争性拮抗药,可与 NMDA 受体上的苯环利啶结合位点结合。当谷氨酸以病理量释放时,美金刚可减少谷氨酸的神经毒性作用,当谷氨酸释放过少时,美金刚可改善记忆过程所需谷氨酸的传递。临床研究表明,该药品能够显著改善轻度至中度的血管性痴呆患者的认知能力,而且对较严重的病人效果更好;对中度至重度的老年痴呆症患者,还能够显著改善其动作能力、认知障碍和社会行为。美金刚是第一个用于晚期阿尔茨海默病的 NMDA 受体的非竞争性拮抗药,将美金刚与乙酰胆碱酯

酶抑制剂同时使用效果更为有效。

【不良反应及注意事项】

1.服后有轻微眩晕、不安、头重、口干等。饮酒可能加重不良反应。

2.癫痫患者或癫痫易感体质患者、意识紊乱患者以及孕妇、哺乳妇女禁用。

3.对于轻度肾功能不良(肌酐清除率5080mL/min)患者,用药时无需调整剂量,中重度肾功能不全患者应减量。

三、M 受体激动药

咕诺美林

咕诺美林为选择性 M_1 受体激动药,对 M_2、M_3 和 M_4 受体作用很弱。口服吸收良好,易透过血-脑屏障,大脑皮质和纹状体中药物分布较高。大剂量用药可明显改善阿尔茨海默病患者的认知功能和行为能力。但是,口服高剂量咕诺美林易引起消化道和心血管方面的不良反应,如恶心、呕吐、消化不良、晕厥和出汗等,部分患者不能耐受而中断治疗。新研制的透皮吸收贴剂可避免消化道不良反应。

脑血管意外、脑动脉硬化等亦能造成脑组织供血不足和神经元退行性变性,中枢神经系统中某些部位的缺血性损伤可导致血管性痴呆。因此对老年性痴呆症也应配合使用促脑功能恢复药如胞磷胆碱和吡拉西坦等,以及改善脑循环药如双氢麦角碱和尼莫地平等,通过促进脑代谢、扩张脑血管和改善微循环等协同作用,进一步改善老年痴呆患者的学习和记忆能力。

(李贝贝)

第二节　抗帕金森病用药

帕金森病(PD)又称震颤麻痹,是锥体外系功能紊乱引起的一种慢性进行性中枢神经系统神经退行性疾病,好发于中老年人。临床上患者以运动减少、肌强直、静止性震颤和体位不稳为主要表现,严重者伴有记忆障碍和痴呆等症状。目前公认发生帕金森病的决定因素是黑质神经元缺乏多巴胺(DA)。生理状态下 DA 与 ACh 处于动态平衡状态,共同参与调节机体的运动功能。帕金森病患者由于黑质病变、DA 合成减少,使纹状体内 DA 含量降低,造成黑质-纹状体通路多巴胺能神经功能减弱,而胆碱能神经功能相对占优势,使锥体外系功能失调,出现肌张力增高等帕金森病的症状。

针对震颤麻痹 ACh 和 DA 失平衡这一公认的发病机制,在治疗策略上,应设法调整和恢复这一对递质间的平衡。主要方法有以下两种:一是补充 DA 或兴奋(激活)DA 受体;二是抑制或阻断 ACh 受体。根据以上策略,临床上将抗帕金森病药分为拟多巴胺类药和中枢抗胆碱药两大类。

一、拟多巴胺类药

(一)增加 DA 前体物质

为纠正帕金森患者的 DA 与 ACh 失衡问题,补充 DA 是一个行之有效的策略,但是口服的左旋多巴在外周会发生脱羧反应,产生多巴胺,使得进入中枢神经系统的药物浓度很低,而且还会引发不良反应。因此口服拟多巴胺药物通常由芳香族氨基酸脱羧酶抑制剂和左旋多巴合并组成的复方制剂所构成。

复方左旋多巴

复方左旋多巴又名美多巴、多巴丝肼,由左旋多巴和苄丝肼按 4∶1 的比例组成。

【体内过程】

本药口服后,苄丝肼在消化道迅速吸收,0.5～1h 血药浓度达峰值。多巴丝肼缓释制剂的相对生物利用度约为常规制剂的 60%～70%。口服多巴丝肼 1 个月后即可达到最大治疗效应。左旋多巴经甲基化、转氨基、氧化及脱羧作用代谢,主要代谢产物为多巴胺(有活性)。苄丝肼主要在肠道进行代谢,通常在到达动脉血之前就已完全降解。

【药理作用】

左旋多巴可透过血脑屏障,而苄丝肼不能透过血脑屏障。故而苄丝肼能选择性抑制脑外组织(如胃肠壁、肝脏、肾)及血脑屏障对左旋多巴的脱羧作用,使左旋多巴在纹状体及下丘脑形成多巴胺。由苄丝肼和左旋多巴组成的复方制剂,既可减少左旋多巴的用量,又可降低外周不良反应的发生率。

【临床应用】

本药适用于帕金森病及脑炎后、动脉硬化性或中毒性帕金森综合征。

【不良反应】

1.较常见的不良反应有恶心,呕吐,直立性低血压,头、面部、舌、上肢和身体上部的异常不随意运动,精神抑郁,排尿困难。

2.较少见的不良反应有高血压、心律失常、溶血性贫血、胃痛、易疲劳或无力。

3.常年使用本药,最后几乎都会发生运动不能或"开关"现象。该不良反应可能与血浆中左旋多巴浓度不稳定有关。情绪紧张可促进患者发生反常运动不能或"起步困难"。

卡比多巴-左旋多巴

卡比多巴-左旋多巴又名复方卡比多巴、息宁,由左旋多巴和卡比多巴按 4∶1 或 10∶1 比例组成。

卡比多巴为外周左旋芳香氨基酸脱羧酶抑制剂,不能通过血脑屏障而进入脑,本药与左旋多巴合用的优点如下:①减少左旋多巴剂量;②明显减轻或防止左旋多巴对心脏的毒性作用;③在治疗开始时能更快达到左旋多巴的有效治疗浓度。

（二）单胺氧化酶-B(MAO-B)抑制剂

MAO-B 的抑制可以减少脑中多巴胺的分解代谢,临床上常用的 MAO-B 抑制剂主要为司来吉兰和雷沙吉兰。

司来吉兰

【体内过程】

司来吉兰口服吸收迅速。食物可促进其吸收,提高生物利用度。口服 0.5～2h 后,血药浓度达峰值。在体内分布广泛,血浆蛋白结合率为 94%;本药及其代谢产物均可透过血脑屏障。主要经肝脏代谢,有广泛的首过效应。代谢产物(70%～85%)主要随尿液排出。

【药理作用】

本药为丙炔苯丙胺,是一种不可逆的单胺氧化酶-B 抑制剂,通过抑制 MAO-B 而阻止多巴胺的降解,增加多巴胺含量,补充神经元合成多巴胺能力的不足。此外,本药还能通过下列机制增强多巴胺能神经的功能:

1.抑制突触前膜多巴胺的再摄取。

2.其代谢产物可干扰神经元对多种神经递质(去甲肾上腺素、多巴胺、5-羟色胺)的摄取,使神经递质增加,加强多巴胺能神经的功能。

3.抗氧化剂作用,可减少长期使用左旋多巴后MAO-B对脑内DA的氧化产生的自由基,因而早期应用可以对细胞起到保护作用,延迟PD的发展,延迟患者必须使用左旋多巴的时间。

【临床应用】

1.原发性帕金森病、帕金森综合征。

2.痴呆(包括阿尔茨海默病、血管性痴呆)。

3.抑郁症。

4.严重的胆道感染。

【不良反应】

1.有引起口干、短暂性血清氨基转移酶升高及睡眠障碍(如失眠)的报道。

2.少见疲乏、头昏、腹痛、胃痛、出汗增加、直立性低血压、心律失常、记忆障碍(多见于每日量超过10mg者)、肌肉痉挛或指趾麻木、口周或喉头烧灼感、皮肤及眼对日光过敏。

3.可见龋齿、牙周病、口腔念珠菌病(因本药可抑制或减少唾液分泌)。

4.与左旋多巴合用,可增加左旋多巴的副作用,如出现恶心、头痛、眩晕、激越、幻觉、精神错乱、不能随意运动等,也曾有排尿困难及皮疹的报道。

雷沙吉兰

雷沙吉兰是一种新型的不可逆和选择性MAO-B抑制剂,不会产生苯丙胺类代谢产物,因此失眠、恶心和幻觉等不良反应的发生率较司来吉兰更低。其效价是司来吉兰的5～10倍,具有促进多巴胺释放的作用,还能发挥抗氧化和抗神经细胞凋亡作用。单独使用作为帕金森病早期治疗的一线用药,或与左旋多巴联用治疗中、重度帕金森病。

(三)儿茶酚-O-甲基转移酶(COMT)抑制药

左旋多巴在外周的代谢酶主要是COMT,COMT抑制剂可以明显增加左旋多巴进入脑内的量,进而增加疗效。

恩他卡朋

【体内过程】

恩他卡朋口服后吸收迅速,吸收不受食物的影响。口服后1h血药浓度达峰值,总蛋白结合率为98%。药物在肝脏代谢,代谢产物有Z-异构体、恩他卡朋葡萄糖苷酸、Z-异构体的葡萄糖苷酸,均无活性。主要经胆汁分泌排泄。

【药理作用】

恩他卡朋是COMT的选择性、可逆性抑制药。与左旋多巴/卡比多巴合用,可减少3-O-甲基多巴的血浆浓度,增加左旋多巴进入脑组织的药量,延长左旋多巴的消除半衰期,但不影响血药峰浓度的时间。本药与左旋多巴和外周脱羧酶抑制剂联用,可减少左旋多巴的用量。

【临床应用】

可作为标准药物左旋多巴/苄丝肼或左旋多巴/卡比多巴的辅助用药,治疗以上药物不能控制的帕金森病及剂末现象(症状波动)。

【不良反应】

1.心血管系统:可见直立性低血压。

2.精神神经系统:可出现运动障碍(27%)、运动功能亢进、头晕、头痛、疲乏、幻觉、震颤、意识模糊、梦魇、失眠及帕金森病症状加重。

3.肌肉骨骼系统:引起肌张力障碍、腿部痉挛。

4.泌尿生殖系统:可见尿色异常。

5.胃肠道:可引起恶心(11%)、腹泻(8%)、腹痛(7%)、口干(4.2%)、便秘及呕吐。

(四)多巴胺受体激动药

对 PD 的严重病例,左旋多巴或其复方制剂可能会毫无疗效,这可能是由于纹状体缺乏多巴脱羧酶,不能把左旋多巴转化为 DA。DA 受体激动药可直接兴奋锥体外系的 DA 受体,因而可用于治疗 PD。目前临床上常用的药品为普拉克索和吡贝地尔。

普拉克索

【体内过程】

普拉克索口服后 2h 起效,2~4 周出现峰反应。本药很少经体内代谢,90%以原药形式经肾脏排泄。

【药理作用】

本药是一种非麦角类 DA 激动药。体外研究显示,本药对 D_2 受体的特异性较高并具有完全的内在活性,对 D_3 受体的亲和力高于 D_2 和 D_4 受体。对晚期帕金森病,本药与左旋多巴联用,可使患者对后者的需要量减少 27%~30%。

【临床应用】

单独或与左旋多巴合用于治疗帕金森病,可减少静息时的震颤。

【不良反应】

1.心血管系统:可出现低血压,但不常见。

2.代谢/内分泌系统:常见外周水肿,可能出现性欲异常(增加或降低)。

3.神经系统:常见头晕、失眠、眩晕、运动障碍(多发生于与左旋多巴合用初期)、嗜睡(日剂量高于 1.5mg 发生率增加),少见突然睡眠发作。

4.精神:常见幻觉及精神错乱。

5.胃肠道:常见恶心、便秘。

吡贝地尔

吡贝地尔是一种非麦角类多巴胺受体激动药,主要激动 D_2 和 D_3 受体。本药单用或与左旋多巴合用可改善帕金森病的症状,特别是对震颤的改善较为明显;对老年患者的认知障碍和感觉神经功能障碍,如注意力和(或)记忆力下降、眩晕等也有明显效果。其不良反应主要为恶心、呕吐,可在剂量个体化调整后消失。极少数患者日间出现过度的昏睡和突然进入睡眠状态。本药口服吸收好,1h 血药浓度即可达峰值,作用维持时间较长。

二、中枢抗胆碱药

中枢抗胆碱药曾经是治疗帕金森病最有效的药物,自从左旋多巴问世,抗胆碱药已经退居次要位置。胆碱受体阻断药主要用于轻症患者、由于不良反应或禁忌证不能耐受左旋多巴及左旋多巴治疗无效的患者;对抗精神病药引起的帕金森综合征也有效。其作用机制是通过阻断中枢胆碱受体,减弱纹状体中乙酰胆碱的作用,恢复纹状体中多巴胺能与乙酰胆碱能神经的平衡,从另一角度帮助 PD 患者恢复 DA 和 ACh 这一对神经递质间的平衡,改善帕金森病的症状。

苯海索

【体内过程】

苯海索口服后经胃肠道吸收快而完全,能透过血脑屏障进入中枢神经系统。

【药理作用】

本药可部分阻断神经中枢(纹状体)的胆碱受体,抑制乙酰胆碱的兴奋作用,同时抑制突触间隙中多巴胺的再摄取,使基底核的胆碱与多巴胺的功能获得平衡有关。用药后可减轻流涎症状,缓解帕金森病症状及药物诱发的锥体外系症状,但迟发性运动障碍不会减轻,反而加重。其抗帕金森病的总疗效不如左旋多巴、金刚烷胺。

【临床应用】

1.用于治疗帕金森病、脑炎后或动脉硬化引起的帕金森综合征。主要用于轻症及不能耐受左旋多巴的患者。

2.也可用于药物引起的锥体外系反应。

3.还可用于肝豆状核变性、痉挛性斜颈和面肌痉挛。

【不良反应】

1.常见的不良反应有抗胆碱反应(表现为口干、便秘、排尿困难或疼痛、腹胀、少汗、瞳孔散大、视物模糊等)。尚可见精神障碍和兴奋。

2.轻微的不良反应有头晕、嗜睡、口咽和鼻腔干燥、头痛、畏光。肌肉痉挛、恶心、呕吐、失眠、不安、神经紧张或虚弱。这些不良反应可随着机体对药物的适应而消失。

3.严重的不良反应有意识紊乱、抑郁、精神错乱、幻觉、不自主的肌肉运动、指趾麻木刺痛、心悸或异常兴奋。

4.由于本药有致欣快和幻觉的作用,国外有引起心理和生理依赖的报道,可能导致滥用。

5.长期使用本药者,停药后可出现戒断症状,包括焦虑、心动过速、直立性低血压、因睡眠质量差而导致的颓废,还可防止椎体外系综合征及一过性精神症状恶化。

(李贝贝)

参考文献

1.方燕南.神经内科疾病影像诊断思维(第2版).广东:广东科技出版社,2014.

2.陈晓锋,梁健,唐友明.神经内科医师手册.北京:化学工业出版社,2014.

3.王伟.神经内科疾病诊疗指南(第3版).北京:科学出版社,2013.

4.李晓红,杜国英,马洪亮.脑卒中.北京:化学工业出版社,2012.

5.于逢春.脑血管病与睡眠障碍.北京:人民军医出版社,2012.

6.徐长春.神经内科常见病诊疗学.北京:世界图书出版社,2012.

7.崔丽英.神经内科诊疗常规.北京:中国医药科技出版社,2012.

8.许志强,徐伦山.神经内科临床速查手册.北京:人民军医出版社,2012.

9.李智文,王柠.神经内科医师查房手册.北京:化学工业出版社,2012.

10.曾进胜.神经内科疾病临床诊断与治疗方案.北京:科学技术文献出版社,2011.

11.高维滨,高金立,吕芳.神经疾病现代中西医治疗.北京:人民军医出版社,2011.

12.吴江.神经病学(8年制).北京:人民卫生出版社,2010.

13.贾建平.神经内科疾病临床诊疗规范教程.北京:北京大学医学出版社,2010.

14.史福平,邸卫英,邸鸿雁.神经内科疾病诊断与治疗.上海:第二军医大学出版社,2010.

15.刘运林,王凤霞,张庆春.神经内科诊疗技术及典型病例分析.天津:天津科学技术出版社,2010.

16.张朝东,刘盈.神经精神系统疾病.上海:上海科学技术出版社,2008.

17.吴以岭,赵新民,刘增祥.神经内科疾病.北京:中国医药科技出版社,2007.

18.万琪.神经内科疾病诊断流程与治疗策略.北京:科学出版社,2007.

19.刘鸣,谢鹏.神经内科学.北京:人民卫生出版社,2008.

20.刘晓加,吕田明.临床神经内科急诊学.北京:科学技术文献出版社,2009.

21.蒋国卿,麻继红,景利娟.神经内科疾病诊疗手册.上海:第二军医大学出版社,2009.

22.李正仪.神经内科手册.北京:科学出版社,2008.

23.梁庆成,易芳,李进.神经内科速查.北京:人民军医出版社,2009.

24.余宗颐.神经内科学.北京:北京大学医学出版社,2003.

25.刘焯霖,梁秀龄,张成.神经遗传学(第2版).北京:人民卫生出版社,2002.

26.梁秀龄.神经系统遗传性疾病.北京:人民军医出版社,2001.

27.陈生弟.神经变性性疾病.北京:人民军医出版社,2002.

28.凌锋,张铁林.介入神经放射影像学(第1版).北京:人民卫生出版社,2001.

29.史玉泉.神经病学新理论与新技术.上海:上海科技教育出版社,2003.

30.蒋文华.神经解剖学.上海:复旦大学出版社,2002.

31.王维.神经病学.北京:人民卫生出版社,2005.

32.王新德.实用临床神经病学.北京:科学技术文献出版社,2007.

33.陈书光,梁连园.中西医结合在神经内科疾病中的应用.世界最新医学信息文摘,2016,(A4):190.

34.李萍,赵树明,胡亚男,赵建军,李倩雯.脑出血发病机制研究进展.中华老年心脑血管病杂志,2015,(02):214-215.

35.朱玉飞,王璐,董钊,梁景耀,代维,张明洁,潘美妍,周志彬,李征,于生元.310例紧张型头痛患者临床特点分析.中国疼痛医学杂志,2014,(08):565-568.

36.张丽娟,邵海涛,王跃秀,王晓民.帕金森病研究进展.生命科学,2014,(06):560-570.

37.邱文娟,胡小伟,张正春.癫痫发病机制及治疗的研究进展.中华临床医师杂志(电子版),2014,(10):1920-1924.

38.王卫,魏东宁.重症肌无力的治疗.现代生物医学进展,2013,(12):2373-2376+2381.

39.宋晓征,张天照.急性脊髓炎的治疗进展.医学综述,2012,(14):2213-2215.

40.李爱丽,李会媛,于挺敏.脊髓压迫症的临床诊治.中国社区医师(医学专业半月刊),2008,(10):7.

41.郑小敏,金莉蓉,钟春玖,汪昕.小舞蹈病的临床特点及误诊原因分析.中国临床医学,2008,(02):271-272.

42.楼小亮.短暂性脑缺血发作的研究进展.中国实用内科杂志,2007,(24):1965-1967.

43.曾超胜.颅内高压综合征的监测和治疗研究进展.中华医学会、中华医学会神经病学分会.第九次全国神经病学学术大会论文汇编.中华医学会、中华医学会神经病学分会:,2006:1.

44.平井俊策,刘德午,张桂芝.神经内科疾病治疗药物的新进展.国外医药.合成药.生化药.制剂分册,1991,(02):101-104.

45.郑友方,陶祥洛.颅内高压综合征.中级医刊,1980,(05):1-3.